国家卫生健康委员会"十三五"规划教材

专科医师核心能力提升导引丛书

供专业学位研究生及专科医师用

肿 瘤 学

Oncology

第 5 版

主 编 徐瑞华 陈国强

副主编 林东昕 吕有勇 龚建平

人民卫生出版社

·北 京·

图书在版编目（CIP）数据

肿瘤学 / 徐瑞华, 陈国强主编. —5 版. —北京：
人民卫生出版社, 2020.11（2023.8 重印）
ISBN 978-7-117-29155-2

Ⅰ. ①肿… Ⅱ. ①徐…②陈… Ⅲ. ①肿瘤学－研究
生－教材 Ⅳ. ①R73

中国版本图书馆 CIP 数据核字（2020）第 196839 号

人卫智网	www.ipmph.com	医学教育、学术、考试、健康，购书智慧智能综合服务平台
人卫官网	www.pmph.com	人卫官方资讯发布平台

肿　瘤　学
Zhongliuxue
第 5 版

主　　编：徐瑞华　陈国强
出版发行：人民卫生出版社（中继线 010-59780011）
地　　址：北京市朝阳区潘家园南里 19 号
邮　　编：100021
E - mail：pmph @ pmph.com
购书热线：010-59787592　010-59787584　010-65264830
印　　刷：三河市潮河印业有限公司
经　　销：新华书店
开　　本：850×1168　1/16　印张：40　插页：16
字　　数：1129 千字
版　　次：1999 年 11 月第 1 版　2020 年 11 月第 5 版
印　　次：2023 年 8 月第 3 次印刷
标准书号：ISBN 978-7-117-29155-2
定　　价：139.00 元

打击盗版举报电话：010-59787491　E-mail：WQ @ pmph.com
质量问题联系电话：010-59787234　E-mail：zhiliang @ pmph.com

编　　者 (按姓氏笔画排序)

丁　健　中国科学院上海药物研究所

于金明　山东省肿瘤医院

万德森　中山大学肿瘤防治中心

马　丁　华中科技大学同济医学院附属同济医院

马　骏　中山大学肿瘤防治中心

史艳侠　中山大学肿瘤防治中心

吕有勇　北京大学肿瘤医院

朱孝峰　中山大学肿瘤防治中心

乔友林　中国医学科学院肿瘤医院肿瘤研究所

刘斯奇　深圳华大生命科学研究院

关新元　中山大学肿瘤防治中心

孙　颖　中山大学肿瘤防治中心

李子平　中山大学附属第一医院

宋尔卫　中山大学孙逸仙纪念医院　中山大学
　　　　中山医学院

张　力　中山大学肿瘤防治中心

张　聚　中国科学院北京基因组研究所

张国君　厦门大学附属翔安医院

陈　明　浙江省肿瘤医院

陈国强　上海交通大学医学院

陈晓光　北京协和医学院

邵　康　国家癌症中心　中国医学科学院肿瘤
　　　　医院

林东昕　中山大学肿瘤防治中心

林桐榆　四川省肿瘤医院　中山大学肿瘤防治
　　　　中心

周剑峰　华中科技大学同济医学院附属同济医院

周鹏辉　中山大学肿瘤防治中心

郑利民　中山大学肿瘤防治中心　中山大学生
　　　　命科学学院

郑海荣　中国科学院深圳先进技术研究院

姜文奇　中山大学肿瘤防治中心

洪明晃　中山大学肿瘤防治中心

夏建川　中山大学肿瘤防治中心

钱朝南　广州泰和肿瘤医院

徐宁志　中国医学科学院肿瘤医院肿瘤研究所

徐兵河　国家癌症中心　中国医学科学院肿瘤
　　　　医院

徐瑞华　中山大学肿瘤防治中心

陶　谦　香港中文大学医学院

黄　蓬　中山大学肿瘤防治中心

黄金华　中山大学肿瘤防治中心

黄慧强　中山大学肿瘤防治中心

曹　亚　中南大学肿瘤研究所

龚建平　华中科技大学同济医学院附属同济医院

康铁邦　中山大学肿瘤防治中心

梁智勇　北京协和医院

蒋国梁　复旦大学附属肿瘤医院

覃吉超　华中科技大学同济医学院附属同济医院

谢传淼　中山大学肿瘤防治中心

赫　捷　国家癌症中心　中国医学科学院肿瘤
　　　　医院

参 编 人 员 （按姓氏笔画排序）

丁　健　中国科学院上海药物研究所
于典科　青岛大学公共卫生学院
于金明　山东省肿瘤医院
万丽雯　中国科学院深圳先进技术研究院
万德森　中山大学肿瘤防治中心
马　丁　华中科技大学同济医学院附属同济医院
马　骏　中山大学肿瘤防治中心
王　岩　新疆医科大学附属肿瘤医院
王佳玉　国家癌症中心　中国医学科学院肿瘤
　　　　医院
王荣福　北京大学第一医院
邓　蓉　中山大学肿瘤防治中心
邓小武　中山大学肿瘤防治中心
史艳侠　中山大学肿瘤防治中心
吕有勇　北京大学肿瘤医院
朱孝峰　中山大学肿瘤防治中心
朱明华　海军军医大学附属长海医院
乔友林　中国医学科学院肿瘤医院肿瘤研究所
任　间　中山大学生命科学学院
任　艳　深圳华大生命科学研究院
刘　文　厦门大学药学院
刘盼盼　中山大学肿瘤防治中心
刘斯奇　深圳华大生命科学研究院
刘锦云　中山大学肿瘤防治中心
关新元　中山大学肿瘤防治中心
许　静　中山大学肿瘤防治中心
孙　颖　中山大学肿瘤防治中心
孙喜斌　河南省肿瘤医院
李　焱　中山大学肿瘤防治中心
李力力　香港中文大学医学院
李子平　中山大学附属第一医院

李安华　中山大学肿瘤防治中心
李志铭　中山大学肿瘤防治中心
李济宾　中山大学肿瘤防治中心
杨　柳　浙江省人民医院
吴焕文　北京协和医院
余艳琴　包头医学院公共卫生学院
余深平　中山大学附属第一医院
邹小农　中国医学科学院肿瘤医院
沈　君　中山大学孙逸仙纪念医院
宋尔卫　中山大学孙逸仙纪念医院　中山大学
　　　　中山医学院
张　力　中山大学肿瘤防治中心
张　晖　中山大学肿瘤防治中心
张　聚　中国科学院北京基因组研究所
张国君　厦门大学附属翔安医院
张韶凯　河南省肿瘤医院
陈　明　浙江省肿瘤医院
陈　奕　中国科学院上海药物研究所
陈　敏　厦门大学附属翔安医院
陈国强　上海交通大学医学院
陈晓光　北京协和医学院
邵　康　国家癌症中心　中国医学科学院肿瘤
　　　　医院
林　僖　中山大学肿瘤防治中心
林东昕　中山大学肿瘤防治中心
林桐榆　四川省肿瘤医院　中山大学肿瘤防治
　　　　中心
罗湘建　中南大学肿瘤研究所
岳金波　山东省肿瘤医院
周剑峰　华中科技大学同济医学院附属同济医院
周鹏辉　中山大学肿瘤防治中心

郑利民　中山大学肿瘤防治中心　中山大学生命科学学院

郑海荣　中国科学院深圳先进技术研究院

孟悛非　中山大学附属第一医院

赵方辉　中国医学科学院肿瘤医院

胡寓旻　中山大学肿瘤防治中心

钟　清　上海交通大学基础医学院

姜文奇　中山大学肿瘤防治中心

娄晓敏　中国科学院北京基因组研究所

洪明晃　中山大学肿瘤防治中心

贾卫华　中山大学肿瘤防治中心

夏小俊　中山大学肿瘤防治中心

夏建川　中山大学肿瘤防治中心

钱朝南　广州泰和肿瘤医院

徐　淼　中山大学肿瘤防治中心

徐宁志　中国医学科学院肿瘤医院肿瘤研究所

徐兵河　国家癌症中心　中国医学科学院肿瘤医院

徐瑞华　中山大学肿瘤防治中心

陶　谦　香港中文大学医学院

黄　亮　华中科技大学同济医学院附属同济医院

黄　莺　上海交通大学医学院

黄　蓬　中山大学肿瘤防治中心

黄金华　中山大学肿瘤防治中心

黄慧强　中山大学肿瘤防治中心

曹　亚　中南大学肿瘤研究所

曹　烨　中山大学肿瘤防治中心

曹素梅　中山大学肿瘤防治中心

龚　畅　中山大学孙逸仙纪念医院

龚建平　华中科技大学同济医学院附属同济医院

康铁邦　中山大学肿瘤防治中心

梁智勇　北京协和医院

蒋国梁　复旦大学附属肿瘤医院

覃吉超　华中科技大学同济医学院附属同济医院

曾昭蕾　中山大学肿瘤防治中心

谢传淼　中山大学肿瘤防治中心

赫　捷　国家癌症中心　中国医学科学院肿瘤医院

缪小平　华中科技大学公共卫生学院

潘元明　中国人民解放军总医院第七医学中心

潘凯枫　北京大学肿瘤医院

穆向魁　山东省肿瘤医院

魏文强　国家癌症中心　中国医学科学院肿瘤医院

主编简介

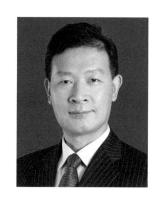

徐瑞华　教授,博士生导师。现任中山大学附属肿瘤医院院长、研究所所长,华南肿瘤学国家重点实验室主任,肿瘤医学省部共建协同创新中心主任。获得国家百千万人才、国家卫计委中青年突出贡献专家、南粤百名杰出人才等称号。兼任教育部科技委生物与医学学部委员,中国抗癌协会副理事长,中国临床肿瘤学会候任理事长,广东省抗癌协会理事长,中国抗癌协会肿瘤靶向治疗专业委员会首届主任委员,中国临床肿瘤学会胃癌专家委员会主任委员,中国临床肿瘤学会结直肠癌专家委员会候任主任委员,SCI 杂志 *Cancer Communication* 主编。

从事肿瘤内科临床工作 30 余年,在消化系统肿瘤治疗、早诊筛查、转移耐药方面取得国际先进的创新性成果。以通讯或第一作者在国际顶级期刊 *Nature Materials*、*Lancet Oncology* 等发表 SCI 论文 170 余篇,连续入选中国高被引学者榜单。尤为重要的是,研究结果被写入多部国际指南和英文经典专著,为临床肿瘤学领域的发展贡献了中国智慧,提升了我国消化系统肿瘤的诊疗水平。以第一完成人获得国家科技进步奖二等奖 2 项及中华医学科技奖等省部级一等奖 6 项。

主 编 简 介

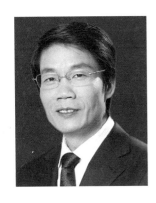

陈国强 教授,博士生导师,中国科学院院士。现任上海交通大学医学院院长、上海交通大学副校长。兼任癌基因及相关基因国家重点实验室主任,高等学校基础医学类教学指导委员会主任委员,中国病理生理学会和中国生物化学与分子生物学学会副理事长,悉尼大学、渥太华大学等荣誉教授,国际学术型健康中心协会(Association of Academic Health Centers International,AAHCI)指导委员会成员等。

长期致力于肿瘤尤其是急性髓细胞白血病(AML)的病理生理学研究和教学,在肿瘤细胞命运决定和肿瘤微环境调控机制方面获得系列创新性成果,如发现低氧通过低氧诱导因子 -1(HIF-1)的非转录功能,诱导 AML 细胞分化,并揭示了 Cbx4 通过类泛素化修饰 HIF-1α 控制肝癌新生血管生成与转移的机制。报道白血病干 / 祖细胞诱导骨髓间充质细胞分化形成新的骨髓微环境和该微环境保护白血病细胞的机制,发现了多个抗肿瘤天然化合物,尤其是发现腺花素通过靶向过氧化物还原酶家族成员,诱导 AML 细胞分化。在 *Cancer Cell*、*Nature*、*Nat Chem Biol*、*Nat Cell Biol*、*Nat Commun*、*Blood*、*Leukemia*、*Autophagy* 等期刊上发表 SCI 论文 200 余篇,被他引 1 万余次,并先后多次获国家自然科学奖二等奖、何梁何利基金科学与技术进步奖、中华医学科技奖一等奖、上海市自然科学奖一等奖和国家级教学成果奖一等奖等。

副主编简介

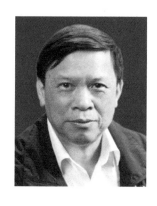

　　林东昕　中国工程院院士，肿瘤遗传学及基因组学专家。中山大学肿瘤防治中心教授、博士生导师。中山大学学术委员会委员，中国协和医科大学学术委员会委员，北京大学医学部学术委员会委员，分子肿瘤学国家重点实验室学术委员，中国抗癌协会理事，全国优秀科技工作者。

　　主要研究常见肿瘤发生发展的分子机制及其遗传易感性和个体化医学。曾承担国家"973"计划、国家"863"计划项目、国家自然科学基金重大、重点项目、国家杰出青年科学基金项目、国家医学科技攻关项目等。较系统地研究了基因组变异与常见肿瘤发生和发展的关系。在揭示我国食管癌、胰腺癌、肺癌等重要肿瘤的易感基因，易感基因与环境交互作用，以及遗传变异对肿瘤放化疗疗效和预后的影响方面取得重要成果。至今已发表研究论文 260 余篇，其中 17 篇发表在遗传学领域顶级期刊 Nature Genetics。论文被引用 2 万余次，H 指数 76。参与主编或编写《肿瘤遗传学》《肿瘤学》《临床肿瘤学》《肺癌诊断治疗学》专著 4 部。已培养肿瘤学博士和硕士研究生 30 余名，其中 4 名博士研究生学位论文被评为"全国优秀博士学位论文"。研究成果获 2006 年国家自然科学奖二等奖，2008 年国家科技进步奖二等奖，2011 年教育部自然科学奖一等奖，2013 年国家自然科学奖二等奖，2013 年国家科技进步奖一等奖。

副主编简介

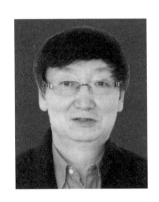

吕有勇 北京大学肿瘤医院教授，北京市肿瘤防治研究所研究员、博士生导师。国家杰出青年基金获得者，美国中华医学会杰出教授奖获得者，国务院政府特殊津贴专家。先后担任北京环境诱变剂学会副理事长，理事长；*WJG* 副主编，《病理学杂志》(*Journal of pathology*)编委，香港中文大学客座(荣誉)教授。国家"973"计划健康科学专家咨询组专家，国际肿瘤基因组协作联盟(ICGC)科学技术委员会执行委员。

在国内外核心期刊(*Cancer Res*, *Mol.Cell Bio*, *Carcinogenesis*, *Oncogene*, *Clin Cancer Res*, *J Proteom Res*, *JCO*, *Nature*, *Nat.Comun*, *PNAS*, *Gut*, *Gastroenterology*, *ARS*, *J pathology*, 《中国科学》，《科学通报》，《中华医学杂志》，《中华肿瘤杂志》等)发表论文和述评 200 余篇，获国家、军队和省部级成果 10 余项，申请国家发明专利多项。

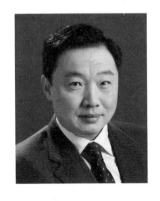

龚建平 华中科技大学同济医学院附属同济医院胃肠外科教授，主任医师，博士生导师，胃肠肿瘤研究所所长。国家杰出青年科学基金获得者，国务院政府特殊津贴专家。中华医学会外科学分会委员、实验外科学组副组长，中国医师协会结直肠肿瘤专业委员会亚微外科专业委员会(学组)主任委员，中国医师协会内镜医师分会第一届腹腔镜专业委员会(学组)副主任委员。

20 世纪 90 年代提出"外科细胞分子生物学"，推动了外科学研究进入细胞分子生物学水平，21 世纪初提出"膜解剖"概念、基本理论和基本技术，在发达国家公开手术演示 8 次，多次特邀演讲。

全国高等学校医学研究生"国家级"规划教材 第三轮修订说明

进入新世纪,为了推动研究生教育的改革与发展,加强研究型创新人才培养,人民卫生出版社启动了医学研究生规划教材的组织编写工作,在多次大规模调研、论证的基础上,先后于 2002 年和 2008 年分两批完成了第一轮 50 余种医学研究生规划教材的编写与出版工作。

2014 年,全国高等学校第二轮医学研究生规划教材评审委员会及编写委员会在全面、系统分析第一轮研究生教材的基础上,对这套教材进行了系统规划,进一步确立了以"解决研究生科研和临床中实际遇到的问题"为立足点,以"回顾、现状、展望"为线索,以"培养和启发读者创新思维"为中心的教材编写原则,并成功推出了第二轮(共 70 种)研究生规划教材。

本套教材第三轮修订是在党的十九大精神引领下,对《国家中长期教育改革和发展规划纲要(2010—2020 年)》《国务院办公厅关于深化医教协同进一步推进医学教育改革与发展的意见》,以及《教育部办公厅关于进一步规范和加强研究生培养管理的通知》等文件精神的进一步贯彻与落实,也是在总结前两轮教材经验与教训的基础上,再次大规模调研、论证后的继承与发展。修订过程仍坚持以"培养和启发读者创新思维"为中心的编写原则,通过"整合"和"新增"对教材体系做了进一步完善,对编写思路的贯彻与落实采取了进一步的强化措施。

全国高等学校第三轮医学研究生"国家级"规划教材包括五个系列。①科研公共学科:主要围绕研究生科研中所需要的基本理论知识,以及从最初的科研设计到最终的论文发表的各个环节可能遇到的问题展开;②常用统计软件与技术:介绍了 SAS 统计软件、SPSS 统计软件、分子生物学实验技术、免疫学实验技术等常用的统计软件以及实验技术;③基础前沿与进展:主要包括了基础学科中进展相对活跃的学科;④临床基础与辅助学科:包括了专业学位研究生所需要进一步加强的相关学科内容;⑤临床专业学科:通过对疾病诊疗历史变迁的点评、当前诊疗中困惑、局限与不足的剖析,以及研究热点与发展趋势探讨,启发和培养临床诊疗中的创新思维。

该套教材中的科研公共学科、常用统计软件与技术学科适用于医学院校各专业的研究生及相应的科研工作者,基础前沿与进展学科主要适用于基础医学和临床医学的研究生及相应的科研工作者;临床基础与辅助学科和临床专业学科主要适用于专业学位研究生及相应学科的专科医师。

全国高等学校第三轮医学研究生"国家级"规划教材目录

11	SAS 统计软件应用（第 4 版）	主　编	贺　佳			
		副主编	尹　平	石武祥		
12	医学分子生物学实验技术（第 4 版）	主　审	药立波			
		主　编	韩　骅	高国全		
		副主编	李冬民	喻　红		
13	医学免疫学实验技术（第 3 版）	主　编	柳忠辉	吴雄文		
		副主编	王全兴	吴玉章	储以微	崔雪玲
14	组织病理技术（第 2 版）	主　编	步　宏			
		副主编	吴焕文			
15	组织和细胞培养技术（第 4 版）	主　审	章静波			
		主　编	刘玉琴			
16	组织化学与细胞化学技术（第 3 版）	主　编	李　和	周德山		
		副主编	周国民	肖　岚	刘佳梅	孔　力
17	医学分子生物学（第 3 版）	主　审	周春燕	冯作化		
		主　编	张晓伟	史岸冰		
		副主编	何凤田	刘　戟		
18	医学免疫学（第 2 版）	主　编	曹雪涛			
		副主编	于益芝	熊思东		
19	遗传和基因组医学	主　编	张　学			
		副主编	管敏鑫			
20	基础与临床药理学（第 3 版）	主　编	杨宝峰			
		副主编	李　俊	董　志	杨宝学	郭秀丽
21	医学微生物学（第 2 版）	主　编	徐志凯	郭晓奎		
		副主编	江丽芳	范雄林		
22	病理学（第 2 版）	主　编	来茂德	梁智勇		
		副主编	李一雷	田新霞	周　桥	
23	医学细胞生物学（第 4 版）	主　审	杨　恬			
		主　编	安　威	周天华		
		副主编	李　丰	吕　品	杨　霞	王杨淦
24	分子毒理学（第 2 版）	主　编	蒋义国	尹立红		
		副主编	骆文静	张正东	夏大静	姚　平
25	医学微生态学（第 2 版）	主　编	李兰娟			
26	临床流行病学（第 5 版）	主　编	黄悦勤			
		副主编	刘爱忠	孙业桓		
27	循证医学（第 2 版）	主　审	李幼平			
		主　编	孙　鑫	杨克虎		

28	断层影像解剖学	主　编	刘树伟　张绍祥
		副主编	赵　斌　徐　飞
29	临床应用解剖学（第2版）	主　编	王海杰
		副主编	臧卫东　陈　尧
30	临床心理学（第2版）	主　审	张亚林
		主　编	李占江
		副主编	王建平　仇剑崟　王　伟　章军建
31	心身医学	主　审	Kurt Fritzsche　吴文源
		主　编	赵旭东
		副主编	孙新宇　林贤浩　魏　镜
32	医患沟通（第2版）	主　审	周　晋
		主　编	尹　梅　王锦帆
33	实验诊断学（第2版）	主　审	王兰兰
		主　编	尚　红
		副主编	王传新　徐英春　王　琳　郭晓临
34	核医学（第3版）	主　审	张永学
		主　编	李　方　兰晓莉
		副主编	李亚明　石洪成　张　宏
35	放射诊断学（第2版）	主　审	郭启勇
		主　编	金征宇　王振常
		副主编	王晓明　刘士远　卢光明　宋　彬
			李宏军　梁长虹
36	疾病学基础	主　编	陈国强　宋尔卫
		副主编	董　晨　王　韵　易　静　赵世民
			周天华
37	临床营养学	主　编	于健春
		副主编	李增宁　吴国豪　王新颖　陈　伟
38	临床药物治疗学	主　编	孙国平
		副主编	吴德沛　蔡广研　赵荣生　高　建
			孙秀兰
39	医学3D打印原理与技术	主　编	戴尅戎　卢秉恒
		副主编	王成焘　徐　弢　郝永强　范先群
			沈国芳　王金武
40	互联网＋医疗健康	主　审	张来武
		主　编	范先群
		副主编	李校堃　郑加麟　胡建中　颜　华
41	呼吸病学（第3版）	主　编	王　辰　陈荣昌
		副主编	代华平　陈宝元　宋元林

42	消化内科学（第3版）	主　审	樊代明	李兆申		
		主　编	钱家鸣	张澍田		
		副主编	田德安	房静远	李延青	杨　丽

43	心血管内科学（第3版）	主　审	胡大一			
		主　编	韩雅玲	马长生		
		副主编	王建安	方　全	华　伟	张抒扬

| 44 | 血液内科学（第3版） | 主　编 | 黄晓军 | 黄　河 | 胡　豫 | |
| | | 副主编 | 邵宗鸿 | 吴德沛 | 周道斌 | |

45	肾内科学（第3版）	主　审	谌贻璞			
		主　编	余学清	赵明辉		
		副主编	陈江华	李雪梅	蔡广研	刘章锁

| 46 | 内分泌内科学（第3版） | 主　编 | 宁　光 | 邢小平 | | |
| | | 副主编 | 王卫庆 | 童南伟 | 陈　刚 | |

47	风湿免疫内科学（第3版）	主　审	陈顺乐			
		主　编	曾小峰	邹和建		
		副主编	古洁若	黄慈波		

48	急诊医学（第3版）	主　审	黄子通			
		主　编	于学忠	吕传柱		
		副主编	陈玉国	刘　志	曹　钰	

49	神经内科学（第3版）	主　编	刘　鸣	崔丽英	谢　鹏	
		副主编	王拥军	张杰文	王玉平	陈晓春
			吴　波			

| 50 | 精神病学（第3版） | 主　编 | 陆　林 | 马　辛 | | |
| | | 副主编 | 施慎逊 | 许　毅 | 李　涛 | |

| 51 | 感染病学（第3版） | 主　编 | 李兰娟 | 李　刚 | | |
| | | 副主编 | 王贵强 | 宁　琴 | 李用国 | |

| 52 | 肿瘤学（第5版） | 主　编 | 徐瑞华 | 陈国强 | | |
| | | 副主编 | 林东昕 | 吕有勇 | 龚建平 | |

53	老年医学（第3版）	主　审	张　建	范　利	华　琦	
		主　编	刘晓红	陈　彪		
		副主编	齐海梅	胡亦新	岳冀蓉	

| 54 | 临床变态反应学 | 主　编 | 尹　佳 | | | |
| | | 副主编 | 洪建国 | 何韶衡 | 李　楠 | |

55	危重症医学（第3版）	主　审	王　辰	席修明		
		主　编	杜　斌	隆　云		
		副主编	陈德昌	于凯江	詹庆元	许　媛

| 56 | 普通外科学（第 3 版） | 主　编　赵玉沛 |
| | | 副主编　吴文铭　陈规划　刘颖斌　胡三元 |

57	骨科学（第 3 版）	主　审　陈安民
		主　编　田　伟
		副主编　翁习生　邵增务　郭　卫　贺西京

58	泌尿外科学（第 3 版）	主　审　郭应禄
		主　编　金　杰　魏　强
		副主编　王行环　刘继红　王　忠

| 59 | 胸心外科学（第 2 版） | 主　编　胡盛寿 |
| | | 副主编　王　俊　庄　建　刘伦旭　董念国 |

| 60 | 神经外科学（第 4 版） | 主　编　赵继宗 |
| | | 副主编　王　硕　张建宁　毛　颖 |

| 61 | 血管淋巴管外科学（第 3 版） | 主　编　汪忠镐 |
| | | 副主编　王深明　陈　忠　谷涌泉　辛世杰 |

| 62 | 整形外科学 | 主　编　李青峰 |

63	小儿外科学（第 3 版）	主　审　王　果
		主　编　冯杰雄　郑　珊
		副主编　张潍平　夏慧敏

64	器官移植学（第 2 版）	主　审　陈　实
		主　编　刘永锋　郑树森
		副主编　陈忠华　朱继业　郭文治

65	临床肿瘤学（第 2 版）	主　编　赫　捷
		副主编　毛友生　沈　铿　马　骏　于金明
		吴一龙

| 66 | 麻醉学（第 2 版） | 主　编　刘　进　熊利泽 |
| | | 副主编　黄宇光　邓小明　李文志 |

67	妇产科学（第 3 版）	主　审　曹泽毅
		主　编　乔　杰　马　丁
		副主编　朱　兰　王建六　杨慧霞　漆洪波
		曹云霞

| 68 | 生殖医学 | 主　编　黄荷凤　陈子江 |
| | | 副主编　刘嘉茵　王雁玲　孙　斐　李　蓉 |

| 69 | 儿科学（第 2 版） | 主　编　桂永浩　申昆玲 |
| | | 副主编　杜立中　罗小平 |

70	耳鼻咽喉头颈外科学（第 3 版）	主　审　韩德民
		主　编　孔维佳　吴　皓
		副主编　韩东一　倪　鑫　龚树生　李华伟

71	眼科学（第3版）	主　审	崔　浩	黎晓新		
		主　编	王宁利	杨培增		
		副主编	徐国兴	孙兴怀	王雨生	蒋　沁
			刘　平	马建民		
72	灾难医学（第2版）	主　审	王一镗			
		主　编	刘中民			
		副主编	田军章	周荣斌	王立祥	
73	康复医学（第2版）	主　编	岳寿伟	黄晓琳		
		副主编	毕　胜	杜　青		
74	皮肤性病学（第2版）	主　编	张建中	晋红中		
		副主编	高兴华	陆前进	陶　娟	
75	创伤、烧伤与再生医学（第2版）	主　审	王正国	盛志勇		
		主　编	付小兵			
		副主编	黄跃生	蒋建新	程　飚	陈振兵
76	运动创伤学	主　编	敖英芳			
		副主编	姜春岩	蒋　青	雷光华	唐康来
77	全科医学	主　审	祝墡珠			
		主　编	王永晨	方力争		
		副主编	方宁远	王留义		
78	罕见病学	主　编	张抒扬	赵玉沛		
		副主编	黄尚志	崔丽英	陈丽萌	
79	临床医学示范案例分析	主　编	胡翊群	李海潮		
		副主编	沈国芳	罗小平	余保平	吴国豪

全国高等学校第三轮医学研究生"国家级"规划教材评审委员会名单

顾　问

　　韩启德　桑国卫　陈　竺　曾益新　赵玉沛

主任委员（以姓氏笔画为序）

　　王　辰　刘德培　曹雪涛

副主任委员（以姓氏笔画为序）

　　于金明　马　丁　王正国　卢秉恒　付小兵　宁　光　乔　杰
　　李兰娟　李兆申　杨宝峰　汪忠镐　张　运　张伯礼　张英泽
　　陆　林　陈国强　郑树森　郎景和　赵继宗　胡盛寿　段树民
　　郭应禄　黄荷凤　盛志勇　韩雅玲　韩德民　赫　捷　樊代明
　　戴尅戎　魏于全

常务委员（以姓氏笔画为序）

　　文历阳　田勇泉　冯友梅　冯晓源　吕兆丰　闫剑群　李　和
　　李　虹　李玉林　李立明　来茂德　步　宏　余学清　汪建平
　　张　学　张学军　陈子江　陈安民　尚　红　周学东　赵　群
　　胡志斌　柯　杨　桂永浩　梁万年　瞿　佳

委　员（以姓氏笔画为序）

　　于学忠　于健春　马　辛　马长生　王　彤　王　果　王一镗
　　王兰兰　王宁利　王永晨　王振常　王海杰　王锦帆　方力争
　　尹　佳　尹　梅　尹立红　孔维佳　叶冬青　申昆玲　田　伟
　　史岸冰　冯作化　冯杰雄　兰晓莉　邢小平　吕传柱　华　琦
　　向　荣　刘　民　刘　进　刘　鸣　刘中民　刘玉琴　刘永锋
　　刘树伟　刘晓红　安　威　安胜利　孙　鑫　孙国平　孙振球
　　杜　斌　李　方　李　刚　李占江　李幼平　李青峰　李卓娅
　　李宗芳　李晓松　李海潮　杨　恬　杨克虎　杨培增　吴　皓

前　言

时光荏苒,《肿瘤学》的第一次出版距今已经整整 21 年。肿瘤学的发展日新月异, 新的研究成果不断涌现; 在过去的 21 年里, 这本教材已经历了多次再版, 编写团队一次又一次地为本书注入新的生命和活力, 形成了这部《肿瘤学》教材鲜明的特色——作为一本研究生教材, 定位于向临床型及科研型研究生和专科医师普及肿瘤学专业知识, 旨在帮助他们熟悉肿瘤学的专业知识和研究进展、进一步认识肿瘤和研究肿瘤, 为以后的科学研究打下良好的基础。

如今我们从曾益新院士手中接过接力棒, 编写《肿瘤学》第 5 版教材, 深感责任重大。我们秉承前四版的编写原则和方向, 努力在第四次修订中把当前肿瘤学科最前沿的研究进展和最活跃的研究问题尽可能全面地呈现给学生, 同时启发学生积极思考和探究科学问题。为了反映肿瘤学诊疗技术的最新发展, 我们在第四章增加了 "RNA 的甲基化修饰", 在第八章新增了 "细胞焦亡的发生和调节机制" "铁死亡的发生和调节机制" 等内容, 在第十一章新增了 "抗肿瘤转移的临床应用", 在第十四章新增了 "人工智能与影像诊断", 在第十九章新增了 "肿瘤免疫检查点与治疗" 等内容, 在第二十章强调了恶性肿瘤多学科综合治疗的原则和模式。另外, 在第二十二章还介绍了最新的一些肿瘤学研究方法和成果, 包括临床研究法规及临床试验设计方法、肿瘤高通量数据的生物信息学分析法、CRISPR 基因编辑技术等相关内容。在编写的过程中, 我们在参考国际经典肿瘤学教材的基础上, 收集了师生对本书的意见和建议, 在编写内容和章节设定方面进行了较大的调整, 同时增加了图片、表格等非文字性资料, 以进一步增加本书的可读性。

肿瘤学研究进展突飞猛进, 只有紧跟最新的科学进展, 才有可能走向肿瘤学研究的前沿。本书编者同仁们力图使本版《肿瘤学》继续兼顾教学适用性和实效性, 为同学们介绍肿瘤学研究的最新进展, 希望能够启发同学们的探索灵感, 为同学们的研究起到指引作用。我们恳切期望各位专家、老师和同学继续给予批评指正和帮助。

在本书的编写中, 中山大学肿瘤防治中心的李焱研究员、邓蓉副研究员、曾昭蕾副研究员、张晓薇处长、蒲恒颖博士、翟慧文老师、邹碧君老师承担了大量辅助工作; 中山大学附属第六医院的甘可建副编审承担了终审定稿的审校工作, 在此一并致谢。

徐瑞华　陈国强

2020 年 3 月

目　　录

第一章 绪 论

20 世纪以来，随着人类老龄化程度的提高、环境污染日趋加剧、生活环境不断恶化、人们与致癌因素的接触越来越紧密，恶性肿瘤的发病率也逐年递增。在 20 世纪 60 年代全球消灭了主要传染病之后，癌症便成了人类健康最主要的威胁之一。21 世纪以来，恶性肿瘤更是超过心脑血管疾病的发病率，成为威胁人类健康第一位的疾病。虽然目前还未能找到治愈癌症的钥匙，但在癌症防治领域取得了许多重大进展。目前，生物医学界的共识是：癌症是一类由复杂因素引起某些基因突变导致细胞失去控制的异常增殖的疾病。

癌症（cancer）泛指所有的恶性肿瘤，而肿瘤（tumor）则包括良性肿瘤和恶性肿瘤；后者在希腊语中有坟墓之意（tymbos），在拉丁语中意为肿胀（tumere）。词尾加 -oma，多表示某种组织的良性肿瘤，如纤维瘤（fibroma）、软骨瘤（chondroma）和腺瘤（adenoma）；但也有例外，譬如神经母细胞瘤（neuroblastoma）、黑色素瘤（melanoma）和肝母细胞瘤（hepatoblastoma）都是高度恶性的肿瘤。对于上皮组织来源的恶性肿瘤称之为癌（carcinoma），对间叶组织来源的恶性肿瘤则称之为肉瘤（sarcoma）；这种区分除了肿瘤外观形态上的区别，还在于前者易于经淋巴道转移，而后者多经血液循环播散。血液系统肿瘤多起因于白细胞的恶性生长，使外周血中出现大量肿瘤性白细胞，血液呈现乳糜样颜色，故名白血病（leukemia）。

肿瘤不管是良性还是恶性，也不管是上皮组织来源还是间叶组织来源，本质上都表现为细胞失去控制的异常增殖，这种异常生长的能力除了表现为肿瘤本身的持续生长之外，在恶性肿瘤还表现为对邻近正常组织的侵犯及经血管、淋巴管和体腔转移到身体其他部位，而这往往是肿瘤致死的原因。异常增殖的肿瘤细胞在不同程度上具有与其来源组织和细胞相似的形态和功能，这种

相似性亦即肿瘤的分化程度。低分化的肿瘤组织和细胞除了与其来源的正常组织和细胞在形态上存在差异外，还能表现出一些正常组织和细胞所没有的功能，如分泌激素和表达癌胚抗原。

第一节 对肿瘤的认识

一、中医对肿瘤的认识

我国的中医药学对肿瘤已有大量的论述和记载，早在殷周时代，甲骨文上就已记有"瘤"的病名，两千多年前的《周礼》一书中也有肿瘤的记载，称之为"肿疡"，至今在日本和韩国的汉字中仍在使用。"癌"字自明代开始使用，源自宋代的"嵒"字，与窦汉卿《疮疡经验全书》中描述乳癌的"岩"字相通："捻之内如山岩，故名之，早治得生，迟则内溃肉烂见五脏而死"。

中医对肿瘤的病因也有一定的认识，我国最早的医书《灵枢经》就认为肿瘤起因于"营卫不通""寒气客于肠外与卫气相搏""邪气居其间"。汉代医学家华佗在《中藏经》中认为肿瘤的发病是由脏腑"蓄毒"所生，不单是营卫之气的壅塞所致。宋代《圣济总录》中记载"气血流行不失其常，则形体和平，无或余赘及郁结壅塞，则乘虚投隙，瘤所以生"，即是指肿瘤的发生在于气血失常，郁结壅塞，形成了余赘所致。对于肿瘤症状的描述，隋代巢元方所著《诸病源候论》已有较详细的描述，而唐代的《千金要方》《外台秘要》则记载有各种治疗肿瘤的方药。

从殷商时期中医对于外科肿疡的认识和毒药攻之的方法，再到已经初具雏形的脏腑辨证理念，都为先秦时期肿瘤防治理论奠基提供了必要基础。先秦时期以《黄帝内经》为主的典籍对肿瘤病名、病因、病机、诊断、预后、防治进行了较

为系统的总结，经过《难经》的完善，到西汉《本经》肿瘤防治药物学的发展其临床实际意义日趋显现。两汉隋唐时期，是中医肿瘤学发展的雏形形成和理论成熟阶段，张仲景、华佗、王叔和、巢元方、孙思邈等医家的论著在病因病机、证候的描述上已达到一定的水平，治疗手段进一步丰富。

中医药在现代肿瘤学中仍然具有独特的地位和作用，如中医的阴阳平衡理论对于理解与肿瘤发生发展密切相关的癌基因与抑癌基因、细胞信号传递和细胞周期的调控，具有一定的理论指导意义，"Yin""Yang"已经成为英语中描述一个系统中两个对立面的专有名词。被几千年中医经验证实有效的肿瘤治疗药物如喜树果、砒霜、薏仁已经成为抗癌新药开发的原料。中医的一些扶正祛邪方剂在配合西医的抗癌治疗中，也起着一定的辅助作用。

相对而言，西医药在根除或减少肿瘤病灶方面优势突出；而中医药在辅助西医药发挥增效与减毒方面作用显著。所谓"增效"是指中医药配合化疗/放疗，可以增加后者对于肿瘤的杀伤和抑制作用，提高肿瘤的缓解率或控制率。所谓"减毒"，是指中医药手段可以减轻放化疗等侵入性治疗方法给患者机体带来的损伤，降低不良反应的发生率和程度，或者提高机体对治疗的耐受性。长期以来，国内外学界围绕"中医药减毒增效"进行了大量的研究，包括临床疗效的确证与效应机制的探索，取得了许多卓有成效的成果，包括新的药物、诊疗技术/方案等。当今肿瘤医学进入了循证和靶向治疗时代，中医药的减毒增效作用研究与应用也应与时俱进，分子靶向治疗和免疫治疗是肿瘤未来的发展趋势，是突破肿瘤疗效瓶颈的终极手段。中医药能否与前者进行有效整合，如何整合，以期发挥最大效益，也是亟待解决的问题。

二、西医对肿瘤的认识

在距今约3 500年前的古埃及草纸文中，已有了一些关于体表肿瘤的最早记载。距今约2 500年前开始的首次人体解剖使得对肿瘤的认识深入到体内。古希腊的希波克拉底（Hippocrates）开始描述了发生于胃和子宫的恶性肿瘤，称之为"cancer"。距今约2 000年前的古罗马医生 Galen提出了对肿瘤新的认识，将肿瘤分类为遵循自然规律的肿瘤、超出自然规律的肿瘤和违反自然规律的肿瘤，即现代肿瘤学概念中的各种良恶性肿瘤。其后的1 000多年间对肿瘤本质的认识并没有新的提高。

随着文艺复兴时代的到来，曾经停滞的医学开始蓬勃发展，肿瘤学也很快进入了医学家的视野。解剖学的发展为人们认识和用外科手段治疗肿瘤奠定了坚实基础。安德烈·维萨里在他的著作《人体结构》中描述了关于肿瘤的相关概念，并且在同时期的医生中已经开始有人试图用不同方法尝试治疗肿瘤。1775年，英国的内科医生 Pott发现长期清扫烟囱的男孩容易发生阴囊癌而提出肿瘤的发生与环境因素有关；19世纪后半叶在德国又有报告发现从事苯胺染料工业劳动的工人中膀胱癌发病率异常升高。但有关化学物质致癌的理论，直至1918年才被日本的 Yamigawa和 Ichikawa给兔耳长期涂抹煤焦油诱发肿瘤所证实。1933年英国的 Cook 等成功地分离出了煤焦油中的致癌成分——苯并芘（benzopyrene）。从巴豆油中分离出的佛波酯（phorbol ester）对表皮细胞的高度致癌性及对细胞内蛋白激酶 C 的激活能力、烟草成分与肺癌及黄曲霉素与肝癌关系的确立，以及一系列工业毒性物质致癌能力的鉴定，都为化学致癌学说从理论到实践找到了依据。

实际上，在19世纪由于显微镜的发明、细胞学说的确立及一些常见人体和动物疾病致病菌的分离，人们曾一度热衷于感染致癌学说，但直到19世纪末也没有发现一个病原菌能够经得住建立因果关系所必需的严格验证。1908年，丹麦的两位病理学家 Ellermann 和 Bang 发现一种鸡的白血病能通过无细胞的滤液由病鸡传给健康鸡。两年后，美国病理学家 Rous 证明一种鸡的肉瘤也可以经由无细胞的滤液而移植，后来借助电子显微镜技术证明其病原就是 Rous 肉瘤病毒，从而确立了病毒致癌学说。感染致癌学说终于取得了突破性的进展，Rous 也因此在50多年后的1966年获得了诺贝尔奖。人体肿瘤与病毒的关系则首先在 Burkitt 淋巴瘤得到证实。1962年Burkitt 根据流行病学调查结果，推测高发于东非地区的一种淋巴瘤（后称为 Burkitt 淋巴瘤）可能与传染性因素有关。1964年 Epstein 和 Barr 通过对肿瘤活检物进行组织培养，再将培养后生长的细胞做超薄切片的电镜检查，在细胞中发现疱疹病毒样颗粒，称之为 Epstein-Barr（EB）病毒。后来的研究还证实 EB 病毒不仅可引起 Burkitt 淋巴瘤，也是人类传染性单核细胞增生症的病因，并且与高发于中国南方及北非地区的鼻咽癌关系密切。在 20 世纪 70 年代以后，有关乙型肝炎病毒与原发性肝癌、人乳头状瘤病毒与宫颈癌关系的大量报道，特别是人 T 细胞白血病病毒的分离鉴定及其与成年人 T 细胞白血病关系的确立，都为病毒致癌学说奠定了坚实的基础。

物理致癌学说起因于很早以前对长期暴晒的海员可导致皮肤癌发病率高的现象观察，但直至 1910 年前后，Marie 和 Clunet 等报道了应用大剂量 X 线长期照射诱发大鼠肿瘤才有了确切证据。1928 年，Findlay 等报道用紫外线照射小鼠，成功引发皮肤乳头状瘤和皮肤癌。紧接着，各种放射性核素如镭、钍的致癌作用也得到确认。20 世纪 40 年代日本的广岛和长崎市原子弹爆炸后，幸存者中各种癌症、特别是白血病发病率明显增高；接受大剂量放射治疗的肿瘤患者，原发病灶控制后发生医源性白血病以及放射体积内放射诱导的肉瘤，这些报道都成为物理致癌学说的有力依据。

20 世纪初期，荷兰植物学家 De Vries 和德国动物学家 Boveri 提出了影响深远的突变学说来解释肿瘤的起源，但是在当时不可能从基因水平去进行论证，尽管当时奥地利的 Mendel 利用豌豆进行研究已经确立了一些遗传学的基本法则，而美国的 Morgan 及其助手们用果蝇（drosophila）研究已经能将特异基因在染色体上定位，并成功地用 X 线照射果蝇的精子细胞诱发突变。至 20 世纪 40 年代，美国的遗传学家 Beadle 和生化学家 Tatum 提出了一种基因一种酶（one gene-one enzyme）学说，即后来的一种基因一种多肽（one gene-one polypeptide）学说，但此时仍不知基因为何物。

DNA（deoxyribonucleic acid）其实早在 1869 年就被瑞士化学家 Frederick Miescher 所发现，并明确了它的一部分化学性质，但直到 70 多年后，英国科学家 Avery 等才确立 DNA 就是遗传特征的携带者。此时期美国的 Wilkins 和 Franklin 等使用 X 线衍射技术对 DNA 分子结构的研究为 1953 年美国的 Watson 和英国的 Crick 提出的 DNA 双螺旋模型打下了基础，而双螺旋模型又为 DNA 复制和遗传持续性理论提供了分子水平的依据，为后来分子生物学的迅猛发展开启了大门，Watson 和 Crick 因此获得了诺贝尔奖，他们的发现更被认为是 20 世纪人类最伟大的成就之一。

正是由于上述的这些工作，肿瘤学的研究进入一个崭新的时代——分子肿瘤学。1969 年美国科学家 Huebner 和 Todaro 在美国科学院院刊发表了癌基因（oncogene）假说，他们认为人体细胞基因上携带有内在性病毒基因，这种基因被活化时具有转化细胞的能力。数年后，第一个病毒癌基因 SRC 被加利福尼亚大学的 Bishop 和 Varmus 从 Rous 肉瘤病毒中成功分离，并且在人和动物的正常细胞中也找到 SRC 基因的存在，并称之为"前癌基因"或"原癌基因"（proto-oncogene）。Bishop 和 Varmus 的这一工作把人类对肿瘤发病的认识推向了一个新的高度，从此人们可以从分子水平去探索肿瘤形成的机制，Bishop 和 Varmus 也因此获得了诺贝尔奖。因病毒癌基因的成功分离，20 世纪 70 年代末期在美国东海岸诱发了一场竞争激烈的人体癌基因搜索战。由于及时地利用了当时刚刚发展起来的细胞转染（transfection）技术和反转录酶，1981 年由哥伦比亚大学的 Wigler、哈佛大学 Weinberg 和美国国立癌症研究所的 Barbacid 先后从人体肿瘤中分离到 RAS 癌基因而首先取得成功。至今发现的癌基因编码的蛋白大多参与细胞内信号传递通路，有许多本身就具有激酶或转录因子活性，它们在基因水平的突变导致其功能的异常活化，从而促使细胞持续生长和增殖而使细胞发生转化。

癌基因的发现及其功能的逐步明确，无疑是肿瘤学发展史上的一个重要里程碑。但是，人类肿瘤中癌基因突变而异常活化并不能解释肿瘤发生发展过程中的某些现象，如某些肿瘤的遗传倾向、肿瘤细胞中染色体片段的缺失、肿瘤细胞与正常细胞融合后表现为正常表型。美国费城 Fox Chase 癌症中心的 Knudson 在研究有遗传性的视网膜母细胞瘤和非遗传性的发病情况后，提出了"两次打击"学说，即在有遗传性的病例中，患者出生时就从双亲遗传获得了一个变异的致病基因，在后天成长过程中另一个等位基因再发生变异,这样两次"打击"导致了肿瘤的发生。而非遗传性病例两次变异都在后天逐渐发生,因此发病也较晚。Knudson 把这种类型的肿瘤相关基因称之为抗癌基因(anti-oncogene),亦即后来通用的抑癌基因(tumor suppressor gene)。在这种理论指导下,人类第一个抑癌基因——视网膜母细胞瘤的致癌基因 *RB* 终于在 1986 年被美国麻省总医院的 Dryia 和哈佛大学的 Weinberg 等成功地克隆出来。*TP53* 是目前发现在人类肿瘤中突变率最高的抑癌基因,并且在 DNA 修复、细胞凋亡、细胞分化及细胞周期的调控方面起着非常重要的作用。*TP53* 在 1979 年被英国皇家癌症研究所的 Lane 等发现,1983 年被美国的 Levine 等成功克隆。由于突变的 *TP53* 所具有的协同转化细胞的能力及其在肿瘤组织中的大量积累,*TP53* 曾被误认为是癌基因,直至 1989 年霍普金斯大学的 Vogelstein 等才真正明确 *TP53* 是抑癌基因,并被美国国立癌症研究所的 Li 和 Fraumeni 等证实为一种儿童遗传性多发性肿瘤——Li-Fraumeni 综合征的致病基因。1991 年 Vogelstein 的实验室又成功地克隆出家族性大肠多发息肉的致病基因——*APC*。乳腺癌的第一个易感基因 *BRCA1* 于 1990 年被美国加州大学的 King 等通过对 25 个乳腺癌高发家系进行连锁分析完成了在人类染色体上的定位,并于 1994 年被成功克隆。时至今日,抑癌基因被鉴定或克隆出来的已达 1 200 多个。这些抑癌基因也都参与细胞的信号传递系统,在正常情况下对 DNA 的复制、细胞的生长和增殖起着监控作用,它们在基因水平上的突变和因此而导致其编码蛋白质功能的丧失(与抑癌基因相反,癌基因的突变是导致其编码的蛋白质功能的异常活跃)是肿瘤细胞生长失控的重要原因。抑癌基因的发现不仅对于阐明一些具有遗传倾向的肿瘤如乳腺癌、大肠癌的发病机制意义重大,对于认识细胞活动的分子机制也起到了巨大的推动作用。

著名肿瘤生物学家 Weinberg 在 2011 年将肿瘤的生物学特性归纳为 10 大特征:持续的增殖信号、逃匿生长抑制、细胞死亡抗性、获得无限复制潜能、诱导血管生成、激活浸润和转移、逃匿免疫摧毁、促肿瘤炎症、细胞能量代谢异常调控、基因组不稳定性和突变。另外,肿瘤细胞还会召集免疫细胞、成纤维细胞等看似正常的细胞形成"肿瘤微环境"以促进肿瘤细胞获得以上特性。关于肿瘤这些基本特性的认识对发展新的治疗手段将产生重要的影响。

肿瘤微环境(tumor microenvironment,TME)与癌症的发生发展密切关联。肿瘤微环境是肿瘤赖以生存的"土壤"及其发生过程中所处的内环境,这是一个非常复杂且处于动态变化的综合系统——不同部位的肿瘤具有不同的微环境,相同部位的肿瘤在不同时期其微环境也有所不同。肿瘤微环境主要是由肿瘤细胞、与肿瘤相关的成纤维细胞、免疫细胞以及上述细胞的分泌产物(如细胞因子和趋化因子)和细胞外基质中的非细胞成分构成。微环境本是遏制肿瘤细胞生长、保护正常细胞存活的地方,但是随着肿瘤的生长发展,正常的微环境被肿瘤细胞破坏,被逐渐改造成适合肿瘤细胞生活的场所。

肿瘤干细胞(cancer stem cells,CSCs)具有自我更新、增殖和不完全分化的能力,是启动和维持肿瘤生长并促进肿瘤进展、转移、治疗抵抗和复发的根源。研究表明,正常干细胞在体外接触到 TME 会变成 CSCs。TME 中的巨噬细胞也可通过多种细胞因子(如 TGF-β1)、生长因子和靶向 EFGR/Stat3/Sox-2 通路等调节 CSCs 的活性。认识 CSCs 在侵袭转移中的作用,寻找针对肿瘤干细胞的治疗方法,将有望从源头上遏制肿瘤的复发和转移。

近年来,肿瘤免疫治疗尤其是靶向 TME 的免疫治疗发展迅速,2013 年 *Science* 杂志将肿瘤免疫治疗列为年度世界十大科技进展之首。由于 TME 对肿瘤发生发展具有双重作用,无论是免疫促进因素,还是免疫抑制因素及刺激肿瘤血管形成和 CSCs 分化的各种活性成分,都应引起充分的重视。从 TME 的各个方面深入研究,寻找打破肿瘤的免疫耐受和抑制免疫逃逸的新靶点,从而为肿瘤的免疫治疗提供一个更为广阔的前景。肿瘤免疫治疗在经过漫长的研究过程之后,目前已经在黑色素瘤等多种肿瘤中取得了突破性进展,成为肿瘤治疗的一种重要手段。分析 TME 对诱导 CSCs 的具体机制,寻找 TME 改变引起的 CSCs 发生和转变的信号通路作为治疗新靶点,将为肿瘤免疫治疗提供新思路。

综上所述,人类对肿瘤的认识有着悠久的历史,但是直至现代分子生物学技术的发展才有了突飞猛进的进展。感染、物理、化学等致癌学说丰富了对肿瘤起源的认识;癌基因和抑癌基因的发现,使我们能够从分子水平认识肿瘤,并为治疗干预提供了靶点;中、西医从不同的角度和理论视角诠释肿瘤的起源和发展,它们之间相互补充、互补发展。新一代基因测序技术和功能学方法研究、基于循证医学基础的临床研究从宏观和微观帮助我们更加全面、深入地认识肿瘤,并将为肿瘤的预防和治疗干预提供方向。

第二节 肿瘤学的现状与发展趋势

一、流行病学情况

中国的癌症发病率和死亡率一直在上升。自2010年以来,癌症已成为主要的死亡原因以及最重要的国家公共卫生问题。2012年全世界有超过820万人死于癌症,其中65%的癌症死亡人口位于欠发达地区;男性癌症死亡率为126.3/10万,女性癌症死亡率为82.9/10万;癌症发病率男性为205.4/10万,女性为165.3/10万,男性比女性高达25%。尽管与一些发达国家如美国、英国、法国、俄罗斯、日本相比,我国恶性肿瘤死亡率及占总死亡的比例稍低,但是恶性肿瘤在各种死因中也已经排在首位。至2015年,我国新发癌症病例数约为392.9万例,发病率为285.83/10万,死亡例数233.8万例,死亡率为105.84/10万。在肿瘤构成方面,以位居我国恶性肿瘤之首位的肺癌为例,2015年新发病例约78.7万,占新发患者数的20%,死亡人数约为63.1万,占所有恶性肿瘤死亡人数的27%。男性高发肿瘤依次为肺癌、胃癌、肝癌、结直肠癌和食管癌,女性依次为乳腺癌、肺癌、结直肠癌、甲状腺癌和胃癌。男性高死亡率的肿瘤依次为肺癌、肝癌、胃癌、食管癌和结直肠癌,女性依次为肺癌、胃癌、肝癌、结直肠癌和乳腺癌。

表1-1对中国登记地区(2015年)恶性肿瘤死亡率按发生部位及性别与美国2015年恶性肿瘤死亡情况进行了对比。中美两国报道的肿瘤数据显示:①近十年来,中国恶性肿瘤发病率、死亡率逐步上升,美国癌症发病率、死亡率稳步下降;②肿瘤构成方面,中美癌症谱存在较大差异,中国以肺癌、乳腺癌和消化系统肿瘤高发,美国以前列腺癌、肺癌、乳腺癌及其他癌种高发;③年龄分布与癌症发病死亡的关系方面,中美两国癌症发病率均于40岁以后快速升高,60岁左右达到发病率的高峰;但不同癌种发病年龄有所不同,需有针对性地预防。总体情况,近十年来,中国恶性肿瘤发病率每年保持约3.9%的增幅,死亡率保持每年2.5%的增幅,呈现为明显的发病率、死亡率的逐年上升以及地区发展不均衡的特点。

我国恶性肿瘤发病率逐年升高,其升高的原因与人口老龄化的日益加剧、慢性感染、不健康的生活方式、环境污染等密切相关。而反观美国,过去25年癌症发病率和死亡率一直在稳步下降,这主要归因于美国吸烟率的下降、早期筛查及治疗的进步。在控烟方面,从1990—2014年,美国成人吸烟率从42.4%降到了16.8%,直接导致美国男性新发肺癌病例每年下降3%,女性下降1.5%,美国男性肺癌死亡率总体下降43%。在早期筛查方面,美国推荐50岁以上的人群进行肠镜筛查,到2015年美国肠镜筛查率已经上升至60%,导致在过去十年间美国结直肠癌发病率以每年3%的速度下降。在治疗方面,由于靶向药的发现和临床应用,患者生存率已经有了显著提升,如20世纪70年代中期,慢性髓性白血病5年生存率仅为22%,2008年提升到了69%。2014年后由于酪氨酸激酶抑制剂的使用,慢性髓系白血病患者的预期寿命已经和健康人没有差别。

我国每年恶性肿瘤所致的医疗花费超过2 200亿元,这已经成为限制我国社会、经济发展的沉重负担,要建设好健康中国,有效遏制我国日益增长的癌症负担是重中之重。从2019年美国癌症数据中可以看出,癌症筛查和早期诊断对降低死亡率至关重要,吸烟、过度饮酒等可干预的不良生活习惯也显著影响癌症的发生。广泛普及现有的防癌知识,通过对以上环节的努力干预和控制,如保护环境、控制吸烟、加强体育锻炼、调节生活习惯、预防病毒感染(接种乙型肝炎疫苗、HPV疫苗),完全可能对许多肿瘤的发生起到预防作用,这也是人类在目前阶段控制肿瘤最有效和最重要的发展方向。

表 1-1 中国登记地区（2015 年）与美国（2015 年）
恶性肿瘤死亡率（1/10 万）比较

肿瘤类别	中国		美国	
	男	女	男	女
恶性肿瘤	210.10	128.00	193.1	137.7
肺癌	61.52	29.43	51.6	34.4
胃癌	28.59	13.37	4.2	2.3
肝癌	34.31	12.60	9.6	3.9
胰腺癌	6.88	5.41	12.6	9.6
食管癌	19.45	7.62	—	—
结直肠与肛门癌	15.56	11.58	16.9	11.9
白血病	4.51			
淋巴瘤	4.38	—	7.3	4.4
脑和神经系统肿瘤	4.40	3.77		
女性乳腺癌	—	10.50		20.6
前列腺癌	4.36		19.2	
卵巢癌		3.73		
宫颈癌	—	5.04		2.3

二、肿瘤的发病机制

人类对肿瘤发病机制的认识经历了一个漫长的过程，在 20 世纪、特别是在后半叶，这种认识得到突飞猛进的发展；从过去单一的物理致癌、化学致癌、病毒致癌、突变致癌学说上升到多步骤、多因素综合致癌理论。

肿瘤作为一种复杂的多基因疾病，其生物学基础是基因的异常。肿瘤的发生是多基因、多步骤突变的结果。致瘤因素使体细胞基因发生突变，导致正常基因功能失常，基因表达紊乱，从而影响细胞的生物学活性与遗传特性，形成了与正常细胞在形态、代谢与功能上均有所不同的肿瘤细胞。不同基因的突变与不同强度的基因突变形成了不同的肿瘤。肿瘤病因学研究最成功的例子来源于美国霍普金斯大学 Vogelstein 实验室对结肠癌的探索。他们发现在结肠癌发生发展所经历的增生、良性肿瘤、原位癌和浸润癌多步骤过程中，始终贯穿着一系列分子事件的变化，包括 *APC* 基因的遗传突变、*RAS*、*TP53*、DCC（黏附因子）和 DNA 损伤修复基因的后天突变及 DNA 甲基化状态的改变等，从而构成一个可能由遗传因素、理化因素及感染因素组成的、促使一系列基因发生突变的多因素发病模型。这一理论不仅对阐明结肠癌的发病机制具有重要意义，对于其他

肿瘤如胃癌、食管癌、乳腺癌、鼻咽癌的研究也具有指导作用。

人类基因组计划是与 20 世纪 40 年代的原子弹计划及 60 年代的登月计划并称为人类 20 世纪三大工程的壮举之一。DNA 测序技术的发展比原来预计的 2005 年提前完成。研究发现人类基因的数量为 30 000 多个，远远少于原来所预计的 10 万个。近几年，随着新一代测序技术的广泛应用，基因组学在肿瘤领域有了更加深入和广泛的应用。一方面是全基因组关联分析（genome wide association study，GWAS）技术的大规模开展，已经发现许多与肿瘤易感性密切相关的单核苷酸多态性（single nucleotide polymorphism，SNP）。这些单个碱基的先天遗传变异显著地提高或降低发病的风险，这些发现对于发展肿瘤预测基因芯片提供了重要的基础；而肿瘤发病风险的准确预测又对提高肿瘤的早期发现和早期诊断具有关键性意义。

由于肿瘤形成以后所产生的基因组不稳定性，不同个体或者同一个个体的不同时期，其肿瘤基因组的变异谱都是千差万别的。每个标本测序都可以得到海量的突变数据，但这些突变绝大部分都是基因组不稳定性所导致的；要找到真正"驱动"肿瘤发展的关键突变，还要依赖测序技术和生物信息学技术的进一步完善。

为进一步深入探索基因异常在肿瘤发生发展的作用和机制，美国国家癌症研究所（National Cancer Institute）和人类基因组研究所（National Human Genome Research Institute）共同启动了应用高通量的基因组分析技术为基础的癌症基因组图谱计划（The Cancer Genome Atlas，TCGA），这是一项具有里程碑意义的项目。该项研究自 2006 年开始至 2015 年结束，由 16 个国家的科学家组成的国际肿瘤基因组协作组（International Cancer Genome Consortium）完成，该计划发现了近 1 000 万个与癌症相关的基因突变，为科学家进一步深入研究肿瘤相关基因突变和发生发展机制之间的关系以及寻找新的肿瘤治疗靶点，发展治疗技术打下坚实的基础。

三、肿瘤的诊断与防治

目前肿瘤的诊断仍然依赖临床诊断、仪器诊

断、实验室检查结果和病理诊断进行综合判断。近几十年来仪器诊断技术的发展和实验室检测指标的增加为肿瘤的早期发现起到了重要的作用，尤其是 CT、MRI、PET 技术的出现及一些肿瘤标志物在临床诊断中的应用。聚合酶链反应（polymerase chain reaction，PCR）技术及新一代测序等基因检测手段可以比较准确地反映肿瘤组织或体液中一些基因的变化，对肿瘤的诊断及预后判断具有一定的意义。如何发展特异性更强、灵敏度更高的分子和免疫诊断及预后指标，对每个肿瘤患者进行精确的分子分型，是肿瘤诊断未来的发展方向。

伴随新的分子生物学理论和方法的不断创新与完善，病理学也从传统的形态学概念深入至分子或基因水平，分子病理诊断正在成为肿瘤病理研究的最主要内容和手段，如检测肿瘤相关的易感基因 p53、Rb1、APC 和 BRCA，以更精细地诊断肿瘤。分子病理诊断可以对肿瘤患者进行精确的分型，明确疾病的病因，以及预测肿瘤治疗的疗效和预后等。同时，分子诊断技术与影像学的融合促进了分子影像学的发展。分子影像技术与经典的医学影像技术相比，具有更敏感和能功能成像的优势。在分子影像学研究中，制备特异性高、亲和力强的靶向探针是关键因素。

事实上，分子诊断已经在肿瘤诊疗的临床实践中得到广泛应用。比如，乳腺癌雌激素受体（estrogen receptor，ER）和人类表皮生长因子受体 2（human epidermal growth factor receptor-2，HER-2）的阳性与否对于治疗方案的制订具有指导意义。K-RAS 和 EGFR 的基因突变与肿瘤对蛋白激酶抑制剂吉非替尼（gefitinib，irresa）的敏感性具有直接的关系，其基因突变的检测已经成为临床诊疗常规。在乳腺癌中，多基因分子表达谱技术如 Oncotype DX 可以预测患者对辅助化疗反应的不同，使得科学家可以对患者实行个性化治疗，从而最大限度地提高癌症治疗疗效和降低治疗毒性，目前美国 FDA 已经正式批准多基因表达谱芯片用于评估乳腺癌预后和治疗方案的选择。除了肿瘤局部的基因与蛋白等分子水平的变化，患者整体的免疫状态对治疗预后也有重要预测作用。我们发现鼻咽癌患者的外周血和肿瘤浸润淋巴细胞对 EB 病毒的特异性免疫反应能力低下；更值得重视的是，浸润的淋巴细胞亚群与鼻咽癌的预后有明显的关系。由于许多肿瘤的发生发展都与感染密切相关，免疫功能状态也会影响到疾病的进展，所以有必要对患者的免疫状态进行准确地评估（即免疫分型），并以此作为治疗方案选择和预后判断的重要依据。

在肿瘤的治疗方面，近几十年也取得了较大的进展。肿瘤治疗手段包括手术治疗、放射治疗、化疗、新兴的生物治疗（包括分子靶向治疗和免疫治疗）等。随着基因组学、蛋白质组学以及代谢组学等高新技术的不断发展，恶性肿瘤的发病机制亦逐渐被揭示，个体化治疗亦成为可能。目前传统的诊疗模式已经向多学科协作的个体化精准诊治的模式转变。

外科手术日臻完善，腔镜手术和微创治疗得到推广，人们日益重视外科的系统生物学概念，注重手术方式对肿瘤和患者本身的影响，提倡保持患者的生活质量。达芬奇机器人系统作为目前世界上最先进的微创外科手术系统，超越了传统手术的局限，为微创手术带来了革命性的变革。通过进入人体内部的特殊镜头，术者可以自行调整镜头，高清晰的立体三维视觉形成光学放大 10 倍的高清晰立体图像。灵活的仿人手操作系统可完全模仿人手腕动作，增加了手术精确度，减少了损伤和失血量，并使一些高难度、复杂疾病的微创外科治疗成为可能。外科手术进入了智能微创的时代。

放射治疗在机制研究、设备和疗效方面均有明显进步。"精确放疗"已经成为目前的常规治疗。精确放射治疗技术包括三维适形放疗（3D-CRT）、束流调强适形放疗（IMRT）、生物适形放疗（BCRT）、影像引导下的放射治疗等技术，代表了现代肿瘤放射治疗发展方向。从 3D-CRT、IMRT 到 BCRT，恶性肿瘤放疗适形性得到进一步提高，适形水平也从几何向生物学方向发展。

在药物治疗方面，全身治疗已经由过去的细胞毒化疗为主向分子靶向治疗为主的模式转变。从 20 世纪 70 年代起，化学治疗的成功为提高部分肿瘤的治愈率和延长晚期肿瘤患者的生存期做出了巨大贡献，成为肿瘤综合治疗的三大支柱之一。但是，细胞毒化疗药物的毒副作用较大和选择性差的缺点使得它的发展到 20 世纪 90 年代步入平台期。以脂质体、纳米为代表的新型载体技术在提高药物的选择性、药物智能化等方面取得了一定的突破。此外，随着分子生物学技术的快速发展，肿瘤生物学的研究日益深入，癌症研究人员对癌症的认识不断更新，一批治疗的靶点被发现，针对它们的药物被开发，肿瘤治疗取得了突破。目前分子靶向治疗已经成为肿瘤治疗中发展最快的领域以及药物开发的主流方向。

靶向治疗药物针对癌细胞的分子靶点，通过作用于促进癌细胞生长的细胞受体或信号传导通路来抑制肿瘤的增殖、诱导分化或遏制血管生成等。从 1997 年单克隆抗体曲妥珠单抗和利妥昔单抗分别被批准用于治疗转移性乳腺癌和弥漫性大细胞性 B 细胞淋巴瘤开始，历经二十余年的发展，分子靶向治疗药物也从最初仅应用于晚期姑息性治疗发展到今天成为肿瘤治愈性综合治疗不可分割的一部分。分子靶向治疗的优势体现在两方面：一方面，高效抗肿瘤疗效的同时降低治疗毒性，另一方面，通过诱导肿瘤细胞分化或联合传统手术、放疗、化疗等治疗措施，分子靶向药物显著提高了部分肿瘤患者的生存率，使更多患者被治愈。

免疫治疗的进展迅速，近年来，一系列肿瘤免疫治疗药物或方法被批准。2014 年美国 FDA 批准针对 PD-1 的抗体类药物 Pembrolizumab 与 Nivolumab 上市，2015 年批准溶瘤病毒药物 T-Vec 用于晚期黑色素瘤，2016 年批准用于治疗黑色素瘤和肺癌的 PD-L1 抗体药物度伐鲁单抗上市。2017 年批准首个适用于儿童和成年急性淋巴细胞白血病的 CAR-T 细胞药物 Kymriah（Tisagenlecleucel）上市。2018 年，诺贝尔生理学或医学奖授予美国免疫学家 James Allison 和日本免疫学家 TasukuHonjo，表彰他们在肿瘤免疫治疗中的贡献，标志着免疫治疗已经成为当今肿瘤治疗的主流方向。

随着基因检测技术、靶向药物及免疫药物的发展，分子靶向治疗及免疫治疗疗效显著，开始逐步取代传统的化疗，颠覆传统治疗的观念，癌症治疗步入精准治疗的时代。但是靶向治疗及免疫治疗也呈现出一定的局限性，几乎难以避免原发或者继发性耐药而未能达到真正治愈癌症的目的。探索肿瘤的靶向免疫治疗耐药的机制，寻找

更多的治疗靶点，开发更多的抗癌药物，是现在癌症研究的重要方向。此外，随着基因治疗的改进，未来的肿瘤治疗也将逐步发展为基因治疗的时代（genomic era）。当然，人类攻克癌症的努力不可能一蹴而就，癌症研究与治疗的进展应引起我们关注并积极参与。

在今后相当长的一段时间内，外科手术和放疗、内科治疗仍将在肿瘤治疗中保持其基本手段的地位，而如何进一步通过各种改进来提高疗效、如何体现出局部治疗和全身治疗的统一及生存时间和生活质量的统一，则仍是值得大力探索的问题。而在癌症预防方面，乙肝疫苗和 HPV 疫苗已分别成功用于肝癌和宫颈癌的一级预防。随着更多肿瘤相关感染因素的鉴定，针对相关感染因素的疫苗研发及抗感染药物的应用将能进一步预防感染相关肿瘤的发生。"三早"仍将是治疗效果的关键所在，必须大力提倡；而如何及时准确地预测肿瘤的转移和复发并采取有效的防治措施，值得深入研究。

四、肿瘤学的国际热点问题

（一）分子靶点及靶向治疗、免疫治疗

近年来，肿瘤靶向治疗及免疫治疗的突破性进展为彻底根治肿瘤带来希望，代表了目前肿瘤治疗领域最新的发展方向。深入探索参与肿瘤发生、发展过程中肿瘤细胞特异性表型、肿瘤微环境、肿瘤血管生成等细胞信号转导网络、关键分子以及其他肿瘤特异性生物学途径是寻找新的治疗靶点的有效途径。开发新的治疗靶点和靶向药物、提高治疗的针对性，将靶向治疗药物与其他常规治疗合理地联合以达到最大的治疗效果是目前该领域研究的重要方向。

传统的免疫疗法都是通过增强机体的免疫功能来达到抗肿瘤的目的，近年来以免疫检测点抑制剂（PD-1 单抗、PD-L1 抑制剂、CTLA-4 抑制剂）为代表的新型肿瘤免疫疗法通过"松开"人体的抗癌"刹车"而激活自身的免疫功能发挥抗肿瘤治疗作用，并在黑色素瘤、肾癌等多种肿瘤的治疗中取得了成功，开辟了肿瘤免疫治疗的新纪元。嵌合抗原受体 T 细胞免疫疗法（chimeric antigen receptor T-cell immunotherapy，CAR-T）是利用患者自身的免疫细胞来清除肿瘤细胞的一种

治疗手段。嵌合抗原受体 T 细胞是将能够靶向结合特定肿瘤相关抗原的抗体的抗原结合区（大多数使用抗体衍生的单链可变片段 scFv）与 CD3-ζ 链或 FcεRIγ 的胞内部分在体外偶联为一个嵌合分子，通过基因转导的方法转染患者的 T 细胞，使其表达嵌合抗原受体（CAR）。这些被"重编码"后的 T 细胞回输到患者体内，通过表达 CAR，从而特异性地识别、靶向并杀死肿瘤细胞。目前已有研究表明，CAR-T 在 B 细胞非霍奇金淋巴瘤、造血系统肿瘤的治疗中取得了突破性进展。免疫治疗攻克肿瘤似乎已经成为现实，但事实并非如此。肿瘤是一种极其复杂的系统性、全身性疾病，我们仍需要通过大量深入的研究来理解和认识肿瘤。肿瘤免疫治疗作为全新的肿瘤治疗手段，其治疗策略和理论仍需完善和提高；同时，如何将免疫治疗和非免疫治疗手段相结合，将免疫不敏感的"冷肿瘤"转化为"热肿瘤"，是目前研究的热点问题。

（二）表观遗传调控

除 DNA 突变、缺失及扩增等可导致癌基因的激活或抑癌基因的失活之外，近年来发现表观遗传调控异常在肿瘤发生发展中起到关键作用。表观遗传学主要研究 DNA 序列不发生变化时基因表达异常的机制，主要涉及 DNA 甲基化、组蛋白修饰等异常。此外，微小 RNA（microRNA，miRNA）通过与其靶基因 3′ 端非翻译区（3′-UTR）相结合，发挥沉默特定靶基因作用，从而参与多种肿瘤的发生、发展、转移过程。最近的研究发现，长链非编码 RNA（long noncoding RNA，lncRNA）可以通过多种机制参与肿瘤的发生发展。

（三）肿瘤干细胞与上皮间质转化

在多种恶性肿瘤（如乳腺癌、脑肿瘤、前列腺癌、肺癌、肝癌）组织中都成功分离出了肿瘤干细胞，这些细胞通过自我更新和无限增殖，具有较强的迁徙和转移能力以及长时间处于休眠状态并具有多种耐药分子等机制，对肿瘤的存活、增殖、转移及复发发挥着重要作用。上皮细胞间质转化（epithelial-mesenchymal transition，EMT）参与胚胎发育、伤口愈合、肿瘤发生发展等重要生理、病理过程，其在肿瘤转移中的病理意义较为明确。此外，EMT 细胞具有更强的凋亡抗性，而发生 EMT 的细胞可能具有干细胞的特性。

（四）肿瘤微环境

恶性肿瘤微环境是肿瘤细胞发生与发展的土壤，肿瘤细胞与肿瘤微环境通过分泌性细胞信号因子及膜表面信号分子进行相互识别及通讯。肿瘤细胞和微环境的相互作用是双向的：一方面，恶性肿瘤细胞通过分泌细胞因子改造肿瘤微环境，完成肿瘤细胞的免疫逃逸，甚至改造微环境以促进肿瘤细胞的转移；另一方面，肿瘤细胞在肿瘤微环境的诱导和刺激下，获得增殖、抗凋亡、侵袭及转移能力。因此，肿瘤微环境和肿瘤细胞的相互作用网络对肿瘤发生发展和治疗耐受具有重要作用。

（五）肿瘤生物学特性

肿瘤细胞的凋亡、转移、侵袭、血管生成、炎症、缺氧等基本特征的研究也依然受到持续关注，包括逃避凋亡、增强的转移和侵袭能力、持续的血管生成、促进炎症、基因组不稳定和突变、缺氧耐受等。

五、我国的肿瘤研究

我国传统的中医药在肿瘤诊治上已经积累了许多宝贵的经验；事实上，几千年的中医实践相当于一次大规模的从天然植物、动物、矿物和海洋生物中进行的抗癌药物的初步筛选，对这些初步筛选出来的中药再借助现代技术进行精细分析、模拟修饰和药理及作用机制研究，完全有可能开发出一些全新的有效抗癌药物，使中医能对人类的肿瘤事业作出更大的贡献，同时在这个过程中也使中医能发展到一个新的阶段。中医的辩证施治、标本兼治、阴阳平衡等理论和方法如能恰当地融合到西医对肿瘤的综合治疗中，也将促进中医和肿瘤治疗的共同提高。

我国西医治疗肿瘤的专门医疗机构始于 1931 年上海的镭锭治疗院，到 20 世纪 50～60 年代进入一个发展的高潮，全国各地纷纷成立肿瘤研究所和肿瘤医院。迄今为止，我国已有专门的肿瘤防治机构一百多所，综合性医院普遍设立了肿瘤科或放疗科，已经基本形成一个遍布城乡、点面结合的肿瘤防治网络。各级政府、各种基金会对肿瘤事业的投入也越来越大，肿瘤研究的队伍更是日益壮大。

近 30 年来中国肿瘤学的研究水平取得了显

著提升。随着我国对肿瘤研究领域的重视以及逐年稳定加大的研究经费投入，我国在肿瘤分子遗传学、表观遗传调控、肿瘤干细胞及肿瘤微环境等前沿领域的研究取得了一些重要研究成果，得到了国际肿瘤学界的认可。尤其是在中国特色肿瘤和部分高发肿瘤如食管癌、肝癌、鼻咽癌和乳腺癌的研究方面，取得了一系列令人瞩目的成就，达到了国际领先或先进水平，培养了一批在该研究领域有影响的人才。同时，利用中国丰富的临床资源，中国学者牵头的国际多中心临床研究开始崭露头角，针对中国或亚洲人群的研究成果在全国多家医疗单位的应用，也推动了肿瘤治疗的发展。利用中国病例优势，通过全基因组关联研究，中国科学家先后鉴定了鼻咽癌、食管癌、肝癌、肺癌、胰腺癌等中国特色肿瘤和常见肿瘤的易感位点，通过外显子组的深度测序发现和鉴定了白血病和膀胱癌的关键基因变异，这些成果先后发表于遗传学顶级杂志 Nat Genet 上。在肿瘤干细胞领域，对肝癌干细胞、鼻咽癌干细胞、食管癌干细胞等的分离、鉴定、干性调控机制及临床意义等研究也位居世界前列。与此同时，表观遗传调控和肿瘤微环境的研究也有众多亮点。乳腺癌的非编码 RNA（ncRNA）、组蛋白修饰、肿瘤干细胞及肿瘤微环境研究，鼻咽癌分子遗传、EB 病毒、干细胞起源、侵袭转移、分子分型诊断与个体化综合治疗、肝癌易感基因、肿瘤干细胞、非编码 RNA、肿瘤微环境及分子标志等研究成果也分别在国际顶尖专业杂志上被发表。

尽管如此，由于基础较薄弱，目前我国肿瘤学的整体研究水平较国际一流仍有差距：在基础研究领域主要是缺乏具有一定影响力的原创性研究成果和自主研究成果；在临床上对恶性肿瘤的干预及治疗模式则普遍沿用国外的研究成果。随着我国经济发展水平的提高，在肿瘤研究方面的投入大幅增加，未来我国的肿瘤研究战略应该充分考虑到以下因素：①结合我国肿瘤发病的实际情况，选择我国有基础、有特色的病种进行重点研究，如白血病、肝癌、食管癌、鼻咽癌、胃癌；②充分利用我国的优势条件，如病种多且病例数量大（这是临床研究最重要的条件）、拥有宝贵的中医药理论和经验、人口迁移相对较小而肿瘤高发家系比较集中；③通过政府背景的科研基金

发挥宏观调控作用，组建转化医学研究中心、各种大型技术平台和肿瘤标本库，对一些重点课题可以组织优势队伍进行集体攻关，可以采取一些政府行为进行肿瘤流行病学调查及干预试验等；④紧密跟踪并及时利用国际上最先进的分子生物学技术和各种仪器、方法，要重视现代研究对技术和方法的高度依赖性，如新一代测序技术、基因芯片技术、蛋白质分析技术、高通量药物筛选技术、PET 诊断技术、3D-CRT 技术、微创治疗技术、重离子与质子治疗技术等都是促进肿瘤研究和诊治水平提高的重要手段。

六、中国肿瘤学未来研究方向

在过去 20 年中，恶性肿瘤的发生率和死亡率明显上升，严重威胁人类健康，因此开展肿瘤学的研究仍任重道远。科学技术的发展日新月异，人们对于肿瘤的认识和肿瘤诊疗技术已经不再停留在部位和器官形态学水平，而是结合形态和功能改变，逐渐向细胞学、分子生物学乃至基因组学的分类诊断和治疗方向纵深发展。然而，恶性肿瘤的未知领域和待解决的问题远远多于我们已获得的知识和已解决的问题。因此，对恶性肿瘤的研究具有极大的挑战性和艰巨性，同时又存在巨大的发展空间。

恶性肿瘤病因和发病机制研究不断取得进展，一些感染性致癌因素的鉴定，相关特异性的分子标志物 EB 病毒血清学和循环游离病毒 DNA 的检查、HPV 基因及分型被广泛用于相关肿瘤的筛查、早期诊断、预后判断等，显示出良好的临床应用价值。此外，对于相关感染因素的干预已经使得部分肿瘤成为可预防的疾病。例如，HBV 疫苗的广泛接种降低中国 HBV 相关肝癌的发病率，HPV 疫苗的早期接种已经使得美国等西方国家宫颈癌病变呈现下降趋势。研制我国高发和特色肿瘤的疫苗（如与鼻咽癌相关 EBV 疫苗）将成为我国科技界的重要任务。随着各种肿瘤宏基因组研究的进展，可能发现更多肿瘤的具有感染因素病因的证据，从而为肿瘤病因和肿瘤预防奠定基础。

在肿瘤治疗方面，精准靶向治疗、准确预后分层指导下的个体化治疗是目前肿瘤学研究的一个重要方向。如 Curtis 等回顾性分析 2 000 名乳腺癌患者的肿瘤组织样本，将乳腺癌细分为 10 个

亚型（2012，*Nature*），这一研究成果有助于对乳腺癌患者进行更有针对性的个体化治疗。东亚肺腺癌人群中的 *EGFR* 基因突变的亚群单用 EGFR 小分子酪氨酸激酶抑制剂治疗的疗效明显优于传统的两药联合化疗方案的结果（2009 年 *N Engl J Med*）提示我们，改变原有"一刀切"的单一治疗手段，针对肿瘤不同的分子分型，进行个体化多学科综合治疗，是提高疗效、降低毒性、改善患者生活质量的重要手段。

我国在肿瘤药物尤其是靶向药物的研发水平上进展迅速。在寻找肿瘤特异性靶点的同时，更要积极研发我国原创的抗肿瘤靶向药物。同时还应大力开展从 DNA、RNA 到蛋白质全方位的组学和跨组学分析，全面揭示与肿瘤相关的效应分子及网络改变，阐明其发病机制，从而建立一套适合我国人群的系统有效的肿瘤分子分型体系、预后和疗效预测手段。

综上所述，我国肿瘤学领域今后需加强基础研究和临床应用研究，努力开展临床新技术、新手段，提高肿瘤患者的治疗效果和生存质量，使我国肿瘤学研究和防治水平达到国际一流水准，最终造福全民。

（徐瑞华　陈国强）

参 考 文 献

[1] Hanahan D，Weinberg RA. Hallmarks of Cancer: the Next Generation. Cell，2011，144: 646.

[2] Yang J，Liao D，Chen C，et al. Tumor-associated macrophages regulate murine breast cancer stem cells through a novel paracrine EGFR/Stat3/Sox-2 signaling pathway. Stem Cells，2013，31: 248-258.

[3] Couzin-Frankel J，Breakthrough of the year 2013. Cancer immunotherapy. Science，2013，342: 1432-1433.

[4] Alegre-del-Rey EJ，de la Nogal Fernández B，Briceño-Casado P，et al. Nivolumab and Ipilimumab in Advanced Melanoma. N Engl J Med，2017，377: 2503.

[5] Wolchok JD，Chiarion-Sileni V，Gonzalez R，et al. Overall Survival with Combined Nivolumab and Ipilimumab in Advanced Melanoma. N Engl J Med，2017，377: 1345-1356.

[6] Ferlay J，SoerjomataramI，ErvikM，et al. GLOBOCAN 2012，Cancer Incidence and Mortality Worldwide：IARCCancerBase No.10［Internet］. Lyon，France：International Agency for Research on Cancer；2013. Availablefrom: http://globocan.iarc.fr

[7] Chen W，Zheng R，Baade PD，et al. Cancer statistics in China，2015.CA Cancer J Clin，2016，66: 115-132.

[8] 郑荣寿，孙可欣，张思维，等. 2015 年中国恶性肿瘤流行情况分析. 中华肿瘤杂志，2019，41（1）: 19-28.

[9] Siegel RL，Miller KD，Jemal A，et al. Cancer statistics，2019. CA Cancer J Clin，2019，69: 7-34.

[10] International Cancer Genome Consortium，Hudson TJ，Anderson W，et al. International network of cancer genome projects. Nature，2010，464: 993-998.

[11] Cancer Genome Atlas Research Network，Weinstein JN，Collisson EA，et al. The Cancer Genome Atlas Pan-Cancer analysis project. Nat Genet，2013，45: 1113-1120.

[12] Wang LD，Zhou FY，Li XM，et al. Genome-Wide Association Study Of Esophageal Squamous Cell Carcinoma in Chinese Subjects Identifies Susceptibility Loci at PLCE1 and C20orf54. Nature Genetics，2010，9（42）: 759-765.

[13] Bei JX，Li Y，Jia WH，et al. A Genome-wide Association Study of Nasopharyngeal Carcinoma Identifies Three New Susceptibility Loci. Nat Genet，2010，42: 599.

[14] Hu Z，Wu C，Shi Y，et al. A Genome-wide association study identifies Two New Lung Cancer Susceptibility Loci at 13q12.12 and 22q12.2 in Han Chinese. Nat Genet，2011，43: 792.

[15] Xu J，Mo Z，Ye D，et al. Genome-wide Association Study in Chinese Men Identifies Two New Prostate Cancer Risk Loci at 9q31.2 and 19q13.4. Nat Genet，2012，44: 1231.

[16] Shi Y，Li L，Hu Z，et al. A genome-wide Association Study Identifies Two New Cervical Cancer Susceptibility Loci at 4q12 and 17q12.Nat Genet，2013，45: 918.

[17] Curtis C，Shah SP，Chin SF，et al. The genomic and transcriptomic architecture of 2，000 breast tumours reveals novel subgroups. Nature，2012，486: 346-352.

第二章 基因-环境交互作用与肿瘤

根据现代细胞生物学观点，肿瘤是一类细胞疾病，其基本特征是细胞的生长异常和分化异常。由于绝大多数肿瘤都是单克隆起源，所以肿瘤细胞的恶性行为可通过细胞增殖传递给子代细胞，这表明肿瘤是涉及遗传物质（主要是 DNA）的结构和 / 或功能改变的疾病。

目前普遍认为，绝大多数肿瘤是环境因素与遗传因素（基因）交互作用所致。环境因素包括香烟、乙醇、膳食成分、环境污染物、药物、辐射和感染源等。肿瘤分布的地理性差异现象、移民流行病学、动物致癌实验以及人类细胞体外恶性转化实验，都支持环境因素是大多数肿瘤的病因这个观点。虽然环境因素是肿瘤发生的始动因素，但个体自身的因素，包括遗传特性、年龄、性别、免疫和营养状况等，在肿瘤的发生和发展过程中具有重要作用。同样暴露于特定的环境致癌物，有些人发生肿瘤，而另一些人则不发生肿瘤。例如，吸烟已被确认是肺癌的主要病因，但在吸烟者中只有部分人发生肺癌，大多数人却能活过正常寿命期；同在一个特定肿瘤的高危险地区，也只有某些个体发病。这表明，大多数肿瘤是环境因素和遗传因素交互作用的结果。目前认为，因遗传背景改变所致的肿瘤发病占 5%～10%；环境因素导致的肿瘤发病占 90%～95%，其中饮食（diet）占 30%～35%，感染占 15%～20%，肥胖占 10%～20%，其他占 10%～15%。中国人群肿瘤死亡的 29.7% 由感染所致。这不但科学地概括了大多数肿瘤发生的原因，而且提供了一个重要的信息，即大多数肿瘤的病因是外源性的而不是先天的或遗传的，因此是可以预防的。

本章将介绍目前已知的环境因素和遗传因素以及基因 - 环境交互作用与肿瘤发生发展关系的概况。

第一节 环境致癌因素

一、化学因素

人们最先认识的肿瘤病因是化学致癌因素。1761 年，英国伦敦的 Hill 医生通过临床观察，发现鼻腔息肉与吸鼻烟有关。此后不久（1775 年），英国医生 Pott 报道患阴囊癌的患者均曾在孩童时代被雇为烟囱清扫工，从而推断接触煤烟（soot）是阴囊癌的致病因素。到 19 世纪，人们又发现了化合物 2- 萘胺、联苯胺和 4- 氨基联苯可引起人类膀胱癌。20 世纪初（1915 年）日本学者 Yamigawa 与 Ichikawa 用煤焦油（coal tar）涂抹兔子的耳朵，诱发出皮肤癌。这些实验研究结果结合流行病学资料，进一步证明了 Pott 医生所做的煤烟致癌的推断。自从 20 世纪 40 年代以来，已有许多人工合成的和天然存在的化合物和化学混合物经动物实验或流行病调查被证明对人致癌。图 2-1 列举了几种已知的有代表性的致癌物的化学结构。目前认为，对人类总的癌症风险而言，最重要的化学致癌物是香烟中的多种致癌成分。其他的化学致癌物主要是燃烧产物和有机合成产物、某些食物成分、微生物污染产物或食品制备过程产生的物质。此外，人体本身的某些生理和病理过程如炎症、氧化应激反应、营养和激素失衡以及反复的组织损伤等，也可产生致癌的化学物质如氧自由基。

（一）化学致癌物的生物转化

人类适应环境的过程中，已进化形成了对外来化合物进行代谢转化的多酶体系。这些代谢转化系统的功能是将进入体内的亲脂性化合物转变成亲水性产物以排出体外。然而，大多数化学致癌物在生物转化过程中往往形成具有高度反

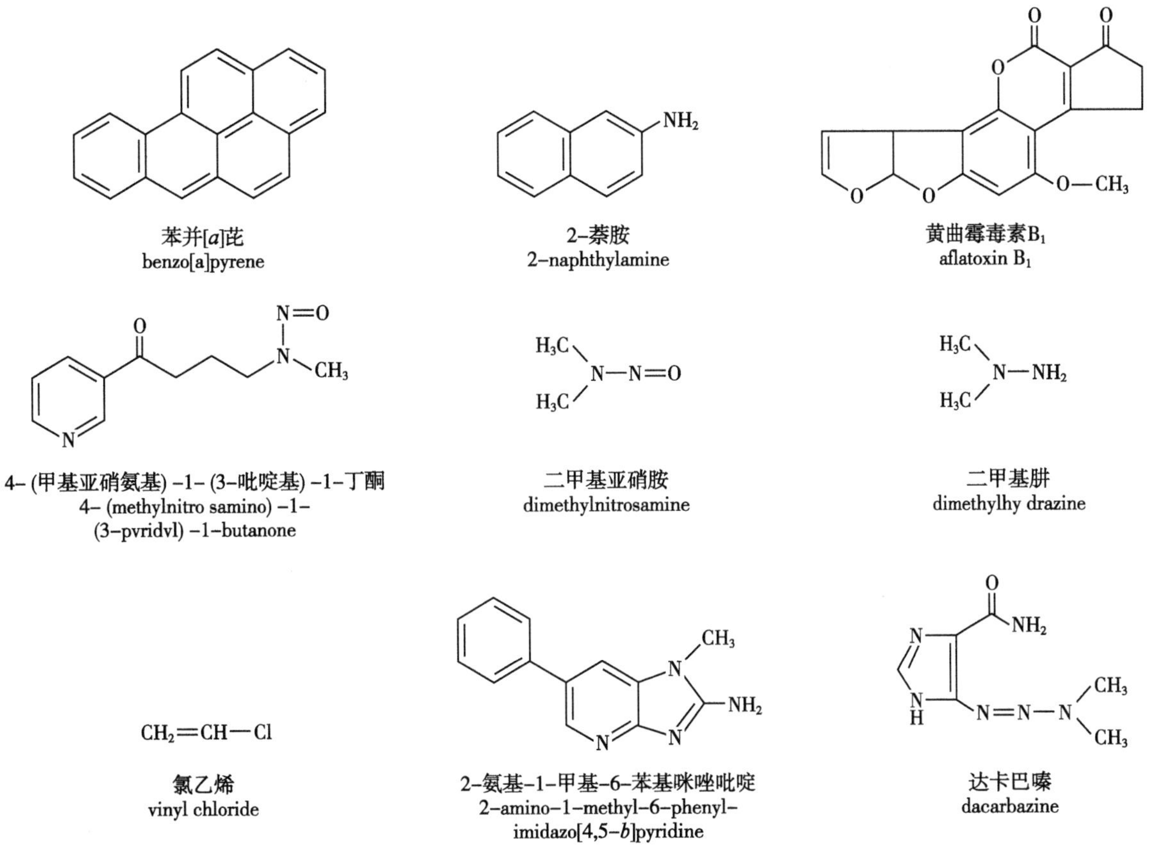

苯并[a]芘
benzo[a]pyrene

2-萘胺
2-naphthylamine

黄曲霉毒素B$_1$
aflatoxin B$_1$

4-(甲基亚硝氨基)-1-(3-吡啶基)-1-丁酮
4-(methylnitro samino)-1-
(3-pyridyl)-1-butanone

二甲基亚硝胺
dimethylnitrosamine

二甲基肼
dimethylhy drazine

$CH_2=CH-Cl$
氯乙烯
vinyl chloride

2-氨基-1-甲基-6-苯基咪唑吡啶
2-amino-1-methyl-6-phenyl-
imidazo[4,5-b]pyridine

达卡巴嗪
dacarbazine

图 2-1 一些致癌物的化学结构

应活性的代谢产物，从而具有致癌性。这一生物转化过程称代谢激活（metabolic activation）。需要代谢激活后才具有致癌性的化合物称"前致癌物（procarcinogen）"，具有致癌性的代谢产物则称"最终致癌物（ultimate carcinogen）"。前致癌物在生物转化过程中往往先形成性质较活泼的中间代谢产物，而后再形成最终致癌物，这些中间代谢产物称"近似致癌物（proximate carcinogen）"。还有一些化合物本身就具有亲电子性质（如某些烷化剂），或在生物体内不经生物转化即可转变成最终致癌物。致癌物代谢激活的类型与体内激素代谢以及其他外源性化学物的代谢一样，主要是酶促的氧化还原反应（Ⅰ相代谢）和结合反应（Ⅱ相代谢）。然而，致癌物的代谢途径则非常复杂，往往是一种酶可代谢多种致癌物，而一种特定致癌物又可被多种酶所代谢；它们之间既有分工又有合作和竞争。另一方面，有些代谢反应具有使致癌物或其被激活的中间产物失去活性的作用，称代谢去毒（metabolic detoxification）。因此，代谢激活和代谢去毒的能力是决定致癌物作用强度

的一个重要因素。此外，特定致癌物的致癌性不但取决于致癌物本身的化学性质，而且还取决于宿主的药物解毒及代谢相关酶类的遗传多态性。现已知道，大多数致癌物代谢酶具有遗传多态性（genetic polymorphism），导致代谢活性水平呈现不同个体差异；此种遗传多态性已被证明是肿瘤易感性（tumor susceptibility）的重要决定因素。人和实验动物主要的致癌物代谢途径以及所涉及的酶类见图 2-2 和表 2-1。

1. 氧化-还原反应 细胞色素 P450（cytochrome P450s，CYPs）是催化外来化合物和体内激素等氧化-还原反应最重要的代谢系统。人的 CYP 系统由 20 多种不同基因编码的酶组成，根据其氨基酸同源程度分为若干家族（如 CYP1、CYP2、CYP3 等）和亚家族（如 CYP1A1、CYP1A2、CYP2A6、CYP2A13 等）。CYP 几乎都是膜结合蛋白，定位于内质网上，主要催化氮和碳氧化反应以及氮和偶氮的还原反应。CYP 代谢过程往往使致癌物激活，形成具有高反应活性的代谢产物，后者或被Ⅱ相代谢系统继续代谢转化，或直接

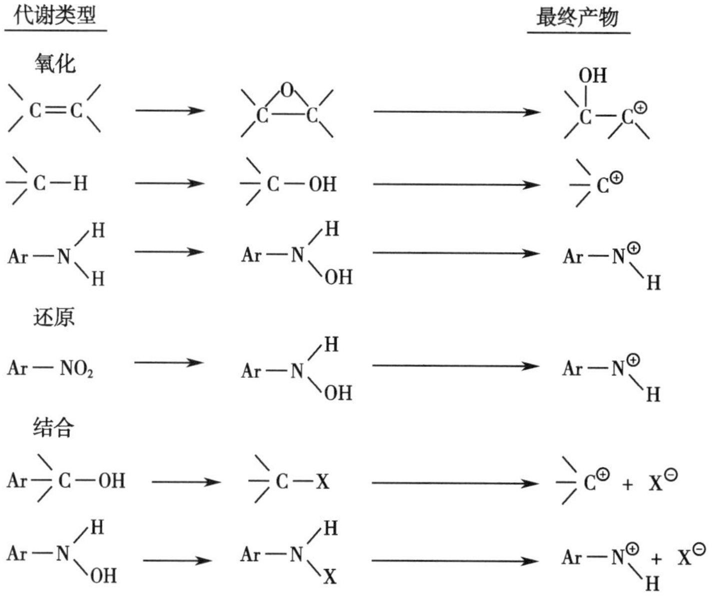

代谢类型　　　　　　　　　　　　　　　　　　　　最终产物

氧化

还原

结合

图 2-2　致癌物代谢激活形成亲电子产物的常见途径
Ar：芳香基；X：离去基团如磺酸基、乙酰氧基、谷胱甘肽残基等

表 2-1　实验动物和人的致癌物代谢途径

代谢系统	典型的底物	催化的反应	主要作用	同工酶数	诱导性	多态性
细胞色素 P450	多环芳烃、亚硝胺类、香胺类、杂环胺类、黄曲霉毒素、苯	N- 或 C- 氧化反应（还原）	激活（解毒）	>20 种	可被诱导	是
微粒体黄素单氧化酶	2- 萘胺	N- 或 S- 氧化反应	解毒	5 种	？	是
过氧化物酶	芳香胺类	氧化反应	激活	多种	可被诱导	是
NADPH-P450 还原酶	二硝基芘、铬	还原反应	解毒（激活）	1 种	可被诱导	？
N- 乙酰基转移酶	4- 氨基联苯、2- 氨基芴、杂环胺类	N- 或 O- 乙酰化反应	激活 / 解毒	>2 种	？	是
磺基转移酶	4- 氨基联苯、2- 氨基芴、杂环胺类	O- 硫酸酯化反应	激活（解毒）	3 种	？	是
谷胱甘肽 S- 转移酶	亲电子代谢产物	谷胱甘肽结合反应	解毒（激活）	>10 种	可被诱导	是
UDP- 葡糖醛酰转移酶	4- 氨基联苯、2- 萘胺、杂环胺类	N- 或 O- 葡糖醛酰结合反应	解毒	>10 种	可被诱导	是
环氧化物水解酶	多环芳烃环氧化物	还原反应	解毒	2 种	可被诱导	是

注：括号表示次要的反应或作用；？表示尚不清楚

与细胞大分子反应发挥其毒性作用。参与氧化 - 还原代谢的还有黄素加单氧酶（flavin-containing monooxygenase，FMO）和过氧化物酶（peroxidase），如前列腺素 H 合成酶（prostaglandin H synthase）和髓过氧化物酶（myeloperoxidase）。这些酶在 CYP 活性相对弱的组织中对致癌物代谢激活起重要作用。

2. 结合反应　主要由谷胱甘肽 S- 转移酶（glutathione S-transferases，GSTs）、N- 乙酰基转移

酶（N-acetyltransferases，NATs）、尿苷二磷酸葡糖醛酸转移酶（UDP-glucuronyl transferases，UGTs）和磺基转移酶（sulfotransferases，SULTs）等催化。这些代谢体系都是多酶家族，广泛分布于人体各重要的组织和器官。催化结合反应的酶虽然可直接以母体化合物为底物，但在多数情况下是以 I 相代谢酶特别是 CYP 的代谢产物为底物的。因为结合反应使外来化合物的亲水性进一步增强而有利于排出，所以一般而言是去毒过程。然而，

有些结合反应却大大增加致癌物的反应性从而发挥代谢激活的作用，见图2-2，表2-1。

3. 水解反应 与致癌物代谢有关的水解反应主要是环氧化物水化酶（epoxide hydrase，EH）催化的碳-氧三圆环环氧桥结构的开环反应。广泛分布于人体各种组织的环氧化物水化酶分为两类，分别由不同的基因编码。其中一类为位于内质网上的膜结合蛋白，称微粒体环氧化物水化酶（microsomal epoxide hydrase，mEH）；另一类存在于细胞质，称可溶性环氧化物水化酶（soluble epoxide hydrase，sEH）。这两种环氧化物水化酶的氨基酸同源性<15%，对外源性致癌物代谢而言，mEH远比sEH重要。从代谢转化角度来看，mEH介导的环氧化物水解是一个去毒过程，虽然在某些情况下其结果相反。例如，mEH催化苯并[α]芘的CYP代谢产物苯并[α]芘-7,8-环氧化水解，阻止了该环氧化物自发异构成低毒的产物而生成7,8-二羟基-苯并[α]芘，虽然7,8-二羟基-苯并[α]芘是去毒产物，但可进一步被CYP代谢形成具有高度反应性的苯并[α]芘-7,8-二氢二醇-9,10-环氧化物。

（二）化学致癌的理论学说

1. 亲电子代谢产物学说 Miller夫妇于1969年发现，致癌物N-乙酰氨基芴经过生物转化可形成N-羟基衍生物，后者在N-羟基上再发生酯化反应生成具有高度反应性的化合物，这种高活性的化合物可直接与蛋白质和核酸的亲核部位发生反应。随后他们提出，绝大多数化学致癌物都是经过生物转化后成为缺电子对的亲电子反应物，这些亲电子反应物通过与细胞大分子共价结合而发挥其致癌作用，其作用的关键靶分子最主要是DNA。Miller夫妇证明亲电子代谢产物在化学致癌中起关键作用之后，许多化学致癌物的最终致癌物得以鉴定。图2-3列出了一些常见化学致癌物经生物转化后所产生的近似致癌物和最终致癌物。然而，有些致癌物的最终致癌物结构至今还不清楚；有些致癌物经生物转化后可产生多种最终致癌物。尽管化学致癌物的种类不同、结构多样，但其最终致癌物的亲电子性是大多数化学致癌物的共同性质。Miller夫妇的巨大贡献就在于他们证明了亲电子的最终致癌物可自发地与DNA反应而导致DNA结构的改变。他们利用天然转化DNA进行实验，证明2-乙酰氨基芴和N-甲基-4-氨基偶氮苯的最终致癌物才能诱发DNA突变，使之失去转化细菌的能力。这些前期的研究将化学致癌物的致癌性与致突变性密切联系起来；现在已经知道，化学致癌物之所以可诱发肿瘤，是因为它们进入细胞后可造成DNA损伤进而引起肿瘤相关基因结构和功能的改变。

寻找恶性肿瘤发生发展过程中致癌物诱发的突变基因与突变位点是科学家多年来的目标所在。由于技术条件限制，虽然目前已发现一些与肿瘤发生相关的突变基因，但仍无法诠释肿瘤的发病机制。近年来，新一代测序技术的成熟，为解决这一难题提供了强有力的工具。2005年12月13日，美国率先启动了癌症基因组图谱计划（TCGA），该计划统一采用高通量测序技术，对多种肿瘤开展癌基因组研究，力求获得正常细胞、癌前细胞和恶性细胞的全面的基因组特征，确定所有与癌症发生发展有关的基因组变异。中国科学家几乎同时针对中国发病率比较高、危害比较大的肿瘤开展了癌症基因组图谱的研究工作。2007年10月，来自22个国家从事肿瘤与基因组研究的科学家决定成立国际癌症基因组协作组（ICGC），希望利用高通量基因组测序技术对人类50种常见肿瘤进行研究，系统检测每种肿瘤或亚型的体细胞突变，包括点突变、插入、缺失、易位、拷贝数改变及染色体重排等。这一系列研究计划的展开标志着恶性肿瘤体细胞突变的研究全面进入基因组时代，目前已在肺癌、结直肠癌、子宫内膜癌等多种肿瘤中取得了重要进展。

2. 自由基代谢产物学说 另一类具有高度反应活性的中间产物是化学致癌物衍生的缺乏单电子的自由基。自由基不带电荷但具有非配对的单电子，这种结构在正常体温条件下具有高度的反应性。化学致癌的自由基学说主要根据以下两个事实。

（1）在动物致癌实验中发现，与致癌物同时或随后给予抗氧化剂，可抑制致癌作用。

（2）通过检测与大分子的最终反应，直接证明化学致癌物可在体内产生自由基。Wong等证明大鼠乳腺细胞代谢激活N-羟基-2-乙酰氨基芴与花生四烯酸过氧化生成前列腺素H2偶联，即前列腺素过氧化物PGG2过氧化形成PGH2与N-

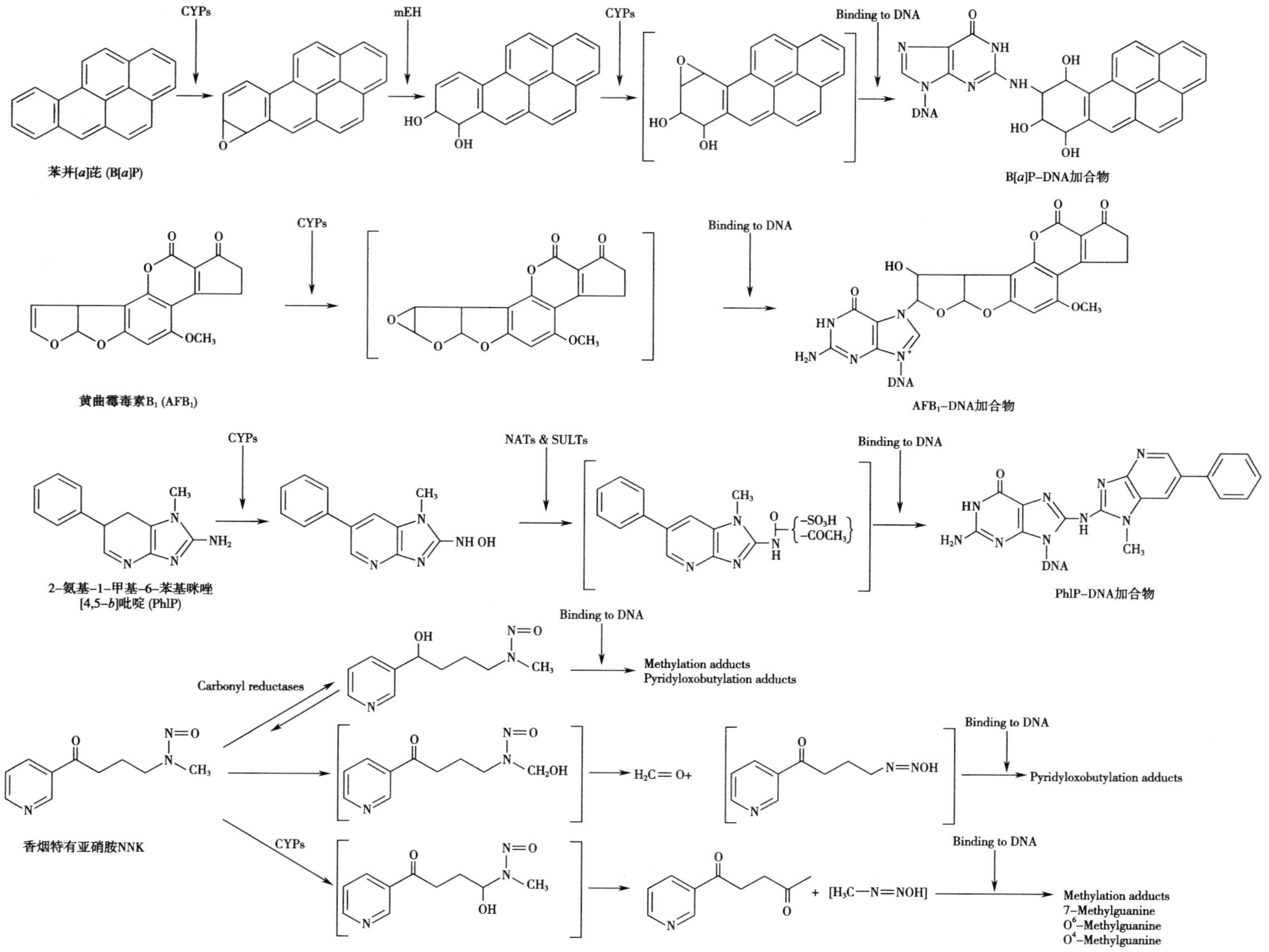

图 2-3　一些代表性化学致癌物的激活代谢及其形成 DNA 反应形成的加合物

CYPs，细胞色素 P450（cytochrome P450s）；mEH，微粒体环氧化物水化酶（microsomal epoxide hydrase）；NATs，N- 乙酰基转移酶（N-acetyltransferases）；SULTs，磺基转移酶（sulfotransferases）；NNK，4-（甲基亚硝胺基）-1-（3- 吡啶基）-1- 丁酮［4-（methylnitrosamino）-1-（3-pyridyl）-1-butanone］。方括号内为最终致癌物

羟基-2-乙酰氨基芴的亚硝基自由基形成共同发生，后者自发歧化成硝基呋喃和N-乙酰氧基-乙酰氨基芴而被激活。其他研究者发现，对-二甲基氨基偶氮苯、萘胺、联苯胺以及2-氨基芴也有类似的激活过程。此外，不仅花生四烯酸过氧化途径可导致化学致癌物形成自由基中间产物，细胞膜不饱和脂肪酸的过氧化也同样可进行类似的化学反应。过氧化途径在化学致癌物激活中的重要性已在许多动物实验中得到证实。例如，Wise等证明致癌性芳香胺在狗的膀胱和肾中主要由前列腺素途径激活，而在狗的肝中则主要由CYP系统激活。多环芳烃诱发的皮肤致癌同样可能涉及自由基代谢产物。Trush等报道，在诱癌过程中至少有一部分苯并[α]芘-DNA加合物是由佛波酯（一种促癌剂）激活的多型核白细胞代谢激活产生的，提示肿瘤的形成可能与致癌过程中发生的炎症反应有关。总之，有充分的体内外实验证明自由基代谢产物是化学致癌的重要机制之一。

3. **DNA甲基化学说** 正常的DNA甲基化（methylation）是调节基因表达及基因组稳定性的重要机制。现在已经知道，许多人类肿瘤均有DNA甲基化异常，即全基因组的低甲基化（hypomethylation）和特定区域的过甲基化（hypermethylation），而去甲基化药物如地西他滨可激活一些沉默的基因，提示甲基化异常可能在肿瘤发生中起着重要作用。许多化学致癌物，包括亚硝胺类（如亚硝基甲基脲，二乙基亚硝胺）、多环芳烃类（如苯并[α]芘）、芳香胺（如N-乙酰氧基-乙酰氨基芴）、黄曲霉毒素B1等，已被证明可抑制甲基转移酶催化的脱氧胞嘧啶的甲基化。其机制可能是通过以下几种：①形成致癌物-DNA加合物（carcinogen-DNA adduct）或导致DNA单链断裂；②直接灭活或抑制DNA甲基转移酶活性。动物实验还表明，DNA甲基化抑制剂5-氮脱氧胞嘧啶（5-aza-2'-deoxycytidine）可诱发小鼠肿瘤或可作为辅致癌剂增强化学致癌物诱发大鼠肝癌，苯巴比妥诱发啮齿类肝癌的作用机制，至少部分是由于这个致癌物可影响甲基化。此外，亚砷酸盐（arsenite）、二氯醋酸和三氯醋酸的致癌作用与这些化合物诱发低甲基化及上调癌基因 *C-MYC* 和 *C-JUN* 表达有密切关系。这些研究结果强有力地

表明，化学致癌物引起的DNA甲基化异常可能是其致癌作用的另一个重要机制。

4. **其他学说** 还有许多有关化学致癌的理论，如化学致癌物与致癌性病毒协同致癌；最终致癌物与RNA共价结合或引起RNA损伤，后者经反转录导致基因突变或基因表达改变等。虽然金属和有机金属化合物很可能也是通过上述代谢反应导致DNA结构改变，但人们也在探讨其他可能的机制。其中最重要的学说可能是1976年Sirover和Loeb提出的致癌性金属可与DNA聚合酶发生离子反应，导致该酶在受累细胞的DNA复制和修复时保真性降低而产生突变或基因表达改变。支持这个学说的证据主要来自体外试验，因此该理论的重要性至今仍然难以被广泛接受（尚缺乏体内证据）。

致癌机制与上述学说不同的另一类化合物是类固醇激素和多肽激素。前期的研究没有发现这些激素可与DNA共价结合或改变DNA修复能力，虽然有些激素可能对DNA甲基化有一定的影响。激素诱发肿瘤的机制被认为与驱动细胞增殖从而增加随机的基因突变有关。这种"细胞增殖"模型与上述化学致癌模型的关键区别在于前者不需要有诱发癌变的"启动子"，而是因细胞分裂期间DNA复制错误而产生突变，当突变累积到一定程度即发生癌变。同样重要的是，激素对细胞的刺激将持续癌变演进的整个过程。最近几年来，支持激素致癌机制的细胞增殖学说的证据越来越多。另一方面，支持这个学说的证据还来自抗激素治疗；抗激素治疗可有效阻止激素相关肿瘤的演进从而延缓复发和延长生存期。然而，越来越多的实验表明，类固醇激素如雌激素的致癌机制也可能通过其氧化代谢产物儿茶酚雌激素（catechol estrogen）致癌。儿茶酚雌激素本身是雌激素受体介导的信号分子；此外，儿茶酚雌激素进一步氧化形成的醌类代谢产物可直接与DNA共价结合，或通过氧化还原循环生成氧自由基引起DNA氧化损伤。上述化学致癌学说都有不同程度的实验证据支持，所以每种机制可能都发挥一定的作用。

（三）化学致癌的多阶段过程

化学致癌机制已在实验动物模型中进行了广泛的研究。几乎所有的人类肿瘤都可以用特定

的化学致癌物在实验动物身上复制出来。最典型的例子有黄曲霉毒素与肝细胞癌、氯乙烯与肝血管肉瘤、芳香胺与膀胱癌以及煤焦油与皮肤鳞状细胞癌等。而且，所诱发的动物肿瘤的细胞生物学特征，如细胞的形态、表型标记、遗传学改变等，与人类肿瘤也极为相似。因此，动物模型研究是我们认识化学致癌机制及其过程的重要手段。动物实验表明，化学致癌物诱发的细胞癌变是一个多阶段的过程。这个过程包括以一系列基因突变事件为特点的启动（initiation）阶段；然后是已启动的细胞的克隆选择和扩展，在促癌剂的作用下，已启动的细胞扩展成界限明显的癌前病灶，此阶段为促进（promotion）阶段；癌前病变进一步发展，形成具有高度侵袭性的肿瘤，并常常伴有向身体其他部位转移的特征，这个阶段为进展（progression）阶段（图2-4）。在这个过程中，转化的细胞逐渐获得如下生物学特征：①失去终末分化；②生长不受控制；③对细胞毒物产生抗性；④不进行细胞程序性死亡。在动物实验中，可用不同的化学致癌物人为地造成这种连续有序的三个阶段。然而，对于暴露于复杂环境因素的人类，则不大可能存在这种界限明显的情形。人类肿瘤的形成，是基因改变不断累积的结果。事实上，许多病理学研究已经发现，在自然状态下，靶组织中常常同时存在程度不同的不典型增生细胞和具有恶性行为的癌细胞。此外，就致癌物而言，一些环境致癌因素（如香烟）所含致癌物在致癌过程中既作用于启动阶段，又作用于促进和进展阶段。癌变发生的多阶段和多基因改变的概念可能也适用于其他环境因素，即物理因素和生物因素引起的肿瘤。

1. 启动阶段 细胞癌变的启动阶段，是由外源性或内源性致癌物诱发基因损伤的一系列事件

造成的。这种基因损伤是不可逆的结构和功能的改变，它导致转化细胞具有恶性生长的潜力。目前认为，致癌物与DNA反应引起的体细胞突变（somatic mutation）是启动癌变的最主要原因。支持体细胞突变理论的证据来自各方面的研究。首先，最终致癌物具有强烈的亲电子性质，它们可在体内和体外与DNA共价结合；许多化学致癌物与DNA形成加合物的能力与该致癌物的致癌强度高度相关；致癌物-DNA加合物的存留或错误修复可导致突变。其次，在细菌和哺乳类动物致突变检测系统中，大多数致癌物都具有致突变性。再者，遗传性DNA修复缺陷患者如着色性干皮病、Cockayne综合征、运动失调性毛细血管扩张症（ataxia-telangiectasia）、Fanconi贫血和Bloom综合征的肿瘤发生率比正常人显著增加。最后，动物实验证明，化学致癌物诱发的肿瘤与人类肿瘤类似，常常在控制细胞生长的基因上存在点突变。

2. 促进阶段 癌变促进阶段的基本特征是基因表达异常和细胞增殖，使已启动的细胞克隆扩展形成癌前病变（precancerous lesion）。在这个阶段，细胞似乎没有遗传物质受损伤，并且可能是可逆的过程，即有些癌前病变可自行消退。癌变的促进这个概念，主要来自促癌剂（promoter）的发现。促癌剂本身没有致癌性，但一旦与致癌物联合使用，则能大大增加肿瘤发生率。促癌物包括若干类型的化合物，如佛波酯类衍生物（广泛用于动物致癌实验的天然植物成分）、某些巴比妥酸盐、工业和农业来源的氯化烃类、乙醇以及体内的某些激素。

促癌剂本身不与DNA相互作用，但它们具有特别强地促使细胞增殖和促使调控细胞生长的基因表达发生显著的改变的能力。促癌剂的作用

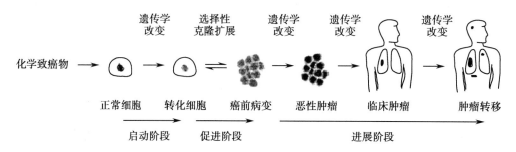

图2-4 化学致癌的多阶段过程示意图
这个过程涉及原癌基因、肿瘤抑制基因和抗转移基因的遗传学和表遗传学的改变

机制多种多样，包括激活细胞表面受体、激活或抑制胞质酶和核转录因子、促进细胞分裂、抑制细胞凋亡和细胞毒性等。促进阶段是癌变的限速步骤，它可能是一个漫长的过程，决定恶性肿瘤形成的潜伏期。

3. 进展阶段 其特征是经启动和促进的癌前细胞群进一步生长和扩展，从局灶性损伤转变成具有侵袭性的肿瘤。在这个阶段，细胞 DNA 损伤更加广泛而且程度更加严重，常见有多发的染色体缺失、断裂、杂合性丢失和异倍体等现象。如在小细胞肺癌基因组测序的研究中发现存在 58 个染色体内及染色体间异位的现象，另有 334 个片段的拷贝数发生变化。而对 24 个乳腺癌组织全基因组测序的研究共发现 1 014 个各种形式的染色体畸变现象。经过启动和促进阶段的转化细胞可自发地进入发展阶段，这可能是由转化细胞的基因组不稳定性导致其自主生长所致。然而继续暴露于致癌物包括一些肿瘤化疗药物可加速这一进程。研究发现，并非所有的癌前细胞都进入这个阶段，在癌前病灶中可能存在高危险状态的细胞亚群，也就是说进展阶段仍然涉及细胞生长的选择。因此，与进展有关的进一步的 DNA 损伤，必须导致所涉及的细胞具有生长优势。进展的最终结果是肿瘤细胞向周围组织侵袭（invasion）和向身体的其他部位扩散或转移（metastasis）。在这个过程中，发现有一系列与细胞周期调节有关的基因扩增和高表达，基因剪接改变、细胞黏附分子表达改变以及血管新生等；这些改变均有利于癌细胞向周边组织侵袭和向远处转移。

二、生物因素

生物因素（感染源）是人类肿瘤的主要病因之一，认识生物因素可引起肿瘤已有近百年的历史。在 20 世纪初期（1911 年），Peyton Rous 就证明病毒可致鸡肉瘤，但证明病毒是人类肿瘤的病因却经历了数十年的漫长历程。目前至少有 8 种病毒已被证明与人的一些肿瘤相关，但其相关性的确定程度不同。其他致癌的生物因素包括一些细菌和寄生虫（表 2-2）。

（一）肝炎病毒与肝细胞癌

原发性肝细胞癌（肝癌）是世界范围内最常见的恶性肿瘤之一。在我国，肝癌的死亡率位列恶性肿瘤死亡率的第二位，每年有近 30 万人死于肝癌。20 世纪 70 年代就已发现，肝癌发病率分布与慢性乙型肝炎病毒（hepatitis B virus，HBV）感染分布相一致，病理学观察也发现肝癌周围的非癌组织常常存在慢性肝炎。Beasley 等在中国台湾的前瞻性流行病学研究是建立慢性 HBV 感染与原发性肝细胞癌因果关系最重要的研究。他们追踪了 22 000 多名健康男性达十几年之久，结果发现 HBV 表面抗原（HbsAg）阳性者肝细胞癌的发病率比 HBsAg 阴性者高近 100 倍（495/10^5 vs 5/10^5）；随后的许多研究均证实了 Beasley 等的研究结果。这些研究表明，慢性 HBV 感染是亚洲和非洲一些地区原发性肝细胞癌的重要病因。

HBV 是一种嗜肝的 DNA 病毒，核酸呈双链不完全环状，长链为负链，有一缺口，短链为正链。长短链 5′ 末端的碱基互补，构成黏性末端。HBV DNA 约 3.2kb，长链含全部病毒蛋白的编码

表 2-2 生物因素与人类肿瘤

感染源	肿瘤部位或肿瘤	病例数	占总例数的百分比 /%
幽门螺杆菌	胃	812 000	37.0
人乳头瘤病毒（HPV）	子宫颈和其他部位	694 000	32.0
乙型和丙型肝炎病毒（HBV 和 HCV）	肝	516 000	23.0
Epstein-Barr 病毒（EBV）	淋巴瘤和鼻咽癌	156 600	7.0
人疱疹病毒 -8（HHV-8）	Kaposi 肉瘤	42 000	2.0
埃及血吸虫	膀胱	6 000	0.1
人 T 细胞白血病病毒 -1（HTLV-1）	白血病	3 600	0.1
麝猫后睾吸虫和华支睾吸虫	胆管癌	3 500	0.1
2018 年全球感染相关肿瘤总例数		2 200 000	100

序列，有 S、C、P 和 X 四个开放读码框。编码的相应蛋白质分别为表面抗原（HBsAg）、核心抗原（HBcAg）和 E 抗原（HBeAg）、DNA 聚合酶和 X 抗原（HBxAg）。HBsAg、HBcAg 和 HBeAg 及其相应的抗体是 HBV 感染的主要标志。

HBV 的致癌机制目前还不完全清楚。体外实验发现，肝炎病毒感染不能使细胞永生化（immortalization）或恶性转化（malignant transformation）。因此，目前认为 HBV 的致癌作用主要是通过炎症反应而激发细胞增生。此种炎症坏死激发的细胞增生可使 DNA 复制错误（突变）的概率大大增加。此外，炎症反应所招募的激活巨噬细胞含有大量可引起细胞大分子损伤的自由基。这些致突变源的攻击和促细胞分裂源的刺激可能导致肝细胞和病毒 DNA 损伤、染色体异常和基因突变，从而经多阶段过程使受累细胞生长失控，最终发展成肝细胞癌。然而，尽管有许多实验强烈支持上述 HBV 致癌假说，但有理由相信 HBV 还可能通过更直接的遗传学机制致癌。对嗜肝病毒基因组结构的分析发现，致癌的哺乳动物病毒与不致癌的禽类病毒在结构上有一个显著差异：哺乳动物病毒多携带一个编码小分子调节蛋白的 X 开放读码框。禽类病毒没有 X 读码框，所以虽然可感染自然宿主，但不引起肝细胞癌。HBV 通过改变细胞遗传物质而致癌的另一个可能性，是将其 DNA 整合到被感染的细胞基因组。有研究报道，在 HBV 感染患者的肝癌细胞中确实发现有 HBV 基因整合，而且所有肿瘤细胞都携带同样的整合体，提示整合发生在细胞转化之前或与转化事件同时发生。然而，进一步检查发现，这些整合的基因高度重排，存在多种缺失、插入、重复或其他突变。虽然不排除有的整合体仍然保留编码功能，但病毒的编码区序列均已不复存在。

在肝炎病毒中，丙型肝炎病毒（hepatitis C virus，HCV）也与肝癌有密切关系。HCV 是一种 RNA 病毒，感染易发展为慢性肝炎；若干病例对照研究（case-control study）报道，HCV 肝炎患者患肝癌的相对风险比正常人高近 20 倍。据估计，全球范围内约有 25% 的肝癌与 HCV 感染有关，特别是在 HBV 感染率较低的国家，大部分肝癌患者存在慢性 HCV 感染。例如在日本，HBV 阴性和阳性的肝癌患者 HCV 阳性率分别为 94.4%

和 34.5%，而正常人群为 1.5%。在意大利，肝癌患者 HCV 抗体检出率为 65%，其他人群为 8%，表明 HCV 在这些国家人群的肝癌发生中可能起重要作用。

（二）人乳头瘤病毒与肿瘤

已知的人乳头瘤病毒（human papilloma virus，HPV）有 100 多种，其中大约 30 种可感染生殖道。根据是否诱发恶性肿瘤，将 HPV 分为高危险型（如 HPV-16 和 HPV-18 等）和低危险型（如 HPV-6 和 HPV-11 等）。HPV DNA 呈双链环状，约 8kb，大多数序列已被测定。编码蛋白质的全部读码框均位于一条 DNA 链上；RNA 研究也表明只有一条链转录。HPV 基因组分为 2 个区，即早期区和晚期区。早期区的基因依次为 E1～E7，编码涉及病毒 DNA 复制、转录调节和细胞转化的蛋白质；晚期区的基因称 L1 和 L2，编码病毒衣壳蛋白。致癌性 HPV 的主要转化基因为 E6 和 E7。E7 本身就足已使原代啮齿类细胞转化，它也能与激活的 RAS 基因一道转化原代啮齿类细胞。E6 和 E7 同时表达可致人细胞永生化，尤其是可致其正常宿主细胞——角质形成细胞永生化。HPV 不能在体外培养，目前还没有特异的血清学方法可以检测 HPV 感染和肿瘤组织中的相应抗原。

HPV 可引起人的良性肿瘤和恶性肿瘤。良性肿瘤主要有以下几种：①上皮良性乳头瘤如寻常疣和扁平疣，致病病毒主要是 HPV-1、HPV-3、HPV-4 和 HPV-7；②黏膜良性肿瘤如女性外阴部尖锐湿疣，致病病毒主要是 HPV-6 和 HPV-11；③纤维乳头瘤如口腔和喉乳头瘤。Zur Hausen 于 20 世纪 70 年代首先提出生殖道肿瘤与乳头瘤病毒有关，这一发现于 2008 年获诺贝尔生理学或医学奖。随后的研究发现，经子宫颈组织切片和巴氏涂片诊断为宫颈增生的细胞形态改变是由乳头瘤病毒感染所致。电子显微镜证明在这些增生细胞中存在乳头瘤病毒颗粒。其他许多研究还发现，在子宫颈上皮增生或子宫上皮内瘤（cervical intraepithelial neoplasia，CIN）的组织中存在乳头瘤特异性衣壳抗原以及 HPV 的 DNA。这些研究结果都支持乳头瘤病毒是子宫颈癌的病因。证明 HPV 与子宫颈癌相关的另一方面重要证据来自于流行病学研究。大量的分子流行病学研究一致表明，HPV 感染显著增加患宫颈癌的风险，相对风险高达 20～100 倍。现在已经知道，大约 80% 的肛门癌和 30% 的外阴、阴道、阴茎和口咽癌可归因于 HPV 感染。

对 HPV DNA 阳性的宫颈癌的进一步研究表明，HPV DNA 常常整合在宿主细胞的基因组中。例如，在 HPV-18 阳性的宫颈癌细胞系 HeLa 细胞中，病毒基因组整合在第 8 号染色体 C-MYC 位点约 50kb 处。在 HPV 阳性肿瘤中，E6～E7 编码区及其上游调控区往往保持完整；此外，在 HPV 阳性宫颈癌中，E6 和 E7 基因均常规表达。研究表明，病毒将其基因组整合到宿主染色体上时往往破坏其 E1 和 E2 基因；已知 HPV E2 是重要的调控因子，对 E6 和 E7 的转录有负调节作用。整合导致的 E2 基因破坏可能使 E6 和 E7 启动子摆脱 E2 的抑制作用，从而增加这些基因的表达。体外实验证明，破坏 HPV 的 E1 或 E2 基因，病毒基因组致细胞永生化的能力显著增高。

高危险型 HPV 编码的 E6 和 E7 癌蛋白是导致细胞转化的重要因素。这两个癌蛋白可分别与细胞中的肿瘤抑制蛋白 P53 和 RB 结合。高危险型 HPV 的 E7 蛋白与 RB 蛋白结合使 RB 不能与转录因子 E2F 结合，导致后者激活细胞周期相关基因而推进细胞周期进程。然而，E7 蛋白的这个作用似乎不足以导致细胞永生化或转化，E7 蛋白可能还有其他的细胞靶分子。高危险型 HPV 的 E6 蛋白与 P53 蛋白结合是其导致细胞永生化和恶性转化的重要机制。E6 蛋白与 P53 蛋白结合需要一种称为 E6 相关蛋白（E6-associated protein）的分子介导。P53 蛋白与 E6 蛋白结合后极易通过泛素化作用途径而降解。E6 蛋白与 P53 蛋白的结合作用也不能完全解释其永生化和转化细胞的机制，提示有其他作用通路。

（三）Epstein-Barr 病毒与肿瘤

Epstein-Barr 病毒（EBV）是 Epstein、Achong 和 Barr 于 1964 年在培养的 Burkitt 淋巴瘤细胞中发现的，已被列为 I 类致癌因子。EBV 属疱疹病毒家族，病毒颗粒由 DNA、衣壳、壳粒和双层类脂膜组成。EBV 的 DNA 为双链线状，分子量为 $172 \times 10^7 kb$；线状 DNA 通过末端互补区环化。EBV DNA 编码 30 余种蛋白质，在感染的细胞中可检出 20 多种特异的结构和非结构蛋白质。大多数早期蛋白质涉及病毒 DNA 合成，而大部分晚期蛋白质是病毒的结构成分。血清学研究发现人群中 EBV 感染十分普遍，发展中国家的人群往往在儿童期即被感染，而发达国家的人群感染一般推迟到青少年期。原发感染后 EBV 可终生潜伏，并可引起多种急性和慢性疾病。原发性感染引起的疾病主要是急性传染性单核细胞增多症（acute infectious mononucleosis）；潜伏感染（latent infection）所致慢性疾病主要是肿瘤，如 Burkitt 淋巴瘤、Hodgkin 病、非 Hodgkin 淋巴瘤、鼻咽癌、免疫抑制相关性平滑肌肉瘤、移植后淋巴瘤、T 细胞恶性肿瘤、口咽鳞状细胞瘤和胃腺癌。EBV 感染与上述肿瘤的相关性主要是建立在血清学研究和病毒学研究的基础上。研究发现，大多数肿瘤患者的血清中含有高滴度的抗 EBV 抗体，另外在肿瘤及其转移细胞中可查到 EBV DNA 及其产物。

EBV 致癌的分子机制十分复杂。在体外实验中，EBV 只感染人的 B 淋巴细胞，其原因可能是 B 淋巴细胞表面有大量的糖蛋白 CD21，与 EBV 衣壳糖蛋白有很高的亲和性所致。在体外培养的潜伏感染转化的 B 淋巴细胞中，EBV 表达 6 种潜伏核抗原（latent EBV encoded nuclear antigen，EBNA）、2 种潜伏膜蛋白（latent infection-associated membrane protien，LMP）和 2 种无 polyA 的小 RNA（EBER）。应用突变的 EBV 进行的实验表明，EBNA3B、LMP2、小 RNA 以及在裂解性感染时表达的大多数病毒基因组突变后并不影响病毒转化 B 淋巴细胞的能力。虽然 LMP2 似乎对细胞转化没有作用，但在防止细胞裂解、维持病毒潜伏感染中发挥重要作用。EBNA 与病毒的转录激活和复制有关。其中 EBNA1 是 EBV DNA 复制起点结合蛋白，在维护游离的病毒 DNA 以及连接游离的病毒 DNA 到中期染色体上起重要作用。EBNA2 是反式激活蛋白，它可通过与细胞的 Jk 蛋白相互作用从而与病毒和细胞的启动子相互作用。

在 EBV 致癌机制中，LMP1 可能是关键致瘤蛋白。LMP1 可使永生化啮齿类成纤维细胞转变成丧失接触抑制、不依赖贴壁或在裸鼠体内成瘤的细胞。LMP1 可激活 NF-κB、PI3K/AKT、MAPK 等多条信号转导通路，使 EGFR、p53、STAT3 等转录因子活化，靶向 annexin A2、stathmin、AP-1、 survivin、VEGF、CXCR4 以及 HK2 等多个蛋白分子，在细胞增殖、恶性转化、抗凋亡以及侵袭转移中发挥重要的病理生理功能。

（四）幽门螺杆菌与胃癌

现在已经知道，某些细菌感染可引起人的肿瘤，幽门螺杆菌感染与胃癌就是一个范例。1983 年澳大利亚科学家 Warren 和 Marshall 首先从胃内分离出一种"未知的弯曲状杆菌"，1989 年被正式命名为幽门螺杆菌（*Helicobacter pylori*，Hp）。幽门螺杆菌感染是胃炎和胃溃疡的主要原因，该发现于 2007 年获诺贝尔生理学或医学奖。幽门螺杆菌为革兰阴性杆菌，幽门螺杆菌感染十分普遍，世界上至少有一半的人胃中存在幽门螺杆菌。感染通常起始于儿童时期，若不进行治疗感染可持续终生。发展中国家人群的感染率高于发达国家。中国是 Hp 感染高发国家，Hp 阳性率约占人群 60% 以上。

幽门螺杆菌已被列为"有充分证据的人类致癌物"，主要引起人的胃癌。一系列研究证据充分证明幽门螺杆菌与胃癌的关系。首先，幽门螺杆菌可引起慢性浅表性胃炎，这是胃癌特别是肠型胃癌发生过程中的起始事件（图 2-5）。其次，流行病学研究表明幽门螺杆菌感染增加胃癌风险。病例对照研究报道幽门螺杆菌血清学阳性者发生胃癌的风险比血清学阴性者高 2～16 倍；在发达国家进行的前瞻性研究发现，幽门螺杆菌感染使患胃癌的风险增加 6 倍。更重要的是，从发现幽门螺杆菌感染到发现胃癌的时间越长，死亡风险也越高。第三，抗生素治疗可降低胃癌风险。抗幽门螺杆菌的干预实验表明，与服用安慰剂比较，抗生素治疗可增加萎缩性胃炎和肠化生的逆转率。第四，幽门螺杆菌可诱发沙土鼠全胃炎，并在 1～2 年内导致三分之一的动物发生胃萎缩、肠化生和肠型胃腺癌。幽门螺杆菌引起的沙土鼠胃癌形成过程与人的胃癌形成过程十分相似，而且不需要给予其他外源性辅致癌物即可诱癌变。

目前已知道若干幽门螺杆菌基因与其致癌性有关，其中最重要的可能是 *cag* 基因、*vacA* 基因和 *babA2* 基因（表 2-3）。*cag* 岛是幽门螺杆菌基因组中一个约 40kb 的位点，含多种细胞毒素相关基因（cytotoxin-associated genes，cag）。通常以 *cag* 岛末端基因 *cagA* 作为整个 *cag* 位点的标志物，以区别不同的幽门螺杆菌菌株。幽门螺杆菌黏附于胃上皮细胞之后，可将 cagA 蛋白转移到上皮细胞中。在上皮细胞中，cagA 蛋白发生磷酸化，而宿主细胞蛋白则发生去磷酸化和形态改变。因此，磷酸化的 cagA 蛋白可能具有调控肌动蛋白细胞骨架结构的磷酸酶功能。研究表明，cagA$^+$ 的幽门螺杆菌菌株诱发严重性胃炎、萎缩性胃炎、消化性溃疡和胃体癌的能力显著高于 cagA$^-$ 菌株。

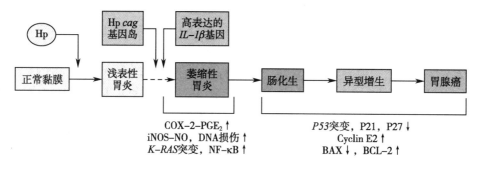

图 2-5 幽门螺杆菌相关性胃癌的发生过程

表 2-3 与胃癌相关的幽门螺杆菌基因

基因位点	菌株间变异	功能	相关的疾病	致病基因型
cag 岛	西方菌株：30%～40% 亚洲菌株：0～5%	形成支架装置使细菌蛋白进入上皮细胞	消化性溃疡，胃癌	*cag*$^+$
VacA	西方菌株：总是存在 亚洲菌株：有变异	损伤线粒体	消化性溃疡，胃癌	*vacAs1m1*
babA2	西方菌株：约85%	使细菌黏附于细胞表面	消化性溃疡，胃癌	*babA2*$^+$

体外实验发现，只有含 *cag* 岛基因（*cagE*、*cagG*、*cagH*、*cagI*、*cagL* 和 *cagM*）的幽门螺杆菌才能诱导胃上皮细胞分泌炎症因子如白介素 -8；这些基因一旦失活，幽门螺杆菌激活 NF-κB 和促分裂原活化蛋白激酶（MAPK）信号转导级联的作用均降低，而这两个信号转导通路在调控前炎症细胞因子的产生中起重要作用。体内的情况与此一致，因为 *cag*⁺ 菌株可增加胃黏膜 IL-8 的表达及炎症反应。*vacA* 编码的蛋白可使真核细胞形成空泡并可刺激上皮细胞凋亡。大约 50% 的幽门螺杆菌菌株表达 vacA 蛋白，而且其表达与 cagA 蛋白表达呈正相关，但 *cagA* 突变并不影响 *vacA* 表达。与幽门螺杆菌致癌性相关的另一个基因是编码高度保守的外膜蛋白 BabA 的 *babA2*。BabA 蛋白与胃上皮细胞表面的组织 - 血型 Lewisb 抗原结合，因此表达 BabA 蛋白的菌株与上皮细胞的结合更加紧密。研究发现，感染 *babA2*⁺ 的幽门螺杆菌与胃腺癌发生率高相关。*babA2*、*cagA* 和 *vacAs1* 三个基因具有相关性，即往往同时存在；这三种基因都具备的幽门螺杆菌菌株是最危险的菌株。目前认为幽门螺杆菌至少可通过三个作用途径引起细胞癌变，见图 2-5。

1. 干涉细胞增殖和凋亡 体外实验证明，上皮细胞与幽门螺杆菌一起培养可引起细胞周期蛋白 P27 的表达下降，使上皮细胞 G_1 期阻滞。幽门螺杆菌干涉宿主细胞增殖的另一机制是诱导胃黏膜 G 细胞产生胃泌素（gastrin），胃泌素通过激活其受体 CCK 而刺激细胞增殖。幽门螺杆菌感染既可引起也可抑制胃上皮细胞凋亡。在体外实验中，幽门螺杆菌主要诱导胃上皮细胞凋亡，作用机制可能是通过其所含的脲酶（urease）起作用。脲酶在体外可与胃上皮细胞表面的Ⅱ类主要组织相容性复合体（major histocompatibility complex，MHC）分子结合，引起细胞凋亡。此外，有研究报道幽门螺杆菌的 vacA 蛋白可插入到线粒体膜，引起细胞色素 C 释放从而激活胱天蛋白酶 -3（caspase-3）依赖性细胞死亡信号转导级联反应。

2. 炎症反应 幽门螺杆菌可诱导前炎性环氧化酶（cycloxygenases，COXs）表达，后者催化合成炎性前列腺素（PGE2）抑制细胞凋亡、促进血管生成。此外，幽门螺杆菌菌株可激活黏膜炎症发生过程中起着关键媒介作用的 NF-κB，还可诱导诱导型一氧化氮合成酶（iNOS）表达，后者产生的 NO 可在原位合成亚硝胺类致癌物，也可形成氮自由基导致 DNA 和蛋白质损伤。

3. 其他直接作用 幽门螺杆菌感染可直接诱发 *BCL-2*、*P53*、*C-MYC* 等基因的突变，且可能与 DNA 甲基化及部分 microRNA 如 miR-21 的表达水平异常相关。

三、物理因素

人类对某些物理因素致癌的认识已有近百年的历史。目前为止，已经确定的物理致癌因素主要有电离辐射（ionizing radiation）、紫外线辐射（ultraviolet radiation）和一些矿物纤维（mineral fiber）。这些物质天然而普遍地存在于环境中，原本对人类是无害的，因为人类在进化过程中已经适应了它们的存在。这些物质之所以成为与人类癌症有关的危险因素，常常是由于人们的生活和生产活动所造成的。例如电离辐射，地球上的生物普遍暴露于而且适应于宇宙射线和地球本身放射性的辐射，但核工业和核医学等人为地使用核素却大大增加了辐射强度。一些矿物纤维如石棉之所以成为致癌物，更是与它们被开采和商业化使用密不可分。目前一般认为，物理致癌因素主要与某些职业性癌症关系密切；对于人类肿瘤的总负荷而言，其重要性可能远小于与生活方式有关的致癌因素。

（一）电离辐射

所谓电离辐射是指能量大到足以驱逐靶原子或靶分子中的一个或多个轨道电子的辐射。这种辐射的重要特征是可在局部释放出大量能量，导致具有重要生物学作用的化学键断裂。电离辐射可分为电磁辐射和粒子辐射。电磁辐射是以电场和磁场交替振荡的方式传递能量，属于电磁波，如 X 线和 γ 线。粒子分为带电粒子和不带电粒子两种。电子、质子、α 粒子或重离子等属带电粒子，这些粒子可直接电离；而中子属不带电粒子，它通过与原子核反应而产生具有电离作用的反冲质子、α 粒子和核碎片。暴露于相等吸收剂量的低线性能量传递和高线性能量传递辐射所产生的生物学效应不同，高线性能量传递辐射如中子辐射和粒子辐射的相对生物学作用高于低线性能量传递辐射如 X 线和 γ 线。

与电离辐射有关的人的肿瘤主要有皮肤、肺、乳腺、骨和甲状腺发生的肿瘤以及白血病。我国云南锡矿矿工中肺癌发病率异常增高与氡电离辐射有密切关系。1981年测定的资料表明，矿工个人暴露的剂量当量最高达到0.1Sv。从1954—1986年云南锡矿登记的1 724个肺癌病例，90%有矿下职业史。有矿下职业史的15岁以上男性矿工，1983—1985年的肺癌发病率为585/10万。病例对照研究发现，控制砷暴露、年龄、暴露开始的年龄以及吸烟等因素后，氡暴露量最高的人群发生肺癌的风险比不接触氡者高9.5倍。对17 143个矿下作业工人的前瞻性队列研究也发现，发生肺癌的相对风险随氡暴露量的增加而呈线性增加，每增加一个工作月，相对风险增加0.6%。辐射致癌的机制还不十分清楚，目前普遍认为辐射导致的持续的氧化应激在肿瘤的发生发展中起重要作用，而辐射诱发的基因组不稳定，如癌基因活化和肿瘤抑制基因失活可能是各种致癌因素作用的共同途径。

（二）紫外线辐射

人们在100多年前就认识到日光照射在皮肤癌病因学上的重要作用。经过动物实验发现，日光照射中的致癌成分是紫外线（ultraviolet, UV）；引起皮肤癌的紫外线主要是波长为280～320nm的UVB，长时间暴露于高剂量的UVA（320～400nm）也可引起皮肤肿瘤。流行病学资料表明，长期经常暴露于紫外线辐射主要引起皮肤的基底细胞癌（basal cell carcinoma）和鳞状细胞癌（squamous cell carcinoma）。另一种死亡率较高的恶性黑色素瘤（malignant melanoma）与紫外线辐射的关系尚不十分明确；皮肤中的黑色素对紫外线辐射具有屏障作用，因此，不同肤色的人种对紫外线辐射诱发的皮肤癌敏感性不同。高加索人种的皮肤癌发病率很高，高加索人的发病率约为亚裔黄色人种发病率的40倍。研究发现，阳光中的紫外线辐射可诱发特异的DNA损伤，即产生嘧啶二聚体。用人的成纤维细胞进行的实验表明，此种嘧啶二聚体经酶促光复活修复后，可阻止细胞癌变。此外，着色性干皮病患者因DNA修复缺陷，暴露于阳光的皮肤部位发生肿瘤的风险比正常人高数百倍。这些事实证明，紫外线辐射产生的DNA损伤如果不被有效地修复，可引起癌症。

目前已知紫外线引起的DNA损伤主要由核苷酸切除修复（nucleotide-excision repair）系统修复。该途径是由内切酶将嘧啶二聚体及其邻近的核苷酸切除，再以正常的DNA链为模板修复裂隙。

（三）矿物纤维

石棉（asbestos）是一类天然纤维状的水合硅酸盐矿物的商业名称，又分温石棉（chrysotile）和青石棉（crocidolite）两种。石棉具有良好的防火和保温性能，人类广泛使用石棉开始于20世纪初。20世纪50年代发现石棉矿工的肺癌和恶性间皮瘤（mesothelioma）与石棉有关；60年代发现接触石棉的工人如石棉纺织工人、管道隔热工人和船坞工人的肺癌和恶性间皮瘤发生率增加。此外，与石棉有关的疾病不只限于职业接触的个体，而且波及加工或使用石棉企业周围的公众。石棉与恶性间皮瘤以及肺癌的病因学关系已经确定，1986年我国政府已将暴露于石棉而致恶性间皮瘤和肺癌定为职业性肿瘤。流行病学资料表明，恶性间皮瘤主要与接触青石棉有关；但石棉引起肺癌发生率增加似乎与石棉的种类关系不大。在接触石棉的工人中，最常见的恶性肿瘤是肺癌，其次是恶性间皮瘤；胃肠道肿瘤也有所增加。总的来说，纤维致癌的机制尚未完全阐明。对于致癌性而言，纤维的物理形态可能比化学成分更重要。动物实验表明，长而细的纤维比短而粗的纤维致癌性强；长度大于8μm直径小于1.5μm且其比值为3:1的纤维具有致癌性。体外实验发现，石棉主要是通过细胞的吞噬作用进入细胞的，被吞噬的纤维聚集于细胞核周围；细胞主要吞噬较长的纤维，短纤维则聚集于细胞表面。正如其他环境致癌物的作用机制一样，DNA损伤可能是石棉致癌的主要原因。研究发现，石棉纤维可诱发培养的动物细胞微核（micronucleus）形成、染色体畸变和恶性转化。长期以来，大多数致突变实验都没能证实石棉具有致突变性。然而，用人鼠杂交细胞AL的研究发现，石棉是一种强烈的致突变物，主要诱发基因的大片段缺失。因为一些基因的大片段缺失不影响AL细胞的存活，所以用此种细胞使原本难以检测的突变性得以检测。这些结果为石棉诱发的人类及动物细胞系染色体畸变与其致癌性提供了直接的联系。事实上，在人的恶性间皮瘤中常见有染色体缺失、倒位和易位，氧自由基形成可能是石棉损伤 DNA 的重要原因。

第二节 遗传易感因素

肿瘤的发生和发展是致癌物引起细胞遗传学改变不断累积的结果，这个过程异常复杂，并且受许多体内外因素的影响。正是这些影响因素的存在，使得同样暴露于特定致癌物的人群有些人发生肿瘤，而另一些人则不发生肿瘤。现已知道，个人的遗传特性在肿瘤的发生和发展过程中起重要作用，是决定肿瘤易感性（susceptibility）的重要因素。就遗传因素而言，目前认为至少有三种机制导致某些个体对肿瘤易感：一是通过遗传获得突变基因，而这种突变基因是癌变通路的关键基因（肿瘤抑制基因和癌基因）；二是通过遗传获得的突变基因使携带者对环境因素作用的敏感性增高，从而导致和加速癌变通路事件的发生和累积（如致癌物代谢和 DNA 修复基因）；三是通过遗传获得突变基因有利于癌变克隆的选择和生长（如一些生长因子基因和免疫监视系统相关基因）。这三种机制都能促使遗传易感的组织更快发生癌变，使易感个体发生肿瘤的风险高和发病早；而非遗传易感的组织的癌变则需要更长时间和更多的突变累积。概括而言，目前认为与肿瘤易感性有关的遗传因素主要包括一些"癌变通路"关键基因的种系突变（germline mutation）和一些影响个体对环境致癌因素作用的遗传多态性或遗传变异（genetic variation）。癌变通路关键基因的先天性缺陷往往导致受累个人出现某种遗传综合征，而遗传多态性则一般不显现疾病表型。

一、高度外显的种系突变与肿瘤易感性

（一）肿瘤抑制基因种系突变

目前了解得比较清楚的肿瘤易感性因素是肿瘤抑制基因的种系突变。肿瘤抑制基因对细胞生长具有负调节作用，因此其功能丧失将导致细胞生长失控从而有可能形成肿瘤。因肿瘤抑制基因种系突变而易患肿瘤的经典例子是视网膜母细胞瘤（retinoblastoma）和 Li-Fraumeni 综合征（Li-Fraumeni syndrome），其原因分别是 RB 基因（RB gene）和 P53 基因（P53 gene）种系突变。对存活

的视网膜母细胞瘤患者的随访研究发现，双侧视网膜母细胞瘤患者的子女有 50% 也患该肿瘤，这表明所涉及的 RB 基因符合孟德尔显性遗传定律。1971 年 Knudson 提出著名的"两次突变"假说来解释遗传性和非遗传性视网膜母细胞瘤的发生。随后的一系列研究证明，遗传性视网膜母细胞瘤患者的子女之所以易感，是因为这些个体携带一个种系突变的 RB 等位基因。在这种情况下，只要另一个 RB 等位基因发生体细胞突变即可能产生肿瘤；而正常非易感的个体则需要两次体细胞突变才可能发生肿瘤。此外，遗传性视网膜母细胞瘤患者发生其他部位肿瘤，特别是骨肉瘤的风险也大大增高。尽管患其他肿瘤的风险远没有视网膜母细胞瘤那样高，但种系突变的 RB 基因携带者在 40 岁前发生非眼部肿瘤的风险显著高于正常个体。

另一个肿瘤易感基因是 P53 肿瘤抑制基因。该基因种系突变是导致 Li-Fraumeni 家族性癌综合征的遗传学基础。在患此种癌综合征的个体的正常组织中，P53 基因呈现杂合突变型，即一个等位基因正常而另一等位基因发生了突变。携带杂合型 P53 种系突变的个体患肿瘤的风险非常高，年龄特异性外显率 45 岁时为 50%，65 岁时上升到 90%，涉及的肿瘤包括各种肉瘤、乳腺癌、脑肿瘤、白血病，以及肺、前列腺、子宫颈等部位的肿瘤。

家族性结肠腺瘤样息肉病（familial adenomatous polyposis，FAP）也是罕见的癌综合征。FAP 患者到 45 岁时患结肠癌的风险是正常人的 700 倍。研究发现，FAP 与定位于染色体 5q21 的肿瘤抑制基因 APC 种系突变有关，在遗传性和非遗传性的结肠腺瘤中均可发现 APC 基因杂合性丢失。APC 种系突变本身不足以导致细胞癌变，而只引起癌前病变即多发性息肉病。然而，由于 FAP 患者结肠中腺瘤样息肉可多达数百个，所以发生癌变的概率几乎高达 100%。APC 基因突变增高癌症风险的原因，可能是该基因突变后细胞增殖失控，而快速增殖的细胞发生关键性突变进而癌变的概率也显著增高。

与肿瘤抑制基因种系突变有关的其他常染色体显性肿瘤易感综合征还有遗传性黑色素瘤、多发性神经纤维瘤病以及 Wilms 瘤等（表 2-4）。毫

无疑问，可能还会有更多的肿瘤易感综合征及其相关基因被发现。尽管如此，上述肿瘤抑制基因种系突变在人群中十分罕见，因为这些基因种系突变引起的肿瘤只占人类肿瘤的一小部分。例如，视网膜母细胞瘤的发生率约为 5/10 万，其中只有 25%～30% 可能是 *RB* 基因种系突变所致。在儿童肉瘤或年轻女性乳腺癌中，只有若干百分点归因于 Li-Fraumeni 综合征，此种遗传综合征所致其他常见肿瘤更罕见。虽然这些基因种系突变引起的肿瘤对人类健康总负荷来说影响不大，但对携带此种基因的个体和家族的肿瘤风险来说则非常重要。对罕见的家族性癌综合征的研究已使得一些特异的肿瘤易感基因得以鉴定，同时也为阐明这些基因在常见的非遗传性肿瘤的发生机制中的作用提供了重要的证据。越来越多的研究表明，在许多不同组织来源的散发肿瘤中常有这些肿瘤抑制基因的体细胞突变。此外，散发肿瘤中还常见这些基因及其产物的其他功能性改变，如基因的过甲基化使基因表达丧失（如 *P16* 基因）、基因产物蛋白质被其他蛋白质结合（如 P53 蛋白与 DNA 病毒的癌蛋白结合）而丧失功能。这些均证明肿瘤抑制基因是细胞癌变通路中的关键成分，其功能性结构改变（突变）可导致对肿瘤的高度易感性。

（二）DNA 修复基因种系突变

另一类肿瘤遗传易患因素是 DNA 修复缺陷或基因组不稳定性。研究发现，有些家族聚集性结肠癌不是由 FAP 所引起，而是由另一种常染色体显性遗传综合征引起的，此种遗传综合征被称为遗传性非息肉病结肠癌（hereditary nonpolypo-sis colon cancer，HNPCC）。HNPCC 占全部结肠癌的 4%～13%；患者在 50 岁前发生结肠癌、子宫内膜癌以及其他胃肠道和泌尿生殖道癌症的风险非常高。微卫星分析表明，HNPCC 患者的肿瘤 DNA 呈现显著的微卫星不稳定性（microsatellite instability）；进一步研究发现，此种表型与 DNA 错配修复缺陷有关。涉及的错配修复基因包括 *MSH2*、*MLH1*、*PSM1* 和 *PSM2*。根据连锁分析计算，*MSH2* 和 *MLH1* 种系突变所致 HNPCC 约占 90%。体外实验发现，有微卫星不稳定性的癌细胞系错配修复基因突变频率比无微卫星不稳定性的癌细胞系高 100 倍。错配修复缺陷者易患结肠癌的机制，可能是修复无能而使与结肠癌发生有关的基因如 *APC*、*RAS* 和 *P53* 突变不能被修复所致。

近几年的研究发现，*BRCA1* 和 *BRCA2* 种系突变是家族性乳腺癌的遗传易感因素。*BRCA1* 种系突变携带者还易患卵巢癌，而 *BRCA2* 种系突变与男性乳腺癌和胰腺癌有关。据估计，*BRCA1* 和 *BRCA2* 种系突变的个体到 75 岁时乳腺癌的发病率为 80%，卵巢癌的发病率为 60%，而胰腺癌和结肠癌的风险增高 3～4 倍。*BRCA1* 和 *BRCA2* 具有转录活化功能，同时参与细胞增殖调节和 DNA 损伤修复，提示这两个基因可能有保持基因组稳定性的功能。据估计，*BRCA1* 突变等位基因频率为 6/10 000，也即 10 000 个女性中有 12 个人可能携带此种基因。该基因种系突变引起的乳腺癌占 40 岁以下年龄发生的乳腺癌的 5%；40～49 岁乳腺癌的 2%；50～70 岁之间乳腺癌的 1%。其他与 DNA 修复缺陷有关的遗传性癌易患综合

表 2-4　与肿瘤抑制基因有关的常染色体显性肿瘤遗传易感综合征

遗传因素	染色体	基因	肿瘤类型
Li-Fraumeni 综合征	17q13	*P53*	肉瘤、白血病以及乳腺、脑、肾上腺皮质、肺、前列腺等部位的肿瘤
家族性视网膜母细胞瘤	13q14	*RB*	视网膜母细胞瘤、骨肉瘤；乳腺癌、前列腺癌、膀胱癌和肺癌
家族性结肠息肉病	5q21	*APC*	结肠腺瘤和腺癌、脑肿瘤、纤维瘤、其他胃肠道肿瘤、肉瘤、肾上腺皮质瘤、甲状腺癌、垂体及其他内分泌肿瘤、肝胚细胞瘤
遗传性黑色素瘤	9p21/p16		黑色素瘤、胰腺肿瘤
双侧听神经多发性纤维瘤病	22q11-12	*Merlin*	脑膜瘤、神经鞘瘤、神经纤维瘤、神经胶质瘤、听神经瘤
von Hippel-Linndau 病	3p25	*VHL*	肾细胞壁癌、中枢神经系统和视网膜成血管细胞瘤、嗜铬细胞瘤
von Recklinghausen 多发性神经纤维瘤病	17q11.2	*NF-1*	视神经瘤、脑瘤、神经元性和非神经元性肉瘤、Wilms 瘤、非淋巴细胞白血病、黑色素瘤、肝细胞瘤
Wilms 瘤或 Drash 综合征	11p13	*WT-1*	Wilms 瘤、泌尿生殖系统发育异常、肾小球硬化

征列于表2-5。其中，着色性干皮病作为环境与基因交互作用的范例将在基因-环境交互作用一节中叙述。总的说来，这些遗传性疾病极其罕见，但对阐明DNA突变在肿瘤发生中的作用以及DNA突变、复制和修复的机制十分重要。此外，许多DNA修复缺陷是以常染色体隐性方式遗传的，虽然其隐性综合征表型极其罕见，但杂合状态却较常见，后者对癌症易感性的影响值得重视。例如运动失调性毛细血管扩张症（ataxia-telangiectasia），人群中的杂合子频率可能高达1%，有人提出杂合子的乳腺癌风险可能比正常人高5倍。

（三）癌基因种系突变

在肿瘤的发生过程中，原癌基因的功能激活性突变是常见的遗传学改变。然而，对于肿瘤的易感性来说，此种功能激活性突变的作用则十分罕见。迄今为止，仅有的例子是家族性甲状腺髓样癌和多发性内分泌腺瘤Ⅱ型，这两种遗传综合征与原癌基因 *RET* 种系突变有关。*RET* 原癌基因定位于染色体10q11.2，编码嵌合型受体性酪氨酸激酶。该基因在肿瘤组织中无杂合性丢失，但存在种系突变。在多发性内分泌肿瘤ⅡA型和甲状腺髓样癌患者中，此种突变多发生在细胞膜外富含半胱氨酸的编码区；而在多发性内分泌肿瘤ⅡB型患者中，突变则发生在细胞内酪氨酸激酶编码区。散发性甲状腺髓样癌常有细胞内酪氨

酸激酶编码区的体细胞突变。正常的和突变的 *RET* 基因功能尚未被阐明，但已有研究发现其编码的蛋白质为跨膜受体性酪氨酸激酶，因此推测可能与细胞信号转导有关。

Ⅱ型多发性内分泌肿瘤综合征之肿瘤的特殊性以及它们与原癌基因 *RET* 的单一关系，提示其癌变的机制不同于肿瘤抑制基因突变引起癌变的机制。不过，在因种系突变而呈 *P53* 和 *rb1* 杂合失活的小鼠中，最常见的肿瘤是内分泌来源的肿瘤，其中包括在 *P53* 或 *rb1* 单一缺陷的小鼠中不发生的甲状腺髓样癌。大多数肿瘤均有 *P53* 和 *rb1* 基因杂合性丢失。这些发现表明，肿瘤抑制基因 *P53* 和 *rb1* 通路可能是肿瘤发生的共同通路。

二、基因-环境交互作用与肿瘤易感性

如上所述，通过对遗传性癌症和家族性癌症的研究，人们已经鉴定出许多肿瘤相关基因。这些肿瘤相关基因功能丧失的个体具有很高的患癌风险。尽管已经鉴定出许多肿瘤相关基因，但大多数癌症却是散发的而不是家族遗传的。对整个人群来说，由罕见的遗传病带来的癌症只占一小部分，而80%以上的人类癌症是由环境因素引起的。但是，肿瘤在人群中的分布具有显著的不均一性，即便是同样暴露于特定致癌物，有些人发病而另一些人则不发病。这些事实提示，大多数常见肿瘤归因于基因-环境的交互作用。常见肿

表2-5 与DNA修复基因或基因组不稳定性相关的遗传性肿瘤易感综合征

遗传因素	染色体	基因	肿瘤类型
遗传性非息肉病结肠癌（HNPCC）	2p16	*MSH2*	结肠癌、内膜癌、其他胃肠道肿瘤、卵巢肿瘤、泌尿生殖道肿瘤等
	3p21	*MLH1*	
	2q31-33	*PMS1*	
	7p22	*PMS2*	
家族性乳腺/卵巢癌	17q21	*BRCA1*	乳腺癌、卵巢癌
	13q14	*BRCA2*	
Muir-Torre 综合征	2p16	*MSH2*	结肠癌、子宫内膜癌、其他胃肠道肿瘤、卵巢肿瘤、泌尿生殖道肿瘤、皮脂腺瘤
	3p21	*MLH1*	
运动失调性毛细血管扩张症（ataxia-telangiectasia）	11q22-23	*ATM*	淋巴瘤、白血病、霍奇金病和脑、胃、卵巢或其他上皮的肿瘤
Bloom 综合征	15q26.1	*BLM*	白血病、淋巴瘤和胃肠道、皮肤及其他上皮的肿瘤
Fanconi 贫血	9q22.3		白血病、肝肿瘤、雄激素治疗后脑肿瘤、妇科肿瘤、胃肠道肿瘤
	20q?		
着色性干皮病		*XPA～XPG*	皮肤基底细胞和鳞状细胞癌、黑色素瘤、舌鳞状细胞癌

瘤如皮肤癌、食管癌、肺癌、膀胱癌和结肠癌通过基因－环境交互作用而发生的机制已经比较确定。

在众多的环境致癌因素中，吸烟和饮酒可能是最为确定的致癌因素，因此，许多基因－环境交互作用与肿瘤关系的例子来自于对吸烟或饮酒相关性肿瘤的研究。由于基因组遗传变异在肿瘤发生发展的基因－环境交互作用中扮演重要角色，一些携带变异基因的人对吸烟等环境致癌因素格外敏感而易患癌症。单核苷酸多态（single nucleotide polymorphisms，SNPs）是基因组中最丰富的遗传变异，其定义为单个碱基的变异在人群中出现的频率大于1%，它与种系突变在概念上的区别在于后者在人群中出现的频率远远小于1%。SNPs与肿瘤发生发展的关系，是近20多年来肿瘤病因学研究领域最受关注的科学问题之一。目前，人类基因组计划（Human Genome Project）、国际单体型图计划（International HapMap Project）和千人基因组计划（1000 Genomes Project）已陆续完成，世界各人种的SNPs等遗传变异信息获得解析，SNPs与肿瘤易感性的研究方法也从原来的候选基因策略发展到全基因组关联研究（genome-wide association study，GWAS）。

候选基因策略即根据基因功能选择某个或少数几个基因的单个或几个SNPs进行关联研究。这种策略有一定的局限性，因为肿瘤是复杂性疾病，是许多变异基因共同作用的结果，而且到底有多少基因涉及特定肿瘤的发生发展并未完全阐明。候选基因策略无法观察到整个基因组变异与特定肿瘤的关系。近10年来，GWAS策略已被证明是强有力而且获得了巨大成功的鉴定疾病易感基因或位点的方法。GWAS运用大样本量，从全基因组范围筛查相关变异位点，并进行独立样本的验证，结果重复性高，对肿瘤易感基因的发现起到巨大的推动作用。

（一）食管鳞状细胞癌全基因组关联研究

食管鳞状细胞癌（ESCC）是一种常见的消化道恶性肿瘤，其发病率在全球恶性肿瘤中居第七位。中国是食管鳞状细胞癌的高发国家，并且在不同的区域发病率差异较大。在美国及其他西方国家，吸烟和饮酒解释了近90%的食管鳞状细胞癌病例的主要致病因素；而中国食管鳞状细胞高危人群的主要危险因素除了吸烟和

饮酒行为外，还包括肿瘤家族史及不良饮食习惯等。比如，Yokoyama等发现食管癌驱动基因如NOTCH1的体细胞突变也存在于生理学特征正常的食管细胞内，突变细胞数会随着时间推移而逐步积聚；而饮酒和吸烟行为会显著提升食管中突变细胞数量，增加食管癌发病风险。余灿清等基于中国慢性病前瞻性研究（CKB）的数据分析热茶和食管癌风险的相关性，发现没有吸烟或过量饮酒的情况下，热茶与食管癌发病风险不相关；但同时喝热茶、过量饮酒且吸烟者，其罹患食管癌的风险是不具有这三种习惯的人的5倍。

流行病学调查表明，食管癌的发生发展是由环境及遗传因素交互作用所致。近些年来，北京协和医学院林东昕教授团队采用GWAS策略，在大样本量的中国人群中系统探讨了基因－环境交互作用与食管鳞状细胞癌发病风险的关联关系，并阐明其作用机制。吴晨等首先利用GWAS鉴定出了一批与中国人群食管鳞状细胞癌风险相关的易感遗传位点，发现多个SNP位点与吸烟、饮酒等因素存在显著交互作用。以rs2074356为例，对于携带风险等位基因型并有吸烟、饮酒史的个体，其发病风险是不携带风险等位基因型但吸烟、饮酒者的3.06倍，是携带风险等位基因但不吸烟或饮酒的个体的2.22倍。随后开展的全基因组基因－饮酒联合作用分析表明，乙醇代谢通路乙醇脱氢酶1B（ADH1B）和乙醛脱氢酶2（ALDH2）等基因的遗传多态与饮酒的交互作用显著增加了食管鳞状细胞癌的发病风险。同时携带ADH1B基因rs1042026及ALDH2基因rs11066015多态风险等位基因型的饮酒者，其食管鳞状细胞癌发病风险比不携带风险基因型的饮酒者高出了4倍，比均携带风险等位基因型的非饮酒者相比则约高出了3倍，提示乙醇代谢相关基因的遗传变异，可通过影响乙醇转化为乙醛、乙醛转化为无害的醋酸的代谢通路从而影响到乙醇代谢速度、器官损伤直至肿瘤发病风险。

超基因酶家族细胞色素P450（CYPs）负责外源性化合物包括致癌物和一些内源性化合物如固醇类激素的代谢。人类的CYPs有20多种，分别由不同的基因编码，CYPs催化香烟中多环芳烃类、亚硝胺和芳香胺类的氧化代谢，使之形成可与靶细胞DNA共价结合的亲电子代谢产物。致

癌物-DNA加合物形成已被公认是化学致癌的起始事件,采用候选基因策略的大量证据表明特定CYP基因变异可能通过影响致癌物-DNA加合物形成这一致癌过程的中间环节影响肿瘤易感性。有趣的是,缪小平利用高密度外显子芯片技术开展GWAS,在中国人群中又鉴定出3个全新的食管鳞状细胞癌易感性相关的遗传多态。其中,位于毒物代谢酶*CYP26B1*第323密码子的rs138478634 G>A变异,能显著加快体内全反式视黄酸的代谢,使其快速转化为无活性的羟基视黄酸,从而降低其抑癌作用。rs138478634多态与吸烟、饮酒存在明显的交互作用,携带风险等位基因型的吸烟者,其发病风险是携带风险等位基因型的不吸烟者的2.68倍,是携带野生型等位基因型的吸烟人群2.34倍;其与饮酒的交互作用分析也呈现类似的基因-环境交互累加的效果。

除了上述大规模的人群流行病学研究之外,常江等对食管癌组织样本开展全基因组测序,确认了食管癌中存在6种体细胞突变类型,其中饮酒与乙醇代谢相关基因*ADH1B*和*ALDH2*基因遗传多态的交互作用跟体细胞突变类型E4(Signature E4)的累积密切相关。比如中国和日本食管癌队列数据均表明,携有rs671AA或AG基因型的饮酒者,其食管癌中突变类型E4的突变频率显著高于携有rs671 GG基因型的非饮酒者。这项研究的重要性在于首次揭示环境-基因交互作用可能对食管癌关键体细胞突变的积累起加速作用。

这些成果为"基因-环境交互作用导致肿瘤发生"的研究假说提供了典型例证,也为寻找中国高发疾病的易感性标志物、开展高危人群筛查及切实降低疾病发病率提供了新的研究思路和方法。

(二)肺癌全基因组关联研究

肺癌是目前世界上发病率及病死率最高、对人群健康威胁最大的恶性肿瘤,吸烟及石棉等环境因素暴露是肺癌发病的主要危险因素。

截至2019年4月,世界各地的科学家至少完成了31项肺癌的GWAS研究。2007年,Spinola等采用SNP芯片率先在数百例意大利肺腺癌患者及挪威小细胞肺癌患者中开展了GWAS,发现位于染色体10p15的*KLF6*基因内含子rs3750861 SNP降低肺腺癌的发病风险,拉开了肺癌GWAS

的序幕。2008年报道了3项在不同人群中进行的肺癌GWAS,都发现染色体15q25区域存在肺癌易感基因,该染色体区域位于尼古丁乙酰胆碱受体基因*CHRNA3*、*CHRNB4*和*CHRNA5*,提示高加索人群中这些易感基因可能与吸烟引起的肺癌或吸烟行为相关。南京医科大学沈洪兵教授在中国人群GWAS中发现4个遗传变异rs2895680、rs4809957、rs247008以及rs9439519与吸烟行为有显著的交互作用,携带危险型等位基因并同时吸烟的个体患肺癌的风险剧增。而在另一项汉族人群的肺癌GWAS中,研究者们发现rs1316298和rs4589502与吸烟之间存在明显的交互作用,其中rs1316298与吸烟之间存在拮抗作用,而rs4589502与吸烟之间则为协同作用,而这两种相互作用可能有助于解释肺癌易感性中遗传度缺失问题。基因-石棉交互作用和基因-氡交互作用与肺癌发生关联作用的GWAS也有报道。Liu等报道位于*MIRLET7BHG*基因区域的rs13053856、rs11090910、rs11703832和rs12170325多态的危险等位基因显著增加了石棉暴露的危险度和肺癌发病风险。Rosenberger等发现位于15q25染色体等区域的遗传多态与氡暴露引发肺癌的发病风险显著相关。

利用GWAS发现的易感性标志物对恶性肿瘤高危人群进行预防是今后肿瘤易感性研究的重要方向。沈洪兵教授基于全世界肺癌GWAS发现的19个遗传多态构建了多基因风险评分(PRS)模型,在中国慢性病前瞻性研究队列中对肺癌发病风险进行了预测,结果表明PRS得分最高的人,其罹患肺癌风险是PRS得分最低的人的2.37倍。该研究还证实PRS与吸烟的交互作用对肺癌发病风险的累积效应,PRS得分最高的重度吸烟者罹患肺癌的风险是PRS得分最低的不吸烟者的3.98倍。

总之,以食管鳞状细胞癌和肺癌为例说明,肿瘤不仅是环境因素引起的,个体的遗传易感性因素也是导致肿瘤发生的重要原因。但是,肿瘤的发生发展涉及多因素作用、多步骤形成和多基因参与,因此,不可能有哪一个人类种群对癌症不易感,也不可能有哪一个人类种群始终比其他人类种群对肿瘤更易感。在论及肿瘤病因和遗传易感性时,不能离开特定的人群和环境两个背景，更不能把一个特定人群的研究结果简单地外延到另一个不同的人群。此外，除了遗传因素，个体的年龄、性别和营养状况等非遗传因素也可通过生理的和病理的状态以及激素作用等途径，影响个体发生肿瘤的易感性。

第三节　存在的问题与展望

肿瘤是古老的疾病。从远古到现代，人类都在进行不懈的努力以探究肿瘤发生发展的原因和有效的诊治方法，而且已经取得了重大进展。如前所述，我们已经认识到环境中的一些化学物质、感染源以及物理因素等可诱发人类肿瘤。然而，由于肿瘤是一类涉及 DNA 结构和功能异常的复杂性疾病，其病因也非常复杂。就环境因素而言，常常是一种致癌因素可诱发多种肿瘤，而一种肿瘤又可能有多种病因。人类通常是暴露于复杂的致癌物混合物，而不是单一的致癌因素。此种复杂性使得研究肿瘤病因的工作面临极大的挑战。所以到目前为止，大多数肿瘤的病因还没有被完全了解，还有待肿瘤研究者的进一步发现和阐明。

近半个世纪以来，人们对肿瘤遗传易感因素的研究也已获得重大进展，特别是一些高度外显的肿瘤易感基因的鉴定，为阐明肿瘤发生的机制

和认识肿瘤的生物学本质做出了重要的贡献，同时也为筛查和预测某些家族性肿瘤提供了可能性。然而，现已鉴定的高度外显的肿瘤易感基因（突变）都是比较少见的，这些源于种系细胞的遗传学改变只在 5%～10% 的实体瘤和更低比例的白血病和淋巴瘤患者中起主要作用，而不能解释 90% 以上常见的散发肿瘤。那么，大多数常见肿瘤的遗传易感性因素是什么？这个问题还没有被完全回答。近 20 年来，国内外研究者在鉴定低外显度的肿瘤易感相关基因特别是遗传变异方面进行了大量的探究，报道了一些基因遗传多态性是常见肿瘤的易感因素。但是，当我们纵览文献时会发现一个显著的特征，即这些研究的候选基因策略及其结果的不一致性，提示这一领域的研究存在问题。近几年发展起来的 GWAS 为弥补候选基因策略的缺陷提供了新的方法，但目前散发性恶性肿瘤的遗传度解析远没有完成，基因 - 环境交互作用也仍有待进一步阐明，新的分析方法和技术对这一领域的进展具有至关重要的意义。

总之，基因 - 环境交互作用是肿瘤发生发展的基本原因，但完全阐明基因和环境因素对特定肿瘤发生发展的影响及其作用机制则需要更多的深入探究。

（林东昕　于典科　缪小平）

参 考 文 献

[1] PetoJ. Cancer Epidemiology in the Last Century and the Next Decade. Nature, 2001, 411: 390.

[2] GuengerichFP. Metabolism of Chemical Carcinogens. Carcinogenesis, 2000, 21: 345.

[3] Cancer Genome Atlas Research Network. Comprehensive Genomic Characterization of Squamous Cell Lung Cancers. Nature, 2012, 489: 519-525.

[4] zurHausenH. Viruses in Human Cancer. Eur J Cancer, 1999, 35: 1174.

[5] De Martel C, Georges D, Bray F, et al. Global burden of cancer attributable to infections in 2018: a worldwide incidence analysisLancet Glob Health, Published online 17 December 2019, https://doi.org/10.1016/S2214-109X（19）30488-7.

[6] McGivern DR, Lemon SM. Tumor Suppressors, Chromosomal Instability, and Hepatitis C Virus-associated Liver Cancer. Annu Rev Pathol, 2009, 4: 399.

[7] IARC. Human Papillomaviruses//IARC Monographs on the Evaluation of Carcinogenic Risks to Humans. Lyon, France: IARC, 1995.

[8] zurHausenH. Papillomaviruses and Cancer: from Basic Studies to Clinical Application. Nat Rev Cancer, 2002, 2: 342.

[9] Pattle SB, Farrell PJ. The Role of Epstein-Barr Virus in Cancer. ExpertOpin Biol Ther, 2006, 6: 1193.

[10] IARC. Schistosomes, Liver Flukes and Helicobater Pylori//IARC Monographs on the Evaluation of Carcinogenic Risks to Humans. Lyon, France: IARC, 1994.

[11] Schappert-Kimmijser J, Hemmes GD, NijlandR. The Heredity of Retinoblastoma. Ophthalmologica, 1996, 151: 197.

[12] Nichols KE, Malkin D, Garber JE, et al. Germ-line p53 Mutations Predispose to a Wild Spectrum of Early-onset Cancer. Cancer Epidemiol Biomarkers Prev, 2001, 10: 83.

[13] Al-Sukhni W, Aronson M, Gallinger S. Hereditary Colorectal Cancer Syndromes: Familial Adenomatous Polyposis and Lynch Syndrome. Surg Clin North Am, 2008, 88: 819.

[14] Rustgi AK. Hereditary Gastrointestinal Polyposis and Non-polyposis Syndromes. NEng J Med, 1994, 331: 1694.

[15] Sinilnikova OM, Mazoyer S, Bonnardel C, et al. BRCA1 and BRCA2 Mutations in Breast and Ovarian Cancer Syndrome: Reflection on the Creighton University Historical Series of High Risk Families. Fam Cancer, 2006, 5: 15.

[16] Yokoyama A, Kakiuchi N, Yoshizato T, et al. Age-related remodelling of Oesophageal Epithelia by Mutated Cancer Drivers. Nature, 2019, 565: 312.

[17] Yu C, Tang H, Guo Y, et al. Hot Tea Consumption and Its Interactions with Alcohol and Tobacco Use on the Risk for Esophageal Cancer: A Population-Based Cohort Study. Ann Intern Med, 2018, 168: 489.

[18] Wu C, Hu Z, He Z, et al. Genome-wide Association Study Identifies Three New Susceptibility Loci for Esophageal Squamous-Cell Carcinoma in Chinese Populations. Nat Genet, 2011, 43: 679.

[19] Wu C, Kraft P, Zhai K, et al. Genome-wide Association Analyses of Esophageal Squamous Cell Carcinoma in Chinese Identify Multiple Susceptibility Loci and Gene-Environment Interactions. Nat Genet, 2012, 44: 1090.

[20] Chang J, Zhong R, Tian J, et al. Exome-wide Analyses Identify Low-Frequency Variant in CYP26B1 and Additional Coding Variants Associated with Esophageal Squamous Cell Carcinoma. Nat Genet, 2018, 50: 338.

[21] Chang J, Tan W, Ling Z, et al. Genomic Analysis of Oesophageal Squamous-Cell Carcinoma Identifies Alcohol Drinking-Related Mutation Signature and Genomic Alterations. Nat Commun, 2017, 8: 15290.

[22] Hung RJ, McKay JD, Gaborieau V, et al. A Susceptibility Locus for Lung Cancer Maps to Nicotinic Acetylcholine Receptor Subunit Genes on 15q25.Nature, 2008, 452: 633.

[23] Thorgeirsson TE, Geller F, Sulem P, et al. A Variant Associated with Nicotine Dependence, Lung Cancer and Peripheral Arterial Disease. Nature, 2008, 452: 638.

[24] Amos CI, Wu X, Broderick P, et al. Genome-wide Association Scan of Tag SNPs Identifies a Susceptibility Locus for Lung Cancer at 15q25.1.Nat Genet, 2008, 40: 616.

[25] Dong J, Hu Z, Wu C, et al. Association Analyses Identify Multiple New Lung Cancer Susceptibility Loci and Their Interactions with Smoking in the Chinese Population. Nat Genet, 2012, 44: 895.

[26] Zhang R, Chu M, Zhao Y, et al. A Genome-wide Gene-Environment Interaction Analysis for Tobacco Smoke and Lung Cancer Susceptibility. Carcinogenesis, 2014, 35: 1528.

[27] Liu CY, Stücker I, Chen C, et al. Genome-wide Gene-Asbestos Exposure Interaction Association Study Identifies a Common Susceptibility Variant on 22q13.31 Associated with Lung Cancer Risk. Cancer Epidemiol Biomarkers Prev, 2015, 24: 1564.

[28] Rosenberger A, Hung RJ, Christiani DC, et al. Genetic Modifiers of Radon-Induced Lung Cancer Risk: A Genome-Wide Interaction Study in Former Uranium Miners. Int Arch Occup Environ Health. 2018, 91: 937.

[29] Dai JC, Lv J, Zhu M, et al. Risk Loci Identification and Polygenic Risk Score in Prediction of Lung Cancer Risk: A Large-scale Prospective Cohort Study in Chinese Population. Lancet Respir Med, 2019.

第三章　癌基因与抑癌基因

人类经过一百多年的努力，通过对流行病学、肿瘤遗传家系的分析以及大量细胞与动物实验研究证明了肿瘤的发生受遗传因素的影响；特别是近半个世纪以来，已进一步明确肿瘤是环境因素与遗传因素交互作用导致的一类复杂性疾病。大多数环境致病因素如饮食、病原微生物、化学物质和射线都是通过调控遗传基因起作用的。

癌基因（oncogenes）和抑癌基因（tumor suppressor genes）是指细胞中发生变异的两类重要基因，这些基因在细胞中行使正常的生物学功能，是机体生长发育不可或缺的。起初人们将一些与病毒癌基因的类似物称为原癌基因（proto-oncogene），事实上这些原癌基因对细胞增殖与分化起着重要的调控作用。这些基因所编码的蛋白存在于细胞的各个组分中，包括细胞核、细胞质及细胞膜。

目前研究结果表明肿瘤是多基因突变累积的结果，这些基因突变主要发生在具有代表性的几类基因中，即癌基因、抑癌基因和 DNA 修复基因（DNA repair genes）等。其中绝大多数肿瘤基因的变异都是体细胞突变，包括点突变、扩增、重排、缺失或表观修饰的改变。在这一章节中，我们将重点阐述癌基因与抑癌基因在细胞癌变和肿瘤发生发展过程中的作用及调控机制。

癌基因和抑癌基因，并不意味着这些基因在细胞中仅起着促进或抑制肿瘤发生的作用；当这两类基因发生突变导致其正常结构或表达异常导致功能改变，称为原癌基因的活化或抑癌基因的失活。这些基因的结构、表达水平和生物学功能发生了时间与空间的变化，从而在肿瘤发生发展过程中起着重要的促进作用。下面就癌基因和抑癌基因的研究概况、关键进展及重要的科学问题论述如下。

第一节　癌基因与抑癌基因研究的历史概况

从古希腊时代开始，就有对恶性肿瘤或癌症的描述，但当时肿瘤并不是常见病。到了 20 世纪，由于疫苗和抗生素的发现使许多常见病得到了有效控制，极大地延长了人类的寿命。随着人类寿命的不断延长，代谢障碍导致的恶性肿瘤、代谢性疾病与缺血缺氧性疾病对人类健康的危害日益突出。近 150 年来人类一直在寻找癌症的发病机制，但是直到最近 50 年人们才逐渐发现了一些基因变异与细胞癌变、恶性肿瘤发生发展相关的实验证据。在过去漫长的征服癌症的历史过程中，人类对癌症的认识经历了"现象分析 - 假设 - 实验研究 - 科学规律的发现 - 新的科学问题提出"这样的认识过程；对癌基因与抑癌基因的认识也经历了同样的过程，并依据这些简单的线性结果，已研发了近百个分子靶向药物或细胞免疫疗法。下面从实验肿瘤学的诞生、环境致癌和遗传因素与细胞癌变关系的确立、肿瘤基因学说的提出、癌基因及抑癌基因理论的确立与细胞信号转导、肿瘤多基因变异累积与人类基因组和蛋白组学研究几个方面共同阐述这一研究领域的发展历程。

早在 1838 年 Muller 首次提出肿瘤发生是由于正常细胞结构破坏的累积所致。他的学生 Virchow 发现细胞增殖异常是良性肿瘤的主要特性，而细胞的增殖异常进一步发展可导致恶性肿瘤的发生。到了 18 世纪后期，Novinsky、Hanau、Morau 几位科学家成功地将肿瘤从一个动物移植到另一个动物；这些实验结果使研究者认识到恶性肿瘤的形成可能与动物细胞异常增殖有关。另外一些学者认为宿主动物的肿瘤可能是由微生物感染所致，也有许多学者认为某些寄生虫也与肿瘤的发生有关。因此，寻找与肿瘤相关的病原微生物成为一个重要的研究领域。到目前为止，在大多数常见肿瘤中都发现存在病原微生物参与细胞癌变的现象与证据，如 EBV、HBV、HPV、Hp 等分别与鼻咽癌、肝癌、宫颈癌和胃癌的发生有关。这几类病原微生物约占癌症诱发因素的 27%（EBV 3%，HBV 11%，HPV 4%，Hp 9%）。但这些微生物如何作用于细胞癌变和肿瘤的发生发展过程，仍然是一个十分复杂的科学问题，特别是与机体细胞基因和蛋白水平相互作用的关系有待深入探讨。

20 世纪初，学术界对肿瘤形成的原因有两种不同的观点：一种观点认为外界因素如病毒、化学致癌物和放射线可以引起肿瘤；另一种观点认为细胞染色体异常与基因缺陷是导致肿瘤形成的主要原因。这两种不同的学术观点直到 20 世纪 70 年代才逐步达成统一，认为肿瘤的发生发展是环境与遗传因素交互作用的结果。这一时期重要事件有如下这些：Rous（1911）和 Shope（1933）分别证实病毒可导致肿瘤，Rous 第一次用鸡肉瘤的无细胞抽提物引起另一只鸡产生新的肿瘤，Shope 用纤维母细胞瘤和乳头状瘤也能获得同样的研究结果；人们也发现某些肿瘤有明显的家族聚集性，并由 Tyzzer 描述了小鼠体细胞突变可引起肿瘤；1914 年 Boveri 在恶性肿瘤细胞中发现有丝分裂异常可导致染色体改变。这些结果提示在肿瘤的发生过程中遗传因素可能起着重要作用。尽管如此，学术界仍不愿意接受遗传因素是肿瘤主要发病因素的观点，其主要原因是这一时期化学致癌的研究取得了突破性进展并在学术领域中占有统治地位。特别是 1915 年 Yamigawa 将煤焦油涂在兔的耳朵后导致局部肿瘤的形成，第一次成功建立了化学致癌物诱导肿瘤产生的动物模型，从此开创了化学致癌研究的新纪元。

从 1940—1960 年的 20 年间是肿瘤研究发展的重要时期。在这个时期，科学家们主要研究环境致癌因素与肿瘤的关系。1941 年 Rous 和 Kidd 证实多种不同的环境因素与肿瘤发生有关，并将致癌物分为致癌剂和促癌剂两大类。根据苯并芘可导致小鼠乳头状瘤的实验结果，Charles 和 Luce-Clausen 假设肿瘤的发生可能与细胞中抑癌基因

的失活有关。1952 年 Boyland 第一次证明了致癌物主要作用于 DNA 而非酶和蛋白质。1953 年 DNA 双螺旋的发现为研究基因缺陷与肿瘤的关系开创了一个新时代。

细胞和组织培养技术的广泛应用为研究病毒与肿瘤的关系开辟了一条新途径。1950 年建立了世界上第一株人宫颈癌细胞系。1951 年 Gross 证明小鼠白血病的无细胞抽提物可导致白血病的发生。1953 年 Gross 和 Stewart 分别从鼠白血病的细胞中分离到多瘤病毒。同年 Rowe、Ward 和他们的同伴们在肿瘤细胞中分离到腺病毒。这些研究进展使病毒与肿瘤关系得到了进一步确认。从此，人们开始探索病毒如何使正常细胞发生恶性转化。1965 年，Fried 分离到一个温度敏感的多瘤病毒，虽然在非理想的温度下不能转化正常细胞，但它能在细胞内复制，这一研究结果表明病毒具有转染和复制能力。Vogt、Toyoshima（1969）和 Martin（1970）分别分离到温度敏感的突变型 Rous 肉瘤病毒。Dulbecco 和他的同伴在 1968 年证明了 SV40 病毒不仅能转染细胞而且能将病毒 DNA 序列整合到其他细胞的基因组中。

最重要的肿瘤病毒研究进展源于反转录酶的发现。1970 年由 Baltimore 和 Temin 发现的反转录酶是一种由 RNA 模板合成 DNA 的一种酶。该发现打破了 DNA→RNA→蛋白的中心法则，引起了病毒学领域的一场革命；这个发现也提示了病毒 RNA 序列可以感染细胞，病毒也可以从宿主细胞借用 DNA 序列。

1975—1985 年是癌基因研究的黄金时期，Bishop、Varmus、Stehelin 和他们的同事得到第一个癌基因全序列，来源于 Rous 肉瘤病毒的 v-Src 基因。从 1960 年 Nowell 和 Hungerford 发现费城染色体与慢性粒细胞白血病（CML）的关系以来，直到 1982 年人类才从 Harvey 和 Kirsten 肉瘤病毒中分离到第一个癌基因 Ras。随后证明 Ras 蛋白是一个 G 蛋白偶联受体（G Protein-Coupled Receptors，GPCRs），具有 GTPase 活性，参与细胞的信号转导。后期大量研究也表明原癌基因与细胞的正常生命活动密切相关，其发生突变后会导致细胞增殖、分化状态的失衡。因此，基于癌基因的研究，极大地推动了肿瘤生物学的发展，为针对激酶类分子靶向药物的开发与治疗奠定了基础。

正当人们关注反转录病毒和癌基因这一问题的时候，人们也逐步认识到，有另一类基因可抑制肿瘤细胞的恶性增殖。Harris 和他的同事在 1969 年首次提出在恶性肿瘤中可能有一种抑制肿瘤恶性生长的基因。Stanbridge 发现 Hela 细胞与正常成纤维细胞融合后失去了在动物中的致瘤能力。抑癌基因存在的另一证据是来自 Knudson 的研究报道；Knudson 根据儿童散发型和遗传型视网膜母细胞瘤的遗传学分析研究，提出著名的有关肿瘤发生的"两次突变假说（the two-hit hypothesis）"。但是，由于测序技术的限制，这些观点缺乏直接的实验科学证据。抑癌基因存在的第三个证据是在肿瘤细胞中经常发现有等位基因的杂合型丢失（loss of heterozygosity，LOH）现象，精确的染色体位点的 LOH 分析可提供抑癌基因存在位点的重要线索，并据此发现新的抑癌基因。1987 年 Dryja 克隆得到第一个抑癌基因 Rb，该基因编码一种未知功能的蛋白，该蛋白失活则导致肿瘤发生。1989 年人们发现 p53 基因产物 P53 分别调节细胞周期或者细胞凋亡。它可以转录活化许多靶基因，如 p21、Bax、P53DINP1、Bid、GADD45、Puma；在这之后科学家们陆续克隆出了更多的抑癌基因，如 p16、p21、p27。但是人们逐渐发现，对这些基因与肿瘤发生发展关系的认识如同盲人摸象。随后针对这一问题，人们开始逐步认识到选择正确的方法和途径对从基因水平认识肿瘤发生、发展规律的重要性。通过对随后发现的众多的癌基因和抑癌基因的功能研究，明确了绝大多数的癌基因和抑癌基因在细胞信号转导中扮演了重要角色。

1990 年 Vogelstein 和他的同事在对肿瘤发生的多阶段性研究中证实，结直肠癌细胞至少存在两个基因的突变。这进一步说明单一癌基因的活化不足以导致细胞癌变，至少两个不同的肿瘤相关基因同时活化才可能导致细胞恶性转化。癌基因在肿瘤发生中是如何发挥协同作用以及在肿瘤不同发展阶段如何起作用，到底有多少基因参与细胞癌变和肿瘤的发生发展成为研究的焦点，都需要进一步的研究探索。在 Vogelstein 的结肠癌分子模型的研究基础上，有学者对胃癌、食管癌、肺癌和乳腺癌的研究都提出了可能相关的癌基因与癌变模型，进一步明确细胞癌变及肿瘤的发生

发展是多基因多模式变异累积的结果。

20 世纪末随着人类基因组计划的突破性进展，癌症研究已进入了基因组学和蛋白质组学时代。蛋白质组学即分离和鉴定癌细胞中的所有表达蛋白和特异性的标志蛋白。肿瘤蛋白质组学的研究加快了从基因或蛋白质中寻找肿瘤标志物的速度，为人类认识癌症开辟了新的途径。

国际癌症基因组计划启动的目的就是要对癌症生物学做一个全面解析，对人类主要癌症进行全基因组测序分析。新一代测序技术的建立为人类实现这一目标提供了可能。国际肿瘤基因组协作研究计划（International Cancer Genome Consortium，ICGC）的首要目标，即要整理出 50 种不同种类或全球范围内具有重要临床意义与社会价值的亚型肿瘤基因组异常谱，拟选择人类 50 种常见肿瘤（包括亚型），每种肿瘤需要 500 例生物样本和配套的临床资料。为了确保高质量的信息，每种或亚型肿瘤体细胞突变的定义应该包括单核苷变异、插入、重排、拷贝数的改变、转位以及其他染色体的重排；其次，对同一肿瘤标本生成对应的转录组水平和表观遗传学水平数据集；最后，确保所有数据都能最快地、低限制条件地提供给所有的研究机构，以加速肿瘤起因及预防治疗相关研究的发展。根据癌症流行病学与地区性发病差异等特点，各国科学家将分别承担不同肿瘤的基因组分析工作，期望鉴定和识别出与肿瘤发生发展密切相关的关键基因和信号通路。2016 年 4 月，ICGC 提出一项新的 ICGC-med 计划，今天已演化为肿瘤基因组学加速研究计划（Accelerating Research in Genomic Oncology，ARGO），其目标是在未来 10 年内完成 20 万例肿瘤患者的基因组测序；更重要的是，把基因组学信息与患者的病理类型、临床症状、药物反应和预后联系起来。截至 2018 年 6 月，ICGC 共协调启动了针对 35 种癌症类型的 88 个研究项目，汇集了来自美国、中国等 17 个国家的研究团队，现有数据库记录了 24 289 份肿瘤样本，其中以肝癌、胆囊癌、乳腺癌和前列腺癌居多。英国 Sanger 团队分析了 560 例乳腺癌患者组织的全基因组序列，发现 93 种编码基因可能携带驱动突变。针对外显子、内含子和基因间的体细胞突变分析来揭示致癌基因及其突变的所有过程，以期推动乳腺癌体细胞遗传学说的进展。

美国国立卫生研究院启动肿瘤基因组图谱计划（The Cancer Genome Atlas，TCGA），目标是通过基因组分析技术绘制人类全部癌症的基因组变异图谱，并进行系统分析，旨在找到所有癌基因和抑癌基因的微小变异，了解癌细胞肿瘤发生和发展的机制，在此基础上取得新的诊断和治疗方法，最后勾画出整个新型"预防癌症的策略"。2008年10月，TCGA团队首次报道了脑胶质瘤患者的全基因组序列分析图谱。随后TCGA团队不断完善各种肿瘤的基因图谱，包括乳腺癌、结直肠癌、胃癌、食管癌、卵巢癌。目前TCGA已经收录了11 000例患者的33种癌症数据，并公布泛癌症图谱（pan-cancer atlas），从肿瘤细胞起源、致癌过程和癌症信号通路三个角度全面深入地阐述癌症发生的原理。借助全球范围开展的肿瘤基因组协作研究的契机，我国从事肿瘤基因组学的科学家们组建了中国肿瘤基因组协作组（Chinese Cancer Genome Consortium，CCGC）。到目前为止，我国共参与包括胃癌、肝癌、食管癌、肺癌等15种不同肿瘤的基因组图谱计划，并取得了非常重要的成果（表3-1）。其中，在泌尿生殖系统的肿瘤基因组研究发现，泛素介导的蛋白酶解途径中的基因在肾癌患者中发生了广泛的DNA突变，且这些突变与HIF-1α或HIF-2α的表达升高有关。同时，研究显示染色质重塑基因在膀胱癌中突变频率较高，并与分型、预后等相关；其中，在膀胱癌中存在FGFR3和TACC3在

RNA水平发生基因融合，以及参与纺锤体形成的STAG2和ESPL1基因发生了突变。上海交通大学瑞金医院韩泽广课题组通过外显子测序发现ARID1A在HBV相关肝癌中突变频率较高，研究表明VCAM1和CDK14的突变对肝细胞癌的发生发展有促进作用。同时，中国香港科研团队发现了大量HBV与癌细胞染色体的整合位点，其中TERT、MLL4、CCNE1的HBV整合事件促进了肝细胞癌的发生。此外，瑞金医院的陈竺课题组利用外显子测序技术揭示了急性髓细胞样白血病（AML-M5和AML-M4）的发生与DNMT3A基因突变相关，研究发现DNMT3A的突变可以改变肿瘤细胞的甲基化谱和表达谱（如HOXB）进而促进肿瘤的发生。另外，在食管鳞癌的基因组突变图谱研究方面，中国医学科学院的詹启敏课题组通过全基因组和外显子组研究发现RTK-MAPK-PI3K通路、细胞周期和表观修饰相关基因突变频率较高，并深入研究了具有癌基因作用的FAT1、FAT2、ZNF750和KMT2D在食管癌中的突变频率及其功能。北京大学吕有勇课题组利用胃癌全基因组分析将胃癌分为四型六个亚型，并鉴定出signature 18具有与CDH1相似的作用。肿瘤作为一种基因组异常性疾病，需要从全基因组范围认识其相关的分子变异，以基因组技术为基础的转化医学研究将对提升我国肿瘤诊疗水平起到非常重要的推动作用。

表3-1　国内的肿瘤基因组研究鉴定的肿瘤相关基因和生物学通路

肿瘤类型	"组学"技术	新鉴别出的肿瘤相关基因和生物学通路
急性髓系白血病-M5亚型（AML-M5）	外显子组	DNMT3A
功能性胰腺神经内分泌肿瘤（PNET）	外显子组	YY1（热点：T372R）
肾上腺库欣综合征（ACS）	外显子组和转录组	PRKACA（热点：L205R）
膀胱移行细胞癌（TCC）	全基因组、外显子组和转录组	STAG2和ESPL1突变，FGFR3-TACC3融合，姐妹染色体配对和分离，染色体修饰基因
透明细胞肾癌（ccRCC）	外显子组	泛素介导的蛋白酶体途径
食管鳞癌（ESCC）	全基因组和外显子组	XPO1，ADAM29，FAM135B，MIR548K，组蛋白修饰基因，Wnt通路，细胞周期和凋亡通路，Hippo/Notch通路，RTK-MAPK-PI3K通路
肝细胞癌（HCC）	全基因组、外显子组和转录组	ARID2，VCAM1，CDK14，β-catenin，JAK1，Wnt/β-catenin通路，JAK/STAT通路，HBV整合在肝癌细胞基因组的热点位点

第二节 RNA 肿瘤病毒与癌基因假说的演化

肿瘤病毒可分为 DNA 病毒和 RNA 病毒。DNA 肿瘤病毒的特性和对细胞的生物学作用表明，这类病毒在肿瘤形成过程有着十分重要的作用。DNA 肿瘤病毒如猴肉瘤病毒（SV40）、人类乳头状病毒和腺病毒，都作用于肿瘤抑制基因，可使其蛋白产物的功能失活。另外，乙肝病毒、疱疹病毒类的 EB 病毒与肿瘤密切相关。这方面内容见有关章节。

反转录病毒为 RNA 病毒，依据感染宿主后肿瘤发生的快慢分为两类，即急性转化病毒和慢性转化病毒。急性转化病毒如劳斯肉瘤病毒（Rous sarcoma virus，RSV），其潜伏期较短，被感染动物在几周内可发生肿瘤，并可使培养细胞发生转化；从这类病毒中分离到相应的病毒癌基因也称为细胞转化基因（cell transforming gene）。慢性转化病毒如禽类白细胞增生病毒（avian leukosis virus，ALV）可在宿主中进行病毒复制并能够诱发肿瘤，诱发肿瘤的潜伏期较长；但这类 RNA 病毒不能使培养细胞发生转化。RSV 是 20 世纪初由 Rouse 在鸡肉瘤中发现并分离的第一个急性转化病毒，20 世纪 70 年代通过对这个病毒的研究鉴定出第一个病毒癌基因 v-Src。随后明确了这类 RNA 病毒中至少含有一个癌基因，并发现 RNA 肿瘤病毒是通过激活细胞的原癌基因起作用。如今，癌基因的假说和概念已得到延伸和扩展，其生物学作用和调控机制也变得复杂多样。

一、癌基因的分类和功能

癌基因是基因的一类，指人类或其他动物细胞（以及致癌病毒）固有的基因，又称转化基因，激活后可促使正常细胞癌变、侵袭及转移。癌基因激活的方式包括点突变、基因扩增、染色体重排、病毒感染等。癌基因激活的结果是其数目增多或功能增强，使细胞过度增殖及获得其他恶性特征，从而形成恶性肿瘤。

癌基因可以分成两大类。第一类是病毒癌基因，指反转录病毒的基因组里带有可使受病毒感染的宿主细胞发生癌变的基因。第二类是细胞癌基因，因其在正常人及高等动物中普遍存在，因此又称原癌基因。在每一个正常细胞基因组里都带有原癌基因，但它不出现致癌活性，只是在发生突变或被异常激发后才变成具有致癌能力的癌基因。

1. **病毒癌基因** 指反转录病毒的基因组里带有可使受病毒感染的宿主细胞发生癌变的基因，简写成 V-OnC。如在急性转化病毒的基因组中通常含有从宿主细胞中获得的核酸序列，这些序列与病毒的急性转化活性密切相关。后来研究表明，在宿主细胞中都有与急慢性转化病毒同源的序列。虽然病毒癌基因是来自宿主本身的基因，但是它们的结构和功能有所差别。病毒癌基因在自身高效启动子的作用下有较高的转录活性，而细胞中的原癌基因由于丢失了位于基因两侧的调控序列或被病毒进行了修饰，从而成为病毒癌基因的一部分。病毒癌基因按其功能可分为生长因子家族、跨膜酪氨酸激酶、膜相关酪氨酸激酶、丝氨酸-苏氨酸激酶、RAS 家族和核蛋白家族六类。

2. **细胞癌基因** 简写成 c-onc，又称原癌基因（proto-oncogene），是指正常细胞基因组中，一旦发生突变或被异常激活后可使细胞发生恶性转化的基因。换言之，在每一个正常细胞基因组里都带有原癌基因，但它不出现致癌活性，只是在发生突变或被异常激活后才变成具有致癌能力的癌基因。癌基因有时又被称为转化基因（transforming gene），因为已活化的癌基因或是从肿瘤细胞里分离出来的癌基因，可将已建株的 NIH3T3 小鼠成纤维细胞或其他体外培养的哺乳类细胞转化成为具有癌变特征的肿瘤细胞。癌基因的形成是反映一种功能的获得（gain of function），即细胞的原癌基因被不适当地激活后，会造成蛋白质产物的结构改变，原癌基因出现组成型激活，以及过量表达或不能在适当的时刻关闭基因的表达等。目前已识别的原癌基因有 100 多个。

通过近 50 年的研究，在哺乳类动物细胞中已鉴定出数以百计与病毒癌基因高度同源的细胞原癌基因，并进一步明确这些原癌基因是调控细胞增殖、分化与凋亡等多种细胞生物学功能的基因家族。根据基因产物在细胞内的定位和生物学功能,可将其分为生长因子、生长因子受体、信号转导分子、转录因子、细胞程序性死亡及凋亡基因和细胞周期调控蛋白等类型(表 3-2)。但随着研究工作的不断深入,这一分类已不能展示所有鉴定出的癌基因;同时参与肿瘤发生发展的基因远远不止癌基因一种。另一方面,一个基因往往具有多种生物学属性和功能,难以给出明确的分类。这些具有癌基因特性的新蛋白(也可称为新抗原)、非编码 RNA 等内容将在后面一节叙述。

目前认识到,细胞癌变和肿瘤的发生发展是癌基因与抑癌基因变异累积的结果。组织细胞从增生、异型变、原位癌发展到浸润转移癌,在细胞水平上要经过永生化、分化异常和恶性转化等多个阶段,使细胞的增殖分化平衡失调,导致细胞的失控性生长。以癌基因蛋白为主要成员的信号分子组成了细胞内复杂的信号通讯网络,将细胞外的各种刺激信号传递到细胞核内,让细胞作出应答,并把应答信号传递到细胞的各个组分中。信号转导通路控制着细胞的生长、分化、凋亡、DNA 损伤修复、DNA 复制、基因转录与表达调控。癌基因参与的信号转导通路的发现及传递功能与机制的阐明是认识肿瘤发生过程及生命现象的基石;分离这一类基因并鉴定在肿瘤中的变异规律是阐明癌基因生物学功能的关键问题。

表 3-2　人类肿瘤中部分代表性癌基因与肿瘤

功能	癌基因	相关肿瘤	活化机制
生长因子	FGF3	乳腺癌、胃癌	插入突变
	HST	胃癌	扩增
生长因子受体	EGFR	神经胶质瘤、癌	扩增、重排
	C-Met	结直肠癌、胃癌、肺腺癌	扩增
	HER2	乳腺癌、卵巢癌等	扩增
嵌合型受体性酪氨酸激酶	TRK	结肠癌	重排
	RET	胸腺瘤(乳头状)	重排
	EML4-ALK	肺癌	染色体易位
嵌合型非受体性酪氨酸激酶	BCR-ABL	CML、ALL	染色体易位
p21 GTPase	K-Ras	胰腺癌、肺癌、结肠癌	点突变
	H-Ras	膀胱癌等	点突变
	N-Ras	髓细胞白血病	点突变
转录因子	C-Myc	Burkitt 淋巴瘤、SCLC	易位、扩增
	N-Myc	神经母细胞瘤、SCLC	扩增
	L-Myc	小细胞肺癌	扩增
	GL1	肉瘤、神经胶质瘤	扩增
	TTG	急性 T 淋巴细胞白血病	染色体易位
嵌合型转录因子	APL-RARA	急性早幼粒细胞白血病	染色体易位
	E2A-PBX1	B 淋巴细胞白血病	染色体易位
抗凋亡因子	BCL-2	B 细胞淋巴瘤	染色体易位
细胞周期蛋白	CCND1	乳腺癌、B 细胞淋巴瘤	扩增、易位
细胞周期蛋白依赖性激酶	CDK4	肉瘤、神经胶质瘤	扩增
p53 结合蛋白(细胞核)	MDM2	肉瘤	扩增
蛋白激酶 B	AKT2	卵巢癌、乳腺癌	扩增
丝氨酸/苏氨酸激酶	BRAF	黑色素瘤	点突变
核浆穿梭受阻	NPM1	急性粒细胞白血病	插入突变

注:ALL:急性淋巴细胞白血病;CML:慢性粒细胞白血病;SCLC:小细胞肺癌

二、基因变异方式与癌基因活化

细胞中活化的原癌基因被称为癌基因。通过对病毒癌基因与细胞中原癌基因序列的分析,可进一步明确原癌基因在物理、化学及生物的致癌因素作用下发生的改变。原癌基因的活化方式主要有点突变、染色体易位、基因扩增和低甲基化等(图3-1)。抑癌基因的失活方式主要有点突变、染色体易位或基因缺失和高甲基化等。这些基因的变异方式是机体细胞异常表达与调控的主要途径。如何解释这些基因变异与细胞癌变的关系是一个重要的科学问题。经过30多年的研究,人们已初步了解了这些基因变异的规律和特点,并根据这些特点发现了基因变异与细胞形态改变的关系,在应用DNA介导的NIH3T3细胞转化实验分离癌基因的基础上,针对肿瘤中各种基因的变异和不同的变异方式(点突变、扩增、重排、甲基化状态等)进行了大量肿瘤组织标本的临床回顾性研究,这些实验结果表明基因变异与肿瘤的某些生物学特性有关。

1. 点突变与癌基因 通过大量的实验研究发现,点突变是导致癌基因活化的主要方式。我们在早期的研究工作中,采用定点突变技术将野生型的 *v-H-Ras* 基因分别在第10、13、15、33、51、116等位点进行定点突变,获得的各种 *Ras* 基因突变体的生物学特性发生了明显的改变。其中,第51位的突变体的恶性转化和肿瘤的转移能力有明显增强;而第13、15、116位突变体降低了结合GTP的能力,不能使NIH3T3细胞发生恶性转化;第116位点突变具有明显逆转细胞恶性转化的能力。这些研究进一步明确了基因点突变是导致这一类基因功能改变的主要方式之一;点突变不仅可导致一个基因的活化,也可导致其原有功能的失活。目前研究表明,基因点突变的类型和生物学意义将不断得到延伸和发展。

2. DNA扩增与癌基因 基因扩增是癌基因活化的另一种主要方式。细胞内一些基因通过不明原因复制成多拷贝,这些多拷贝的DNA以游离形式存在,称双微体(double minutes,DM);或再次整合入染色体形成均染区(homogeneously staining regions,HSR),它一般表示高度的染色体结构破坏与不稳定性。基因拷贝数增多往往会导致表达水平增加,但是在某些情况下,由于基因调控区的变异在基因没有扩增的情况下也会发生过量表达。因此认为,基因扩增和过量表达的结果均可影响细胞的正常生理功能。

有些癌基因是从扩增的肿瘤细胞DNA序列中分离出来的。在某些情况下,扩增的DNA序列首先通过核型分析确定,常表现为额外的染色体组分,即双微体和均染区包含着数十万碱基对,扩增量增加了二十至数百倍,DNA扩增区内一个或多个靶基因拷贝数和基因表达量因此而增加。这种肿瘤细胞受生物选择的影响而将扩增的DNA序列维持下来。在这么大的DNA扩增区域内寻找特定的靶基因,有赖于对扩增区序列进行深入详细的分子遗传学研究。在一个DNA扩增

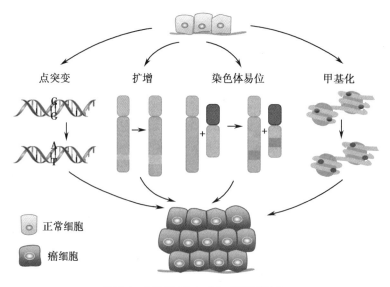

图3-1 基因变异方式与癌基因活化

区往往涉及几十万个碱基对,因此一些肿瘤细胞 DNA 的扩增区中可能含有数个细胞癌基因。这些细胞癌基因的表达常因 DNA 扩增而活化,例如在一些肉瘤病例中有 12 号染色体长臂的扩增,这些扩增常常活化 *MDM2* 和 *CDK4* 等基因。扩增的基因主要通过 DNA 杂交分析确定,但这一方法用于临床还有困难。目前在 PCR 技术的基础上建立的差异竞争性 PCR 可用于某些基因扩增的检测,生物芯片比较基因组杂交技术(array CGH)和全基因组测序技术对于鉴定基因拷贝数的变化(copy number variation,CNV)具有优势,这些方法的应用有助于基因扩增这一科学问题的阐明。

3. **过量表达(overexpression)**　基因过量表达是指增加了基因的转录、翻译及其调控。基因转录在细胞核内进行,翻译在细胞质中进行。人类拥有的约 2.3 万个基因中约有 15% 的基因可以表达,这类基因具有一定的组织细胞特异性。这些基因均参与细胞增殖与分化的过程,控制细胞的正常生理功能。譬如,*Ras* 基因参与细胞内信号转导;ErbB2/p185 是一种类似表皮生长因子受体(epidermal growth factor receptor,EGFR)的膜受体;*Met* 基因是酪氨酸激酶生长因子受体,为肝细胞生长因子、离散因子的受体,其功能是促进细胞分化,与腺上皮形成腔样结构有关。这些基因的表达水平与细胞增殖和分化过程密切相关。

基因表达水平的改变可能是细胞癌变的早期事件。通过对 *Ras*、*ErbB2* 和 *Met* 癌基因在胃黏膜病变过程中表达水平的分析,确定这三种基因表达水平的改变与胃黏膜病变的演化具有密切关系。*Met* 基因过量表达主要发生在胃癌、异型增生和肠上皮化生,但在胃、异型增生及肠上皮化生之间其阳性率没有显著性差异。这一结果表明,*Met* 基因的过量表达与细胞的异常增殖有关。在正常胃黏膜中 *Met* 基因只在腺颈部呈阳性表达,说明 *Met* 基因与胃上皮的更新和损伤修复活动有关。当 *Met* 基因的表达在时间和空间上发生异常即过量表达,可能是胃黏膜癌变的早期表现之一。这些研究结果提示,基因表达调控的失衡是细胞癌变和肿瘤发生发展的重要分子事件。

三、基因变异方式与抑癌基因失活

分子遗传学在人类肿瘤研究领域中的应用,使人们认识到肿瘤的发生是激活的细胞癌基因的显性作用。经过长期的系列工作,人们已认识到在肿瘤发生中,有一种通过染色体或基因水平缺失(图 3-2)、表观遗传修饰导致编码的蛋白失活而引起细胞恶性转化的基因,被称之抑癌基因(tumor suppressor gene),也称作隐性癌基因(recessive oncogene)、抗癌基因(antioncogene)或肿瘤易感基因(tumor susceptibility gene)等。抑癌基因的发现是癌基因研究中的又一重大进展,它将癌基因的细胞分子生物学研究推向更深一步。这类基因在控制细胞生长、增殖及分化过程中起着十分重要的负调节作用,并能潜在地抑制肿瘤生长;如果其功能失活或出现基因缺失、突变等异常,可导致细胞恶性转化而发生肿瘤。

一般而言,抑癌基因的生物学功能与癌基因相反,是有机体的细胞在增殖、分化、凋亡等生命过程中的正和负两类调控信号,癌基因的调控属正调信号,而抑癌基因属负调信号。确定一种抑癌基因在理论上需符合三个基本条件:①恶性肿瘤的相应正常组织中该基因必须正常表达;②恶性肿瘤中这种基因应有功能失活,往往由结构改变或表达缺失导致(与癌基因的区别主要在于基因组 DNA 的缺失和高甲基化);③将这种基因的

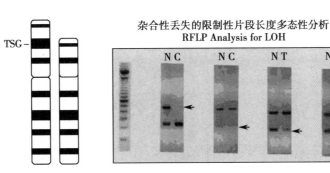

图 3-2　染色体或基因缺失导致抑癌基因失活

野生型导入基因异常的肿瘤细胞内,可部分或全部逆转其恶性表型。到目前为止,已鉴定出抑癌基因有数十种(表3-3)。

在上述列出的抑癌基因中,人们已对部分基因的结构、功能做了较深入的研究,但对其中一些基因还知之不多。大量的研究工作仍在进行之中,特别是有关基因间的相互作用和调节机制,逐步由过去的单一基因研究进入到多基因协同作用研究的阶段。对抑癌基因的研究不仅在探索肿瘤发生发展的细胞分子生物学机制方面具有重要

意义,对肿瘤的预防、治疗、细胞诱导分化、凋亡、衰老等方面也具有重大科学价值;癌基因和抑癌基因不仅成为肿瘤生物学研究的基础,而且是肿瘤分子分型和综合治疗研究的重要靶标。

第三节 癌基因和抑癌基因 与人类肿瘤

随着现代技术和科学的飞速发展,癌基因或抑癌基因已不再局限于传统概念上编码某一蛋白

表3-3 具有代表性的已知或候选抑癌基因

功能	抑癌基因	相关肿瘤	染色体定位	基因产物定位
转录因子	SMAD4	胰腺癌	18q21.2	细胞质、细胞核
	p53	多种肿瘤	17p13.1	细胞核
	Rb	视网膜母细胞瘤	13q14.2	细胞核
	VHL	肾癌、嗜铬细胞瘤	3p25.3	细胞膜、细胞质
	WT1	Wilms 瘤	11p13	细胞核
	RUNX1	多种肿瘤	21q22.12	细胞核、细胞质
	RUNX2	多种肿瘤	6p21.1	细胞核、细胞质
	RUNX3	多种肿瘤	1p36.11	细胞核、细胞质
Wnt 信号通路	APC	结肠癌	5q22.2	细胞膜
Hedgehog 信号通路	PTCH1	髓母细胞瘤,皮肤癌	9q22.32	细胞质
DNA 修复因子	BRCA1	乳腺癌、卵巢癌	17q21.31	细胞质
	BRCA2	乳腺癌、卵巢癌	13q13.1	细胞质、细胞核
	MLH1	遗传性非息肉病性结肠癌	3p22.2	细胞核、细胞膜
	MSH2	遗传性非息肉病性结肠癌	2p21-p16.3	细胞核、细胞膜
	MSH6	遗传性非息肉病性结肠癌	2p16.3	细胞核、细胞膜
	PMS2	遗传性非息肉病性结肠癌	7p22.1	细胞核、细胞质、细胞膜
	XRCC1	胃癌、肾癌	19q13.2	细胞核
钙黏蛋白	CDH1	乳腺癌、膀胱癌	16q22.1	细胞膜
嘌呤代谢水解酶	FHIT	消化道肿瘤、肾癌、肺癌等	3p14.2	细胞质
组蛋白甲基转移酶	MEN1	垂体腺瘤	11q13.1	细胞核
GAP,ras GTP 酶激活因子	NF1	神经纤维瘤病	17q11.2	细胞质
Hippo/SWH 信号通路	NF2	施万细胞瘤、脑膜瘤	22q12.2	细胞质膜
CDK4、CDK6 抑制因子	CDKN2A (p16)	多种肿瘤	9p21.3	细胞核
p53 信号通路	ING1 (p33)	多种肿瘤	13q34	细胞核
磷脂酶	PTEN	胶质母细胞瘤等	10q23.3	细胞质
酪氨酸磷酸酶	PTPRG	肾细胞癌、肺癌	3p14.2	细胞膜
基质金属蛋白酶组织抑制因子	TIMP	多种肿瘤	Xp11.3	细胞膜
细胞凋亡	DCC	结直肠癌	18q21.2	细胞膜、细胞质
细胞周期	NME1	多种肿瘤	17q21.33	细胞质
细胞转移	KAI1	多种肿瘤	11p11.2	细胞膜

分子的基因，非编码 RNA（noncoding RNA）也可成为癌基因或抑癌基因。而且，同样的基因在某些情况下是癌基因或抑癌基因，在另外的条件下可能不一样，甚至作用相反。比如，最近出现的新名词，单倍体不足抑癌基因（haplo-insufficient tumor suppressor），即该基因在只有一个拷贝（正常为两个拷贝）的情况下，是抑癌基因；而正常条件下，该基因的功能可能正常。应综合癌基因或抑癌基因研究的发展和其他因素，来指导现代肿瘤生物学和治疗策略的研究。

一、蛋白质类癌基因与抑癌基因和肿瘤生物学行为

（一）蛋白质类癌基因

蛋白质分子类癌基因是最大的一类癌基因，也是最早被发现的一类癌基因，因而也是研究得比较全面的一类癌基因。这里仅以 *Ras*、*Myc*、端粒酶和近期报道的癌基因如 *p42.3*、*CREPT* 为例，来阐明蛋白质分子类癌基因与肿瘤的关系。

1. *Ras* 美国科学家 Weinberg、Cooper 及 Wigler 等研究小组分别报道了第一个与肿瘤相关的细胞癌基因 *H-Ras*，即从膀胱癌细胞系 EJ 或 T24 中鉴定出有突变的 *H-Ras* 基因。在当时，这是一个非常重要的发现，因为在此之前已确定了细胞中的 *H-Ras* 基因与 Harvey 及 Kirsten 大鼠肉瘤病毒癌基因同源。随后研究进一步证明，膀胱癌细胞系中"活化"的 *H-Ras* 基因与正常的 *Ras* 基因只是一个核苷酸的替换，这一个核苷酸的改变导致蛋白产物第 12 位氨基酸密码子的替换，即 GGC 变为 GTC，编码的氨基酸由甘氨酸变为缬氨酸，另外一些 DNA 转化研究证明大约 10%～15% 的肿瘤组织及肿瘤细胞系中有 *H-Ras* 和 *K-Ras* 基因的点突变。后来在人类神经母细胞瘤中鉴定出与 *Ras* 高度同源的另一个转化基因被命名为 *N-Ras*。通过几十年的研究，目前对 Ras 信号通路也有了较为全面的认识。

我国学者与美国同行合作，采用定点突变技术将野生型的 *v-H-Ras* 基因分别在第 10、13、15、33、51、116 等位点进行定点突变，各种 *Ras* 突变体的生物学特性发生了明显的改变，其中第 51 位突变体的恶性转化和肿瘤转移能力明显增强，而第 13、15、116 位突变体降低了结合 GTP 的能力

而不能使 NIH3T3 细胞发生恶性转化。这进一步明确了基因点突变是导致这一类基因功能改变的主要方式之一。同时还发现 *Ras* 基因在慢性萎缩性胃炎、肠化生、异型增生及胃癌中均有较高频率的阳性表达，特别是肠化生与异型增生的阳性表达率要高于胃癌。这一结果表明，*Ras* 基因高水平表达与细胞增殖有关，在慢性炎症性病变组织中都可检测到 *Ras* 基因高水平表达，因此 *Ras* 基因过量表达可能是细胞增殖活跃的指标。有关 *Ras* 基因表达水平升高与肿瘤发生、发展的关系还需进行深入研究。

另外，对结直肠肿瘤发生发展与 *Ras* 基因点突变间的关系已进行了较深入的研究。约 50% 的结直肠癌 *K-Ras* 基因存在点突变，其中约 80% 的点突变位于 *K-Ras* 第 12 位，另有约 15% 发生在 *K-Ras* 第 13 位。通过对癌及腺瘤中 *Ras* 基因的分析，有 5%～10% 小于 1cm 的腺瘤中 *Ras* 基因存在点突变。因此，*Ras* 基因点突变可能与腺瘤向癌的演变有关，并可能具有一定的临床意义。但是，*Ras* 基因点突变在结直肠癌或其他肿瘤中究竟起何作用目前仍有疑问。已有一些证据表明 *Ras* 突变具有临床意义。在约 30% 的肺腺瘤中存在 *K-Ras* 基因的点突变，有 *K-Ras* 基因点突变的肿瘤患者预后比无突变者差；但在结直肠癌或其他癌中并未发现明确的相关性，这一点需要通过系统深入的研究加以阐明。最近，通过大规模、高通量的检测分析发现：在 *K-ras* 的突变细胞中，如果抑制某些蛋白激酶或信号通路，如 PLK1 和 STK33，可大大增强其对化疗药物的敏感性。对于无 *Ras* 突变的肿瘤，Ras 通路的调控可能不同。如 PITX1 通过调节 RASAL1 而抑制 *Ras* 的活性，那么，这一新发现也可能是肿瘤治疗的分子靶点。

2. *Myc* *Myc* 基因是细胞癌基因，与之同源的病毒癌基因存在于 MC29 及其他一些具有高度致瘤性的猿反转录病毒中。*Myc* 基因高水平表达可转化啮齿类成纤维细胞，但其鉴定并非由 DNA 转化实验来确定。*Myc* 基因在人类肿瘤中的活化方式首次在 Burkitt 淋巴瘤中被发现，可通过染色体易位而活化；最常见的是通过 8 号染色体与 14 号染色体间易位，使得 8 号染色体上的 *Myc* 基因或其相邻区域与 14 号染色体的免疫球蛋白重链

融合而被活化。*Myc* 基因还可通过染色体 2∶8 或 2∶22 间易位与免疫球蛋白轻链序列融合而被活化。尽管不同肿瘤中影响 *Myc* 基因易位断裂点的具体位置可能有所不同，但染色体易位是改变 *Myc* 基因正常的表达调控机制的共同之处。

除了染色体易位可破坏 *Myc* 基因的表达调控之外，在某些肿瘤类型中 *Myc* 基因还受 DNA 扩增的影响。*Myc* 基因在小细胞肺癌（small cell lung cancer, SCLC）中有较高频率的扩增，在很多上皮癌如乳腺癌和结直肠癌中也有扩增。*N-Myc* 和 *L-Myc* 基因编码蛋白与 *Myc* 基因非常接近，这些基因最初都是由于在肿瘤中有扩增而被鉴定出来的。*N-Myc* 和 *L-Myc* 在 SCLC 中通过 DNA 扩增而活化，30%～40% 的 SCLC 病例有 *N-Myc*、*L-Myc*、*c-Myc* 这三种 *Myc* 的扩增。*N-Myc* 在神经母细胞瘤和胶质细胞瘤等多种肿瘤中有 DNA 扩增，其中在神经母细胞瘤中常见于较晚期的病例；但如果在早期的神经母细胞瘤中有 *N-Myc* 扩增，其预后往往比未扩增的患者生存期短。这一现象具有重要的临床意义，但其确切的分子机制目前还不清楚。

Myc 基因在细胞生长调控中具有重要作用。三种 Myc 蛋白均可与特定的 DNA 序列相结合，并与命名为 Max 的蛋白形成二聚体而起到转录因子的作用。每种 Myc 蛋白都有其特殊的表达形式，其具体功能也有所不同。在某些特定肿瘤中，*c-Myc* 基因的遗传学改变往往比 *N-Myc* 和 *L-Myc* 基因的改变更显著，如在 Burkitt 淋巴瘤中常见 *c-Myc* 基因的变异，而在神经母细胞瘤中存在 *N-Myc* 基因的改变。因而可推测，这三种 *Myc* 基因调控的下游基因可能不同。有证据表明 *Myc* 基因可调节与细胞增殖相关的基因，如 *c-Myc* 基因可能受 *APC* 基因的调节。Myc 蛋白与 Max 形成多聚体后的调控途径还需要进一步研究。最新的研究表明，c-Myc 某些功能不依赖于 Max。

此外，最近研究表明，*Myc* 在干细胞的自我更新与分化中有十分重要的作用。譬如，*Myc* 在肿瘤细胞糖代谢中起着重要的调控作用，它通过抑制 miR-23a 和 miR-23b，上调其靶基因线粒体中的谷氨酰胺酶，从而调节肿瘤细胞的能量代谢；也可通过抑制核糖核蛋白（heterogeneous nuclear ribonucleoprotein, hnRNP），从而影响细胞

核糖体的产生和蛋白质的合成。

3. **端粒酶**　端粒（telomere）是真核细胞线性染色体末端由端粒 DNA 和端粒蛋白质构成的一种特殊结构，是富含 GC 的高度保守重复核苷酸序列。人的端粒 DNA 序列由 5′ 向 3′ 方向的（TTAGGG）n 个重复串联组成，有 2～15kb。在正常情况下，随着细胞分裂，端粒进行性缩短并诱发一系列分子事件，最终导致细胞发生凋亡。端粒酶是一种能延长端粒末端的核糖蛋白酶，其主要成分是 RNA 和蛋白质；它含有引物特异识别位点，以自身 RNA 为模板，合成端粒 DNA 并整合到染色体末端，使端粒延长，从而延长细胞的寿命甚至使细胞永生化。这一重要发现阐明了端粒和端粒酶是如何保护染色体的，即染色体在细胞分裂过程中怎样实现完全复制，同时染色体如何受到保护而不至于发生降解。这一重要进展为解释细胞癌变的分子机制提供了新的发展方向。

4. **细胞周期特异性表达癌基因 p42.3**　*p42.3* 基因是北京大学肿瘤医院吕有勇教授团队克隆并鉴定出的一个新的癌基因，最初在胃癌组织中发现并分离，主要存在于上皮细胞的胞质中。目前在已知功能的基因中，尚未发现该基因的相似物。P42.3 蛋白富含脯氨酸，其 N 端存在 EF 手形（EF-hand），有类似结构的蛋白如 S100 蛋白被报道与肿瘤相关。此外，P42.3 蛋白还包含 CC 域，该结构常在蛋白相互作用中出现。上述分析均提示，P42.3 蛋白中存在的结构域和基序或可与其他蛋白相互作用。该基因在胚胎组织中均为高表达；而在成年的非肿瘤组织中，该基因不表达或低表达。*p42.3* 基因的时空表达模式与许多原癌基因类似，因而它具有成为肿瘤标记物的潜质，在胃癌组织中，相比周围正常组织，*p42.3* 呈现高表达。当下调 *p42.3* 后，细胞形态可发生明显改变，体积更大而且多核，说明细胞未进行正常分裂。抑制 *p42.3* 基因不仅能在体外抑制胃癌细胞的生长及集落形成，且在裸鼠中能减少肿瘤体积和重量。*p42.3* 基因表达存在周期依赖性。在基因水平上，*p42.3* 在 S 期低表达，在 G_2/M 期开始表达增加，到 G_1 早期达到高峰，然后随着 G_1 期的进行表达下降。在 mRNA 和蛋白水平，*p42.3* 也存在类似周期相关性。该过程中，蛋白表达与 mRNA 的高峰吻合，而相比于已知的有丝分裂调

控物 Cyclin B1 高峰期稍有延迟。p42.3 蛋白在 M 及 G₁ 早期高表达，提示 *p42.3* 基因可能参与 M 期进程，并缩短有丝分裂周期的进程。而且 *p42.3* 过表达的细胞出现染色体错配的几率远高于对照组。

5. 细胞恶性增殖相关癌基因 *CREPT*　*CREPT*（cell-cycle related and expression-elevated protein in tumor）基因由清华大学医学院常智杰教授团队发现、克隆并鉴定出的新癌基因。*CREPT* 定位于 20 号染色体上（人类），也被称为 *RPRD1B* 或者 *C20ORF77*，编码含有 326 个氨基酸的蛋白。序列比对分析的结果显示，CREPT 与 p15RS 是同源蛋白。人类的 *CREPT* 基因含有 5 个外显子，编码一个含有 326 个氨基酸的蛋白；*p15RS* 基因含有 7 个外显子，其编码的 p15RS 蛋白含有 312 个氨基酸。序列相似性分析显示，CREPT 与 p15rs 的同源性达 67%，在人、小鼠、斑马鱼、鸡、青蛙、四膜虫、蜜蜂、蚊子、蚂蚁、果蝇、非洲爪蟾、秀丽杆线虫和酵母等生物体中均十分保守。遗传进化树分析显示，*CREPT* 与 *p15rs* 及 *Rtt103* 来源于同一祖先，且十分保守。通过免疫组化和蛋白免疫印迹等方法，*CREPT* 在肺癌、胃癌、结直肠癌、宫颈癌、子宫平滑肌肉瘤、乳腺癌等 8 种实体肿瘤组织中的表达较配对正常组织明显增加，具有潜在癌基因样作用。347 例肿瘤患者样本的 RT-PCR 检测和 466 例肿瘤组织的免疫组化检测表明，在 83.3% 和 86.5% 的肿瘤组织样本中可发现 CREPT mRNA 和蛋白水平显著升高。整合组织芯片结果与临床资料后发现，*CREPT* 高表达与多种肿瘤的不良预后存在显著正相关。进一步的机制研究中发现，*CREPT* 基因对细胞周期的关键基因有影响，其中 *cyclin D1* 基因对 *CREPT* 的改变尤为敏感，CREPT 促进 *Cyclin D1* 基因转录。染色质免疫共沉淀实验显示，CREPT 结合在 *Cyclin D1* 的启动子和 poly A 前面的区域。进一步实验证明，CREPT 调控 *Cyclin D1* 的转录是通过形成染色质环，即当 RNA 聚合酶Ⅱ（RNAPⅡ）到达 *Cyclin D1* 的启动子区，CREPT 和 RNAPⅡ相互作用，来促进 *Cyclin D1* 的转录；当 RNAPⅡ到达 *Cyclin D1* 的 poly A 前面的区域，CREPT 和 RNAPⅡ相互作用，阻止 RNAPⅡ继续前进，通过染色质环让 RNAPⅡ又回到 *Cyclin D1* 的启动子区，从而加速

Cyclin D1 的转录。这种环状结构的形成可能会促进基因的转录，这可能是肿瘤细胞采取的一种新的转录终止调控机制，既不是"抗终止子"模式也不是"Torpedo"模式，而是形成环型结构模式。因此推测，CREPT 高表达使得肿瘤细胞利用这种模式来加快基因转录。该基因通过 Aurora B 调控 *CCNB1* 介导 G₂/M 有丝分裂期来调控胃癌细胞的恶性增殖，较临床常用的 *Ki67* 更具有早期诊断及预后评价的意义，可作为一种潜在的新型广谱肿瘤标志物。

（二）蛋白质类抑癌基因

蛋白质分子类抑癌基因也很多，同时也是最早被发现的一类抑癌基因，因而研究得比较全面、系统。这里仅以 Rb、p53 和 PTEN 为例，来阐明蛋白质分子类抑癌基因与肿瘤的发生、发展、治疗和预后密切相关。

1. *Rb*　视网膜母细胞瘤基因（retinoblastoma gene, Rb）是第一个被克隆的抑癌基因。1986 年，美国三个实验室分别独立克隆了该基因。Rb 基因全长约 200kb，含 27 个外显子，26 个内含子；外显子大小不同，短的仅 31bp，长的可达 19kb；转录产物为 4.7kb 的 mRNA，编码由 928 个氨基酸组成的 105～110kD 的核内磷酸化蛋白 Rb。Rb 具有 DNA 结合活性，表明其可能参与某些基因的调节。

Rb 基因的异常主要表现为等位基因缺失和基因突变。应用限制性酶切片段长度多态性（restriction fragment length polymorphism, RFLP）方法分析等位基因的杂合性丢失，发现 *Rb* 基因的高频率丢失不仅存在于视网膜母细胞瘤中，也存在于骨肉瘤、小细胞肺癌、非小细胞肺癌、膀胱癌、乳腺癌、软组织肉瘤和肝癌等肿瘤中。除了等位基因丢失外，*Rb* 基因的异常，特别是基因突变也在多种人体肿瘤中存在，其中以肺癌、乳腺癌、骨肉瘤和软组织肉瘤中出现率较高，从 15%～50% 不等，主要集中于外显子 13～17 上。在小细胞肺癌中 *Rb* 基因的异常可达 47%，骨肉瘤可达 43%，乳腺癌可达 32%，原发性肝癌可达 18%。*Rb* 基因异常与某些肿瘤的发生存在一定的关系，除与视网膜母细胞瘤发生的关系比较明确外，与其他肿瘤之间的关系并不清楚。同时也发现在肿瘤的发生中，*Rb* 基因与 p53、c-Myc、 c-Fos 和 TGF 等还存在相互调节的关系。

Rb 等位基因的异常或出现基因重排、基因突变,常可表现出 mRNA 或蛋白质的异常。应用 Northern 杂交、蛋白印迹或免疫组化方法,发现 12% 的小细胞肺癌有异常的 mRNA,22% 有蛋白异常。Fuisieue 在研究 10 株人的肝癌细胞株时,发现有两株 Rb 蛋白的异常。应用免疫组化方法,在多种人体肿瘤中发现 Rb 蛋白的异常表达。

Rb 基因从克隆到现在,从 DNA、RNA 和蛋白的不同水平,对其正常状态下的负调节作用机制及与肿瘤发生的关系已有了深入的认识。由于肿瘤的发生是多基因参与、多步骤的复杂的生物学过程,还有许多问题,特别是 Rb 基因与其他相关基因间的调节机制,仍有待于进一步的阐明。值得一提的是,Rb 也可通过保持骨髓的造血功能和干细胞的产生而调节干细胞。

进一步研究表明,Rb 蛋白是细胞周期的重要调控者,可将细胞阻滞在 G_1 期,通过诱导细胞老化抑制肿瘤细胞的增殖。Rb 是细胞周期蛋白依赖激酶(CDK)的主要磷酸化底物,处于非磷酸化或低磷酸化形式的 Rb 可与几个转录因子结合,抑制它们的转录激活功能,从而控制细胞周期进程。其中,转录因子 E2F 能激活重要的细胞周期蛋白 E 和 A,启动 DNA 复制。处于非磷酸化活性状态的 Rb 通过与 E2F 因子结合屏蔽其转录激活结构域,抑制了从 G_1 期进入 S 期所需的下游基因的表达,造成生长停滞。Rb 蛋白主要通过参与 p16/Rb 信号通路诱导细胞老化现象。p16INK4a 是一种 CDK 的抑制因子,它通过抑制 CDK4/6 与 Cyclin D 的结合,阻断 CDK4/6 对 Rb 的磷酸化,使 Rb 蛋白处于低磷酸化状态,导致 ERK 的持续性活化,从而抑制 E2F 的功能促使细胞阻滞于 G_1 期,导致细胞老化。

2. p53　p53 基因是研究最为广泛深入的抑癌基因之一。人类肿瘤中约 50% 以上与 p53 基因变异有关。p53 基因全长约 20kb,定位于人类染色体 17p13.1,由 11 个外显子组成,编码 393 个氨基酸组成的 53kD 的核内磷酸化蛋白,具有蛋白质 -DNA 和蛋白质 - 蛋白质结合的功能。p53 基因分为野生型和突变型两种,其产物也有野生型和突变型。野生型 p53 蛋白极不稳定,半衰期仅数分钟,并具有反式激活功能和广谱的肿瘤抑制作用。p53 蛋白具有转录调节作用,其中央核心区域可结合特定的 DNA 序列,氨基末端序列有转录活性功能,C 末端序列对 p53 蛋白形成自身二聚体或四聚体的能力非常重要。p53 可正向调节一些在细胞增殖周期调控过程中起关键作用的基因,包括调节 CDK 活性的 p21 和 DNA 损伤导致细胞生长受阻相关的 GADD45 基因。对 p53 蛋白的三维结构研究表明,p53 突变可影响其与 DNA 相作用的关键氨基酸,也可由于突变蛋白发生错误重叠而不能与特定的 DNA 识别序列相结合。p53 基因具有重要的细胞生物学功能,在细胞内的核心作用是介导 DNA 损伤后的细胞应激反应,维持遗传稳定性。p53 对细胞周期的调节主要在 G_1/S 控制点起作用,以决定细胞是否启动 DNA 合成;而在另一些情况下,却决定细胞是否进行程序化死亡。研究表明 p53 在细胞对 DNA 损伤所发生的应答过程中起关键性作用。含野生型 p53 的细胞,在 DNA 受到损伤时可使细胞停滞于 G_1 期,在 DNA 开始合成前进行损伤的修复;而缺乏 p53 野生型功能的细胞,则不能阻滞于 G_1 期以修复损伤的 DNA。p53 的失活可促使肿瘤细胞进一步出现基因组的不稳定性,突变型 p53 则具有癌基因的作用,促进细胞恶性转化。p53 蛋白类似于 Rb 基因产物,可以与 SV40 大 T 抗原、腺病毒 E1A 蛋白、HPVE6 和 E7 蛋白、EBV 核抗原 5(EBVN5)及 HBV X 蛋白结合。病毒蛋白与 p53 蛋白形成复合物后,p53 蛋白在细胞内含量显著增加,细胞的分裂和增生能力增强。关于 p53 基因正常的生物学功能和在肿瘤发生中的作用机制还远不清楚。近年的研究认为 p53 可通过磷酸化、乙酰化方式进行调节,深入的研究仍在进行之中。

在多种人类肿瘤中已证实存在 p53 基因的缺失或突变,这可能是细胞癌变原因之一。自 1989 年以来,人们在越来越多不同类型的肿瘤中发现了 p53 基因的突变,其频率可达 50%～60%,其突变的形式可表现为点突变、缺失突变、插入突变、移码突变和基因重排等。p53 突变位点分布比较广泛,目前已知的突变位点大部分集中在第 5～8 外显子区域,即 p53 的突变热点(hot spots);少数位于其他外显子或内含子的剪切位点上。p53 基因突变有一定的特点,即大多数点突变是引起蛋白功能改变的错义突变,少数是无义突变或终止码突变,特别是在上皮源性的癌组织中;在肉瘤中则以重排、插入突变为主,而错义突变非常罕见。86%以上的点突变发生于进化保守区,主要有4个突变热点,其区段分别位于密码子132～143、174～179、236～248和272～281区段。不同组织类型或不同致病因素相关的肿瘤,突变位点分布和频率具有一定的特征性,如肺癌位于273密码子,结肠癌位于175密码子,而肝癌则多数集中于249密码子。突变的类型在不同肿瘤中具有一定的特征性,如肺癌、肝癌的G→T突变,结肠癌的GC→AT的转变。*p53*基因突变事件有十分重要的价值,可与不同的致癌因素联系在一起。譬如,皮肤鳞状细胞癌的*p53*基因突变均发生于双嘧啶部位,研究认为此类肿瘤中*p53*基因是紫外线引起突变的直接靶位。在原发性肝癌中,*p53*基因点突变是最为频发的事件,但其研究结果存在的差异也较大。在Hsu和Bressac的研究报道中,*p53*基因突变主要发生于第249密码子的G→T点突变,这可能是黄曲霉毒素B1的攻击靶点;其后的大量研究也支持这一结果。来自于欧美、中东及其他黄曲霉毒素B1低含量区的肝癌,虽然也存在较高的突变频率,但第249密码子突变率却非常低,表明*p53*基因的突变差异与不同的致癌因素作用有关。*p53*基因突变在癌家族的研究领域也取得重要进展,Li-Fraumeni综合征(LFS)即为典型的例子。LFS是以乳腺癌为主的家族性肿瘤综合征,患者有明显的肿瘤家族史,呈常染色体显性遗传;患者的正常组织和肿瘤细胞中都存在*p53*基因突变,位于248～258密码子。这一发现首次揭示了家族性癌症的遗传学基础。

*p53*基因异常的另一形式为等位基因的缺失,特别是当一个等位基因发生点突变时,另一个等位基因便存在缺失的倾向,这种两个等位基因都失活的现象在结肠癌、乳腺癌中发生频率较高。在原发性肝癌中,应用限制性酶切片段长度多态性分析,*p53*等位基因杂合型缺失频率可达25%～60%;另外在骨肉瘤、乳腺癌、肺癌等肿瘤中,也存在不同程度的等位基因杂合型缺失。*p53*基因甲基化状态的变化也是较为常见的基因异常,主要发生于第157、175、245、248、273及282的CpG区。

p53蛋白具有与双链或单链DNA结合的能力,同时还具有与DNA病毒编码产物结合的能力。*p53*基因突变和等位基因缺失是导致p53蛋白异常表达的主要原因。由于突变型p53蛋白的半衰期可延长至6～12小时,所以用抗p53蛋白的抗体通过免疫组化的方法检测肿瘤组织,p53蛋白过量表达常提示*p53*基因存在错义突变。应用这一方法可为一些肿瘤如乳腺癌提供临床预后的指标。然而最近的研究表明,突变型p53蛋白除增加其在细胞内的聚积外,如果以某种结合的方式存在,特别是与肿瘤DNA病毒编码产物结合,也可使细胞内p53蛋白聚积,含量增加,导致其正常的负调节功能丧失。p53蛋白与DNA或病毒癌蛋白相结合,并进一步调节基因表达的机制仍值得进一步探索。Vogelstein证明,野生型p53蛋白可与多瘤病毒的早期启动子结合,调节其下游的基因表达;而突变型p53蛋白则不具有这一功能。在与HBV感染相关的肝癌中,应用免疫沉淀、细胞内掺入和基因共转染的方法,也证明了p53蛋白可与HBV的X蛋白结合,使p53蛋白在细胞内聚积,并可反式激活HBV在细胞内的复制。

p53除可以与某些病毒癌蛋白结合外,还可与细胞内的转录因子结合,起到活化和调节作用。目前已发现p53激活转录的基因有107种,抑制转录活性的基因有54种,其中关系最为密切的两个基因为*Mdm2*和*p21*。*Mdm2*是一种进化保守基因,具有转录因子的功能;该基因定位于12q13-14,编码磷酸化蛋白,其在体内的重要作用之一是抑制野生型p53的转录激活功能和抗肿瘤活性。p53与*Mdm2*相互作用的研究近年来引起了人们的关注。

p53蛋白在调节细胞周期和基因稳定性方面的研究,也有很大进展。在细胞周期中,当DNA受到损伤后,便停止DNA的复制,使细胞停留在G_1期。如损伤的DNA被修复,则可进入S期;如果损伤严重而不能修复,则会出现程序性死亡。野生型*p53*基因对控制细胞周期、维持细胞遗传稳定性具有重要作用。有研究表明,*p53*基因的作用机制之一可能是通过*GADD45*及*MDM2*行使调节作用;另一重要的作用机制可能是*p21*的蛋白表达。*p21*作为p53下游的转录激活产物,在该基因的上游调节区含有 p53 结合位点，具有抑制细胞周期素 / 细胞周期素依赖性激酶（CDK）的底物磷酸化作用，可导致 G_1 期阻滞，使细胞赢得时间，在进入 S 期之前修复损伤的 DNA。Vogelstein 又表明 p53 和 p21 对使 DNA 损伤的细胞阻滞在 G_2 期也是必需的。Karlseder 等最近在端粒中缺乏端粒重复结合因子 2（TRF-2）的细胞中发现其凋亡不依赖 p53 和 ATM 基因。p53 基因与细胞内转录因子及相关基因相互调节机制的研究，具有十分重要的理论和应用价值，也是近来研究的热点之一。最近，Vogelstein 对 p53 的作用进行了比较全面的总结阐述，指出在 p53 与多种基因之间存在复杂的调节机制，犹如一个复杂庞大的网络系统，许多问题有待阐明，如 p53 基因通过何种确切的途径启动生长停滞和细胞凋亡，p53 依赖性和非依赖性作用机制除已知的还有哪些因素协调作用，在细胞 DNA 损伤时调动 p53 聚积的信号有哪些，以及 p53 突变后通过何种方式可使其逆转。我们近期的研究发现，p53 受 miRNA-375 的调控并影响肿瘤细胞对放化疗的敏感性，对这些问题的阐明有助于人类对 DNA 损伤、细胞周期调控与肿瘤发生发展关系的认识。

p53 基因突变而失去抑制肿瘤的活性。研究发现，通过腺病毒将 p53 基因导入肿瘤细胞，可以诱导肿瘤细胞的死亡，从而抑制肿瘤的生长，达到治疗多种肿瘤的作用。我国自主研发的重组人 p53 腺病毒注射液于 2004 年 3 月获准上市，是世界上第一个用于多种恶性肿瘤治疗的基因治疗药物；该药物在联合放化疗方面具有显著的协同作用，极大地提高了治疗效果。研究显示，使用 p53 腺病毒协同羟喜树碱经肝动脉灌注化疗，可显著改善患者的生存时间。此外，p53 腺病毒注射宫颈实体瘤后，可以明显增加放疗的敏感性，甚至对于多数终晚期、常规治疗方法（手术、放疗及化疗等）失败的恶性肿瘤，p53 腺病毒均表现出不错的疗效。

3. PTEN　PTEN 基因（gene of phosphate and tension homology deleted on chromosome ten, PTEN）于 1997 年由三个实验室几乎同时分离鉴定，又称为 MMAC1（mutated in multiple advanced cancer 1）和 TEP1（TGF-regulated and epithelial cell-enriched phosphatase）。PTEN 基因位于染色体 10q23.3，由 9 个外显子组成，编码 403 个氨基酸组成的蛋白质，具有磷酸酯酶活性；PTEN 蛋白可通过拮抗酪氨酸激酶等磷酸化酶活性而抑制肿瘤的发生发展。实验表明，将野生型 PTEN 基因转染到该基因异常的胶质母细胞瘤后，肿瘤细胞的生长、侵袭能力受到明显抑制；PTEN 对肿瘤细胞的酪氨酸激酶 FAK（focal adhesion kinase）的活性有明显的抑制作用。此外，PTEN 蛋白还可通过特异性地使三磷酸肌醇（inositol 1, 4, 5-trisphosphate, IP3）的第 3 位磷酸去磷酸化而间接地抑制胰岛素诱导的磷酸肌醇 -3 激酶的活性，而 IP3 是胰岛素调节细胞生长信号通路中重要的第二信使，因此 PTEN 蛋白在细胞生长信号通路中可能起重要作用。目前的研究已经发现，PTEN 基因异常可存在于多种人类肿瘤，如胶质母细胞瘤、前列腺癌、肾癌、卵巢癌、乳腺癌、肺癌、黑色素瘤和淋巴瘤；PTEN 基因是继 p53 基因后另一个重要的抑癌基因，主要通过等位基因缺失、基因突变和甲基化方式使其失活。

PTEN 基因变化更多地表现在基因突变，目前已发现的突变形式有缺失突变、错义突变、无义突变和 mRNA 剪接突变等。PTEN 基因突变一般是在等位基因杂合性缺失的基础上发生，通常突变仅存在于一个等位基因，并以移码突变、无义突变等为常见，主要位于第 5 外显子编码的第 122～132 位氨基酸；该部位的编码序列与酪氨酸磷酸酶催化区的核心基团和双特异磷酸酶的保守区高度一致，表明该区域是保持 PTEN 正常功能的重要部位。在已报道的研究结果中，胶质母细胞瘤、子宫内膜癌的 PTEN 基因突变率最高，可达 30%～40%；在体外培养的前列腺癌细胞株中，突变率高达 75%～100%。同时还发现，PTEN 基因突变与肿瘤的组织类型有关，胶质母细胞瘤的突变高于其他类型的胶质细胞瘤；小细胞肺癌高于非小细胞肺癌；在卵巢肿瘤中，内膜样癌高于黏液性和浆液性肿瘤。有研究发现，约 27% 的子宫内膜癌的癌组织及增生组织中存在 PTEN 基因的改变。有研究报道，在前列腺癌和胶质母细胞瘤中，PTEN 基因的变化主要发生在晚期，而在子宫内膜癌则发生在早期；但这些结果有待进一步明确。

PTEN 基因除与前述的散发性肿瘤发生发展

密切相关外，在一些与遗传因素有关的肿瘤中也存在十分密切的关系；研究得较多的是一些错构瘤性遗传性肿瘤，其中主要为 Cowden 病（CD）和 Bannayan-Zonana 或 Bannayan-Ruvalcaba 综合征（BZS）。这两种具遗传倾向的综合征具有类似的临床表现，特点为全身多发性错构瘤性损害，也称为错构瘤性综合征；同时易并发乳腺癌、甲状腺癌等。自发现 PTEN 基因后，发现几乎所有的 CD 和 BZS 均存在杂合型缺失，其中约 80% 患者同时存在 PTEN 基因突变。与散发性肿瘤不同的是，这些突变以错义突变为主；CD 的突变主要发生在第 5 外显子，突变后致 PTEN 磷酸酶活性丧失，而 BZS 主要发生在第 5 外显子以外的区域，突变后对 PTEN 蛋白功能的影响较少。

目前对 PTEN 与肿瘤发生的关系已有了初步结论，其与多种肿瘤的发生发展关系密切。最近有三家实验室几乎同时证明 PTEN 在核内也起重要作用。研究结果表明：NEDD4-1 可多聚泛素化 PTEN，促进其胞质内降解；而单泛素化 PTEN，可增加其胞核内的含量。PTEN 无论在核内，还是胞质，都有脂质磷酸酶的功能，且核内 PTEN 可通过调控 CENP-C 和 RAD51 等在维持基因组稳定性中起重要作用。尽管对 PTEN 的遗传改变和转录调控已有较深入的认识，但对其确切的作用机制及作用的信号通路仍在继续研究中。

4. 其他抑癌基因

（1）AMP18：又称 GKN1（胃窦黏膜分泌蛋白，分子量 18kD）。该抑癌基因的功能由北京大学肿瘤医院的吕有勇教授课题组首次报道，该研究发现胃黏膜组织特异性表达基因 GKN1 参与胃癌细胞的老化及调控机制。已确定 GKN1 在正常胃组织中呈高表达，而在相应的癌组织中表达下调；研究发现 GKN1 的分泌是通过高尔基 - 内质网通路进行的，GKN1 与细胞膜结合，呈典型的自分泌蛋白特征。在细胞和实验动物模型研究中均发现 GKN1 具有诱导胃癌细胞老化的作用，其机制是 GKN1 持续激活 Ras/Raf/MEK/ERK 通路，继而活化 Rb/p16 及 p21waf 通路，诱导细胞老化，从而抑制细胞的增殖。这些研究表明，GKN1 对维持胃黏膜正常功能和新陈代谢具有重要作用，同时对胃黏膜病变和肿瘤的防治具有潜在的临床应用前景。

（2）MT2A：又称金属硫蛋白 2A（Metallothionein 2A）。该小分子应激蛋白的抑癌功能首次在胃癌中报道。北京大学肿瘤医院吕有勇教授团队研究发现，MT2A 在基因变异累积与胃黏膜病变演化和细胞癌变的过程中具有重要作用，确定该基因作为负调控因子参与 NF-κB 信号通路的调节；该研究还发现，MT2A 的表达上调能够参与 ROS 的清除和增强细胞抗氧化作用，其中 IκB-α 表达水平明显上调的同时其 p-IκB-α 表达明显降低，进一步明确 MT2A 过量表达上调 IκB-α 是通过 MT2A 对 IκB-α 启动子的调控作用。二烯丙基三硫化物（diallyl trisulfide，DATS）做为大蒜的主要化合物，可特异性诱导 MT2A 的表达，参与肿瘤细胞的有丝分裂危象（mitotic catastrophe），其中的可能机制与 DATS 通过甲基化与乙酰化调控 MT2A 的表达来影响细胞有丝分裂的进程和 CCNB1 的累积性表达。以上结果进一步明确 DATS 在诱导肿瘤细胞有丝分裂危象的生物学特征，表观调控机制与临床意义。此外，多西紫杉醇（docetaxel，DOC）也可诱导 MT2A 的表达增加，结合临床数据发现经过 DOC 治疗效果好的患者，其 MT2A 的表达增加较为明显，体外及动物实验表明，二者联合可显著抑制肿瘤的恶性增殖，也为临床 DATS 与 DOC 联合应用提供了理论依据。

（3）MZF1：即骨髓锌指蛋白 1（myeloid zinc finger 1）。该基因在胃癌中的具体调控机制及抑癌基因的功能由吕有勇教授团队和北京交通大学黄家强教授首次共同发现。该基因可以作为胃癌预后的潜在抑癌基因，通过表观修饰在胃癌不同癌变阶段表达下调；并且与 MT2A 相互作用形成转录激活子，促进 IκB-α 的转录活化来抑制 NF-κB 活性。

（4）RCAN1.4（regulator of calcineurin 1 gene isoform 4）：为上海交通大学团队最近研究发现的新型抑癌基因；关于 RCAN1.4 在肝癌生长和转移过程中的功能及作用机制的研究论文日前在国际《胃肠病学》杂志上发表。专家认为，该研究为进一步了解肝癌生长和转移过程的分子机制提供了重要线索。

根据流行病学统计数据显示，唐氏综合征患者与普通人相比，罹患实体瘤的概率约为后者的

1/10。而唐氏综合征患者自出生起就携带着一条额外的 21 号染色体拷贝，提示人类 21 号染色体上可能存在具有肿瘤抑制作用的关键基因。这为科研人员在肝癌中寻找新型抑癌基因提供了非常重要的思路和线索。

科研人员通过对肝癌临床样本进行高通量筛选，鉴定发现人类 21 号染色体上的特异基因 RCAN1.4 在肝癌中的表达显著下调，且与肝癌患者的不良预后相关。该基因的表达下调可导致肝癌细胞内 CaN/NFAT 信号通路过度激活，从而转录调控细胞因子 IGF1 和 VEGFA 等的表达分泌增多，形成促癌微环境，最终促进肝癌的恶性进展。科研人员还发现，钙调磷酸酶抑制剂环孢菌素 A 对敲减 RCAN1.4 的人源性肝癌异种移植模型具有很好的肿瘤治疗效果。

目前全球晚期肝癌的标准一线治疗药物只有索拉非尼；而该药物价格昂贵，客观有效率仅为 2.3%，肝癌患者从中获益非常有限。因此，探寻新的肝癌靶点及治疗药物迫在眉睫。此后，科研人员将进一步明确环孢菌素 A 等对低表达或不表达 RCAN1.4 的肝癌患者的治疗效果，期望能为具有 RCAN1.4 低表达或不表达的肝癌患者提供新的个体化治疗方案。

（三）同一蛋白分子的双重作用：癌基因或抑癌基因

有很多蛋白质分子或酶类，如 NMP（B23、NO38）、CIKs、ATF2、JNK1 和 GSK-3β 在人类不同的肿瘤中既可以是癌基因，也可以是抑癌基因。更有趣的是，同一蛋白分子在细胞的不同亚单位中，也会发挥促癌或抑癌的作用。比如说，ATF2 在细胞核内是癌基因，而在线粒体内则是抑癌基因。另外，自噬既可起促癌作用，也可起抑癌作用。这里以 GSK-3β 为例进行阐述。

糖原合成激酶 3（glycogen synthesis kinase，GSK-3）是一种丝氨酸 / 苏氨酸类激酶，广泛地分布在迄今所研究的所有真核生物中，是糖原代谢过程中的重要限速酶，可在胰岛素调控下磷酸化肝糖原合成酶（glycogen synthase，GS）并使之失活。目前的研究表明，GSK-3 在哺乳动物中包括两个亚型，即 GSK-3α 和 GSK-3β，其中 GSK-3α 主要参与糖原代谢过程；而 GSK-3β 则可能至少参与了 PI3-Kinase、Wnt/wingless 以及 Hedgehog

三条信号转导通路。近几年的研究表明，GSK-3β 除了以上所述的功能外，它更是一个多功能激酶，在蛋白合成、细胞增殖、细胞分化、运动以及肿瘤发生等方面都扮演了重要角色。

GSK-3β 是分子量约为 47kD 的蛋白质。与 CDK2、p38-γ、ERK2 等激酶类似，其活性中心也是 T-loop 结构。这类激酶需要一个磷酸化的苏氨酸作为连接活性中心 α 螺旋及 β 折叠的关键环节。但 GSK-3β 的 T-loop 结构缺少了一个磷酸化的苏氨酸，这正好由底物预磷酸化的苏氨酸 / 丝氨酸来代替。由 Arg96、Arg180 和 Lys205 三个带正电的氨基酸组成的口袋结构（底物结合位点），恰好与苏氨酸 / 丝氨酸相结合，使 GSK-3β 的活性位点正好与底物上的 Ser/Thr 发生作用；这三个残基在所有的 GSK-3 同源物中是高度保守的，此模式可使底物磷酸化的效率提高数百倍。

另外，与其他的激酶不同，GSK-3β 的底物比较特殊，往往需要先经过另一个酶的预磷酸化，才可以与 GSK-3β 作用。大多数 GSK-3β 底物共有的序列为 Ser/Thr-X-X-X-Ser/Thr-P，其中第一个 Ser/Thr 是磷酸化的目标残基，X 表示任何氨基酸，最后的 Ser-P/Thr-P 则表示预磷酸化位点。例如，肝糖原合成酶需要被酪蛋白激酶 II 预先磷酸化，然后再由 GSK-3β 对其多个位点依次磷酸化；eIF2B 则需要 DyrklA 预磷酸化。Cdc25A 需要被 Plk3 预磷酸化（T80），然后再由 GSK-3β 对其磷酸化（S76）。调节 GSK-3β 活性的方式有多种，包括激酶磷酸化、形成蛋白复合体、细胞内分布调节等多种形式。激酶磷酸化调节是其调节的主要形式，但 GSK-3β 激活磷酸化的上游激酶尚无定论；Akt、PKA、PKC、p90Rsk 等激酶可以通过 Ser9 位置的磷酸化抑制 GSK-3β 的活性，是目前研究较为清楚的 GSK-3β 活性调节途径。胞核中 GSK-3β 调节了很多转录因子，其在胞核中水平不是恒定的，而是根据胞内一些因素的改变而发生剧烈变化。例如，在细胞周期的 S 期，GSK-3β 水平最高，促进胞核细胞周期蛋白 cyclin D1 的磷酸化。在凋亡的早期，GSK-3β 在胞核内也迅速增加，通过转录因子参与调节基因的表达。

目前研究证实，GSK-3β 是一种多功能激酶，其作用底物大约有 50 种信号转导相关蛋白，其中超过 15 种蛋白为转录因子相关蛋白；其介导的信号转导通路参与了蛋白合成、细胞增殖、细胞分化、细胞运动以及肿瘤发生等多个生理病理过程。如 GSK-3β 在 PI3K 信号通路是抑癌基因，同时 GSK-3β 在 Wnt 信号转导通路中也是抑癌基因。GSK-3β 在 Wnt 信号通路中的功能并不与其在 PI3-Kinase 信号通路中的作用相干扰。譬如说，胰岛素信号引起 GSK-3β 的 Ser9 磷酸化失活并不会使得 β- 连环蛋白在胞质中聚集；同样，Wnt 通路激活后也不会产生胰岛素类似的作用。这种隔离的机制与 Axin 特异结合 GSK-3β 有关，关键可能在于 Axin 与 GSK-3β 的结合并不需要预磷酸化，而且也不会结合在带正电的氨基酸组成的口袋结构上。

GSK-3β 在多种条件下引起细胞凋亡。在一些情况下，如营养因子耗尽、PI3-Kinase 抑制、Aβ 蛋白、神经酰胺、人免疫缺陷蛋白 1 型 Tat 蛋白、血小板激活因子、热休克、线粒体毒素等诱导的细胞毒性反应中，GSK-3β 表达增强，活性增加，促进细胞凋亡。在小鼠 PC12 细胞中过量表达 GSK-3β 会引起细胞凋亡；在小脑颗粒神经元中激活 GSK-3β 会导致成熟前细胞凋亡，而且 GSK-3β 可以促进人成神经瘤细胞 Y（SH-SY5Y）中星形孢菌素诱导的细胞凋亡。抑制 GSK-3β 活性可以阻止细胞凋亡。Fratl 蛋白（一种内源性的 GSK-3β 抑制剂）在神经元细胞中的表达可以解除 PI3K 抑制诱发的细胞凋亡；用 SB-216763 或 SB-415286（GSK-3β 合成抑制剂）处理初级神经元，可防止因降低存活因子 PI3-Kinase 的活性而诱发的细胞凋亡；用氯化锂抑制 GSK-3β 也可保护细胞不致凋亡。目前认为，GSK-3β 促进凋亡、也可以说 GSK-3β 发挥抑癌基因作用的机制，可能有以下几种可能：GSK-3β 磷酸化 eIF2B 后抑制细胞蛋白合成过程是 GSK-3β 促进凋亡的主要机制之一；可能还有调节转录因子，如抑制 CREB、热休克蛋白 -1、协助促凋亡转录因子 p53 激活。

1. GSK-3β 的抑癌作用 GSK-3β 抑制 Wnt 信号通路转导。Wnt 信号通路在生长发育、内环境稳态及肿瘤发生发展中都具有关键性调控作用。Wnt 蛋白作为分泌型蛋白，激活与胞外的膜结合型卷曲蛋白受体，该受体可进一步磷酸化 Dsh 蛋白。Dsh 蛋白通过与 Axin 相连接，破坏 APC、Axin、GSK-3β 组成的复合体，从而抑制 β

连环蛋白的磷酸化，去磷酸化的 β 连环蛋白在细胞质内堆积并进入细胞核与核内 T 细胞因子 / 淋巴增强子家族的转录因子结合，并启动特殊靶基因的转录，如 c-Myc、CCND1、MMP7、ITF-2 和胃泌素等，从而影响细胞增殖与分化，促进肿瘤发生。在此过程中，活化的 GSK-3β 可以磷酸化 β 连环蛋白氨基末端的第 41 位苏氨酸以及第 37 位和第 33 位丝氨酸，磷酸化的 β 连环蛋白与 F-box 蛋白 β-TrCP 相结合，并进一步泛素化，最终被蛋白酶体降解。除了 β- 连环蛋白外，GSK-3β 分别调节 Axin 的稳定性和 APC 连接 β 连环蛋白的效率，最终抑制靶基因的转录。最近研究发现，哺乳动物中 PKA、GSK-3β、CK-I 可以相继磷酸化 Gli3 的 C- 端磷酸化作用位点，使其被蛋白酶体部分降解，β-TrCP、cul3/BTB 以及 numb/Itch 可以介导 Gli 泛素化，从而抑制 Hedgekog（Hh）通路传导。该 Hh 信号通路与基底细胞癌、成神经管细胞瘤、白血病、胃肠肿瘤、肺癌、卵巢癌、乳腺癌、肝癌、胰腺癌、前列腺癌等恶性肿瘤密切相关。此外，细胞水平研究表明，抑制 GSK-3β 活性可以减弱或完全消除凋亡，其可通过抑制促存活转录因子（如 CREB、热休克因子 -1）和调控促凋亡转录因子（如 p53）来促进凋亡。GSK-3β 可以直接磷酸化 p53 的第 33 位丝氨酸，或间接磷酸化 p53 的第 315、376 位丝氨酸而促进 p53 介导的特殊基因转录和 p53 胞内定位。除了直接作用外，GSK-3β 还可以通过磷酸化 p53 特定 E3 泛素连接酶 MDM2 来调节 p53 的水平。稳定的 p53 进入复杂的调控系统，诱导其与 DNA 绑定并提高 p53 下游基因的转录活性，进而调节细胞的特定功能，如生长抑制、DNA 修复、凋亡。研究还发现，GSK-3β 与线粒体凋亡信号有关，抑制 GSK-3β 可以阻止线粒体释放细胞色素 c。众所周知，细胞色素 c 可以激活凋亡蛋白酶 3 并启动凋亡过程。

2. GSK-3β 的促癌作用 但从另一个角度讲，GSK-3β 对于细胞生存是必需的。GSK-3β 敲除小鼠可以正常发育到妊娠中期，但大约在 14 天死于 TNF-α 诱导的肝细胞凋亡。而且最新研究发现，在许多肿瘤组织中（如结肠癌、胰腺癌、乳腺癌、卵巢癌等），GSK-3β 高表达，抑制 GSK-3β 的活性会促进相应肿瘤细胞的凋亡，其具体机制还在进一步研究中。这些研究共同表明，GSK-3β

在决定细胞命运中是一种关键物质。GSK-3β 在多种肿瘤组织中存在着高表达，随着 GSK-3β 的多能性逐渐被证实，其在肿瘤发生发展中的作用逐渐引起了诸多学者的关注。近年来，许多相关实验相继展开，以乳腺癌、结肠癌方面的研究突破较大，但其研究结果却存在一些争论。

另外，GSK-3β 正向调节 NF-κB 的活性。超活化的 NF-κB 信号可以导致肿瘤发生及肿瘤的化疗耐药。研究发现，敲除 GSK-3β 基因的小鼠在发育过程中因大量肝细胞凋亡而死亡，这与 NF-κB 的活性丧失有关。在胰腺癌中，GSK-3β 抑制剂具有抑制癌细胞存活的作用，这与其可下调 NF-κB 活性以及减少抗凋亡靶基因（如 XIAP，Bcl-XL，CCND1）的表达密切相关。以上结果提示 GSK-3β 对维持肿瘤细胞中 NF-κB 的活性具有重要作用。

同时，GSK-3β 促进肿瘤细胞的新陈代谢及转移，因为 GSK-3β 的一个作用是磷酸化并抑制糖原合成酶的活性，从而相对的增加葡萄糖的代谢。由于肿瘤细胞快速增殖需要大量的生物合成材料，所消耗的生物合成材料主要是来源于葡萄糖糖酵解代谢所产生的生物合成中间物质。因此，肿瘤细胞通常选择糖酵解代谢的方式维持细胞快速增殖所需的物质和能量需求。另外目前研究发现 h-prune 是 GSK-3β 的一种结合蛋白，敲除 GSK-3β 和 h-prune 基因可以抑制细胞转移。H-prune 与桩蛋白及黏着斑蛋白组成黏着斑复合体，GSK-3β 失活或敲除 GSK-3β、h-prune 基因可以抑制桩蛋白分解、黏着斑激酶的酪氨酸磷酸化以及 Rac 激活。这一结果表明 GSK-3β 参与调节细胞的转移。

在结肠癌方面，Shakoori A 等发现，GSK-3β 在结肠癌组织和细胞系中表达及活性均明显高于正常对照组织，通过特异性的化学抑制剂或 RNAi 技术抑制 GSK-3β 的活性或表达可以明显诱导细胞凋亡，抑制细胞增殖。同时，Ghosh JC 等发表的研究结果佐证了 Shakoori A 研究结果的准确性，但他们更侧重于分子机制的研究，使用了分子阻断、基因组突变、药物拮抗等方法研究 GSK-3β 在 p53+/+ 或 p53-/- 的结直肠癌细胞中的作用，结果发现 GSK-3β 药物阻断剂治疗 p53+/+ 的结直肠癌细胞可致 p53 表达持续增加，伴随 p21Waf1/Cip1 的上调和 survivin 水平的缺失。通过无功能 GSK-3β 突变体的过度表达或 RNAi 技术快速沉默 GSK-3β，可诱导结肠癌细胞中有活性的 p53 基因的表达。其后，Tan J 等进一步阐明了 GSK-3β 诱导肿瘤细胞凋亡的 p53 相关途径，他们证实抑制 GSK-3β 活性可以削弱 p53 依赖的目标基因的转录，包括 p21、Puma，但是促进 p53 依赖的 Bax 构象激活，导致细胞色素酶 c 的释放、线粒体膜电位的丢失以及 Caspase-9 途径的激活。这一生物学过程同 GSK-3β 的 S9 部位的抑制性磷酸化的调节有关而与激活性的酪氨酸磷酸化无关。凋亡的诱导通过直接的线粒体途径，需要 Bax，而不是 Puma。因此，部分学者认为，GSK-3β 的一些小分子抑制剂似乎可以作为结肠癌化疗的辅助用药。

在混合谱系白血病（mixed lineage leukemia，MLL）中，GSK3 可使细胞周期抑制蛋白 p27 稳定性降低，从而促进细胞的增殖和转化。而且，在小鼠 MLL 动物模型中，抑制 GSK3 就能有效抑制肿瘤的生长。这也是首次明确了 GSK3 是一个癌基因并可作为肿瘤分子靶向治疗的靶点。在神经胶质瘤中，GSK3β 可使 p53 和 / 或 Rb 失活，导致细胞凋亡受阻，从而使细胞恶性增殖。也就是说，GSK3 在神经胶质瘤中是癌基因，可作为肿瘤治疗的有效靶点。我们的研究结果表明：GSK-3β 在骨肉瘤中起癌基因作用，在骨肉瘤的发生、发展中起关键作用，其作用机制主要是通过 NF-κB 通路，而且，GSK-3β/NF-κB 通路可作为骨肉瘤患者的预后指标和治疗靶点。单独或同时抑制 GSK-3β、NF-κB，可以增强骨肉瘤细胞对化疗的敏感性，为骨肉瘤的综合治疗提供了新的靶点和思路。

GSK-3β 信号转导是一个复杂的过程，受细胞类型和环境等多因素的影响。一些研究表明 GSK-3β 促癌作用主要是 NF-κB 信号通路所介导；而且，亚细胞定位也十分重要，因为只有细胞质中的 GSK-3β 才能传导生存信号。然而，GSK-3β 促凋亡作用更加明确，它可以促进凋亡信号转导，并抑制抗凋亡因子的表达。考虑到将 GSK-3β 对肿瘤的双重作用，将其应用于临床时，需仔细测验 GSK-3β 复杂的作用机制。为了明确 GSK-3β 在多种细胞通路中的作用仍需要进行更多的实验研究。虽然 GSK-3β 巨大的功能网络系统为多种肿瘤提供了可选择的治疗方式，但仍需要详细考虑所有的因素，从而避免治疗过程中可能发生的副作用。

二、microRNA 类癌基因和抑癌基因与人类肿瘤

microRNAs（miRNAs）是由约 22 个核苷酸组成的非编码的单链 RNAs，是一类在动植物中发现的基因表达调控因子。它们通过依赖 miRNA 和靶基因互补性的两种不同的机制反向调控靶基因的表达。当 miRNAs 和编码蛋白的 mRNA 几乎完全配对时，miRNAs 诱导 RNA 介导（RNAi）的干扰途径。简而言之，mRNA 转录本在 miRNA 关联的多蛋白 RNA 介导的沉默复合体（miRISC）中被核酸酶剪切，导致靶 mRNA 的降解。这种 miRNA 介导的基因沉默机制在植物中比较普遍，在哺乳动物中也有发现。然而，绝大多数哺乳动物中的 miRNAs 并不导致靶 mRNA 的降解，而是通过另外一种机制进行基因表达调控。这些 miRNAs 通过不完全的碱基配对和 mRNA 的 3′ 非翻译区（UTRs），在一个类似于或者可能是等同于 RNA 干扰途径中使用的 RISC 复合物中，在转录后水平上抑制基因翻译。与抑制翻译一致的是，通过这种机制控制翻译的 miRNAs 仅降低其靶基因的蛋白表达水平，但其 mRNA 水平几乎没有受到影响。然而，最近的一些发现表明，miRNAs 与它们的靶基因只有部分互补的情形也会导致 mRNA 的降解，但是目前还不清楚翻译抑制是否发生在 mRNA 的降解之前。

miRNAs 调节了多种生物学信号通路，生物信息学数据显示，每个 miRNA 可以调节数百个靶基因，这提示 miRNAs 可能影响所有的信号途径。最近的证据表明，miRNA 突变或异位表达与多种人类癌症相关，miRNAs 可以起到抑癌基因或者癌基因的功能，可能在癌症的诊断和治疗中起重要作用。

（一）miRNA 与肿瘤的关系

已有研究表明，miRNA 与多种肿瘤的发生存在着密切关系。2002 年，Calin 等在染色体 13q14 上发现有 *miR-15* 和 *miR-16* 两个 miRNA 基因，而慢性淋巴细胞白血病患者常发生 13q14 染色体

的缺失，提示上述基因可能与慢性淋巴细胞白血病发生有关。随后，一些研究小组报道，miRNA 在肺癌、乳腺癌、脑癌、肠癌、肺腺癌、巨噬淋巴细胞癌、胶质母细胞瘤和 B 细胞淋巴瘤中表达异常，并与以上肿瘤的发生有关。Calin 等人还发现，超过一半的 miRNA 位于肿瘤发生相关区域和脆性位点、杂合型缺失区、扩增区或断裂点区。因此，miRNA 水平的变化是导致肿瘤发生重要原因之一。

（二）miRNA 具有癌基因或抑癌基因作用

miRNA 既可作为抑癌基因，下调原癌基因的活性；也可作为癌基因，下调抑癌基因的活性。Iorio 等发现，*miR125b* 在乳腺肿瘤中表达下调；该基因定位于 11q23-24，这一区域在乳腺、卵巢和肺部肿瘤中缺失，但在这一区段仍未找到真正参与肿瘤发生的抑癌基因；*miR125b* 可能发挥了类似抑癌基因的重要作用，说明这类小分子可能通过发挥类似抑癌基因样作用参与肿瘤的发生发展。而 *miR221* 在乳腺癌组织中表达上调，表明 *miR221* 可能在乳腺癌形成中扮演着癌基因的角色。美国纽约冷泉港实验室在 *Nature* 报道一个 miRNA 多顺反子 *miR-17-92*，该基因定位于 13q31，在人类 B 细胞淋巴瘤中过度表达，因此认为 *miR-17-92* 很可能是潜在的癌基因。一系列研究报道 *miR-372* 和 *miR-373* 可使 p53 通路失活而促进肿瘤的发生，相关实验结果发现 *miR-375* 可能通过下调 p53 的表达而影响胃癌的复发和转移。因为 microRNA 可调控肿瘤的生物学特性，所以利用反义核酸（antisense miRNAs）或者小干扰 RNA 技术有效抑制某个原癌 miRNA 基因的表达或者提高某个 miRNA 的表达水平，在肿瘤的生物学治疗中具有重要的意义和价值。

（三）miRNA 生物合成与肿瘤发生的关系

Dicer 基因在异染色质的维持和中心粒沉默中起重要作用，在肺癌中发现 *Dicer* 的表达下调。Karube 等检测了 67 个非小细胞肺癌样品中的 *Dicer* 和 *Drosha* 的 RNA 表达水平。他们发现 *Dicer* 的表达量下降与术后存活期缩短相关，这表明了 Dicer 可能阻止肺组织的转化。由于 Dicer 与异染色质的维持和中心粒沉默有关，其蛋白水平的降低可能直接导致基因组的不稳定，从而引起肿瘤形成。*Dicer* 在肿瘤发生中的作用可能

是非直接的,可能是通过其缺失导致具有肿瘤抑制因子效应的 miRNAs 的减少而起作用。小鼠 *Dicer* 基因的缺失研究表明这个基因在哺乳动物发育和干细胞正常分化、T 细胞发育、四肢形成的重要性,这也预示着成熟的 miRNAs 在这些过程中起作用。因此,肺癌和 *Dicer* 的联系表明了这个基因在肺组织分化中的作用,并且可能是通过 miRNAs 起作用的。

蛋白 Argonaute 是短的干扰 RNA(siRNA)和 miRNA 介导的基因调节 RISC 复合物至关重要的组成部分,与多种肿瘤有关。已鉴定出的 3 个 Argonaute 基因,即 *AGO3*[又称真核转录起始因子 2 亚基 2(*EIF2C3*)]、*AGO1*(又称 *EIF2C1*)和 *AGO4*(又称 *EIF2C4*),前后排列在 1 号染色体(1p34-35),在 Wilms 肾癌中经常缺失,还与神经外胚层瘤有关。*AGO1* 在肺和肾的发育过程中高表达,在缺少 Wilms 肿瘤抑制基因 *WT1* 的肾癌中表达显著上升。这一结果表明,*AGO1* 在这些组织的胚胎分化过程中起重要作用。另一个 Argonaute 基因,*HIWI*,是与果蝇中 PIWI 功能类似的基因,定位在基因组 12q24.33,而这一位点与睾丸生殖细胞肿瘤有关。有研究检测这种睾丸特异表达的基因在 19 份睾丸精原细胞瘤中的表达,结果 12 份样品中 *HIWI* 表达上升。这些研究表明,*HIWI* 具有癌基因的活性,可能控制了生殖细胞的分裂和维持。进一步研究介导 miRNA 加工和 miRNA 抑制基因表达的复合物的组成部分,对于设计运用 miRNAs 治疗肿瘤等疾病的药物来说是必不可少的环节。

三、非编码 RNA 类癌基因和抑癌基因与肿瘤

人体中编码蛋白质的基因有 2 万多个,编码蛋白质的 DNA 在基因组中不足 2%;除约 5% 的非转录区外,其余约 93% 的基因组 DNA 可转录产生非编码 RNA(noncoding RNA,ncRNA)。这些 ncRNA 虽然不直接参与基因编码、克隆和蛋白质的合成,但它们是基因转录、表达、加工、剪切、修饰和调控的分子,能调控基因、细胞和机体的一切生理功能,与人体所有疾病的发生、发展和防治都有着密切的关系。它们是 RNA 生物学研究的新领域,因此 ncRNA 研究是当前分子生物学

重要前沿科学。

宋旭教授实验室发现 5 种来源于人的大分子 ncRNA 可通过与 PSF(PTB-associated splicing factor)蛋白相互作用调控原癌基因的转录,从而将成纤维细胞转化为肿瘤细胞,还可促进肿瘤的恶性生长,说明大分子 ncRNA 的异常高表达可能是肿瘤的重要成因之一。该发现有可能使人们对肿瘤成因产生新的认识,我们可利用这些大分子 ncRNA 研发出新型的肿瘤诊断试剂或治疗药物。

以上研究表明,我们以往对大量 ncRNA 的认知是十分有限的,ncRNA 的生物学功能及在肿瘤发生发展中的作用需要深入探讨,特别是长链非编码 RNA(long noncoding RNA,LncRNA)的生物学功能及其参与的调控网络是重要的科学问题。

四、单倍体不足的抑癌基因与肿瘤

最近,肿瘤学界提出了一个新的概念,即单倍体不足抑癌基因。单倍体不足(haplo-insufficient)是指等位基因中只有一个基因拷贝,即可导致功能的不正常。如果该单倍体不足而导致肿瘤的发生或增长,则称为单倍体不足的抑癌基因。比如说,*ASPP2* 就是一种单倍体不足抑癌基因,能够与 p53 协调抑制肿瘤生长;*Npm1* 在造血系统中是一种单倍体不足的抑癌基因;*Cdh1*$^{+/-}$ 杂合子小鼠中自发性肿瘤的概率大大增加,说明 *Cdh1* 也是单倍体不足的抑癌基因。

第四节 癌基因和抑癌基因与癌症发病机制假说的关系

大量的实验室和临床研究表明,肿瘤是一个多因素、多阶段、多基因变异累积的复杂病变过程。当研究工作深入到基因水平以后,人们会发现肿瘤相关基因的研究像大海捞针,而肿瘤的特异性基因的鉴定像盲人摸象。因此,后基因组时代肿瘤驱动基因(driver gene)的鉴定是一个十分具有挑战性的任务。随着重大疾病相关基因、功能基因组、环境基因组、药物基因组研究和生物芯片以及新一代测序技术的发展,这些项目的实施将从根本上解决目前肿瘤基因水平研究所面临的问题。

一、非可控性炎症与癌基因和抑癌基因变异的累积

在我国和世界范围内，消化系统肿瘤占肿瘤发病率的 75% 以上，其中食管癌、胃癌、肝癌在我国是高发肿瘤。目前从发病的规律看，这几种肿瘤的发生与多种环境致病因素相关，如营养素的缺乏、病毒（如 HBV、HCV 和 HPV）或细菌（Hp）感染等。从目前的现象可以得出这样一个结论，肿瘤的发生与病原微生物相关，并往往伴有某一类型的慢性炎症。这一类炎症被称为非可控性炎症（non-resolving inflammation）。近期研究表明，通过去除导致慢性炎症的致病因素来阻断细胞癌变进程，是预防肿瘤发生的关键手段。因为可以确定这些致病条件是细胞癌变的重要因素，同时相关报道也发现多种肿瘤具有明显的家族性聚集现象，因此遗传易感性是另一个重要的致病因素。癌基因和抑癌基因在这两者中起何种作用，至今仍然是一个谜。近年来许多研究表明，除了已经确定的癌基因和抑癌基因参与肿瘤的发生外，一些参与细胞基本代谢的基因也与肿瘤的发生密切有关，如叶酸受体基因在多种肿瘤中有改变、四氢叶酸还原酶基因多态性与食管癌发生的危险性相关。这些结果提示，有更多的基因或蛋白参与细胞癌变和肿瘤的发生发展过程。同时也进一步说明，肿瘤的发生发展是一个全身代谢障碍导致的非可控性慢性炎症。

目前研究结果表明，肿瘤的发生发展是一组多基因多模式变异累积的病变过程；在已发现的肿瘤相关基因中，任何一个单一基因都不能从基因水平阐明肿瘤发病的分子机制。因此，将肿瘤相关基因的鉴定与流行病学研究和临床工作密切结合，充分发挥我国几种常见高发肿瘤现有的资源优势和研究特点，从环境致病因素和遗传易感性交互作用的关系为切入点，有可能发现另一些细胞癌变的关键基因。同时，在清除致病因素后，通过检测这类基因的变化可进一步验证这些基因与肿瘤防治的潜在关系（图 3-3）。

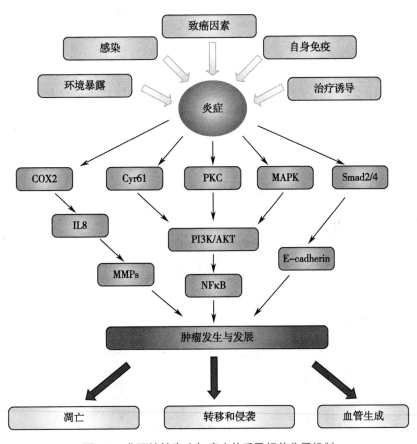

图 3-3　非可控性炎症与癌症关系及相关分子机制

二、细胞癌变的分子模型与肿瘤相关基因的鉴定

美国科学家 Vogelstein 在建立了结肠癌分子模型的基础上鉴定和克隆了许多与肿瘤相关的基因，这项研究为从基因水平阐明肿瘤的发病机制做出了重要的贡献。从 20 世纪 90 年代初开始，我们以肠型胃癌为对象，在建立胃黏膜永生化细胞的基础上，以人体胃黏膜病变的演化为研究重点，分析了胃黏膜慢性病变不同阶段中某种肿瘤相关基因的变异方式和频率及其与病变演化的关系。通过对处在不同病变阶段（正常胃黏膜、浅表性胃炎、慢性萎缩性胃炎、肠上皮化生、异型增生和胃癌）的胃黏膜组织的分析，初步确定在胃癌中高频率的基因变异，包括癌基因的扩增、重排、点突变和过量表达，以及抑癌基因缺失、点突变、过量表达和基因甲基化改变；除此以外，在胃黏膜病变异型增生和肠上皮化生中也检测到 p53 和 Ras 基因的点突变及癌基因 Met、ErbB2、Akt2 的过量表达。基因变异的种类、数量和方式在胃黏膜不同病变阶段的综合分析结果表明，基因过量表达多发生在细胞癌变的起始阶段，基因点突变可能是细胞癌变启动阶段的一个主要事件，这一阶段的可逆性较大；基因扩增、重排多发生在癌变的促进阶段，癌变细胞可能开始向不同的生物学行为分化，可能表现出多样性或异质性；基因缺失不仅能导致癌变细胞生物学行为的多样化，而且导致癌变细胞增殖分化平衡失调，促使肿瘤迅速发展。由此可见，胃黏膜细胞癌变的分子模型是阐明胃黏膜病变演化和癌变分子机制的实验体系，它为胃癌和癌前病变的基因诊断研究和应用奠定了基础（图 3-4）。

三、致癌与抗癌因素调节的肿瘤相关基因的鉴定与评价

相关研究表明，肿瘤的发生发展受多种环境致癌因素的影响；同时也发现，环境中有许多非常有效的抗癌因素，如大蒜、黄连在日常生活和医疗实践中都被证明是有效的抗癌因子。但是这些天然的有效成分是如何发挥作用的，目前还不清楚。大量基因的克隆，为我们研究这些有效成分与基因表达调控的关系奠定了良好的基础。已有的研究工作表明，大蒜有效成分可以使肿瘤细胞周期发生阻滞，诱导分化并上调某些抑癌基因

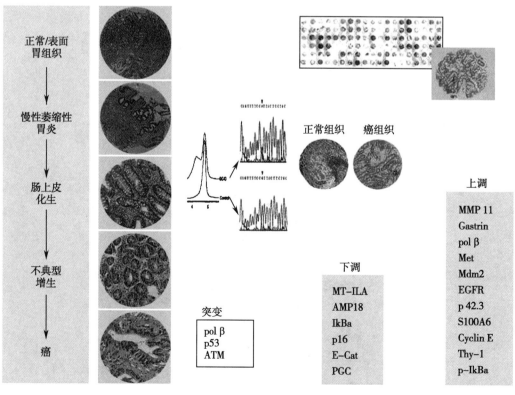

图 3-4 细胞癌变的分子模型与肿瘤相关基因

（如 *p53*、*p21*）的表达；同时，应用 mRNA 差异显示技术得到了受大蒜有效成分调节的 cDNA 片段，并初步确定这些 cDNA 片段与具有重要生物学功能的基因高度同源，其中许多基因参与细胞的增殖和凋亡。我们目前的研究结果提示，大蒜有效成分可有效抑制相关炎症信号通路如 NF-κB 的活化。由此可以推论，大蒜的抗癌作用可能是通过调控一组具有重要生物学功能的基因来实现的。其他一些具有抗癌防癌作用的中药或天然药物成分都具有这样类似的作用，因此，将我国天然药物和中医药的优势与特点和功能基因组、环境基因组、药物基因组的研究相结合，特别是利用肿瘤蛋白组学和代谢组学的研究体系建立我国常见肿瘤的蛋白表达谱和代谢组数据库，在此基础上鉴定特异性的肿瘤标志蛋白或代谢物，将癌基因和肿瘤蛋白或代谢物的研究统一起来以促进肿瘤相关基因克隆和功能的研究，可为阻断或逆转癌症演变提供新的途径和防治手段。

四、针对癌基因和抑癌基因肿瘤治疗的临床实践与挑战

近五十年来，随着分子医学的发展，疾病的分子诊断和基因治疗的实验研究与应用取得了快速的发展。美国、欧洲和日本不仅在疾病分子诊断研究领域取得重要进展，而且在临床应用方面取得实效。

驱动基因是肿瘤发生发展相关的重要基因，寻找肿瘤关键性驱动基因突变并进行针对性治疗是提高患者生存期的有效方法。几十年前研究者发现慢性髓性白血病患者的癌细胞中存在 9 号与 22 号染色体易位，产生 *BCR-Abl* 融合基因，即费城染色体。针对这一驱动基因突变，经过十年的分子药物设计与实验，最终在临床试验中取得了显著的疗效。有研究报道，伊马替尼将慢性髓性白血病患者的 5 年生存率从 30% 提高至 89%，且 5 年后仍有 98% 的患者处于血液学上的完全缓解。与其他癌症不同，慢性骨髓性白血病有着单一的病因，慢性髓系白血病是相对单一的驱动基因突变所致，这造就了伊马替尼治疗的奇迹；但这在其他肿瘤上难以复制，尤其是实体肿瘤中复杂的基因突变严重影响了靶向药物的疗效。

针对肿瘤 *EGFR* 基因突变的靶向药（EGFR-TKIs）已获批进入临床应用，成为 EGFR 突变阳性晚期非小细胞肺癌（NSCLC）患者的标准一线治疗。第三代 EGFR-TKIs 奥希替尼可抑制 *EGFR T790M* 耐药突变；FLAURA 研究报道其在晚期 NSCLC 中获得明显的疗效，与标准治疗相比进一步延长患者的无进展生存期、显著降低疾病进展及死亡风险，给晚期肺癌患者带来巨大的生存获益。尽管 EGFR 靶向治疗已取得较大的进步，但肿瘤基因治疗的情况十分复杂多变；目前已有研究报道第三代 EGFR-TKIs 耐药现象。第三代 EGFR-TKIs 耐药机制包括依赖 EGFR 通路（新发突变、T790M 减少或消失和 *EGFR* 基因扩增等）和不依赖 EGFR 通路（旁路途径的激活和细胞表型的转变）两大类。肿瘤的异质性决定了耐药机制的多样性，而耐药是肿瘤基因治疗过程中难以避免的问题；如何克服耐药并提高患者预后是肿瘤治疗的一大挑战。

针对恶性肿瘤的 *p53* 基因治疗已进入Ⅱ期临床试验。我国关于重组人源 p53 腺病毒注射液联合放射线治疗头颈鳞癌的临床试验研究结果进一步明确了其安全性和临床疗效，使晚期头颈鳞癌的局部复发率显著降低，生存期延长。这一结果提示重组腺病毒 -p53 可能是肿瘤综合治疗的重要手段之一。

肿瘤基因治疗涉及诸多的基本理论和技术问题，是一个临床科学和系统生物学问题。我们不仅要对基因药物治疗进行深入的临床观察和评价，同时也应逐步开展对其生物学作用和分子机制的深入研究。

第五节 对癌基因、抑癌基因和肿瘤生物学关键科学问题的思考

人类在以前的研究工作中已经确定，在肿瘤中可检出许多肿瘤相关基因的变异，包括癌基因与抑癌基因。在这些基因的变异中，癌基因的变异以点突变、扩增和过量表达为主，抑癌基因以缺失、点突变、低表达和高甲基化为多见。根据基因变异的种类、数量和方式在不同癌变阶段的综合分析表明，细胞癌变和肿瘤的发生发展是一个动态的过程，基因过量表达多发生在细胞癌变的起始阶段，基因点突变可能是细胞癌变启动阶

段的一个主要事件，这一阶段的可逆性较大；基因扩增、重排多发生在癌变的促进阶段，癌变细胞可能开始向不同的生物学行为分化，表现出异质性从而脱离机体对其的控制；基因缺失有可能使基因组发生更严重的破坏，不仅导致癌变细胞生物学行为的多样性，而且进一步导致癌变细胞增殖分化失控的不可逆性，促进肿瘤的发展。另一方面，人类逐步认识到，癌症可能是机体中成百上千种细胞代谢发育异常的表现（图3-5）。

目前我们虽然还不能明确阐述哪些基因在什么时空条件下发生变异、基因变异与肿瘤的发生发展有多大关系，但我们已初步了解人类细胞中的基因以怎样的方式从正常变为异常，同时也有相应的研究体系可以分析这些基因变异与肿瘤发生发展的关系，而且我们可以在细胞病理学的基础上从基因水平进一步完善对肿瘤的早期诊断和

生物学行为的判断。随着基因组、蛋白组学和代谢组学的研究进展以及生物芯片和新一代测序技术的发展，解决以下几个科学问题有助于进一步阐明癌基因、抑癌基因与肿瘤的关系：①鉴定肿瘤中关键的癌基因、抑癌基因及其参与的信号转导通路；②癌基因、抑癌基因变异与肿瘤的易感性关系；③癌基因、抑癌基因表达的时空性、生物合成与代谢；④癌基因、抑癌基因与不同个体肿瘤生物学特性及临床病理学的分子分型及个体化治疗的关系。

解决上述这些问题，需要我们密切结合临床，将癌基因和抑癌基因的研究扩展到肿瘤特异性基因或信号通路的识别，并通过系统的临床大样本的验证与评价，将研究成果用于肿瘤预防、早期诊断和指导治疗的防控体系。

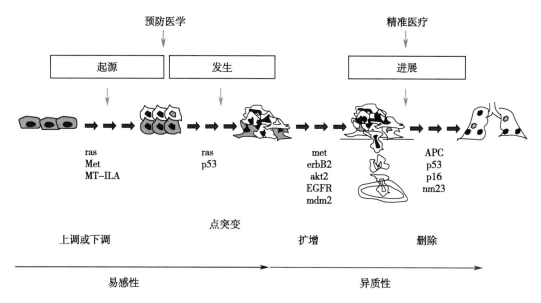

图 3-5 癌基因和抑癌基因与细胞癌变和肿瘤进展及防治策略的关系

（吕有勇 杨 柳 潘元明 康铁邦 朱明华）

参 考 文 献

[1] International Cancer Genome Consortium，Hudson TJ，Yang H，et al. International network of cancer genome projects. Nature，2010，464：993.

[2] Nik-Zainal S，Davies H，Staaf J，et al. Landscape of somatic mutations in 560 breast cancer whole-genome sequences. Nature, 2016, 534：47.

[3] Rui Xing，Yong Zhou，Youyong Lu，et al. Whole-genome sequencing identifies complex structural variations in gastric cancer. Nat Comun，2019 in press.

[4] Gallant P，Steiger D. Myc's Secret Life without Max. Cell Cycle，2009，8（23）：3848-3853.

[5] Knoepfler PS. Why myc? An Unexpected Ingredient in

the Stem Cell Cocktail. Cell Stem Cell, 2008, 2: 18.

[6] Riggelen JV, Yetil A, Felsher DW. MYC as a Regulator of Ribosome Biogenesis and Protein Synthesis. Nat Rev Cancer, 2010, 10: 301.

[7] Wu P, de Lange T. Human Telomerase Caught in the Act. Cell, 2009, 138: 432.

[8] X Xu, W Li, X Fan, et al. Identification and characterization of a novel p42.3 gene as tumor-specific and mitosis phase-dependent expression in gastric cancer. Oncogene, 2007, 26: 7371.

[9] Ji JF, Chen X, Leung SY, et al. Comprehensive analysis of the gene expression profiles in human gastric cancer cell lines. Oncogene, 2002, 21: 6549.

[10] XS Yuan, Y Zhang, XY Guan, et al. p42.3: A promising biomarker for the progression and prognosis of human colorectal cancer. J Cancer Res Clin Oncol, 2013, 139: 1211.

[11] JH Zhang, Lu C, ZG Shang, et al. p42.3 gene expression in gastric cancer cell and its protein regulatory network analysis. Theoretical Biology and Medical Modelling, 2012, 9 (1): 1-10.

[12] LL Mao, W Sun, WM Li, et al. Cell Cycle-Dependent Expression of p42.3 Promotes Mitotic Progression in Malignant Transformed Cells. Molecular Carcinogenesis, 2014, 53: 337.

[13] Lu D, Wu Y, Wang Y, et al. CREPT accelerates tumorigenesis by regulating the transcription of cell-cycle-related genes. Cancer Cell, 2012, 21: 92.

[14] Ding L, Yang L, He Y, et al. CREPT/RPRD1B associates with Aurora B to regulate Cyclin B1 expression for accelerating the G2/M transition in gastric cancer. Cell Death Dis, 2018, 9: 1172.

[15] Walkley CR, Shea JM, Sims NA, et al. Rb Regulates Interactions between Hematopoietic Stem Cells and Their Bone Marrow Microenvironment. Cell, 2007, 129: 1081.

[16] Vogelstein B, Lane D, Levine AJ. Surfing the p53 Network. Nature, 2000, 408: 307.

[17] Li Y, Li B, Li CJ, et al. Key points of basic theories and clinical practice in rAd-p53 (GendicineTM) gene therapy for solid malignant tumors. Expert Opin Biol Ther, 2015, 15: 437.

[18] Chen S, Chen J, Xi W, et al. Clinical therapeutic effect and biological monitoring of p53 gene in advanced hepa-

tocellular carcinoma. Am J Clin Oncol, 2014, 37: 24.

[19] Peng Z. Current status of gendicine in China: recombinant human Ad-p53 agent for treatment of cancers. Hum Gene Ther, 2005, 16: 1016.

[20] Xing R, Zhang J, Kang B, et al. Gastrokine 1 induces senescence through p16/Rb pathway activation in gastric cancer cells. Gut, 2012, 61: 43.

[21] Pan Y, Lin S, Xing R, et al. Epigenetic upregulation of metallothionein 2A by diallyl trisulfide enhances chemosensitivity of human gastric cancer cells to docetaxel through attenuating NF-κB activation. Antioxid Redox Signal, 2016, 24: 839.

[22] Shuye Lin, Xiaoyue Wang, Yuanming Pan, et al. Transcription Factor Myeloid Zinc-Finger 1 Suppresses Human Gastric Carcinogenesis by Interacting with Metallothionein 2A. Clin Cancer Res, 2019, 25: 1050.

[23] Jin H, Wang C, Jin G, et al. Regulator of Calcineurin 1 Gene Isoform 4, Down-regulated in Hepatocellular Carcinoma, Prevents Proliferation, Migration, and Invasive Activity of Cancer Cells and Metastasis of Orthotopic Tumors by Inhibiting Nuclear Translocation of NFAT1. Gastroenterology, 2017, 153: 799.

[24] Wang Z, Smith KS, Murphy M, et al. Glycogen Synthase Kinase 3 in MLL Leukaemia Maintenance and Targeted Therapy. Nature, 2008, 455: 1205.

[25] Miyashita K, Kawakami K, Nakada M, et al. Potential Therapeutic Effect of Glycogen Synthase Kinase 3beta Inhibition against Human Glioblastoma. Clin Cancer Res, 2009, 15: 887.

[26] Tang QL, Xie XB, Wang J, et al. Glycogen Synthase Kinase-3β, NF-κB Signaling, and Tumorigenesis of Osteosarcoma. J Natl Cancer Inst, 2012, 104: 749.

[27] He L, Thomson JM, Hemann MT, et al. A MicroRNA Polycistron as a Potential Human Oncogene. Nature, 2005, 435: 828.

[28] Yu F, Yao H, Zhu P, et al. let-7 Regulates Self Renewal and Tumorigenicity of Breast Cancer Cells. Cell, 2007, 131: 1109.

[29] Zhang XD, Yan Z, Lu YY, et al. hsa-miR-375 and hsa-miR-142-5p as Predictors of Recurrence for Gastric Cancer Disease in Patients Following Surgical Resection. Annuals of Oncolog, 2011, 22: 2257.

[30] Taft RJ, Pang KC, Mercer TR, et al. Non-coding RNAs: Regulators of Disease. J Pathol, 2010, 220: 126.

第四章　肿瘤表观遗传学

第一节　表观遗传学

1942 年，Waddington 首次提出"Epigenetics"的概念，定义为研究基因型与表型关系的学科。在引入"Epigenetics"这个概念时，Waddington 提及了遗传或继承，即遗传学的"主体"。他认为与遗传学相比，"Epigenetics"是研究遗传型如何产生表型的过程，这是首次将表观遗传学"Epigenetics"与遗传学列为两个独立的学科。Waddington 对"Epigenetics"的定义一直保持了四十多年。1948 年 DNA 胞嘧啶 - 鸟嘌呤二核苷酸（CpG dinucleotide）中的胞嘧啶可发生 5 位碳原子上的甲基化（Methylation）首次被报道。1953 年 DNA 双螺旋结构被发现。1983 年约翰霍普金斯大学（Johns Hopkins University）医学院的 Bert Vogelstein 和 Andrew Feinberg 报道肿瘤组织 DNA 存在 CpG 区低甲基化现象（hypomethylation），首次证明了 Epigenetics 的改变，即不依赖于基因组序列的遗传变化，参与肿瘤的发生。1987 年，Robin Holiday 提出高等生物基因特性的研究可分为两个层次：第一，基因一代代传递机制，这是遗传学的核心；第二，在从受精卵到个体的发育过程中基因的行为模式。个体发育过程中基因活性的改变即是"Epigenetics"。七年后，Holiday 再次提出了关于"Epigenetics"定义的两个改变：一，基因表达的改变不仅出现在机体发育过程中，而且也存在于机体成熟阶段，因此，他认为"Epigenetics"是研究机体细胞分化的基因表达改变、可通过有丝分裂和减速分裂遗传的基因表达谱式；二，Epigenetics 是除 DNA 序列外可从一代传递到下一代的遗传信息，即不基于 DNA 序列改变的核物质信息的遗传。

现今，"Epigenetics"是指在细胞分裂中可以遗传的基因表达改变，但这种改变是不随基因的 DNA 编码序列来决定的，故 Epigenetics 是一种影响基因转录及翻译而 DNA 序列不发生改变的基因表达调控方式，是在 DNA 及染色质水平的结构修饰或 RNA 稳定性及转录活性水平进行调控进而影响基因表达。其具体内容包括 DNA 甲基化，组蛋白修饰和染色质重塑，以及 RNA 干扰（如 miRNA、siRNA，见第五章）。因此，遗传学信息提供了包括表观遗传修饰蛋白在内的各种蛋白质和非编码 RNA 的图谱，而表观遗传学信息则调控基因在何时、何地表达及表达量。两者密不可分且相互协调，从而完整地解释生命的奥秘。表观遗传组学（epigenomics）是在全基因组水平上对表观遗传信息的系统性研究。

表观遗传修饰改变同传统遗传改变的不同之处在于它是渐变而非突变的过程。在哺乳动物细胞的衰老过程中，基因组中胞嘧啶甲基化会逐渐减少进而导致总体甲基化水平减少而引起一些基因的异常激活；同时也会有另一些基因启动子区 CpG 岛的高甲基化而致其沉默，这是与衰老相关基因的异常甲基化。表观遗传修饰异常也导致了人类多种疾病的发生，包括一些与发育相关的遗传病，如 ICF（immunodeficiency, centromeric region instability and facial anomalies，免疫功能低下，着丝粒区域不稳定和面部异常）综合征是由于 DNA 甲基化酶 *DNMT3B* 基因突变所致。女性中最常见的智力发育异常 Rett 综合征是由于甲基化 CpG 结合蛋白 *MeCP2* 基因的突变，导致神经元细胞发生过程中因甲基化沉默的基因异常激活。

更常见的是表观遗传修饰的异常改变在人类肿瘤发生发展中起重要作用。肿瘤本质上是一种遗传信息异常的疾病，表观遗传学与遗传学共同参与肿瘤的发生发展已得到普遍认可。肿瘤

DNA 异常甲基化包括抑癌基因启动子区的高甲基化（hypermethylation）及某些癌基因启动子区的低甲基化（hypomethylation），前者占甲基化异常的大多数，指基因启动子区 CpG 岛的异常甲基化致使许多抑癌基因的沉默失活；低甲基化则是指正常情况下不表达的基因去甲基化从而使某些癌基因异常激活。两者都能破坏基因组的正常甲基化进而影响基因的正常表达，导致细胞的增殖失控，从而促进肿瘤的发生和发展。

通过表观遗传机制所致的基因失活与遗传机制介导的基因失活有何区别？由于肿瘤细胞的选择压力或一次打击足以产生某些关键信号通路的异常，因此多个基因突变很少发生在肿瘤的单条信号通路中。如在 Ras 信号通路，*Ras* 与 *BRAF* 的突变较少同时发生在肿瘤中。以 Rb 通路为例，*p16* 的失活很少出现在 *Rb* 基因突变的肿瘤中，因为 *p16* 或 *Rb* 基因的失活完全有能力引起细胞周期调控紊乱，导致肿瘤的发生。在肾癌的发生发展中，约 60% 的肾癌存在 *VHL* 基因突变，而该基因启动子的甲基化则解释了其他 20% 的肾癌发生。由此可见，肿瘤具有遗传学和表观遗传学的双重基础。尽管遗传和表观遗传机制在肿瘤形成过程中均可导致基因失调，但与遗传突变不同的是，表观遗传事件可多次、多点地影响单个信号通路。因此，与遗传异常相比，表观遗传异常将导致更深入、更广泛的细胞信号通路紊乱，更有助于肿瘤的发生发展。例如，多个 *SFRP*、*DKK* 及 *WNT* 基因的同时沉默参与了 Wnt 信号通路的紊乱。

表观遗传异常发生在肿瘤癌变过程的早期阶段，先于肿瘤早期突变的发生，其改变包括肿瘤整体的 DNA 低甲基化和高频率的抑癌基因启动子高甲基化，因此具有预测肿瘤的作用。表观遗传异常与肿瘤起源的干细胞也密切相关。干细胞的肿瘤表观遗传学紊乱不仅是癌症的风险因素，而且是肿瘤恶性演进和异质性的重要因素。在一些结肠癌患者中，*MLH1* 启动子甲基化不仅在肿瘤中发现，而且在正常的体细胞中包括精子细胞中也同时被发现。这些干细胞系的表观遗传学突变使个体发生了异常的甲基化，更易于发生多种肿瘤。表观遗传改变亦很好地解释了肿瘤在生长、侵袭和化疗抵抗中的异质性。

第二节　DNA 的 CpG 甲基化

一、CpG 岛

人类基因组 DNA 存在着广泛的甲基化修饰。甲基化出现在 CpG 二核苷酸中胞嘧啶的第 5 位碳原子上。正常情况下基因组中呈非随机分布的 CpG 二核苷酸约 80% 发生甲基化修饰。基因 5′ 端启动子或基因第一外显子区（有时甚至包括第一内含子）富含长度为 200～4 000bp 不等的 CpG 位点，这类区域称为 CpG 岛（CpG island）。与其他 CpG 二核苷酸不同的是：正常情况下 CpG 岛是以非甲基化形式存在的，但肿瘤发生时的表观遗传学改变导致 CpG 岛异常甲基化。虽然 CpG 岛只占基因组的约 1% 和总基因组 CpG 位点的 15%，但却包含超过 50% 非甲基化的 CpG 二核苷酸。人类基因组全长序列的分析表明，人类基因组 CpG 岛约为 45 000 个，且有超过 50% 的 CpG 岛与看家基因（house-keeping gene）相关，余下的 CpG 岛则与组织特异性基因的启动子相关。CpG 岛很少出现在不含基因的区域和频繁发生突变的基因中。

CpG 岛有着开放的染色质结构，其核小体缺失组蛋白（histone）H1，但富含乙酰化的组蛋白 H3 和 H4。由于 5- 甲基胞嘧啶（5-mC）的自发去氨基导致 CpG 位点丢失，所以 CpG 岛的缺失仅发生在具有高度甲基化基因组的生物体中。而且甲基化的胞嘧啶易发生 CpG 到 TpG 的突变。CpG 岛已成为生殖细胞突变和获得性体细胞突变的高频突变位点，在肿瘤发生发展中具有重要的作用，如 TP53 编码区的甲基化 CpG 位点很好地解释了 p53 在结肠癌中 50% 的失活突变和所有肿瘤中 25% 的失活突变。

二、DNA 甲基化和去甲基化体系

DNA 甲基化是对胞嘧啶的共价修饰。其具体过程是 DNA 双螺旋在 DNA 甲基转移酶（DNA methyltransferase，DNMT）的催化下，由 S- 腺苷甲硫氨酸（SAM）提供甲基团，将胞嘧啶核苷酸的嘧啶环第 5 位碳原子甲基化，并与其 3′ 端的鸟嘌呤形成甲基化的 CpG（mCpG）（图 4-1）。区域启动子 CpG 甲基化与全基因组低甲基化为肿瘤基本的表观遗传标志（epigenetic hallmark），可导致抑癌基因（TSG）的沉默和癌基因的激活，从而促进肿瘤的激发和演进。对人类肿瘤的全基因组测序研究亦表明，最常见的突变基因是表观遗传修饰因子，包括 CpG 甲基化调节组件，这表明表观遗传编程失调直接参与肿瘤的发生并起关键的作用。DNA 甲基体系有三个重要的组成部分：DNA 甲基化转移酶参与建立和维持甲基化的稳定；去甲基化酶（CpG demethylase）参与主动去甲基化过程；甲基化 CpG 结合蛋白家族（methyl-CpG binding proteins，MeCPs）参与识别甲基化（表 4-1）。

人类 DNA 甲基转移酶包括 DNMT1、DNMT2 和 DNMT3。DNMT1 是 1988 年克隆的第一个

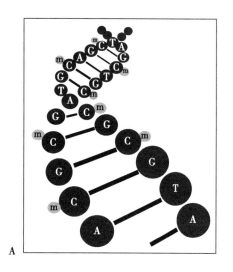

图 4-1 DNA 分子上 CpG 位点的甲基化

表 4-1 哺乳动物 CpG 甲基化和去 CpG 甲基化机制

分类	功能	定位	活性
DNA 甲基化转移酶			
DNMT1	甲基化的维持，转录抑制	S 期复制 foci	使半甲基化的 DNA 分子甲基化
DNMT2	微弱 DNA 甲基转移酶活性	核	体外低活性
DNMT3A	胚胎发育过程中甲基化重塑，印迹建立，转录抑制	异染色质和核质	de novo 甲基化
DNMT3B	胚胎发育过程中甲基化重塑，重复序列甲基化，转录抑制	异染色质和核质	de novo 甲基化和甲基化稳定
DNMT3L	胚胎发育过程中甲基化重塑，印迹建立，精子发育，转录抑制	异染色质和核质	无活性酶，但可提高 DNMT3A/B 的催化活性
去甲基化酶			
TET1、TET 2、TET 3	去甲基化	异染色质	氧化 5-mC 产生 5-hmC

甲基化 CpG 结合蛋白	功能	介导的转录抑制复合物	结合特异性
MeCP2	转录抑制	Sin3A，HDAC 复合体	单个对称的甲基化 CpG
MBD1	转录抑制	部分 HDAC 依赖的转录抑制	甲基化的和非甲基化的 DNA
MBD2	转录抑制	MeCP1 染色质重塑复合物	甲基化的 DNA
MBD4	DNA 修复，修复去氨基的 5-methyl C		mCpG/TpG 错配
Kaiso	转录抑制	MeCP1 染色质重塑复合物	甲基化的和非甲基化的 DNA

真核生物 DNA 甲基化转移酶，是胞嘧啶 C5 特异甲基转移酶，对半甲基化的 DNA（hemimethylated DNA）有 10~40 倍的偏好性。在体细胞中，DNMT1 是表达最为丰富的甲基化转移酶，定位于复制叉，与细胞增殖核抗原 PCNA 相互作用。DNMT1 作用于仅有一条链甲基化的 DNA 双链，使其双链完全甲基化，参与 DNA 复制双链中新合成链的甲基化从而维持 DNA 甲基化，又称维持甲基化酶（maintenance methyltransferase）。DNMT2 主要为 tRNA（Asp）甲基转移酶，具有微弱的 DNA 甲基转移酶活性。DNMT3 可催化 CpG 从头甲基化（de novo methylation），包括两个从头甲基转移酶 DNMT3A、DNMT3B 和一个调节蛋白 DNMT3L。DNMT3L 是一种 DNMT3 类似蛋白，由于缺少 C 端的酶催化活性域，故不具有单独的催化活性，但它是 DNA 从头甲基化的调节因子，可提高 DNMT3A 和 DNMT3B 的催化活性，从而正向调节 DNA 从头甲基化。

DNA CpG 甲基化是一种可逆过程，可被动去甲基化（passive demethylation）或主动去甲基化（active demethylation）。DNA 复制过程中活性降低或缺乏 DNMT 为被动去甲基化。哺乳动物基因组 DNA 中新鉴定的 5- 羟甲基胞嘧啶（5hmC）作为主动去甲基化的中间体，已被公认为"第六个碱基"，它为通过主动去甲基化调节 CpG 甲基化酶动力学提供了新的见解。5hmC 在人胚胎干细胞和正常组织中高表达，但在多种肿瘤组织中表达降低。5hmC 修饰相对稳定，不仅是一种中间体，亦成为一种新的肿瘤表观遗传标志物。

TET 酶（ten-eleven translocation，TET）为 DNA 羟化酶家族成员，主要有 TET1、TET2 和 TET3。TET 通过连续氧化反应介导 5mC（甲基化胞嘧啶）至 5hmC 的转化和最终 DNA 去甲基化，是建立 5hmC 模式和维持基因组低甲基化状态的关键执行者。TET1 最初鉴定为 MLL 在急性髓性白血病（acute myeloid leukemia，AML）中的融合伴侣。TET2 的失活突变或缺失在造血系统恶性肿瘤中可检测到，并伴有 5hmC 水平降低，而在骨髓瘤和淋巴肿瘤中未发现体细胞 TET1 或 TET3 突变。与某些造血系统肿瘤中常见的 TET2 突变相比，启动子 CpG 甲基化介导的 TET1 表达沉默是其在广谱肿瘤中失活的主要机制，并可形成 CpG 甲基化的反馈环。

MeCPs 是与 mCpG 二核苷酸结合的一类核蛋白。目前已知在哺乳动物中有 5 种甲基化 DNA 结合蛋白，其中 MeCP2、MBD1、MBD2 和 MBD4 含有典型的甲基化 DNA 结合结构域（methylated DNA-binding domain，MBD）。MeCP2 是最早发现的甲基化 DNA 结合蛋白，含有 MBD 和转录抑制结构域（transcriptional-repression domain，TRD）。MeCP2 以甲基化依赖的方式结合到染色质上，通过 TRD 与桥蛋白 Sin3A 和 HDAC 共同抑制复合体结合，参与调节基因的转录抑制。MBD1、MBD2、MBD4 与 MeCP2 在 MBD 结构域上有同源性，具有优先结合甲基化 CpG 的能力。其中 MeCP2、MBD2 和 MBD3 三个成员均与组蛋白去乙酰化酶（HDAC1、HDAC2）和染色质重塑因子（Sin3A、CHD3/4）的大蛋白质复合体有关。第 5 种是 Kaiso（ZNF348/ZBTB33），它不具备 MBD 结构域，而通过锌指基序结合 mCpG 发挥作用。在这些甲基化 CpG 结合蛋白中，MBD1、MBD2、MeCP2 和 Kaiso 具有转录抑制子的功能，且这种抑制作用绝大部分是通过与 HDAC 复合体的相互作用而实现的，这提示甲基化抑制基因转录有赖于抑制性的染色质环境。MeCPs 是 DNA 甲基化与组蛋白修饰之间的桥梁，在肿瘤发生的表观遗传异常中发挥枢纽作用。

启动子异常甲基化可通过以下途径抑制基因的转录：①阻碍特定转录因子对其识别位点的结合，如 AP2、CREB、NF-κB、E2F 等转录因子的结合位点都含有 CpG 位点，CpG 位点的甲基化能抑制其与转录因子的结合；②直接结合特定的转录抑制蛋白，如 MeCP2 和 MBD1、MBD2 通过结合甲基化的 CpG 位点使基因转录失活；③通过改变染色质结构影响基因转录，启动子的高甲基化可导致染色质结构更加紧密进而转录失活。

三、抑癌基因甲基化与肿瘤发生

自 1983 年 DNA 甲基化异常在肿瘤组织中被发现以来，肿瘤表观遗传学的快速发展已为肿瘤学研究开辟了新的方向。肿瘤基因组的表观遗传学重要特点是全基因组的低甲基化和位点特异 CpG 岛的高甲基化。DNA 低甲基化在肿瘤的发生发展中具有重要作用，其所致基因不稳定性是肿瘤发生的重要诱因。DNA 低甲基化主要发生在重复序列、反转录转座子和基因"荒漠"（gene desert）等。重复序列的 DNA 低甲基化可促进染色体重排而增加基因组的不稳定性。反转录转座子的低甲基化可导致其活化并转位到其他区域，增加基因组不稳定性。低甲基化诱导的基因组不稳定性最好的例证是 ICF 综合征疾病，由于 *DNMT3B* 突变造成着丝粒区域 DNA 低甲基化从而导致随后的异常有丝分裂及染色体不稳定。此外，DNA 的低甲基化也可导致生长促进因子及癌基因的活化，如胃癌中的 *Ras* 和 *MAPSIN* 基因，结肠癌中 *S-100* 基因，B 细胞慢性淋巴细胞白血病中 *Bcl-2* 基因，黑色素瘤中 *MAGE*（黑色素瘤相关抗原），以及肿瘤中印迹基因的丢失（loss of imprinting, LOI）。在肾母细胞瘤中，低甲基化引起生长因子 *IGF2* 的 LOI，导致其病理上的双等位基因的表达，增加结肠癌风险。因此，DNA 低甲基化通过导致基因和非编码区的异常活化，介导多种机制参与肿瘤的恶性演进过程。

位点特异的高度甲基化则导致抑癌基因（tumor suppressor gene, TSG）的沉默而直接参与肿瘤的发生（图 4-2）。抑癌基因高度甲基化作为基因失活的机制在人类视网膜母细胞瘤 *RB1* 基因首先得到证实，*RB1* 基因启动子区的高甲基化直接抑制了其启动子的活性。此后的研究表明抑癌基因启动子异常甲基化在几乎所有的人类肿瘤包括鼻咽癌、食管癌、肠癌、胃癌、肺癌、肝癌及乳腺癌等的发病过程中起到重要作用。多种抑癌基因包括 *p16*、*CDH1*、*RASSF1A*、*RASAL/RASAL1*、*HIC1*、*PCDH10*、*ZNF382*、*DLEC1* 和 *BRCA1* 等已被证实因启动子高甲基化所致基因沉默，参与肿瘤发生发展的多种生物学过程，如 DNA 修复、细胞周期调节、细胞黏附、细胞凋亡和血管生成（表 4-2）。甚至有些具有肿瘤抑制功能的 miRNA 也可被启动子高甲基化而沉默。启动子异常甲基化所致抑癌基因的沉默提供了细胞克隆选择和增殖优势，可作为 Knudson 的"二次打击"学说中的第二次打击导致肿瘤激发。启动子高甲基化引起的转录因子如 *RUNX3*、*GATA4* 和 *GATA5* 的基因沉默可进一步抑制下游靶基因的调控。DNA 修复基因（如 *MLH1*、*BRCA1*）的沉默可使细胞不断积累遗传突变，导致肿瘤发生发展。

四、启动子异常甲基化导致肿瘤细胞信号传导紊乱

在肿瘤发生的早期阶段，表观遗传变化可导致肿瘤细胞成瘾（addict）和细胞信号通路的异常。这些细胞经过表观遗传改变所致的异常增殖和基因突变的积累，进一步促进其生长优势选择。以 Wnt/β-catenin 信号通路为例可说明启动子异常甲基化能导致肿瘤细胞中多种信号通路紊乱。在大多数肿瘤中，虽然 *APC*、*Axin* 或 *CTNNB1* 的突变很少，但 Wnt/β-catenin 信号通路活化的重要标志 β-catenin 的核积聚却经常出现。研究表明，

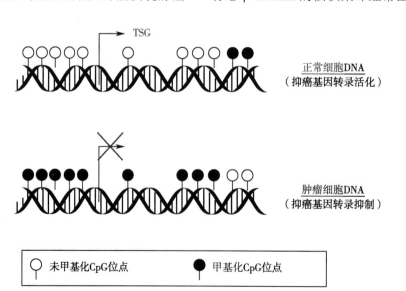

图 4-2　在肿瘤细胞中，抑癌基因（tumor suppressor gene, TSG）启动子高度甲基化导致其转录沉默

表 4-2 常见肿瘤中代表性的受启动子异常甲基化沉默的抑癌基因

相关功能	抑癌基因	相关肿瘤
DNA 修复	GADD45G	淋巴瘤，鼻咽癌
	MGMT	肺癌，结肠癌，胶质母细胞瘤
	MLH1	肺癌，结肠癌，头颈肿瘤，乳腺癌
	BRCA1	乳腺癌
激素反应	GSTP1（regulated by ER）	胃癌，肺癌，前列腺癌
	ER	乳腺癌，结肠癌
	AR	前列腺癌，白血病
Ras/Rho 信号通路	RASAL/RASAL1	鼻咽癌，肝癌，乳腺癌
	RASSF1A，RASSFs	肺癌，肝癌，膀胱癌，乳腺癌，胶质母细胞瘤，甲状腺癌
	DAB2IP	肝癌，胃癌，肺癌，乳腺癌
	SPRY2，SPRY4	肝癌，前列腺癌，淋巴瘤
	SOCS1，SOCS3	肝癌，头颈肿瘤，白血病，胃癌
	PTEN	急性淋巴细胞白血病，胶质母细胞瘤，乳腺癌，胃癌
	MAPK10/JNK3	淋巴瘤，胃癌
	DLC1	鼻咽癌，食管鳞癌，宫颈癌
细胞周期	CDKN2A（p16）	乳腺癌，结肠癌，肺癌，胃癌，肝癌
	CDKN2B（p15）	肺癌，肝癌
	CHFR	肺癌，宫颈癌，乳腺癌
	RB1	乳腺癌，白血病
p53 信号通路	HIC1	乳腺癌，结肠癌，肺癌
	p14ARF	神经母细胞瘤，结肠癌
细胞黏附与侵袭	CDH1，CDH13	肺癌，乳腺癌，胃癌，鼻咽癌，结肠癌
	PCDH10	胃癌，鼻咽癌，食管鳞癌
	OPCML	鼻咽癌，淋巴瘤
	DLEC1	胃癌，鼻咽癌，食管鳞癌，肺癌，前列腺癌
	CMTM3	胃癌，结肠癌
	PLCD1	胃癌，结肠癌，乳腺癌
凋亡	Caspase 8	肺癌，乳腺癌，肝癌，神经母细胞瘤
	DAPK1	肺癌，胃癌，头颈肿瘤
	FAS，FasL	肺癌，结肠癌
Wnt 信号通路	WNT5A	结肠癌，胃癌，淋巴瘤
	WIF1	急性淋巴细胞白血病，肺癌，乳腺癌
	SFRP1，SFRP5	急性淋巴细胞白血病，结肠癌，乳腺癌，鼻咽癌
转录因子和 homeobox 基因	RUNX3	胃癌，结肠癌，肺癌，乳腺癌
	ZNF382	胃癌，鼻咽癌，食管鳞癌
	GATA4，GATA5	结肠癌，胃癌，肺癌
	STAT5A	淋巴瘤
	SOX17	结肠癌，乳腺癌，前列腺癌
	HOXA	肺癌，淋巴瘤，乳腺癌
	ID4	乳腺癌，肝癌，白血病
表观遗传信号通路	PRDM5	结肠癌，胃癌
	TET1	鼻咽癌，结肠癌，胃癌，肺癌，淋巴瘤
	CHD5	乳腺癌，肺癌，卵巢癌，肾癌，结肠癌
microRNAs （参考第五章）	miR-101（targeting EZH2），miR-124a（targeting CDK6），miR-127（targeting BCL6），miR-203（targeting BCR-ABL1），miR-223（targeting AML1-ETO）	前列腺癌，膀胱癌，白血病

Wnt/β-catenin 信号可通过高表达其信号通路中的重要分子，如 WNT 配体（WNT1、WNT2B 和 WNT3A）、Fzd 受体（Fzd7 和 Fzd10）和 DVL 家族成员，而异常激活。另外，新近研究证实，肿瘤中基因启动子的异常甲基化所致 WNT 信号通路负性调节因子的沉默也有助于异常激活此信号通路。

胞外 WNT 抑制因子通过阻止配体受体相互作用而在细胞膜上发挥作用，包括通过直接结合 WNT 配体而抑制 WNT 通路的 SFRP 家族蛋白（SFRP1-5）、WNT 抑制因子 1（WIF1）及结合 WNT 受体复合物中 LRP5/6 元件的 DICKKOPF（DKK）家族（DKK1-4）。这类 WNT 抑制因子的沉默可通过在细胞膜上上调 Wnt 信号通路从而导致 β-catenin 活性的增加。已在多种肿瘤中研究证实，DNA 甲基化修饰所致 SFRP1-5、WIF1、DKK1-3 的下调可导致经典的 Wnt/β-catenin 信号通路的组成性活化。胞质中的 WNT 拮抗剂包括 β-catenin"破坏复合体"（APC）、AXIN 和 DACT 家族。在结肠癌发生过程中，通过启动子甲基化沉默 APC 与 AXIN 是其失活的一种机制，可导致 β-catenin/TCF 依赖的转录激活。与 APC/AXIN 沉默机制不同的是，结肠癌中 DACT3 沉默的表观遗传修饰为 H3K27me3 组蛋白甲基化修饰。核蛋白 SOX（SRY-box containing genes）如 SOX7 和 SOX17，可直接与核转录因子 TCF/LEF 或其他蛋白相互作用，从而抑制 WNT 信号靶基因的转录。SOX7 和 SOX17 启动子高甲基化所致的表观遗传沉默在结肠癌、乳腺癌或前列腺癌中是频发事件。

其他 WNT 家族成员，如 WNT5A 和 WNT7A，通过 GSK3β 非依赖的 β-catenin 降解途径拮抗 Wnt 信号。尽管不同的肿瘤中 WNT 作用的机制不一致，但 WNT 蛋白失调广泛参与肿瘤的发生发展。WNT5A 可执行抑癌基因的功能，拮抗 Wnt/β-catenin 信号通路从而抑制肿瘤。启动子异常甲基化引起的 WNT5A、WNT7A 和 WNT9A 沉默已在大肠癌、胰腺癌、淋巴瘤及白血病中报道。上皮黏附分子 CDH1 可与 β-catenin 结合，抑制其聚集在核内而影响其细胞内定位，进而负性调节 Wnt/β-catenin 信号通路。启动子高甲基化所致 CDH1 沉默导致 Wnt/β-catenin 信号通路异常活化已在多种肿瘤中得到证实。

多个受表观遗传沉默的 Wnt/β-catenin 信号通路负性调节子参与肿瘤的发生，提示表观遗传基因失活在肿瘤激发和演进过程中的重要作用。在肿瘤发生的早期阶段，这种表观遗传异常甚至可发生在关键通路的遗传突变之前，使肿瘤干细胞更易于发生异常的克隆性增殖，而不发生分化和成熟。这些异常增殖的克隆可有效地依赖过度活化的 Wnt 信号，随后进一步获得下游信号分子失活或激活的突变（如 APC 或 CTNNB1）。多个表观遗传异常的积累可作为基因突变的有利补充，促进 WNT 信号通路的异常活化，从而参与肿瘤的发生发展。由此可见，认识启动子异常甲基化所致的肿瘤信号通路紊乱及关键信号分子的异常，逆转表观遗传修饰异常所致的基因沉默，有望成为预防和治疗肿瘤的重要手段。

第三节　组蛋白修饰

染色质的基本结构是核小体，核小体中部是由四种组蛋白（H2A、H2B、H3、H4）各两个分子构成的八聚体核心，N 端尾部为单一的 H1。核小体周围绕着约 1.75 圈长约 150bp 的 DNA，之间的连接 DNA 为 10～80bp，并通过组蛋白 H1 缩成直径为 30nm 的纤丝。重复的核小体结构加上连接 DNA，通过组蛋白及其他非组蛋白进一步折叠，压缩形成高度有序的染色质结构。组蛋白的氨基末端尾部常发生多种翻译后修饰。这些修饰可通过影响组蛋白与 DNA 的亲和性而改变染色质的结构状态，进而影响转录因子与 DNA 序列的结合和基因表达（表 4-3）。组蛋白修饰比 DNA CpG 甲基化修饰复杂得多，因为不同组蛋白（H3 和 H4）中不同的氨基酸可发生不同类型的修饰，包括乙酰化（acetylation）、甲基化（methylation）、磷酸化（phosphorylation）、泛素化（ubiquitination）、糖基化（glycosylation）等，并且组蛋白不同位点的氨基酸末端可发生一种或多种修饰，它们之间又能相互调控，从而使组蛋白氨基末端的多样化修饰形成一个复杂的"密码子网络"，极大地丰富了传统遗传密码的信息含量。本部分主要介绍组蛋白的乙酰化和甲基化修饰。

组蛋白修饰也与 DNA 甲基化密切相关。H3K9 甲基化直接导致了中心粒周围异染色质 DNA 的

表4-3 主要的组蛋白修饰与基因转录活性

组蛋白修饰	相关基因转录活性
H3K4 甲基化	转录激活
H3K4 乙酰化	转录激活
H3K9 乙酰化	转录激活
H3K9 甲基化	沉默
H3K27 三甲基化	沉默

甲基化。组蛋白去乙酰化酶（HDAC）、组蛋白甲基转移酶和甲基化结合蛋白的相互作用，导致了DNMT 的重新聚积。

一、组蛋白乙酰化

乙酰化是最早发现的与转录相关的组蛋白修饰方式。乙酰化修饰大多在组蛋白 H3 赖氨酸的9、14、18、23 和 H4 赖氨酸的 5、8、12、16 等位点。组蛋白末端的乙酰化状态在组蛋白乙酰基转移酶（histone acetyltransferase，HAT）和组蛋白去乙酰基酶（histone deacetylase，HDAC）的相互作用下保持着动态平衡，并与染色质的转录活性密切相关。乙酰化的染色质与转录激活相关，而去乙酰化的染色质与转录抑制相关，见表4-3。

HAT 将乙酰辅酶 A（乙酰 CoA）的乙酰基转移到组蛋白氨基末端特定 Lys 残基的氨基基团上，消除氨基上的正电荷，这时 DNA 分子本身所带有的负电荷有利于 DNA 构象的展开，核小体的结构因此变得松弛。这种松弛的结构促进了转录因子和协同转录因子与 DNA 分子的作用，因此组蛋白乙酰化可激活特定基因的转录。HATs 主要分为 GNAT 家族（GCN5-related *N*-acetyltransferase）、MYST 家族（MOZ/Ybf2/Sas2/Sas3/Tip60）和 p300/CBP 家族。组蛋白赖氨酸的乙酰化是非随机的。HAT 通常以复合物的形式存在，尽管单一的 HAT 就能乙酰化游离的组蛋白，但对于核小体中组蛋白的乙酰化作用则必须通过包括 HAT 在内的多蛋白复合物的共同参与。HAT 复合物中多种蛋白的组合形式也可影响其底物特异性。除了通过对组蛋白的乙酰化而参与基因转录调控外，HATs 还可以乙酰化其他非组蛋白成分，如转录因子（p53、GATA、E2F1）、转录辅调节因子、DNA 结合蛋白和非细胞核蛋白。这一作用可改变各种底物蛋白的功能，其中对转录相关蛋白的乙酰化可调控其转录活性或 DNA 结合能力，从而参与特异基因的转录调控。如 p300/CBP 对 p53 的乙酰化可增强其特异性 DNA 结合能力、转录激活能力，并延长其半衰期。

组蛋白乙酰化为一可逆过程，乙酰化和去乙酰化的动态平衡控制着染色质的结构和基因表达。HDAC 则移去组蛋白 Lys 残基上的乙酰基，恢复组蛋白的正电性，带正电荷的 Lys 残基与 DNA 分子的电性相反，增加了 DNA 与组蛋白之间的吸引力，核小体的结构因此变得紧密，使转录调控蛋白不易接近启动子，从而抑制转录。低乙酰化的组蛋白主要位于非转录活性的常染色质区域或异染色质区域。三类 HDAC 已被报道参与调控染色质的结构。第一类 HDAC 与酵母的 Rpd3 同源，包括 HDAC1、HDAC2、HDAC3、HDAC8。第二类 HDAC 与酵母 Hda1 同源，包括 HDAC4～7 和 HDAC9～10。第二类 HDAC 与第一类 HDAC 虽然具有相似的催化活性，但二者在结构和功能上却有着显著的差异。第三类 HDAC 与酵母和小鼠的 Sir2（silent information regulator 2）同源，在人类中已经发现 7 种 Sir2 的同源物 SIRT1～7，此类 HDAC 特异地依赖于 NAD$^+$ 的活性但对 HDAC 抑制剂 TSA（trichostatin A）不敏感。与 HATs 一样，HDACs 也存在于复合物中。HDACs 复合物可调节其本身的酶活性，成分包括 Sir3（SWI-independent）、NCoR（nuclear receptor corepressor）、SMRT、NuRD、CoREST 等；HDAC 复合物亦参与调节细胞周期与凋亡，包括肾上腺糖皮质激素受体、HUS1/RAD9、DNMT1。此外，不同的复合物可使 HDACs 具有不同的底物特异性、细胞间定位及翻译后修饰。HDACs 同样也可作用于非组蛋白底物，包括 p53、E2F 和 GATA。

组蛋白乙酰化在肿瘤发生中起重要作用。催化组蛋白乙酰化的 HAT 或催化组蛋白脱乙酰化的 HDAC 可与一些癌基因和抑癌基因相互作用，从而修饰或介导这些基因对细胞分化和细胞增殖的调节。早幼粒细胞白血病基因-维 A 酸受体（PML-RARa）融合蛋白导致急性白血病是一个典型的例子。PML-RARa 融合蛋白通过 N-CoR（或 SMRT）募集 mSin3-HDAC 复合物至相关基因部位，使其去乙酰化，阻断转录因子结合，从而引起急性早幼粒细胞白血病。全反式视黄酸可与

PML-RARa 竞争结合,抑制其与 HDAC 复合物的结合,因而可治疗白血病。研究表明 HAT 具有肿瘤抑制功能,如果 HAT 活性缺失或失调可能导致肿瘤的发生。病毒癌蛋白(E1A)可与 p300/CBP 结合,这一发现首先揭示了 HAT 活性与肿瘤之间的关系。HDAC 异常与肿瘤的发生也存在着明显的相关性,如一些 HDAC(HDAC3、HDAC7)定位于染色体断裂段,易于通过突变、易位、缺失而发生改变,引起乙酰化状态的失衡而致病。

二、组蛋白甲基化

组蛋白甲基化主要发生在组蛋白 H3 和 H4 的赖氨酸(lysine, K)和精氨酸(arginine, R)残基上。组蛋白甲基化是由组蛋白甲基转移酶(histone methyltransferase, HMT)完成的。组蛋白精氨酸甲基化是一种相对动态的标记,由精氨酸介导的组蛋白甲基转移酶能选择性地甲基化 H3 和 H4 的精氨酸尾位点,尤其是 H3 和 H4 的 N 端残基。催化精氨酸(Arg)甲基化的酶称为蛋白质精氨酸甲基转移酶(protein arginine methyltransferase, PRMT),这类酶主要催化甲基从 S- 酰苷甲硫氨酸向精氨酸中胍基氮的转移。哺乳动物中 PRMT 家族包括 9 个成员(PRMT1、PRMT2、PRMT3、PRMT4、PRMT5、PRMT6、PRMT7、PRMT8 和 PRMT9)。每个 PRMT 亚型都含有 7-β 链甲基转移酶家族的特征基序,以及甲基转移酶 PRMT 亚家族特有的"双 E"和"THW"序列基序。精氨酸甲基化与基因表达调控相关,不同的组蛋白精氨酸甲基化位点在转录因子的协同下,发挥着基因激活或者沉默的功能。PRMT 的过表达与多种肿瘤相关,可开发针对该基因的靶向治疗的小分子抑制剂。

赖氨酸甲基化是基因表达调控较为稳定的修饰,作用也较复杂。组蛋白主要的 6 个赖氨酸残基(H3K4、H3K9、H3K27、H3K36、H3K79 和 H4K20)的甲基化存在单甲基(mono-, m1)、双甲基(di-, m2)和三甲基(tri-, m3)三种状态,这些修饰显著扩大了组蛋白复合体的密码信息。催化赖氨酸(Lys)甲基化的酶称为组蛋白赖氨酸甲基转移酶(histone lysine methyltransferase, KMT)。组蛋白的赖氨酸甲基化由 S- 腺苷甲硫氨酸(SAM 或 AdoMet)作为其甲基供体。KMT 特异性地作用于组蛋白残基,影响其甲基化程度。除 H3K79 特异性 DOT1L 甲基化酶外,所有已知的 KMT 都含有 SET 酶活性的结构域。SET 结构域由最早发现表达该结构域的 3 个基因命名,分别为 Su(var)3-9、Enhancer of Zeste 和 Trithorax。代表性的 SET 有 H3K4 甲基转移酶(MLL1-5、SET1A、SET1B、ASH1、SMYD3、SET7/9),H3K9 甲基转移酶(Suv39H1、Suv39H2、G9A、GLP、RIZ1、CLLD8、SETDB1),H3K27 甲基转移酶(EZH2),H3K36 甲基转移酶(SET2、NSD1、SYMD2)和 H3K79 甲基转移酶(DOT1L)。KMT 的突变失活或过表达引起甲基化的错误调节,导致肿瘤的发生。

与乙酰化修饰不同的是,根据甲基化修饰的赖氨酸位点和程度不同,组蛋白具有激活转录或抑制转录这两种不同的生物学活性。H3K4 甲基化是表达活跃的标志,而 H3K9 和 H3K27 的单、双和三甲基化则是转录抑制相关的组蛋白甲基化标志。H3K9me3 与异染色质高度紧密的结构相关,H3K9me2 与常染色质的沉默相关。H3K9me3 和 H3K27me3 共同构成哺乳动物细胞中两个主要的沉默机制:H3K9me3 主要与 DNA 甲基化协同作用参与转录的抑制;而 H3K27me3 很大程度上不依赖于 DNA 甲基化,而是通过 PcG 蛋白复合体执行转录抑制作用(见下节)。

组蛋白甲基化也是可逆的,依靠组蛋白赖氨酸去甲基化酶(histone lysine demethylases, KDM)。KDMs 主要包括 LSD1/BHC110 和 Jumonji 结构域蛋白两大类。赖氨酸特异性组蛋白去甲基化酶 1(lysine-specific demethylase 1, LSD1)是一个黄素腺嘌呤二核苷酸依赖性胺氧化酶,LSD1 的去甲基有一定的选择性,它可移去 H3K4me 和 H3K9me 上的甲基。LSD1 对维持基因组 CpG 甲基化也很重要。另一类是含 JmjC 结构域[jumonji C(JmjC)-domain containing histone demethylase, JHDM]的组蛋白去甲基化酶。JHDM 蛋白家族包括 JHDM1-3 和 JARID 等亚族,都具有 KDM 活性,可特异地去除组蛋白上的甲基。目前有超过 100 种含有 JmjC 结构域的蛋白被发现,其去甲基化作用有待进一步证实。组蛋白甲基化与去甲基化失衡与肿瘤发生密切相关,组蛋白赖氨酸去甲基化酶有可能成为新的抗肿瘤治疗靶标。

三、PcG 蛋白复合体

PcG（polycomb group）蛋白是一类进化上极为保守、通过染色质修饰调控靶基因转录的转录抑制因子，以 PcG 蛋白复合物的形式参与 H3K27 的甲基化。PcG 蛋白可形成两个蛋白复合体：其一是起始复合体多梳蛋白抑制复合物 2（polycomb repressive complex 2，PRC2），在转录抑制起始阶段发挥作用，包括 EED、EZH2、SUZ12 和 YY1 蛋白；其二是维持复合体多梳蛋白抑制复合物 1（polycomb repressive complex 1，PRC1），维持处于阻抑状态染色质的稳定性，包括 BMI1/MEL18、RING、HPC 和 HPH 蛋白。PcG 复合体可通过多种机制参与转录抑制。PcG 蛋白可通过 DNA 甲基化参与基因的沉默，如 PRC 复合物可在 EZH2 的作用下与 DNMTs 直接作用而诱导 DNA 甲基化；或在 BMI1 的作用下通过作用于 DNMT1 相关蛋白（DNMT1-associated protein 1，DMAP1）间接作用于 DNMTs，因此 PcG 蛋白 EZH2、BMI1 对于维持正常细胞和肿瘤细胞中 CpG 岛的甲基化是重要的。PcG 介导的基因沉默也与组蛋白修饰酶活性紧密相关，如 PRC2 复合体组分 EZH2 的 SET 结构域具有 HAT 的活性，可催化 H3K27 的甲基化。PRC1 复合体组分 EED 蛋白可与 HDAC1 和 HDAC2 相互作用，介导依赖于 HDAC 活性的转录抑制。此外，PRC1 还可抑制 ATP 依赖性 SWI/SNF 核小体重塑复合体介导的转录抑制。PcG 作为对细胞分化、癌变有重要调控作用的多功能转录抑制复合体，可与 DNA 甲基化、组蛋白修饰酶协同作用。

四、染色质重塑

染色质重塑（chromatin remodeling）指染色质位置和结构发生变化，密集的染色质丝在核小体连接处发生松解，造成染色质解压缩，暴露基因转录启动子区中的顺式作用元件，促进转录因子与之结合。这一过程由两类结构介导：一类是 ATP 依赖的染色质重塑复合物（ATP-dependent chromatin remodeling complex），另一类是对组蛋白进行共价修饰的组蛋白修饰酶复合物（histone-modifying complex）。ATP 依赖型核小体重塑复合体利用水解 ATP 获得的能量，改变核小体构型，重塑染色质形态。组蛋白通过上述修饰形成组蛋白修饰复合体后，破坏了核小体之间及组蛋白尾部与基因组 DNA 之间的相互作用，引起染色质的重塑。由于染色质重塑没有改变基因本身的结构，而是通过改变基因转录的微环境影响基因的活性，令其表达沉默或激活，因而也归入了 epigenetics 的范畴。但是，上述改变并非发生在 DNA 的"表面"，而是发生在基因转录的微环境。

所有 ATP 依赖的染色质重塑复合物都含有一个 ATPase 亚基，此亚基属于 SNF2 蛋白超家族；根据亚基的同源性，可分为 SWI/SNF、ISWI、Mi-2/CHD、INO80 和 Rad54 亚家族。以 SWI/SNF 复合物为例，其可分为两种类型，BAF（BRG1/hBRM-associated factors）和 PBAF（polybromo-associated BAF）。通过改变 SWI-SNF 的不同亚基而阻断其功能，可导致肿瘤的恶性转化。已发现在 15%～20% 的原代非小细胞肺癌中，SWI-SNF 的催化亚基 BRG1 和 BRM 表达失活。BRG1 可通过使 p53 蛋白失稳定而抑制 p53 的功能活性，参与肿瘤的发生。SWI-SNF 亚基的不同作用突出了深入理解染色质重塑在肿瘤发生发展中的功能的重要性。

第四节　RNA 的甲基化修饰

生命体中 RNA 甲基化修饰广泛存在，100 多种 RNA 修饰中甲基化修饰就占到大约三分之二，RNA 甲基化修饰常常在转录后发生，很少与转录同时发生。RNA 甲基化位点包括绝大多数氮原子，迄今为止仅有糖苷键的、腺苷 N7 和 N3 位的氮原子没有发现甲基化修饰。此外，2'OH 的氧原子、嘧啶第 5 位的碳原子、腺苷第 2 号和第 8 位碳原子也存在甲基化反应。

尽管 RNA 甲基化发生在各种各样的物种中，但是从古生菌、真核生物到细菌，RNA 甲基化的类型却不尽相同，古生菌、真核生物和原核生物共有 m^6A、m_2^6A、m^1A、Cm、m^5C、Gm、m^1G、m^7G、m^5U 和 Um 形式的 RNA 甲基化修饰，Am、m^1I、m^2G 和 m_2^2G 修饰仅在真核生物和古生菌中存在，而古生菌还未发现 m^5Um 和 m^3C。当然，这些修饰类型的分类并非一成不变，随着全基因组测序和基因组数据挖掘技术的革新，一些新的修饰酶和修饰位点可能不断被发现。

在真核生物中，mRNA 5′ 端帽子结构区域的 m⁷G（N⁷- 甲基鸟苷）修饰曾被广泛研究，直到发现 m⁶A（N⁶- 甲基腺苷）修饰的可逆性以及 m⁶A 修饰在真核转录组中广泛存在后，m⁶A（N⁶- 甲基腺苷）和 m⁵C（5- 甲基胞嘧啶）修饰才引起更多关注。

一、N⁶- 甲基腺苷

在大多数真核生物中均发现了 mRNA 的 N⁶- 甲基腺苷（N6-methyladenosine，m⁶A）甲基化修饰，如哺乳动物、植物、蝇类以及酵母和一些病毒 RNA。m⁶A 修饰占细胞内大部分的 mRNA 修饰，共有序列 RRACH（R：purine，嘌呤；A：m⁶A；H：A、G 或 U，非鸟嘌呤碱基；非尿嘧啶碱基）中鸟苷总量的 0.1%～0.4% 均发现 m⁶A 修饰。

虽然 m⁶A 最早发现于 20 世纪 70 年代，但具有功能特征的 m⁶A 修饰的调控机制直到近年才被发现。哺乳动物细胞转录组图谱显示，mRNA 的 m⁶A 位点在共有序列基序上被修饰，m⁶A 峰位于 mRNA 基因体且邻近于终止密码子。m⁶A 修饰是动态可逆调节的，可影响细胞中 mRNA 和 ncRNA 的结合，并在不同细胞类型之间变化。m⁶A 的修饰由 m⁶A 甲基转移酶复合物（methyltransferase complex，MTC）所催化，包括催化亚基甲基转移酶样 3（methyltransferase-like 3，METTL3）、核心亚基甲基转移酶样 14（methyltransferase-like 14，METTL14）及其辅助因子 Wilms 肿瘤 1 相关蛋白（Wilms tumor 1-associated protein，WTAP）。METTL3（也称为 MTA70）最初被鉴定为 m⁶A 修饰的甲基转移酶，单独具有催化活性，能甲基化含有"GGACU"共有序列的 RNA。METTL14 不具催化活性，但对底物识别起关键作用。因此，在 MTC 中，METTL3 主要作为催化核心，而 METTL14 主要作为 RNA 结合平台。与 m⁶A RNA 修饰的动态调控一致，两种 m⁶A 去甲基化酶 FTO（alpha-ketoglutarate dependent dioxygenase）和 ALKBH5 可靶向不同的靶 mRNA，从而促进 m⁶A 的去除。而 YTHDF1、YTHDF2、YTHDF3 和 YTHDC1 属于 YT521-B 同源（YTH）结构域家族蛋白，已被确定为 m⁶A 直接读者（readers），可影响目标 mRNA 的翻译、稳定和 / 或拼接。

二、m⁶A 修饰在肿瘤中的作用

m⁶A 甲基化修饰在生物调节中扮演着重要角色，错误的 m⁶A 修饰会导致生物学进程的紊乱。m⁶A 修饰几乎存在于所有正常生理过程，包括组织发育、自我更新和干细胞的分化、热休克反应、生物钟控制、DNA 损伤反应和母体到合子的过渡。m⁶A 修饰可影响 RNA 的命运和代谢、mRNA 的稳定性、拼接、转运、定位、翻译，初级 microRNA 加工和 RNA- 蛋白质相互作用。越来越多的证据表明，m⁶A 与肿瘤的发生发展密切相关，m⁶A 相关蛋白往往是肿瘤发生发展中的重要调节因子，其表达水平的高低可影响肿瘤的病理学进程。在不同类型的肿瘤中，m⁶A 修饰的异常既可致癌也可抑癌（表 4-4）。因此，鉴定和研究 m⁶A 调控的下游关键基因在不同肿瘤中的生物学功能，对于了解肿瘤的发病机制具有重要意义。

表 4-4　m⁶A 修饰蛋白在肿瘤中的表达和作用

m⁶A 修饰蛋白	m⁶A 功能	在肿瘤中表达趋势	肿瘤类型	其调控的下游基因	对肿瘤发生发展的作用
METTL3（催化亚基）	Writers	上调	急性髓系白血病、肝癌（METTL3）	*Cyclin A2*、*MYB*、*MYC*、*BCL2*、*PTEN*、*SOCS2*	必要
METTL14（核心亚基）		下调	肝癌（METTL14）、肾癌	*DGCR8*	抑制
WTAP（调节亚基）					
ALKBH5 FTO ALKBH1（去甲基化酶）	Erasers	上调	胶质母细胞瘤、乳腺癌、肺癌、宫颈癌、急性髓系白血病、胃癌、肝癌	*FOXM1*、*KLF4*、*NANOG*、*ASB2*、*RARA*、*MZF1*	促进

第五节 表观遗传治疗法

与遗传学改变截然不同的是，表观遗传学改变如 CpG 甲基化及组蛋白修饰是可逆转的，故可发展成为一种新的药物治疗方法 - 表观遗传治疗法。已经发现多种化合物具有改变细胞 DNA 甲基化或组蛋白修饰的作用，部分药物正在进行临床实验或已被美国 FDA 批准用于临床。表观遗传学药物主要包括 DNA 甲基转移酶抑制剂（DNMTi）和组蛋白去乙酰化酶抑制剂（HDACi）。这些药物可激活表观遗传沉默的肿瘤相关基因（主要是抑癌基因或免疫显性的肿瘤抗原）的表达，恢复细胞的正常生长调节，抑制肿瘤细胞生长，诱导肿瘤细胞凋亡或细胞免疫，从而产生杀伤肿瘤细胞的效应。在肿瘤的癌前病变期，甚至可以通过表观遗传学药物处理而恢复关键性抑癌基因的功能，达到预防肿瘤的目的。

根据结构的不同，DNMTi 可分为核苷类和非核苷类（图 4-3）。核苷类药物包括 5- 氮杂脱氧胞苷（5-aza-2′-deoxycytidine）（Dacogen）、5- 氮杂胞苷（5-azacytidine）（Vidaza）以及 Zebularine。此类药物在细胞 S 期 DNA 复制过程中转变成脱氧核苷三磷酸，取代胞嘧啶进入复制的 DNA，通过与 DNMT 形成共价键导致 DNMT 被"拴住"并进一步降解以达到抑制 DNMT 的活性。因其具有较强的抑制 DNA 甲基化的作用，从而介导抑癌基因的激活并发挥抑瘤作用，但此类药物具有一定的细胞毒副作用，见图 4-3。Vidaza 的缺点是水溶状态下的不稳定性，但 Zebularine 有很好的水稳定性且具有口服活性。非核苷类药物包括 RG108、EGCG 和 MG98 等。此类药物直接阻断 DNMT 的活性位点，而不与其形成共价键，见图 4-3。这种方式不仅抑制了 DNA 的甲基化，也避免了与 DNMT 形成共价键所带来的毒副作用，因此此类药物有着更好的应用前景。

目前已获 FDA 批准的表观遗传药物包括用于骨髓增生异常综合征（MDS）治疗的 Vidaza 和 Dacogen。以 Aza 为代表的核苷类 DNMTi，已广泛应用于逆转肿瘤细胞的异常甲基化，临床上已有应用 Aza 治疗骨髓增生异常综合征、白血病、前列腺癌、结肠癌、头颈癌、肾癌、肺癌及鼻咽癌患者的报道，其中一部分患者有临床效果。在近期我们用 Aza 治疗鼻咽癌和淋巴瘤的临床试验

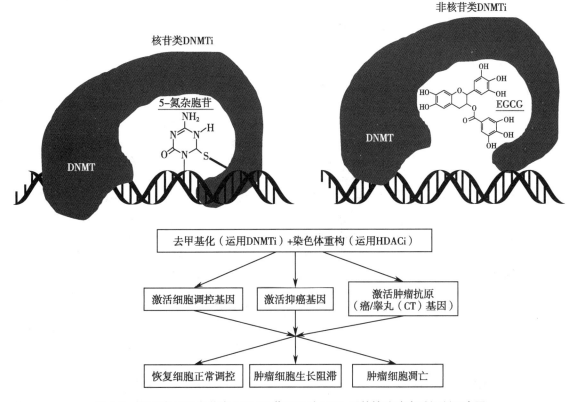

图 4-3 核苷类与非核苷类 DNMTi 药物导致 DNA 甲基转移酶失活机制示意图

中,治疗后的肿瘤患者组织 DNA 中可检测到明显的去甲基化,且伴有肿瘤抗原表达的再活化,表明表观遗传学治疗具有良好的前景。

HDACi 是一些能非特异或特异性地抑制 HDAC 活性的小分子(表 4-5)。HDAC 引起的启动子区组蛋白去乙酰化是抑癌基因失活的重要机制之一。研究证实 HDAC 的不同亚型在各种肿瘤组织中高表达。通过 HDACi 抑制 HDAC 而逆转组蛋白低乙酰化水平,也可恢复某些抑癌基因的表达,最终发挥治疗肿瘤的作用。HDACi 不仅改变组蛋白的乙酰化状态,还可作用于信号传导通路和有丝分裂相关蛋白。HDACi 通过各种作用的综合效应抑制肿瘤细胞的生长,包括:①将组蛋白乙酰化,改变基因表达;②将非组蛋白乙酰化,调节这些蛋白的稳定性及活性,并以此影响细胞的生长或存活。这些非组蛋白包括

p53、STAT3、RelA/p65、雌激素受体 ER、Ku70 和 Ku80;③将 Hsp90(一种分子伴侣)乙酰化,使其不能保护其伴随蛋白,最终导致伴随蛋白的泛素化并被蛋白酶降解;④通过减少有丝分裂前期中心体周围组蛋白 H3 的磷酸化和破坏着丝粒的组装,使细胞停滞在有丝分裂的中前期,或通过乙酰化微管蛋白破坏纺锤体的形成。单独应用 HDACi 在血液系统肿瘤治疗中的作用已得到认可,但在实体肿瘤治疗的效果并不显著,因此在实体肿瘤的治疗中,HDACi 与其他抗肿瘤药物联合应用可能有更好的前景。

由于 DNA 甲基化同组蛋白修饰相关,故可将 DNMTi 与 HDACi 联合应用来治疗肿瘤;因其联合应用具有协同作用,临床上对患者的治疗会更有效。另外,表观遗传学治疗后的癌细胞可能对于化疗、放疗、免疫治疗更具敏感性,故也可

表 4-5 部分已经获准上市或正在研究中的表观遗传学药物

药物靶点	名称	其他名	化学分类	状态
DNMT 抑制剂	5-氮杂胞苷(azacitidine,阿扎胞苷)	Vidaza (维达莎)	核苷类似物	FDA 批准(2004); EMEA 批准(2008); CFDA 批准(2018)
	5-氮杂脱氧胞苷(decitabine,地西他滨)	Dacogen (达珂)	核苷类似物	FDA 批准(2006); EMEA 批准(2006); CFDA 批准(2009)
	1-(β-D-ribofuranosyl)-1,2-dihydropyrimidin-2-one	Zebularine	核苷类似物	FDA 批准(2007)
HDAC 抑制剂	SAHA(MK0683)	Vorinostat; Zolinza (伏立诺他)	异羟酸类	FDA 批准(2006) (T 细胞淋巴瘤)
	FK228	Romidepsin (罗米地辛)	环肽类	FDA 批准(2009) (T 细胞淋巴瘤)
	MS-275	Entinostat	苯酰胺类	临床试验Ⅲ(乳腺癌)
	LBH589	Panobinostat (帕比司他)	异羟酸类	FDA 批准(2015) (多发性骨髓瘤)
	PXD101	Belinostat (贝利司他)	异羟酸类	FDA 批准(2014) (外周 T 细胞淋巴瘤)
	Epidaza(HBI-8000)	Chidamide (西达苯胺)	苯酰胺类	CFDA 批准(2014) (外周 T 细胞淋巴瘤)
EZH2 抑制剂	Tazemetostat	EPZ-6438 E7438	选择性地抑制野生型和突变型 EZH2 的活性	临床试验Ⅰ/Ⅱ期(淋巴瘤,骨肉瘤,肾癌,晚期实体瘤)
	CPI-1205		选择性地抑制野生型和突变型 EZH2 的活性	临床试验Ⅰb/Ⅱ期(淋巴瘤,晚期实体瘤)
	PF-06821497		抑制 EZH2 活性	临床试验Ⅰ期(淋巴瘤,小细胞肺癌,去势抵抗性前列腺癌)

与其他治疗方法联合应用。研究表明，HDACi 通过将 Hsp90 去乙酰化，使其失去对伴随蛋白的保护功能。这些被释放的伴随蛋白（如 Bcr-Abl、EGFR、ErbB2、c-kit 和 AKT）将迅速被泛素化依赖的蛋白酶体系统降解。利用这个原理，HDACi 可以与多种靶向治疗药物联合应用。例如，与 Trastuzumab 联合用于治疗 HER-2 过表达的乳腺癌，与 EGFR 抑制剂（Gefitinib 和 Erlotinib）联合用于治疗肺癌等。此外，研究发现经表观遗传学药物单独治疗无效的肿瘤，再进行联合治疗也可能有效。

同时，对表观遗传治疗法在临床上的应用还存有担忧，主要是这些药物对正常细胞也可具有非特异性的激活，可能导致正常细胞基因的潜在病变，或激活沉默的癌基因和印迹基因，这是在治疗中必须注意的。令人欣慰的是，正常细胞中因 DNA 甲基化而导致的基因沉默是正常细胞基因调节的过程，且正常细胞分裂速度远低于肿瘤细胞，故其对于表观遗传学药物介导的基因激活的敏感度较低。特别是近期约翰霍普金斯医学院 Stephen Baylin 团队创立的低剂量 DNMTi 治疗方案，能在确保药效的同时最大限度地降低正常细胞毒性。

第六节 表观遗传分子标记物

肿瘤相关基因（尤其是抑癌基因）启动子的异常甲基化是肿瘤发生中频发的早期事件，可作为肿瘤的早期分子标志物（biomarker），为肿瘤的早期检测和风险评估提供重要指标。与其他肿瘤分子标记物相比，肿瘤基因启动子异常甲基化具有其独特的优势：①与遗传突变不同的是，在不同类型的肿瘤中启动子异常甲基化的区域是相同的，检测较为方便；②与等位基因缺失标志物相比，启动子异常甲基化是肿瘤特异的阳性信号，易与正常组织的阴性信号相区分；③与 RNA 和某些蛋白质相比，DNA 的稳定性（可达数十年以上）是其作为分子标志物的优势；④启动子高甲基化常见于多种肿瘤，且多个甲基化标志物的组合可用于大部分肿瘤的检测。

正常人外周血中都存在纳克（ng）级的游离小片段 DNA 分子，而肿瘤细胞可释放更多的 DNA 到外周血中。肿瘤患者外周血的 DNA 含量比正常人高 4 倍左右。研究发现除外周血血浆 / 血清外，肿瘤累及器官相关的体液（如唾液、痰液、支气管肺泡灌洗液、尿液、乳腺导管液、粪便等）中同样可检测到基因启动子的异常甲基化。由于这些生物样品较易获得，因此检测基因启动子的异常甲基化可为肿瘤早期诊断提供非常有价值的信息。Belinsky 等在临床确诊 3 年前的肺鳞癌患者痰液中已发现 CDKN2A 和 / 或 MGMT 的甲基化（检出率高达 100%）。而吸烟和 / 或暴露于氡气的高危人群的痰液标本中，CDKN2A 和 MGMT 甲基化的检出率分别为 15% 和 25%，这提示 CDKN2A 和 / 或 MGMT 基因的甲基化可作为肺癌的早期诊断标志物。另外，从多发性骨髓瘤、肝癌、头颈肿瘤（包括鼻咽癌）、食管癌、结肠癌和乳腺癌患者的血清、粪便及其他体液中也检测出了一些肿瘤基因的启动子甲基化，故其可发展为肿瘤早期诊断的标志物。

虽然肿瘤基因甲基化分子标志物作为早期诊断具有很好的应用前景，但也有其局限性：其一，候选基因的甲基化频率仍不够高；其二，对原发肿瘤样本有很好灵敏度的甲基化检测并不完全适用于体液样本的检测。但甲基化检测技术的快速发展使这些问题在不久的将来可得到解决。目前的全基因组甲基化图谱（CpG methylome）技术，可允许数以千计的基因的甲基化得到快速分析，有助于确定具有较高敏感性和特异性的甲基化分子标志物。

除作为早期诊断标志物外，基因启动子的异常甲基化也可作为肿瘤预后的评估指标。如早期肺癌切除患者 DAPK1 基因的高甲基化与无病生存期的缩短具有密切的相关性，而组合多个基因甲基化的分子标志物将为肿瘤的预后提供更有力的指标。p16INK4A、CDH13、APC 和 RASSF1A 四个基因的高甲基化与早期肺癌手术切除后高复发风险密切相关。多个基因的甲基化和肿瘤复发风险的相关性同样存在于其他肿瘤，如乳腺癌和前列腺癌。

由于 DNA 损伤修复相关基因在肿瘤中具有高频甲基化，可成为预测化疗敏感性的有用指标。如编码 DNA 修复蛋白的 MLH1 和 MGMT 基因可因为启动子高甲基化而沉默。但当 MGMT

功能丧失，细胞将减少修复烷基化损坏的鸟苷酸的能力，使其易于发生从鸟苷酸到腺嘌呤的突变，也提高了细胞对烷化化疗药物的敏感性。早期的脑瘤研究表明，含 *MGMT* 高甲基化的脑瘤较那些非甲基化的脑瘤更易治疗；淋巴瘤中也存在同样的现象。因此，甲基化失活基因的激活有助于提高化疗药物的敏感性，如 *CHFR* 的甲基化提高紫杉烷类药物的敏感性，卵巢癌细胞中 *FANCF* 甲基化提高对顺铂的敏感性，NCI60 细胞中 *TP73* 的甲基化提高对顺铂的敏感性等。

随着越来越多的全基因组甲基化图谱的应用，一些具有改善预后的甲基化标志物将很快得到应用。同时，单个患者的 DNA 甲基化图谱也将对个性化医疗的发展起关键作用。

一、DNA 甲基化检测技术

CpG 甲基化检测方法的原理目前大致可分为以下两类：①前期基于限制性内切酶的甲基化分析方法：用序列特异性甲基化敏感的内切酶使 DNA 部分降解，通过 Southern 印迹或 PCR 区分甲基化与非甲基化的相关序列；②目前基于重亚硫酸盐（bisulfite）处理的甲基化分析方法：利用重亚硫酸盐预处理 DNA，然后通过 PCR 或耦联其他机制对甲基化与非甲基化的胞嘧啶进行区分。

重亚硫酸氢钠预处理法：采用重亚硫酸钠（sodium bisulfite）对目标 DNA 进行化学修饰，为检测研究 DNA 甲基化提供了一种有效的手段。胞嘧啶在氧化亚硫酸氢离子试剂的作用下形成其衍生物，重亚硫酸钠胞嘧啶去氨基过程主要包括：①在胞嘧啶 6 位碳原子上加入亚硫酸氢根离子（HSO_3^-）；②胞嘧啶 - 亚硫酸氢衍生物的水解脱氨，形成亚硫酸氢尿嘧啶衍生物；③通过一系列的碱处理，去除磺酸盐形成尿嘧啶。DNA 胞嘧啶的重亚硫酸钠反应具有高度单链特异性。经重亚硫酸钠预处理后，DNA 中非甲基化胞嘧啶（cytosine，C）发生磺化（sulphonation）、脱氨基（deamination）和脱磺基反应（desulphonation），转化为尿嘧啶（uracil，U）；而 5- 甲基胞嘧啶（5-methylcytosine，5-mC）保持不变。研究表明 5-mC 虽也可与重亚硫酸钠相互作用，但其反应过程非常缓慢，反应平衡倾向于 5-mC 而非其去氨基产物胸腺嘧啶。经重亚硫酸钠预处理后，DNA 片段甲基化状态的差异转化为碱基序列的差异，通过区分碱基序列的差异就可间接判断样品中 DNA 的胞嘧啶甲基化状态。重亚硫酸钠预处理法使 DNA 甲基化检测的敏感度及精确度大为提高，促进了 DNA 甲基化研究的全面发展。但重亚硫酸钠处理法可导致约 80% 的 DNA 降解，因而造成甲基化检测的灵敏度降低。

二、重亚硫酸盐 - 基因组测序法

1992 年 Frommer 等建立了基于 5- 甲基胞嘧啶的基因组测序法（bisulfite genome sequencing，BGS）。1994 年 Clark 等对该法进行了系统改良，从而使重亚硫酸盐 - 基因组测序法能更稳定、精确地检测 DNA 甲基化状态。BGS 的原理是：单链 DNA 中未发生甲基化的胞嘧啶由重亚硫酸钠脱氨基转变成尿嘧啶，而甲基化的胞嘧啶保持不变；随后利用 PCR 技术对特定目标序列进行扩增（引物位置不能含 CpG 位点），将尿嘧啶全部转化成胸腺嘧啶；甲基化的位点可被当作一个 C/T 的 SNP 来处理，利用直接测序或克隆测序对 PCR 产物进行测序并与未经修饰的序列比较，来判断一系列单个 CpG 位点是否发生甲基化。

改良的重亚硫酸盐预处理后的 BGS 分析足以检测到 100 个细胞中分离出的 DNA 中的甲基化。由于重亚硫酸盐反应的不完全，在同一位点可能同时存在胞嘧啶 / 胸腺嘧啶残基，但这可通过检查 CpG 位点附近的胞嘧啶是否已全被转变成胸腺嘧啶来确定。BGS 也能区分特定位点的完全甲基化或部分甲基化。BGS 是一种可靠性及精确度很高的定量分析方法，能明确显示目标 DNA 片段中每一个 CpG 位点的甲基化状态。但 BGS 需要大量的克隆及测序工作，过程较为繁琐、昂贵。

三、甲基化特异性 PCR

1996 年 Herman 等在重亚硫酸盐修饰基础上建立了甲基化特异性 PCR（methylation-specific PCR，MSP）的甲基化检测方法。MSP 是一种快速分析确定 DNA 序列是否甲基化的定性或半定量分析方法。MSP 的原理为：DNA 通过重亚硫酸盐处理后，设计特异的 MSP 引物（引物位置须含多个 CpG 位点，至少 2～3 个）进行特定 DNA 区域的扩增，检测其扩增产物。如果用针对甲基化 DNA 链的引物能扩增出片段，则说明该被检测区域存在甲基化；若用针对非甲基化 DNA 链的引物扩增出片段，则说明被检测的区域存在非甲基化。MSP 甲基化检测方法最关键的问题是其引物特异性，因此 MSP 引物的设计要求非常严谨：①引物序列中必须含有两个或以上的 CpG 位点，以保证引物的特异性；②两对引物分别只能与重亚硫酸盐处理后的序列互补配对，即一对结合处理后的甲基化 DNA 链，另一对结合处理后的非甲基化 DNA 链；③两对引物须与未经重亚硫酸盐处理的原初 DNA 序列无匹配，否则可致假阳性（这个问题比较常见）。同时，引物设计应该尽可能与普通 PCR 的引物设计原则相符合。

MSP 作为一种简单、高效、特异、敏感（检测灵敏度达 0.1%）的分子诊断实验方法，可检测多个基因的甲基化并可用于石蜡包埋样品的分析，故应用广泛。该法的主要优点是避免了使用限制性内切酶及其相关问题（如不完全酶解），敏感性高。其不足之处在于：①引物的选择和设计非常关键，否则易导致假阳性；②重亚硫酸盐处理不完全可导致假阳性；③ MSP 法是以引物中所有 CpG 位点胞嘧啶均被完全甲基化为前提设计的，而甲基化的 CpG 岛中有可能并非每个 CpG 位点都完全甲基化。所以，MSP 法可能存在目标片段难扩增等问题，理论上只能反映整个 CpG 岛的平均甲基化水平；④该法主要用作定性研究，即明确是否存在甲基化或者说达至"半定量"水平。若要求定量，则需联合其他方法进行进一步检测。

实时定量 MSP（real-time quantitative MSP，RT-qMSP）技术通过动态监测荧光聚合酶链反应，为 PCR 扩增提供了快速、精确的定量分析。它将实时定量 PCR 与 MSP 结合，可进行甲基化定量分析。实时定量 MSP 比普通 MSP 检测技术敏感性高出 10 倍以上，由于其快速和无交叉污染的特性，实时定量 MSP 技术促进了甲基化分析在临床实践中的广泛使用。

四、高通量的 DNA 甲基化分析方法

（一）MethyLight 技术

Laird 等建立了 MethyLight 的技术，即基于 TaqMan 探针的甲基化特异荧光实时定量 PCR 技术。DNA 经重亚硫酸盐的处理后，用特异性的引物（引物位置不含 CpG 位点）和 TaqMan 探针（含 CpG 位点）来区分甲基化和非甲基化的 DNA。和其他实时 PCR 方法一样，MethyLight 无需电泳，因而提高了反应的灵敏性和通量。MethyLight 是一种高度敏感的 DNA 甲基化检测方法，可在 10 000 倍过量存在的非甲基化基因中检测到基因甲基化。MethyLight 的缺点是检测 CpG 位点数较少。

（二）Methyl-BEAMing 技术

已发展的有关 DNA 甲基化的检测技术，大多针对肿瘤组织样本 DNA。由于肿瘤组织样本中的肿瘤细胞 DNA 只占临床样本总 DNA 的一小部分，因此为了实现肿瘤的早期诊断或治疗监测，高灵敏性、特异性地检测肿瘤累及器官相关的体液如血浆 / 血清，尿液，粪便或痰液的甲基化程度，用于监测肿瘤的发生发展非常重要。

Li 等建立了甲基化分子数绝对量化的 Methyl-BEAMing 技术，该技术是将 Digital-BEAMing 技术应用于 DNA 甲基化分析。其原理为：临床样本 DNA 经重亚硫酸盐处理后，靶基因在一种特殊的水性油乳珠体系中采用生物素标记的通用引物，经数字化 PCR 扩增和纯化后，与特异的磁珠探针（针对甲基化和非甲基化序列）杂交，通过流式分析或大规模平行测序而进行靶基因的甲基化分析。其数字化计数分析极大提高了检测的信噪比和特异性。Methyl-BEAMing 技术已成功地以血浆样本中波形蛋白（vimentin）的甲基化为分子标志物，检测出 59% 的结肠癌病例。对早期大肠癌，此方法的敏感性是血清癌胚抗原（CEA）检出率的 4 倍之多。在粪便样本中，Methyl-BEAMing 技术可检测到 41% 的结肠癌和 45% 的晚期腺瘤。因此，Methyl-BEAMing 技术的数字量化特性特别适用于新发现的表观遗传标志物在液态标本中的定量分析。

（三）甲基化 DNA 免疫沉淀技术

Weber 等于 2005 年首次报道了甲基化 DNA 免疫沉淀技术（methylated DNA immunoprecipitation，MeDIP）的甲基化检测方法，即利用特异性针对甲基化胞嘧啶 5-methylcytidine（α-5mc）的抗体免疫捕获基因组的甲基化片段，然后将所捕获的甲基化片段与全基因组 CpG 岛芯片进行杂交，或进行二代测序，从而建立相关的全基因组甲基

化图谱。MeDIP 是目前分析基因组 DNA 甲基化变化的一种准确可靠的技术，已成为检测肿瘤细胞甲基化常用的技术。

（四）甲基化 CpG 岛回收分析法

Rauch 等于 2006 年建立了甲基化 CpG 岛回收分析法（methylated-CpG island recovery assay，MIRA），该法主要基于 MBD2b/MBD3L1 复合体对甲基化 DNA 的高亲和力，通过采用不同荧光染料标记正常和肿瘤样本中 MIRA 后的 DNA，然后与人 CpG 岛芯片杂交或作二代测序。

MIRA 和 MeDIP 这两种方法对低密度 CpG 基因区域均缺乏敏感性，MIRA 尤甚。

（五）RRBS 和 dRRBS

研究基因组 CpG 甲基化性价比最高的技术是 RRBS（reduced representation bisulfite sequencing），该技术特异性检测单碱基分辨率的高 CG 区域的 DNA 甲基化，因其仅需少量的 DNA 和较低的成本而被广泛使用。但由于基因组区域的 CpG 覆盖受到限制，低 CG 含量的重要区域在 RRBS 甲基化分析中可被忽略。易基因 /BGI 研发负责人高飞和香港中文大学医学院陶谦教授共同开发了双酶切 RRBS（double-enzyme RRBS，dRRBS）的甲基化检测技术。RRBS/dRRBS 均是基于限制性内切酶酶切来富集 CG 位点。双酶切 dRRBS 采用的是 MspI 和 ApeKI 双酶切建库，可在有限数据量的基础上显著增加基因组 CG 位点的检测数量，尤其在增强子、CGI shore 等核心区域，使得基因组差异性甲基化分析更加精确。

（六）CpG 甲基化分析芯片

为了实现经济高效的 CpG 甲基化分析，甲基化分析平台 Human-Methylation450 或 850 BeadChip，以低廉的价格提供全基因组范围的覆盖率和高通量的独特组合，使其成为粗筛大样本群体的理想选择。虽然芯片上的 CpG 位点多，但多为单个 CpG 位点，且平台是基于两个不同时代的探针设计系统组合而成。由于仍采用是旧式的 Oligo nucleotide 杂交技术，芯片的批次效应（batch effect）有时会较严重，信噪比较差，需要的 DNA 量也较多，但简便快捷。

第七节　问题与展望

作为调控遗传信息的重要基本机制，表观遗传学在肿瘤的发生和发展中具有与遗传学同等甚至更大的作用。肿瘤细胞可通过表观遗传机制达到稳定的关键信号通路异常变动，进而发展出依赖于异常信号调控的增殖。诠释激发和维持表观遗传调控的分子事件将有助于发展有效的肿瘤预防和治疗手段。抑癌基因启动子的异常甲基化已发展成为肿瘤风险评估、早期检测和诊断的有价值的分子标志物。随着测序技术的发展，肿瘤全基因组的表观遗传组学研究作为各大组学研究的重要前沿将为我们解码肿瘤发生的分子机制。此外，"个体化"的表观遗传标签（"personalized" epigenetic signature）将为肿瘤的临床病理分子分型和个体化治疗提供重要信息。

值得指出的是，目前已建立的鉴定 DNA 甲基化的方法及平台均不是很完善也不够稳定。快速有效的检测方法如 MSP，因其引物设计不妥或系统不完善常产生假阳性结果（见前述），即使使用 SYBR green 定量 MSP 也无法避免这一点，经典的例子如 ATM 基因的甲基化，目前大部分报道均为假阳性。而且，目前各个实验室的甲基化检测系统并不规范及统一，如模板的用量、PCR 的循环数及不同的 Taq 酶系统都会极大地影响甲基化检测结果。同时，全基因组的甲基化检测平台结果常不稳定，不同平台体系的检测结果并不能完全重复，显示出目前甲基化检测技术的不完善。因此，如何建立规范化和稳定的甲基化检测系统从而为临床分子诊断提供可靠数据，是今后肿瘤表观遗传学研究领域的重要问题。

（陶　谦　刘　文　李力力）

参 考 文 献

[1] Holliday R. Epigenetics: a historical overview. Epigenetics, 2006, 1: 76-80.

[2] Jones PA, Baylin SB. The fundamental role of epigenetic events in cancer. Nat Rev Genet, 2002, 3: 415-428.

[3] Baylin SB，Ohm JE. Epigenetic gene silencing in cancer - a mechanism for early oncogenic pathway addiction? Nat Rev Cancer，2006，6：107-116.

[4] Robertson KD，Wolffe AP. DNA methylation in health and disease. Nat Rev Genet，2000，1：11-19.

[5] You JS，Jones PA. Cancer genetics and epigenetics：two sides of the same coin? Cancer Cell，2012，22：9-20.

[6] Allis CD，Berger SL，Cote J，et al. New nomenclature for chromatin-modifying enzymes. Cell，2007，131：633-636.

[7] Li L，Ma BBY，Chan ATC，et al. Epstein-Barr Virus-Induced Epigenetic Pathogenesis of Viral-Associated Lymphoepithelioma-Like Carcinomas and Natural Killer/T-Cell Lymphomas. Pathogens，2018，7：E63.

[8] Ying Y，Tao Q. Epigenetic disruption of the WNT/beta-catenin signaling pathway in human cancers. Epigenetics，2009，4：307-312.

[9] Tahiliani M，Koh KP，Shen Y，et al. Conversion of 5-methylcytosine to 5-hydroxymethylcytosine in mammalian DNA by MLL partner TET1. Science，2009，324：930-935.

[10] Lian CG，Xu Y，Ceol C，et al. Loss of 5-hydroxymethylcytosine is an epigenetic hallmark of melanoma. Cell，2012，150：1135-1146.

[11] Delhommeau F，Dupont S，Della Valle V，et al. Mutation in TET2 in myeloid cancers. N Engl J Med，2009，360：2289-2301.

[12] Li L，Li C，Mao H，et al. Epigenetic inactivation of the CpG demethylase TET1 as a DNA methylation feedback loop in human cancers. Sci Rep，2016，6：26591.

[13] Jin H，Wang X，Ying J，et al. Epigenetic silencing of a Ca（2+）-regulated Ras GTPase-activating protein RASAL defines a new mechanism of Ras activation in human cancers. Proc Natl Acad Sci U S A，2007，104：12353-12358.

[14] Dreijerink K，Braga E，Kuzmin I，et al. The candidate tumor suppressor gene，RASSF1A，from human chromosome 3p21.3 is involved in kidney tumorigenesis. Proc Natl Acad Sci U S A，2001，98：7504-7509.

[15] Yoshikawa H，Matsubara K，Qian GS，et al. SOCS-1，a negative regulator of the JAK/STAT pathway，is silenced by methylation in human hepatocellular carcinoma and shows growth-suppression activity. Nat Genet，2001，28：29-35.

[16] Wales MM，Biel MA，el Deiry W，et al. p53 activates expression of HIC-1，a new candidate tumour suppressor gene on 17p13.3. Nat Med，1995，1：570-577.

[17] Ying J，Li H，Seng TJ，et al. Functional epigenetics identifies a protocadherin PCDH10 as a candidate tumor suppressor for nasopharyngeal，esophageal and multiple other carcinomas with frequent methylation. Oncogene，2006，25：1070-1080.

[18] Li L，Xu J，Qiu G，et al. Epigenomic characterization of a p53-regulated 3p22.2 tumor suppressor that inhibits STAT3 phosphorylation via protein docking and is frequently methylated in esophageal and other carcinomas. Theranostics，2018，8：61-77.

[19] Rauch T，Wang Z，Zhang X，et al. Homeobox gene methylation in lung cancer studied by genome-wide analysis with a microarray-based methylated CpG island recovery assay. Proc Natl Acad Sci U S A，2007，104：5527-5532.

[20] Fazi F，Racanicchi S，Zardo G，et al. Epigenetic silencing of the myelopoiesis regulator microRNA-223 by the AML1/ETO oncoprotein. Cancer Cell，2007，12：457-466.

[21] Trievel RC，Beach BM，Dirk LM，et al. Structure and catalytic mechanism of a SET domain protein methyltransferase. Cell，2002，111：91-103.

[22] Shi Y. Histone lysine demethylases：emerging roles in development，physiology and disease. Nat Rev Genet，2007，8：829-833.

[23] Simon JA，Kingston RE. Mechanisms of polycomb gene silencing：knowns and unknowns. Nat Rev Mol Cell Biol，2009，10：697-708.

[24] Dominissini D，Moshitch-Moshkovitz S，Schwartz S，et al. Topology of the human and mouse m6A RNA methylomes revealed by m6A-seq. Nature，2012，485：201-206.

[25] Liu J，Yue Y，Han D，et al. A METTL3-METTL14 complex mediates mammalian nuclear RNA N6-adenosine methylation. Nat Chem Biol，2014，10：93-95.

[26] Wang P，Doxtader KA，Nam Y. Structural Basis for Cooperative Function of Mettl3 and Mettl14 Methyltransferases. Mol Cell，2016，63：306-317.

[27] Zheng G，Dahl JA，Niu Y，et al. ALKBH5 is a mammalian RNA demethylase that impacts RNA metabolism and mouse fertility. Mol Cell，2013，49：18-29.

[28] Wang X，Lu Z，Gomez A，et al. N6-methyladenosine-dependent regulation of messenger RNA stability. Nature，2014，505：117-120.

[29] Li Z，Weng H，Su R，et al. FTO Plays an Oncogenic Role in Acute Myeloid Leukemia as a N（6）-Methyladenosine RNA Demethylase. Cancer Cell，2017，31：127-141.

[30] Ma JZ，Yang F，Zhou CC，et al. METTL14 suppresses

the metastatic potential of hepatocellular carcinoma by modulating N（6）-methyladenosine-dependent primary MicroRNA processing. Hepatology，2017，65：529-543.

[31] Liu J，Harada BT，He C. Regulation of Gene Expression by N（6）-methyladenosine in Cancer. Trends Cell Biol，2019.

[32] Chan AT，Tao Q，Robertson KD，et al. Azacitidine induces demethylation of the Epstein-Barr virus genome in tumors. J Clin Oncol，2004，22：1373-1381.

[33] Juergens RA，Wrangle J，Vendetti FP，et al. Combination epigenetic therapy has efficacy in patients with refractory advanced non-small cell lung cancer. Cancer Discov，2011，1：598-607.

[34] Tsai HC，Li H，Van Neste L，et al. Transient low doses of DNA-demethylating agents exert durable antitumor effects on hematological and epithelial tumor cells. Cancer Cell，2012，21：430-446.

[35] Laird PW. The power and the promise of DNA methylation markers. Nat Rev Cancer，2003，3：253-266.

[36] Frommer M，McDonald LE，Millar DS，et al. A genomic sequencing protocol that yields a positive display of 5-methylcytosine residues in individual DNA strands. Proc Natl Acad Sci U S A，1992，89：1827-1831.

[37] Herman JG，Graff JR，Myohanen S，et al. Methylation-specific PCR：a novel PCR assay for methylation status of CpG islands. Proc Natl Acad Sci U S A，1996，93：9821-9826.

[38] Brandes JC，Carraway H，Herman JG. Optimal primer design using the novel primer design program：MSPprimer provides accurate methylation analysis of the ATM promoter. Oncogene，2007，26：6229-6237.

[39] Eads CA，Danenberg KD，Kawakami K，et al. MethyLight：a high-throughput assay to measure DNA methylation. Nucleic Acids Res，2000，28：E32.

[40] Li M，Chen WD，Papadopoulos N，et al. Sensitive digital quantification of DNA methylation in clinical samples. Nat Biotechnol，2009，27：858-863.

[41] Weber M，Davies JJ，Wittig D，et al. Chromosome-wide and promoter-specific analyses identify sites of differential DNA methylation in normal and transformed human cells. Nat Genet，2005，37：853-862.

[42] Gu H，Bock C，Mikkelsen TS，et al. Genome-scale DNA methylation mapping of clinical samples at single-nucleotide resolution. Nat Methods，2010，7：133-136.

[43] Wang J，Xia Y，Li L，et al. Double restriction-enzyme digestion improves the coverage and accuracy of genome-wide CpG methylation profiling by reduced representation bisulfite sequencing. BMC Genomics，2013，14：11.

[44] Sandoval J，Heyn H，Moran S，et al. Validation of a DNA methylation microarray for 450，000 CpG sites in the human genome. Epigenetics，2011，6：692-702.

[45] Chen YA，Lemire M，Choufani S，et al. Discovery of cross-reactive probes and polymorphic CpGs in the Illumina Infinium HumanMethylation450 microarray. Epigenetics，2013，8：203-209.

[46] Harper KN，Peters BA，Gamble MV. Batch effects and pathway analysis：two potential perils in cancer studies involving DNA methylation array analysis. Cancer Epidemiol Biomarkers Prev，2013，22：1052-1060.

[47] Tao Q. Cancer research in an era when epigenetics is no longer "epi" - challenges and opportunities. Chin J Cancer，2013，32：1-2.

第五章　非编码RNA与肿瘤

自1993年在线虫中发现第一个转录自 *lin-4* 基因座具有调控功能但不编码的小 RNA，已经过去三十余载，科学家对这些具有调控功能但不编码蛋白的 RNA 进行了不懈的研究与探索，让我们逐渐对这一类 RNA 有了更深入的认识。近几年二代测序技术（又称新一代测序技术，next generation sequencing）和三代测序技术的发展，更是方便了我们对这些不编码蛋白的 RNA 的研究，也催生了很多大型人类基因组和转录组的研究，例如：ENCODE 计划（encyclopedia of DNA elements）、FANTOM 计划（functional annotation of the mammalian genome project）、肿瘤基因谱图（the cancer genome atlas）等。随着认识的深入，科学家们发现人类基因组中仅有不到3%的序列编码蛋白质，超过90%的序列被转录成 RNA 但不编码蛋白质，这些不能编码蛋白质的 RNA 分子称为非编码 RNA（non-coding RNA）。过去，这些非编码 RNA 被认为是 DNA 和蛋白质之间的"过渡"，是"垃圾"RNA，但越来越多的研究证据显示，这些非编码 RNA 并非转录的副产物，而是具有调控功能的。非编码 RNA 中大部分（约80%～90%）是管家非编码 RNA（housekeeping non-coding RNA），其中主要由核糖体 RNA（ribosome RNA，rRNA）和转运 RNA（transfer RNA，tRNA）构成，管家非编码 RNA 不在本章节讨论的范畴，本章主要讨论的是具有调控功能的非编码 RNA。根据非编码 RNA 分子的大小，常把它们分为短链非编码 RNA（small non-coding RNA）、长链非编码 RNA（long non-coding RNA，lncRNA）和环状 RNA（circular RNA，circRNA）三大类。其中短链非编码 RNA 常常指长度小于200个核苷酸（nucleotide，nt）的非编码 RNA；长链非编码 RNA 指长度大于200nt 的非编码 RNA；环状 RNA 是指具有闭合环状结构的非编码 RNA。其中短链非编码 RNA 分别分为小 RNA（microRNA，miRNA）、转运 RNA 衍生片段 /tRNA 半分子（tRNA-derived RNA fragment，tRF，tRNA halves，tiRNA）、核仁小 RNA（small nucleolar RNA，snoRNA）、Cajal 体特异小 RNA（small Cajal body specific RNA，scaRNA）、Piwi 结合 RNA（Piwi-interacting RNA，piRNA）等。近年来，越来越多的研究证实各种类型的非编码 RNA 在肿瘤的发生发展中具有重要的调控作用（图5-1）。

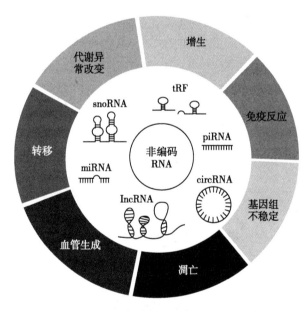

图5-1　非编码RNA在肿瘤发生发展中扮演重要的角色

第一节　微小 RNA 与肿瘤

一、微小 RNA 概述

微小 RNA（microRNA，miRNA）是非编码 RNA 的重要组成部分，它们主要通过调控靶基因的表达参与了细胞正常的分裂代谢，也参与调控各种疾病状态。在 1993 年，第一个 miRNA 被发现，它转录自线虫的 *lin-4* 基因区域，但不具有编码功能，而这个 miRNA 却能抑制其靶基因（*lin-14*）的表达。7 年后，哺乳动物中第一个 miRNA let-7 被发现。此后科学家们开始重视对 miRNA 的研究，随后在人类基因组中注释了约 2 000～3 000 个 miRNA。早期 miRNA 被认为参与了生物的生长发育，例如在线虫中缺失 *lin-4* 或 *let-7* 后会导致发育缺陷；但随后发现哺乳动物在疾病状态下，例如肝炎和心血管疾病中 miRNA 也可以发挥作用，更重要的是一些 miRNA 会异常表达，甚至被发现参与调控了肿瘤的发生发展。随着对 miRNA 研究的深入，它们的生物合成和作用机制逐渐被揭示出来。MiRNA 是一类小非编码 RNA（small non-coding RNA），长度约为 19～25nt，能够作为一类 RNA- 蛋白所形成的诱导沉默复合体（RNA-induced silencing complex，RISC）识别靶基因序列的重要原件，在转录后水平介导靶基因的沉默。在 miRNA 的 5′ 末端包含了一段关键序列，这段主要负责靶基因的识别，称为"种子区域"（seed region），并且可以通过这段序列的相似性把 miRNA 划分为不同的 miRNA 家族。但最近，我国学者揭示了 miRNA 作用机制的复杂性，不同于传统 miRNA 沉默靶基因的作用，发现它们存在于细胞核中，具有协同增强子（enhancer）促进基因表达的作用。miRNA 具有很高的保守性。在动物细胞内，多个 miRNA 由同一个前体 RNA 加工而来，即基因簇现象，且来自同一基因簇的 miRNA 具有较强的同源性。有一些 miRNA 基因是成簇分布在染色体上，它们彼此相关，通过一个共同的启动子转录成为多顺反子。

二、微小 RNA 生物合成

miRNA 合成依赖两种机制，经典合成机制与非经典合成机制。对应经典机制来说，位于基因间隔区的 miRNA 由 RNA 聚合酶Ⅱ（RNA polymerase Ⅱ）转录生成初级转录产物 pri-miRNA，而后位于细胞核 pri-miRNA 被微处理复合物（microprocessor complex）切割，该复合物由 RNase Ⅲ Drosha 酶（Drosha enzyme）和 DGCR8（DiGeorge syndrome critical region 8）构成，该切割过程是把长度约 60～70nt 的具有茎环结构的核苷酸序列切割下来，形成 miRNA 前体 pre-miRNA。Drosha 酶也可以对 pri-miRNA 进行可变剪切，形成 isomiR。pre-miRNA 经过初步剪切后，形成具有 5′ 端游离磷酸基和 3′ 端游离二核苷酸的茎环中间体，在转运蛋白 exportin-5 的作用下由核内转运到细胞质中。当敲除 exportin-5 蛋白后，能够减少 pre-miRNA 由核到胞质的转运，但并不能完全消除 pre-miRNA 的转运，这意味着除 exportin-5 以外还存在其他 pre-miRNA 出核机制。最后，受到 TARBP（TAR RNA- binding protein）和 PACT（protein activator of the interferon-induced protein kinase）调控的 Dicer 酶（Dicer enzyme）进一步切割 pre-miRNA 产生单链成熟的 miRNA（mature miRNA）。单链成熟的 miRNA 被装载到 AGO 蛋白上，并与其他蛋白质一起组成 RNA 诱导沉默复合物 RISC。RISC 是一种核糖核蛋白，miRNA 可指导 RISC 在转录后水平下调基因的表达。MiRNA 的合成还依赖于非经典机制，即不依赖于微处理复合物或者是不依赖 Dicer 酶。有一类来自于内含子的被称为"mirtrons"的 miRNA，它们自被内含子剪切下来后就可以直接形成 pre-miRNA，因此这类"mirtrons"无须依赖微处理复合物的剪切而可以直接进入细胞质内并被 Dicer 酶剪切形成成熟 miRNA。另一种非经典 miRNA 生成机制，即不依赖 Dicer 酶的合成机制，比较少见。Pre-miRNA 进入细胞内不依赖 Dicer 酶，而依赖 AGO2 蛋白的切割作用，例如：miR-451 因其长度过短，不能够被 Dicer 酶切割；但 AGO2 结合在 pre-miR-451 上并在其茎环结构内进行切割，随后再被 polyA 特异的核酸酶切割后，最终形成 miR-451。

三、微小 RNA 作用机制

MiRNA 主要通过指导 RISC 复合物在转录后水平调控基因的表达（图 5-2），即导致 mRNA 的降解和翻译抑制。成熟的 miRNA 与 AGO 蛋白结合形成 RISC 复合物，RISC 复合物通过复合物中的 miRNA 与对应 mRNA 靶序列形成互补配对，从而发生特异性结合，进而降解 mRNA 或者抑制其翻译从而沉默靶基因的表达。MiRNA 靶位点一般存在于 mRNA 的 3′UTR 区域，与 miRNA 结合能力最强的靶位点是与 miRNA 核苷酸 2～7 位种子序列互补配对且在 miRNA 与 mRNA 种子序列前有一个相斥腺嘌呤核糖核苷酸 1（adenine opposite miRNA nucleotide 1，t1A）的位置。当 AGO 蛋白上的 MID 与 PIWI 结构域首先发生构象改变，这种构象改变将介导第 2～6 位的种子序列与 mRNA 发生碱基互补配对，形成一种相对稳定的状态。除此种子序列外，科学家还发现在 miRNA 的 3′ 端的 13～16 位点处的序列也能够介导 miRNA 与 mRNA 的结合，这个区域称为补充配对区域（supplemental pairing region）。MiRNA 与 mRNA 结合后将通过降解 mRNA 或者抑制靶基因的翻译调控靶基因的表达。若 mRNA 与 miRNA 具有足够的互补性，miRNA 就可指导靶 mRNA 在特异性位点断裂。RISC 复合物还可以通过招募 PAN2/3（polyA-nucleasedeadenylation complex subunit 2/3）、CCR4（carbon catabolite repressor protein 4）和 NOT 的复合物使 mRNA 脱腺苷酸化，并且使 mRNA 容易被具有方向性的 5′-3′ 核酸外切酶 1 降解。如果 miRNA 与 mRNA 的 3′-UTR 不完全互补，则 miRNA 会干扰翻译起始复合物中的 eIF4A- Ⅰ/Ⅱ（eukaryotic initiationfactor 4 A- Ⅰ/Ⅱ），干扰靶 mRNA 的翻译，但不影响 mRNA 的稳定性，这种

机制多见于动物 miRNA。例如最早发现的两个 miRNAs——lin-4 和 let-7 被认为是通过不完全互补的方式结合到目标靶基因 *lin-14* 和 *lin28*，抑制蛋白质翻译，从而抑制蛋白质合成。另外，我国学者首次发现了 miRNA 还能停留在细胞核内调控周围基因转录的现象。由于 miR-24 前体可分为 miR-24-1 与 miR-24-2，它们剪切形成的成熟序列均为 miR-24，但前体序列不一样，通过将 miR-24-1 转入细胞后，miR-24-1 和 miR-24-2 周围的基因均可以转录增强，并且这些 NamiRNA（nuclear activating miRNA）还能和转录激活的组蛋白修饰如 H3K27ac 或 H3K4me1 发生共定位。这些证据侧面证实了 NamiRNA 的激活功能。

四、微小 RNA 与肿瘤

相对于正常组织而言，miRNA 常常会在肿瘤中异常表达，异常表达的 miRNA 通过不同的作用机制参与到肿瘤的恶性生物学特征，例如肿瘤的侵袭 / 迁移、放化疗抵抗、血管生成、异常的增殖能力、自我更新能力等。MiRNA 也被证明参与多种肿瘤的进展，例如：脑胶质细胞瘤、乳腺癌、肺癌、胃癌、结直肠癌和肝癌等实体瘤，也被发现参与到血液肿瘤的发生与发展中。

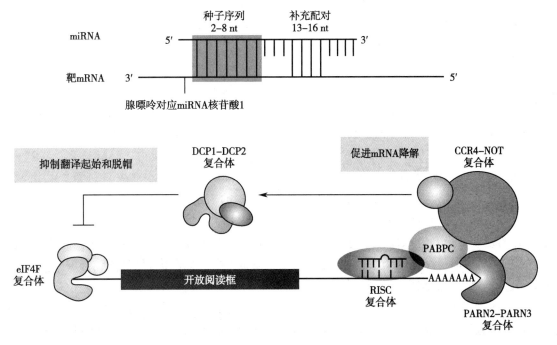

图 5-2　miRNA 与靶基因结合示意图和 miRNA 调控下游基因机制示意图

miRNA 和胶质瘤的发生和发展密切相关，虽然胶质瘤的放化疗和手术治疗方法有所进展，但胶质母细胞瘤的 5 年生存率依然非常低仅有 3%，其主要呈现弥漫浸润生长，无限增殖并具有非常高的侵袭性。Chan 等通过比较恶性胶质瘤细胞系和成人脑组织以及非肿瘤性胶质细胞系，发现 miR-21 在恶性胶质细胞瘤中异常高表达，当抑制 miR-21 的表达后，恶性胶质瘤细胞数目明显减少，和凋亡密切相关的蛋白剪切胱天蛋白酶 -3（cleaved-caspase-3）和剪切胱天蛋白酶 -7（cleaved-caspase-7）明显增多，使得胶质瘤对于化疗药物敏感性增加，提示 miR-21 很可能通过抑制与凋亡相关的重要基因表达，在恶性胶质瘤中扮演抗凋亡的角色。MiR-221/222 的高表达则和胶质瘤患者的不良预后明显相关，是胶质瘤不良预后的独立预测因子，miR-221/222 能够通过靶向周期调节蛋白 p27 的表达调控细胞增殖。MiR-10b 也会在胶质瘤中高表达，通过靶向作用 *HOXD10* 及基质金属蛋白酶 14（matrix metalloproteinase-14）等靶基因的表达，调控胶质瘤的侵袭能力，当使用反义寡核苷酸敲低 miR-21 后，胶质瘤的侵袭迁移能力显著降低，在临床标本中也观察到 miR-21 的高表达和胶质瘤高分级，高恶性程度和更短的生存期相关。另外一些 miRNA 则可以发挥抑制胶质瘤进展的作用，例如 miR-519a 能够结合在 STAT3 的 3′UTR 区域，降解 STAT3 并抑制胶质瘤的增殖和侵袭能力；miR-508-3p 抑制非转移性黑色素瘤的糖蛋白 B（glycoprotein non-metastatic melanoma B，GPNMB）的表达从而抑制胶质瘤细胞的生长。因此，在胶质瘤中这些具有抑癌作用的 miRNA 常常会低表达，进而促进胶质瘤的进展。乳腺癌是威胁女性健康的首要恶性肿瘤。在乳腺癌中，YU FY 等发现 let-7 家族的 miRNA 在乳腺癌干细胞中的表达会显著的下降，而在小鼠模型内，通过过表达 let-7，可以降低肿瘤干细胞的自我更新和转移的能力。Gong C 等还发现多个和乳腺癌干细胞更新能力相关的 miRNA，当把这些 miRNA 联合起来能够预测激素受体阳性 /HER2 阴性患者的预后，并构建了一个能够指导临床用药的预测模型。另外由于大部分乳腺癌对雌激素敏感，miRNA 在乳腺癌恶性转化及其转化过程中通过调控雌激素受体（ER）表达导致乳腺癌细胞出现非雌激素依赖性生长。Adams 等分析发现 miR-206 在乳腺癌中的表达水平和雌激素受体 ER 的表达呈负相关，ER 的亚型 ER-α 受体的 mRNA 的 3′UTR 有两个 miR-206 结合位点，miR-206 能与这些位点结合并导致 ER-α 受体下调；同时发现雌二醇或特异性 ER-α 激动剂 PPT 也能明显下调 miR-206 的水平。这些研究表明，miR-206、雌激素、ER-α 之间可能存在着反馈调节机制。另有学者发现 miRNA 能够调控乳腺癌内分泌耐药机制，在他莫昔芬耐药的人乳腺癌细胞系 MCF-7 中发现 miR-873 和 miR-125a-3p 可以靶向 CDK3，而下调的 CDK3 减少了 ER-α 的 Ser104/116 和 Ser118 处磷酸化位点，使乳腺癌不再阻滞在 G_1/S 期，促进了激素受体阳性乳腺癌细胞的耐药。

在肺癌中 miRNA 也发挥了重要的调控作用。miRNA 通过参与调控肺癌细胞上皮间质转化（epithelial-mesenchymal-transition，EMT）调控非小细胞肺癌（non small cell lung cancer，NSCLC）的转移。Frixa T 等发现在 NSCLC 细胞中存在一系列和 EMT 相关的 miRNA。例如，miR-128-3p 在转移患者组织中高表达，miR-128-3p 能够靶向调控 miRNA 的关键加工酶 Drosha 和 Dicer，并调控 EMT 相关转录因子 snail 和 ZEB1，并间接调控 E-cadherin，促进 NSCLC 的转移。另一个促癌 miRNA，miR-21，在肺癌中也高表达，miR-21 能够调控 TGF-β（transforming growth factor-β）通路，参与影响非小细胞肺癌的 EMT 表型。在 miR-21 高表达的 NSCLC 细胞中还发现间充质表型的标记物例如：vimentin、MMP2、MMP9 和 snai2 等高表达，上皮标记物如 E-cadherin 和 β-catenin 等显著下调，而 miR-21 过表达后能够促进非腺癌细胞的侵袭和迁移能力。Johnson 等对 21 个肺癌患者的研究证实，与正常的肺组织相比，肺癌中 let-7 的表达降低 50% 以上。在鼠肺腺癌细胞系 LKR13 中重新表达 let-7g，处于 G_0/G_1 和 G_2/M 期的细胞明显增多，而相应地处于 S 期的细胞数量降低，进一步采用多西环素诱导 let-7g 过表达，可增加肿瘤细胞死亡。在 K-Ras 突变的 NSCLC 细胞系中高表达 let-7g，能抑制其在体内形成肿瘤，而对于没有突变的 NSCLC 细胞系（H1650）则只能部分抑制肿瘤形成。另外，在部分肺癌细胞株中，发现 miR-17-92 簇的基因拷贝数目增加，表达显著上调，提示 miR-17-92 在肺癌发生发展中可能起到原癌基因样的作用。

胃癌是腹部常见的恶性肿瘤，科学家们试图找出能早期诊断并进行预后分析的 miRNA。Chan 等用定量 PCR 对 37 例胃癌患者的肿瘤组织和相应正常组织的 miR-21 表达水平进行测定，并对 miR-21 的临床关联性进行统计学分析，结果发现，miR-21 在 92%（34/37）的胃癌样本中过表达，但 miR-21 的表达水平与患者预后并没有线性关系，即 miR-21 水平越高并不预示预后就越差，因此，miR-21 虽然可以作为胃癌诊断的一个有效标志物，但并不能影响胃癌患者的临床预后。同时，研究还发现在幽门螺杆菌感染的胃黏膜中 miR-21 也存在明显的高表达，提示幽门螺杆菌可能与胃癌组织 miR-21 的高表达有关。Li 等用基于鼠类 miR-155 序列的人造 miRNA（pCMV-PRL3 miRNA）有效地沉默了靶基因 *PRL-3* 在 SGC7901 胃癌细胞中的表达，发现 pCMV-PRL3 miRNA 能显著减弱 SGC7901 细胞的侵袭和迁移能力，同时还能抑制裸鼠胃癌腹膜转移，并改善预后。因此推测，人工导入 miRNA 可以减少 *PRL-3* 的表达，*PRL-3* 可能是胃癌腹膜转移治疗的一个潜在靶点。

MiRNA 通过影响细胞的增殖、凋亡和细胞周期等参与调控血液系统肿瘤的发生发展。在慢性淋巴细胞白血病（chronic lymphocytic leukemia, CLL）中发现，miR-29 可以靶向 *TCL1*、*CDK6* 和 *MCL1* 等多个靶基因，使惰性的 CLL 出现疾病进展。Cimmino 等研究发现，在慢性淋巴细胞白血病中，miR-15a 和 miR-16-1 与抗凋亡基因 *BCL-2* 的表达负相关。在 CLL 细胞中上调 miR-15a 和 miR-16-1 的表达，可使 *BCL-2* 表达明显下降，促使 CLL 细胞凋亡，说明 miR-15a 和 miR-16-1 的表达下调是 CLL 进展的重要机制之一。除此以外还发现了 miR-155、miR-222 等一系列促进 CLL 进展的 miRNA。在急性早幼粒白血病（acute promyelocytic leukemia, APL）中，miR-223 与转录因子 C/EBPα 作用，可调节粒细胞的分化成熟。因为该转录因子可与 miR-223 增强子竞争性结合，使 miR-223 保持低表达，从而抑制粒细胞的分化。在弥漫性大 B 细胞性淋巴

瘤、滤泡性淋巴瘤、原发皮肤 B 细胞淋巴瘤等不同亚型的淋巴瘤中，13q31 的扩增较常见，其转录本为具有抗凋亡作用的 miR-17-92，其上游 MYC 调控促进细胞周期的 E2F1 的同时，还通过刺激 miR-17-92 调节 E2F1 的蛋白量，使得细胞周期顺利进行并阻止凋亡的产生。

另外 miRNA 还参与调控了其他肿瘤的进展，例如在肾癌中发现 miR-28、miR-185、miR-27 和 let-7f-2 高表达；有 23 个 miRNA 包括 miR-10b、miR-29 家族、miR-100、miR-101、miR-126、miR-130 和 miR-215 等与肾癌细胞转移相关；miR-223、miR-26b、miR-221、miR-103-1、miR-185、miR-23b、miR-203、miR-17-5p、miR-23a 和 miR-205 在膀胱癌中高表达。在恶性卵巢癌中发现 miR-214 与 PTEN 蛋白编码 mRNA 靶基因结合后，可使 PTEN 蛋白水平下降，并激活蛋白激酶 B（Akt）通路，从而诱导卵巢肿瘤细胞存活和对顺铂类药物的耐药。在甲状腺乳头状癌中发现 miR-221/222 与肿瘤复发高度相关；miR-146 与甲状腺癌转移，侵袭密切相关，并且能够靶向 SMAD4 调控肿瘤细胞对 TGF-β 信号通路敏感性参与肿瘤发生。MiRNA 参与肿瘤发生进展的例子还有很多，这里不再一一列举。肿瘤还可以通过各种表观遗传机制调控 miRNA 生成等方式使促癌 miRNA 上调，抑制抑癌 miRNA 的表达，从而促进肿瘤的发生发展。

第二节　长非编码 RNA 与肿瘤

一、长非编码 RNA 概述

长非编码 RNA（long non-coding RNA, lncRNA）被定义为长度大于 200 个核苷酸且不能够编码蛋白质的非编码 RNA，这一定义是学术界最为公认的定义，也是为区别经典的短链 ncRNA，如：转运 RNA（transfer ribonucleic acid, tRNA）、小 RNA（microRNA, miRNA）、piwi 结合 RNA（piwi-interacting RNA, piRNA）、核仁小 RNA（small nucleolar RNAs, snoRNAs）等。长链非编码 RNA 分类方法复杂，一般根据其与亲本基因或邻近基因的关系分为基因间 lncRNA（intergenic lncRNAs），反义 lncRNA（antisense lncRNAs），双向 lncRNA (bidirectional lncRNA), 内含子 lncRNA（intronic lncRNAs）, 正义 lncRNA（sense lncRNA）; 也可以根据 lncRNA 的功能把 lncRNA 分为具有增强子功能的增强子 lncRNA（enhancer lncRNAs）、内源性竞争 lncRNA（competing endogenous lncRNAs）、可剪切为 miRNA 或 piRNA 前体的 lncRNA（miRNA/piRNA primary transcripts lncRNA）等。与蛋白质类似，长链非编码 RNA 具有不同的亚细胞定位，并且其功能及其调控机制取决于其亚细胞定位。细胞核内的 lncRNA 可以被转运到细胞质中，发挥调控蛋白质的转录后修饰作用，或影响 mRNA 转录后剪切，或调控 mRNA 的翻译过程，也可作为 miRNA 的前体被加工为成熟 miRNA, 以及可能通过形成内源性竞争性 RNA 来影响细胞信号转导及基因表达；而细胞核内的 lncRNA 可通过顺式作用（in cis）和反式作用（in trans）调控基因表达，也能影响细胞核内亚细胞器的完整性，或在核内调控 mRNA 的剪切（图 5-3）。LncRNA 具有特殊序列和二级结构能够影响其细胞定位，例如只存在于胞核内的 MALAT1 及 NEAT1 在其 3′末端的 poly A 尾处均有一富含尿嘧啶的细胞核滞留原件，该原件能够形成三叶草结构使它们滞留在细胞核内。

二、长链非编码 RNA 作用机制

LncRNA 具有多样的调控机制。依据 lncRNA 的亚细胞定位，lncRNA 作用机制主要分为以下两大类：定位于细胞核内发挥顺式、反式及其他作用；定位于细胞质内调控转录后修饰、影响 mRNA 的剪切及成熟等。

（一）细胞核内长链非编码 RNA 的顺式作用

在细胞核中，有一类 lncRNA 可通过招募转录因子、组蛋白修饰因子或染色质修饰因子结合在其转录位置的附近，也可依据其碱基互补配对原则形成 RNA-DNA 复合体而锚定在其转录位置附近的基因座上，调控邻近基因的表达。

增强子是一类能够增强其染色体附近基因表达的 DNA 序列。有研究表明增强子可被 pol II 翻译为一类双向的增强子 lncRNA, 而且这些 lncRNA 与增强子相连锁基因的转录激活状态呈正相关，而且在特定情况下这些增强子 lncRNA 参与调控了附近基因的表达，这些意味着这些

增强子转录出来的 lncRNA 并非增强子转录副产物，且增强子的增强作用很可能依赖于这些 lncRNA。这些增强子 lncRNA 可以促进邻近基因的启动子与增强子的结合，并通过招募染色质修饰因子及组织因子等发挥顺式调控作用，即在局部空间区域中形成增强子 - 染色质 - 启动子的环状结构从而发挥增强附近基因转录。在 HOXA 基因座区，可以转录出一系列的 lncRNA, 例如 HOTTIP（HOXA distal transcript antisense RNA）等。HOTTIP 在 HOXA 的 5′末端转录可以通过与远端 HOXA 的启动子结合，招募 WDR5 及 MLL 复合物，使 HOXA 基因发生 H3K4me3 修饰从而转录激活，促进 HOXA 上调。这种增强子 lncRNA 顺式调控作用广泛存在于细胞核内，MYC 基因上游增强子区所转录出的 lncRNA-CCAT1L 招募染色质调控因子 CTCF, 并介导了 MYC 启动子与 MYC 增强子形成染色质"环"（chromosome looping）, 从而顺式正向调控 MYC 基因表达；IGF1R 增强子区转录的 LUNAR1 介导形成染色质"环"从而顺式调控 IGF1R 的转录。这些增强子 lncRNA 是顺式作用中不可缺少的关键分子，当使用寡义反核苷酸（locked nucleic acid antisense oligos, LNA/ASO）及 siRNA 敲低 lncRNA-ncRNA-a 后，结合于 ncRNA-a 靶基因区域的转录调控因子及 pol II 减少，且染色体构象俘获技术确认在敲低 ncRNA-a 后，增强子与启动子间形成的染色质"环"减少。证实了增强子 lncRNA 介导基因的启动子与增强子结合并促进形成染色质"环"从而发挥顺式调控作用，且增强子 lncRNA 是调控增强子的不可或缺的分子。

跨过编码基因的反义 lncRNA 由编码基因的反义链转录，它们普遍存在于真核细胞中。反义 lncRNA 可与其碱基互补的 DNA 或者 RNA 发挥相互作用，因此，反义 lncRNA 可在不同水平调控其正义链的蛋白编码基因。ANRASSF1（anti-sense intronic non-coding RASSF1）是跨过大部分 RASSF1A（RAS-association domain family member 1）转录本的一条反义 lncRNA, 其可与 RASSF1A 基因座 DNA 结合形成 DNA-RNA 三螺旋体，招募 PRC2 进一步通过组蛋白甲基化 H3K27me3 抑制 RASSF1 基因的转录。由于 ANRASSF1 并不

能与 *RASSF1C* 的启动子结合而抑制 *RASSF1C* 的转录,因此该过程具有特异性。与此相类似的是 ANRIL(antisense non-coding RNA in the INK4 locus),它可以与 PRC1 复合物中的 CBX7 相结合,通过其序列与 *INK4* 基因簇相联,通过组蛋白修饰 H3K27me3 抑制 *INK4* 基因簇的转录;除与

PRC1 相结合外,ANRIL 还能与 PRC2 形成复合物顺式调控附近基因转录。反义 lncRNA-Tsix 定位于激活的 X 染色体,当该 X 染色体激活时 Tsix 被转录出来,它能够影响染色体状态及组蛋白甲基化顺式调控定位于失活 X 染色体上的 lncRNA-Xist。基因座所转录出的反义 lncRNA-Airn 抑制

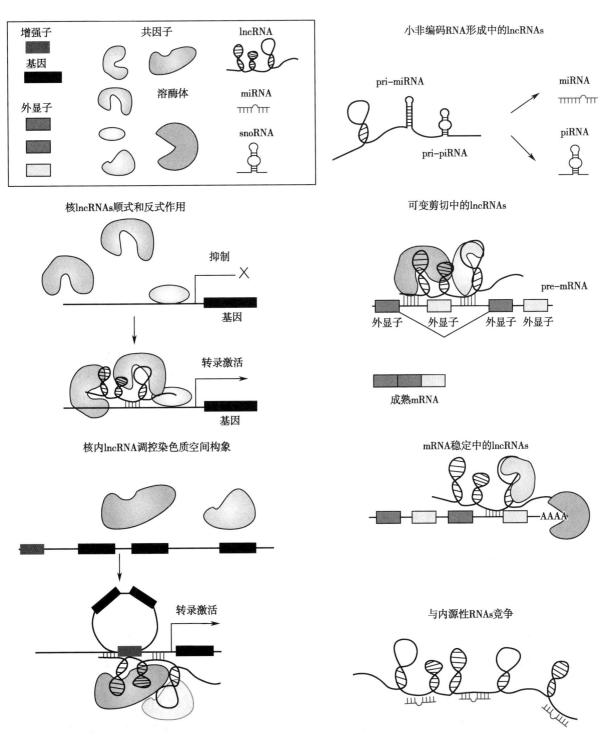

图 5-3 长非编码 RNA 作用机制示意图

了转录起始复合物与 *IGF2R* 启动子的结合，抑制 *IGF2R* 的表达。

基因印记是指父亲遗传或来自母亲的等位基因受到特异性表达上调或下调的调控现象，这种现象常由 DNA 甲基化所介导。印记基因一般是成簇分布的，而在这些成簇分布的印记基因间富集了很多非编码 RNA，其中就有 lncRNA；这些印记基因簇常常可形成数个印记控制区，印记基因间的 lncRNA 则可以通过影响印记调控区从而顺式调控附近基因的表达。功能丧失实验显示来自父本的等位基因缺失会造成基因印记功能的缺失及胚胎发育的缓慢，而继承自母本的等位基因则不会影响基因印记或胚胎发育，也就是说转录自父本或母本等位基因的印记相关 lncRNA 通过不同机制在不同发育阶段发挥作用，而且其可能在不同组织中有不同的影响。Kcnq1ot1 是一条 91kb 长的印记相关 lncRNA，转录自父本等位基因，而在母本等位基因中因其启动子 CpG1 的甲基化而受到抑制；来自于父本的 Kcnq1ot1 可通过顺式作用抑制附近基因的转录，例如：Kcnq1, Osbpl5, Tssc4, Cdkn1c, Phlda2, Slc22a18 等。Kcnq1ot1 在不同组织中通过不同的机制介导了附近基因的沉默；在胚胎发育阶段，父本的 Kcnq1ot1 可通过招募甲基转移酶 1（DNA methyltransferase 1，DNMT1）使 DNA 发生甲基化从而抑制邻近基因 Kcnq1 等的表达；而在胎盘中，Kcnq1ot1 则是通过招募组蛋白修饰因子 PRC2 及 G9a 等，使父本染色体上发生抑制型组蛋白修饰，如：H3K27me3，H3K9me3 等，从而抑制更远处基因的表达。与此类似的是，来自于母本的 Air 因其启动子 CpG 岛重甲基化而不表达，因而其附近的母本等位基因 *IGF2R* 持续表达；在父本中因为 Air 启动子不会重甲基化而被转录出来，从而抑制附近印记基因簇的表达。

（二）细胞核内长链非编码 RNA 的反式作用

定位于细胞核内的 lncRNA 除了在其转录位置附近富集并发挥顺式作用调控基因表达外，还可以被转运到其转录位置的远处发挥反式调控作用，这些反式作用的 lncRNA 可以结合在不同染色体的结合位点上，从而发挥反式调控作用广泛影响数个基因的表达或者可以特异性的调控远处某一个基因的表达。人源 HOX 基因家族可分为

4 簇（HOXA，HOXB，HOXC，HOXD）分别位于 7，17，12，2 号染色体，其可编码一系列进化保守的转录因子从而参与胚胎发育及细胞分化等的过程。转录自 *HOXA* 基因簇的 HOTTIP 可以通过顺式作用调控 *HOXA* 基因簇的表达，但是转录自 12 号染色体的 *HOXC* 基因簇的 HOTAIR 则可以发挥反式作用影响位于 2 号染色体的 *HOXD* 基因的表达。HOTAIR 位于 HOXC11 与 HOXC12 间，分类上属于基因间反义 lncRNA，成熟的 HOTAIR 两段各具有一个含空间结构的原件，其中一个可与 PRC2 复合物的中的 SUZ12 及 EZH2 相结合，另一个则可以与 LSD1 相结合；并且 HOTAIR 能够引导这些组蛋白修饰因子结合到靶基因上，可使组蛋白发生抑制性型修饰 H3K27me3 或 H3K4me2，进而沉默其靶基因的表达，当敲除 HOTAIR 后，富集在该基因集合位点上的 LSD1 与 SUZ12 将会减少。除了影响 *HOXD* 基因表达外，HOTAIR 还可以结合到数百个其他基因的位点上，这可能与 HOTAIR 具有一个 GA 丰富的结构域有关。类似的是，P53 引起的细胞周期阻滞或者凋亡中，可上调数条 lncRNA；当敲除其中一条 lincRNA-p21 后，数百个受到 p53 抑制的基因上调，进一步研究显示 lincRNA-p21 可以与 p53 下游核内不均一核糖核蛋白 K（heterogeneous nuclear ribonucleoprotein K，hnRNPK）结合，并广泛的发挥其反式作用调控数个靶基因的表达，然而截短实验发现 lincRNA-p21 可通过 5′ 端与 hnRNP-K 结合，但是不足以诱导凋亡作用，这意味着 lincRNA-p21 必须通过数个位点与 hnRNP-K 才能充分地发挥其反式作用。

（三）细胞核内长链非编码 RNA 的其他作用

细胞核内的 lncRNA 除了可以通过顺式或反式作用影响基因的表达，核内的 lncRNA 还可通过其他机制影响编码基因转录后核内的修饰。丝氨酸 / 精氨酸富集蛋白（Serine/arginie riched protein，SR protein）能够富集到转录活化部位，同时招募多种剪切因子，结合到 mRNA 前体上影响 mRNA 的剪切；MALAT1 可与 SR 蛋白发生相互作用，并通过磷酸或去磷酸化水平调控 SR 蛋白的活性，当敲低 MALAT1 后可以改变 mRNA 的可变剪切水平，另外 MALAT1 也是 SR 蛋白定位的关键分子，当使用寡义反核苷酸敲除 MALAT1

后，会引起剪切因子如 SF1、U2AF65 等错误定位。旁斑（paraspeckle）是最近被发现位于细胞核内的亚细胞核结构；转录自 *MALAT1* 基因附近的 NEAT1 可定位于旁斑中，当敲低 NEAT1 后，旁斑的生成会减少，并且 NEAT1 能够与很多旁斑相关的蛋白相结合，这些证据表明 NEAT1 可以维持旁斑的完整性。除维持旁斑完整性外，lncRNA 也可通过旁核中的剪切因子影响 mRNA 的剪切，NEAT1 能够结合旁斑中富含脯氨酸 / 谷氨酰胺剪切因子（splicing factor proline/glutamine-rich，SFPQ），影响 *PPARγ2* 基因转录后 mRNA 的可变剪切调控脂肪细胞形成过程。

（四）定位于细胞质的长链非编码 RNA 影响 mRNA 稳定性

STAU1 是一个双链 RNA 结合蛋白，可通过 mRNA 的 3′ 端非翻译区的 STAU1 结合位点与转录激活的 mRNA 结合，当 mRNA 与 STAU1 结合后会引起 mRNA 的降解。STAU1 除了可直接结合含 STAU1 结合位点的 mRNA 并将其降解外，可以通过 lncRNA 与靶 mRNA 的结合介导该 mRNA 的降解。LncRNA 1/2-sbsRNA1 可以通过 Alu 原件结合在含有 STAU1 结合位点的 mRNA 上，因为 mRNA 上的 STAU1 结合位点可以通过不完全的碱基互补配对与含有 Alu 序列的 RNA 相结合；免疫共沉淀显示 1/2-sbsRNA1 可以与 STAU1 相互作用，所以 1/2-sbsRNA1 与 mRNA 的结合将导致 STAU1 对靶 mRNA 的降解；当敲除 1/2-sbsRNA1 后，由 1/2-sbsRNA1 介导降解的靶 mRNA 如：SERPINE1 与 FLJ21870 等都会上调 2～4.5 倍，而且这种 lncRNA 介导靶 mRNA 降解的现象还可以在其他 1/2-sbsRNA 的其他亚型如 1/2-sbsRNA2，1/2-sbsRNA3 等观察到。相对来说，有的 lncRNA 可以增加 mRNA 的稳定性。β 分泌酶 1（β-secretase-1，*BACE1*）基因转录出的反义 lncRNA BACE1-AS 能够通过碱基互补配对原则结合在 *BACE1* 的 mRNA 上形成一个 RNA-RNA 二聚体，而该二聚体的形成防止 miR-458-5p 结合在 BACE1 的 mRNA 上，进一步防止了该 mRNA 的降解。

（五）定位于细胞质的长链非编码 RNA 影响 mRNA 的翻译

LincRNA-p21 除了可以定位细胞核内发挥反式调控作用外，还可以在细胞质内影响 mRNA 的翻译。在细胞质内，RNA 结合蛋白 HuR 能够结合 lincRNA-p21 并招募 let-7 与 Ago2 从而导致 lincRNA-p21 的降解；敲低 HuR 后 lincRNA-p21 上调，但 β-catenin 与 JUNB 的表达却减少了，进一步研究发现 lincRNA-p21 能够结合在 CTNNB1（β-catenin）与 JUNB 的 mRNA 上，这些结合区域跨过它们的编码区以及非编码区，并且 lincRNA-p21 能够结合翻译抑制因子 RCK，形成 lincRNA-p21-mRNA-RCK 复合物，从而抑制 β-catenin 与 JUNB 的翻译。AS Uchl1 是泛素羧基末端水解酶 L1（ubiquitin carboxy terminal hydrolase L1，Uchl1）基因座转录出的一条反义 lncRNA，在正常生理情况下主要定位于核内，当 mTORC1 通路受到抑制后，将会使 AS Uchl1 从细胞核进入细胞质；由于 AS Uchl1 序列中包含了一条反向的 SINEB2 重复序列，故 AS Uchl1 能够通过该反向序列和 Uchl1 的 mRNA 相结合，并使核糖体激活促进 Uchl1 的翻译增加。

（六）调控蛋白质的转录后修饰

在细胞质中 lncRNA 还有一个重要的功能就是通过调控细胞质内蛋白质转录后修饰，例如通过蛋白质的磷酸化、乙酰化等使信号通路中关键的信号转导蛋白质失活或激活，从而影响细胞信号转导。最经典的例子是研究发现长链非编码 RNA NKILA（NF-KappaB interacting lncRNA）的调控作用。该发现奠定了 lncRNA 在蛋白质转录后修饰的重要地位，该研究受到 Howard Y. Chang 等人的重视，并在其 2016 年发表的一份系统全面回顾肿瘤中关键 lncRNA 的综述中进行了报道。在未激活的情况下，p65 与 p50 所形成二聚体 NF-KappaB 与抑制性因子 IKB 结合，形成一个未活化的三聚体 NF-KappaB-IKB；当使用 TNF-α 及 IL-1β 诱导出 NKILA 后，NKILA 能够与 NF-KappaB-IKB 复合物稳定相连，并通过 NKILA 的两个发卡结构结合在 NF-KappaB 亚基 p65 上，由于 NKILA 与 NF-KappaB-IKB 的结合遮蔽了 IKB 的磷酸化位点，因此抑制 IKB 激酶（IKB knaise，IKK）诱导的 IKB 磷酸化，进而抑制 NF-KappaB 信号通路的激活，抑制了乳腺癌的转移。Lnc-DC 是树突状细胞（dendritic cells，DCs）中特异性表达的一条 lncRNA，lnc-DC 能够在细胞质中通过其 3′ 端的茎环结构与 STAT3 结合，防止 STAT3 被 SHP1 去磷酸化，维持 STAT3 磷酸化的活化状态，而磷酸化的 STAT3 能够入核，并激活下游通路。

（七）定位于细胞质的长链非编码 RNA 的其他作用

基于碱基互补配对原则，miRNA 可与具有相似序列的靶 mRNA 发生完全互补或不完全互补配对，进而导致该靶 mRNA 的降解或翻译抑制。与此类似的是，lncRNA 也可通过相似序列与 miRNA 发生完全或不完全的配对，并"吸附"这些 miRNA，从而防止 miRNA 与靶 mRNA 结合，这些 lncRNA 被称为竞争性内源性 lncRNA（competing endogenous RNAs，ceRNAs）。例如：HULC 可以吸附 miR-372，防止 miR-372 降解与靶基因 *PRKACB* 结合，进而促进 *PRKACB* 的表达；H19 则可吸附 let-7 家族 miRNA 的位点，作为 let-7 海绵吸附体吸附这些 miRNA，防止 let-7 介导的肌细胞分化。

LncRNA 除了能吸附 miRNA 外还可以调控 miRNA 的加工过程，或者作为 miRNA 的前体被加工为 miRNA。lncRNA Uc.283＋A 上有一段超保守序列（ultraconserved region），该超保守序列可以与刚转录出的原始 miR-195（primary miR-195）的茎环结构结合，并防止 miR-195 被 Drosha 酶的剪切加工，从而下调 miR-195 的合成。除此以外，lncRNA 还能作为 miRNA 的前体被加工，例如：CEND1，FERM 与 FRMPD4 的基因座区所转录出的正义或反义 lncRNA 能够被加工为内源性的 siRNA。

三、长链非编码 RNA 与肿瘤

微阵列芯片技术与高通量测序技术的广泛应用使我们更容易检测不同遗传背景或者不同临床分期的肿瘤标本中 lncRNA 的表达情况。相关研究发现 lncRNA 在肿瘤组织中的表达具有时空特异性及组织特异性，通过对包括肿瘤组织，正常组织以及肿瘤细胞系的 7 000 份样本的 RNA 测序数据分析发现，在同一类型的样品中可以鉴别出约 58 000 个 lncRNA，而这是该组样品中蛋白质编码基因数量的 2 倍，并且约有 8 000 个 lncRNA 是不同组织来源肿瘤所特有的，这说明

lncRNA 与肿瘤具有密切的相关性。LncRNA 参与调控肿瘤细胞增殖、凋亡、侵袭迁移及血管生成等多个过程从而促进肿瘤的发生发展。

在胶质瘤中，WIF1 可以通过下调 MALAT1 进一步调控非经典 WNT 通路抑制胶质瘤细胞系的侵袭和迁移，当直接敲除 MALAT1 后能够抑制 LN-229、LN-18 等胶质瘤细胞系的迁移能力，而在另一项研究中则发现 MALAT1 可以抑制胶质瘤细胞系 U87 和 U251 的增殖，当在这两个细胞系中敲除 MALAT1 后，细胞增殖能力会增强。进一步的研究提示 MALAT1 在不同类型胶质瘤中的相反的作用，一方面 MALAT1 能够通过 ERK（extracellular signal regulated kinase）和 MAPK（mitogen-activated protein kinase）介导胶质瘤细胞的增殖及通过 MMP2 促进胶质瘤的迁移；另一方面可以抑制 miR-155 的功能从而激活抑癌基因 *FBXW7* 的表达抑制增殖。另一条反义 lncRNA FOXM1-AS，能够和自己的亲本基因 *FOXM1* 的 pre-mRNA 结合进一步促进 FOXM1 pre-mRNA 和 ALKBH5 蛋白的结合，调控了 FOXM1 pre-mRNA 的 m^6A 修饰并维持 FOXM1 pre-mRNA 的稳定性，从而进一步促进胶质瘤干细胞的自我更新能力。在小鼠移植瘤模型中观察到，敲除 FOXM1-AS 后会抑制胶质瘤的增殖，胶质瘤干细胞群减少。LncRNA H19 也参与了胶质瘤的发生发展，*H19* 的第一个外显子经过剪切形成的 miR-675 能够通过靶向胶质瘤细胞中的周期调节蛋白 CDK6 调控胶质瘤的增殖，并通过靶向 Cadherin 13 调控胶质瘤的侵袭能力；另外也有证据提示 miR-140 和 miR-152 等数个 miRNA 也参与了 *H19* 介导的胶质瘤的发生。在胶质瘤中具有调控功能里的 lncRNA 的类似的例子还有很多，例如：NEAT1 能通过结合 EZH2 调控 β-catenin 促进胶质瘤的侵袭和增殖，而 CRNDE 能竞争性抑制 miR-384 从而调控 STAT3 通路促进胶质瘤的进展。

在乳腺癌中，BCAR4 是乳腺癌相关 lncRNA，它能够与转录因子 SNIP1 和 PNUT1 结合，促进趋化因子 CCL21 的表达，并激活非典型 Gli2 信号通路，促进乳腺癌细胞的迁移和侵袭。PANDAR 这条 lncRNA 则坐落在 CDKN1A 上游 5kb 处能够在 DNA 损伤时激活，它能招募转录因子 NF-YA 并抑制早期凋亡基因的表达，从而作为一条促癌

基因促进乳腺癌的增殖和凋亡抵抗，PANDAR 能够在乳腺癌细胞中高表达，并且敲除后会显著使乳腺癌细胞发生 G_1/S 期周期阻滞，进一步抑制乳腺癌细胞增殖和克隆形成能力。MALAT1 在乳腺癌中也具有调控作用，MALAT1 在其他肿瘤细胞中常常作为促进肿瘤转移的 lncRNA，但有趣的是 MALAT1 在乳腺癌中会抑制乳腺癌的转移。Kim J 等发现在乳腺癌小鼠转移模型中，当敲除 MALAT1 但不影响周围基因表达的情况下，小鼠转移模型中会出现更多的转移灶，而当重新激活 MALAT1 后转移反而会减少，在机制上发现 MALAT1 能够结合 TEAD 蛋白使其失活，并抑制 YAP 通路从而抑制乳腺癌的转移。LncRNA ATB 的表达能促进乳腺癌细胞的 EMT 和器官转移灶的克隆形成，lncRNA-ATB 能够通过竞争性结合 miR-200c，抑制 miR-200c 的功能，进而激活 Twist1 蛋白抑制 E-cadherin 的表达促进乳腺癌 EMT 的发生。

除此以外，lncRNA 通过各种不同的机制参与调控了不同肿瘤的发生发展，包括了各种实体瘤如肝细胞肝癌，直肠癌，胰腺癌等。HOTAIR 可通过结合 PRC2 复合物的亚基 Suz12，或者通过结合 LSD1 招募 REST 等组蛋白修饰因子引起组蛋白抑制性修饰 H3K27me3 与 H3K4me2，反式调控肿瘤侵袭迁移相关因子 MMP 家族蛋白如 MMP3、MMP9；SNAIL 等促进肿瘤发生上皮间质转化或者引起肿瘤侵袭细胞外基质能力增强，从而促进肺癌、胃癌、肝细胞癌等肿瘤的转移。MALAT1 与肿瘤凋亡相关，当敲除 MALAT1 后肿瘤细胞出现细胞周期阻滞的表型，而促凋亡蛋白 Caspase-3 的上调以及抑制凋亡蛋白 Bax 的上调；此外，MALAT1 还能调控 Cyclin D1 和 CDK6 的表达，通过 MAPK 通路或者调控剪切因子 SF2/ASF 促进肿瘤增殖。在胰腺癌及直肠癌细胞系中发现，Snail1 促进上皮间质转化的机制除了直接抑制 E-cadherin 的表达外，还可以通过抑制一条 ZEB2 反义 lncRNA 的转录，而这条 ZEB2 NAT 可以结合在 ZEB2 的 mRNA 上，阻止 ZEB2 的 mRNA 内含子被剪切，而该区域有核糖体进入位点，从而减少 ZEB2 的翻译，进一步促进肿瘤细胞上皮间质，增加肿瘤转移。此外，在肝母细胞瘤与成神经细胞瘤中 lncRNA 还能上调血管生成

相关基因如 VEGFA 及 FGF2 等，促进肿瘤血管形成。另外 lncRNA 除促进肿瘤的发生发展，也能作为肿瘤抑制因子发挥作用。P53 是经典的肿瘤抑制蛋白，当受到 DNA 损伤或促癌刺激后，p53 能够上调数条 lncRNA，其中一条 lincRNA-p21 能够通过反式作用调控 p53 下游基因，促进这些恶性转化的细胞发生凋亡。PANDAR 与 LINC-PINT 可以抑制基因表达，通过 p53 依赖的凋亡途径，调控肿瘤凋亡及细胞周期阻滞。由于这些 p53 相关的 lncRNA 常常在肿瘤中低表达，这些证据均提示 p53 相关的 lncRNA 能够作为肿瘤抑制因子发挥抑癌作用。

第三节 环状 RNA 与肿瘤

一、环状 RNA 概述

环状 RNA（circular RNA，circRNA）是一类结构不同于线性 RNA 的特殊非编码 RNA，其以共价键形式形成闭合的单链 RNA 环状结构，因此无 polyA 尾；也无 5′-3′ 的极性；不易被核酸外切酶 Rnase R 降解；甚至其在细胞内的半衰期较线性 RNA 更长。单链 circRNA 结构，最早由 Diener 在马铃薯纤块茎病中使用电镜观察到；由于 Diener 观察到的这些游离 RNA 分子是一类与病毒相似的感染性颗粒，故当时把在植物中具有致病能力的单链环状 RNA 分子命名为类病毒。但这些具有闭合环状结构的 RNA 分子不仅仅出现在病毒或原核生物中，随后的研究发现，在真核细胞中也可以存在这样的闭合环状结构 RNA，1993 年首次在小鼠睾丸中发现了 Sry 基因转录出的 circRNA 分子。2012 年 Salzman 等利用生物信息学方法结合二代测序技术在人正常细胞中和肿瘤细胞中发现了大量的 circRNA，并且部分 circRNA 丰度超过了其线性转录本的丰度。这些证据提示 circRNA 作为一类特殊的非编码 RNA，与 lncRNA 类似，并非转录的"噪音"或者副产物，而是一类具有重要作用的调控分子，参与调控了肿瘤的发生发展。

根据 circRNA 的剪切形式及来源，circRNA 目前可被分为四类，分别是全由外显子构成的 exonic circRNA（EcircRNA）；全由内含子构成的

intronic circRNA（IcircRNA）；既含有外显子也含有内含子的 exonic-intronic circRNA（EIcircRNA）；及由 pre-tRNA 剪切形成的 tricRNA。

二、环状 RNA 生物合成

CircRNA 的生成依赖于 pre-mRNA 反向剪切（backsplice）形成。CircRNA 的表达量与其亲本基因的表达量并不存在明显的相关性，尽管其亲本基因表达量越高意味着 pre-mRNA 的丰度越高，相应位置的 circRNA 剪切事件越多，但仍有部分 circRNA 的表达量比其线性转录本表达量要高。目前 circRNA 的注释主要依赖于 circbase，但很多研究指出 circbase 中注释的 circRNA 仅占了所有 circRNA 的一部分，因此 circRNA 仍然需要我们继续关注与研究。CircRNA 生成可能有以下几种机制：套索 RNA（lariat RNA）驱动的环化机制，RNA 原件驱动的环化机制及 RNA 结合蛋白（RNA binding protein，RBP）介导的环化机制。

（一）套索 RNA 驱动的环化机制

mRNA 前体在剪切过程中，外显子间的内含子相互靠近并发生折叠，从而使 5' 的剪切位点靠近并与 3' 端的受体位点结合，形成一个闭合的套索 RNA 结构，此时套索 RNA 被剪切体从这个结构中剪切下来，而黏性末端相互聚合从而形成 circRNA。

（二）RNA 原件驱动的环化机制

位于 circRNA 侧翼的内含子区域的 RNA 原件，例如：Alu 序列等，可形成完美的互补配对。当 pre-mRNA 转录后，5' 端与 3' 端的互补序列发生配对，形成闭合环状结构，之后再被剪切体剪切从而形成 circRNA。

（三）RNA 结合蛋白介导的环化机制

位于 circRNA 侧翼序列的位置能够结合 RNA 结合蛋白，当 5' 端 RNA 结合蛋白与 3' 端 RNA 结合蛋白相互结合时，原本相距较远的 circRNA 接头处黏性末端序列更容易接近彼此，从而促进外显子的环化形成 circRNA。

三、环状 RNA 作用机制

基于已有的研究报道，circRNA 调控机制尚不完全明确，目前报道主要依赖以下几种机制：作为竞争性内源性 RNA，编码短肽，与蛋白质相互作用以及通过滞留在细胞核内发挥顺式或反式调控作用等。

（一）作为 miRNA 海绵

与 lncRNA 类似的是，circRNA 也能作为 miRNA 海绵，通过与 miRNA 之间形成不完全的互补配对结合来调控 miRNA，达到抑制 miRNA 功能，形成竞争性内源性 RNA（competing endogenous RNA，ceRNA）。如前所述，当 miRNA 与靶基因完美互补配对（perfect match），miRNA-AGO 复合物将直接切割靶基因；而在哺乳动物中，miRNA 大多与 mRNA 形成不完全互补配对，而主要是结合于 mRNA 的 UTR 区域抑制 mRNA 的翻译，或者使 mRNA 脱帽使 mRNA 去腺苷酸化等从而进一步促进 mRNA 的降解。circRNA 不具有 polyA 尾，也无 5'-3' 的极性；能够抵抗 miRNA 非经典降解机制，能够持久的发挥抑制 miRNA 功能的作用。CDR1as（antisense to the cerebellar degeneration-related protein 1 transcript）是来自于 CDR1（cerebellar degeneration-associated protein 1）互补链的一个天然反义 circRNA。CDR1as 长度虽然仅有 1.5kb，但其包含了 miR-7 的 74 个可能的结合位点，其中有超过 60 个位点在小鼠和人中是高度保守的，并且能够结合 miR-7；且 CDR1as 能够在 AGO2 蛋白牵出试验（pull down）后的产物中检测到。另外 CDR1as 还能够在细胞质中与 miR-7 发生共定位，当敲低 CDR1as 后，miR-7 的经典靶基因 SNCA，EGFR 和 IRS2 会下调；当过表达 CDR1as 后，这些靶基因的表达水平则会上调，这些证据均提示 CDR1as 能够作为 miR-7 的海绵。相应地，在体内过表达 CDR1as 后，与敲低 miR-7 的表型一致，均会引起胚胎中脑变小。与 CDR1as 类似的还有来自于 Sry 的 circRNA，其包含了 16 个靶向 miR-138 的位点，并且能够抑制 miR-138 的功能而作为 miR-138 的海绵。在肿瘤细胞中 circHIPK3 则可以通过吸附 miR-124，抑制 miR-124 功能上调 miR-124 靶基因 IL6R 与 DLX2 等，促进肿瘤细胞的增殖。值得注意的是，miRNA 虽然能够被 circRNA 吸附，但在极端情况下也能够切割 circRNA。例如：CDR1as 虽然能够作为 miR-7 的海绵，但却由于其能够与 miR-671 在序列上刚好形成完美的序列互补配对，而能够被 miRNA 介导的经典降解机制,即 RISC 复合物切割而降解。

(二)编码蛋白

CircRNA 除了作为 miRNA 海绵外,还可以编码短肽参与到肿瘤的发生发展中。最早 Kos A 等在丁型肝炎中发现了具有编码功能的单链闭合环状结构的 RNA;随后在植物病毒中也发现了能够编码蛋白的单链闭合环状结构的 RNA,这些证据提示了哺乳动物细胞中的 circRNA 可能具有编码潜能。由于 circRNA 是一个闭合环状结构,因为其不含有 5′ 端的 7- 甲基鸟嘌呤帽结构,而不能够启动经典的 mRNA 翻译机制。但真核生物中存在的非经典翻译机制,即通过 RNA 中存在的一些原件,例如核糖体进入序列(internal ribosome entry site,IRES)招募核糖体并启动翻译。科学家首先通过人工构建的 circRNA 证实了这个猜想。通过在含有绿色荧光蛋白(green fluorescent protein,GFP)开放阅读框(open reading frame,ORF)的人工 circRNA 中插入 IRES 后,该人工修饰的 circRNA 就可以翻译出 GFP 短肽从而发出绿色荧光,另外 Wesselhoeft RA 等在真核生物中通过插入 IRES 的手段,使人工构建的 circRNA 翻译出蛋白质。随着对 circRNA 编码能力的深入研究,Legnini I 等人在人成肌细胞及小鼠成肌细胞中发现了一个较保守含有 IRES 且具有编码能力的 circ-ZNF609,该 circRNA 翻译的短肽能够调控成肌细胞的增殖。在脑胶质瘤中也发现了具有编码能力的 circ-FBXW7,该 circRNA 编码的短肽能够结合 c-myc 并降低 c-myc 蛋白的半衰期抑制胶质瘤进展。通过核糖体正在翻译 RNA 测序技术(ribosome nascent-chain complex-bound RNA sequencing,RNC-seq),甚至发现了 lncRNA 来源的 circPINTexon2 能够编码短肽,并参与调控胶质瘤的发生发展。这些研究证实了真核生物中 circRNA 的编码能力并参与到肿瘤的发生发展,也提示 IRES 及一定长度的 ORF 可能是真核生物 circRNA 翻译的必要条件。但真核生物中 circRNA 翻译过程远比我们想象的要复杂。circRNA 可被甲基化,形成 N6- 甲基腺嘌呤(N6-Methyladenosine,m6A)修饰,该修饰招募 YTHDF3(YTH N6-methyladenosine RNA binding protein 3)及翻译起始因子 eIF4G2 及 eIF3A 等形成翻译起始复合物,从而使 circRNA 不依赖于 IRES 翻译短肽。

(三)与蛋白质相互作用

CircRNA 可作为蛋白质的脚手架,与靶蛋白结合来影响靶蛋白的功能。在正常细胞中 p21(cyclin-dependent kinase inhibitor 1)作为 CDK2(cyclin-dependent kinase 2)抑制因子,调控细胞进入或转出细胞周期。Circ-Foxo3 能够结合 p21 与 CDK2 并使二者形成复合物,阻止细胞进入正常的细胞周期,而当通过敲低 circ-Foxo3 干扰 circ-Foxo3-p21-CDK2 复合形成时,细胞将转入细胞周期进行有丝分裂。除此以外,circ-Foxo3 还可以结合 MDM2 与 p53,使二者形成复合物并促进 MDM2 对 p53 的泛素化降解,而线性的 Foxo3 并不能结合 MDM2 与 p53;更有趣的是,circ-Foxo3 与 MDM2 的结合能够减少 Foxo3 蛋白的泛素化降解,从而通过 Foxo3-PUMA 通路促进肿瘤的凋亡;相应地也可以在肿瘤细胞株中观察到 circ-Foxo3 低表达,在永生化的非成瘤细胞株中观察到高表达的现象。CircPABPN1 能够结合 RNA 结合蛋白 HuR,与 poly(A)结合蛋白 1(poly(A)binding protein nuclear 1,PABPN1)相互竞争 HuR,高表达的 CircPABPN1 将与 HuR 的结合,进一步抑制了 PABPN1 的翻译,从而促进了宫颈癌细胞的进展。

(四)顺式及反式调控作用

在所鉴定的 circRNA 中,外显子构成的 circRNA 占了大部分,这些 EcircRNA 主要被转运到细胞质内,并发挥 miRNA 海绵的作用;但内含子来源的 circRNA 却可以被滞留在细胞核发挥不同的生物学调控作用。RNA 聚合酶 II(RNA polymerase II)是真核生物中形成 mRNA 转录复合物的重要因子,并参与调控 mRNA 转录起始、延伸和终止等。circRNA 可以通过与 RNA 聚合酶 II 相互作用,顺式或反式调控基因的表达。Ci-ankrd52 能够显著富集在其转录起始位置,并与 RNA 聚合酶 II 结合,当敲低 ci-ankrd52 后,ankrd52 转录效率显著降低。与此类似的是,使用 ASO 敲低核内的 ci-sirt7 后,sirt7 mRNA 的合成速率也会降低。为系统研究 circRNA 顺式或反式调控作用,有学者通过交联免疫沉淀技术(crosslinkingand immunoprecipitation,CLIP)

结合二代测序的方法富集到与 RNA 聚合酶 II 结合的 circRNA；其中丰度最高的 circEIF3J 和 circPAIP2 不仅能够和 RNA 聚合酶 II 紧密结合，还能够先转录起始复合物中的 U1A、U1C 等小核糖核蛋白（small nuclear ribonucleoprotein，snRNP）以及与 U1 small nuclear RNA（snRNA）发生相互作用，并聚集于亲本基因转录起始区域；当敲除 U1 snRNP 或者这些 EIcircRNA 后，都会显著减少 circRNA 亲本基因的转录。这些研究提示 circRNA 能够结合 RNA 聚合酶 II 转录起始复合物，促进亲本基因的转录。必须指出的是，circRNA 不仅能够聚集于亲本基因转录起始位点，还能够聚集在其他 mRNA 合成位置处，这也预示着 circRNA 还能发挥反式作用。

（五）CircRNA 的其他功能

CircRNA 还被发现具有调控 pre-mRNA 可变剪切进程和调控核糖体 RNA（ribosomal RNA，rRNA）成熟等功能。Ashwal-Fluss R 等发现来自于人及果蝇 RNA 剪切因子肌盲蛋白 muscleblind（MBL/MBNL1）第二个外显子的 circMbl 是一个相对保守的 circRNA，circMbl 本身及其侧翼内含子区域含有 MBL 的多个结合位点。MBL 一方面能够促进 circMbl 的表达，另一方面可以与 circMbl 特异性的结合，因此当 MBL 上调时，其能够产生大量的 circMbl，进而新生成的 circMbl 与线性 RNA 竞争现有的 MBL 剪切因子，从而调控基因的表达。除此以外，MBL 这个蛋白还可以影响 PVT1 与 CRKL 的线性产物与其剪切形成的 circMbl 间可变剪切的进程。另外，来源于 lncRNA ANRIL 的 circANRIL 则能够结合在 PES1（pescadillo homolog 1）蛋白富含赖氨酸的结构域，防止 rRNA 前体与 PES1 蛋白的结合，从而抑制 rRNA 的成熟与成熟核糖体的形成。

四、环状 RNA 与肿瘤

随着越来越多的 circRNA 被发现，其在肿瘤发生及发展中重要的地位也逐渐被揭示，circRNA 被证明参与调控多种肿瘤如乳腺癌，结直肠癌，肝癌，胃癌，结直肠癌及胶质瘤等恶性肿瘤的发生发展，一些 circRNA 的表达甚至与患者的预后，肿瘤转移，肿瘤分期及分级直接相关。

Smid M 等人在乳腺癌中鉴定出 9 万多个 circRNA，其中 circCNOT2，circCREBBP 与 circRERE 是乳腺癌预后的独立因素，当在乳腺癌细胞中敲低 circCNOT2 后将抑制乳腺癌的增殖与活性；更重要的是，circCNOT2 能稳定存在于乳腺癌患者血浆中，还能够预测晚期乳腺癌患者使用芳香化酶抑制剂（aromatase inhibitor）后的无疾病进展生存期（progression-free survival，PFS）。在三阴乳腺癌中，发现 circGFRA1 的高表达与患者的预后不佳有关，还与患者的肿瘤大小、TNM 分期、淋巴结转移及病理分期正相关，更深入的机制研究发现 circGFRA1 能够吸附 miR-34a 促进乳腺癌的增殖并抑制凋亡。circRNA-000911 能够促进乳腺癌增殖、侵袭、迁移并能够抑制凋亡；circVRK1、hsa_circ_0008717 和 hsa_circ_000198 等 circRNA 通过吸附 miR-153 并促进 NANOG、SOX2 和 OCT4 的表达，从而维持乳腺癌干细胞干性。

在肝细胞肝癌（hepatocellular carcinoma，HCC）中，由 RNA 剪切蛋白 DHX9 调控生成的 circSMARCA5 在肝细胞肝癌患者的临床标本中低表达，是患者总生存期（overall survival，OS）与无复发生存期（recurrence-free survival，RFS）的独立因素，在肝癌细胞中过表达 circSMARCA5 能够抑制肿瘤细胞的增殖及转移。circSMARCA5 能够吸附 miR-17-3p 及 miR-181b-5p 从而促进抑癌因子 TIMP3 的高表达，抑制肝细胞肝癌的进展。CDR1as 在肝细胞肝癌中高表达，并通过吸附 miR-7 促进肝细胞肝癌的进展，有研究指出 CDR1as 在 60.1%（65/108）的肝细胞肝癌临床标本中高表达，另一项研究中则发现有 74%（26/35）的临床标本中可以观察到 CDR1as 的高表达，这些证据说明 CDR1as 有可能成为肝细胞肝癌的标记物。此外还发现了促进肝细胞肝癌进展的 hsa_circ_000839 与 hsa_circ_0005075 环状 RNA。

脑胶质瘤临床标本中发现 circFBXW7 低表达，而 circFBXW7 的表达量与胶质瘤患者总生存期呈正相关，这预示 circFBXW7 可能是一个抑癌 circRNA，进一步研究发现 circFBXW7 上具有 IRES，并且能够编码一个 21kd 的短肽 FBXW7-185aa。这个短肽可以结合 USP28，并进一步通过缩短 c-myc 蛋白的半衰期抑制肿瘤增殖。CircPINTexon2 也具有 IRES，也可以在胶质瘤细胞中编码一个短肽，PINT87aa；这个短肽能够结合 PAF1/CPEB1 复合物并使这个复合物结合停留在其靶基因的启动子区域从而抑制 RNA 聚合酶Ⅱ促进的 RNA 转录与延伸。CircZNF292 则可以通过调控 PRR11/cyclin A/Wnt 信号通路促进胶质瘤细胞的增殖并促进小管的形成。由 RNA 结合蛋白 ADARB2 调控生成的 circNT5E 则能够通过吸附 miR-422a 促进胶质瘤的增殖、侵袭与迁移，并且在体内实验发现，过表达 circNT5E 后会促进小鼠体内胶质瘤的转移并增加肿瘤负荷。另外在胶质瘤中还发现 circ-U2AF1、circMMP9 及 circ_0034642 等可促进胶质瘤的发生发展。

CircRNA 在结直肠及胃癌发生及发展中也扮演了重要的作用。CircLAPR4 对化疗中的胃癌患者是总生存时间的一个独立预后因素。circLAPR4 能够通过作为 miR-424 海绵，抑制 miR-424 的功能，调控 LATS1/YAP 信号通路，促进胃癌细胞增殖与转移。在胃癌中类似的 circRNA 海绵还有 circPVT1，它能够吸附 miR-125，hsa_circ_100269 通过吸附 miR-630 等参与调控胃癌的发展。在结直肠癌中则发现 hsa_circ_001569 能够吸附 miR-145，并正向调控促癌因子 E2F5、BAG4 与 FMNL2，促进结直肠进展。Hsa_circ_0020397 甚至可能通过参与调控免疫因素促进肿瘤的进展，hsa_circ_0020397 能够吸附 miR-138，抑制 miR-138 的靶基因 *PDL1* 及 *TERT* 从而参与了结直肠癌的进展。在结直肠癌中还发现了 hsa_circ_0000504、hsa_circ_000984、hsa_circ_001988、hsa_circ_0007031 与 has_circ_102562 等异常表达的 circRNA，并揭示了这些 circRNA 在结直肠癌中的重要调控作用。

circRNA 还参与了多种肿瘤的进展，例如 circTCF25 在膀胱癌中高表达，通过 miR-103a-3p 及 miR-107 促进膀胱癌的进展，并可能作为膀胱癌的标记物。在胰腺癌中 circLDLRAD3 的表达与胰腺癌患者淋巴转移与远处转移相关，当与 CA-199 合并诊断胰腺癌时，AUC 曲线下面积达到 0.87，敏感度及特异性能够分别达到 0.803 3 及 0.935 5。CircRNA 还被证明参与了调控了肺癌、骨肉瘤、急性髓系白血病，胆管细胞癌等恶性肿瘤的发生及发展。

第四节　其他类型非编码 RNA 与肿瘤

一、转运 RNA 来源的小非编码 RNA 与肿瘤

转运 RNA（transfer RNA，tRNA）主要负责识别 mRNA 中的密码子并将密码子对应的氨基酸转运至新合成的肽链处。转运 RNA 前体中 5′ 端的及 3′ 端的序列分别被 RNase P 与 RNase Z 剪切，加入密码子"CCA"，随后进行转录后修饰以形成正确的结构并能够抵抗细胞内的核酸酶，最终形成成熟的 tRNA 并转运至细胞质。成熟的转运 RNA 约有 73nt，包含 3 个颈环结构，分别是二氢尿嘧啶环（D loop）、假尿嘧啶环（T loop）以及反密码子环（anticodon loop）。在特殊情况下 tRNA 可被剪切成长约 14～40nt 的小非编码 RNA 片段：tRNA 衍生片段（tRNA-derived RNA fragment，tRF）与 tRNA 半分子（tRNA halves，tiRNA）。tRNA 曾一度被认为是管家基因仅仅维持细胞的正常翻译，而这些 tRNA 来源的小非编码 RNA 更被认为是测序过程中的污染或者是 tRNA 降解后的产物，但是随着二代测序的普及与深入研究，这些 tRNA 来源的小非编码 RNA 被发现在物种间竟然是高度保守的，在作用机制上具有各自不同的特点，甚至参与调控肿瘤的发生发展。

曾经 tRNA 来源的小非编码 RNA 被发现在细胞应激的情况可被检测到，因此被命名为应激片段，但实际上在非应激条件下 tRNA 来源的小非编码 RNA 也可存在。tRNA 来源的小非编码 RNA 主要根据它们比对回参考 tRNA 序列的位置来命名。主要分为两类：由成熟 tRNA 反密码子环剪切而来长度约为 31～40nt 的 tRNA 半分子（tRNA halves，tiRNA）；由 tRNA 前体或成熟 tRNA 末端剪切而来长度约为 14～30nt 的 tRNA 衍生片段（tRNA-derived RNA fragment，tRF）。其中 tiRNA 又分为 2 个亚型：5tiRNA 与 3tiRNA。其中 5tiRNA 是由成熟 tRNA 5′ 末端到反密码子环剪切而来，3tiRNA 是由反密码子环到成熟 tRNA 3′ 末端剪切而来。由于 tiRNA 是由 RNAse A 或 RNAse T 剪切而来，因此 tiRNA 具有 5′ 羟基

结构而不含有 5′ 磷酸酯结构，故与由 Dicer 酶或 Rnase Ⅲ 剪切而来的 miRNA 或内源性 siRNA 是不同的。tRF 则可以根据比对回 tRNA 的位置分为：tRF-1，tRF-2，tRF-3 和 tRF-5，其中 tRF-1 则由 pre-tRNA 的 3′ 末端剪切而成；tRF-2 由反密码子环剪切而成；tRF-3 和 tRF-5 分别由成熟 tRNA 的 3′ 末端和 5′ 末端剪切而成。tRF-5 形成的位置可位于 tRNA 的 D 环到反密码子环区域的 D 环或颈环区剪切而成，因此可根据它们剪切后的长度进一步分为 tRF-5a（14～16nt），tRF-5b（22～24nt）和 tRF-5c（28～30nt）。tRF-3 都是在 T 环区剪切而成，可根据其长度分为 tRF-3a（18nt 左右）和 tRF-3b（22nt 左右）。在二代测序中也可检测到其他类型 tRF，但这些 tRF 的丰度比最高丰度 tRF 低约 2～3 个数量级。

在 20 世纪 70 年代，第一个 tRF 在肿瘤患者的尿液及血液里发现，随着二代测序及芯片技术的广泛使用，tRF 在肿瘤中的重要功能也逐渐被认识到，科学家们也系统地注释了 tRF 并开发了相应的数据库，例如：注释 tRF 的数据库 tRFdb 及注释肿瘤中 tRF 的数据库 tRF2Cancer 等，揭示了 tRF 和 tiRNA 在肿瘤中的重要调控作用。Balatti V 等还设计了一套能够识别 tRNA 来源的小非编码 RNA 的芯片技术，并发现了一系列在慢性粒细胞白血病、肺癌、结直肠癌、乳腺癌及卵巢癌中异常表达的 tRNA 来源的小非编码 RNA，并且发现 ts-101 与 ts-53 在慢性粒细胞白血病和肺癌明显高表达；当敲除 ts-101 与 ts-53 后，细胞呈现出完全不同的基因表达谱，这意味着这些 tRNA 来源的小非编码 RNA 在肿瘤中有重要的作用。还有研究证实 ELAC2（a homolog of RNase Z）是前列腺癌易感基因，它能够剪切 pre-tRNA$^{Ser-TGA}$ 的 3′ 末端使其形成 tRF-1001；tRF-1001 属于 tRF-1；tRF-1001 在多种肿瘤细胞系中高表达，能够促进肿瘤细胞从 G_2 期转入 M 期，并且 tRF-1001 是前列腺癌细胞增殖所必须的，当敲除 tRF-1001 后，前列腺癌细胞增殖能力被显著的抑制。虽然有证据表明 tRF-1001 能够和 AGO3 及 AGO4 结合，但 tRF-1001 并不能够沉默和其序列匹配的 mRNA，因此 tRF-1001 可能通过更复杂的机制参与调控肿瘤的增殖。来源于 tRNA^{Glu}，tRNA^{Asp}，tRNA^{Gly} 和 tRNA^{Tyr} 属于 tRF-2 分类的 tRF 能够

在低氧条件诱导后上调并结合 RNA 结合蛋白 YBX1，从而使 YBX1 脱离本应该结合的促癌基因 mRNA，当 YBX1 脱离这些 mRNA 后，mRNA 变的极不稳定从而被降解，最终导致乳腺癌细胞转移能力下降。在 DNA 损伤刺激下，来源于 tRNA$^{Gly-GCC}$ 的 tRF-3 依赖于 AGO2-Dicer 蛋白复合物，从而发挥类似于 miRNA 作用，该 tRF 能够结合于 RPA1 的 3′UTR 区，促进 RPA1 的降解抑制其表达，进一步抑制淋巴瘤细胞的增殖。在骨肉瘤细胞中，属于 tRF-5 的 tRF^{Val} 由分泌型核酸酶 angiogenin 剪切而成，能够在应激条件促进应激小体（stress granules）的形成；angiogenin 还能够促进 5′-tiRNA^{Ala} 表达，5′-tiRNA^{Ala} 能够使翻译起始复合物中的 eIF4G 与 eIF4E 能够从加帽或者未加帽的 RNA 上脱离下来，抑制蛋白质的翻译并促进应激小体的形成。tiRNA，例如：5′-SHOT-RNA$^{Asp-GUC}$（sex hormone-dependent tRNA-derived RNAs），5′-SHOT-RNA$^{His-GUC}$ 与 5′-SHOT-RNA$^{Lys-CUU}$，分别能够特异的在 ER 阳性乳腺癌及 AR 阳性的前列腺癌细胞系中高表达，当敲低这些 tiRNA 的表达后，能够抑制肿瘤细胞的增殖；tRF$^{Val-AAC}$ 则可以在肾透明细胞中高表达。

二、Piwi 结合 RNA 与肿瘤

Piwi 结合 RNA（Piwi-interacting RNA，piRNA）是一种近年才发现的长度约为 20～30nt 能够与 PIWI（P-element induced wimpy testis）蛋白结合的小非编码 RNA。与经典小非编码 RNA 如 miRNA 或内源性 siRNA 不同的是，piRNA 是由不含有任何 RNA 二级结构的单链 RNA 转录本直接剪切而来的；在成熟 piRNA 的 3′ 末端还含有一个 2′-O-methylation 修饰，该结构是 piRNA 特有的。PiRNA 的生物合成过程主要分为两步：首先 piRNA 所在的基因组位置上能转录出含有 piRNA 序列的转录本，该转录本进入细胞质内 piRNA 加工的位置，然后转录本被加工为 piRNA 前产物，装载到 PIWI 蛋白上并被剪切并在其 3′ 末端进行甲基化修饰（2′-O-methylation）形成成熟的 piRNA-PIWI 蛋白复合物，最后 Zucchini 蛋白将会最终加工 piRNA 的 3′ 末端使 piRNA 形成无需剪切的时相 piRNA。过去科学家们一直认为 piRNA 仅在生殖系统中发挥调控转座子作用；影

响染色质重塑；介导DNA的甲基化等作用，但最新的证据表明piRNA也参与了肿瘤的发生发展。

在机制上，piRNA主要通过以下几种机制发挥生物学作用。PiRNA/PIWI复合物能够表观调控基因组中转座子的活性从而在肿瘤的发生发展中扮演了关键因素。PiRNA/PIWI复合物能够介导p53与转座子的结合从而抑制转座子的活性保证了基因组的稳定性，而piRNA不能够和突变型的p53结合，相应地增加了转座子的活性。PiRNA能够促进异染色质蛋白1（heterochromatin protein 1，HP1）的表达，当HP1与DNA上的组蛋白结合后，增加了组蛋白重甲基化修饰（H3K9me3），从而表观调控转座子状态；并且piRNA依赖的异染色质形成（heterochromatin formation）决定了转座子表观遗传修饰，进一步影响了转座子活化动员，从而影响表观调控基因的表达及染色质的状态。除了调控转座子外，piRNA还能够直接影响DNA的甲基化。Yan H等发现piR-823在骨髓瘤患者中高表达并且和临床预后差相关，敲低piR-823后能够明显抑制DNA甲基化酶DNMT3A/3B的表达，进一步促进p16的表达，从而能够抑制骨髓瘤细胞增殖及减弱体内骨髓瘤成瘤能力。另外piRNA还能够发挥类似于miRNA转录后调控的作用，piRNA通过互补序列聚集在mRNA的3′UTR区域使对应的mRNA被切割而降解。在乳腺癌中，piR-FTH1序列与FTH1的编码区域能够形成完美的序列互补，该piRNA-HIWI2所形成的复合物因此能够结合在FTH1的编码区域，切割并降解FTH1的mRNA，在转录后水平发挥作用；当过表达piR-FTH1时，能够增加三阴乳腺癌细胞对化疗药物的敏感性。

PiRNA参与了多种肿瘤的进展。在胃癌中发现了piR-651高表达，并且与患者的TNM高分期呈现正相关，转染piR-651的抑制剂后会抑制胃癌细胞的增殖。在乳腺癌中，Huang G等通过高通量测序分析发现相对于正常的癌旁组织而言，乳腺癌标本中高表达piR-20365，piR-20582，piR-20485和piR-4987这4个piRNA；piR-932/PIWIL2能够调控羧肽酶抑制因子latexin蛋白latex的甲基化，促进乳腺癌上皮间质转化，维持乳腺癌干细胞的干性。在肺癌中，piR-L-163则可以与磷酸化的ERM（p-ERM）蛋白结合，使p-ERM与F-actin的结合增强，从而促进非小细胞肺癌细胞增殖，迁移及侵袭。除此以外piRNA还发现在肝癌、结直肠癌中发挥了调控肿瘤细胞的化疗耐药，维持干细胞干性等能力。值得注意的是piRNA由于在其3′末端有一2′-O-methylation修饰，该修饰使piRNA在血浆中稳定的多，当去除2′-O-methylation修饰后，其半衰期会大大降低。因此，piRNA相较于其他non-coding RNA具有一定诊断价值和优势。

三、核仁小RNA与肿瘤

核仁小RNA（small nucleolar RNA，snoRNA）与Cajal体小RNA（small Cajal body RNA，scaRNA）是非编码RNA中的另一种类型。snoRNA长度约为60～300nt之间，至今虽然在哺乳动物中鉴定出约200多种snoRNA，但还有大量的snoRNA仍未被注释过。目前可根据其RNA保守序列原件把snoRNA分为box C/D snoRNA和box H/ACA snoRNA。box C/D snoRNA主要通过3′末端C与C′（RUGAUGA，R = 嘌呤）和5′末端的D与D′（CUGA）box形成C-D box与C′-D′ box间扭曲的环及环间互补配对的茎形成熟结构；box H/ACA snoRNA则由H box把两个发卡结构连起来并在3′端形成一个ACA box，其中单个发卡结构由一个顶部的环（apical loop），上部茎（upper stem），结合口袋（由假尿嘧啶口袋pseudouridylation pocket形成）和一个底部茎（lower stem）组成。scaRNA在结构上与snoRNA高度相似，也可以分为box C/D和box H/ACA；但scaRNA含有一段短序列，可以使他们定位于Cajal小体中，而snoRNA不含有这些序列，主要定位细胞核仁中。snoRNA常位于编码基因或管家基因中的内含子区域，由RNA聚合酶Ⅱ转录后剪切而来，此外lncRNA也可以被剪切成为snoRNA，例如lncRNA GAS5能够被剪切形成数个C/D boxsnoRNAs（snoRNDs74～snoRNDs81）。

SnoRNA主要负责调控rRNA成熟，折叠及2′-O-甲基化（2′-O-methylation）修饰和假尿嘧啶化等修饰。在人细胞中C/D boxsnoRNAs将结合数个核心蛋白15.5K/NHPX，Nop56，NOP58和Fibrillarin等形成小核仁核糖蛋白复合物（small nucleolar ribonucleoprotein，snoRNP）。这个复合

物能够通过 snoRNA 的一段 10～21nt 长的序列与其靶基因形成序列互补配对，从而使相应的靶基因发生 2′-O- 甲基化修饰，2′-O- 甲基化修饰能够促进 rRNA 的折叠及新生成的 rRNA 的稳定。H/ACA box snoRNA 与 NHP2，NOP10，GAR1 和 Dyskerin 结合，其形成的复合物主要负责 rRNA 的假尿嘧啶化。该复合物通过 H/ACA box snoRNA 中的假尿嘧啶口袋和 rRNA 前体结合；NHP2，NOP10 和 GAR1 控制了 rRNA 前体的高级结构稳定并保证了 Dyskerin 能够在正确的位点是 rRNA 假尿嘧啶化。除此以外，一些 snoRNA 和孤儿 snoRNA（orphan snoRNA）还能通过其他作用机制发挥作用。例如：大脑特异性表达的 C/D boxsnoRNA MBⅡ-52 的一部分序列能够与 5-HT2C 受体 mRNA 前体的外显子 Vb 形成互补，并调控 *5-HT2C* 基因的可变剪切；在小鼠中，HBⅡ-52（MBⅡ-52 同源 snoRNA）能够被剪切形成类似 miRNA 的片段并参与基因可变剪切位点的选择。SnoRNA 还能够被剪切形成 sno-derived miRNA。Ono M 等发现 snoRA45 可被剪切为数个 20～25nt 长度的 miRNA 类似物，并且能够装配在 AGO 蛋白上发挥沉默靶基因 CDK11 等的作用。

由于 snoRNA 在 rRNA 的折叠修饰中扮演重要作用，意味着其可能在肿瘤的发生发展中扮演了重要的角色。SnoRNA 在肿瘤中的重要作用最早是在小鼠中观察到的，Donsante A 等人发现当在黏多糖贮积症小鼠模型中使用腺相关病毒过表达 β- 葡萄糖醛酸苷酶时，相对于对照组而言，注射腺相关病毒的实验组小鼠有 33% 发生了肝细胞肝癌（对照组发生率 4%），通过对其中 4 例小鼠肝癌细胞的分析发现腺相关病毒插入的片段在 12 号染色体能够转录出数个 snoRNA 及 miRNA 的位置。除此以外，在脑膜瘤细胞中发现相对于正常脑膜组织，H/ACA box snoRNA h5sn2 会显著低表达。

越来越多的证据表明 snoRNA 参与调控了肿瘤的发生发展。在非小细胞肺癌细胞中还发现 SNORD78 能够显著上调，上调的 SNORD78 可维持肿瘤干细胞自我更新能力，促进侵袭能力及上皮间质转化。Zhou F 等发现急性骨髓性白血病中的癌驱动融合基因 *AML1-ETO* 能够促进 AES（amino-terminal enhancer of split）蛋白的表达，而高表达的 AES 则可以与 RNA 解旋酶 DDX21 结合并促进 C/D box snoRNA 复合物的生成及 rRNA 的 2′-O- 甲基化；而 C/D box snoRNA 促进的 2′-O- 甲基化是急性骨髓性白血病细胞中蛋白质翻译所必须的。当敲除 SNORD14D 或者 SNORD35A 时可以抑制急性骨髓性白血病细胞克隆形成能力并减缓白血病的发生。SNORD50A 和 SNORD50B 低表达与肿瘤生存负相关，正常情况下 SNORD50A 和 SNORD50B 能够和野生型 K-Ras 结合，当敲除 SNORD50A 和 SNORD50B 后将会促进野生型 *K-Ras* 与法尼基转移酶结合从而促进 K-Ras 的异戊烯化，这些证据提示 SNORD50A 和 SNORD50B 能够在 *K-Ras* 突变型肿瘤细胞中发挥调控肿瘤发生的作用。这些证据提示 snoRNA 和肿瘤的发生发展密切相关。

第五节　非编码 RNA 与肿瘤的诊断和治疗

一、游离非编码 RNA 与肿瘤诊断

对于肿瘤患者而言，肿瘤的早期诊断、与预后相关的肿瘤精确分子分型诊断和针对不同的预后使用对应的治疗等手段能够更有效管理肿瘤患者，使他们具有更好的预后。目前大部分肿瘤诊断金标准都是基于手术中获取的组织；但是对于大部分肿瘤患者而言，这种侵入性的检测临床应用受限，还存在时间较长、较难操作和费用高昂等的问题。因此针对这个现状而言，使用非侵入性的手段，特别是使用一些循环肿瘤 RNA 来作为肿瘤的诊断或者预后的标记物将是一个非常好的手段。检测循环肿瘤非编码 RNA 不仅无创、操作简单，并且经济实用，能够更容易的监测患者病情变化，方便评估药物疗效等。早在 20 世纪 70 年代，Stroim 等首先在人淋巴细胞及蛙耳廓组织培养基的上清中检测到游离 RNA 分子。但由于人们一直认为 RNA 分子不稳定，且血液中存在含量丰富的核酸酶，当时血浆中存在循环 RNA 这一说法未被人们所接受。1979 年 Hamilton 等在健康人和多发性骨髓瘤患者血浆中分离到循环 RNA 分子，第一次较准确地定量了血浆 RNA 水平。随后越来越多的学者相继在恶性黑色素

瘤、滤泡性淋巴瘤、鼻咽癌、乳腺癌、肺癌和结直肠癌等疾病状态下发现血清/血浆中肿瘤相关游离RNA（cell-free RNA）的存在。游离RNA主要指体液中所有细胞外的总RNA，既包括了外泌体（exosome）内的RNA，也包括了游离在体液中的RNA，还包括了循环肿瘤细胞（circulating tumor cell, CTC）内的RNA。游离RNA这一观点被人们所接受并受到了非常多的关注，而后提出的循环转录组（circulating transcriptome）更能精准的分析体液中不同类型的游离RNA。Huang X等人的研究指出在血浆来源外泌体内的游离RNA包含了42%的miRNA，9%的rRNA，3%的lncRNA及2%的piRNA，提示我们非编码RNA成分丰富，因此仍然是一个需要我们研究的方向。

循环RNA的来源尚不十分清楚，目前认为细胞外的游离RNA是细胞死亡或活动过程中释放到血浆中的，也可以来源细胞所分泌出的外泌体或者一些细胞表面来源的囊泡，还可以来源于一些脂结合蛋白或RNA结合蛋白等。细胞死亡和主动分泌是游离RNA的主要来源。Zweyer等发现在几个被不同刺激物诱导的凋亡细胞中，亚细胞器粗面内质网和核糖体以凋亡小泡的形式从细胞中释放，随着亚细胞器的排出，RNA也一并被释放出来。Juckett和Rosenberg在小鼠肉瘤细胞培养基中加入核酸酶，去除了表面核酸的细胞，继续培养2小时后细胞表面又重新出现核酸。几年后，Carr和Rosi等先后在白血病细胞和结肠癌细胞的膜表面观察到含有RNA的囊泡样物质从细胞表面溢出，这些报道均说明肿瘤细胞主动分泌循环RNA的可能性。另外，游离RNA稳定性较好。Nacy等发现内源性的游离RNA稳定性要远远优于外源性的游离RNA，当在血清中加入外源性的RNA 15秒后，通过PCR检测这些外源性RNA发现99%的外源性RNA不能被检测出来，而使用EDTA抗凝并储存于4℃的标本在0小时、6小时和24小时均可以检测出内源性游离RNA，这也提示了游离RNA并非完全裸露的RNA，而是游离RNA和蛋白等组成了复合物，从而保护了RNA不能被核酸酶降解。一项研究也证实了血浆中RNA-蛋白复合物的存在，Hefnawy T发现当向血浆中加入能够破坏RNA-蛋白质结合的十二烷基硫酸钠（sodium dodecyl sulfate）后，游离RNA不能够被检出。

基于以上背景，游离RNA或许能够在临床上作为新型的诊断同一种肿瘤不同分子分型指标，判断患者预后相关分子或者作为预测治疗敏感性的标记物。游离非编码RNA作为肿瘤的标记中，以血浆miRNA的诊断价值研究最为透彻。血浆miRNA在肿瘤中具有早期诊断的价值。Mitchell等挑选了在前列腺癌组织较正常前列腺组织的表达量增高的6种miRNA（miR-100、miR-125b、miR-141、miR-143、miR-205和miR-296）进行了小样本的病例对照研究，发现在前列腺癌患者血浆中miR-141的含量明显增高，用于诊断前列腺癌时虽然敏感度仅有60%，但特异度达到100%。Huang等发现miR-29a和miR-92a在结直肠癌患者血浆中明显增高，并且能有效地从区分结直肠癌患者和直肠腺瘤患者与健康人群，血浆中的miR-29a和miR-92a的含量和肿瘤的TNM临床分期明显相关。Liu等发现口腔黏膜鳞状细胞癌（oral squamous cell carcinoma, OSCC）患者血浆miR-31水平较健康对照显著性增高，手术切除肿瘤2周后其水平明显下降。用于诊断OSCC时，ROC曲线下面积为0.82，准确度达到73%。另外血浆miRNA还具有预测预后的价值。Hu等选取了60例Ⅰ期～Ⅲa期的均接受手术和化疗肺癌患者，并把他们按照生存期的长短分为较长和较短生存期两个亚组，通过对比2组患者血清miRNA的差异发现至少11个miRNA的变化在5倍以上，在随后243个肺癌患者血浆标本的验证过程中，发现其中miR-486、miR-30d、miR-1和miR-499可以作为总生存率独立的预测因子。还有很多其他miRNA在预测肿瘤生存和预后等有很好的指示作用，例如miR-19a是非小细胞肺癌生存和预后的独立因素；miR-21在多种肿瘤中具有诊断作用；miR-210能够预测多种肿瘤的预后和无病生存时间等；这里就不再逐一列举。

除了miRNA外，科学家也逐渐发现其他类型的非编码RNA也具有作为肿瘤标记物的价值。例如：在大于90%的前列腺癌组织中发现的lncRNA PCA3（prostate cancer antigen 3）相对于正常组织会上调60～100倍，尿液中的PCA3可以用来诊断前列腺癌，敏感性58%～82%，特异性达到 56%～76%，且尿液中的 PCA3 对于前列腺癌肿瘤大小是一个独立的因素，目前 PCA3 已被 FDA 批准用于前列腺癌的诊断。尿液中 lncRNA UCA1（urothelial cancer associated 1）能够作为膀胱尿道移行细胞癌和肾癌（transitional cell carcinoma）一种非侵入性诊断的标记物。在肝细胞肝癌患者血浆中发现 lncRNA HULC 高表达，并且在高分级肝癌中表达量最高，除此以外在 HBV 感染的患者血浆中也会升高。SnoRNA 也被发现能够作为较好的肿瘤标记物。在非小细胞肺癌患者的血浆中还发现 SNORD33，SNORD66 和 SNORD76 会显著的高表达，当把这三个 snoRNA 组合用来诊断非小细胞肺癌时候，区分正常人以及患有慢性阻塞性肺疾病的患者的诊断效能能够达到 81.8% 敏感度及 95.8% 特异性。在肺癌患者血浆中还发现 RNU2-1f 对肺癌的诊断和预后有一定的预测作用。在乳腺癌患者血浆中发现 snoRD44 与管家基因 U6 的比例相对于正常人而言会更高，并且和 ER 状态无关。PiRNA 也能够作为血清中肿瘤的标记物。前文我们提到 piRNA 由于其 3′ 末端的 2′-O-methylation 修饰使 piRNA 在血浆中更加稳定，使用 piRNA 作为肿瘤的标记物具有一定的价值，但对于游离 piRNA 的研究相对较少。在胃癌患者中，血浆中的游离 piR-651 和 piR-823 合并用于诊断胃癌其 ROC 曲线下面积达到 0.86，具有较好诊断胃癌的效能；相对于正常人而言，在肾脏肿瘤患者的血浆及尿液中具有很高水平的 piR-823。CircRNA 也具有一定的应用价值，我们前面提到 circRNA 作为一种闭合环状结构的 RNA，能够抵抗血液中的核酸外切酶，因此 circRNA 在血浆中能够相对稳定的存在。目前大部分研究都只关注肿瘤组织中异常表达的 circRNA；血浆中的 circRNA 还没有系统研究过。Li T 等利用芯片技术比较了小样本的胃癌患者及正常人血浆中差异表达的 circRNA，发现共有 343 个差异表达的 circRNA，并且发现 10 个异常高表达的 circRNA。当把这 10 个 circRNA 组合起来时，诊断胃癌的效能很好，敏感性 95.5%，特异性 95.7%。另一项研究则发现胃癌患者血浆中的 circ-KIAA1244 与肿瘤的 TNM 分级和淋巴转移负相关，而在血浆外泌体中 circ-KIAA1244 是无差异的，提示游离在体液中的 circ-KIAA1244 可能作为诊断胃癌的一个循环标记物。虽然目前在不同肿瘤诊断与不同类型的非编码 RNA 有一定的探索和发现，但循环转录组学尚未被充分开发，亟待我们发现并进行临床转化研究。

二、非编码 RNA 与肿瘤治疗

鉴于非编码 RNA 在肿瘤中的重要作用，能够逆转异常表达的非编码 RNA 或者靶向非编码 RNA 的手段，也许可以用于肿瘤治疗改善患者预后。由于多种非编码 RNA 都呈现出肿瘤特异性的状态，因此靶向这些肿瘤非编码 RNA 相对于传统的放化疗而言可能会具有更好的肿瘤靶向性及更少副作用。目前针对非编码 RNA 主要有以下几种手段：基于内源性 AGO 蛋白和 Dicer 蛋白的 RNA 干扰（RNA interference，RNAi），代表性手段为现在广泛用于体外实验的小干扰 RNA（small interference RNA，siRNA）；基于 Rnase H 的反义寡核苷酸（antisense oligonucleotides，ASO）；以及曾用于靶向蛋白质 - 蛋白质相互作用的小分子化合，目前发现也可能作为靶向非编码 RNA 的一种手段；除此以外还有靶向非编码 RNA 的适配体（aptamer）及基因编辑等均可以较好的靶向非编码 RNA，截止目前其中一些靶向非编码 RNA 的药物已进入临床试验，代表着很好的临床应用前景。

RNAi 现象最早在植物中发现，Fire 等人在线虫（Caenorhabditis elegans）体内也发现了相同的现象，随后 RNAi 技术受到重视并被发现能够在小鼠爆发性肝炎模型中发挥保护作用。RNAi 技术主要基于外源导入的双链 RNA 在 Dicer 酶切割后形成 siRNA 并与 AGO2 蛋白形成 RISC 的过程，双链 RNA 中的反义链能够和 mRNA 形成完美的序列互补，从而诱发 RISC 复合中 AGO2 内酸内切酶的作用，使 RNA 被切割从而被降解。RNAi 技术在哺乳动物细胞中也具有相同的效应，可以介导靶 mRNA 的沉默和靶非编码 RNA 的沉默，因此可用于特异性用于靶向非编码 RNA，目前 RNAi 相关的第一个药物已被 FDA 批准用于遗传性甲状腺素转运蛋白淀粉样变性的治疗。但由于 RISC 复合物机制主要存在于细胞质中，因此 siRNA 技术仅能用于靶向细胞质内的非编码

RNA，针对核内表达的非编码 RNA 不能够发挥作用，RNAi 技术还有部分脱靶效应。

ASO 技术主要是指能够与靶基因完美互补配对的长度约 12-22nt 的单链核苷酸序列，该序列能够和靶基因结合并招募 Rnase H 切割靶序列从而降解该靶基因，该机制不仅可以靶向细胞质的非编码 RNA，对细胞核内的非编码 RNA 也有效。通过对单链核苷酸的不同修饰，能够影响 ASO 的稳定性，免疫源性和药物代谢等成药性的关键指标。第一代 ASO 主要对单核苷酸链中的脱氧核糖核苷酸进行分子估计的修饰，主要是以硫原子替代磷原子形成硫代磷酸酯脱氧核糖核酸，这种修饰增加了单链核苷酸对核酸酶的耐受性。第二代 ASO 主要对核糖核苷酸的五碳糖基团进行修饰，得到如 2′- 甲氧基（2′-O-methoxy）和 2′- 氟（2′-Fluoro）等修饰后的核糖核苷酸，通过这些修饰使这些单链核苷酸的亲和能力增加，减少免疫源性并增强了诱导 Rnase H 降解靶 mRNA 的能力。第三代核苷酸主要针对核糖核酸的五碳糖的空间结构进行修饰，例如：目前较为常用的锁核苷酸（locked nucleic acid, LNA）是用化学键使核糖中五碳糖结构的 2′ 与 4′ 相连，该修饰增加了单链核苷酸的熔点，增加了该种单链核苷酸的特异性，更强的亲和力，更高的酶稳定性。

小分子化合物指其分子量小于 1 000 的化合物，既往小分子化合物主要用于抑制蛋白质与蛋白质的相互作用，最近被发现也可以用于靶向非编码 RNA。蛋白质能够形成一定的三维空间结构，蛋白质和蛋白质的相互作用需要结合口袋，而小分子化合物能够结合到蛋白质的口袋中从而抑制蛋白与蛋白相互作用。众所周知，非编码 RNA 也能够形成空间结构，并通过这些空间结构与蛋白相互作用形成 RNA- 蛋白复合物发挥功能，因此小分子化合物也可以用于靶向非编码 RNA。前期有学者发现小分子化合物能够与 HCV 病毒的 RNA 翻译起始位点原件结合并抑制 HCV RNA 的翻译功能；在细菌中则发现一类小分子化合物可以结合在细菌 mRNA 5′UTR 的翻译开关（riboswitches）并抑制细菌 mRNA 的翻译，这些证据证实小分子化合物能够靶向非编码 RNA。

基因编辑技术也可用于靶向非编码 RNA，但目前主要停留在基础研究方面尚未向临床转化。研究的热点主要是 CRISPR（clustered regularly inter-spaced short palindromic repeats）技术和 TALENs（transcription activation-like element nucleases）技术等，主要通过导入特定的序列作为引导序列，并通过 CRISPR/Cas9 蛋白或 TALE 融合蛋白切除相应的靶基因，从而造成靶基因沉默。TALENs 技术和 CRISPR 技术均可以敲除大片段区域，例如当使用 2 条引导序列时，TALENs 技术可以使斑马鱼基因中编码 MALAT1 的区域完全缺失。在小鼠中 CRISPR 技术则可以使 Rain 基因，一段约 23kb 长的区域，完全被删除。基因编辑技术不同于 siRNA 或者 ASO 等在转录水平使非编码 RNA 被敲低，它可以使非编码 RNA 在基因组水平完全不转录，从而达到敲除的目的。这是一种在基础科研上很好用于研究非编码 RNA 功能的技术手段，并在临床中有非常高的应用价值。

（一）miRNA 与肿瘤治疗

前文已提及不同的 miRNA 可在肿瘤中发挥的作用不同，有的 miRNA 在肿瘤中低表达发挥了抑癌作用，例如：miR-34 家族在肿瘤中可以诱导细胞凋亡，miR-200 家族则抑制肿瘤上皮间质转化和肿瘤细胞转移；有的 miRNA 则在肿瘤中高表达发挥促进肿瘤作用，例如：miR-21 上调促进肿瘤抗凋亡，miR-210 调控低氧状态下细胞的 G2/M 期转化及肿瘤增殖时基因组不稳定性。对于促癌 miRNA 而言，常采用 ASO 或者 LNA 修饰的 antimiR/antagomiRs 等沉默靶 miRNA 的表达抑制促癌 miRNA 的作用。在小鼠胶质母细胞瘤模型中通过递送 miR-10b 的 antagomiRs 能够显著抑制肿瘤的增殖。当在小鼠乳腺癌模型中使用能够敲低 miR-10b 的 LNA 联合多柔比星后能够显著抑制乳腺癌的肿瘤负荷。肿瘤微环境中常呈现出酸性环境，当使用一个 pH 敏感的短肽与 antimiR-155 链接的复合物（pHLIP-antimiR-155）能够很好的将 antimiR-155 递送到肿瘤偏酸性的微环境处释放，明显减少了荷瘤小鼠的肿瘤负荷并延长其生存时间。当在肝细胞肝癌荷瘤小鼠模型中使用胆固醇修饰后的 antimiR-221 后，显著的增加了 miR-211 靶基因的表达，并使肿瘤明显缩小，增加了荷瘤小鼠生存时间。目前针对 HCV 感染的 antimiR-122 已相应进入 Ⅰ 或 Ⅱ 期临床试验，说明了靶向肿瘤特异性 miRNA 的 antimiR 或 antagomiR 具有一定的临床应用潜能。针对抑癌型 miRNA，常采用转染 miRNA 类似物（mimics）的方法，使抑癌作用的 miRNA 过表达从而达到抑制肿瘤的目的。例如通过在肺癌、前列腺癌和肝癌荷瘤小鼠中通过脂质体纳米颗粒递送的 miR-34 类似物能够明显的抑制肿瘤的生长，在实体瘤和血液肿瘤中已开展由纳米颗粒递送的 miR-34 类似物的 I 期临床研究。在肝细胞肝癌患者中发现 miR-26a 会低表达，低表达的 miR-26a 和患者预后差相关，腺病毒介导的 miR-26a 高表达能够抑制小鼠体内肝细胞肝癌的进展。

（二）lncRNA 与肿瘤治疗

目前采用 siRNA、ASO、基因编辑技术和小分子化合物的方式靶向异常表达的 lncRNA。通过 siRNA 靶向卵巢癌中异常扩增的 lncRNA FAL1 可以明显抑制卵巢癌细胞的增殖；在体外通过能够靶向肝细胞肝癌中一条反义 lncRNA PCNA-AS1 能够提高 PCNA-AS1 靶基因的 PCNA mRNA 的稳定性从而在体外抑制肝细胞肝癌的增殖。在肾细胞癌中，使用能够靶向 lncARSR 的 ASO 可以逆转肾细胞癌对舒尼替尼的敏感性，并在荷瘤小鼠能够达到肿瘤的部分缓解（partial response）。LncRNA BCAR4 能够通过招募 H3K18ac 激活非经典的 Hedgehog 通路促进乳腺癌转移，而靶向 lncRNA BCAR4 的 ASO 能够显著抑制 lncRNA BCAR4 的表达，抑制小鼠体内乳腺癌小鼠细胞的转移。为了达到更好结合靶基因的能力，科学家通过对单链 ASO 进行改造，组合形成一种称为 "Gapmers" 的单链 ASO，即形成 LNA-DNA-LNA 的复合物，该复合物其实是一条中间包含核糖核苷酸的单链 LNA。该种结构能够很好的在体内发挥作用，并且能够在一些 siRNA 或者普通 ASO 无法发挥作用的地方起作用。大部分的黑色素瘤患者中会出现 lncRNA SAMMSON 的扩增，SAMMSON 能够结合 p38 并促进 p38 进入线粒体内，使用靶向 SAMMSON 的 Gapmer 能够显著影响黑色素瘤细胞的线粒体功能，并且改善黑色素瘤荷瘤小鼠生存和预后，使荷瘤小鼠对 MAPK（mitogen-activated protein kinase）抑制剂更敏感。靶向 lncRNA 的 Gapmer 还能够在甲状腺癌，膀胱癌等实体瘤及血液肿瘤中发挥较好的

效果。小分子化合物被证实能够靶向 lncRNA。喜树碱（camptothecin）能够通过抑制 HOTAIR 和 EZH2（enhancer of zeste homolog 2）相互结合，从而抑制 HOTAIR 顺式调控的靶基因 HOXD11。Velagapudi SP 等人则研发出能够高通量筛选靶向 lncRNA 的小分子化合物系统，用于筛选出能够靶向 lncRNA 的小分子化合物从而治疗肿瘤。基因编辑技术也用于靶向 lncRNA 治疗肿瘤。前文已述及 CRISPR 系统能够实现 lncRNA 的大片段删除，在肿瘤中能够达到稳定敲除 lncRNA 的效果。在膀胱癌中通过导入引导 RNA 后，CRISPR 能够在体内及体外状态下稳定抑制 lncRNA UCA1 的表达。Shechner DM 等则通过设计一种新的 CRISPR-Display 方法，使 RNA 序列整合到 DNA 上，他们发现能够至少插入 4.8kb 长度的 lncRNA 到 DNA 的靶区域。Ho TT 等则通过同源重组的方式结合 CRISPR 技术在乳腺癌细胞和结肠癌细胞中实现稳定敲除 UCA1、lncRNA-21A 和 AK023948 等多条 lncRNA。

（三）其他非编码 RNA 与肿瘤治疗

CircRNA 在肿瘤中呈现出肿瘤组织特异性表达，并且在肿瘤的发生发展中发挥了重要的调控作用。通过靶向 circRNA 接头处的序列，siRNA 或 ASO 技术能够特异性的在肿瘤中敲低 circRNA 而不脱靶敲低其亲本基因的表达。在体内实验及体外实验均可以观察到敲低 circRNA 后能够显著抑制肿瘤增殖、转移等。在体外通过 siRNA 敲低 circHIPK3 后能够显著抑制肝癌细胞、结肠癌细胞和宫颈癌细胞的增殖。在三阴性乳腺癌中敲低 circGFRA1 后能够在体内和体外抑制三阴乳腺癌增殖并延长荷瘤小鼠的生存期。而在肿瘤中分别过表达抑癌 circRNA 如 circSMARCA5、circFBXW7 和 CircPINTexon2 后，则能够显著延长荷瘤小鼠的总生存时间，并抑制肿瘤的转移。这些在体内和体外的实验提示靶向 circRNA 具有一定的临床应用前景。此外，在体外实验发现，当使用 siRNA 稳定敲低非小细胞肺癌细胞中的 snoRA42 后，该细胞的增殖能力和细胞活力明显的降低；在体内敲低 snoRA42 则可显著抑制原位种植和异位种植非小细胞肺癌的形成。体内实验发现，在黑色素瘤细胞通过 CRISPR 稳定敲除抑癌的 SNORD50A

和 SNORD50B 后，黑色素瘤细胞增殖能力明显提升伴随异位种植，肿瘤体积明显增大。通过 siRNA、ASO、基因编辑等技术实现在肿瘤中靶向异常表达的非编码 RNA 例子还有很多，这里不再枚举，其主要思路是基于针对促癌基因实现敲低或者敲除；而针对抑癌基因，则设法在肿瘤中过表达的方式，最终实现逆转异常表达的非编码 RNA 达到治疗肿瘤的目的。

第六节　结语与展望

近年来，越来越多的证据证实了非编码 RNA 在表观调控、基因组稳定性和蛋白转录后修饰等不同层面的调控能力，逐步揭示出非编码 RNA 在肿瘤发生发展中所发挥的重要作用，找出与肿瘤发生发展相关的非编码 RNA 或者在肿瘤中特异表达的非编码 RNA，明确它们具体的调控作用机制，并在此基础上开发特异的靶向药物或诊断标记物，将在肿瘤诊断和治疗中拥有广阔的临床应用前景。虽然对非编码 RNA 的研究已经过去三十余年，对非编码 RNA 的认识更深入了一些，但我们必须清楚的认识到，对于非编码 RNA 的研究还仅仅是冰山一角，仍然面临很多问题。

第一，我们对于非编码 RNA 在基因组中的确切位置、形成方式以及功能的认识仍然是十分有限的。例如，一个基因座位置可以转录出很多非编码 RNA，甚至同一个非编码 RNA 可以形成非常多的转录本。例如：lncRNA hotair 这个 lncRNA 可以产生数条 hotair 的转录本，含有 28 个外显子的 ankrd52 基因分别在每一个外显子处都会形成数个 circRNA 剪切体等。那么细胞是如何对这些非编码 RNA 的表达和定位进行调控呢？细胞又是如何精确的实现非编码 RNA 可变剪切和生成的呢？每一个转录本或剪切产物的功能具体是什么呢？虽然二代测序技术的发展使人们得以初步了解这一类分子，但对非编码 RNA 的研究仍然仅仅是非编码 RNA 海洋的一小部分，绝大部分的非编码 RNA 的功能仍然是不清楚的。另外，我们发现不同类型的非编码 RNA 可具有不同的作用机制，甚至同一种类型的非编码 RNA 都具有非常多的作用机制。那么我们目前所发现的非编码 RNA 的作用机制是否仅仅是非编码 RNA 作用机制的冰山一角？对于 Pol II 转录的非编码 RNA 及由 RNA 剪切机制剪切形成的 circRNA 的研究才刚刚起步，深入研究导致非编码 RNA 表达水平改变的机制有助于更进一步了解肿瘤发生发展的机制。对于调控非编码 RNA 表达的作用机制仍旧处于探索阶段。现已有不少研究表明非编码 RNA 与基因组本身在染色体拷贝数的变异（copy number variation，CNV）和表观遗传调控过程如 DNA 甲基化、组蛋白修饰等方面互相影响，认清导致非编码 RNA 异常表达与 DNA 甲基化、组蛋白修饰的联系，将使我们更深入地了解肿瘤生长的机制。

第二，虽然目前二代测序技术趋于成熟和稳定，测序价格大幅下降以及二代测序技术的普及，在此平台上，我们可以高通量的检测筛选出异常表达的非编码 RNA，更准确地了解非编码 RNA 在机体组织中表达水平，更好地筛选出可以作为临床肿瘤早期诊断、判断预后的非编码 RNA。相较于传统的一代测序，微阵列检测手段，基因芯片和实时定量 PCR 等存在准确性不高，操作费时，费用较高的缺点，二代测序技术已经有了非常大的提高，但是依然有很多问题亟待解决。二代测序受限于测序平台桥式 PCR 的测序原理，该测序平台检测的必须是片段化后的长度为 50～200nt 的短片段，最后再通过比对和拼接等的手段将这些短片段比对回参考基因组，最终得到基因或非编码 RNA 表达量的数据。对于 lncRNA 来说，一条 lncRNA 长度非常长，这样的检测方式会导致无法准确确定一条 lncRNA 的转录本起始或终止位置，虽然有助于发现新的转录本，但存在一定的假阳性，另外需要结合一代测序和 RACE（rapid-amplification of cDNA ends）技术确定 lncRNA 的全长。目前三代测序技术很好地解决了检测较长转录本的技术难题，但到目前为止三代测序技术还存在错误率过高等的问题。另外对于基因芯片技术来说，现在常用的通过设计不同的探针筛选非编码 RNA 也是一种相对准确快捷的方法，然而由于需要非编码 RNA 的序列才可以设计探针，基因芯片技术仅能检测已知的非编码 RNA，却无法检测未知的非编码 RNA。对于非编码 RNA 调控机制和功能的探索需要进一步深入，以上的各种问题必将被更加清晰地回答。随着各类非编码 RNA 的大量发现，非编码 RNA 领域已经成为一个非常吸引人的研究方向，有待我们进一步去发现。

第三，如何准确地寻找临床治疗的靶向非编码 RNA，并高效导入靶向非编码 RNA 的药物到肿瘤细胞内也是目前的瓶颈问题。由于肿瘤发生发展的机制涉及多个非编码 RNA，并且还有表观遗传、转录后修饰和拷贝数的变异等其他机制的调节，靶向非编码 RNA 的治疗与其他肿瘤治疗方法例如经典的手术治疗、放疗和化疗等联合，有希望克服已知的治疗抵抗机制获得更好的疗效与预后。另外非编码 RNA 还参与了正常组织细胞的生理调节过程，将靶向非编码 RNA 的药物特异的导入肿瘤细胞内，并减少对正常组织细胞的毒性或者脱靶效应也是临床药物开发需要解决的重大课题。目前靶向非编码 RNA 的常规手段主要有 siRNA 和 ASO 等，而靶向非编码 RNA 的小分子化合物和基因编辑等技术的研究还不够深入和透彻，因此不作为常规靶向非编码 RNA 的手段。我们知道没有经过化学修饰的 siRNA 或者 ASO 在体内会被降解，不能产生生物学效应；而且经过修饰其在循环系统内也会产生在各种器官内滞留的现象，最终造成一定的靶器官损害和对正常组织的影响。因此，构建安全、稳定和特异性好的靶向药物，使他们既能发挥最大的药物学效应，又不会对机体产生毒副作用，是临床药物开发的重要方向。目前，有关 siRNA 或者 ASO 导入的研究集中在两大领域，一个是载体的选择，另一个是导入方式的选择。siRNA 能够以 shRNA（shorthairpinRNA）的形式构建到载体中，并使用可包装 shRNA 的生物载体包括反转录病毒载体、慢病毒载体、腺病毒载体等，包装 shRNA 后导入细胞；siRNA 或者 ASO 则可以通过非生物载体例如脂质体、纳米材料等导入。导入方式可采用静脉注射、局部注射等。值得注意的是，目前美国食品和药物管理局（FDA）批准了第一个用于治疗疾病的 siRNA 药物。该药物通过将 siRNA 包裹在脂质纳米颗粒中，靶向异常表达的转甲状腺素蛋白（TTR），用于治疗遗传性转甲状腺素介导的淀粉样变性（polyneuropathy of hereditary transthyretin-mediated amyloidosis, hATTR）引起的周围神经疾病。

除了在组织和器官中可以检测到非编码 RNA 外，一些非编码 RNA 也可以在体液中被检测到，并有可能作为新的循环标志物。目前，对于循环非编码 RNA 的研究主要是集中在其临床应用价值方面。近 10 年来，已经有超过数千篇的文章研究和证实了循环 RNA 在肿瘤领域中的临床价值和意义。大部分的研究认为一些循环非编码 RNA 可在肿瘤患者异常甚至特异性地增高，但也有少部分的报道认为该指标缺乏特异性，因此对肿瘤的临床诊断意义不大，这使得临床上对循环非编码 RNA 在疾病诊断的特异性方面存在不同的认识。另一方面，由于循环非编码 RNA 含量过低，标本采集等方面的限制，一般实验室用于检测的血浆量较少或者标本保存不当以及某些检测方法的影响，可能导致一些非编码 RNA 检测不出，因此其肿瘤相关非编码 RNA 阳性率常常较低，这也限制了其在临床上的应用。第三，由于对循环非编码 RNA 的研究仍处于起步阶段，循环非编码 RNA 是否能作为肿瘤诊断和预测治疗疗效的评估指标，仍有待进一步的临床研究。循环非编码 RNA 的来源、生物学性质及其作用机制均未完全阐明。细胞外非编码 RNA 和细胞之间存在什么联系？循环非编码 RNA 是否有生物学功能，是细胞代谢还是凋亡的副产物？为何肿瘤细胞会较正常细胞释放更多的非编码 RNA？回答这些问题将对循环非编码 RNA 的临床应用具有指导意义。但循环非编码 RNA 在临床上的应用价值正在逐步被人们所了解，而且作为一种非侵入性的检测项目，由于其不需要制备单克隆抗体，比一般的通过免疫学方法检测的蛋白性肿瘤标志物成本低，因此临床应用更简便。除了血浆、血清、尿液标本外，在人唾液、乳汁、前列腺液等体液中也存在细胞外游离非编码 RNA，采集这些标本检测细胞外 RNA 能在某种程度上反映分泌部位的潜在疾病，这些特点决定循环 RNA 更易用于临床检验，是一种颇有前景的检测手段，在临床上有广阔的应用前景。未来可以考虑联合检测多个外周血的标记物和非编码 RNA，寻找更为准确预测预后和疗效的肿瘤标志物。

充分认识非编码 RNA 调控功能和作用机制有助于我们更深刻地认识肿瘤形成以及发展，也必将推动非编码 RNA 在临床疾病诊断与监测方面更广泛地应用。对非编码 RNA 的探索及应用靶向非编码 RNA 的药物来治疗疾病或许将引起一个医学界的伟大变革。

（宋尔卫　龚　畅　刘子豪　梁格豪）

参 考 文 献

[1] Lee R C，Feinbaum R L，Ambros V. The C. elegans heterochronic gene lin-4 encodes small RNAs with antisense complementarity to lin-14. Cell, 1993, 75 (5): 843-854.

[2] Treiber T，Treiber N，Meister G. Regulation of microRNA biogenesis and its crosstalk with other cellular pathways. Nature Reviews Molecular Cell Biology, 2018: 1.

[3] Gebert LFR，MacRae IJ. Regulation of microRNA function in animals. Nat Rev Mol Cell Biol, 2018, 20: 21-37.

[4] Bracken C P，Scott H S，Goodall G J. A network-biology perspective of microRNA function and dysfunction in cancer. Nature Reviews Genetics, 2016, 17 (12): 719.

[5] St. Laurent G，Wahlestedt C，Kapranov P. The Landscape of long noncoding RNA classification. Trends in Genetics, 2015, 31 (5): 239-251.

[6] Schmitt A M，Chang H Y. Long noncoding RNAs in cancer pathways. Cancer cell, 2016, 29 (4): 452-463.

[7] Quinn JJ，Chang HY. Unique features of long non-coding RNA biogenesis and function. Nature Reviews Genetics, 2015, 17 (1): 47-62.

[8] Chen L L. Linking Long Noncoding RNA Localization and Function. Trends in Biochemical Sciences, 2016, 41 (9): 761-772.

[9] Liu B，Sun L，Liu Q，et al. A cytoplasmic NF-κB interacting long noncoding RNA blocks IκB phosphorylation and suppresses breast cancer metastasis. Cancer cell, 2015, 27 (3): 370-381.

[10] Huarte M. The emerging role of lncRNAs in cancer. Nature Medicine, 2015, 21 (11): 1253.

[11] Capel B，Swain A，Nicolis S，et al. Circular transcripts of the testis-determining gene Sry in adult mouse testis. Cell, 1993, 73 (5): 1019-1030.

[12] Li X，Yang L，Chen LL. The biogenesis, functions, and challenges of circular RNAs. Molecular cell, 2018, 71 (3): 428-442.

[13] Han B，Chao J，Yao H. Circular RNA and its mechanisms in disease: from the bench to the clinic. Pharmacology & therapeutics, 2018, 187: 31-44.

[14] Granados-Riveron JT，Aquino-Jarquin G. The complexity of the translation ability of circRNAs. Biochimica et Biophysica Acta (BBA) - Gene Regulatory Mechanisms, 2016: S1874939916301596.

[15] Qian L，Yu S，Chen Z，et al. The emerging role of circRNAs and their clinical significance in human cancers. Biochimica et Biophysica Acta (BBA) -Reviews on Cancer, 2018, 1870 (2): 247-260.

[16] Arnaiz E，Sole C，Manterola L，et al. CircRNAs and cancer: biomarkers and master regulators//Seminars in cancer biology. Academic Press, 2018.

[17] Kumar P，Kuscu C，Dutta A. Biogenesis and Function of Transfer RNA-Related Fragments (tRFs). Trends in Biochemical Sciences, 2016: S0968000416300329.

[18] Sun C，Fu Z，Wang S，et al. Roles of tRNA-derived fragments in human cancers. Cancer letters, 2018, 414: 16-25.

[19] Shen Y，Yu X，Zhu L，et al. Transfer RNA-derived fragments and tRNA halves: Biogenesis, biological functions and their roles in diseases. Journal of Molecular Medicine, 2018, 96 (11): 1167-1176.

[20] Czech B，Hannon G J. One Loop to Rule Them All: The Ping-Pong Cycle and piRNA-Guided Silencing. Trends in Biochemical Sciences, 2016, 41 (4): 324-337.

[21] Weng W，Li H，Goel A. Piwi-interacting RNAs (piRNAs) and cancer: emerging biological concepts and potential clinical implications. Biochimica etBiophysica Acta (BBA) -Reviews on Cancer, 2018.

[22] Chalbatani G M，Dana H，Memari F，et al. Biological function and molecular mechanism of piRNA in cancer. Practical laboratory medicine, 2018: e00113.

[23] Massenet S，Bertrand E，Verheggen C. Assembly and trafficking of box C/D and H/ACA snoRNPs. RNA biology, 2017, 14 (6): 680-692.

[24] Watkins N J，Bohnsack M T. The box C/D and H/ACA snoRNPs: key players in the modification, processing and the dynamic folding of ribosomal RNA. Wiley Interdisciplinary Reviews: RNA, 2012, 3 (3): 397-414.

[25] Mannoor K，Liao J，Jiang F. Small nucleolar RNAs in cancer. Biochimica et Biophysica Acta (BBA) -Reviews on Cancer, 2012, 1826 (1): 121-128.

[26] Sole C，Arnaiz E，Manterola L，et al. The circulating

transcriptome as a source of cancer liquid biopsy biomarkers//Seminars in cancer biology. Academic Press, 2019, 58: 100-108.

[27] Grimaldi A, Zarone M R, Irace C, et al. Non-coding RNAs as a new dawn in tumor diagnosis//Seminars in cell & developmental biology. Academic Press, 2018, 78: 37-50.

[28] Rizvi N F, Smith G F. RNA as a small molecule druggable target. Bioorganic & Medicinal Chemistry Letters, 2017: S0960894X1731051X.

[29] Wahlestedt C. Targeting long non-coding RNA to therapeutically upregulate gene expression. Nature reviews Drug discovery, 2013, 12(6): 433.

[30] Fire A, Xu S Q, Montgomery M K, et al. Potent and specific genetic interference by double-stranded RNA in Caenorhabditis elegans. nature, 1998, 391(6669): 806.

[31] Song E, Lee S K, Wang J, et al. RNA interference targeting Fas protects mice from fulminant hepatitis. Nature medicine, 2003, 9(3): 347.

第六章　信号转导与肿瘤

信号转导（signal transduction）是 20 世纪 90 年代以来生命科学研究领域的热点和前沿。信号转导的基本概念是：细胞外因子通过与受体（膜受体或核受体）结合，引发细胞内的一系列生物化学反应，直至细胞生理反应所需基因的转录表达开始的过程。signal transduction 在国内的常见中文译名还有"信号传导"。

地球上的任何生命活动都是以细胞为基础。真核细胞生物（包括哺乳动物）经过长期进化和适应，其细胞形成了独特的形态结构。真核细胞的这种结构对于保持其遗传物质的完整性，维持其生物特征的稳定性均具有重要意义。但是，也正是这种独特的结构对细胞本身提出了严峻的挑战：即细胞如何与复杂的外界环境保持适时、适当的应变关系；如何维持细胞与细胞之间（多细胞生物）的精细、协调的关系。在不断迎接挑战和长期适应与进化的过程中，真核细胞建立起了一系列的细胞生物化学网络。这些生物化学网络系统就是信号转导系统。它们能沟通细胞内外以及细胞之间的联系，保证细胞乃至生物个体的各种生命活动的正常运转，使得各种生命活动在整体上能被高度特异化。在与多样化的环境相适应的同时，生物个体缓慢和连续的进化造就了物种的多样化。所有这些都离不开细胞的信号转导系统。信号转导研究不仅是近年来的国际前沿，也是 21 世纪生命科学研究领域的重点，特别是肿瘤靶向治疗的热点领域。

人们真正开始信号转导领域研究的时间很短，无法与人类开展肿瘤研究的历史相媲美。例如"受体"的概念虽早在 20 世纪初就已问世，但受体（receptor）在 1955 年才正式被提出。1951 年，第一个生长因子 NGF 被发现；1960 年，在纯化 NGF 时发现了 EGF。生长因子的发现者于 1986 年荣获诺贝尔生理学或医学奖。第二信使 cAMP 的发现促使信号转导领域的兴起并推动其迅速发展，但这已经是 1957 年的事了。美国科学家 Earl Sutherland 在研究激素诱发糖原合成时，发现 cAMP 并提出第二信使的概念，使得他于 1971 年荣获诺贝尔生理学或医学奖。与 Sutherland 同时，从另外一方面研究糖原合成和分解代谢的美国科学家 Edwin Krebs 与 Edmond Fischer 发现了蛋白磷酸化，并分离得到第一个蛋白激酶。磷酸化和蛋白激酶在细胞生命活动的重要作用及意义更是历经近 40 年的反复验证，方令世人瞩目。1992 年，Krebs 与 Fischer 因此荣获诺贝尔生理学或医学奖。随着人们对第二信使研究的深入，经典的 G 蛋白和 G 蛋白偶联受体在 20 世纪 70 年代相继被发现和克隆。因为发现 G 蛋白及其在细胞信号转导中作用的美国科学家 Dr. Gilman 与 Dr. Rodbell 共同荣获 1994 年诺贝尔生理学或医学奖。2012 年，美国科学家 Dr. Lefkowitz 和 Dr. Kobilka 因为发现 G 蛋白偶联受体在细胞活动中的重要作用而荣获诺贝尔化学奖。这些主要是从事经典生物化学和药理学的科学家对信号转导领域的贡献。另一方面，肿瘤分子生物学的研究，尤其是癌基因和抑癌基因的发现，使得人们对细胞信号转导的认识日趋丰富和完善。例如，1978 年，第一个病毒癌基因 *v-SRC* 的蛋白产物被证明是蛋白激酶；1980 年，进一步发现它是酪氨酸激酶（tyrosine kinase）。这是人们发现的第一个酪氨酸激酶。1989 年，因发现高等哺乳动物基因组存在病毒癌基因 *v-SRC* 的同源基因，J.Michael Bishop 和 Harold E.Varmus 荣获诺贝尔生理学或医学奖。继 *v-SRC* 的蛋白产物被证明是酪氨酸激酶后，许多酪氨酸激酶不断被发现和克隆。而且，它们大多是癌基因的蛋白产物。1983 年，*SIS* 癌基因的蛋白产物被发现是 PDGF 的 B 链。同年，第一个人癌基因 *Ha-RAS* 从膀胱癌细胞株中克隆，随之发现它是一种 G 蛋白（G-protein）。1986年，第一个抑癌基因 *Rb* 被克隆，它在细胞周期调控中具有重要作用。不久，核内癌基因 *Fos*，*Jun*，*Myc* 的蛋白产物相继被证明是核内转录因子（transcription factor）。1989 年，*p53* 作为抑癌基因被人们重新认识。20 世纪 90 年代始，肿瘤细胞分子生物学和细胞信号转导的研究进一步相互渗透整合、促进和共同提高。细胞信号转导的网络研究初见雏形。进入 21 世纪，人类基因组计划（Human Genomic Project，HGP）圆满完成，DNA测序技术的迅猛发展，ChIP-seq 技术和 3D 基因组技术的推广应用，以及生物信息学对海量生物数据的分析逐渐成熟，使得细胞信号的各种网络研究日趋完善。

第一节　信号转导基本组成

一、细胞外因子

（一）刺激细胞增殖的因子

1. 生长因子　这是一大类种类繁多，以刺激细胞生长为特征的多肽，因它们的生理作用而命名。它们的共同特点是：①生长因子（growth factor）受体都具有酪氨酸激酶活性；②特异性，基本上每一种细胞生长因子都有与之相对应的受体；③多样性，一种细胞生长因子与受体结合后，大多数都能激活多种不同的转导通路（transduction pathway）；④家族性，许多生长因子因为结构相似，生理功能相近，所以归纳成为一个家族；⑤交叉性，虽然生长因子与其受体的结合基本上恪守特异专一的原则，但是部分生长因子能与 2 种以上的不同受体结合，这在同一家族的成员中更为多见。

2. 细胞因子　细胞因子（cytokine）种类多样，且功能各异。最主要的细胞因子家族有白介素、血细胞刺激因子、干扰素等。对于刺激细胞生长，这类因子虽没有生长因子那么重要。对于特异的细胞（如淋巴细胞等），它们的作用（如白介素）对于细胞生长、活化还是极其重要和具有决定性的。这一类因子最主要的特点就是它们的受体本身都不具有酶活性。

3. 激素、神经递质等　这是目前所知种类最多的一类可以刺激细胞生长的细胞外因子。尽管它们的种类繁多，结构各异，分子大小相差悬殊，但它们最显著的共同特点是，通过 G 蛋白偶联受体传递信号。为人们熟知的代表有生长激素、乙酰胆碱、肾上腺素等。

（二）其他重要的细胞外因子

1. 抗原　各种外源性或内源性抗原可通过与淋巴细胞膜受体结合，刺激淋巴细胞活化，进一步引起免疫效应。研究 T 细胞、B 细胞活化途径和信号转导通路不仅是免疫学的热点，而且在肿瘤免疫、自身免疫性疾病、器官移植等学科领域，亦具有重要的理论意义和应用价值。

2. 肿瘤坏死因子（tumor necrosis factor，TNF）　近年来，人们发现的 TNF 家族成员越来越多，它们的主要生理功能是引起细胞凋亡。细胞凋亡的信号转导通路不仅是信号转导领域，而且也是细胞生物学、肿瘤生物学领域研究的重点和热点。

3. 黏附分子（adhesion molecules）　细胞与细胞、细胞与基质（matrix）的相互黏附作用不仅是胚胎发育所必需，而且在炎症、伤口愈合以及免疫反应等过程中发挥重要作用。近年来，细胞黏附的信号转导过程引起人们的足够重视，是由于它在肿瘤侵袭、转移中的非同寻常的作用。已知胞外基质中主要的黏附因子有纤黏连蛋白（fibronectin，Fn）、层黏连蛋白（laminin，Lm）、胶原蛋白（collagen，Coll）等。

二、受体

受体（receptor）是细胞在进化过程中形成的细胞蛋白组分，能识别周围环境中某种微量化学物质，首先与之结合，并通过中介的信号转导与放大系统，触发随后的生理反应或药理效应。受体分子在细胞中含量极其微量，1mg 组织一般只含 10fmol 左右。能与受体特异性结合的物质称为配体（ligand）。受体是一个"感觉器"，对相应配体有极高的识别能力。受体 - 配体是生命活动中的一种耦合，受体一般都有其内源性配体，如神经递质、激素、自身活性物等。

（一）酪氨酸激酶受体

迄今所发现的大多数细胞生长因子的受体都含有酪氨酸激酶的肽链序列。所以，这类受体通称酪氨酸激酶受体（tyrosine kinase receptors）

（图 6-1）。这些受体具有极为相似的结构：细胞外的一段糖基化肽链，是与配体（ligand）结合的部位；中间是单一的及疏水性的跨膜区；然后是具有酪氨酸激酶活性的胞内区。根据肽链序列的相似性和其他一些结构上的特点，这些受体被分成若干家族：

1. 第一类以表皮生长因子受体（epidermal growth factor receptor，EGFR）为代表，特点是受体的膜外部分具有 2 个半胱氨酸富集区。这类受体有：EGFR，ErbB2（Neu），ErbB3，Der（果蝇基因组中与 EGFR 相关基因的产物），Let23（C.elegans 基因组中具有酪氨酸激酶的受体）等。

2. 第二类是胰岛素受体（insulin-R）家族，特点是受体的膜外区有二硫键，可以把受体的不同亚基相互连接起来。它们包括：胰岛素受体，胰岛素样生长因子受体（insulin-like growth factors receptor，IGF-R），胰岛素相关受体（insulin-related receptor，IRR）等。

3. 第三类是血小板衍生的生长因子受体（platelet-derived growth factor receptors，PDGF-R）家族，其特点是膜外部分有 5 个与免疫球蛋白相似的区域，膜内的激酶活性区不是连续的，而是被一段非激酶序列所分隔。这些受体有：PDGFR-α、PDGFR-β、克隆刺激因子-1 受体（CSF-1 R）、c-KIT 等。

4. 第四类是纤维细胞生长因子受体（fibroblast growth factor receptor，FGFR）家族，与 PDGF 受体极为相似，所不同的是膜外只有 3 个与免疫球蛋白相似的区域，膜内的激酶活性区也是不连续的。这一家族的成员有：FGFR-1、FGFR-2、FGFR-3、FGFR-4 和角化细胞生长因子受体（KGFR）等。

5. 第五类受体是 EPH、ECK 类，这类受体的特点是膜外区具有类似纤连蛋白（fibronectin）Ⅲ型的重复序列。它们包括：EPH（经促红细胞生成素诱导，在人肝癌细胞中分离出来的受体）、ECK（HeLa 细胞中分离出来的受体）、ELK、EEK（从大鼠脑细胞检测出来的受体）等。

6. 第六类是神经细胞生长因子受体（NGF-R，即 TRK）家族，这些受体的特点是膜外有 2 个与免疫球蛋白相似的区域，2 个半胱氨酸富集区和 1 个亮氨酸富集区。它们包括：TrkA、TrkB 和 TrkCs、DTrk（果蝇基因组中与 Trk 同源的基因）等。

7. 第七类是肝细胞生长因子受体家族，它们的特点是，膜外氨基端一小段肽链经过蛋白酶水解后，再通过二硫键与受体相连。这一水解和再连接过程对于保证配体与受体结合是必需的。家族成员有肝细胞生长因子受体（HGFR），即原癌基因 *c-met* 的产物。

8. 第八类是血管内皮生长因子受体家族，与 PDGFR 相似，但膜外区有 7 个 Ig 相似区域，膜内激酶区也是不连续的。成员有 Flt-1、Flk-1 和 Flt-4。

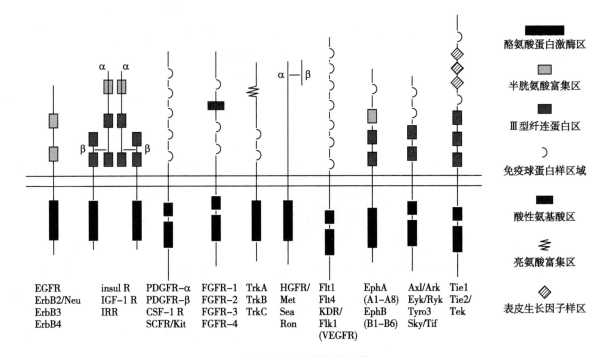

图 6-1 酪氨酸激酶受体

此外还有 Axl 受体家族和 Tie 受体家族以及一些不能分类的其他酪氨酸激酶受体（如 Ros，Ltk 等）。迄今被发现的酪氨酸激酶受体已经超过50 个。除了结构相似外，这些受体的激活方式和作用机制亦基本相似。

（二）G 蛋白偶联受体

大多数激素、神经多肽、神经递质的受体都是 G 蛋白偶联受体（G protein coupled receptors）（图 6-2）。这一类受体与酪氨酸激酶受体构成转导细胞生长信号的最主要的两条通路。与酪氨酸激酶受体不同的是，G 蛋白偶联受体有 7 个跨膜区（所以有时被称为七次跨膜蛋白受体，R7G）。受体本身没有激酶活性，膜内区与经典 G 蛋白（即 α、β、γ 三联体）相偶联。这类受体通过 G 蛋白转导信号，因而得名。

G 蛋白是指需要结合三磷酸鸟苷酸（GTP）后才能发挥功能的蛋白。G 蛋白偶联受体的 7 个疏水性跨膜区很保守，但膜外区和膜内区（尤其是膜内第三个内环，Loop）变异较大。自然界中这类受体的配体种类繁多，涵盖面广，结构各异，迄今发现这类受体的数目已经超过 1 000 个，仍有增加的趋势，是最大的受体家族。

（三）细胞因子受体

主要有以下几类：

1. 淋巴细胞表面受体（如 TCR，BCR）；

2. 白介素受体；

3. 诱发细胞凋亡受体（如 Fas，TNF 受体等）。

（四）黏附因子受体

主要有四大类：

1. Cadherins；

2. Integrins；

3. Ig 超家族；

4. Selectin。

三、衔接蛋白

衔接蛋白（adaptin）本身并不具有任何催化活性。但是，由于这些蛋白的特殊结构和重要功能，近年来受到人们越来越多的关注和重视。在细胞的信号转导过程中，蛋白与蛋白的相互作用始终是最主要的方式之一。诸如生长因子与受体结合，受体与膜内其他蛋白结合，蛋白激酶与蛋白激酶结合形成激酶链等。这些衔接蛋白含有一些特殊的结构，对于许多蛋白的相互结合，尤其是胞内不同功能的蛋白形成复合体时，发挥着极其重要的作用。与信号转导密切相关的典型的蛋白结合区域主要有：SH2 区，SH3 区，PH 区以及死亡结构域（death domain，DD）等。

1. SH2（ Src-homology domain 2 ）区　最初从癌基因产物 Src 蛋白鉴定出来，从而得名，是第一个被鉴定出来的典型蛋白结合区域。SH2 区大约有 100 个氨基酸。它的功能是特异地结合磷酸化的酪氨酸。尽管它也能结合没有磷酸化的酪氨酸，但是，由于结合力很弱，所以一般认为这种结合没有生物活性。SH2 区很保守，即不同种属以及同一种属不同蛋白的 SH2 区之间的氨基酸序列都具有同源性。SH2 区结合酪氨酸的特异性是由磷酸化酪氨酸的附近结构，特别是靠近酪氨酸羧基端的那几个氨基酸所决定。SH2 区和磷酸化的酪氨酸结合以后所产生的生化效应主要有：使酶定位到膜上，以靠近它的底物；促使底物靠

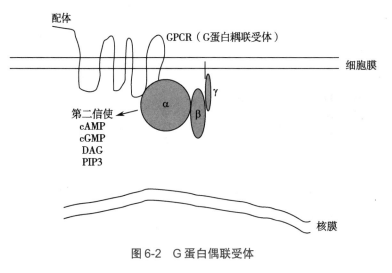

图 6-2　G 蛋白偶联受体

近它的催化酶并定位；直接调节酶的生物活性。所有这些效应都使得蛋白与蛋白之间的相互作用能够更有效地进行，从而保证信号顺利地传递下去。

2. SH3 区　　SH3（Src-homology domain 3）区和 SH2 区一样，也是首先从癌基因产物 Src 蛋白鉴定出来。这一区域大约含有 60 个氨基酸。它能够特异地识别和结合一些脯氨酸富集区，这些脯氨酸富集区的典型特征是含有 PXXP 的氨基酸序列结构（其中 P 是脯氨酸，X 是任意一种氨基酸）。和 SH2 区一样，SH3 区也是高度保守的。一旦 SH3 区和它相应蛋白的脯氨酸富集区结合后，也能产生诸如使蛋白定位于相应的区域、调节并激活酶的催化活性等效应。大部分的衔接蛋白同时含有 SH2 区和 SH3 区，有些衔接蛋白甚至含有一个以上的 SH2 区或 SH3 区。所以，这些具有 SH2 区和 SH3 区的衔接蛋白就能很快地使不同结构，不同功能的蛋白组成一个复合物，将膜受体接收的膜外生长因子、激素等刺激细胞生长的信号迅速地传递到膜内，启动和激活膜内其他一些转导通路。最典型的例子就是 Grb2 蛋白。一旦表皮生长因子和表皮生长因子受体结合并激活膜内的酪氨酸激酶后，受体膜内的酪氨酸发生自身磷酸化。于是，Grb2 蛋白通过自身的 SH2 区与这一磷酸化的酪氨酸位点结合，就与表皮生长因子受体结合在一起。与此同时，Grb2 蛋白的 2 个 SH3 将抓住游离于细胞质的 Sos 蛋白。而 Sos 蛋白是 Ras 蛋白的激活因子。这样，通过 Grb2 蛋白的联结效应，表皮生长因子受体就与 Grb2、Sos 以及 Ras 蛋白组成一个庞大的复合物，使得 Ras 蛋白被激活。Ras 蛋白激活后，也就激活了细胞内最重要的激酶级联系统：MAP 激酶转导通路。

3. PH 区　　含有大约 100 个氨基酸。最早是从 Pleckstrin 蛋白的结构中发现和鉴定出来。Pleckstrin 蛋白是血小板中蛋白激酶 C 最主要的底物，它含有 2 个 PH 区。PH 区发现较晚。直到 1993 年，有人应用计算机分析，比较蛋白库中各种蛋白的氨基酸序列后，才发现 PH 区不仅仅存在于 Pleckstrin 蛋白中，在许多蛋白，尤其是与信号转导密切相关的一些蛋白，比如衔接蛋白，Ras 蛋白的调节因子，细胞骨架蛋白，以及磷脂酶 C 等，都

有 PH 区的结构。这就提示 PH 区很可能具有某些重要功能。尽管与 SH2 区、SH3 区相比，各种蛋白的 PH 区氨基酸序列的同源性不是很高。但是，后来通过比较 PH 区氨基酸的三维立体结构，不同 PH 区的立体构型极为近似，提示 PH 区可能具有相似的功能。尽管 PH 区的具体功能尚未确定，但根据它的结构以及含有 PH 区蛋白的特征，一般认为 PH 区与介导 G 蛋白的 βγ 亚单位的生物功能以及与 PIP2 磷脂结合等有关。

4. DD 区　　在 TNF 受体超家族成员的膜内区，以及介导细胞凋亡的一些衔接蛋白中，普遍存在的特殊结构域。通过死亡结构域的介导，细胞内的 caspase 系统和其他激酶通路才能有序地被激活，从而完成细胞凋亡的过程。

自从第一个蛋白结合区域 SH2 被发现以来，越来越多的其他各种蛋白区域相继被鉴定出来。一般而言，这些区域由 40～150 个氨基酸组成，识别的氨基酸序列多为 4～10 个。有些区域要求这些被识别的氨基酸序列中的丝/苏氨酸或酪氨酸首先磷酸化后，然后再与之结合（如 SH2 仅结合酪氨酸磷酸化的氨基酸序列等）。典型的蛋白结合区域还有：HLH（helix-loop-helix），PDZ，LIM（Lin11，isl-1 and mec-3），MH（Smad），PTB，WW 等。

四、G 蛋白

（一）经典 G 蛋白

与 G 蛋白偶联受体偶联的 G 蛋白，一般称之为经典 G 蛋白或称之为大 G 蛋白。它们由三个亚单位共同构成，即 α，约 42kD；β，约 35kD；γ，约 8kD。每一亚单位又有若干不同的成员（表 6-1）。如 α 亚单位有 17 个成员，β 亚单位至少有 5 个，γ 至少有 11 个。根据 α 亚单位的结构相似性以及偶联不同的效应子，可以将其分成四个功能组：Gs，激活腺苷酸环化酶，使细胞内 cAMP 增多；Gi，抑制腺苷酸环化酶，使细胞内 cAMP 减少；Gq，激活 PLC-β，产生 DAG 和 PIP3；G12，偶联何种效应尚未明了。β 和 γ 亚单位虽然没有进一步分组，但已有的研究表明，不同 β 和 γ 的相互组合对不同 α 亚单位的亲和力有所不同。

（二）小分子量 G 蛋白

小分子量 G 蛋白是相对经典 G 蛋白而言。

表 6-1 经典 G 蛋白的种类和分组

α 家族及成员		β 家族及成员	γ 家族及成员
$α_s$	$α_{s1-4}$	$β_1$	$γ_1$
	$α_{olf}$	$β_2$	$γ_2$
$α_{i/o}$	$α_{gust}$	$β_3$	$γ_3$
	$α_t$	$β_4$	$γ_4$
	$α_{i1-3}$	$β_5$	$γ_5$
	$α_{o1}$		$γ_6$
	$α_{o2}$		$γ_7$
	$α_z$		$γ_8$
$α_q$	$α_q$		$γ_9$
	$α_{11}$		$γ_{10}$
	$α_{14}$		$γ_{11}$
	$α_{15/16}$		
$α_{12/13}$	$α_{12}$		
	$α_{13}$		

这些小分子量 G 蛋白只有一条肽链，分子量较小，约为 20~26kD。*Ras* 基因是被克隆分离的第一个人类癌基因，也是小分子量 G 蛋白的一种，它具有高度的保守性。除哺乳类动物外，在鸡、果蝇、软体动物甚至酵母基因组中都存在 *Ras* 基因的同源序列。自从 *Ras* 基因克隆后，陆续又发现了许多 *Ras* 相关基因。这些小分子量 G 蛋白在细胞生长、分化、细胞骨架、蛋白转运等一系列细胞的重要生命活动中发挥各自的功能。

1. Ras 蛋白的功能　与所有的 G 蛋白一样，Ras 蛋白（Ras-protein）也需要与 GTP 结合后才具有生物活性。发生 12 位点突变后的 Ras 癌蛋白，持续滞留在 GTP 的活性状态，过度激活细胞内的许多通路，从而造成细胞生长调控的紊乱。

近年来，信号转导领域最重要的发现之一，就是探明了 Ras 蛋白在沟通受体与胞质内激酶联系的枢纽作用。如在"蛋白 - 蛋白相互作用"内容中所述，受体激活后，能通过一些衔接蛋白（如 Grb2 等）与 Sos 形成复合物。Sos 是 Ras 蛋白的激活蛋白，它能催化 Ras 蛋白与 GDP 分离，从而使 Ras 与 GTP 相结合变成活化状态。Ras 活化后，最重要的作用之一就是与另一个癌基因产物 c-Raf 蛋白结合，将游离在胞质的 Raf 蛋白引至膜上，由一个（或几个）尚未明了的激酶将 Raf 蛋白激活。Raf 蛋白本身是一个丝氨酸 / 苏氨酸激酶（serine/threonine kinase）。一旦 Raf 激活后，就引发一连串瀑布式的激酶链（kinase cascade）的活化。激酶链在胞质中的最后一个激酶是 MAP 激酶。MAP 激酶活化后，就将生长因子的信号带入细胞核，激活转录因子。

一般认为，大部分刺激细胞生长的信号，往往汇集到 Ras 蛋白，而后继续传递。这大概就是 *Ras* 基因在漫长生物进化中仍高度保守，在几乎所有的细胞中都表达的原因。

2. Ras 蛋白的调控　由于 Ras 蛋白的重要地位和功能，所以在正常情况下，它的状态受到非常严格而且精细的调控。调节 Ras 蛋白活性的主要有三大类因子：

（1）负调节因子：这是一类活化 Ras 蛋白或 Ras 相关蛋白 GTP 酶活性的蛋白，简称 GAP。GAP 蛋白催化与 Ras 结合的 GTP 水解，使得 Ras 类蛋白恢复到静止状态。这一类因子主要有 RasGAP、NF1、RapGAP、RhoGAP、RacGAP 等。

（2）正调节因子：GTP/GDP 交换因子（或称释放因子）。它们的作用是催化 GDP 与小 G 蛋白分离，从而使得小 G 蛋白与 GTP 结合并活化。这类因子主要有 Sos、RasGRF、Dbl、Bcr、Vav、Ost、Ect-2 等。其中大多是从肿瘤细胞中克隆出来的癌基因的产物。

（3）蛋白的异戊烯基化（prenylation）因子：这是一类修饰酶。小 G 蛋白的羧基端一般具有 CAAX 氨基酸序列。这段序列需要通过一些修饰酶的加工处理后，小 G 蛋白才能与细胞膜内表面的磷脂结合，从而发挥正常功能。由于这些修饰酶具有一定的特异性，再加上 Ras 蛋白在肿瘤形成和发展中的重要作用，所以多年来试图研制出修饰酶的一些特异的抑制剂，尽管有多个抑制剂经过临床试验，但尚未达到预想的结果，所以 Ras 的复杂性还需要进一步深入研究。

3. 小 G 蛋白的分类　随着 Ras 相关基因的日益增加，可根据序列同源性以及生物特性等，将其分成不同的亚家族（sub-family）。已知的 Ras 相关基因至少可以分为 *Ras*、*Rho*、*Rab*、*Arf*、*Ran* 和 *Rad* 六个亚家族。

五、第二信使

第二信使（second messenger）是相对细胞外的第一信号（即生长因子、激素等）而言。一般是指由刺激细胞生长的生长因子等与受体结合后，在细胞内产生的具有生物活性的一些小分子。迄今得到公认的第二信使分子主要有：cAMP 和 cGMP，DAG 和 PIP3 等。尽管有人认为 Ca^{2+} 属第二信使的继发信号，应该称第三信使，但还是经常被归入第二信使分子之列。

第二信使分子大多是通过激活 G- 蛋白偶联受体产生。如与 Gαs 偶联的受体被激活后，Gαs 与 ATP 结合就能激活腺苷酸环化酶，使细胞内的 cAMP 增加。而 Gαi 活化后，能抑制腺苷酸环化酶，使细胞内的 cAMP 减少。Gαq 活化后，激活磷脂酶 C-β（PLC-β），水解膜磷脂产生 DAG 和 PIP3，PIP3 可使细胞内钙离子浓度增高。G 蛋白偶联受体激活后，产生的游离 βγ 二联体也可激活腺苷酸环化酶的同工酶，PLC-β 的同工酶，磷脂酶 A2（PLA2），PI-3K 激酶等。PLA2 水解膜磷脂能产生花生四烯酸。花生四烯酸经过进一步代谢，能生成许多具有生物活性的小分子（如前列腺素等）。

有些酪氨酸激酶受体激活后，能激活 PLC-γ（PLC 的另一种亚型），同样能产生 DAG 和 PIP3，还能激活 PI-3K 激酶，产生 PI-3-P，PI-3,4-P2 以及 PI-3,4,5-P3 等活性小分子。

第二信使产生后，一般认为主要是通过激活胞质内的一些激酶将信号继续传递下去。如 cAMP 能激活 PKA（cAMP dependent protein kinase）；cGMP 能激活 PKG；DAG 可以激活 PKC（protein kinase C）；Ca^{2+} 与钙调蛋白（calmodulin）结合后，能够激活许多激酶，如 CaMK Ⅰ，Ⅱ，Ⅲ（Ca^{2+} calmodulin dependent kinase），MLCK（myosin light chain kinase）等。胞质内的这些激酶大都属于丝氨酸 / 苏氨酸激酶。

近年来，关于第二信使如何传递信号的机制有了新的认识。除了激活胞质激酶外，几个重要的第二信使，如 cAMP、DAG、Ca^{2+} 等，还可以通过结合一些小 G 蛋白的交换因子，激活或者抑制 Ras 蛋白的活性，使得信号通过最重要的 Ras 蛋白进一步传递下去。

cGAMP 是一种在天然免疫中具有重要意义的第二信使，能够被环鸟苷酸 - 腺苷酸合成酶（cyclic GMP-AMP synthase，cGAS）催化生成。胞质和微生物来源的 DNA 能直接结合并激活 DNA 感受器 cGAS，促使其催化合成 cGAMP。cGAMP 作为胞内第二信使，结合并激活接头蛋白 STING，STING 活化下游 TBK1，随后 TBK1 使 IRF3 发生磷酸化，磷酸化的 IRF3 形成二聚体并入核，促进 I 型干扰素通路的下游基因转录，如启动 I 型干扰素和促炎因子的分泌，进而促进宿主激活天然免疫系统。

另外，PI-3K 激酶产生的 PI-3-P，PI-3,4-P2 等活性小分子，PLA2 活化生成的花生四烯酸以及它的一些代谢产物，磷脂酶 D（PLD）活化后产生的磷脂酸和胆碱，以及神经磷脂酶活化后生成的神经酰胺（ceramide）和鞘氨醇（sphingosine）等，都具有一定生物活性，能够调控细胞活动。尽管尚未正式列入第二信使的家族中，但它们在细胞生长、细胞运动以及细胞凋亡中的重要意义已经引起人们的注意。

值得一提的还有，NO（一氧化氮）这一气体分子亦能作为信使分子，激活血管内皮细胞的胞质鸟苷酸环化酶，使得 cGMP 增高。NO 作为信号分子在心血管系统具有重要作用的发现荣获 1998 年诺贝尔生理学或医学奖。

六、胞内激酶

在整个基因组中，仅有 1% 的基因是编码蛋白激酶的。在细胞内，蛋白激酶调节着数以万计的其他蛋白质的功能。由于蛋白激酶的这一重要特性，将它们称为"生命开关"。胞质内的激酶大多是丝氨酸 / 苏氨酸激酶。与细胞生长关系最密切，亦是近年国际前沿研究最多的是 MAP 激酶通路（mitogen-activated protein kinase pathway，MAPK pathway）和 PI3K/AKT 通路。

（一）MAPK 激酶

基于 MAPK 激酶通路的重要性，自从 20 世纪 90 年代以来，人们对这条通路进行了大量、广泛和深入的研究。新的激酶不断涌现，新的旁支、侧支不断形成，使得本来就很复杂的通路显得更加扑朔迷离。

MAPK（mitogen-activated protein kinase，MAPK）和 Erk（extracellular-signal regulated kinase，Erk）最初是指同一激酶，它有 2 种亚型，p44 和 p42，两个名称可以通用。近年来由于这一类激酶数量猛增，根据结构特点和生物活性，可以分成若干亚家族。所以一般而言，MAPK 现在通指所有这类激酶，Erk 变成特指 p44 和 p42 这一亚家族，两者的内涵不同了。还有，MAPK 家族中第二个重要的激酶 JNK（c-Jun N-terminal kinase，JNK）同时又叫 SAPK（stress-activated protein kinase，SAPK）。

已知 MAPK 家族至少有 6 个亚家族，但研究得比较清楚的有 3 个，即 Erk，JNK/SAPK 和 p38（HOG），每个亚家族都可能有多个成员。一般认为，Erk 激活与细胞增殖有关；JNK 激活与细胞应激，细胞凋亡有关；p38 激活与炎症反应有关等。

（二）PI3K

由于磷酸肌醇 3 激酶（phosphatidylinositol 3-kinase，PI3K）活性与病毒癌基因（如 Src 酪氨酸激酶和多瘤病毒中 T 抗原）的转化相关，PI3K 在 20 世纪 80 年代后期开始成为肿瘤研究的重点。PI3K 是一个复杂的大家族，基于它的结构可以分为三类：class I、class II 和 class III。Class I PI3Ks 由两个亚类 IA 和 IB 组成，分别传递来自酪氨酸激酶和 G 蛋白偶联受体的信号，其作用是催化磷脂酰肌醇（PtdIns）在 D3 位的磷酸化，把底物 PtdIns（4,5）P2（简称为 PIP2）转化为 PtdIns（3,4,5）P3（简称为 PIP3）。

PI3K 是由调节亚基 p85 和催化亚基 p110 组成的异源二聚体。p85 调节亚基包含一个 SH2 结构域（Src-homology domain 2），它可以通过此结构域与许多酪氨酸激酶中磷酸化的酪氨酸残基结合（YXXM 序列），成为许多胞内激酶和受体酪氨酸激酶的磷酸化底物。p110 催化亚基由 C2 结构域（主要作用是与膜锚在一起），与 p85 和 RAS 结合的结构域和一个催化激酶结构域组成。

在正常细胞中，PI3K 的活性是受许多机制严格控制的。一般认为：在静息细胞中，无活性的 p85-p110 复合物普遍存在于胞质中，等待适当的信号而被激活。对受体酪氨酸激酶（receptor tyrosine kinases，RTKs）而言，当配体介导的激酶被活化，位于细胞膜内表面的酪氨酸残基被磷酸化，PI3K 通过 p85 的 SH2 结构域结合到磷酸化的酪氨酸残基上而将 p85-p110 复合物聚集到细胞膜上并使之活化。

PI3K 被激活后在细胞膜上生成第二信使 PIP3，PIP3 作为一种配体把含有 PH 结构域的蛋白（如 AKT 等）募集到膜上，使它们被膜上的激酶磷酸化，激活的蛋白可以引起下游的信号转导通路激活。

（三）AKT 激酶

目前已知的 AKT 家族包括 AKT1（PKBα）、AKT2（PKBβ）和 AKT3（PKBγ），它们虽然是不同基因的产物，但高度相关，在氨基酸序列上具有 80% 的同源性。这三种基因在细胞内的表达各不相同，AKT1 和 AKT2 在生物体内分布极为广泛，但是 AKT3 只在特定的组织内表达。

AKT 蛋白家族均含有 PH 结构域、激酶催化结构域和调控结构域。PH 结构域主要介导 AKT 与 3- 磷脂酰肌醇之间的结合；激酶催化结构域含有一个苏氨酸残基（Thr308 在 AKT1 内），其磷酸化是活化 AKT 所必需的；调控结构域位于 AKT 的 C- 末端是一个疏水性调节区域，含有第二个磷酸化位点（Ser473 在 AKT1 内）。在 AKT 的活化过程中，首先，PIP3 通过与 AKT 的 PH 结构域相互作用，在膜上聚集 AKT，并改变它的构型。然后位于膜上的 3- 磷脂酰肌醇依赖性蛋白激酶（PDK1）行使其激酶功能，将 AKT 的 Thr308 残基磷酸化。Thr308 位点的磷酸化能部分激活 AKT，但是要达到 AKT 的最大活性，还需要位于调节区尾端的另外一个位点（Ser473）的磷酸化。AKT 的 Ser473 位点由 mTORC2 所介导，Ser473 位点的磷酸化可以稳定 Thr308 残基磷酸化，即更加稳定了 AKT 的激活状态。AKT 被其特异性磷酸酶去磷酸化后失活，PP2A（protein phosphatase 2A）可以特异性去除 Thr308 位点的磷酸化，PHLPP（PH domain leucine-rich repeat protein phosphatases）作为 Ser473 位点的特异性磷酸酶，可以将 Ser473 位点去磷酸化，而使 AKT 失活。除了被磷酸化激活之外，AKT 在细胞内的定位对其功能也是十分重要的。在静息细胞中，大部分的 AKT 位于胞质中。AKT 在细胞膜上被激活，然后再转位到胞质中或者细胞核内，通过对一系列底物蛋白的磷酸化调控细胞应答。

已经被报道的 AKT 的底物蛋白已经超过 100 个，这些蛋白都含有一段短的保守多肽序列 Arg-Xaa-Arg-Xaa-Xaa-[Ser/Thr]-Hyd（其中，Xaa 指任何一种氨基酸，而 Hyd 指的是疏水性氨基酸）。但是存在这样基序的蛋白有上千个，并不是所有的这些蛋白都可以成为 AKT 的底物，AKT

识别和磷酸化的底物可能还需要具备一些其他的条件。

AKT 能直接磷酸化多种转录因子,通过调控这些转录因子可以抑制凋亡基因的表达和增强抗凋亡基因的表达,从而促进细胞的存活。这里凋亡基因的一个典型例子是转录因子 Forkhead 蛋白家族。该家族的三个成员 FKHR、FKHRL1 和 AFX 都含有保守的 AKT 磷酸化序列,在体外能迅速被 AKT 磷酸化。*NF-κB* 和 *bcl-2* 则是 AKT 能调节的抗凋亡基因的代表。除了影响凋亡和抗凋亡基因的表达以外,AKT 也能通过直接磷酸化凋亡级联反应的调节蛋白来促进细胞的生存,其中研究得最为深入的是 caspase-9, Bad 等。但并不是所有细胞都表达 Bad,因此这种促进细胞生存的方法并不是普遍存在。另外 AKT 也可以调控与细胞周期相关的蛋白,在一定程度上影响细胞增殖。它主要是通过调控 cyclin D、p21-CIP1 和 p27-KIP1 的表达和活性参与调节 pRb(retinoblastoma protein)的磷酸化过程,促进 G_1/S 期的转化,加速细胞周期进程并导致肿瘤的发生。

除此之外,AKT 也能影响细胞内的葡萄糖代谢情况。它除了能通过磷酸化 GSK-3 增加糖原的生成以外,还能促进糖转运蛋白 4(glucose transporter protein,GLUT)转位到细胞膜。

(四)mTOR 激酶

mTOR(mammalian target of rapamycin)是一种与 PI3K/AKT 通路相关的丝/苏氨酸蛋白激酶。它可以形成两种不同的蛋白质复合体:mTORC1 复合体和 mTORC2 复合体。mTORC1 由三个核心成分组成:mTOR,Raptor(regulatory protein associated with mTOR)以及 mLST8(mammalian lethal with Sec13 protein 8,also known as GβL)。Raptor 通过跟 mTORC1 底物上的 TOR 信号基序结合,促进 mTORC1 复合体招募底物,它对 mTORC1 复合体的精确细胞定位起非常重要的作用。除了这三种核心成分外,mTORC1 还含有两个抑制性亚基 PRAS40(proline-rich Akt substrateof 40 kDa)和 DEPTOR(DEP domain containing mTOR interacting protein)。mTORC2 复合体不含有 Raptor,由 Rictor(rapamycin insensitive companion of mTOR)代替,这导致 mTORC2 复合体对雷帕霉素不敏感。

mTOR 通过磷酸化激活与 mRNA 翻译相关的蛋白(如 p70S6K,RSK 等)来增强某些 mRNA 的翻译;也能通过磷酸化灭活 4E-BP1 等翻译抑制蛋白起作用。AKT 激活 mTOR 后使 cyclin D mRNA 的翻译效率升高,因而能上调 cyclin D 的表达。实验证明 mTOR 在肿瘤形成过程中起了一定作用,这种作用有 PI3K/AKT 通路依赖性和非依赖性的。

(五)蛋白激酶 C

经第二信使 Ca^{2+}、甘油二酯 DG 或磷脂酰丝氨酸刺激而激活的蛋白激酶称为 Ca^{2+}/磷脂依赖的蛋白激酶(Ca^{2+}/phospholipid dependent protein kinase,Ca^{2+}/PL-PK)或蛋白激酶 C(protein kinase C,PKC)。PKC 家族共有 9 个基因,分别编码三组,共九种同工酶:经典 PKCs(cPKCs:PKCα,PKCβⅠ,PKCβⅡ和 PKCγ),新型 PKCs(nPKCs:PKCδ,PKCε,PKCη 和 PKCθ)和非经典 PKCs(aPKCs:PKCζ 和 PKCι)。cPKCs 可以由 Ca^{2+}、甘油二酯 DG 和肿瘤促进剂佛波醇酯激活,nPKCs 只能由甘油二酯 DG 或肿瘤促进剂佛波醇酯激活,而 aPKCs 既不能被甘油二酯 DG 激活,也不能被 Ca^{2+} 激活。

大量文献报道了 PKC 的活化机制,甘油二酯在细胞膜上富集是 PKC 在细胞中激活和移位的重要因素。DG 与 PKC 的 C1 区结合,将 PKC 定位到膜上,接着 PKC 通过一系列丝/苏氨酸残基的磷酸化和自磷酸化,完成活化。在正常情况下,细胞膜上不存在自由的 DG,它只是细胞在受外界刺激时,由肌醇磷脂水解产生的瞬时产物。实验证明,只有具有 1,2-Sn 构型的 DG 才具有激活作用,并且还要求构成 DG 的脂肪酸中至少一种是不饱和脂肪酸。在体外实验研究中发现,磷脂酰丝氨酸(PS)对 PKC 的激活最有效,即 PKC 与 DG 和磷脂的结合都具有高度的特异性。

活化后的 PKC 从胞质转移到特定部位,可定位于细胞骨架、突触后树突、细胞核和浆膜。虽然定位的差异是不同同工酶接触特异性底物的关键因素,但是 PKC 的定位机制尚不完全清楚。

PKC 催化特异性底物蛋白 Ser/Thr 残基磷酸化,底物蛋白分为 4 类:①受体蛋白如 EGF、胰岛素、白细胞介素 -2 和肾上腺素受体等;②收缩蛋白和细胞骨架蛋白如肌球蛋白轻链、肌球蛋白轻链激酶、肌钙蛋白；③膜蛋白和核蛋白如组蛋白、核糖体 S6 蛋白、鱼精蛋白、Na$^+$-K$^+$ 交换蛋白、Ca^{2+}-ATP 酶；④酶和其他蛋白，如 IP3 磷酸酶、糖原磷酸化酶、血纤维蛋白原、髓鞘碱性蛋白、鸟苷酸环化酶、起始因子等。

七、核受体

尽管大部分生长因子和许多激素等刺激细胞生长的信号是通过膜受体来完成的，但有些激素（如性激素，糖皮质激素等）是通过核受体（nuclear receptor）转导信号的。在哺乳动物中，这类受体的数量已经超过 40 个。通常这类受体位于胞质内，当配体与之结合后，与酪氨酸激酶受体相似，受体形成二聚体，然后转位至核内。不同的是，核受体大多本身就可以是转录因子，进入核内后直接调控某些基因的表达。

这类受体的蛋白结构有两个最重要的区域，一个是 DNA 结合区（DNA-binding domain, DBD），通常位于受体一级结构的中部，可形成 2 个 "锌指"（zinc finger）的特殊结构，与结合 DNA 密切相关。另一个是配体结合区（LBD），往往位于受体的羧基端。LBD 负责受体与配体的结合；DBD 负责受体与基因特异的 DNA 序列结合；而受体其他的一些区域与调控基因转录表达的活性密切相关。

这类受体中，颇受关注并被研究得比较详细的是：性激素受体和维 A 酸受体。维 A 酸及其衍生物在细胞生长发育、细胞分化中具有重要意义。应用这些基础知识，来指导临床某些肿瘤的分型、分期以及治疗，已经初见成效。

第二节 细胞信号转导通路及其调控

一、受体酪氨酸激酶通路

受体酪氨酸激酶由 4 个主要部分组成。位于细胞外侧的是它识别和结合配体的部位，由此接收外部的信息；与之相连的是一段跨膜结构，其氨基酸在磷脂膜双层中成螺旋状态；位于细胞内的是酪氨酸激酶的催化部位，它催化各种底物蛋白磷酸化，从而将细胞外的信号转导到细胞内部，最靠近羧基末端的肽链尾部含有 1 个或几个

调节部位，这些部位能发生自身磷酸化，而且不同受体之间的差异很明显。

酪氨酸激酶受体通路是细胞信号转导网络中最重要的转导通路之一。几乎所有的生长因子刺激细胞增殖的信号，以及大部分细胞因子（cytokine）的信号、抗原结合淋巴细胞表面受体诱发细胞各种反应，都离不开受体酪氨酸激酶通路（图 6-3）。生长因子受体本身具有酪氨酸激酶活性，当生长因子与之结合后，促使受体形成二聚体（同源或者异源）；受体的构型发生变化，激活膜内区的酪氨酸激酶，使得受体自身磷酸化，同时使底物的酪氨酸磷酸化；这样，信号就通过受体进入到细胞内，再进一步转导给效应子（effector），传递子（transducer）或衔接子（adaptor）。这些受体的底物通常有，磷脂酶 C（PLC-γ），与 Ras 功能密切相关的 GAP 蛋白，c-Raf 蛋白，PI-3K 激酶的 85KD 调节亚单位等。

其他细胞因子的受体大多没有酪氨酸激酶活性。但是，这些受体能通过结合一些膜内的非受体型酪氨酸激酶蛋白（例如 JAK，Src 蛋白等），将信号沿酪氨酸激酶通路继续传递下去。

（一）RAS/RAF/MAPK 通路

酪氨酸激酶受体通路的下游信号很多，参与了正常及肿瘤细胞的大部分生理及病理过程。其中 RAS/RAF/MAPK 信号通路在调控正常细胞生长和恶性肿瘤转化等过程中起着十分重要的作用。Ras 本身或其上下游的信号组分的改变与人类肿瘤密切相关。因此，RAS/RAF/MAPK 信号通路的关键分子一直是研制新型抗肿瘤药物的重要靶标。

MAPK 是一种丝氨酸 / 苏氨酸激酶，但它需要被一类双向特异性激酶所激活，即 MAPK 本身需要丝氨酸 / 苏氨酸和酪氨酸同时磷酸化，才具有 100% 的活性。激活 MAPK 的激酶是 MEK，即 MAPK/Erk kinase（有时被人称为 MAPKK）。MAPK 转导通路很保守，从酵母到哺乳动物，其基因结构和活化途径都极为相似。最大不同之处是在酵母中，特定的 MAPK 转导通路负责特定的生命现象；而哺乳动物细胞中，许多不同的刺激信号能激活同一转导通路。信号转导通路 "共享" 是真核细胞生命活动复杂性的表现之一。MAPK 激酶是 MAPK 激酶转导通路中的重要中继站和

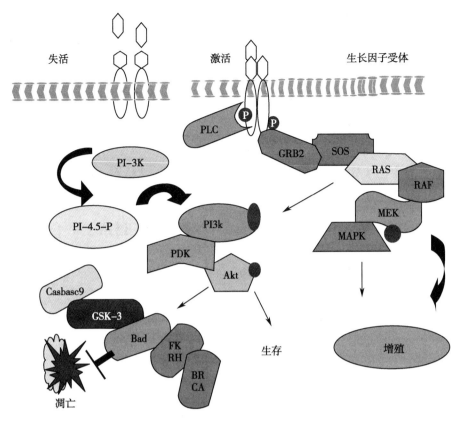

图 6-3　受体酪氨酸激酶通路

枢纽，平时位于胞质内，一旦被激活，迅速运到细胞核内，或者直接激活转录因子，或者激活另外一些蛋白激酶，启动或者关闭一些特定基因的转录，对刺激信号作出必要的反应，调节细胞的正常生命活动过程。

广泛流行而且被普遍接受的 MAPK 转导通路的模式途径是：生长因子→受体→小 G 蛋白→启动 MAPK 链→MAPK→转录因子→生物效应。最好的例子为，EGF→EGFR→Ras→c-Raf→MEK→MAPK→TCF→细胞生长。

（二）PI3K/AKT/mTOR 通路

PI3K 是一类催化细胞质膜磷脂磷酸化的蛋白激酶。PI3K 最重要的激活下游途径是通过 AKT 激酶的激活，而 AKT 激酶可将信号传递至 mTOR。重要的抑癌基因之一 *PTEN* 是 PI3K 的负调节因子。PI3K-AKT-mTOR 转导通路在促进细胞生长、调控细胞代谢、维持细胞生存等生命活动中发挥重要作用。在多种人类肿瘤组织中 PI3K-AKT-mTOR 转导通路异常激活或基因突变常见。因而，针对该通路的靶向治疗乃至个体化治疗已进入临床。

二、非受体酪氨酸激酶通路

非受体酪氨酸激酶是一组能诱导类似受体酪氨酸激酶反应，但这些蛋白以可溶性形式存在于胞质或与胞膜偶联。非受体酪氨酸激酶通路的激活，第一步是募集非受体酪氨酸激酶以及接下来的酪氨酸磷酸化。能够募集非受体酪氨酸激酶的受体有 T 淋巴细胞受体、B 淋巴细胞受体、白介素 2 受体、免疫球蛋白受体、促红细胞生成素受体和泌乳素受体等。与细胞生存和增殖相关的非受体酪氨酸激酶有 Src 相关酪氨酸激酶如 Src、Fyn、Yes、Blk、Yrk、Fgr、Hck、Lck、Lyn、Zap70、Btk/Tec、Csk、Abl 等和其他酪氨酸激酶如 Jak、Fak、Ack、Fes/Fer、BTK、Srm、Rak/Frk、Brk/Sik 等。非受体酪氨酸激酶在细胞增殖、分化和死亡调控中有不同的作用。有些非受体酪氨酸激酶广泛表达；另外一些则只在特异性组织中表达。非受体酪氨酸激酶通路与肿瘤的发生发展密切相关。在肿瘤细胞中，通过突变、基因重排形成融合蛋白等方式使非受体酪氨酸激酶持续激活，从而激活下游信号途径如 Ras/MAPK 和 PI3K/Akt

途径，促进细胞增殖、抵抗细胞凋亡。

三、G 蛋白偶联受体通路

G 蛋白偶联受体的激活方式是，当配体（如激素等）与受体膜外区结合后，触发受体构型发生变化，一方面使得膜内区与受体偶联的 G 蛋白中 α 亚单位从 βγ 亚单位的结合中游离出来，与 α 亚单位相连的 GDP 被水解，GTP 随即与之结合并使得 α 亚单位被激活，进而催化下游的效应子，如腺苷酸环化酶，磷脂酶（PLC-β）等，产生出第二信使，cAMP 和 DAG、PIP3 等。另一方面，受体激活 βγ 亚单位，再通过活化 Ras 蛋白，启动和激活 MAPK 激酶通路（图 6-4）。后一种激活方式近年来才逐渐引起人们的重视，但是具体机制尚不明了，据已有的实验结果推测，有可能通过蛋白与蛋白的相互作用，从而激活下游的激酶系统。

四、TGF-β 通路

TGF-β（transforming growth factor-β）是一超家族。TGF-β 对于不同的细胞有不同的效应。例如对于成纤维细胞等类型的细胞，它的作用主要是刺激细胞分裂；而对于大多数上皮细胞，却起抑制生长的作用。TGF-β 家族中的另一重要成员 BMP（bone morphogenetic protein，BMP），对骨发育和骨形成具有相当重要的作用。

TGF-β 受体是被发现具有丝氨酸 / 苏氨酸激酶活性的第一个膜受体。受体的底物是近年来发现的 SMAD 一类蛋白。最初，从果蝇基因组中发现 *Mad* 基因，随后发现 *Mad* 基因很保守。在哺乳动物基因组中，*SMAD* 家族至少有 7 个成员，

SMAD1~SMAD7。其中 *SMAD 2* 和 *SMAD 4* 是抑癌基因。细胞静止状态时，SMAD 蛋白位于细胞质。一旦 TGF-β 激活 TGF-β 受体后，活化的 TGF-β 受体使其位于羧基端的丝氨酸磷酸化，SMAD 蛋白就形成二聚体（同源或异源），直接转运至细胞核，行使转录因子的功能。最近的研究还表明，除了 TGF-β 受体的激酶活性外，SMAD 蛋白本身的结构对于转运进核、转录活性的功能亦具有重要意义。

五、TNF 通路

TNF/FasL（Fas ligand）是近年来信号转导领域的研究热点。TNF 和 FasL 是能引起细胞凋亡的最主要的 2 个"死亡因子"（death factor）。它们分别通过与细胞膜 TNF 受体和 Fas 结合后，激活细胞"自杀"（suicide）程序，引发胞内一系列生化反应，导致细胞凋亡。细胞凋亡在机体正常发育以及肿瘤形成中都具有重要作用。所以，TNF 转导通路的研究还将不断深入下去。

六、Wnt 通路

Wnt 基因最早是从果蝇翅膀发育不全的突变型（wingless）中克隆，以后陆续从小鼠和人的基因组中克隆到 *Wnt* 基因。迄今，这一家族在哺乳类中的成员有近 20 个。Wnt 信号通路在进化上十分保守，参与多种发育过程，并且与许多人类肿瘤的发生密切相关。其通路的不同成员在许多人类肿瘤中都有异常改变的现象。Wnt 转导通路是近年来信号转导领域的研究热点之一。新近研究表明，在 Wnt 转导通路中（图 6-5），胞质内

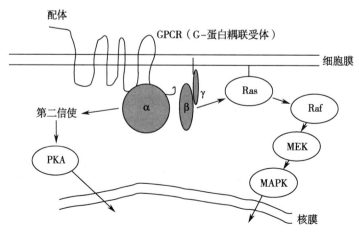

图6-4　G 蛋白偶联受体通路

的抑癌基因 *APC* 的产物 APC 蛋白可以与核内癌蛋白 c-Myc 紧密联系起来。目前认为，β-catenin 是 Wnt 信号通路的枢纽分子，介导 Wnt 信号从膜至胞质进核的传递。在正常细胞中，β-catenin 的表达主要位于细胞膜，胞质中游离量很少。而一旦在胞质发生累积，β-catenin 转位入核增多，与转录因子 Tcf 形成复合物，促进下游靶基因，如 cyclin D1、c-myc 等表达增高，从而促进细胞增殖。迄今已有的许多研究表明，β-catenin 在结直肠癌、肝癌、肺癌、乳腺癌、卵巢癌等多种肿瘤中出现异常表达。这种异常主要表现在胞质的累积以及核定位，同时伴随细胞膜上表达量的减少。

七、Integrin 转导通路

Integrin 是最重要的一种细胞黏附受体，至少有 15 种不同的 α 亚单位和 8 种 β 亚单位。Integrin

胞内部分缺乏酶催化活性。一般认为，它的信号主要是通过 FAK（focal adhesion kinase, FAK）转导的。除此之外，PKC、PLC-γ 和一些小分子量 G 蛋白等也参与了 Integrin 的信号转导。

八、Hedgehog 转导通路

Hedgehog 是一种分泌型的信号分子。最初发现它与果蝇的体节形成密切相关。在哺乳类中，至少有三个成员，它们是：Sonic，Indian 和 Desert Hedgehog（SHH，IHH，DHH）。Hedgehog 的受体是 Patched（Ptc）和 Smoothened（Smo）。在家族遗传性基底细胞癌患者中，Ptc 突变频率很高；而散发性基底细胞癌患者中，可见 Smo 的突变。值得一提的还有，我国科学家贺林教授团队发现，IHH 基因突变与家族遗传性短指（趾）症的发病有关。

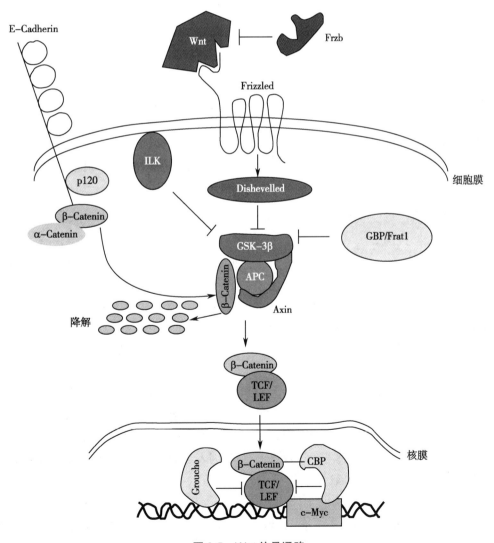

图 6-5　Wnt 信号通路

九、NF-κB 转导通路

NF-κB 家族是一类高度保守的转录因子家族，包括 Rel A（p65）、NF-κB1（p50;p105）、NF-κB2（p52;p100）、c-Rel、v-Rel 和 RelB。NF-κB 和 IκBs 同时存在于胞质中，IκBs 的降解导致 NF-κB 移位入核，从而与相应 DNA 区段结合，调节基因的转录和表达，引起一系列生物学效应。NF-κB 通路在炎症反应，尤其是慢性炎症导致肿瘤发生的过程中具有重要作用。例如，EB 病毒感染诱发鼻咽癌，NF-κB 通路在病毒癌基因 LMP1 介导的信号转导中扮演着重要角色。我国科学家曹亚教授团队在这一领域进行了系统研究。

十、JAK/STATs 转导通路

JAK 是一组非受体型的酪氨酸激酶，包括 JAK1、JAK2、JAK3 和 TYK2 等，其中 JAK3 只在活化的 B 淋巴细胞和 T 淋巴细胞中特异性表达。当某种特定的细胞因子与其相应受体结合时，受体胞质部分发生构象改变，激活与之关联的 JAKs，即可引发 JAK/STAT 信号通路。活化的 JAKs 特异性磷酸化受体的酪氨酸残基，继而招募转录因子 STATs 和其他信号分子并使其活化。活化的 STATs 与受体分离并形成二聚体，随即进入细胞核内与增强子 GAS 家族的蛋白分子结合，调控相关靶基因的转录。JAK/STATs 转导通路在调节先天性和获得性宿主免疫应答以及多种肿瘤发生发展过程均具有重要作用。

十一、Hippo 转导通路

近年来，Hippo 通路逐渐进入人们视野。最初在果蝇中发现，随后，在其他高等哺乳动物，乃至人类体内逐一予以证实。如此保守的 Hippo 通路普遍存在于生物体内的现象提示，该通路必定在维持细胞生命活动和确保个体正常发育过程中具有重要功能。已有的研究结果表明，Hippo 通路的主要生理功能是：感应细胞张力、调节细胞数量、决定器官大小、维持组织稳态，参与细胞增殖（包括干细胞自我更新）、细胞生长、细胞分化和细胞凋亡等基本生命活动过程，从而确保个体的正常发育。YAP/TAZ 是 Hippo 通路的主要成分，未磷酸化状态下，YAP/TAZ 主要定位于胞核中与转录因子 TEAD（1～4）结合，作为"共转录因子"发挥作用，激活促进细胞增殖以及抑制细胞凋亡的相关基因的转录（例如 CTGF、AREG、BIRC5-2、FGF 以及 GLI-2 等）。除 TEAD 外，另有多种转录因子被报道与 YAP/TAZ 结合，但是其具体功能及所转录的靶基因还不是很清楚。当上游信号刺激后，依赖于胞质内 MST1/2、LATS1/2 激酶链的活化促使 YAP/TAZ 发生磷酸化，并与 14-3-3 蛋白结合从而滞留到胞质中，受到 LATS 磷酸化之后，YAP/TAZ 会进一步被 CK1 磷酸化从而招募 β-TrCP 对其泛素化，并经由蛋白酶体途径降解。

在哺乳动物细胞中，细胞间的"密度"信息会通过一类 Crumbs 极性复合体传递到胞内，该复合体成员 AMOT 蛋白可以直接结合 YAP/TAZ 促使其不能入核发挥功能。与之类似的是，胞间连接蛋白 α-Catenin 可以通过 14-3-3 蛋白对 YAP 的滞留作用抑制后者入核，同时 α-Catenin 的结合作用还可以使 YAP 免于被 PP2A 去磷酸化。除了胞间相互作用的感知以外，DNA 损伤信号也是一类重要的激活信号，当损伤发生后，LATS 激酶激活从而启动下游通路。此外，Hippo 通路与 G 蛋白偶联受体通路、TGF-β 通路、WNT 通路等均有密切联系，存在交互作用。

十二、表观遗传调控、泛素化修饰与信号转导

真核基因的表达受细胞核内、外多层次的调节，呈现多级调控，包括遗传调控（genetic regulation）和表观遗传调控（epigenetic regulation）。遗传调控包括基因转录、转录后加工、翻译及翻译后修饰等环节，其中转录水平的调控是真核生物遗传信息传递过程中第一个具有高度选择性的环节。表观遗传调控是指单细胞或多细胞把遗传信息传递给子代的过程中不伴有编码蛋白质基因的核苷酸序列的改变，主要包括 DNA 甲基化、组蛋白翻译后修饰、非编码 RNA 对基因表达的调控等，表观遗传修饰与遗传调控构成了真核生物中基因表达调控（regulation of gene expression）的复杂模式。

在多种肿瘤中，除 30% 基因遗传改变外，还伴随有近 70% 的基因呈现表观遗传改变。癌变过程中表观遗传突变（epimutation）与遗传突变相

互作用,共同促进肿瘤的发生发展。信号通路中关键节点的表观遗传突变破坏了 DNA 损伤修复,应激反应,细胞周期调控和凋亡等多种正常功能,对信号通路造成障碍。因此,探索细胞信号转导网络中关键的信号分子与表观遗传学修饰间的内在联系已成为表观遗传学研究领域的热点,尤其是从表观遗传学的层面阐明其在重大疾病发生发展中的意义是未来的重要研究方向,同时也为发展基于表观遗传学的肿瘤临床治疗策略带来了新的启发和思路。

(一)信号转导与 DNA 甲基化

DNA 甲基化是目前研究最多,也是最重要的表观遗传修饰形式之一。DNA 甲基化能引起染色质结构、DNA 构象、DNA 稳定性及 DNA 与蛋白质相互作用方式的改变,从而控制基因表达。研究证实,DNA 甲基化是由 DNA 甲基转移酶(DNA methyltransferase,DNMT)催化发生、维持和调控的。根据序列的同源性和功能,真核生物 DNA 甲基转移酶可以分为 4 类,Dnmtl/METl、Dnmt2、CMTs 和 Dnmt3。DNMT 与肿瘤有着密切的联系,其表达及活性增高是细胞癌变过程中重要的分子改变之一。此外,抑癌基因相关通路中一系列调控因子的启动子区往往呈现 DNA 高甲基化,导致信号通路持续活化,从而促进肿瘤的发生与发展。

在肿瘤发生发展过程中,环境因素与遗传突变相互作用表现在以下两个方面:一方面可通过信号转导通路反式激活 DNMT 的表达;另一方面通过影响泛素蛋白酶体途径调控 DNMT 的稳定性,从而导致肿瘤细胞中 DNMT 高表达及高活性。如 EB 病毒编码的致瘤蛋白 LMP1 以及乙肝病毒 HBV 编码的致瘤蛋白 X 蛋白通过异常激活宿主细胞内信号通路反式激活 DNMT1 的表达;抑制异常激活的 MAPK 信号通路能够从转录水平抑制 DNMT1 的表达;另外烟草中的致癌物尼古丁衍生物亚硝胺酮[nitrosamine4-(methylnitro-samino)-1-(3-pyridyl)-1-butanone, also known as nicotine-derived nitrosamine ketone,NNK]能够通过 PI3K/AKT 信号通路抑制 DNMT1 的泛素化,增加 DNMT1 的蛋白稳定性,这与有吸烟史的肺癌患者预后不良密切相关。上述结果表明,DNMT 是癌变过程中多条信号通路的关键靶基因,通过抑制 JNK、MAPK 以及 PI3K/AKT 等信号转导通路

能够抑制癌变过程中异常激活的 DNMT,从而为肿瘤的表观遗传预防及治疗提供新的思路。

癌变过程中 DNMT 活性增高的下游分子事件是促进细胞染色质局部高甲基化,进一步沉默细胞内信号转导通路中关键组分,从而在肿瘤发生发展中发挥重要作用。在癌变中抑癌基因启动子区 DNA 甲基化导致功能失活是这种表观遗传沉默的重要分子机制之一,其涉及细胞内信号转导网络以及多重生物学效应,包括以 PI3K/AKT 信号通路的负性调控因子 PTEN 以及 STAT3 信号通路负性调控因子 SHP-1 等为代表的信号通路持续活化,死亡相关蛋白激酶(death-associated protein kinase 1,DAPK1)基因所介导的凋亡受阻,以 CDKN2A/P16 基因为代表的细胞周期障碍,以 GADD45G 基因为代表的 DNA 损伤修复功能失调,以及细胞黏附分子 E-cadherin 基因导致肿瘤的侵袭与转移等。这些在癌变过程中特异性沉默的抑癌基因的变化,提示在肿瘤发生发展过程中关键信号通路的功能失活都与表观遗传学有关,DNA 甲基化具有驱动癌基因活化的功能,是肿瘤细胞多种生物学行为异常的分子基础之一。

(二)信号转导与非编码 RNA

随着 2001 年人类基因组测序的完成,科学家们发现组成人类基因组的 3 万多个基因只有约 1%~2% 的基因转录产物能编码蛋白,而绝大多数基因转录产物不编码蛋白质,这些基因转录产物被称为非编码 RNA(non-coding RNA,nc RNA)。ncRNA 一度被认为是与基因表达无关的"垃圾",近年来人们才逐渐认识到 ncRNA 是 DNA 复制、转录、RNA 加工、翻译、蛋白质功能等生理过程的重要调节因子,并与许多疾病发生发展过程密切相关。nc RNA 数目巨大,种类繁多,极大地增加了生命活动调控的复杂性,为整个基因、信号调控网络增加了一个全新的调控层次,参与了肿瘤细胞重要的细胞生物程序的调控,间接起着"促癌和抑癌基因"的作用。

(三)信号转导与组蛋白翻译后修饰

组蛋白修饰是基因表观遗传调控的另一个重要机制。常见的组蛋白翻译后修饰有组蛋白的乙酰化、甲基化、磷酸化、泛素化等。组蛋白翻译后修饰的种类、位点和修饰类型被称为组蛋白密码(histone code),它决定了基因表达调控的状态,

而且能够有效地调节染色质转录活跃或沉默状态的转化，并可影响其他蛋白因子与 DNA 的结合。被组蛋白覆盖的基因如果需要表达，首先要改变组蛋白的修饰状态，使其和 DNA 的结合由紧变松，这样靶基因才能和转录复合物相互作用。因此，组蛋白是重要的染色质结构维持单元和基因表达调控因子。

组蛋白的翻译后修饰是由不同的组蛋白翻译后修饰酶协调进行的。如组蛋白乙酰基转移酶（HATs）可使组蛋白赖氨酸残基乙酰化增加，组蛋白去乙酰化酶（HDACs）可移除组蛋白上的乙酰基，从而维持了细胞内组蛋白乙酰化的动态平衡，确保细胞的正常运行。所以，组蛋白翻译后修饰酶的酶活性改变与肿瘤的发生发展密切相关。p300/CREB 结合蛋白（CBP）家族是一组有转录共激活物活性的核蛋白，该家族蛋白的特征是具有 HAT 功能域可以乙酰化靠近启动子的核小体蛋白，使其他必要的调控因子更易接近 DNA。而在肿瘤细胞中 P300/CREB 能与癌蛋白（*Myb*、*Jun*、*Fos*）、病毒蛋白 E1a、E6、SV40 大 T 抗原和抑癌蛋白（如 p53、E2F、RB、Smad、RUNX 和 BRCA1）相互作用。

目前已经鉴定出一系列肿瘤特异性的组蛋白翻译后修饰，如前列腺癌细胞中组蛋白 H3 18 位赖氨酸乙酰化程度比正常癌旁组织低 3 倍。新近通过构建 H3 和 H4 突变文库技术已经明确 H3、H4 组蛋白 486 个特异位点翻译后修饰的功能。因此，通过进一步鉴定在肿瘤发生发展过程中特异性的组蛋白翻译后修饰的位点和功能，将为我们从表观遗传学角度对肿瘤的预防和治疗提供新的启示。

蛋白甲基化修饰是近年来发现的影响蛋白质功能的重要翻译后修饰。尽管早在 20 世纪 60 年代就已经发现了组蛋白存在甲基化修饰，但是进入 21 世纪，随着第一个甲基转移酶 SUV39H1 及去甲基化酶 LSD1 的发现，蛋白的甲基化研究才成为热点领域。

组蛋白的赖氨酸上主要存在三种甲基化修饰类型：单甲基化、双甲基化以及三甲基化。与其他翻译后修饰不同的是，组蛋白的甲基化并不影响赖氨酸残基的电性，这就需要另一类蛋白被招募，这一类蛋白又称为 Reader，它们具有 PHD、chromo 或者 WD40 等结构域能够识别甲基化区域从而进一步发挥功能。核小体中不同蛋白、不同位点的甲基化具有不同的功能，例如，H3K4、H3K36 以及 H3K79 的甲基化修饰是基因组的激活型位点，相反 H3K9、H3K27 以及 H4K20 的甲基化则是沉默型位点。

许多研究表明，组蛋白的甲基化相关基因：甲基转移酶、去甲基化酶或赖氨酸甲基化识别蛋白的缺失或突变与多种疾病的发生密切相关。在肿瘤中组蛋白甲基化修饰的分子机制及其功能已成为热点问题，是潜在的抗癌靶点。

近年来，人们发现除了赖氨酸甲基化外，精氨酸也可以被甲基化修饰，细胞中存在有九种精氨酸甲基转移酶，被称为 PRMTs，他们主要介导三种精氨酸甲基化：单甲基化以及两种双甲基化。精氨酸甲基化与肿瘤的发生发展、侵袭转移密切相关。PRMT 基因在多种肿瘤中存在高表达现象，例如 *PRMT1* 基因在前列腺癌以及乳腺癌中高表达，作为一类共激活因子促进癌基因的转录，而 *PRMT5*、*PRMT6* 在肺癌及血液肿瘤中有高表达，他们具有转录抑制功能，可以抑制某些抑癌基因的转录。

（四）泛素化在信号转导中的作用

泛素（ubiquitin，Ub）是一种由 76 个氨基酸残基组成的高度保守的多肽，分子量约为 8kD，因其广泛分布于各类细胞中而得名。经典的泛素研究领域主要集中在探讨泛素作为一种信号分子是如何引导底物进入蛋白酶体而被降解。新近研究发现，泛素化还能改变底物蛋白质的结构，从而影响蛋白质的性质，促使泛素 - 底物复合体与其他蛋白质反应，并在信号转导中起重要作用。

泛素化参与细胞的多种生理过程，比如：细胞器的发生、内质网蛋白质的质控、蛋白转运、DNA 修复、抗原提呈、炎症反应、细胞周期、细胞增殖、细胞凋亡和细胞分化等。泛素化修饰至少存在三种不同的类型：单泛素化（mono-ubiquitination），即单个泛素分子结合到底物蛋白质上，单泛素化的底物还能进一步被多个泛素化和多泛素链化；多个单泛素化（multiple mono-ubiquitination），即底物蛋白质的多个赖氨酸残基同时被多个单泛素分子标记；多聚泛素化（polyubiquitination），即由数个泛素分子形成的泛素链 C 端的甘氨酸与单泛素化底物特异性结合。因泛素分子内存在七种不同的赖氨酸残基（Lys6，Lys11，Lys27，Lys29，Lys33，Lys48，Lys63）可供泛素分子相互聚合，加上 M1 型连接方式，至少存在八种不同位点的泛素化修饰。目前研究主要集中在 Lys48 和 Lys63 参与的泛素化。研究表明，与 Lys48 结合的多泛素链（Ubk48），介导泛素化底物进入 26S 蛋白酶体降解，而与 Lys63 结合的多泛素链（Ubk63）介导的泛素化在 DNA 损伤修复、炎症反应、胞吞作用和核糖体蛋白的合成中起重要作用。Rose，Ciechanover 和 Hershko 三位科学家因这一发现共享了 2004 年诺贝尔化学奖。

1. 泛素化反应　蛋白质的泛素化修饰主要发生在赖氨酸残基的侧链。三种关键的酶共同介导了这一过程。它们是：泛素活化酶（E1，ubiquitin activating enzyme），泛素结合酶（E2，ubiquitin conjugating enzyme）和泛素连接酶（E3，ubiquitin-protein ligase）。泛素化的过程分为三步，首先由 E1 通过其活性中心的 Cys 残基与泛素的 C 端形成硫酯键活化单个游离的泛素（此步骤需要 ATP），然后 E1 将活化的泛素递交给 E2，最后由 E3 募集特异的底物和 E2，并介导泛素从 E2 转移到靶蛋白。目前在人类组织中共发现了 40 多种泛素结合酶 E2 及 700 多种泛素连接酶 E3。其中泛素连接酶 E3 具有高度的底物特异性，在整个蛋白质降解过程中发挥着至关重要的作用。按其蛋白质的结构特点，E3 酶可归为两大类：一类含有指环结构域（如 MDM2），另一类含有 HECT 结构域（如 ARF-BP1，WWP1 等），这些泛素连接酶的结构基础和作用机制已成为当今研究的热点。

2. 泛素化介导的信号转导　在酵母系统的研究发现，不依赖蛋白酶体功能的泛素化（proteasome-independent functions of ubiquitination）对受体-配体复合体的胞吞过程起重要的作用。首先，单泛素化调控受体胞吞的多个阶段，且诱导受体-配体复合体进入溶酶体降解。其次，Ubk63 多泛素链介导的泛素化能促进受体-配体复合体的胞吞作用。早期的研究表明，泛素化在生长激素受体内化过程中起重要促进作用。进一步针对 TGF-β 受体的研究表明，受体的泛素化可能决定受体的内化途径，或者说受体的特异泛素化修饰可能是特异性内化途径的一种标记。因此，胞吞内化过程中的泛素化修饰，可能在决定信号转导或受体下调中起重要作用。

表皮生长因子受体是一种重要的受体酪氨酸激酶，对于 EGFR 的研究发现泛素化能潜在影响哺乳动物受体酪氨酸激酶（RTK）的活化。HeLa 细胞中，低浓度的 EGF 并不影响 EGFR 的泛素化，EGFR 通过网格蛋白介导的胞吞途径内化；然而，在高浓度的 EGF 刺激下，EGFR 被泛素化，EGFR 同时通过网格蛋白和细胞穴样内陷结合介导的胞吞途径内化。研究人员推测，单泛素化是一种促进内化的信号，而受体的多泛素化则是一种特异性内化的标记。因此，泛素化是受体亚细胞定位和转运的关键调控信号，单泛素化在胞内广泛存在并启动受体的内化，而多泛素化则调控受体特异性的内化。

3. 泛素在胞质中的信号功能　泛素介导的蛋白质降解：在蛋白质合成过程中，约 30% 的蛋白质因转录后修饰过程中发生错误而不能行使正常的生物学功能，其中大部分的错误合成的蛋白质需要通过泛素-蛋白酶体途径降解（图 6-6）。因此，泛素作为一种重要的细胞信号，参与调控蛋白质在胞质中的降解。底物降解分为两个步骤：首先，底物通过 E1 泛素激活酶、E2 泛素结合酶和 E3 泛素连接酶的一系列催化作用与泛素分子共价结合；然后，被 26S 蛋白酶体识别并降解。在此过程中，连接到底物蛋白质上的 Ubk48 多泛素链，作为一种特异的分选信号能使底物与蛋白酶体结合并最终降解。

泛素参与调控 NF-κB 和 Notch 信号通路：NF-κB 信号通路影响许多细胞事件，如机体的先天性免疫和后天性免疫，细胞生长、分化和凋亡等。胞内的 NF-κB 活性因结合 IκB 而受到抑制。泛素化是激活 NF-κB 信号通路的关键因素。泛素连接酶 TRAF6 介导的 Ubk63 位泛素化激活 IKK 及其上游的转化生长因子-β 激活性激酶 1（TGF-β-activated kinase 1，TAK1），进而磷酸化下游底物 IκB，释放出转录因子 NF-κB。活化的 NF-κB 进一步入核调控下游基因的转录。

Notch 信号通路对于调控后生动物的细胞生长和分化起重要作用。泛素化可促进启动这一信号通路。最近研究表明，Notch 的配体 Delta 和 Serrate 的泛素化修饰是启动 Notch 信号的关

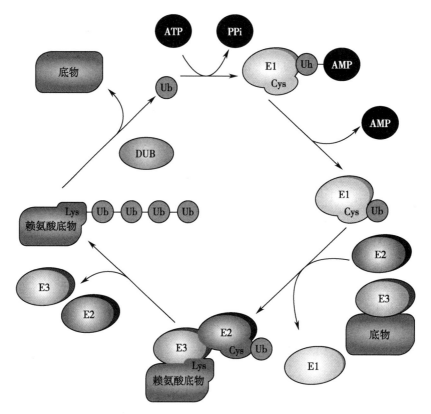

图 6-6 泛素 - 蛋白酶体降解通路

键细胞事件。Notch 通路的活化与泛素修饰调控 NF-κB 信号通路类似。其特点是通过泛素化调控 Notch 信号通路的下行传递，限制活化的信号分子的寿命，在短时间内实现对 Notch 信号通路高效精确地调控。

增殖细胞核抗原（proliferating cell nuclear antigen, PCNA）蛋白分子参与 DNA 损伤修复。PCNA 介导的细胞 DNA 损伤修复与泛素化密切相关。因为，PCNA 不同类型的泛素化修饰将决定不同类型的 DNA 聚合酶与 DNA 结合，从而决定进行某一特定类型的 DNA 修复。PCNA 的单泛素化修饰会触发易错修复（error-prone DNA repair）；而 PCNA 经 Ubk63 链修饰，则会触发 DNA 的无差错修复（error free repair）。除泛素化修饰外，PCNA 还需进行 SUMO 化（sumoylation）修饰，SUMO 与 PCNA 结合后，能促进 S 期的正常 DNA 合成。因此，PCNA 蛋白同一位点的赖氨酸残基可有 3 种不同的修饰。人们推测，单泛素和 Ubk63 多泛素链共同调控低保真的损伤修复聚合酶或者高保真的复制聚合酶的聚集。

4. 泛素化与肿瘤 泛素化状态的改变和多种肿瘤的发生密切相关，恶性肿瘤常有癌基因和抑癌基因的表达异常。例如，一些泛素 - 蛋白酶体系统的底物是生长因子，它们如果不能正常地从细胞内降解，就会引发肿瘤。抑癌基因的产物，如 p53 和 p27 蛋白等的不稳定性也与肿瘤的发生发展密切相关。被人类乳头瘤病毒高风险株感染的宫颈癌中 p53 蛋白水平非常低，p53 被 HPV 癌蛋白 E6（一类 E3 泛素连接酶）所介导的 p53 Ubk48 位泛素化而降解。去泛素化酶 USP10 能脱去胞质内 p53 上标记的泛素分子，抑制 p53 的降解。当发生 DNA 损伤时，USP10 还能被 ATM 磷酸化活化并移位入核，参与调控 p53 依赖 DNA 损伤反应。研究已经证实 USP10 的功能在多种细胞的癌变过程中均被明显下调。许多受泛素化调控的蛋白参与了细胞周期阻滞、凋亡、受体下调以及基因转录等一系列与细胞癌变相关的分子事件。在直肠癌、前列腺癌和乳腺癌中发现泛素介导的细胞周期抑制蛋白 p27 降解增加。此外，一些病原体已经进化出能破坏宿主泛素系统的机制。例如，炭疽毒素能够诱导毒素受体的泛素化，从而加速毒素 - 受体复合体的内吞，达到侵染宿主细胞的目的。另外还有一些致瘤病毒含有编码 E3 连接酶的基因，通过 E3 连接酶来调控宿主细胞主要转录因子的活性，如 c-Myc、NF-κB、AP-1 和 p53。在肺癌中，烟草特异来源的致癌物 NNK 能诱导 DNMT1 的积聚，这与肺癌中许多肿瘤抑制基因被甲基化而表观沉默高度相关。研究发现，NKK 能有效活化 AKT 信号通路，抑制 GSK3β 的功能，进而阻止 DNMT1 经泛素蛋白酶途径的降解，诱导 DNMT1 的核转位并甲基化相关的靶基因。泛素化还参与调控肿瘤血管的生成，肿瘤抑制基因 *VHL* 编码的蛋白能作为一种 E3 酶介导低氧诱导因子 HIF 的泛素化降解，有效抑制细胞因子 VEGF，EPO 和 GLUT1 的释放，影响肿瘤转移中的血管生成。

泛素化修饰的异常为人们提供了药物设计的新思路，特别是在肿瘤预防与治疗中，不少学者提出针对泛素 - 蛋白酶体，以及泛素 E3、E2 和 E1 酶靶向性的药物设计，在诱导致瘤蛋白降解的同时，抑制抑癌蛋白的过度降解，将肿瘤细胞阻遏在萌芽状态。

Ub 是一种复杂的化学分子，它通过具有显著构象差异的 Ub 链与底物的多个 Lys 残基结合，对底物进行多样化的修饰，使得 Ub 成为一种调控多种生命活动的信号分子。生命活动中的许多蛋白质都需要泛素化，而对底物的去泛素化和苏木化在许多生命活动中也同样重要。了解泛素是如何参与及调控细胞生理生化反应的关键，在于认识泛素化调控底物蛋白质的活性及功能的机制，和了解能够识别泛素化底物蛋白质的功能。从蛋白质的特异性、多样性的角度分析，泛素化和磷酸化非常类似。根据修饰底物的不同情况，泛素化可以直接影响蛋白质的活性或者构象。泛素化还可以对细胞的生理生化反应进行正 / 负的调控。最后，通过磷酸化修饰和泛素化修饰共同调控一个或者一类底物的活性，可能使生物体各种调控比以前认识的更加复杂、精确。

第三节 信号转导通路干预与肿瘤治疗

一、信号转导通路异常与肿瘤发生发展

在肿瘤的发生发展过程中，信号转导通路中的各个环节，即从细胞膜上的信号分子到细胞核内的转录因子处于紊乱状态（异常激活或失活状态），涉及的异常激活的信号转导通路主要有：①与细胞生长、分裂和增殖有关的信号转导通路，包括受体及非受体酪氨酸激酶信号通路、类固醇激素受体、NF-kB 和 PI3K/Akt/mTOR 等信号转导通路；②与癌细胞浸润转移相关的信号转导通路：Integrin 信号转导通路、TGF-β 和 Rho/Rac/CDC42 等信号转导通路；③与肿瘤细胞干性相关的信号转导通路，包括 Hedgehog 信号转导通路、Wnt 信号转导通路、Notch 转导通路和 Hippo-Yap 信号转导通路。涉及异常失活的信号转导通路主要与细胞凋亡有关，包括肿瘤坏死因子受体介导的信号通路、Fas/FasL 信号转导通路和 NF-κB 等信号转导通路。以上这些信号转导通路的异常最终导致肿瘤细胞增殖失控和播散生长。本节将介绍几个影响肿瘤发生发展的重要信号转导通路，同时介绍靶向信号转导通路的抗肿瘤药物。

（一）受体及非受体型酪氨酸激酶信号转导通路异常与肿瘤

酪氨酸激酶（tyrosine kinase，TK）信号通路，按其结构可分为受体酪氨酸激酶（receptor protein tyrosine kinase，rPTKs）和非受体酪氨酸激酶（non-receptor protein tyrosine kinases，nrPTKs）。rPTKs 属于细胞因子生长受体及某些癌基因编码的产物，主要有 EGFR、Her2、PDGFR、VEGFR、FGFR、IGFR、HGFR、NGFR，这类受体由胞外配体区、跨膜区、胞内酪氨酸激酶区三部分组成。已有研究表明，EGFR 及 Her2 的受体表达失调与乳腺癌、卵巢癌的生成密切相关。ErbBs 家族在乳腺、卵巢、膀胱、结肠、食管、宫颈、前列腺、肺及头颈部肿瘤等一系列恶性肿瘤的发生发展中起着重要作用，且 ErbBs 高表达的恶性肿瘤患者预后较差。VEGFR 能促进肿瘤的内皮细胞增殖、促进血管生长和增加血管通透性。活化的 VEGFR3 通过磷酸化下游蛋白底物，激活一系列信号传导途径，继而调控肿瘤细胞的增殖、分化和生长。c-Met 家族在正常组织中活性低，肿瘤细胞可以通过释放 IL-1、FGF-2 和 PDGF 等细胞因子，刺激邻近的成纤维细胞分泌肝细胞生长因子（HGF），而有些肿瘤细胞可通过自分泌途径同时过表达 c-Met 和 HGF。c-Met 的过表达常见于人肝癌、胆管癌、胰腺癌、肺癌、甲状腺癌、胸膜

间质瘤等，尤其是在发生转移的肿瘤中，它的作用可能包括影响肿瘤细胞间的黏附、促进细胞外基质降解、诱导血管发生以及促进细胞增殖。

非受体酪氨酸蛋白激酶信号转导通路异常与肿瘤相关。nrPTK 包括 Src、Abl、JAK、FAK 等，一般位于胞质中，通过与非催化型受体偶联而发挥作用。*Bcr-Abl* 是基因转位形成的融合基因，与慢性粒细胞白血病发病密切相关。另外，在肿瘤细胞中，由于 *JAK/STAT* 或调解基因 *SOCS* 发生基因突变，JAK/STAT 通路的持续激活，抑制机体对肿瘤细胞的免疫杀伤作用，使肿瘤细胞获得免疫逃逸。JAK/STAT 信号转导通路的异常活化与多种肿瘤疾病的发生、发展和预后密切相关，如慢性炎症相关的肿瘤如结肠炎相关结直肠癌、肝细胞癌、胰腺癌等。此外，JAK/STAT 持续活化对白血病进展有重要影响，用 JAKs 和 STATs 抑制剂可有效抑制癌细胞增殖，并诱导癌细胞凋亡。

（二）Ras/MAPK 和 Pl3K/Akt/mTOR 信号转导通路异常与肿瘤

目前研究最广泛的受体酪氨酸激酶（receptor protein tyrosine kinase，RPTKs）信号通路是丝裂原激活的蛋白激酶通路。多种细胞外生长因子均可通过与其受体酪氨酸激酶结合，依次磷酸化激活 Ras、Raf（MAP kinase kinase kinases，MAPKKK）、MEK（MAP kinase kinases，MAPKK）和 MAPKs（MAP kinases）、p38 等。活化的 MAPKs 进入细胞核通过磷酸化作用过度激活转录因子（如 Elk1、Ets1、c-Myc 等）。在肿瘤中常见该通路基因的突变，如 *Ras* 基因是第一个在肿瘤中发现的癌基因，在许多类型的肿瘤中有着不同比例的突变，*B-raf* 基因突变，特别是 BRAF V600E 突变在西方人群中多见，与黑色素瘤的发生发展密切相关。MAPK 通路的异常激活会干扰细胞周期和细胞转化过程，最终导致肿瘤形成。

在肿瘤发生发展中，由于 *RTK* 的过表达或突变、*PI3KCA* 突变、*PTEN* 突变或缺失、*Akt* 扩增或突变等都可导致 Akt 持续活化。多种生长因子（EGF、PDGF、IGF、HGF、NGF 等）、胰岛素、细胞因子等也可通过 PI3K/Akt 通路刺激 Akt 的活化，使底物蛋白部位的丝氨酸／苏氨酸发生磷酸化，如 BAD、FOXO、GSK-3、p27、p21、IKK、Mdm2、mTOR、EZH2、内皮细胞 NO 合成酶、端粒酶、基

质金属蛋白酶等，从而抑制肿瘤细胞凋亡，促进其生长、增殖、侵袭、血管生成。同时 PI3K/Akt/mTOR 信号转导通路异常在介导肿瘤耐药、导致化疗和放疗抵抗等方面也有重要影响。

（三）转化生长因子 -β 信号转导异常与肿瘤

转化生长因子 -β（transforming growth factor-β，TGF-β）主要是通过调控 CDK、分化因子和肿瘤抑制因子等表达而影响细胞增殖和分化。在正常细胞中，TGF-β 可以通过其介导的信号转导通路对细胞周期进行调控，然而细胞一旦出现癌变时，TGF-β 就会从肿瘤抑制因子转变为促进肿瘤细胞增殖和存活的诱导促进因子。这一角色转换既涉及肿瘤细胞基因组的改变，又涉及表观遗传学，尤其是"肿瘤抑制明星因子"p53 的突变可能与这一转换密切相关。有研究表明原癌基因 *Ras* 的活化能够使突变的 p53 的第 15 位丝氨酸发生磷酸化，磷酸化后的 p53 可以同 TGF-β 信号转导途径中的 Smad2/3 和 p63 结合成一个三聚体复合物，在完全缺乏免疫功能的小鼠中，这一复合物能够抑制转录因子 p63 功能的发挥，并借助于 TGF-β 促进上皮间质化转化（epithelial-mesenchymal transition，EMT）。除了 p53 之外，Ras-Raf-MAPK 信号通路也可能在 TGF-β 的角色转换中起重要作用。另外，某些表观遗传现象的发生同样可以促使 TGF-β 的角色转换。*PDGF-β* 基因的低水平甲基化能够协助 TGF-β 在胶质瘤细胞中发挥促进癌细胞增殖的作用。

（四）Notch 信号转导通路对肿瘤的影响

Notch 信号通路主要由胞外配体，跨膜受体（分为 Notch1、Notch2、Notch3、Notch4），胞内效应分子三部分组成，与肿瘤的关系最早发现于急性 T 淋巴细胞白血病，位于 9 号染色体上的 Notch1 胞内段基因与 7 号染色体上 T 细胞受体 β 基因的增强子和启动子区融合，致使 Notch1 信号转导通路过度激活，导致了肿瘤的发生。更多研究表明，Notch 信号通路活性改变与皮肤癌、肝癌、乳腺癌、肺癌等多种肿瘤密切相关，但由于激活的 Notch 受体、细胞种类等因素不同，有时候表现为促癌作用，有时候则表现为抑癌作用。而且，Notch 信号通路与 Wnt/β-catenin、VEGF 等信号通路之间存在信号交互（cross-talk），使得这些信号通路在肿瘤发生发展中的作用更为错综复杂。

（五）Wnt信号转导通路与肿瘤

Wnt信号参与肿瘤形成的早期证据来源于小鼠乳腺癌中分离得到的因病毒插入而激活的癌基因 Wnt。Wnt信号转导通路在进化上高度保守，其中任何成员发生突变或异常，均可使该通路失活或异常，与肿瘤的发生、发展密切相关，同时Wnt信号通路与肿瘤干细胞所导致的耐药也有一定关系。目前研究认为 β-catenin 是该信号通路的枢纽分子，β-catenin 在肿瘤细胞的胞质中积累，转位入核增多，与转录因子 TCF 形成复合物，促进下游靶基因如 cyclinD1、c-Myc 等表达增高。随着对肿瘤发生发展相关作用机制研究的不断深入，发现 Wnt/β-catenin 通路在结直肠癌、肝癌、肺癌等多种肿瘤中均存在异常表达。

总之，肿瘤的发生发展是一个多因素、多基因参与、经过多个阶段才最终形成的、极其复杂的生物学过程。大部分人类肿瘤的发生发展都伴随着信号转导通路的异常，且这些信号通路的异常可出现在整个肿瘤发生发展的过程中，包括细胞过度增殖、凋亡受阻、血管形成、浸润与转移。对这些信号转导通路的深入研究，极大地丰富了人们对细胞癌变机制以及癌症发展的认识，可为癌症的早期诊断和治疗提供理论依据。

二、信号转导通路干预与肿瘤治疗

近年来，许多研究团队阐明了一些促进肿瘤发生发展的复杂信号转导通路。随着对信号转导通路的深入了解，来自不同领域的科学工作者们开始研发靶向信号通路的抗肿瘤新药，如小分子化合物、单克隆抗体、修饰的蛋白或多肽、小干扰 RNA（small interfering RNA, siRNA）等多种抑制类分子，这些抑制类分子可通过特异性阻断肿瘤细胞一个或多个信号转导通路中上调或突变的关键分子从而抑制肿瘤的发生发展，这种通过靶向抑制信号转导通路的关键靶点治疗肿瘤的手段称为信号转导干预治疗（interference therapy in signal transduction）。

（一）酪氨酸激酶信号转导通路与肿瘤治疗

许多肿瘤细胞中存在酪氨酸激酶信号转导通路的异常，如上皮细胞来源的肿瘤中常见 EGFR 家族蛋白过度表达，胶质瘤中常见 PDGFR 家族蛋白过度表达，慢性髓细胞白血病存在 Bcr-Abl

蛋白过度激活等。国内外各大研究机构和制药企业都非常重视以酪氨酸激酶为靶点的药物研发，包括酪氨酸激酶受体的特异性单克隆抗体（monoclonal antibodies, mAbs）、酪氨酸激酶抑制剂（tyrosine kinase inhibitor, TKI）以及反义寡核苷酸（antisense oligonucleotide, asON）等。迄今为止，已有三千余种抑制剂和抗体进入 I～III 期临床试验阶段，其中有一些已经开始用于临床治疗（图6-7）。

1. 酪氨酸激酶受体的特异性单克隆抗体 表6-2 列出了部分已上市和处于临床试验阶段的抗体药物信息。1998 年，FDA 批准首个靶向受体型酪氨酸激酶 Her2 的人源化单克隆抗体曲妥珠单抗（trastuzumab）用于治疗转移性乳腺癌，曲妥珠单抗是抗肿瘤抗体类药物的主要代表。曲妥珠单抗与 Her2 受体的细胞外结构域结合，可诱导受体内化，阻滞细胞周期进展，促进抗体依赖性细胞介导的细胞毒作用。经过数个全球性前瞻性大宗临床试验研究发现，曲妥珠单抗对接受过与未接受过治疗的转移性乳腺癌患者均有很好的疗效，与单纯化疗相比，联合应用曲妥珠单抗的靶向治疗可显著延长 Her2 过表达患者的无病生存期和总生存期。2006 年，曲妥珠单抗被批准用于 Her-2 阳性早期乳腺癌术后的辅助治疗，进一步改变了 Her-2 阳性乳腺癌患者的治疗标准。

贝伐珠单抗（bevacizumab）是新型重组人类单克隆抗体，通过靶向 VEGF，精准抑制肿瘤血管内皮细胞增殖和肿瘤血管新生。贝伐珠单抗在美国获批的适应证为结直肠癌、非小细胞肺癌、肾细胞癌、宫颈癌、铂耐药及铂敏感卵巢癌；在欧洲获批的适应证为晚期乳腺癌、结直肠癌、非小细胞肺癌、肾细胞癌、卵巢癌、宫颈癌；在中国获批的适应证为晚期及转移性结直肠癌。

西妥昔单抗（cetuximab）是靶向表皮生长因子受体（epidermal growth factor receptor, EGFR）的单克隆抗体，抗体与受体特异性结合后，通过抑制 EGFR 的酪氨酸激酶活性，阻断细胞内通路，从而抑制癌细胞的增殖、诱导癌细胞的凋亡。临床试验研究数据显示，头颈部癌、大肠癌和晚期非小细胞肺癌肿瘤患者对西妥昔单抗的反应良好，不论是单药还是联合治疗，患者对药物的应答率和生存时间都显著提高。

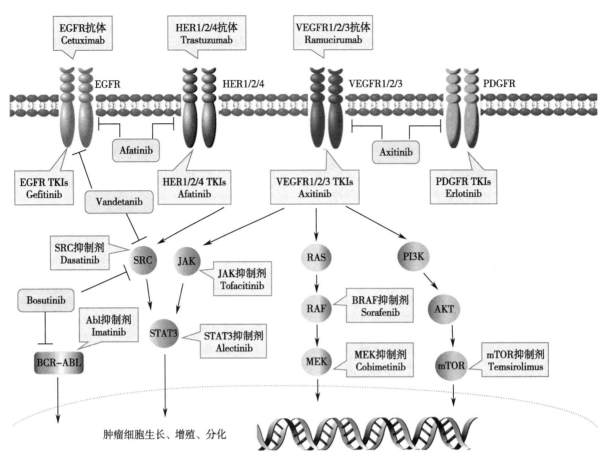

图 6-7　靶向酪氨酸激酶的特异性单克隆抗体或者小分子抑制剂

表 6-2　酪氨酸激酶的特异性单克隆抗体

名称	作用靶点	癌症治疗类型
ado-trastuzumab emtansine（Kadcyla）曲妥珠单抗-美坦新偶联物	Her2	乳腺癌
Bevacizumab（Avastin）贝伐珠单抗	VEGF	宫颈癌、结/直肠癌、胶质母细胞瘤、肺癌、卵巢癌、输卵管癌、腹膜癌、肾细胞癌
Cetuximab（Erbitux）西妥昔单抗	EGFR	KRas 阴性的结/直肠癌
Panitumumab（Vectibix）帕尼单抗	EGFR	结/直肠癌
Pertuzumab（Perjeta）帕妥珠单抗	Her2	乳腺癌
Ramucirumab（Cyramza）雷莫芦单抗	VEGFR2	肺癌、胃癌、结/直肠癌
Trastuzumab（Herceptin）曲妥珠单抗	Her2	乳腺癌、胃腺癌

详细信息参见美国 FDA 网页：Drugs@FDA（https://www.accessdata.fda.gov/scripts/cder/daf/）

全人源化单克隆抗体，由于几乎不含有任何外来物种基因序列，因此免疫原性弱，一般不引起排异反应。曲妥珠单抗-美坦新偶联物（ado-trastuzumab emtansine）含人源化抗 Her2 曲妥珠单抗和微管抑制剂 DM1（美登素 maytansine 衍生物），可通过 Her2 受体介导内化，使 DM1 在细胞内释放，破坏细胞内微管网络，导致细胞周期停滞和细胞凋亡。Kadcyla 于 2013 年成为继曲妥珠单抗后被美国 FDA 批准治疗 Her2 阳性乳腺癌的又一抗体药物。此外，尼妥珠单抗作为中国第一个人源化单抗药物，其能激活 NK 细胞，诱导 DC 成熟，增加肿瘤抗原特异性 CD8[+] T 细胞的数量。此外，尼妥珠单抗能够恢复人类白细胞抗原-Ⅰ（human leukocyte antigen Ⅰ，HLA-Ⅰ）在肿瘤细胞上的表达，逆转 EGFR 介导的免疫逃逸。目前临床上尼妥珠单抗主要适用于与放疗联合治疗 EGFR 表达阳性的Ⅲ/Ⅳ期鼻咽癌。

2. 酪氨酸激酶抑制剂

（1）酪氨酸激酶抑制剂（tyrosine kinase inhibitor，TKI）的作用原理：酪氨酸激酶与三磷酸腺苷（ATP）结合的沟状区（图 6-8）为 ATP 结合口袋活性位点，通常末端存在一个保守的天冬氨酸 / 苯丙氨酸 / 甘氨酸（Asp-Phe-Gly，DFG）结构序列，是多数小分子激酶抑制剂的直接竞争结合位点。根据结合方式的不同，小分子激酶抑制剂可分为不可逆及可逆两大类型。不可逆的激酶抑制剂通过与半胱氨酸（Cys）反应形成共价键占据 ATP 结合位点，从而封闭 ATP 的结合空间。

（2）小分子酪氨酸激酶抑制剂的临床应用：酪氨酸激受体作为肿瘤治疗靶点的研究已有 30 多年的历史，小分子 TKI 可竞争性抑制 ATP 与酪氨酸激酶的结合，阻断酪氨酸激酶的活性，从而抑制细胞增殖。该类抑制剂作用于信号转导通路的最上游，具有高效的抗肿瘤作用，且能同时阻断多条通路，治疗范围广。自 2001 年第一个肿瘤小分子 TKI 伊马替尼（imatinib）批准以来，全球现已有 40 多个小分子 TKI 批准用于肿瘤治疗。肿瘤治疗靶点的受体酪氨酸激酶主要有 EGFR、血管内表皮细胞生长因子受体（VEGFR）家族、血小板衍化生长因子受体（PDGFR）家族以及成纤维细胞生长因子受体（FGFR）家族。表 6-3 列举了十种常用的单靶点 TKI，其中靶向 Bcr-Abl 的抑制剂有伊马替尼（Imatinib）和尼罗替尼（Nilotinib），用于慢性髓细胞白血病及其复发时的治疗。此外，吉非替尼（Gefitinib）和厄洛替尼（Erlotinib）为强有力 EGFR 酪氨酸激酶抑制剂，用于晚期非小细胞肺癌患者一线或二线治疗，疗效确切，见表 6-3。在亚洲非小细胞肺癌中由于 *EGFR* 基因敏感突变较多，疗效更为显著，尤其是联合化疗优势明显。然而一、二代 EGFR-TKIs 不

表 6-3 批准上市的单靶点 TKI

名称	作用靶点	上市时间 / 年	癌症治疗类型
Acalabrutinib 阿卡替尼	BTK	2017	白血病
Dacomitinib 达可替尼	EGFR	2018	转移性非小细胞肺癌
Gefitinib（Iressa）吉非替尼	EGFR	2003	肺癌
Ibrutinib（Imbruvica）依鲁替尼	BTK	2013	白血病
Idelalisib（Zydelig）艾代拉里斯	PI3K delta	2001	白血病
Imatinib（Gleevec）伊马替尼	Bcr-Abl	2001	白血病、胃肠间质瘤、皮肤纤维肉瘤
Lorbrena（lorlatinib）劳拉替尼	ALK	2018	转移性非小细胞肺癌
Nintedanib 尼达尼布	VEGFR	2014	肾癌
Osimertinib 奥希替尼	EGFR	2015	肺癌
Ponatinib（Iclusig）普纳替尼	Bcr-Abl	2012	白血病

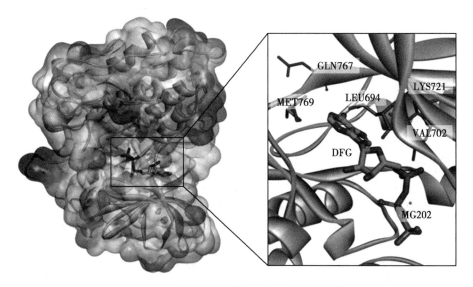

图 6-8 酪氨酸激酶抑制剂（TKI）作用原理

可避免地会产生耐药，高达 60% 以上的耐药突变为 T790M。因而第三代的 EGFR-TKI 奥希替尼（Osimertinib）可以高选择性的抑制 EGFR 敏感突变和 T790M 突变，具有抗中枢神经系统转移的临床活性。目前已经获批用于 EGFR-TKI 耐药后、T790M 阳性的晚期非小细胞肺癌患者。

肿瘤的发生发展并不仅仅依赖于一种受体或一条信号通路，而且信号转导通路之间往往相互交错，存在交叉互话，因此单靶点 TKI 已难以达到理想的阻断肿瘤发生发展和对特定肿瘤的治疗作用。纵观近年来上市的 TKI 类药物，正从单靶点走向多靶点。对多靶点抑制剂的研究已经成为靶向药物的研究热点，目前涉及的靶点主要包括血管生成因子（angiogenic factor）、细胞膜受体（cell membrane receptor）以及细胞内信号转导通路的下游分子。

表 6-4 汇总了近些年相继上市的多靶点治疗药物，其中舒尼替尼（Sunitinib）用于治疗肾细胞癌，可同时抑制 VEGF-（R1、-R2 和 R3）及 PDGFR、KIT、FLT-3 和 RET 的酪氨酸激酶活性，通过特异性阻断这些信号传导通路达到抗肿瘤效应。舒尼替尼用于肾细胞癌，与干扰素相比能显著提高中位无进展生存期及总生存期。舒尼替尼用于格列卫治疗失败的消化道间质瘤，能显著延长无病生存期。

拉帕替尼（Lapatinib）是能同时抑制 EGFR 和 Her2 酪氨酸激酶活性的 TKI。小分子 Lapatinib 能通过血 - 脑屏障，在一定程度上缩小乳腺癌的脑转移灶。因此，lapatinib 已成为单抗治疗无效的 Her2 阳性晚期乳腺癌患者的治疗新药。

帕佐帕尼（Pazopanib）是靶向 VEGFR、PDGFR、FGFR 和 c-kit 的多靶点 TKI，具有良好的抗血管生成和抗肿瘤活性，与化学治疗药物联合使用可产生协同作用，已成为肾细胞癌和软组织肉瘤的治疗新药。

布格替尼（Brigatinib）是能同时针对 EGFR 和 ALK 双靶点非小细胞肺癌靶向药。对于奥希替尼耐药时激酶出现三重突变（C797S/T790M/19-del）或者 C797S/T790M 顺式突变的患者，选用布格替尼或布格替尼联用抗 EGFR 抗体更优于奥希替尼或吉非替尼。

到目前为止，被美国 FDA 批准的 TKI 已多达三十多种。大量临床研究证实，这些多靶点药物可以同时阻断数个信号转导通路或者抑制某个信号转导通路中的多个分子。多靶点药物可在不同肿瘤类型中发挥作用，对单靶点抑制剂耐药的肿瘤有效。

近年来，我国在 TKI 肿瘤靶向药物研发取得可喜的进展。高度选择性抑制 VEGFR-2 的阿帕替尼（Apatinib）是我国自主研发的第一个治疗晚期胃癌小分子靶向药，2014 年被批准用于晚期胃癌的三线治疗。阿帕替尼延长了化疗失败的晚期胃癌患者生存期，明显改善晚期胃癌患者的生活质量，死亡风险。安罗替尼（Anlotinib），是一种新型小分子多靶点酪氨酸激酶抑制剂，能有效抑制 VEGFR、PDGFR、FGFR、c-Kit 等激酶，具有抗肿瘤血管生成和抑制肿瘤生长的作用。2018 年原国家食品药品监督管理总局（CFDA）批准安罗替尼用于晚期非小细胞肺癌的三线治疗和化疗失败后晚期软组织肉瘤的治疗。呋喹替尼（Fruquintinib）是一个喹唑啉类小分子血管生成多靶抑制剂，主要作用靶点是 VEGFR 激酶家族（VEGFR1-3），在中国发明、研究和首先上市的小分子抗癌新药，适应证为至少两次化疗方案失败的转移性结直肠癌。随着研发重视和资金投入的加大加强，更多的自主研发的小分子靶向药物已在临床试验中取得有效的结果，未来有更多中国自主研发的高品质 TKI 新药问世。

（3）小分子酪氨酸激酶抑制剂的耐药机制：TKI 临床使用出现耐药时，激酶上的突变经常发生在小分子化合物与激酶 ATP 结构域附近的位点（表 6-5）。比如称为门控位点即 ATP 结合口袋及 ATP 结合口袋深处的氨基酸残基，靶向 EGFR 和 ABL 等可逆性 TKI 均多诱导此位点的突变。发生突变的主要原因是这些可逆性抑制剂进入机体后，在靶点部位与 ATP 竞争而刺激机体生成了一些与 ATP 的亲和力更强的 EGFR 和 / 或 Her2 蛋白的突变体。如 T790M 的生成，是由于野生型 EGFR 第 790 个氨基酸的位置上（ATP 结合域附近）由丝氨酸突变成了甲硫氨酸。研究报道 T790M 突变与超过一半的获得性耐药的案例有关。

而不可逆性 TKI 临床使用时的耐药突变多为半胱氨酸（Cys）突变，直接破坏化合物与激酶的共价结合位点，比如，不可逆 EGFR-TKI 诱导

表 6-4 近来批准上市的多靶点 TKI

名称	作用靶点	上市时间 / 年	癌症治疗类型
Afatinib（Gilotrif） 阿法替尼	EGFR1/2 Her2/4	2013	肺癌
Alectinib，阿立替尼	ALK，STAT3	2015	非小细胞肺癌
Axitinib（Inlyta） 阿昔替尼	VEGFR1/2/3 PDGFR，c-KIT	2012	肾癌
Bosutinib（Bosulif） 波舒替尼	Bcr-Abl Src 家族	2012	白血病
Brigatinib，布格替尼	ALK，ROS1，FLT3	2017	非小细胞肺癌
Cabozantinib（Cometriq） 卡博替尼	c-MET，EGFR2 FLT3，c-KIT，RET	2012	转移性甲状腺髓样癌
Ceritinib（Zykadia） 色瑞替尼	ALK，IGF1R 胰岛素受体	2014	肺癌
Cobimetinib，考比替尼	MAPK，MEK1/2	2015	黑色素瘤
Crizotinib（Xalkori） 克唑替尼	ALK，c-MET	2011	肺癌
Dasatinib（Spycel） 达沙替尼	Bcr-Abl，Src 家族	2006	白血病
Erlotinib（Tarceva） 厄洛替尼	EGFR，DGFR c-KIT	2004	肺癌，胰腺癌
Lapatinib（Tykerb） 拉帕替尼	EGFR，Her1/2	2007	乳腺癌
Lenvatinib（Lenvima） 乐伐替尼	VEGFR1/2/3	2015	甲状腺癌、肾细胞癌
Neratinib，奈拉替尼	Her2，EGFR	2017	乳腺癌、胃癌
Nilotinib（Tasigna） 尼洛替尼	Bcr-Abl PDGFR，c-KIT	2007	白血病
Pazopanib（Votrient） 帕唑帕尼	VEGFR，c-KIT PDGFR，FGFR	2009	肾细胞癌、软组织肉瘤
Regorafenib（Stivarga） 瑞格菲尼	VEGFR2，TIE2	2012	胃癌、结 / 直肠癌
Ruxolitinib 鲁索替尼	JAK1/2	2011	骨髓增生性肿瘤，白血病
Sunitinib（Sutent） 舒尼替尼	VEGFR，c-KIT PDGFR，FLT3	2006	胃肠道基质瘤、肾癌、胰腺神经内分泌瘤
Tofacitinib 托法替尼	JAK1/2/3	2012	骨髓增生性肿瘤
Trametinib（Mekinist） 曲美替尼	MEK1/2	2013	黑色素瘤
Vandetanib（Caprelsa） 凡德他尼	EGFR，VEGF RET，Src 家族	2011	髓质甲状腺癌

详细信息参见美国 FDA 网页：Drugs@FDA（https://www.accessdata.fda.gov/scripts/cder/daf/）

表 6-5 靶点激酶小分子抑制剂临床使用时易发生的突变

激酶靶点	门控位点	抑制剂结合位点	ATP 结合口袋	半胱氨酸（Cys）不可逆位点
EGFR	T790M	G796S/R		C797S
ALK	L1196M	G1202R、D1203N	G1269A	

产生的耐药突变就主要发生在与之发生共价交联的半胱氨酸上。而不可逆性第四代 EGFR-TKI 抑制剂如阿法替尼可与 ATP 结合域附近特定位置上的半胱氨酸残基（EGFR 上的 797 位、Her2 上的 805 位和 ErbB4 上的 803 位）发生不可逆的共价结合反应。

（4）TKI 临床使用的副作用：TKI 通过下调肿瘤的生存和增殖信号，促进细胞凋亡，选择性高、毒副作用小。目前 TKI 靶向治疗药物的疗效显著，在临床上得到了广泛应用，但仍需密切关注它们的副作用（表 6-6），使 TKI 能更好地发挥作用，为患者带来更多的临床益处。

（二）其他异常信号转导通路的干预与肿瘤治疗

1. **Ras/Raf/MAPK 通路抑制剂** Ras 抑制剂是当前抗肿瘤药物研究的热点和难点。Ras/Raf/MAPK 通路抑制剂有索拉菲尼（Sorafenib），不仅可以靶向 VEGFR 和 PDGFR 发挥抑制肿瘤血管生成作用，还可通过靶向 Raf 抑制肿瘤增殖。索拉菲尼可用于治疗晚期肾细胞癌，其于 2007 年获得美国 FDA 和欧洲 EMEA 批准作为靶向治疗药物用于肝细胞癌的治疗。此外，靶向 Raf 激酶家族另一成员 B-Raf 的抗肿瘤药物有达拉非尼（Dabrafenib）和维罗菲尼（Vemurafenib），目前用于治疗 B-Raf 突变的黑色素瘤。

2. **Akt/mTOR 信号转导通路抑制剂** 针对 Akt/mTOR 通路中的多个位点开发出的靶向药物已经在临床上取得较好的疗效。坦西莫司（Temsirolimus）是第一代的靶向 mTOR 的雷帕霉素衍生物，2007 年经美国 FDA 批准用于晚期肾癌的治疗。依维莫司（Everolimus，RAD001）是另一种雷帕霉素衍生物（2-羟乙基-雷帕霉素），于 2009 年被美国 FDA 批准作为治疗晚期肾癌的二线药

物。最新的研究证明，依维莫司联合依西美坦可改善对芳香化酶抑制剂（aromatase inhibitor，AI）（如阿那曲唑和来曲唑）耐药乳腺癌患者的中位无进展生存期。依维莫司联合他莫昔芬应用于 AI 抵抗的乳腺癌患者也能取得较好的临床疗效。

3. **其他靶向信号转导通路的抗癌药物** 目前，除了经 FDA 批准的三十多个与酪氨酸激酶信号转导通路相关的激酶抑制剂外，还有一些靶向其他信号转导通路的抗癌药物正在进行 Ⅰ～Ⅳ 期临床试验（表 6-7）。

这些其他靶向信号转导通路的抗癌药物在后面章节有专门介绍，在本章节就不做详细阐述。相信在不久的将来，靶向信号转导通路的抗癌新药研发会为癌症患者提供更加高效低毒的药物。

表 6-6 激酶抑制剂的副作用

激酶抑制剂的副作用
肝毒性
拉帕替尼（Lapatinib）
普纳替尼（Ponatinib）
瑞格非尼（Regorafenib）
舒尼替尼（Sunitinib）
艾代拉里斯（Idelalisib）
结肠炎和胃肠穿孔
艾代拉里斯（Idelalisib）
瘘管形成
卡博替尼（Cabozantinib）
严重动脉血栓、心肌梗死和脑卒中
普纳替尼（Ponatinib）
心脏猝死风险增加
尼洛替尼（Nilotinib）
凡德他尼（Vandetanib）
肺炎
艾代拉里斯（Idelalisib）

表 6-7 靶向其他信号转导通路的抗癌药物

靶向的信号通路及其靶点	药物名称	治疗的肿瘤类型
Integrins 信号通路		
αvβ3 和 αvβ5	cilengitide-trifluoroacetate	黑色素瘤
αvβ3	Cyclo-（RGDfK）	神经胶质瘤
Hedgehog 信号通路		
PTCH 和 Smo	vismodegib	非小细胞肺癌
Gli	gant-61	结肠癌、白血病
Smo	taladegib	神经管细胞瘤

续表

靶向的信号通路及其靶点	药物名称	治疗的肿瘤类型
Hippo-YAP 信号通路	verteporfin	
YAP-TEAD	XMU-MP-1	视网膜母细胞瘤
MST1/2		骨肉瘤、结肠癌
Notch 信号通路		
全部 Aβ	DAPT	肺鳞状细胞癌、乳腺癌
Aβ42、Aβ40 和 Aβ38	semagacestat	神经胶质瘤
DLL4	OMP-21M18	乳腺癌
Wnt 信号通路		
CBP	ICG-001	结肠癌
PORCN	LGK-974	头颈部鳞状细胞癌
JAK/STAT 信号通路		
JAK2	AZD1480	多发性骨髓瘤
STAT1	fludarabine	黑色素瘤
STAT3	niclosamide	宫颈癌
TGF-β 信号通路		
activin/SMAD3	aLAntolactone	子宫叶间细胞肿瘤
ALK	GW788388	肾脏细胞癌
Akt/mTOR 信号通路		
Akt	perifosine	头颈部鳞状癌
mTOR	temsirolimus	淋巴细胞性白血病
mTORC1	omipalisib	乳腺癌

第四节　存在的问题与发展方向

一、存在的问题

随着信号转导通路研究的不断深入和各种信号转导通路在肿瘤发生发展中的重要作用的准确阐释，以此为基础设计合成具有特异抑制活性的药物成为新药研发领域的热点和难点。在本章中，仅仅描绘了在肿瘤发生发展中起重要作用的各种信号转导通路的大致轮廓，其中不同信号蛋白的结构和功能和蛋白分子之间的相互作用的机制研究仍是信号转导通路与肿瘤研究领域中有待深入的主题。目前还存在的问题可归纳为以下几个：

1. 信号通路的某些步骤经常会同时被多个、具有相同功能的、差别细微的信号蛋白调控，如共有 4 种结构的 Ras 蛋白、三种结构的 Akt/PKB，这些信号蛋白在结构上的不同决定了功能上的不一样，大家对这些的认知刚刚开始。

2. 信号蛋白的转导能力还受到细胞内蛋白质浓度、翻译后修饰（如磷酸化）、细胞内定位等因素的影响。蛋白在活化后在细胞上有不同的定位。蛋白质的翻译后修饰是复杂和多样化的，蛋白质可以磷酸化、甲基化、乙酰化及泛素化。人类细胞中已知有 25 000 个不同的磷酸化位点，对于不同磷酸化位点对于蛋白质功能的作用的了解也只是冰山一角，其他翻译后修饰对于蛋白质功能和信号蛋白转导能力的影响知之甚少。

3. 考虑到信号在细胞中播散的时间，可能只有细胞内相互作用的蛋白质共定位时才能发生高效而快速的信号转导，而我们对于蛋白质在细胞内定位及其相互作用的蛋白伴侣了解也有待深入。

4. 信号通路中的每一个成员作为一个复杂的信号处理装置，在向下游传递之前，都可以放大、削弱或者整合这些来自于通路上游的信号。还没有一个定量的方法来理解特定信号转换蛋白是如何处理信号的。

5. 细胞内没有一条信号通路是单独运行的，这些通路间相互作用会形成一个网，引发的细胞表型改变也是多条信号通路综合作用的结果。

6. 信号通路还存在复杂的正/负反馈环路，

可以增强或者削弱信号强度。目前我们所知的只是冰山一角。例如，在人类基因组中，已经发现了超过100个的蛋白酪氨酸磷酸酶（protein tyrosine phosphatase，PTP）的基因，它们负责去除存在于细胞中的90个RTK上的磷酸基团，但我们对这些重要酶类的调节及其底物知之甚少。

7. 精确绘制一张完整而精确的细胞转导通路交互作用的网状图，是一项艰巨的任务。困难在于参与其中的基因众多，举一个数字，在518个蛋白激酶基因中，90个编码酪氨酸激酶，其余的编码丝氨酸/苏氨酸激酶，加上40%存在不同剪切类型的mRNA，编码结构稍异的激酶蛋白，从而使得细胞中可能存在超过1 000种不同的蛋白激酶，从这些数据就可以看到任务的复杂性和艰巨性。

二、发展方向

越来越多干预信号转导通路的新药用于临床肿瘤治疗，在临床实践中也提出了新的挑战：

1. 抑制信号转导的抗肿瘤疗法还有大量有待研究和回答的问题，如抗药性和副作用是亟待解决的问题。抑制剂应用于临床的时间不长，它们的远期疗效及安全性如何，尚缺少有说服力的资料。长期的激酶抑制会引发细胞内激酶的突变获得耐药性。

2. 抑制信号转导的抗肿瘤策略采用多途径、多靶点联合用药，可能会取得更好的效果，从长期用药着眼，采用联合疗法也可以降低抗药性。但大多数抑制剂只是抑制肿瘤生长，不能彻底杀死肿瘤细胞，目前此类抑制剂要与常规化疗、放疗联合以达到更好的疗效。此时，会出现联用的顺序问题，鉴于现有的手术、放疗和化疗在肿瘤治疗中疗效明确，如何将抑制信号转导整合于其中以获得最佳的治疗疗效尚需通过大量的临床试验来验证，此外，优化的整合治疗方案的疗效评价可能需要新的评价体系的问题。

3. 在使用靶向信号转导的抗肿瘤疗法时，需要充分了解治疗方案利弊及其会出现的临床表现，包括：

（1）错误认为靶向信号通路的治疗比传统化疗引起更少和更轻的毒性。

（2）即使是在患者表现出良好的治疗反应时，还应该观察和警惕药物的副作用，包括心血管、胃肠、皮肤和血液学，及时采取措施预防或减轻这些副作用。

（3）靶向信号通路的治疗比传统的化疗耐受性好，但是，必须帮助患者平衡好化疗的毒副作用和靶向信号通路的治疗带来的经济成本负担之间的关系。

（4）越来越多的患者选择在病程的晚期继续接受靶向信号通路的治疗，有时并不能得到临床获益，这会给临终前的护理带来新的问题。

总之，干预肿瘤信号转导通路的药物研究虽仅有几十年历史，进展却十分迅速，已进入一个蓬勃的发展阶段，但还面临着理论技术思路的更新，相信随着新技术和新理论的广泛应用和各学科之间的相互渗透，干预信号转导通路的药物在肿瘤治疗中的普及和数据积累，必将推动其更广泛的临床应用。

（朱孝峰　张国君　徐志宁　陈　敏）

参 考 文 献

[1] Jones MR，Seeman NC，Mirkin CA. Nanomaterials. Programmable materials and the nature of the DNA bond. Science，2015，347（6224）：1260901.

[2] Hugo W，Shi H，Sun L，et al. Non-genomic and Immune Evolution of Melanoma Acquiring MAPKi Resistance. Cell，2015，162（6）：1271-1285.

[3] Barker HE，Paget JT，Khan AA，et al. The tumour micro-environment after radiotherapy：mechanisms of resistance and recurrence. Nat Rev Cancer，2015，15（7）：409-425.

[4] Nusse R，Clevers H. Wnt/beta-Catenin Signaling，Disease，and Emerging Therapeutic Modalities. Cell，2017，169（6）：985-999.

[5] Hait WN. Forty years of translational cancer research. Cancer Discov，2011，1（5）：383-390.

[6] Dorsam RT，Gutkind JS. G-protein-coupled Receptors and Cancer. Nat Rev Cancer，2007，7：79.

[7] Taipale J，Beachy PA. The Hedgehog and Wnt Signaling Pathways in Cancer. Nature，2001，411：349.

[8] Clevers H, Nusse R. Wnt/β-catenin Signaling and Disease. Cell, 2012, 149: 1192.

[9] Gao B, Guo J, She C, et al. Mutations in IHH, Encoding Indian Hedgehog, Cause Brachydactyly Type A-1. Nat Genet, 2001, 28: 386.

[10] Sun L, Wu J, Du F, et al. Cyclic GMP-AMP synthase is a cytosolic DNA sensor that activates the type I interferon pathway. Science, 2013, 339(6121): 786-791.

[11] Joyce JA, Fearon DT. T cell exclusion, immune privilege, and the tumor microenvironment. Science, 2015, 348(6230): 74-80.

[12] Bhoj VG, Chen ZJ. Ubiquitylation in innate and adaptive immunity. Nature, 2009, 458(7237): 430-437.

[13] Engelman JA. Targeting PI3K Signalling in Cancer: Opportunities, Challenges and Limitations. Nat Rev Cancer, 2009, 9: 550.

[14] Lindemans CA, Calafiore M, Mertelsmann AM, et al. Interleukin-22 promotes intestinal-stem-cell-mediated epithelial regeneration. Nature, 2015, 528(7583): 560-564.

[15] Engelman JA. Targeting PI3K signalling in cancer: opportunities, challenges and limitations. Nat Rev Cancer, 2009, 9(8): 550-562.

[16] Hamamoto R, Saloura V, Nakamura Y. Critical roles of non-histone protein lysine methylation in human tumorigenesis. Nat Rev Cancer, 2015, 15(2): 110-124.

[17] Wagner EF, Nebreda AR. Signal integration by JNK and p38 MAPK pathways in cancer development. Nat Rev Cancer, 2009, 9(8): 537-549.

[18] Moroishi T, Hansen CG, Guan KL. The emerging roles of YAP and TAZ in cancer. Nat Rev Cancer, 2015, 15(2): 73-79.

[19] Saxton RA, Sabatini DM. mTOR Signaling in Growth, Metabolism, and Disease. Cell, 2017, 168(6): 960-976.

[20] Medina PP, Nolde M, Slack FJ. OncomiR Addiction in an in vivo Model of MicroRNA-21-induced Pre-B-cell Lymphom. Nature, 2010, 467: 86.

[21] Manning BD, Toker A. AKT/PKB Signaling: Navigating the Network. Cell, 2017, 169(3): 381-405.

[22] Grivennikov S, Karin E, Terzic J, et al. IL-6 and Stat3 are required for survival of intestinal epithelial cells and development of colitis-associated cancer. Cancer Cell 2009, 15(2): 103-113.

[23] Li N, Grivennikov SI, Karin M. The unholy trinity: inflammation, cytokines, and STAT3 shape the cancer microenvironment. Cancer Cell, 2011, 19(4): 429-431.

[24] Nazarian R, Shi H, Wang Q, et al. Melanomas acquire resistance to B-RAF(V600E) inhibition by RTK or N-RAS upregulation. Nature, 2010, 468(7326): 973-977.

[25] Dupont S, Morsut L, Aragona M, et al. Role of YAP/TAZ in mechanotransduction. Nature, 2011, 474(7350): 179-183.

[26] Pao W, Chmielecki J. Rational, biologically based treatment of EGFR-mutant non-small-cell lung cancer. Nat Rev Cancer, 2010, 10(11): 760-774.

[27] Laplante M, Sabatini DM. mTOR signaling in growth control and disease. Cell, 2012, 149(2): 274-293.

[28] Hallberg B, Palmer RH. Mechanistic insight into ALK receptor tyrosine kinase in human cancer biology. Nat Rev Cancer, 2013, 13(10): 685-700.

[29] Slamon DJ, Leyland-Jones B, Shak S, et al. Use of chemotherapy plus a monoclonal antibody against HER2 for metastatic breast cancer that overexpresses HER2. N Engl J Med, 2001, 344(11): 783-792.

[30] Gharwan H, Groninger H. Kinase inhibitors and monoclonal antibodies in oncology: clinical implications. Nat Rev Clin Oncol, 2016, 13(4): 209-227.

第七章 细胞周期与肿瘤

尽管流行病学和实验肿瘤学证明了许多化学的、物理的、生物的、遗传的因素可以导致许多不同的肿瘤，尽管临床上可以看到肿瘤发生在机体的许多部位、许多组织和器官，尽管用分子生物学的手段发现越来越多的癌基因、抑癌基因与相应的多种肿瘤发生、发展密切相关，尽管不同角度的研究观察到肿瘤的许多不同的病理学和生物学改变，但几乎所有的肿瘤都有一个根本的共同特征：细胞的失控性生长。多步骤、多基因的肿瘤发生、发展，都会聚到一个共同的环节上来：细胞周期机制的破坏。这一认识驱动着科学家们在过去的 30 年来，围绕细胞周期进行了卓有成效的研究，2001 年，第 100 届诺贝尔生理学或医学奖也落在了这一领域的三位科学家手中，标志着细胞周期与肿瘤的研究已获得全世界的认同。

生物（包括人类在内）的生长、生存、繁衍和死亡，正是因为细胞的生长、分裂和死亡。那么，细胞又是如何生长、分裂和死亡的呢？

在每一个生命个体中，都存在着一个精密的程序，或"生物钟"，它决定着细胞是否、何时开始生长、分裂或死亡。这个精密的程序，或"生物钟"，就是细胞周期调控机制（cell cycle control），它在相关基因的控制下，依据一定的规则和节奏运行着，调控细胞的生长、分裂和死亡。在正常的机体中，胚胎细胞的细胞周期必须保持快速地运行，一些成年细胞的细胞周期运行则慢得多，而神经元细胞的细胞周期几乎完全不运行。如果在生长中的细胞，细胞周期不能运行，结果是死亡，而一旦在成熟细胞，细胞周期不正确地运行，结果则是肿瘤发生。这一结论，是生物学家、医学家们在各自的思维轨道上苦苦探索一个多世纪，乃至几个世纪，在 20 世纪 90 年代从不同的方向，汇聚到一起的结果，揭开了肿瘤发生、发展的奥秘，并提出了更多、更深刻的科学问题。这些问题的阐明和解决，不仅仅是对肿瘤的最后攻克，更是人类对生命活动的全面认识。

历史回顾

一、生命复制之谜的层层揭开

1665 年，Antonie van Leeuwenhoek 用简单的放大镜观察池塘的水中有大量的"小东西"，他称之为"微生物"（animalcules），后来人们证实了其中有些就是单细胞生物，这是人们第一次看到细胞。几乎在同时，Robert Hooke 在放大镜下观察到软木切面有许多的小单位，他称之为"小房"（cells），但那时并没有认识到"小房"的重要意义，可 cells 一词却沿用至今。将近两个世纪后，随着光学显微镜、组织保存技术和切片技术的发展，人们才认识到细胞的重要性。其先驱是 Matthias Schleiden（1838 年），Theodor Schwann（1839 年），Rudolf Virchow（1858 年），他们建立了"细胞理论"，即生命的基本形式是细胞，机体由细胞构成，细胞的生长、复制形成了生物体的生长、繁衍，细胞的异常或死亡，导致了机体的疾病，乃至死亡。

直到 1882 年，人们在光学显微镜下才认识到细胞生长过程中有两种存在形式，一种为细胞的染色质凝聚成染色体，然后均等地分到两个子细胞中去，另一种则不然。前者被称之为细胞的有丝分裂（mitosis），后者为细胞的有丝分裂间期（interphase）。在当时的生物学技术限制下，人们一度认为细胞的生长、复制在有丝分裂期完成，而间期细胞处于静止期。随着 20 世纪细胞化学、放射自显影等新技术的建立和应用，1951 年，Howard 和 Pelc 用 ^{32}P 标记的方法在蚕豆根尖的细胞发现，细胞生长、复制中的 DNA 合成、倍增过程，是独立于有丝分裂期的另一个时段，而不是以往人们想象的 DNA 合成、倍增发生在有丝分裂期。在

DNA 合成期（synthesis phase，S 期）和有丝分裂期（mitosis phase，M 期）之间，有丝分裂期和下一个 DNA 合成期之间，分别存在着两个间距（gap），DNA 合成期之前是第一间距（gap1 phase，G_1 期），DNA 合成期和有丝分裂期之间为第二间距期（gap2 phase，G_2 期）。细胞生长、分裂时，依次经过 G_1、S、G_2、M 期，一分为二，周而复始的过程，称之为细胞分裂周期（cell division cycle），即细胞周期（cell cycle）。由此可见，细胞周期概念的形成，是基于人们对 S 期和 M 期客观存在的认识，更确切地说是对于 DNA 合成、倍增和分配到两个子代细胞中这一过程认识的结果，而对于 G_1、G_2 期的认识在 20 世纪 50 年代几乎是零，因此，这两个细胞周期中 S 期和 M 期之间的间距，既是科学家们在细胞周期调控机制认识上的距离，也是推进细胞周期研究的主要动力之一。

传统的细胞周期分析，主要基于两种生物学技术，一是细胞的同步化，二是 S 期或 M 期始末时间的观察，二者结合起来，对同步化细胞进入 S 期或 M 期的时间计算，进行细胞周期分析。1969 年 Vandilla 首次应用流式细胞术进行细胞周期分析，其主要原理是应用能与 DNA 结合的荧光探针，通过 DNA 含量的测定来进行细胞周期分析。这一方法除了省时、简便外，更重要的是避免了同步化细胞的不平衡生长，更客观地进行细胞周期分析。这种方法一直沿用至今，成为细胞周期分析的主要技术。20 世纪 80 年代，Darzynk-iewicz 根据细胞进入细胞周期后，不仅有 S 期 DNA 的合成及其随后的 DNA 倍增，还有 RNA 的合成，据此，他们应用吖啶橙（acridine orange）能同时对 DNA 和 RNA 染色，并发出不同荧光的特征，建立了多参数流式细胞术 DNA/RNA 同步分析法分析细胞周期，不仅将 G_2、M 期分开，更将 G_1 期分成了若干亚期，还提出了各期均有静止期的观点，因此，在其分析图像上，可以看到 G_0、G_1、S、G_2 和 M 各期，还可以看到静止期（Q 期）细胞。这一方法虽然进一步剖析了细胞周期，但如同于流式细胞术 DNA 含量法一样，它基于的是细胞周期内共有事件而设计的，且测定条件严格，强酸试剂对流式细胞仪样品吸引管道有一定损害，因此限制了其应用。

20 世纪 80 年代末期，科学家们根据 1971 年 Yoshio Masui 的发现，非洲爪蟾卵的有丝分裂和减数分裂被一种称之为成熟促进因子（maturation promoting factor，MPF）的物质所启动，进一步认识到 MPF 活性在细胞周期中的波动性，即 MPF 的活性只有在有丝分裂期中可以被检测到，而在间期却荡然无存。Kirschner 等使用蛋白合成抑制剂，将细胞阻滞在间期，然后注入含有活性 MPF 的提取物，此刻间期细胞可以跨越必要的蛋白质合成阶段，引发有丝分裂。这一发现确定了 MPF 是正常有丝分裂的启动因子，某些在间期细胞质内合成的蛋白质是激活这一启动因子的关键性成分。另外两个细胞周期研究的先驱者，Leland H.Hartwell 和 Paul Nurse 分别在芽殖酵母（budding yeast，saccharomyces cerevisiae）和裂殖酵母（fission yeast，schizosaccharomyces pombe）中发现，某些基因的突变可以使酵母停滞在细胞周期中的某一阶段，他们将这些基因称之为细胞分裂周期基因（cell divide cycle gene，cdc），并编以序号（如 cdc2，cdc28 等）。很快人们惊异地发现，这两种酵母与非洲爪蟾卵，乃至人类的 MPF 在组成与功能上惊人地相似，甚至可以互换。其主要原因是这些研究对象的 MPF 都由两个基因编码的蛋白质共同组成，一个是分子量为 34kD 的蛋白质，具有蛋白激酶的功能，在裂殖酵母由 cdc2 编码（芽殖酵母为 cdc28 编码），故称之为 p34cdc2/28；另一个是分子量在 56kD 的蛋白质，因为其含量在细胞周期中呈时相性起伏，称其为细胞周期素（cyclins），只有与细胞周期素结合了的 p34cdc2/28 蛋白激酶才有活性，因此又称其为细胞周期素依赖性蛋白激酶（cyclin-dependent-kinase，CDKs）。正是 MPF、细胞周期素及其细胞周期素依赖性蛋白激酶的发现，使细胞周期的研究，乃至细胞周期的概念和理论，焕然一新，并迅速地与肿瘤发生与发展的研究汇聚到一起。

二、肿瘤发生、发展研究与生命复制研究的会合

在肿瘤发生、发展的研究中，人们历经了漫长而曲折的历史，提出了许许多多的学说，试图解释正常细胞如何转变成肿瘤细胞，但终究实验依据不足，乃至缺乏。直到近 30 年前，科学家们仍在黑暗中摸索。1970 年，Michael Bishop，

Harold Varmus 及他们的同事,在研究鸡肉瘤病毒(rous sarcoma virus,RSV)时发现,RSV 携带着一个基因(src 基因),能够将正常细胞转化为肿瘤细胞,似乎让人们看到了攻克肿瘤的曙光。在随后的研究中他们惊奇地发现,RSV 病毒所携带的这种"致癌基因"——src 基因,出人意外地存在于人类的正常细胞。他们对这个意外性的结果进行了重复验证,直到 1976 年才发表他们的实验结果。他们的研究表明,生物界有一类基因,在长期的生物进化过程中,高度保守,担负着细胞正常生命活动的重要任务,由于他们的某些错误(如各类基因突变)出现,导致原本就存在于正常细胞的基因(或称之为原癌基因)转变为可引起肿瘤的癌基因。这一研究结果具有划时代的意义,不仅仅使肿瘤的发生、发展,乃至诊断、防治研究从大体、组织、器官到细胞、分子水平,从表型到基因层次,更重要的是,它使肿瘤的研究超出了肿瘤发生、发展原因探究的本身而进入了生物学境界去探究基因控制下的细胞的生命活动,使以原核生物为主要对象的基因的分子生物学上升为以真核生物为主要研究对象的细胞的分子生物学,使着重于基因结构的基因组时代(genomic era)逐渐转向同时着重于基因结构和其功能的后基因组时代(post-genomic era)或蛋白组时代(proteomics era)。顺着这一发展轨道,在随后的 20 多年里,人们发现了一百多个原癌基因,它们的产物,或是生长因子(如 sis)、生长因子受体(如 erbB),或是信号转导途径上的成分(如 ras)、转录因子(如 myc),当其激活时,正常细胞可能转变为肿瘤细胞。19 世纪 80 年代,人们发现另一类基因,当其失活而非激活时,正常细胞可以转变为肿瘤细胞,从而人们将肿瘤相关基因分为两类,即癌基因和抑癌基因,意为前者的激活促进肿瘤发生,后者的存在抑制肿瘤形成。进一步的研究发现,许多癌基因或抑癌基因产物,可存在于细胞核、细胞质、细胞膜,乃至分泌到细胞外,担负着生长因子、细胞膜上受体、信号转导成分、转录因子等角色,还有许多是细胞重要生命活动过程中的蛋白激酶、磷酸化酶。如此众多的癌基因、抑癌基因的发现,他们又存在于细胞的各个部位、乃至细胞外,参与细胞的多种生命活动,一时间人们茫然了,而同时越来越多的癌基因、抑癌基因仍在不断地被发现、被克隆。

肿瘤研究在经历了 20 世纪 70 年代的癌基因时代,20 世纪 80 年代的抑癌基因时代,到了 20 世纪 90 年代进入了多基因时代或癌基因蛋白网络时代(oncoproteins network),人们已不再满足于孤立地研究癌基因或抑癌基因的结构变化,而是将其以蛋白组的形式、以基因家族的形式与细胞的重要生命活动联系在一起,引发了一系列的重大突破,包括肿瘤多步骤理论的提出,DNA 修复理论的形成,细胞凋亡理论的出现,细胞周期核心机制的阐明,细胞周期启动机制的阐明,细胞周期检测点机制的阐明,最终使科学家们冲出了肿瘤研究在黑暗中的摸索与茫然,在曙光中看到了其发生、发展的基本轮廓。

三、肿瘤的发生、发展是一个细胞克隆进化的过程

20 世纪 80 年代末,科学家们预感到,原癌基因和肿瘤抑制基因在同一细胞内的先后突变是肿瘤发生的原因,人们推测不同的肿瘤发生正是这种突变联合的结果,肿瘤的发生、发展是一个细胞克隆进化的过程。首先,一个细胞有了一个基因突变,使其在一般正常细胞不足以分裂的条件下能够进行细胞分裂,结果是子代细胞也具有亲代细胞同样的不正常分裂能力,使这种细胞分裂继续下去;随后,这些细胞中的某一个基因又获得一次突变,使其生长、分裂的能力进一步加强;如此进行下去,某一个细胞最终发展成为恶性肿瘤细胞,发展到失控性生长和转移的潜能,从而使"二次打击学说"上升为"克隆进化理论"(clonal evolution theory),或"多步骤理论"(multistep)。为此,Raymond L. White,Bert Vogelstein 在各自的实验室以结肠肿瘤为对象,Webster K. Cavenee 则以脑星状细胞瘤为对象,寻找这些学说的证据,数年过去,结论果真如此。在结肠肿瘤,结肠黏膜上皮细胞需经历不同程度的上皮增生成为息肉,最后进展为结肠癌,在这一过程中,则有 APC(肿瘤抑制基因)、ras(信号转导途径)、p53(肿瘤抑制基因)、DCC(黏附因子)等基因的分阶段突变。而在不同程度的脑星状细胞瘤,则有 p53(肿瘤抑制基因),interferons(免疫逃逸),MTS1 和 MTS2(肿瘤抑制基因),EGFR(表皮生长因子

受体）等基因的分阶段突变。事实证明，肿瘤是一类多步骤发生的，多基因突变所致的细胞克隆性、进化性疾病。问题是，为什么肿瘤的失控性生长需要这么多基因突变？为什么这么多基因突变能够累积在一个细胞中？这些基因突变的"搭配"有一定的规则吗？这些基因突变的顺序不能颠倒吗？在过去的近20年研究中已经部分地回答了这些问题，还有一些问题现在仍不能回答，还有一些新的问题在提出、在涌现，好在人们已经找到了走出迷宫的方向。

四、肿瘤是一类细胞周期疾病

20世纪80年代末，许许多多的癌基因、抑癌基因被克隆，时至今日，已有上百种癌基因和几十种抑癌基因被分离出来，随着人类基因组计划完成，其数目仍在继续增加。随着癌基因、抑癌基因数目的不断增加，人们的疑问也在不断增加。实验证明，绝大多数癌基因、抑癌基因不能直接引起肿瘤，那又是通过什么方式去引起肿瘤的呢？实验证明，几乎所有肿瘤的最基本特征是细胞的失控性生长，为什么这么多癌基因、抑癌基因都能赋予恶性肿瘤这一共同特征呢？实验还证明，肿瘤是一类多步骤发生的，多基因突变所致的细胞克隆性、进化性疾病，那么为什么肿瘤的失控性生长需要这么多基因突变？又为什么这么多基因突变能够累积在一个细胞中呢？20世纪90年代细胞分子生物学和肿瘤生物学的系列突破，阐明了这些重大的问题，有些问题还在继续的澄清之中。人们认识到，几乎所有癌基因、抑癌基因的功能效应，最终都会聚到细胞周期机制上来，许多癌基因、抑癌基因直接参与细胞周期的调控，或者本身就是细胞周期调控机制的主要成分，它们的突变导致了细胞周期的失控，包括细胞周期启动、运行和终止的异常，使细胞获得以增殖过多、凋亡过少为主要形式的失控性生长特征。因此，可以说肿瘤是一类细胞周期疾病（cell cycle disease）。

第一节 细胞周期调控的核心机制

细胞生长、分裂，必须依次经过准备阶段的间期和有丝分裂期，间期包括 G_1、S、G_2 期，在这一时间内，细胞完成细胞内成分的复制，遗传物质 DNA 的复制在 S 期完成，其他成分的复制持续于整个间期。有丝分裂期（M 期）又分为前期（prophase）、中期（metaphase）、后期（anaphase）和末期（telophase）等各期，以完成染色体凝集、中心粒移向细胞核对应的两极、核仁解体、核膜消失（前期），纺锤体形成和染色体排列于其间（中期），姐妹染色体分开并移向两极（后期），子核形成和胞质分裂（末期）。每一次有丝分裂结束到下一次有丝分裂的结束，构成一个完整的细胞周期。细胞周期的运行与否，能否按序完成上述众多的细胞周期事件，受控于精密的细胞周期调控机制。

一、细胞周期调控机制的核心——CDKs

细胞周期调控机制的核心是一组蛋白激酶。它们各自在细胞周期内特定的时间激活，通过对相应的底物磷酸化，驱使着细胞完成细胞周期。这些蛋白激酶的细胞周期特异性或时相性激活，依赖于一类呈细胞周期特异性或时相性表达、累积与分解的蛋白质，后者被人们称之为细胞周期素或细胞周期蛋白，而前者被人们称之为细胞周期依赖性蛋白激酶。这一核心调控机制来源于科学家们对酵母（裂殖酵母、芽殖酵母）、非洲爪蟾卵、果蝇和人类细胞的多层面研究，其在亿万年进化后仍被高度保守保留下来，汇总这些多层面研究的资料，绘制出了真核细胞的细胞周期调控机制的基本轮廓。

为了确保细胞周期事件发生的时间性、协同性，CDKs 的时相性激活是细胞周期调控机制的核心，它主要依赖于细胞周期素的周期特异性或时相性表达、累积与分解。在人类体细胞内，相应的 CDK 和 cyclin 结合后，CDK 的激活与否还受到几种复杂机制的严格调控，包括 CDK 激活性蛋白激酶（CDK-activating kinase，CAK）机制、CDC25 机制、CDK 抑制物（CKIs）机制、cyclin 降解机制等，这些调控机制（激活 CDK 或抑制 CDK 激活）是细胞内、外信息（如细胞的生长条件、上一个细胞周期事件是否完成、下一个细胞周期事件完成的条件是否具备等）整合的结果。人类细胞主要 CDKs 有 CDK1（CDC2），CDK2，CDK4，CDK5，CDK6，CDK7（CAK）。人类细胞主要的细胞周期素有 cyclin B1、cyclin A、cyclin E、cyclin D1、D2 和 D3。CDC2 与 cyclin B1 的结合是 M 期事件的启动和进行的必要条件，CDK2 与 cyclin A 的结合是 G₂ 期事件的启动和进行的必要条件，CDK2 还负责 S 期的进行，与 cyclin E 结合是 S 期启动的必要条件，CDK2、CDK4 与 cyclin E 结合，而 CDK2、CDK4、CDK5、CDK6 与 cyclin D1、D2、D3 结合是 G₁ 期运行的必要条件。

CDKs 激活机制的阐明，主要来自 CDC2 的研究（部分资料来自 CDK2 和 CDK4），以他们的研究结果推论其他的 CDKs 激活机制。在细胞周期的整个过程中，细胞中某一 CDK 的含量是恒定的，即活化 CDK 与非活化 CDK 的总量是不变的，不因细胞周期进行到某一期，某一 CDK 含量增加或减少，增加或减少只是活化的 CDK 与非活化的 CDK 的比例。典型的 CDK 催化亚单位是含有 300 多个氨基酸的催化核心，当 CDK 还是单体或尚未磷酸化时，它是完全无活性的。此时的 CDK 维系其无活性状态，从其晶体结构上看，至少有 2 个主要的分子结构上的制约。一是 CDK 上的底物结合部位被自身伸出的 T 环所遮盖或锁定；二是含有 ATP 结合位点的侧链处于不易被定位的状态，影响 ATP 磷酸基团转移到该结合位点。

二、细胞周期素是调控 CDKs 活性的主要成分

起初，人们定义细胞周期素时，是根据其蛋白质水平在细胞周期内呈时相性起伏的特征。现在看来，细胞周期素更为正确的定义，应根据该蛋白质结构上是否存在能与 CDKs 催化亚单位结合、激活的特异性区域。所有的细胞周期素蛋白分子结构上，都有一个由 100 多个氨基酸组成的相对保守的区域，人们称之为细胞周期素盒（cyclin box）。细胞周期素盒的主要功能是结合并激活 CDK，如果该区域突变，细胞周期素与 CDK 的结合能力和激活功能同时丧失。人类细胞的 CDK 只和特定的细胞周期素结合，如 CDK1 只和 cyclin B1 结合，而不是任何 CDK 能与任何细胞周期素结合。

细胞周期素的功能调控主要依靠其蛋白质水平的细胞周期特异性起伏。正因为如此，起初人

们根据细胞周期素高峰表达时相将它们分类，如 G₁ 期 cyclin，G₂ 期 cyclin 或 M 期 cyclin。以有丝分裂期细胞周期素（mitotic cyclin）cyclin B1 为例，由于细胞周期过程中 cyclin B1 的持续性合成，导致其蛋白质水平自 S 期起渐渐线性升起，直到有丝分裂结束，cyclin B1 分解速度突然加快，cyclin B1 蛋白质水平迅速落下。细胞周期素蛋白质水平的细胞周期时相性起伏与它们的 mRNA 起伏（转录水平的细胞周期时相性）也有密切关系，但其机制不清楚。来自酵母的研究表明，当 G₁ 期细胞周期素（CLNs）激活了相应的 CDK（CDC28）时，通过正反馈激活了 CLN1、CLN2 转录，CLNs 激活了 CDC28 后，还灭活了其有丝分裂期细胞周期素 cyclin B1 的降解机制，使得 cyclin B1 蛋白水平在 G₁ 期后得以上升。然后，上升了的 cyclin B1 蛋白又促进 CLNs 的转录表达，同时也通过另一正反馈环路刺激 cyclin B1 自身的转录，如此，上升到一定水平的 cyclin B1 激活 CDC28，启动有丝分裂，同时也启动 cyclin B1 的降解系统。cyclin B1 分解速度突然加快，也涉及泛素化依赖性蛋白水解机制，且与其结构氨基端的一段可控区序列有直接关系，该区域称之为裂解盒（destruction box）。有证据表明，CDC2 活性升高能诱发泛素化系统的激活。

长期以来，人们认识细胞周期调控，乃至细胞的生命活动，几乎全部着眼于在外界信号下的基因表达及其蛋白质的生存。以细胞周期调控为例，在严格的时间表下，不同的细胞周期调控蛋白的产生或表达（production or expression），一直是科学家们主要的研究方向。近年来，人们发现，细胞周期调控蛋白的降解（proteolysis），也控制着细胞周期内一系列事件的运行顺序、方向和协调，其重要性至少等同于细胞周期调控蛋白的表达。这一重大突破，揭开了细胞周期调控的又一层面纱，为人们理解生命的复制和肿瘤的发生，提供了新的线索，同时，在细胞周期研究领域，乃至细胞生命活动的研究中，又向科学界提出了更多更富有挑战性的问题。

1. 蛋白质降解生物学意义的初步认识　1983 年，Tim Hunt 及其同事们在细胞内发现了一种蛋白质，其含量在细胞周期有丝分裂时相，累积达高峰，随后陡然下降。他们称这种蛋白质为细胞

周期素。随后，几个研究组先后证明，细胞周期素的作用在于激活一种称之为细胞周期素依赖性的蛋白激酶，能够使其蛋白磷酸化，启动有丝分裂，但是在有丝分裂进行之中，细胞周期素水平突然下降，相应的CDK（p34cdc2）停止其功能，细胞完成有丝分裂。这是人们第一次考虑到蛋白质降解，可能与细胞周期调控有关。

1989年，Andrew Murray 和 Marc Kirschner 找到了进一步的证据，表明蛋白质降解是细胞周期调控的核心部分。他们发现，如果将 cyclin 分子的一端截除，带有这种变异细胞周期素的细胞将停留在有丝分裂期，这意味着，CDK（p34cdc2）的灭活，是细胞完成有丝分裂的必要条件。同时也说明，在截除的细胞周期素分子一端中，含有导致细胞周期素降解的重要识别成分。

1991年，Marc Kirschner 的学生 Michael Glotzer，确认了在细胞周期素分子一端中，含有9个氨基酸的序列，是细胞周期素降解所必需的，并发现这个序列的作用是将泛素（ubiquitin）直接连接在细胞周期素分子上，引导泛素（ubiquitin）对细胞周期素分子进行降解。在此以前，人们只知道，泛素是细胞"废物"的清除者，因为被泛素"标记"上，准备进行降解的大多数蛋白质，是"受到损坏"或"构建错误"的蛋白质，后来认识到，这个细胞"废物"的清除者具有重要的生物学意义，至少对于细胞周期的进行，是至关重要的。

针对细胞周期素（cyclin B1）降解进行研究的先驱们，所研究的只是许多细胞周期素中的一种，但在泛素降解的细胞周期素中，它不是唯一的一个细胞周期素。例如，启动DNA复制期（S期）的CDK，由另一种细胞周期素（cyclin E）激活。一旦细胞开始复制其DNA，这类细胞周期素便被泛素"标记"上，并迅速降解。

2. 泛素化介导的蛋白质水解（ubiquitin-mediated proteolysis） 虽然在细胞内外，存在着许多种蛋白质水解过程，至今人们所知的对细胞周期进程具有重要意义的只有一种，即多个泛素链接在底物上作为一种标记，以便被26S的蛋白酶体（proteasome）识别和降解。泛素是一种高度保守的小分子量蛋白质，1983年，在以色列由 Avram Hershko 带领的小组阐明，它是由一种称之为 E1 的酶，将其传递给第二个酶 E2，最后，在第三个酶 E3 的帮助下，将泛素一个一个地链接在靶蛋白上。传递泛素的这些酶，最早是在泛素亲和柱洗脱液（eluates）中被分离出来的，因此，人们用 eluates 的第一个字母 E 来代表它们，依次称为 E1，E2，E3 等。而泛素正是通过它们，像"击鼓传花"一样，将泛素一个一个地传递并链接到特定的靶蛋白上，供 26S 的蛋白酶体识别和降解。

现在发现，E1 作为泛素激活酶（ubiquitin-activating enzyme，UBA），与 ubiquitin 羟基端形成硫酯键（thioester bond）连接，激活泛素。激活后的泛素继而被传递给 E2 家族的成员，使泛素能结合于某一种蛋白质上，因此，E2 又称之为泛素结合酶（ubiquitin-conjugating enzyme，UBC）。最后，泛素直接或在 E3 的帮助下，被连接在靶蛋白的赖氨酸残基上，E3 是为泛素连接酶（ubiquitin-protein ligase）。底物蛋白上的泛素链接，是蛋白酶体有效识别和降解的关键，链接的特异性和速率，既有赖于 E3 的链接活动，又受到去泛素化酶（deubiquitinating enzymes）对泛素链拆除速率的影响。虽然细胞内只有几种 E1，但有许多不同的 E2s 和 E3s 参与泛素对不同的蛋白质进行降解。就 E2s 而言，虽然有多种形式，但它们基本上没有针对细胞周期内特定时间降解相应蛋白质的时序上特异性，从另一方面人们也证明了，将泛素链接在细胞周期素上的 E2，在细胞周期全程，都具有活性。因此，决定何种细胞周期相关蛋白质在何时降解的职能，不可能是 E1 或 E2，科学家们将注意力集中到 E3 上来。

由于 E3 最有可能成为细胞周期时序性调控的候选对象，因此，人们集中精力分析 E3 的组成成分。现已证明，导致有丝分裂期 cyclin B1 降解的 E3，是由至少 8 个蛋白质组成的复合物，其中以 Cdc13、Cdc23 和 Cdc27 研究的最为清楚。因为，诱导 Cdc13、Cdc23 和 Cdc27 突变或用相应的抗体封闭它们，都将使细胞停留在有丝分裂中期。

DNA 复制和染色体分离是细胞分裂周期中两个重要而突出的事件，针对这两个事件，人们在不同的生物模式，发现了两条不同的蛋白质水解途径（proteolysis pathway）。一是调控 G_1 细胞进入 S 期的 SCF 复合物，又称 CDC34 途径，二是启动有丝分裂后期和促使细胞完成有丝分裂期的 APC 复合物，又称细胞周期体（cyclosome）途径。

3. **G₁-S 转换中的蛋白质水解** 该途径一度被人们称之为"CDC34途径"，现在认为是通过SCF复合物的作用得以实现的。SCF复合物的核心成分是Skp1，Cdc53/cullin和含有F-box的蛋白质（F box-containing protein），取这些成分的第一个字母，即为SCF复合物。人们发现，含有F-box的蛋白质Cdc4和Grr1分别独立地参与了Sic1和Cln的泛素化降解过程，而SCF复合物的其他成分则共同参与了它们的降解，因此，在SCF复合物中，含有F-box的蛋白质是该过程中底物特异性受体。但是，这些底物的磷酸化，是它们被含有F-box的蛋白质识别的前提。Sic1被Cln/Cdc28磷酸化，而Grr1则与Cln一起，发生"自身磷酸化"（autophosphorylation），其结果是随着Cln/Cdc28的激活，在完成其使命后，又马上导致它的失活，为下一轮G₁开始，做好准备。含有F-box的蛋白质及其Skp1，也受到转录和水解过程的调节。

在哺乳动物细胞，CKIp27和cyclin D1、E也受到类似的磷酸化依赖性泛素化的调节，特别是依赖Cdc34介导的SCF连接酶系统，参与了这种调节。近来发现E2F1及其他蛋白，也受到类似的调节。绝大部分SCF底物在细胞周期的前半降解，但是，最近发现，有丝分裂的关键调控蛋白WEE1（其作用是使有丝分裂相关的Cdk上的酪氨酸（tyrosine）磷酸化，抑制Cdk的功能，阻止细胞进入有丝分裂期）也同样受到SCF系统的调控，当WEE1降解后，伴随着DNA复制的完成，细胞进入有丝分裂期。遗传学证据也表明，SCF系统有两类底物，当cdc4突变后，由于Sic1不能降解，细胞被阻滞在G₁期，而一旦cdc4sic1同时突变，细胞则被阻滞在G₂期，说明在进入有丝分裂前，还存在一个未知的Cdk抑制物。

在SCF系统中，其必需的组成成分不仅仅限于Skp1，Cdc53/cullin和含有F-box的蛋白质。越来越多的SCF组成成分被相继发现，如Rbx1/Roc1类蛋白质。但是，在APC系统，也有Rbx1/Roc1类蛋白质，如Apc11。

4. **有丝分裂中的蛋白质水解** 是蛋白质水解调控细胞周期研究最早的生物模式，该过程主要通过APC复合物得以实现，APC是有丝分裂后期促进因子复合物（anaphase-promoting complex）

的缩写，其核心成分也是三种蛋白质，即Cdc16，Cdc23和Cdc27。

细胞周期，虽然依不同的生物而异，但都必需通过DNA合成和细胞复制（核膜破裂、染色体凝集、纺锤体形成、染色体排列、染色体分离等），形成两个子代细胞，周而复始，轮回向前。在这一过程中，最主要的调控成分是cyclin B/Cdk1复合物，因为，它的激活及其状态的维持，既驱动着细胞进入有丝分裂期，又阻滞细胞完成有丝分裂期，进入下一轮细胞周期。cyclin B/Cdk1复合物的失活，是细胞周期向前进行的主要关键。

通过对芽殖酵母的研究，人们发现，细胞通过两种重叠的机制，灭活cyclin B/Cdk1复合物：一是APC催化下的cyclin B降解，二是CDK抑制物Sic1与cyclin B/Cdk1复合物结合。当细胞完成染色体分离后，Sic1开始积累，APC由于结合了激活的Cdh1（又称Hct1）而激活，结果是cyclin B/Cdk1复合物在Sic1的结合下失活，并在APC的作用下，使cyclin B降解，最终灭活cyclin B/Cdk1复合物。

但是，在有丝分裂期，Sic1和Cdh1，或水平很低，或因为cyclin B/Cdk1复合物的磷酸化而失活，这种转折是靠Cdc14来完成的。在细胞间期，核仁中有一种分子，Cfi1，它既能直接与Cdc14结合，将其"锚定"在核仁（nucleolus）中，又能通过其具有的磷酸化酶序列使Cdc14失活。一旦细胞进入有丝分裂后期，Cfi1"锚定"和抑制Cdc14的功能丧失，Cdc14从核仁消退，而扩散至整个细胞核（nucleus），乃至细胞质中，使其能够与相应的底物结合，发挥其功能。扩散后的Cdc14，作为一种磷酸化酶，首先使转录因子Swi5去磷酸化以激活而产生新的Sic1，但是新的Sic1很快又被有活性的cyclin B/Cdk1复合物磷酸化而降解，因此，Cdc14的第二个作用是使Sic1去磷酸化，降低cyclin B/Cdk1复合物活性，并通过对Cdh1去磷酸化，使其能够与APC结合，结合了Cdh1的APC被激活，使cyclin B降解，cyclin B/Cdk1复合物彻底灭活。因此，Cdc14被看作是抗Cdk1的磷酸化酶（anti-Cdk1 phosphatase），能够直接逆转Cdk1对关键性靶蛋白的磷酸化作用。一旦Sic1累积和APC激活，细胞将出有丝分裂后期，完成有丝分裂，进入下一轮细胞周期循环。遗传学分析表明，当 cfi1 缺失突变时，Cdc14 不再位于细胞的核仁中，类似于细胞中 Cdc14 过度表达，这样的细胞，由于 Sic1 不能被磷酸化和降解，导致细胞不能进入 S 期进行 DNA 合成。相反，Cif1 过度表达（类似 cdc14 突变），细胞则停留于有丝分裂后期。

APC 激活，使 cyclin B 降解，cyclin B/Cdk1 复合物彻底灭活和 Sic1 累积，使细胞出有丝分裂后期，完成有丝分裂，进入早 G_1 期。

来自酵母的研究表明，当 G_1 期细胞周期素（CLNs）激活了相应的 CDK（CDC28）时，通过正反馈激活了 CLN1、CLN2 转录，CLNs 激活了 CDC28 后，还灭活了其有丝分裂期细胞周期素 cyclin B 的降解机制，使得 cyclin B 蛋白水平在 G_1 期后得以上升。然后，上升了的 cyclin B 蛋白又促进 CLNs 的转录表达，同时也通过另一正反馈环路刺激 cyclin B 自身的转录，如此，上升到一定水平的 CLB 激活 CDC28，启动有丝分裂，同时也启动 cyclin B 的降解系统。cyclin B1 分解速度突然加快，也涉及泛素化依赖性蛋白水解机制，且与其结构氨基端的一段可控区序列有直接关系，该区域称之为裂解盒。有证据表明，CDC2 活性升高能诱发泛素化系统的激活。

细胞周期素蛋白质还含有一个特别的区间，能将相应的 CDKs 引导到特定的底物或亚细胞部位，因此，细胞周期素蛋白质除了激活相应的 CDKs 外，还有加强 CDKs 对特定底物的作用。这一功能可能是因为细胞周期素与特定底物之间的正反应（positive interactions）所致。

三、Thr 160/161 磷酸化

CDKs 的激活，除了必须与相应的细胞周期素结合外，还需要在其保守的苏氨酸残基（threonine residue）上进行磷酸化，人类细胞的 CDC2 磷酸化是在 161 位的苏氨酸残基（Thr 161），CDK2 则在 160 位的苏氨酸残基（Thr 160）。以 CDK2 为对象的研究表明，Thr 160 位于 CDK2 蛋白的 T 环上，而这 T 环又挡住了蛋白质底物的结合部位，因此移去 T 环是 Thr 160 磷酸化的前提。Thr 160 磷酸化可能影响到细胞周期素结合部位，促进 CDK-cyclin 的结合，结合了的 CDK-cyclin 又能促进 Thr 160 磷酸化。对 Thr 160/161 进行磷酸化

的蛋白激酶是 CDK 激活性蛋白激酶。CAK 也是由多个亚单位组成的蛋白激酶，其催化亚单位是高度保守的 CDK 相关蛋白激酶，称为 MO15，第二个主要的亚单位是一个新发现的细胞周期素，被称为 cyclin H。在体外将 cyclin H 加入 MO15，可以重建 CAK 的活性，从而证明 CAK 就像它的底物一样，也是一个 CDK-cyclin 复合物，所以，MO15 又被命名为 CDK7。

人类的 CDK7 也像它的底物一样，在其 T 环上也有一个潜在的磷酸化部位（Thr 170），其部位残基的突变，可以明显降低 CDK7 的蛋白激酶活性，表明该部位的磷酸化对于 CDK7 的激活是必要的。海星和非洲爪蟾卵的 CDK7，能够使结合不同 cyclin 的 CDC2 和 CDK2 磷酸化，哺乳动物的 CDK7 与 cyclin H 结合后，不仅可以使 CDC2 和 CDK2 磷酸化，还能使较远的 CDK 家族成员 CDK4 磷酸化。所以，一种 CAK 能够使细胞周期调控中的所有主要的 CDK-cyclin 底物磷酸化而激活。这种 CAK 导致的某一种 CDK-cyclin 底物的磷酸化，与细胞周期素的时相性起伏相平行。CDK-cyclin 底物磷酸化的变化似乎并不因 CAK 的活性变化而改变，CAK 的活性在细胞周期中也似乎无起伏，因此，CDK-cyclin 底物磷酸化的变化反映的是细胞周期素结合相应的 CDK，激发 CDK 被磷酸化的能力，CAK 的活性在正常的细胞周期运行中也不是限速步骤，尽管在某些生长条件下其调控是重要的。

细胞内存在许多机制，可以灭活 CDK-cyclin 复合物。两个重要的机制是细胞周期素的去除和 Thr 160/161 去磷酸化。Thr 160/161 去磷酸化的机制和重要性目前还不太清楚，但细胞周期素的合成减慢和分解加速，对于 CDK-cyclin 复合物的灭活，显然是非常重要的。

四、Thr 14/Tyr 15 磷酸化和去磷酸化

CDKs 近氨基端的 14 位苏氨酸残基（Thr 14）（CDC2）和 15 位酪氨酸残基（tyrosine residue，Tyr 15）（CDK2）的磷酸化和去磷酸化，对于 CDK 的激活和失活特别重要。在 CDK2，这些残基的侧链，吊在 ATP 结合位点的顶上，因而埋藏于 T 环之下，以至于不能接触之。T 环的移除是 Thr 14/Tyr 15 磷酸化和去磷酸化的前提。细胞周期素与

CDK 的结合，能够移开 T 环，因为 Thr 14/Tyr 15 磷酸化是细胞周期素依赖性的。以 CDC2 为例，Thr 14/Tyr 15 磷酸化对于 CDC2 激活，引发有丝分裂期至关重要。如同 Thr 160/161 磷酸化一样，CDC2 的 Thr 14/Tyr 15 磷酸化，与 cyclin B1 水平基本平行，即随着细胞越来越接近有丝分裂期，cyclin B1 水平越来越高，CDC2 的 Thr 14/Tyr 15 磷酸化程度也越来越高，这种磷酸化状态抑制着 CDC2 的激活，一直持续到 G_2 期末。Thr 14/Tyr 15 在磷酸酶的作用下，突然的去磷酸化，导致 CDC2 的激活，引发有丝分裂的开始。使 CDC2 上 Thr 14/Tyr 15 磷酸化的蛋白激酶是 WEE1，它的活性在有丝分裂期逐渐下降。使 CDC2 上 Thr 14/Tyr 15 去磷酸化的磷酸酶是 CDC25。CDC25 也是一个家族，包括 CDC25A、CDC25B、CDC25C，分别在 G_1、S、G_2 期发挥对 CDKs 的调控作用。

综上所述，CDC2 的激活过程是其 Thr 160/161 和 Thr 14/Tyr 15 磷酸化的过程。首先是 cyclin B1 与 CDC2 结合，导致 CDC2 分子构相改变，T 环移开，显露 Thr 14/Tyr 15，使 WEE1 能对 Thr 14/Tyr 15 进行磷酸化，抑制 CDC2 的活性，并使 CDC2 分子构相进一步改变，显露 Thr 160/161，使 CAK 能对 Thr 160/161 进行磷酸化。但此时因为 Thr 14/Tyr 15 的磷酸化状态，CDC2 并未被激活，只有当 CDC25 激活，使 Thr 14/Tyr 15 去磷酸化，CDC2 才被激活，而激活后的 CDC2 又进一步，通过激活某个蛋白激酶和抑制某个磷酸酶，使 WEE1 灭活，更多的 CDC25 激活，形成 CDC2 活性的爆发，进入有丝分裂期。

五、细胞周期依赖性蛋白激酶抑制物

除了细胞周期素的起伏、CAK 的磷酸化、WEE1/CDC25 的磷酸化和去磷酸化等主要机制调控 CDKs 的活性外，还有第四种主要机制即抑制（或负调控）CDKs 的活性。这一机制也是由一类蛋白质组成，称之为细胞周期依赖性蛋白激酶抑制物（cyclin-dependent kinase inhibitor，CKIs）。CKIs 的主要家族成员分为 2 大类：一类是 p21（CIP1/WAF1/CAP20/SDI1）和 p27（KIP1），它们主要与 CDK2、CDK4 的抑制有关；另一类是 p16INK4 和 p15INK4B，主要与 CDK4、CDK6 的抑制密切有关。

CKIs 的抑制机制尚只知道大概，大多数 CKIs 是通过直接与 Thr 160/161 磷酸化后的 CDK-cyclin 复合物紧密结合，直接抑制其蛋白激酶活性。在许多情况下（如 p21），CKIs 被它们的结合对象 CDKs 磷酸化，说明 CKIs 与作用对象的结合位点间存在着相互作用。大部分的 CKIs 所识别的是 CDK-cyclin 复合物，而不是 CDK 单体，只有 p16INK4 是同 CDK4 单体结合，去阻断 CDK4 与 cyclins 的结合。

CKIs 的抑制机制虽不甚清楚，但其调控机制已部分阐明。其中较为肯定的是 p21，其调控水平在基因转录的层面。当 DNA 损伤和细胞衰老时，具有转录因子作用的 p53 增高，诱导 p21 的转录增强，后者与相应的 CDK-cyclin 复合物结合，抑制其蛋白激酶的激活，阻滞细胞周期的进行。在人类的增殖细胞中，存在 p21 的基础水平表达，只有当其水平超过这一阈值时，p21 才能发挥其抑制作用。p15INK4B 的调控也在转录水平，当负生长因子 TGFβ 刺激细胞时，引起 p15INK4B 的转录增加，从而抑制细胞的增殖。p21 家族的另一个成员，p27 的调控却是在转录后水平，因此某些 CKIs 蛋白质水平存在着细胞周期时相性起伏，如同细胞周期素一样，CKIs 蛋白也同样因其细胞周期时相性的降解，使其水平降低，从而调控其抑制功能。CKIs 蛋白细胞周期时相性降解的主要机制也是依赖泛素化的蛋白质水解。如酵母的一种 CKI，p40，在 G_1 期与 CDC28-CLB5 结合，抑制 CDC28 活性，当细胞接近 G_1/S 交界处时，p40 被泛素化依赖性蛋白水解机制所降解，CDC28 激活，驱使细胞进入 S 期。

第二节 正常细胞周期启动与运行

如上所述，细胞周期得以运行的核心机制是在一系列细胞周期素时相性起伏的调控下，相应的 CDKs 依次激活，驱动细胞通过 G_1、S、G_2 期，达到 M 期，细胞一分为二，实现忠实于亲代的细胞复制。细胞周期是否启动运行或细胞能否通过细胞周期，是细胞根据其内外信号的整合，做出的决定。因此，决定是否启动和能否忠实运行，达到忠实复制，是细胞周期调控的二大生物学功能。

一、细胞周期的启动机制

细胞周期能否启动进行细胞增殖，主要的调控点在 G_1 期，它决定细胞是否通过 G_1 期，进入 S 期。这一调控点首先在芽殖酵母的研究中被认识，人们称其为"起始点"（START）。一旦细胞通过 START，它们势必将进入 S 期，完成整个细胞分裂周期。在酵母的细胞周期中，细胞是否通过 START，受到细胞内外信号的严格调控，如细胞的营养素，细胞体积等。当酵母缺乏营养素时，它们停滞在 START，进入"休息"状态，而不能通过 START，进入 S 期。因此，START 是酵母细胞周期的"决定点"，在这一刻，细胞判断有无足够的营养素供其通过整个细胞周期，整合信号，做出决定。此外，START 通过过程中的细胞生长还具备与 DNA 合成、细胞分裂的协调性能。如芽殖酵母，细胞分裂后，从亲代细胞产生出一个较其体积小一些的子代细胞。为了使酵母细胞维持恒定的体积，小体积的子代细胞必须生长到其体积大于分裂后的亲代细胞，才能进行新一轮细胞分裂。因此，为了保证细胞生长与其他细胞周期事件协调，细胞周期机制监控着细胞体积，要求细胞通过 START 之前，必须达到"起码"的体积。结果是子代细胞较其亲代细胞花费更多的时间在 G_1 期，以供细胞生长。

在人类细胞增殖中，也在细胞周期的 G_1 期存在相似的调控机制。特别是在 G_1 期较晚时，也有一个决定点，称之为"限制点"（restriction point），其功能与酵母的 START 类似。不同的是，人类细胞是否通过限制点进入细胞周期，主要受与细胞增殖有关的细胞外生长因子调控，而不是营养素。只要有相应的生长因子存在，细胞就能通过限制点，进入 S 期，一旦通过了限制点，细胞就能依次完成剩下的 G_1、S、G_2、M 期，甚至在缺乏生长因子继续刺激的条件下，也能完成整个细胞分裂周期，回到 $G_{0/1}$ 期。相反，如果细胞在 G_1 期就缺乏相应的生长因子，细胞周期的运行将停止在限制点，此时细胞进入"安静"状态（quiescent state），称之为 G_0 期。在此期，细胞可以长期不增殖而存活，一旦在生长因子或其他细胞外增殖信号的刺激下，G_0 期又能重返细胞周期。例如人类皮下组织中的成纤维细胞，通常停留在 G_0 期，

创伤时由于组织修复的需要，凝血过程中血小板释放出血小板生长因子（platelet-derived growth factor, PDGF），诱导和刺激创伤邻近部位的成纤维细胞从 G_0 期重返 G_1 期，并驱使着这些细胞跨过限制点，依次通过 G_1、S、G_2、M 期，实现细胞增殖。

许多生长因子（growth factors）或有丝分裂信号（mitotic signals），通过数种信号转导途径，启动多种基因的转录，驱使细胞进入细胞周期，进行生长、分裂。根据基因转录后 mRNAs 出现的时间，这些基因大致分为 2 类：早期应答基因（early-response genes）和延迟应答基因（delayed-response genes）。当生长因子刺激时，通过"瀑布"（cascade）式的信号转导，激活相应的转录因子，在几分钟之内，启动早期应答基因的转录。由于这些转录因子业已存在于 G_0 期细胞，又是通过翻译后修饰的（posttranslational modification）方式（如：蛋白质的磷酸化等）激活，因此，蛋白质合成的抑制剂不能阻断早期应答基因的转录。许多早期应答基因编码的蛋白质也是转录因子，如 c-Fos、c-Jun。它们启动延迟应答基因的转录，包括 cyclin D（D1、D2、D3），cyclin E，Cdk2，Cdk4 等，有些延迟应答基因也是转录因子，如 E2F。

因此，联结信号转导与细胞周期机制有两条途径，一是 cyclin D/Cdk4，二是 cyclin E/Cdk2。二者都是 G_1 期进行的限速步骤，即 cyclin D 或 cyclin E 的过度表达，均能缩短 G_1 期时间或加速 G_1 期进行。当生长信号通过信号转导途径和早期应答基因传递到细胞周期调控机制时，首先是 cyclin D 的表达增加，激活 Cdk4，当生长条件不具备时，p16INK4、p15INK4B 和 p27 均能抑制其功能。活化的 Cdk4 从 ATP 分子获取大量的磷酸基团，将它们转移到细胞周期机制的主要制动分子 RB 上。当 RB 处于低磷酸化状态时，其扣留着大量的转录因子使它们不能发挥作用，从而阻断了细胞周期的运行。但是在 Cdk4 的作用下，RB 进入高磷酸化状态，从而失去了其细胞周期的制动功能，RB 的失活，释放出大量的转录因子，如 E2F，它们作用于多个基因，产生多种细胞周期运行所需的蛋白质（包括 cyclin E、cyclin A 等），驱动着细胞周期的继续进行。RB 的失活后，cyclin E 进一步升高，与 Cdk2 结合，最终激活 Cdk2，产生或激活许多细胞周期相关蛋白，启动并进入 S 期。

随后是 cyclin A、cyclin B1 水平的依次升高和 Cdk2、Cdk1（Cdc2）的依次激活，细胞通过 G_2、M 期，完成细胞分裂。

二、细胞周期的运行机制

细胞周期的完成，不仅仅是细胞数量上的一分为二，还意味着质量上的忠实复制。如上所述，细胞通过限制点后，从一个时相到另一个时相，在一系列 CDKs 蛋白激酶的驱动下，依次从 G_1 期进入 S 期，再通过 G_2 期进入 M 期，完成细胞分裂。CDKs 的激活与否，受到细胞周期素合成与降解、CAK（CDK7/cyclin H）激活、WEE1/Cdc25 的磷酸化和去磷酸化以及 CKIs 结合的多重调控。因此，从细胞层面看，因 DNA 合成与有丝分裂而形成的 G_1、S、G_2、M 各期，在生物活性大分子层面，则是一系列 CDKs 期，其标志是一系列的细胞周期素。当前一个细胞周期时相尚未完成（如 DNA 合成未完成或 DNA 损伤未修复），下一个细胞周期时相则延缓开始，而新的细胞周期时相开始后，上一个细胞周期时相必须结束。这种精密的延缓和强制的次序，由细胞内固有的监控机制——检测点（checkpoint）来完成，以保证细胞复制的忠实性（fidelity）。开始时人们认为，细胞周期内有两个检测点，一个是 G_1 期检测点，另一个是 G_2 期检测点，现在看来，不止两个，如已有人提出 M 期检测点。从功能上看，细胞周期内有两类检测点，一类是 DNA 损伤检测点，即检测 DNA 有无损伤、修复或合成有无错误，直到检测无误，方能开始下一个细胞周期时相；另一类是时相次序检测点，即确保细胞周期时相的严格次序和不重复性。从机制上看，细胞周期检测点功能由四部分组成。一是探测部分，通过特定的基因产物，探测出有无基因组的损伤或不完整；二是制动部分，通过细胞内的信号转导，将发现的问题（如 DNA 损伤）传递到制动机制，使在细胞周期中运行的细胞停下来。三是检修部分，只有停下来的细胞才有时间接受 DNA 修复机制的检修。四是处理部分，即检修后的细胞归宿决定，如已检修好的细胞，可继续进行细胞周期的下一个时相，倘若细胞的 DNA 损伤无法修复，则细胞凋亡机制被启动，该细胞从细胞周期中被删除掉。

1. DNA 损伤检测点　在自然界，无论物理的、化学的、生物的因素，均可能导致 DNA 的损伤和突变，正是因为有细胞周期检测点的存在，将这种受损细胞阻滞在细胞周期的相应时相，进行 DNA 修复（见相应章节），若修复成功，细胞继续下一个细胞周期时相，若修复不了或不能修复，细胞则走向凋亡。

研究表明，肿瘤抑制基因 *p53* 在人类细胞周期 G_1 期检测点起着关键性的作用。放射线、缺氧、病毒嵌入和癌基因激活，均可导致基因组不同程度的破坏（如 DNA 单链或双链的断裂、各种形式的基因突变等），多种监测途径将各种形式基因组改变的信号，传递给 *p53*，表现为 p53 蛋白的升高。p53 蛋白启动 p21 的转录，又使 p21 蛋白迅速升高。p21 是细胞周期内通用性抑制物，即它能与多种 CDK-cyclin 复合物直接结合，目前已知的 p21 作用底物有 cyclin D-Cdk4/5、cyclin E-Cdk2、cyclin A-Cdk2 等，如此抑制 CDKs 的激活，阻滞 G_1/S 的过渡，为 DNA 修复提供足够的时间。

除了 p53 主导的 G_1 期检测点，细胞周期内还存在着 G_2 期检测点。当 DNA 损伤发生后，激活 Rad3 样蛋白 ATM/ATR，ATM/ATR 是一种蛋白激酶，它使 CHK1 蛋白激酶磷酸化，激活了的 CHK1 作用于磷酸酶 Cdc25，使 Cdc25 上 Ser-216 磷酸化。Ser-216 磷酸化后的 Cdc25 与 14-3-3 蛋白结合，并被其扣留而失活。由于 DNA 损伤通过上述蛋白激酶瀑布，使磷酸酶 Cdc25 失活，不能将 CDC2 蛋白激酶 Thr 14/Tyr-15 上的磷酸基团去磷酸化，使得 CDC2 不能激活，实现 G_2 期阻滞。

2. 时相次序检测点　几乎所有的真核细胞，严格遵循着细胞周期的时相次序（order）。当前一次有丝分裂尚未结束，姐妹染色体尚未分配到子代细胞时，细胞不会进行重复的 DNA 复制（re-replication），同样，当细胞未完成 DNA 复制前，细胞也不会开始有丝分裂。细胞中有一种机制，保护着 DNA 复制（replication）和染色体分配（segregation）的轮流完成（alternation completion）。在细胞融合实验中，人们发现 G_2、M 期细胞内存在有丝分裂促进因子（M-phase promoting factor，MPF），它可以诱发早 G_2 期细胞进行有丝分裂；同样在 S 期细胞，存在有 S 期促进因子（S-phase

promoting factor，SPF），其可以诱发 G₁ 期细胞开始 S 期。进一步研究发现，MPF 可以诱导所有细胞周期时相的细胞核发生染色体凝集（chromosome condensation），而 SPF 只能诱发 G₁ 期细胞进入 S 期，而不能使 G₂ 期细胞进入 S 期。研究还表明，能够促进 S 期的 CDKs 存在于 S 期开始到 M 期结束的所有细胞中，然而，在此期间（从 S 期开始到 M 期结束）它们只能启动一次 DNA 复制。这些研究说明，CDKs 的时相性激活不能完全解释 S-M-S-M 的顺序轮回，它们（CDKs）作用底物的状态，在这一机制中具有同等的重要性。

来自酵母和蟾蜍的研究表明，S 期的启动除了 S 期 CDKs 外，还需要晚 G₁ 期的 Cdc7 蛋白激酶活性。后者仰赖于一种调节亚单位，Dbf4 的结合，因此也被称之为 Dbf4 依赖性蛋白激酶（Dbf4-dependent kinase，DDK）。S 期 CDKs 和 DDK 启动 DNA 复制，又必须依赖于在 S 期开始前是否组装完毕的复制前复合物（pre-replication complex，pre-RC）。pre-RC 的组装由三种蛋白质构成，即 ORC，Cdc6p 和 Mcm。细胞周期的大部分时相，细胞 DNA 复制的起始部位（origins）被一组部位特异性结合蛋白所识别，它们被称为起始部位识别复合物（origin recognition complex，ORC），在 G₂、M 期，ORC 就已占据了 DNA 复制的起始部位，但还需要另一组蛋白质结合，才有功能。一个称之为 Cdc6p 的不稳定蛋白质，其合成于 G₁ 期，当其到达 DNA 复制起始部位后，催化另一组称之为 Mcm 的蛋白质复合物组装到靠近起始部位的 DNA 序列上。

S 期 CDKs 不仅能在已组装 pre-RC 的起始部位引发 DNA 复制的启动，还能防止 pre-RC 重复组装。M 期 CDKs 也能防止 pre-RC 重复组装。这意味着从晚 G₁ 期，S 期 CDKs 激活到有丝分裂后期 M 期细胞周期素降解，这一段时间内，pre-RC 都不可能形成。因此，DNA 复制的启动依赖于很有限的一段 S 期 CDKs 低活性期（M 期 CDKs 无活性）内，Cdc6p 的合成，驱使着 pre-RC 组装，随后便是 S 期 CDKs/DDK 的激活期，启动 DNA 复制。S 期 CDKs 的这种双重功能，决定了 M 期结束前，只有一次 DNA 复制的启动。pre-RC 的解体，可能是 DNA 复制启动本身所致，也可能是复制叉通过所致。

有丝分裂后期的调控在细胞周期时相次序监控上，也具有重要意义。该过程受有丝分裂后期促进复合物（anaphase-promoting complex，APC，又称 cyclosome）的控制，包括姐妹染色体的分离和 M 期细胞周期素的降解。APC 识别了一些含有"裂解盒"的蛋白质底物，经泛素化（ubiquitination）途径，被 26S 的蛋白酶体水解。在有丝分裂后期，许多蛋白质正是通过 APC 介导的泛素化途径降解的，包括有 M 期 cyclin、Pds1p 和 Cut2p（它们的降解是姐妹染色体分离的必要条件）、Ase1p（与后期纺锤体有关），甚至促 M 期蛋白的蛋白激酶 Polo/Cdc5。有丝分裂后期的启动，是由于 APC 的激活和随后的相关蛋白质降解。APC 的活化状态一直持续到 G₁ 期，直到 G₁ 期 CDKs 累积起来为止。因为 G₁ 期 CDKs 抑制了 M 期 cyclin 和其他 APC 底物的成熟前（prematurely）累积。APC 的活化是 M 期 CDKs 激活并持续到后期的结果。M 期 ubiquitination 的水解，松解了 S 期 CDKs 和 M 期 CDKs 对 pre-RC 组装的抑制，这可能是真核细胞保证其 S-M-S-M 顺序轮回的一个关键，通过 APC 对有丝分裂后期抑制物和 M 期 cyclin 的降解，细胞防止了在后期启动之前 S 期的提前准备。

每一次细胞周期，DNA 复制启动一次，还因为复制启动的两步曲制约。第一步是 pre-RC 组装，第二步是 S 期 CDKs/DDK 的激活，激活后的 S 期 CDKs 又抑制 pre-RC 的再组装。同样的原理也可见于有丝分裂，它也有两个基本过程，姐妹染色体排列于两极的纺锤体之间和姐妹染色体的分离，第一步由 M 期 CDKs 的激活所致，第二步是 APC 的激活来执行，但同时 APC 的激活又降解了第一步 M 期 CDKs 激活所必需的 M 期细胞周期素。

综上所述，细胞分裂周期由一系列瀑布式的 CDKs 激活所驱动，而 CDKs 的激活又受控于四大机制，通过 CDKs 激活，执行着细胞周期的两大生物学功能，从而保证细胞对内外环境的正确反应，适时地、忠实地复制和分裂。虽然这一精密而复杂的机制仍在继续阐明之中，但可以清楚地看到，任何细微的破坏将导致它的异常，不能运行或失控运行，最终导致细胞死亡或恶性转化。

第三节 肿瘤的细胞周期

细胞周期机制破坏导致肿瘤的认识起源于细胞周期素的非正常变化，如甲状旁腺腺瘤的 *cyclin D1* 基因突变，肝细胞肝癌时乙肝病毒嵌入 *cyclin A* 的基因序列中和乳腺癌组织中 cyclin E 的过度表达。短短几年过去，科学家们从各自的研究领域里，从细胞分子生物学、肿瘤生物学和临床肿瘤学三个不同的方向，会聚到细胞周期调控机制上来；从生物活性大分子水平，由众多的癌基因、抑癌基因和肿瘤易感基因（predisposed or susceptibility genes）三类不同的基因，会聚到细胞周期调控机制上来；从细胞生命活动过程，由细胞分裂、细胞分化、细胞死亡三种不同的细胞归宿，会聚到细胞周期调控机制上来。这种"会聚"（converge on）使人们对肿瘤的发生、发展有了全新的认识，正在从根本上揭示肿瘤、生命控制之谜。这些认识，主要集中在三个层面，即监控机制或保真性（fidelity），驱动机制或决策性（decision），相关生物学或延伸性（expanding）。

一、细胞周期监控机制破坏

肿瘤细胞在许多方面不同于正常细胞，如去分化、侵袭性、药物不敏感性等，这些区别不单单是源于失控性细胞生长（uncontrolled cell growth），而且来自细胞进化的过程（process of cellular evolution）。多年来的研究证明，肿瘤是一类多基因疾病，它包括三层含义，一是肿瘤的发生源于遗传物质 DNA（或基因）的改变（genetic changes），二是这种改变是多步骤（multistep）完成的多个基因变化的细胞进化过程，三是所有的基因变化最终导致的是细胞的失控性生长。

细胞基因组完整性（genome integrity）的改变，是肿瘤发生的物质基础。细胞周期的监控机制——检测点，是细胞基因组完整性的重要保证。已知有三种细胞成分，即 DNA（或基因）、纺锤体和纺锤极体，涉及细胞的遗传，它们在细胞周期的 DNA 复制和染色体分离过程中，受到检测点的精密控制。这些监控机制的破坏，将导致遗传的不稳定性（genetic instability），它是所有癌前细胞和癌细胞的本质特征。DNA 监控机制的

破坏，将导致染色体重排（rearrangements），如基因缺失（deletions）、扩增（amplifications）和移位（translocations）。纺锤体监控机制的破坏，将导致有丝分裂过程中染色体不能分开，子代细胞中染色体的丢失或增加。纺锤体极监控机制的破坏，则导致染色体组倍性（ploidy）的改变。这三种基因组改变，染色体重排、异倍体和多倍体，都常见于肿瘤细胞进化过程中。

如上所述，细胞周期中检测 DNA 损伤（DNA damage）的检测点至少有两处，一处在 G_1-S 过渡期，另一处在 G_2-M 过渡期。控制进入 S 期的检测点（G_1 期检测点），防止 DNA 受损的细胞进入 S 期的 DNA 复制。控制进入 M 期的检测点（G_2 期检测点），防止受损的 DNA 和未完成复制的 DNA 进入有丝分裂。这些 DNA 损伤检测点的主要机制有二，一是 p53 依赖性机制，另一是 p53 非依赖性机制（详见上述）。每一完整的检测点应由四部分组成，即发现（detect）、制动（stop）、工作（work）（如 DNA 修复）、决定（decision）（如增殖或凋亡）。理论上说，检测点的任何一部分出了问题，如发现不了 DNA 损伤（如 *ATM* 突变）、不能使细胞周期停下来（如 *p53* 突变）、DNA 修复错误（如 *MLH1/PSM* 突变）、决定错误（如 *Bcl-2* 突变）等，都会导致其功能的异常，结果是遗传的不稳定性、（基因）受损细胞的存活和复制、（突变基因累积的）细胞进化成肿瘤细胞。

肿瘤发生、发展过程中，监控机制破坏的典型例子是 *p53* 基因的突变。大约 50% 的人类各种肿瘤都存在 *p53* 基因的突变，说明 DNA 损伤检测点在肿瘤的发生、发展中，具有重要位置；在一些非整倍体细胞，或已有基因扩增的细胞，尽管还算正常（即还没有进化到肿瘤细胞），但多有 *p53* 基因的突变，表明这一细胞内信号转导途径的缺陷导致了遗传的不稳定性；许多可以引起肿瘤的 DNA 病毒（如 SV40、HPV、腺病毒等），首先导致的是遗传的不稳定性，现已明确，它们是通过其产物，结合并灭活 p53 蛋白（有的还涉及 RB），降低细胞周期检测点功能，得以实现的；缺乏 *p53* 或 *ATM* 基因的细胞，在放射线照射后，遗传的不稳定性明显增加，即使这些基因是杂合性缺失或突变，也能导致乳腺癌，说明这一监控途径的敏感性；食管癌常常有 17p 染色体的杂合性

丢失（可能导致 p53 的丢失），也支持了细胞监控机制的敏感特征。在某些细胞或特定的生理条件下，DNA 损伤引起的 p53 表达，不是细胞周期的阻滞，而是细胞凋亡的发生，从这一模式可以看到，细胞凋亡信号转导的异常，也能增加遗传的不稳定性，促进肿瘤的形成。特别是在肿瘤形成的早期，这种情形使得遗传受损细胞能够存活，是细胞获得遗传不稳定性的另一种变通形式。淋巴母细胞瘤表达的癌基因，Bcl-2，能够阻断 p53 介导的细胞凋亡，就是一个例子。许多癌基因（c-Myc）或抑癌基因（p53），既与程序性细胞死亡有关，又与细胞周期调控有关，结果既增加遗传的不稳定性，又使这些不正常的细胞得以存活下来，最终发展成肿瘤。

总之，癌基因、抑癌基因，特别是肿瘤易感基因的改变，在监控机制的发现、制动、修复和决定等四个不同的环节，均可导致检测点功能的丧失，细胞失去复制的忠实性，在致变剂的作用下，突变基因累积（遗传不稳定性的累积），正常细胞转化为肿瘤细胞。

二、细胞周期驱动机制破坏

细胞周期检测点功能的减弱或丧失，导致突变基因的累积（遗传不稳定性的累积）和正常细胞的转化，只有当这些累积的突变基因，破坏了细胞周期驱动机制，细胞才能进入失控性生长的境界（癌变）。人们常常将细胞周期驱动机制比作一辆汽车或引擎（engine），驱使其运行的因素（positive agents）好似"油门"（gas），制动其运行的因素（negative agents）犹如"刹车"（brake）。持续地踏住"油门"，或"刹车"失灵，终将失控！这是致变因素导致基因突变，检测点基因突变，突变基因累积，驱动机制失控的必然结果。

最早使人们将肿瘤与细胞周期机制联系在一起的是 cyclin A，当时有两条线索提示，cyclin A 的改变可能与细胞转化（癌变）有关。一是人们发现，在肝细胞癌的细胞中，乙肝病毒的 DNA 片段整合到 cyclin A 的基因中；二是从腺病毒转化细胞中，看到 cyclin A 与腺病毒转化蛋白 E1A 结合在一起。在正常细胞的 S 期，cyclin A 蛋白与转录因子 E2F 结合在一块，这样的复合物使具有高活性的游离 E2F 减少，借此 cyclin A 可以对基

因转录起到一定的制约作用。E1A 的介入，释放出更多的游离 E2F，影响着一些与转化表型有关的特定基因表达。

然而，与肿瘤关系最为密切的细胞周期素，首推 cyclin D。起先，人们从甲状旁腺肿瘤中发现了一种重排基因 PRAD1。PRAD1 在基因序列与 bcl-1 联结在一起，后者在 B 淋巴细胞白血病时移位到免疫球蛋白基因增强子上，而被激活。在甲状旁腺肿瘤的细胞中，由于染色体重排，使 PRAD1 与甲状旁腺激素基因的增强子并置，导致 PRAD1 的大量表达。实验证明，正常的 PRAD1 产物能激活 Cdc2 或 Cdc2 类蛋白激酶，人们遂称其为 cyclin D1。后来，大量的研究表明，由于基因的扩增或移位，cyclin D1 的过度表达，常见于大多数肿瘤。除此之外，在不同的肿瘤细胞中，存在着不同的细胞周期素和 CDKs 的过度表达和基因的重排，它们从不同的角度提示，在肿瘤细胞中，依赖细胞周期素的 CDKs 驱动机制，很容易被强烈且持久地激活。

肿瘤细胞中，细胞周期驱动机制更为常见、更为直接的破坏是一系列 CKIs、RB 和 p53，驱动机制中的"刹车"失灵。相对这一驱动机制的核心 CDKs 来说，RB 和 p53 尽管非常重要，但属于间接"刹车"，而一系列的 CKIs 由于能直接与 CDKs-cyclins 复合物结合，抑制它们的激活，故属于直接"刹车"。人们认识最早的 CKI 是 p21，其功能是与 CDKs-cyclins 复合物直接结合，抑制其活性。在放射线引起的 DNA 损伤研究中，人们发现 DNA 损伤引起的 p53 表达，是通过进一步促进 p21 转录使这一 CKI 增加，导致运行中的细胞周期阻滞。当 p53 突变时，其促进 p21 转录的功能丧失，含有受损 DNA 的细胞仍旧运行在细胞周期中，进行复制。由于 p53 还有一些其他作用底物和生物功能，因此可以认为 p53-p21-CDKs-cyclins 途径是细胞周期中针对 DNA 损伤经典途径。然而，后来的实验证明，p21 除了能够抑制 CDKs 活性外，还能在无 CDKs 的实验体系，通过直接结合，抑制增殖细胞核抗原。因此，对于 DNA 损伤，p21 具有双重制动作用，一是通过对 CDKs 的抑制，阻滞细胞进入下一个时相（CDK phase），二是通过对 PCNA 的抑制，阻滞正在进行 DNA 复制的细胞进行进一步的 DNA 复

制，双重制动作用的共同目的是使细胞周期中的细胞"停在原地，听候处理"。因此，*p21* 或 *p53* 的突变，将严重地影响细胞周期驱动机制的"刹车"性能，一旦有意外（accident）事件出现，不能立即停下，结果是"事故"发生。

最为常见的"刹车"失灵是 *p16* 突变或缺失。*p16* 的发现来自对"多肿瘤抑制基因"*MTS1*（multiple tumor suppressor）的研究，MTS1 编码的蛋白质正是分子量为 16kD 的蛋白激酶抑制物，这个 p16 能特异性地抑制 Cdk4-cyclin D 蛋白激酶的活性。Cdk4-cyclin D 蛋白激酶的底物是 RB，通过对 RB 的磷酸化，实现 G_1-S 的过渡。而 cyclin D 又是连接生长因子信号转导与细胞周期调控机制的纽带，促细胞生长信号通过 cyclin D 转录，引发一系列 CDKs 的瀑布效应，实现细胞的生长、复制与分裂。因此，大多数肿瘤的 *p16* 突变或缺失，将导致细胞周期驱动机制处在"易于"被启动的状态，从而将许多癌基因突变所致的生长因子过多、生长信号转导过强与细胞周期机制破坏整合在一起，逐步构成肿瘤发生、发展的完整图画。

第四节　细胞周期调控与肿瘤治疗

一、靶向细胞周期治疗的基本原理

细胞周期蛋白的过度激活会导致肿瘤细胞不受控制增殖，因此靶向细胞周期蛋白为肿瘤治疗提供了潜在靶点。小鼠实验表明，基因敲除或抑制特定细胞周期素或 CDKs，选择性阻断了某些致癌因素诱导的肿瘤发生、发展，却对正常组织影响不大，这表明肿瘤细胞对于其具有的遗传变异激活的 CDKs 产生依赖或成瘾特性，因此，抑制 CDK 可以选择性抑制肿瘤细胞而对正常细胞产生较小副作用。在某些情况下，CDK 抑制剂不但会导致细胞周期阻滞，而且会触发肿瘤细胞衰老和凋亡，这表明某些肿瘤特别依赖细胞周期蛋白对于衰老、凋亡等过程的抑制作用，这一特点赋予了肿瘤细胞对于细胞周期蛋白抑制剂的敏感性。另一方面，抑制细胞周期蛋白对于检查点的激活至关重要，例如 CHK1 和 WEE1。在 DNA 损伤情况下，细胞周期检查点的激活对细胞周期进行起到刹车作用，赋予了细胞 DNA 损伤修复的

时间。抑制肿瘤细胞 CHK1 或 WEE1 阻止了 S 期或 G_2 期的阻滞，使得细胞周期在无法进行有效 DNA 损伤修复的情况下继续前进，累积 DNA 损伤，过早或不适当的进入有丝分裂，而这可能导致细胞以有丝分裂灾难（mitotic catastrophe）的形式死亡。该策略可应用于 *p53* 缺失的肿瘤细胞，因 *p53* 缺失会导致细胞 G_1 检查点失活，使得细胞对 G_2 检查点尤为依赖，尤其是在 DNA 损伤诱导药物作用情况下。基于以上原因，p53 失活赋予了肿瘤细胞对 CHK1 或者 WEE1 抑制剂的敏感性，这是一个合成致死（synthetic lethality）案例。

二、靶向 CDKs 激酶抑制剂

早期研发的 CDKs 抑制剂缺乏选择性，被称为泛 CDK 抑制剂（pan-CDK inhibitors），第一代 CDKs 抑制剂包括 flavopiridol 和 *R*-roscovitine。Flavopiridol 是一种半合成黄酮抑制剂，自从 1997 年合成以来，已启动 60 余项临床试验，尽管临床前试验显示出一定抗肿瘤效果，但二期临床报道其对实体瘤治疗效果不佳，对血液肿瘤可能具有一定疗效。*R*-roscovitine 单药使用无效。总体来说，第一代泛 CDKs 抑制剂治疗指数偏低，毒性大，为了克服这些问题，第二代泛 CDKs 抑制剂被开发出来。第二代泛 CDKs 抑制剂包括 dinaciclib、milciclib、TG02、AT7519、CYC065 和 RGB-286638 等。Dinaciclib 虽然在多种动物模型上取得了良好效果，但在临床实验中，效果仍然有限，但其与 AKT 抑制剂 MK-2206 联用取得一定效果。以上表明泛 CDKs 抑制剂临床有效性较低，且毒性较大，因此，开发联合疗法，如何减毒增效是未来发展的一个方向。

CDK4/6 的特异性激活与肿瘤的增殖密切相关，大约 80% 的人类肿瘤中存在 cyclin D-CDK4/6-INK4-RB 通路的异常。将 CDK4/6 作为抗肿瘤靶点的优势在于 CDK4/6 抑制剂不会出现泛 CDK 抑制剂的细胞毒性如骨髓抑制和肠道反应等副作用，而且能够增强细胞对药物的敏感性，具有更强的药物靶向性。目前，针对 CDK4/6 所开发的特异性抑制剂，在临床应用中取得了巨大成功。CDK4/6 抑制剂包括 palbociclib、ribociclib 和 abemaciclib。Palbociclib 最早在 2001 年开发出来，其具有对 CDK4 和 CDK6 具有选择性抑制

作用,对其他激酶作用较小,其通过抑制 cyclin D-CDK4/6 阻断 RB 的磷酸化,从而使细胞周期阻滞在 G_1 期,作为 CDK4/6 的主要底物,如果细胞缺失 RB 蛋白,那么则对 palbociclib 不敏感,相反,如果细胞缺失 p16INK4A、p15INK4B、E2F1 或者低表达 cyclin E1,则对 palbociclib 具有更高的敏感性。2015 年,palbociclib 成功被 FDA 批准进入临床,治疗雌激素受体(ER)阳性、人表皮生长因子受体 2(HER2)阴性的局部晚期或转移性乳腺癌。Ribociclib 在 2017 年被 FDA 批准与来曲唑联合,作为绝经后激素受体阳性、Her2 阴性的晚期乳腺癌患者的治疗方案。2018 年,FDA 同样批准了 Abemaciclib 与阿那曲唑或来曲唑联用,治疗绝经后激素受体阳性、Her2 阴性的晚期乳腺癌患者。

三、靶向 CHK1 和 WEE1 激酶抑制剂

CHK1 在 DNA 损伤应答和细胞周期检查点中起关键作用。DNA 损伤情况下,ATM 和 ATR 可以通过磷酸化激活 CHK1,激活的 CHK1 可磷酸化 CDC25A 介导 S 期阻滞,同时,也可通过磷酸化 CDC25A、CDC25B、CDC25C 介导 G_2/M 期检查点阻滞。另一方面,CHK1 可以通过磷酸化激活 WEE1,导致 CDK1、CDK2 的抑制性 Tyr15 的磷酸化修饰水平高。CHK1 蛋白激酶在肝癌、胃癌、乳腺癌、结肠癌和鼻咽癌等很多肿瘤中高表达。CHK1 缺失使肿瘤细胞对放化疗更加敏感,因此针对 CHK1 已开发多种抑制剂,包括 MK-8776 和 LY2606368。MK-8776 具有高活性和选择性,处理细胞会导致 DNA 双链断裂损伤,引起细胞凋亡。MK-8776 与吉西他滨及羟基脲等联合使用引起体外培养的急性髓系白血病细胞及乳腺癌细胞凋亡。据此开展的 MK-8776 与吉西他滨联用针对进展性实体瘤的一期临床实验显示其具有一定效果并且毒性较低。LY2606368 对 CHK1 的选择性大于 CHK2,目前已开展多项针对小细胞肺癌、子宫癌及急性髓系白血病等临床实验。值得一提的是,LY2606368 与 PD-L1 抑制剂联用的临床试验同样在进行之中。AZD1775 是 WEE1 的小分子抑制剂,其可通过抑制 WEE1 阻断 CDK1,CDK2 的 Tyr15 磷酸化升高,诱导 DNA 损伤的细胞过早进入有丝分裂期,促发有

丝分裂阻滞和凋亡。AZD1775 与多种化疗药物及放射治疗联用,对 p53 缺失引起的 G_1 损伤检查点失活的肿瘤具有较好效果。目前,AZD1775 无论是单药还是与放化疗联用,在胰腺癌、脑胶质瘤、非小细胞肺癌等多种动物模型中,均显示出较好效果。AZD1775 与 HDAC 抑制剂及 PARP 抑制剂联用,也在胰腺癌动物模型中展示出协同效果。WEE1 与 CHK1 抑制剂联合使用可诱导 DNA 损伤和凋亡,在神经母细胞瘤动物实验中展示出良好效果。

四、靶向 PLK 激酶抑制剂

PLK 家族包含五个成员,其中针对 PLK1 的研究最为深入。在 G_2 期,PLK1 通过调控 Aurora A 在中心粒的定位参与中心粒成熟过程。PLK1 可以通过两种机制激活 cyclin B-CDK1 复合物,其一是通过激活 CDC25C,去除 CDK1 的 Tyr 15 磷酸化修饰,其二是磷酸化 WEE1 并导致其通过泛素蛋白酶体途径降解。除此之外,PLK1 对于细胞从 DNA 损伤导致的 G_2 期阻滞恢复并进入有丝分裂期至关重要。以上研究为开发靶向 PLK1 激酶抑制剂提供了理论基础。目前,针对 PLK1 有两种抑制剂在进行临床试验,分别是 rigosertib 和 volasertib。Rigosertib 是一个多激酶靶点抑制剂,但其与 PLK1 具有最高的亲和力。在动物模型中,rigosertib 可引起头颈鳞癌肿瘤消退,其与放疗联用,可引起宫颈癌肿瘤消退。Rigosertib 与吉西他滨联用并未引起胰腺癌患者生存期的延长。但在高风险多发性骨髓瘤患者临床试验中,rigosertib 展现出良好的效果,目前相关临床试验仍在进行中。Volasertib 对 PLK 家族具有较高选择性,其中对 PLK1 的选择性最高。Volasertib 同样可以引起肿瘤细胞周期阻滞及凋亡发生。Volasertib 在神经母细胞瘤,急性粒细胞白血病,乳腺癌等动物模型中均展示出良好效果,目前有多个临床试验正在开展。

五、靶向 Aurora 激酶抑制剂

Aurora 激酶在正常细胞有丝分裂及胞质分裂中起到核心作用。Aurora A 定位于中心体,对于中心体成熟,纺锤体组装和定位至关重要,而且 Aurora A 可以磷酸化 PLK1,促进 CDK1 的激

活并进入有丝分裂。并且有报道 Aurora A 可以磷酸化转录因子 N-Myc，保护其不被泛素蛋白酶体降解，促进 G_1/S 期转换。多种肿瘤的研究表明 Aurora A 和 Aurora B 起到癌基因的角色，Aurora A 在多种肿瘤中显示出高表达，乳腺高表达 Aurora A 的转基因小鼠会产生四倍体及中心体扩增，导致乳腺癌的发生。目前已有多种靶向 Aurora 激酶的小分子抑制剂，包括 alisertib，ENMD-2076，danusertib 和 AMG-900 等。Alisertib 在复发性或难治性 B 细胞和非霍奇金淋巴瘤显示出一定疗效。尽管 alisertib 显示出一定疗效，但仍不确定该抑制剂是否可以转化进入临床应用，而且，对于该药的作用机制也需要进一步深入的研究。

第五节 存在的问题与展望

过去的二十余年里，细胞周期调控机制与肿瘤发生、发展的研究取得了一系列的重大突破，人们越来越清楚地认识到，肿瘤是一类细胞周期疾病。这种连续性的重大突破，方兴未艾。除了对细胞周期调控机制的许多细节、协同问题的深入研究外，更有许多重要的生物学问题，汇合到细胞周期调控中来或与细胞周期调控机制联系起来。

一、细胞周期与干细胞

21 世纪初，人们研究的焦点开始转移到干细胞的周期调节上来。因为在个体发育过程中即使是单个细胞，都会对干细胞干性的维持以及机体组织器官的再生有很大的影响，所以精确的周期调控对干细胞来说就显得极其重要。干细胞在分化过程中干性逐渐减弱，特有的细胞周期和 CDKs 活性也渐渐与体细胞无异，那么，究竟是干细胞干性的减弱引起了周期的变化还是细胞周期的正常化引起了干细胞干性的丢失？也许两者都存在。

干细胞具有自我更新和分化的能力，那么它在对称性分裂和非对称性分裂之间是如何选择的呢？分裂获得的两个子细胞究竟是哪个需要保持干性，哪个继续分化呢？微环境在其中又扮演着什么角色？另外，近几年的研究发现，干细胞干性的维持在一定程度上依赖干细胞相关转录因子的调控，如 β-catenin/TCF、pSmad2/Smad4 等信号相关转录因子就可以改变调控细胞周期的关键基因。

随着对干细胞的生物学特性的深入了解，人们发现细胞周期与干细胞干性和多潜能的维持密切相关。与快速增殖的体细胞不同，干细胞的周期非常独特，例如 G_1 期短、不同的细胞周期检测点等。而一旦开始分化，干细胞的上述特点会快速发生改变，也许 G_1 期时间缩短是干细胞维持其不分化状态的关键因素之一。干细胞是如何在分子水平完成快速跨过 G_1 期（或者可能是其他阶段）的机制，目前人们还在探索。

二、细胞周期与肿瘤干细胞

在过去的十几年里，人们倾注了不少的精力在肿瘤干细胞（CSCs）的自我更新、细胞周期调控上。后来发现一种依赖 P53 的 Myc 肿瘤蛋白能够控制 CSCs 的分裂，一般情况下 CSCs 更趋向于对称性分裂。此调控机制出现异常则会打破对称性分裂与非对称性分裂比例的平衡，CSCs 比例增加，而 CSCs 比例增加则预示着患者更差的预后。

传统的化疗只能杀死处于细胞周期中的、高度增殖的肿瘤细胞，而处于静止期的 CSCs 似乎对传统的抗肿瘤治疗天然耐受，这也是人们认为肿瘤复发的根本原因。也许有一天，科学家们能够研制出细胞周期特异性的药物，靶向作用于静止期的 CSCs 或者使处于休眠期的 CSCs 全部被刺激进入高度增殖状态的细胞周期中，然后被化疗彻底杀死。

三、细胞周期靶向药物联用

经过十几年的发展，目前已开发出针对 CDKs、PLKs、CHK1、WEE1、Aurora 等激酶的多个靶向药物，呈现出多点开花，百花齐放的局面。但需要理性地看待，除了 CDK4/6 的小分子抑制剂已经成功推向临床外，其他靶点抑制剂的临床试验结果，或是失败，或是效果不达预期。因此，未来需要进一步阐明这些靶点分子的作用机制，或者和其他药物联合使用，或者从合成致死的角度去选择其适用群体。同时，已有报道表明，抑制

CDK4/6 会促进 T 细胞激活，增强抗肿瘤免疫反应，因此其他靶向细胞周期激酶抑制剂是否同样可以激活免疫反应，是否可以与免疫检查点阻断抗体联用，是未来重要的研究方向。

（龚建平　康铁邦）

参 考 文 献

[1] Hanahan D, Weinberg RA. Hallmarks of Cancer: the Next Generation. Cell, 2011, 144: 646.

[2] Evan GI, Vousden KH. Proliferation, Cell Cycle and Apoptosis in Cancer. Nature, 2001, 411: 342.

[3] Taylor JH. Nucleic Acid Synthesis in Relation to the Cell Division Cycle. Ann N Y Acad Sci, 1960, 90: 409.

[4] Darzynkiewicz Z, Traganos F, Melamed MR. New Cell Cycle Compartments Identified by Multiparameter Flow Cytometry. Cytometry, 1980, 1: 98.

[5] Varmus HE, Vogt PK, Bishop JM. The Classic: Integration of Deoxyribonucleic Acid Specific for Rous Sarcoma Virus after Infection of Permissive and Nonpermissive Hosts: (RNA Tumor Viruses/Reassociation Kinetics/Duck Cells). Clin Orthop Relat Res, 2008, 466: 2031.

[6] Karnoub AE, Weinberg RA. Ras Oncogenes: Split Personalities. Nat Rev Mol Cell Biol, 2008, 9: 517.

[7] Nowell PC. The Clonal Evolution of Tumor Cell Populations. Science, 1976, 194: 23.

[8] Lim S, Kaldis P. Cdks, Cyclins, et al. Roles beyond Cell Cycle Regulation. Development, 2013, 140: 3079.

[9] Gunbin KV, Suslov VV, Turnaev II, et al. Molecular Evolution of Cyclin Proteins in Animals and Fungi. BMC Evol Biol, 2011, 11: 224.

[10] Carassou P, Meijer L, Le Moulec S, et al. Cell Cycle and Molecular Targets: CDK Inhibition. Bull Cancer, 2012, 99: 163.

[11] Morgan DO. The Cell Cycle: Principles of Control. UK: New Science Press in association with Oxford University Press, 2007.

[12] Huo LJ, Fan HY, Zhong ZS, et al. Ubiquitin-proteasome Pathway Modulates Mouse Oocyte Meiotic Maturation and Fertilization via Regulation of MAPK Cascade and Cyclin B1 Degradation. Mech Dev, 2004, 121: 1275.

[13] Hershko A. Roles of Ubiquitin-mediated Proteolysis in Cell Cycle Control. Curr Opin Cell Biol, 1997, 9: 788.

[14] Chiou SH, Shahi P, Wagner RT, et al. The E3 Ligase c-Cbl Regulates Dendritic Cell Activation. EMBO Rep, 2011, 12: 971.

[15] Sadowski M, Suryadinata R, Lai X, et al. Molecular Basis for Lysine Specificity in the Yeast Ubiquitin-conjugating Enzyme Cdc34. Mol Cell Biol, 2010, 30: 2316.

[16] van Zon W, Ogink J, ter Riet B, et al. The APC/C Recruits Cyclin B1-Cdk1-Cks in Prometaphase before D Box Recognition to Control Mitotic Exit. J Cell Biol, 2010, 190: 587.

[17] Tumurbaatar I, Cizmecioglu O, Hoffmann I, et al. Human Cdc14B Promotes Progression through Mitosis by Dephosphorylating Cdc25 and Regulating Cdk1/cyclin B Activity. PLoS One, 2011, 6: e14711.

[18] Fisher RP. Secrets of a Double Agent: CDK7 in Cell-cycle Control and Transcription. J Cell Sci, 2005, 118: 5171.

[19] Sullivan M, Morgan DO. Finishing Mitosis, One Step at a Time. Nat Rev Mol Cell Biol, 2007, 8: 894.

[20] Kaldis P. The Cdk-Activating Kinase (CAK): from Yeast to Mammals. Cell Mol Life Sci, 1999, 55: 284.

[21] Yu Y, Kovacevic Z, Richardson DR. Tuning Cell Cycle Regulation with an Iron Key. Cell Cycle, 2007, 6: 1982.

[22] Pardee AB. A Restriction Point for Control of Normal Animal Cell Proliferation. Proc Natl Acad Sci U S A, 1974, 71: 1286.

[23] Jiang J, Liu L, Li X, et al. Defining the Restriction Point in Normal Asynchronous Human Peripheral Blood Lymphocytes. Cytometry A, 2013, 83A: 944.

[24] Almendral JM, Sommer D, Macdonald-Bravo H, et al. Complexity of the Early Genetic Response to Growth Factors in Mouse Fibroblasts. Mol Cell Biol, 1988, 8: 2140.

[25] Origanti S, Cai SR, Munir AZ, et al. Synthetic Lethality of Chk1 Inhibition Combined with p53 and/or p21 Loss During a DNA Damage Response in Normal and Tumor Cells. Oncogene, 2013, 32: 577.

[26] Marechal A, Zou L. DNA Damage Sensing by the ATM and ATR Kinases. Cold Spring Harb Perspect Biol, 2013: 5.

[27] da Fonseca PC, Kong EH, Zhang Z, et al. Structures of APC/C (Cdh1) with Substrates Identify Cdh1 and

Apc10 as the D-box Co-receptor. Nature, 2011, 470: 274.

[28] Gerard C, Tyson JJ, Novak B. Minimal Models for Cell-cycle Control Based on Competitive Inhibition and Multisite Phosphorylations of Cdk Substrates. Biophys J, 2013, 104: 1367.

[29] Murphy KL, Rosen JM. Mutant p53 and Genomic Instability in a Transgenic Mouse Model of Breast Cancer. Oncogene, 2000, 19: 1045.

[30] Jahn SC, Law ME, Corsino PE, et al. Assembly, Activation, and Substrate Specificity of Cyclin D1/Cdk2 Complexes. Biochemistry, 2013, 52: 3489.

[31] Castedo M, Perfettini JL, Roumier T, et al. Cell death by mitotic catastrophe: a molecular definition. Oncogene, 2004, 23: 2825-2837.

[32] Kaur G, Stetler-Stevenson M, Sebers S, et al. Growth inhibition with reversible cell cycle arrest of carcinoma cells by flavone L86-8275. Natl Cancer Inst, 1992, 84: 1736-1740.

[33] Beroukhim R, Mermel CH, Porter D, et al. The landscape of somatic copy-number alteration across human cancers. Nature, 2010, 463: 899-905.

[34] O'Connell MJ, Raleigh JM, Verkade, et al. Chk1 is a WEE1 kinase in the G2 DNA damage checkpoint inhibiting cdc2 by Y15 phosphorylation. EMBO J, 1997, 16: 545-554.

[35] Roshak AK, Capper EA, Imburgia C, et al. The human polo-like kinase, PLK, regulates cdc2/cyclin B through phosphorylation and activation of the cdc25C phosphatase. Cell Signal, 2000, 12: 405-411.

[36] Vugt MAV, Alexandra Brás, René H Medema. Polo-like kinase-1 controls recovery from a G2 DNA damageinduced arrest in mammalian cells. Molecular Cell, 2004, 15(5): 799-811.

[37] Macůrek L1, Lindqvist A, Lim D, et al. Polo-like kinase-1 is activated by aurora A to promote checkpoint recovery. Nature, 2008, 455: 119-123.

[38] Otto T, Horn S, Brockmann M, et al. Stabilization of N-Myc is a critical function of Aurora A in human neuroblastoma. Cancer Cell, 2009, 15: 67-78.

第八章 细胞分化和死亡与肿瘤

人体特定组织器官中的细胞类型和细胞数量是相对恒定的。这种恒定性在很大程度上取决于贯穿有机体生命活动的一些基本细胞生物学过程，即细胞增殖、细胞分化和细胞死亡。为了维系正常生命活动，多细胞生物体必须严密而有效地调控这些细胞过程，并保持它们之间的动态平衡。否则，将导致疾病发生。与细胞恶性增殖类似（见第七章），细胞分化和死亡异常在恶性肿瘤发病学上占有重要地位。本章主要就细胞分化和细胞死亡的基本机制，及其在肿瘤发病学与治疗学上的意义作一概述。

第一节 细胞分化和肿瘤

细胞分化（cell differentiation）是指由同源细胞逐渐发育为具有稳定形态结构、生理功能和生化特征的另一类型细胞的过程。它作为多细胞生物的最基本的生命活动之一，始终贯穿于高等生物个体的整个发育进程之中。某些细胞（如神经细胞）的分化在发育早期一次发生，即婴儿期之后就不会再进一步地分化，而另一些类型的细胞可在一生中连续更新。例如，红细胞的生成是由多能造血干细胞（pluripotent hematopoietic stem cell，HSC）沿着一定方向序贯分化，产生成熟红细胞的过程。该过程需要 HSC 的自我更新、前体细胞的增殖、红系细胞的决定及其终末分化。另一方面，成熟红细胞的寿命只有 120 天左右，它的不断死亡要求 HSC 不断向成熟红细胞分化，以保持外周血红细胞数量的动态平衡。同时，某些病理情况（如失血等），也要求机体增加红细胞的生成，以保证血液的正常功能。

肿瘤细胞在很多生物学特性上不同于正常细胞，也有别于修复性增生的细胞，其细胞形态常常呈现未分化细胞的特征。细胞分化的异常与肿瘤细胞的恶性程度密切相关，是恶性肿瘤细胞的主要特征之一。恶性肿瘤细胞分化异常可以表现为低分化和去分化，也可能表现为异质性（heterogeneity）和趋异性分化（divergent differentiation）。其中，前者表现为形态上的幼稚性，失去正常排列极性和细胞功能异常，甚至返回到原始的胚胎细胞表型。严重的"未分化癌"甚至丧失其原有的组织形态学特点，重新分泌胚胎时期特有的蛋白如甲胎蛋白、癌胚抗原和胰胚胎抗原等。异质性和趋异性分化表现为肿瘤细胞分化程度和分化方向的差异性，可能导致肿瘤呈现多向分化，如髓母细胞瘤可见神经元分化成分和各种胶质细胞分化成分，甚至出现肌细胞成分。

一、细胞分化异常与肿瘤发病学

肿瘤的发生与细胞分化的异常密切相关。机体细胞在致癌物质的作用下，多潜能的干细胞分化成终末细胞的过程发生障碍，或者已分化的细胞发生去分化，导致细胞获得了一定的自我更新能力；同时，细胞获得失控增殖的特性，最终导致肿瘤发生。因此，理解细胞分化的调控机制对于肿瘤发病学研究很有帮助。

多细胞生物体的细胞分化包括时间和空间上的分化，表现为在不同时间内细胞所处的状态不同和处于不同部位的细胞产生结构和功能不同的细胞。但是，处于不同分化阶段的细胞具备相同的核物质包括基因组。那么，它们为什么表现出不同的生物学性状呢？这是由于细胞分化过程中，基因的表达并不是同时发生的，而是按照一定的程序相继活化，即基因的顺序表达或差别表达，表现为在同一时间内有些基因活化，而另一些基因处于抑制状态。在另一阶段则表现为原来活化的基因继续保持活性或被关闭，而原来受阻抑的基因可能转为活化状态。因此，机体必须拥有一套完整、准确和适时的基因调控机制对这些基因的选择性表达实施严格调控。基因表达的调控涉及染色质的结构变化、基因转录、转录后加工、转录产物 RNA 的稳定、转运和降解以及基因的翻译、蛋白质相互作用和蛋白质翻译后修饰等一系列过程。近年来，有关表观遗传修饰（epigenetic modification）、非编码小分子 RNA 和细胞代谢（cell metabolism）在细胞分化调控中的作用受到高度重视。比如，细胞代谢状态的有效调控在 T 细胞的分化过程和功能实施中具有重要意义，其代谢状态的异常改变在肿瘤和炎症性疾病的免疫反应中具有重要作用。肿瘤细胞具有独特的代谢表型，即从外界环境中高效摄入葡萄糖，并采用无氧糖酵解方式将摄取的葡萄糖分子用于生物合成，称为沃伯格效应（Warburg effect），代谢重塑或代谢途径的异常可引起肿瘤细胞的分化受阻或肿瘤微环境的成分发生改变，是肿瘤发生发展的关键特征之一。

可以想象，各种理化和生物致癌因素、基因突变以及微环境，均可能造成复杂而精细的细胞分化调控发生紊乱，导致肿瘤细胞分化异常。例如，细胞微环境对肿瘤细胞分化的影响也非常重要。低氧（hypoxia）被认为是实体瘤的重要特点。越来越多的证据显示，低氧能够抑制肿瘤细胞分化，在维持肿瘤干细胞中发挥直接作用。Gustafsson 等提出低氧通过低氧诱导因子 -1α（hypoxia-inducible factor-1α，HIF-1α）和 Notch 相互作用，进而增加 Notch 下游基因的表达抑制细胞分化。但是，包括我们在内的研究显示，低氧能够通过 HIF-1α 和重要造血转录因子 C/EBPα、RUNX1 等相互作用，增加其转录活性，诱导急性髓细胞性白血病（acute myelocytic leukemia，AML）细胞分化。

在细胞分化异常导致肿瘤发生方面，最典型的例子是血液系统恶性肿瘤，尤其是白血病。众所周知，血细胞的生成是多能造血干细胞按一定方向序贯分化的过程。大量证据表明，白血病的发生是多能造血干细胞在发育分化的某一阶段受阻的结果。其中，某些特异性的细胞遗传学异常，如染色体缺失、易位、倒位等通过导致癌基因的活化或抑癌基因的失活，在该过程的发生发展中起着极其重要的作用。下面以急性早幼粒细胞性白血病（acute promyelocytic leukemia，APL）为例，

讨论细胞分化异常在恶性肿瘤发病学中的意义。

APL 是 AML 的一种独特的类型，在以细胞形态学为依据的 FAB 分型中属于 M3 型 AML，其发病率约占 AML 的 10%～15% 以上。人们对于 APL 的兴趣已经远远地超出了血液学的范畴，这主要是由于 APL 的两大生物学特点，即特异的细胞遗传学改变和对维 A 酸的反应性所决定的。早在 20 世纪 70 年代，细胞遗传学研究就发现 95% 以上的 APL 患者存在一种特异的非随机性染色体易位 t（15;17）（q22;q21）。十多年后，随着分子克隆技术的发展，发现 t（15;17）易位分别累及定位于 15 号染色体上的早幼粒细胞白血病（promyelocytic leukemia，PML）基因和 17 号染色体上的维 A 酸受体 α（RARα）基因，产生异常的 PML-RARα 融合基因。此外，在罕见的 APL 病例中，也存在其他一些变异型染色体易位，他们都累及 17 号染色体上的 RARα，包括早幼粒细胞性白血病锌指基因（PLZF）-RARα、核磷酸蛋白（NUCLEOPHOSMIN，NPM）-RARα、NUMA-RARα 和 STAT5B-RARα 融合基因等。转基因小鼠研究显示，这些融合基因的表达都能够导致白血病的发生。

（一）PML 的结构和功能

作为肿瘤抑制基因，PML 最初发现于 APL。研究显示在多种肿瘤中 PML 存在缺失或突变，表达明显减少。转基因研究也提示它在实体瘤发病学上的意义。PML 基因全长约 53kb，含 10 个外显子，由于剪切机制的不同，PML 基因可产生 15 种含有不同 C- 末端的异构体。PML 是一种核基质相关的磷酸化蛋白，它的 N- 端包含多个重要功能结构域，是其发挥生物学效应的重要分子基础。这些结构域依次为半胱氨酸富集区、卷曲螺旋区和丝氨酸 / 脯氨酸富集区。其中，半胱氨酸富集区由 "环指（ring finger）" 结构和两个 B-box 结构（B1、B2 盒）构成，是 PML 结合 DNA 的主要结构域；卷曲螺旋（coiled-coil）结构域富含疏水氨基酸，有利于 PML 形成同二聚体或异二聚体，而且与 PML 的核内定位有关；丝氨酸（S）/ 脯氨酸（P）富集区为蛋白激酶磷酸化位点，含有 X-S-P-X 样的重复结构，可以被丝氨酸 / 苏氨酸激酶 CK2（casein kinase 2）识别并磷酸化。PML 的功能和它在细胞内的定位密切相关。在非 APL

细胞，PML 蛋白以不连续的点状方式分布于细胞核内，在电镜下呈直径为 0.3～0.5μm，与核基质相连的致密圈饼样结构。该结构被称为核体（nuclear bodies，NB）或 POD（PML oncogenic domain）、ND10 或 Kr 体。它在正常细胞中的含量约为 10～30 个。POD 结构实质上是一组多蛋白复合体，除 PML 外，至少还有 Sp100、Daxx、SUMO-1、pRb、p53、rfp、NDP55、ISG-20 等几十种蛋白质。其中，SUMO-1（small ubiquitin-mediated protein-1）参与 PML 的翻译后修饰过程，并因此介导 PML 的细胞内定位。越来越多的泛素化和 SUMO 化蛋白如 N4BP1、IκB 激酶 ε（IKKε）被发现存在于 POD 结构中，提示 POD 在蛋白质翻译后修饰中的作用。低磷酸化的 Rb 蛋白也和 PML 共同定位于 POD 结构中。在 APL 细胞中，尽管 POD 结构解体，Rb 仍和 PML 共同定位于 APL 细胞特有的异常微颗粒样结构中。此外发现，Sp100 的另一个选择性剪接体 Sp100-HMG 也定位于 POD 结构内。Sp100 是最早发现的 POD 结构成员，属于自身免疫性疾病——原发性胆汁性肝硬化的核抗原。它可使异染色质蛋白 HP1（heterochromatin protein 1）扣留于 POD 结构，后者与有丝分裂中的中心粒功能有关。Sp100-HMG 具有非序列特异的 DNA 结合能力，在被共转染的 HeLa 细胞中，HP1、Sp100、Sp100-HMG 具有转录抑制活性，提示 POD 结构参与染色质水平上的转录调控。

作为功能性多蛋白复合体，POD 结构通过扣留多种重要的调节蛋白而影响细胞基本的病理生理过程。大量研究显示 PML 具有多种生物学活性，其中与肿瘤抑制基因相似的细胞生长抑制活性是 PML 的重要生物学功能。对 *PML* 基因敲除小鼠研究发现，与 PML⁺/⁺ 小鼠比较，PML⁻/⁻ 小鼠的外周血和骨髓、肝、脾、淋巴结中的成熟粒细胞（中性、嗜酸、嗜碱、单核）显著减少，小鼠胚胎成纤维细胞（mouse embryo fibroblast，MEF）增殖率、克隆形成能力和 ^{3}H-TdR 掺入率显著增高，S 期细胞和 G_0/G_1 期细胞分别增多和减少。尤其有趣的是，在诱变剂 DMBA 和 TPA 作用下，PML⁻/⁻ 鼠的皮肤乳头状瘤发生率增加。转染 *PML* 的乳腺癌细胞，cyclinD1、CDK2 表达显著下调，p53、p21 表达上升，Rb 蛋白去磷酸化，导致细胞周期阻滞在 G_1 期。除了乳腺癌细胞外，PML 表达也通过阻滞细胞于 G_1 期抑制其他肿瘤细胞系如 HeLa 细胞和前列腺癌细胞等的生长。这些发现提示 PML 抑制细胞生长活性可能与细胞周期的调控有关。此外，PML 的增殖抑制活性也可能参与维 A 酸（RA）信号途径，因为在甲基纤维素培养体系中，PML⁺/⁺（而不是 PML⁻/⁻）鼠的造血前体细胞形成红系、髓系克隆的数量在加入 RA 后明显增加，这可能与 PML 介导 RA 依赖的 p21 表达有关。已知 p21 能诱导造血细胞分化，这可能有助于解释在 APL 情况下 PML 的功能缺失引起的分化阻滞。

PML 的生长抑制活性有赖于其三个重要功能区的协同作用。结构缺失突变研究表明，单一的 PML 功能结构域的缺失并不影响其抑制生长活性。"环指"结构和 B1、B2 盒赋予 PML 部分抑制生长活性，但当它与卷曲螺旋区融合后才能完全重现野生型 PML 的生长抑制功能。同时，PML 的生长抑制活性有赖于它在核内的正确定位。例如，因缺乏核定位信号而定位于细胞质的 PML4/6/7 异构体缺乏生长抑制活性，而定位于细胞核的 PML1～3 异构体则重现细胞生长抑制效应。不同的 PML 异构体具有各自独特的功能。PML 除了具有抑制生长活性外，在 DNA 损伤修复、细胞凋亡、衰老、转录调控和应激等反应中也发挥重要作用。

PML 具有转录抑制和转录活化双重效应。在其转录抑制活性方面，一个典型例子是 PML 有效抑制表皮生长因子受体（EGFR）的转录。PML 的转录活化作用较典型的表现为 PML 促进类固醇激素受体转录活化并改变其亚细胞分布。据报道，PML 的转录调节活性与 AP-1 复合体有关。此外，PML 的二聚体形成区与 Fos 蛋白家族有明显同源序列，完整的 Fos 蛋白的 C 末端和 PML 的环指、B1 盒及核内定位区对 PML 和 Fos 的协同效应非常重要。PML 具有诱导细胞凋亡作用。PML 诱导的细胞凋亡可以在缺乏 caspase 活化的情况下发生，但 caspase-1 或 caspase-3 活化诱导的细胞核凋亡需要 PML 及一些内源性细胞死亡刺激物的参与。此外，有资料显示 PML 表达的缺乏与肿瘤的发生和侵犯有关，这与肿瘤细胞凋亡失控是一致的。

（二）RARα 的结构和功能

维 A 酸（retinoic acid，RA）是一类维生素 A 的衍生物。它们在脊椎动物的胚胎发育、细胞分化和维持生物体正常生理状态中起重要作用。维 A 酸对基因表达的调节由维 A 酸受体介导。维 A 酸受体包括两大类，即维 A 酸受体（RAR）和维 A 类 X 受体（RXR）。它们属于核受体超家族成员，分别存在 α、β 和 γ 三个亚型。维 A 酸受体蛋白包括 A～F 六个结构域。其中，A/B 结构域为配体非依赖性反式激活调节区（AF-1 区），C 结构域为 DNA 结合区，它含有两个"锌指"结构，可以使核受体与特殊 DNA 反应元件紧密结合。这两个"锌指"的作用各不相同。第一个锌指结构底部的三个氨基酸残基（P 盒）特异识别维 A 酸反应元件（RARE）的"半位点"顺序，而第二个锌指底部的五个氨基酸残基（D 盒）识别 RARE 的"半位点"间隔顺序。D 结构域是与受体抑制蛋白结合的区域。作为配体依赖的转录因子，维 A 酸受体的内源性转录激活区（AF-2 区），定位于 E 结构域内。它能传递配体结合信号，控制配体依赖的转录和激活。同时，它也是二聚化形成部位。缺乏 AF-2 的 RARs 突变体不能激活转录，但能阻断野生型 RAR 对合适的启动子和反应元件的作用，从而具有明显负性转录调节作用。此外，AF-1 区与 AF-2 区相互协同作用，可以增强或降低对特异性启动子的转录激活作用。

正常情况下，RARα 的功能发挥有赖于它和 RXR 形成异二聚体。后者与靶基因启动子部位的 RARE 特异性结合而激活转录。RARE 包括两个相同的六核苷酸"半位点"或核心识别序列（PUGGTCA）的同向重复，其中间隔 1、2 或 5 个核苷酸（即 DR-1、DR-2 和 DR-5）。核心识别序列较为保守，是 RAR 和 RXR 的识别位点。核心识别序列组合的多样性形成了 RARE 结构的多样性，从而分别被特定的受体二聚体识别、结合，造成不同靶基因对同一配体的不同反应性。在配体（RA）缺乏时，RARα/RXR 异二聚体的转录沉默效应通过与一组辅助抑制因子，如 SMART（silencing mediator for retinoid and thyroid-hormone receptors）、NcoR（nuclear receptor corepressor）和 mSin3 等形成复合物，再结合组蛋白去乙酰化酶（histone deacetylase，HDAC）而实现。后

者使核小体组蛋白（H2、H3、H4）的 N- 末端赖氨酸残基去乙酰化，并与带负电的 DNA 结合，保持染色体的致密卷曲结构从而抑制转录。在生理浓度（10^{-8}mol/L）RA 存在时，RARα 因与 RA 结合而发生构象改变。这种改变导致 NcoR 复合物从 RARα 上解离，而辅助激活因子复合物（包括 CBP/P300、P/CAF、NcoA-1/SRC-1、P/CIP 等）与 RARα 结合。其中，CBP/P300 和 P/CAF 具有很强的组蛋白乙酰化酶活性，它们导致组蛋白赖氨酸残基乙酰化和染色质结构舒展而激活转录。

不同的转录因子信号途径通过利用共同的辅助抑制因子或辅助活化因子而相互关联。如 CBP（CREB-binding protein）不仅作为 RAR 的辅助活化因子，也为 CREB、AP-1、Stat-1 等转录因子所需，因而 RARα 途径的激活可能干扰 CREB、AP-1、Stat-1 等依赖的转录途径，相应地抑制 cAMP、Ras、IFNγ 信号路径。同样，Mad/Max 的转录抑制也需要 NcoR/mSin/HDAC，因而 PML-RARα 通过竞争性使用 NcoR/mSin/HDAC 复合物而抑制 Mad/Max 信号途径。随着研究的深入，人们发现维 A 酸介导的转录激活形成一个多元、多级的信息网络，这个网络不仅包括被维 A 酸直接作用的维 A 酸靶基因，还包括受靶基因蛋白质产物调控的受维 A 酸调控基因，以及调节维 A 酸自身代谢的某些蛋白质的基因。维 A 酸介导的信号通过这个信息网络的传递而表现为极其多样的生物学效应。

（三）PML-RARα 的结构和功能

转基因小鼠研究证实 APL 特异的融合基因是导致 APL 发病的重要分子基础，但至今尚不完全清楚它们的致病机制。在结构上，PML-RARα 蛋白保留了 PML 分子 N- 末端的"环指"结构、B1、B2 盒和卷曲螺旋结构域以及 RARα 的 C 区和 E 区。PML-RARα 通过 PML 分子中的卷曲螺旋区的介导形成 PML-RARα 同二聚体，也能与 PML 形成异二聚体。此外，PML-RARα 也通过 RARα 的 E 区和 RXR 形成异二聚体。体外实验证明，PML-RARα 融合基因可能作为一种"显性负"癌基因在 APL 发生中发挥重要作用。一方面，在 APL 细胞中，过量表达的 PML-RARα 可能与 RXR 结合，使 RXR 被大量"扣押"，导致 RARα 与其他核受体如维生素 D_3 受体和甲状腺素受体

等因缺乏辅助蛋白而不能结合 RARE,而这些受体可能与早幼粒细胞的分化有关。同时,过量的 PML-RARα 同二聚体或 PML-RARα 异二聚体杂乱无序地结合到 RARE 上也竞争性地阻抑这些核受体结合到靶基因启动子的 RARE 上,其结果是以配体非依赖的方式不适当地抑制或激活一些与粒细胞分化有关的靶基因,从而阻断细胞分化。

另一方面,免疫荧光和共聚焦显微技术发现,在 APL 细胞,POD 结构被解体,代之以数百个微小的颗粒,这是由于 PML-RARα 和野生型 PML 形成异二聚体的缘故。前已述及,PML 功能的发挥有赖于其正常核定位。因此,POD 结构的破坏,导致 PML 在核内的正常定位发生改变,使其丧失抑制细胞生长和诱导细胞凋亡的功能。总之,日益增多的证据表明,PML/ PLZF-RARα 对 POD 结构及 RARα 信号传导的干扰是 APL 发病机制的重要分子基础。

二、诱导分化治疗恶性肿瘤的临床实践

(一)诱导分化治疗的发展历史

历经 40 多年的临床实践,除了外科手术和放疗外,细胞毒性化学药物治疗(化疗)已经成为肿瘤治疗的重要手段,并取得突破性进展。但是,大多数化疗药物的细胞毒效应缺乏细胞特异性,它们除了杀死肿瘤细胞外,也无选择性地杀伤正常细胞,特别是对于造血组织细胞的损伤常导致严重的并发症,如因血小板减少导致严重出血和因白细胞缺乏引起重症感染。此外,并非所有肿瘤对化疗都敏感,一些常见的实体瘤如食管癌、胃癌、肺癌、肝癌和卵巢癌的 5 年生存率都低于 50%。即使对化疗敏感的肿瘤,在缓解后也较易复发。

基于肿瘤分化异常在肿瘤发病学上占有重要地位,很早以前就有人提出了一个重要理论:肿瘤细胞的异常分化是否可以逆转?相应地,诱导分化是否可能成为肿瘤治疗的途径呢?这种与以往观念相反的理论曾引起争论。直至 1960 年 Pierce 等最早发现小鼠睾丸畸胎瘤细胞可自发地分化成良性或正常细胞,此争论才逐渐平息。1971 年,Friend 等报告小鼠红白血病细胞能被二甲基亚砜(DMSO)诱导分化。20 世纪 70 年代后期,Sachs 发现在某些能够抑制增殖和诱导分

化的物质作用下,鼠白血病细胞系的分化受阻有时是可逆的。因此,他最早提出了分化治疗(differentiation therapy)的概念。同时,Breitman 发现维 A 酸能够诱导 HL-60 和其他一些人源白血病细胞分化。随后,许多学者致力于诱导分化研究,并且所涉及的领域已从血液系统肿瘤扩展到实体瘤如畸胎瘤、神经母细胞瘤、黑色素细胞瘤、乳腺癌、结肠癌、鳞状细胞癌等。但是,大多数研究尚处于体外或动物实验阶段。直至 20 世纪 80 年代中期开始,上海血液学研究所开展的实验研究进入分化治疗的重要时期。他们发现 ATRA 和三尖杉能够诱导 HL-60 细胞分化。尤为重要地是,ATRA 也能有效地在体外诱导新鲜 APL 细胞分化。以这些研究为基础,他们提出使用 ATRA 治疗 APL 患者。应用 ATRA 治疗 APL 的首例临床实验是在一例五岁的女性患者中进行。她处于 APL 的危相时期,存在重症感染、高热和出血,并对化疗药物耐药。在极其失望下,她的父母建议医生放弃治疗。经其父母同意,口服 ATRA 被使用。在开始治疗 7 天后,患者出现明显的血液学和临床改善,并在随后的时间里获得完全缓解(complete remission,CR)。这一令人鼓舞的结果导致大规模的 ATRA 治疗。目前,ATRA 诱导分化治疗已经成为临床治疗 APL 的首选手段。这一重大发现不仅使诱导分化疗法治疗恶性肿瘤成为现实,而且也为针对肿瘤特异性标志分子为目标的"靶向"治疗提供了范例。

(二)诱导分化剂

近几十年来,各种诱导分化剂及其潜在的临床价值被广泛挖掘。这些诱导分化剂主要涉及如下几类。

1. 维 A 酸 由维生素 A(包括视黄醇、视黄醛、视黄酸)的 CH_2OH 被羧基取代后衍生而成。它由环已烯环、侧链和极性基团三部分组成。由于极性基团及侧链部分不同,维 A 酸包括多种同分异构体。其中,最重要的是 13- 顺式维 A 酸(13-CRA)、全反式维 A 酸(ATRA)和 9- 顺式维 A 酸(9-CRA)。

体外研究显示,维 A 酸的作用极其广泛:①对正常造血细胞而言,ATRA 和 13-CRA 可刺激爆发型红系集落形成单位(BFU-E)增殖。也有报道显示 13-CRA 和 1,25-(OH)$_2$ 维生素 D$_3$ 并不改

变混合集落形成单位(CFU-MIX)形成,但增加粒单集落形成单位(CFU-GM)和减少 BFU-E。我们的研究显示,ATRA 对 CFU-GM 有较强的促增殖作用,对巨核细胞集落形成单位(CFU-MK)也有促增殖的活性,而对 BFU-E 的促增殖活性较弱;② ATRA 以剂量依赖方式抑制肿瘤细胞如 MKN-28(高分化胃癌)和 SGC-7901(中度分化转移腺癌)的生长,并导致大量细胞积聚在 G_1/G_2 期和 G_2/M 期。此外,ATRA 也能降低这两株细胞移植于裸鼠的成功率和生长率;③三种维 A 酸均能诱导 HL-60 细胞向粒细胞分化、成熟,并抑制其克隆生长,诱导 NB4 和 U937 细胞向粒细胞和单核细胞分化。在诱导 APL 细胞分化方面,9-CRA 优于 ATRA,而 ATRA 优于 13-CRA,提示 9-CRA 的临床应用前景可能优于目前用于治疗 APL 的 ATRA,但这尚未在临床得到证实。此外,ATRA 与 IFN 有协同作用。ATRA 尚能诱导神经母细胞瘤细胞分化,使细胞停留在 G_1 期;④ ATRA 也能诱导 NB4 细胞和多发性骨髓瘤细胞凋亡。迄今为止,ATRA 主要用于治疗 APL,对个别 M2b、M5a 与慢性粒单细胞白血病也可能有效,但对其他类型白血病无效。此外,少数皮肤鳞状细胞癌以 13-CRA 治疗有效率可达 78%。对黑色素瘤的疗效,ATRA 效果可能优于 13-CRA。此外,有报道显示 13-CRA 可降低大鼠甲基硝脲所致的膀胱癌发生率。ATRA 和 13-CRA 在体外能诱导某些胚胎细胞瘤细胞分化,但临床上用于治疗睾丸癌无效。临床上试用 13-CRA[1mg/(kg•d)]合并 IFN-α(6×10^6U/d)治疗初发的宫颈鳞状细胞癌,可使 50% 患者肿块缩小 50% 以上。近年的研究发现,RA 在诱导肿瘤细胞分化过程中,也可能通过调变肿瘤干细胞的自我更新能力,从而使其转变为失去自我更新能力的祖细胞,而达到治疗的效果。

2. 细胞因子 随着研究工作的不断深入,目前已发现数十种细胞因子。其中,与肿瘤细胞分化有关和在治疗上起诱导分化作用的细胞因子主要有粒细胞集落刺激因子(G-CSF)、粒细胞单核细胞集落刺激因子(GM-CSF)、干扰素 α(IFN-α)、β 转化生长因子(TGF-β)与肿瘤坏死因子(TNF)等。

(1)G-CSF:正常组织与细胞在生理条件下不分泌 G-CSF,但在 TNF、IL-1、内毒素等诱导下可形成 G-CSF。它与 IL-3 协同促进 IL-3 依赖的前期造血祖细胞增殖。其主要作用是促进粒系细胞增殖分化成中性粒细胞,但对淋巴系细胞无效。目前临床上,G-CSF 主要用于各种原因引起的粒细胞减少,尤其是化疗后粒细胞减少,也用于 MDS 的治疗。在个别 APL 患者,与维 A 酸合用以增强诱导分化作用。

(2)GM-CSF:成纤维细胞在内毒素、佛波酯、干扰素、TNF、IL-2、补体、逆转录病毒作用下可形成 GM-CSF;T 细胞则可在植物凝集素、伴刀豆凝集素 A、钙离子载体、抗 CD3 抗体刺激下分泌 GM-CSF;巨噬细胞则在吞噬颗粒、细胞黏附时产生 GM-CSF。在培养体系中,可见 GM-CSF 促进粒细胞和巨噬细胞集落形成。GM-CSF 尚可增强维 A 酸诱导 APL 细胞分化,并且与其他细胞因子合用,可以增强促增殖、诱导分化的作用。目前,临床上应用 GM-CSF 具有升高白细胞的作用,将其单独或与 IL-3 合用治疗再生障碍性贫血,单独应用治疗 MDS。

(3)IFN-α:IFN 分为两型,I 型包括 IFN-α 与 IFN-β,II 型为 IFN-γ。其中,对 IFN-α 的抗肿瘤与诱导分化作用研究较多,并且已应用于某些肿瘤的治疗。IFN-α 是由病毒、外源细胞、肿瘤细胞、B 细胞丝裂原等因素的刺激下,由 B 细胞、T 细胞和巨噬细胞等分泌的。它有 15~20 个亚型,人体主要为 αA 和 αD 两类。除了抑制病毒作用外,IFN-α 还可抑制造血细胞如造血祖细胞、B 淋巴细胞的增殖,并且在某些条件下,可促进造血祖细胞分化。此外,它也可诱导某些肿瘤细胞如黑色素瘤细胞分化并抑制其增殖。DMSO、丁酸钠、六亚甲基双乙酰胺(HMBA)、苯醋酸以及 IFN-γ 可促进 IFN-α 对肿瘤细胞抑制生长、促进分化的作用。IFN-α 不仅作用于肿瘤细胞,它也抑制正常细胞如内皮细胞、平滑肌细胞和成纤维细胞增殖,其机制可能与诱导 2′, 5′-寡腺苷酸合成酶形成、拮抗血管生长因子有关。

目前,IFN-α 已成为治疗毛细胞白血病的首选药物。对于早期慢性粒细胞性白血病,IFN-α 也有一定疗效。它还可用于多发性骨髓瘤的治疗,并且不论是否用过化疗,均能提高效率。对淋巴瘤、原发性骨髓纤维化、慢性淋巴细胞白血病,IFN-α 也有应用指征。对于其他系统肿瘤如肾细胞癌、结肠癌、黑色素瘤、皮肤鳞癌等也有一定疗效。

（4）TGF-β：血小板、肾脏及脾脏等正常组织和细胞中都有 TGF-β，并且浓度较高。有些肿瘤细胞也能自分泌 TGF-β。TGF-β 至少有 5 种异构体。其中，TGF-β1 与 TGF-β 2 生物活性相同。类固醇激素（雌激素）、他莫昔芬、维 A 酸、表皮生长因子、神经生长因子、某些癌基因如 *Ras*、*Fos*、*Src* 等、淋巴细胞活化因子（如伴刀豆凝集素 A、植物凝集素等）、甲状旁腺素、1,25-(OH)$_2$ 维生素 D$_3$、IL-1、佛波酯可诱导细胞合成并分泌 TGF-β。地塞米松、成纤维生长因子、滤泡刺激素可抑制其合成。维 A 酸诱导 TGF-β2、β3，但抑制 TGF-β1 合成。钙诱导 TGF-β2，但抑制 TGF-β1 合成。

TGF-β 对大多数效应细胞的生长和 / 或分化具有抑制作用，但促进成纤维细胞增殖和刺激肌细胞有丝分裂。对肿瘤细胞的效应不一，某些肿瘤细胞对 TGF-β 反应与其相应的正常细胞相似，对白血病细胞无抑制作用，而对某些癌细胞则有促生长活性。体外实验显示，TGF-β 能够促进其他诱导分化剂的作用，如 TGF-β 可加强 1,25-(OH)$_2$ 维生素 D$_3$ 诱导人类白血病细胞向单核细胞分化，TGF-β 与丝裂原共同作用可诱导大鼠骨骼肌纤维细胞分化，但是目前未曾报道以 TGF-β1 作为诱导分化剂治疗肿瘤。

（5）TNF：体外实验显示 TNF 可作用于多种细胞，如内皮细胞、造血祖细胞、B 淋巴细胞等，对肿瘤细胞可选择性溶解与抑制，仅对骨髓瘤细胞具有促增殖，促自分泌生长因子的作用。TNF 对单核细胞、原粒细胞和直肠癌细胞有诱导分化作用。此外，动物实验证实以 TNF 胸腔注射可促进转移性胃癌、乳腺癌所致的胸腔积液完全或大部分吸收。

3. 抗肿瘤药物　近十年来，许多学者发现一些化疗药物在一定剂量下对肿瘤细胞的作用不是细胞毒效应，而是诱导分化。其中，最早在体外实验中发现阿糖胞苷（Ara-C）可诱导 HL-60 细胞向单核细胞系分化，随后的临床研究也显示小剂量 Ara-C 通过诱导分化治疗急性非淋巴细胞白血病。Ara-C 的衍生物 2′- 氟阿糖胞苷（FAC）及 2′-氟 -2′ 甲基阿糖胞苷（FMAC）对 HL-60 细胞也有明显的诱导分化作用，且较 Ara-c 强。某些抗肿瘤抗生素如放线菌素 D、阿克拉霉素、阿霉素、丝裂霉素 C 等也具有诱导分化作用，其中以阿霉素和阿克拉霉素的作用谱最广。阿霉素与阿克拉霉素序贯疗法对人类红白血病有诱导分化作用；阿克拉霉素可诱导慢性粒细胞白血病细胞系 K562 细胞分化；临床上阿克拉霉素用于急性非淋巴细胞白血病及头颈部肿瘤的诱导分化治疗。小剂量三尖杉酯碱作为诱导分化剂治疗恶性血液病。它与 ATRA 联合应用可治疗 APL，与阿糖胞苷联合应用治疗急性非淋巴细胞白血病。

4. 近年来发现的诱导分化剂　除了上述提及的维 A 酸之外，丁酸钠（sodium butyrate）、cAMP、DNA 去甲基化制剂、氧化应激诱导剂、维生素 D$_3$ 等都可诱导 AML 细胞系 HL60 向终末期分化。维生素 D$_3$ 不仅在体内维持正常的单核细胞分化中发挥重要作用，而且可促进 AML 原代细胞的分化，减缓 AML 发展进程。ROS 在正常的干细胞分化和发育中发挥关键作用，中等程度的上调 ROS 水平可激活多个信号通路（NF-κB，PTEN-AKT），从而促使正常或白血病干细胞的分化。丁酸钠作为组蛋白去乙酰化酶抑制剂（HDACI）诱导 AML 细胞在体内和体外环境下发生分化，但其诱导分化效应并未获得长期的临床抗白血病效果。此外，DNA 甲基化调节物胞嘧啶类似物阿扎胞苷（azacytidine），也对 AML 患者的状况有所改善，但是并不能诱导有突变的前白血病克隆细胞分化，所以其临床效果不如预期。据报道，异柠檬酸脱氢酶（isocitrate dehydrogenase，IDH）在脑胶质瘤、黑色素瘤、甲状腺癌、软骨肉瘤和 AML 患者的体细胞中存在突变，有意思的是，这些突变位点都位于 IDH1 或 IDH2 的催化口袋的精氨酸残基，这种改变赋予 IDH 具备了新的活性，即催化 α-酮戊二酸（α-kg）成为 2- 羟基戊二酸（2-hg），高浓度的 2-hg，被称为"肿瘤代谢产物"，能抑制 α-kg 依赖的双加氧酶，包括组蛋白和 DNA 的去甲基化酶，后两者是参与调控细胞表观遗传状态的主要分子。随后的研究显示，特异性靶向 IDH1（AGI-5198）的小分子被发现可诱导胶质细胞分化相关基因的表达，并促进 IDH1 突变的星形胶质细胞分化，同时抑制 IDH1 突变的细胞生长，对野生型细胞生长无明显作用。之后 IDH2 的选择性小分子（AGI-6780）也被开发出来，AGI-6780

在体外能诱导 TF-1 红白血病细胞和原代 AML 细胞的分化。更为重要的是，前期临床研究报道显示，这些抑制剂在 AML 患者中具有较好的耐受性、副作用小、反应性好的特点，提示靶向突变 IDH1 或 IDH2 的抑制剂可以作为肿瘤分化诱导剂，具有潜在广阔的临床应用前景。

（三）分化治疗的成功范例—全反式维 A 酸治疗 APL

APL 是 AML 中病情十分凶险的一种类型。患者出血倾向严重，常常并发弥散性血管内凝血（DIC），并因颅内出血而死亡。因此，患者的早期死亡率较高。自 20 世纪 70 年代以来，国内外以三尖杉酯碱与柔红霉素治疗 APL 并未获得明显效果，这除了大剂量化疗造成严重骨髓抑制外，一个重要原因是化疗药物常常促进 APL 细胞释放促凝物质，加重 APL 患者的出血倾向。

由前所述，自 20 世纪 80 年代中期，我国学者在国际上率先开展的 ATRA 治疗 APL 的研究工作为 APL 带来了新的希望。临床实践显示，与常规化疗药物比较，ATRA 治疗 APL 显示明显的优越性：其一，完全缓解率（CR 率）高。上海血液学研究所在 1987 年首次报告接受 ATRA 治疗的 6 例 APL 患者全部取得完全缓解。1988 年报告经 ATRA 治疗的 24 例 APL 患者（5 例曾用化疗无效，3 例化疗缓解后复发，19 例为初治患者）中，除 1 例无效外，其余 23 例获得 CR。1990 年进一步对 90 例 APL 患者治疗效果进行分析，发现用 ATRA 单独治疗的 76 例中，67 例达到 CR（88.2%），与化疗合用的 14 例中，10 例达 CR（71.4%）。1991 年起大组的临床研究显示，ATRA 配合合理化疗治疗 APL，完全缓解率可达 85%～94%（表 8-1）。其二，明显改善 APL 患者的出血症状。患者常常在接受 ATRA 治疗后三天内，出血症状消失；其三，无骨髓抑制等严重毒副作用。

在 APL 细胞，PML-RARα 的存在导致 POD 结构被破坏，表现为核内数百个细小的颗粒。ATRA 可在 12 小时内降解 PML-RARα 蛋白，使 PML 在亚细胞的定位恢复正常。于是，被 PML-RARα "扣押" 的 RXR 与 PML 从异二聚体中释放，最终发挥它们的正常功能，使细胞得以分化。因此，有人提出 ATRA 治疗 APL 是以肿瘤致病基因为靶点的 "靶向" 治疗的典型例子。

表 8-1 1991 年以来用 ATRA 治疗 APL 的完全缓解率

年份	作者	方案	病例数	CR 率 /%
1991	陈子吉等	ATRA	50	94
1992	中国 APL 研究协作组	ATRA	544	85
1993	上海 APL 研究协作组	ATRA	91	81.3
		ATRA + 化疗	16	75
1993	Fenanx 等	ATRA	54	91
1994	Warrell 等	ATRA	79	86
1995	Kanamarn 等	ATRA + 化疗	109	89
1995	Tollman 等	ATRA	164	67

几乎所有伴有 t（15;17）易位的 APL 病例都呈现对 ATRA 的反应性。由于 PML 基因断裂点的不同，*PML-RARα* 融合基因存在两种长度不同的转录本，即长型（L 型）和短型（S 型）。其中，表达 L 型的 APL 患者的缓解期长于表达 S 型的患者。另一方面，临床上表达 PLZF-RARα 的 APL 细胞对 ATRA 反应很差，提示 RARα、PML-RARα、PLZF-RARα 的转录功能对 ATRA 浓度的依赖性不同，依次为 PLZF-RARα > PML-RARα > RARα。由于三者具有相似的 RA 结合能力，推测造成这一差别的原因可能和它们与辅助抑制因子的结合特性不同有关。研究发现，生理浓度（10^{-9}～10^{-8}mol/L）的 ATRA 使 RARα 结合的 NcoR 解离，但不影响 PML-RARα/NcoR 复合物的稳定性。药理浓度（10^{-7}～$2×10^{-5}$mol/L）的 RA 使 PML-RARα/NcoR 完全解离，但即使在最高浓度（$2×10^{-5}$mol/L）RA 作用下，仍有 30% PLZF-RARα/NcoR 复合物存在。尤其有趣的是，与 PML 不同，PLZF 能直接与 NcoR 形成复合物。PLZF-RARα 存在两个 NcoR 结合位点，它们分别位于 PLZF 和 RARα 上，而 PML-RARα 中，仅一个位于 RARα 上。结构上，RARα 上的 NcoR 结合位点位于 E 区 N- 末端，称为 CoR-Box；PLZF 上的 CoR-Box 位于 N- 末端 BTB/POZ 区，而 NcoR 上 2 158～2 239 位氨基酸序列最有利于结合 PLZF。

第二节 细胞凋亡的发生和调节机制

与细胞生长一样，细胞死亡也是一个 "永恒" 的研究主题。早在 1858 年，Virchow 提出细胞死亡在动脉瘤中的重要性，并将它简单地定义分类为细胞退化（degeneration）、坏疽（mortification）、坏死（necrosis）和渐进性坏死（necrobiosis），包括软化（softening）。其中，渐进性坏死是生命的自然磨损和破坏，它与坏死、坏疽完全不同。直到1972 年，Kerr 等人首次提出了细胞程序性死亡（programmed cell death）的概念，把它命名为细胞凋亡（apoptosis），他们认为细胞凋亡是一种可以被调控的细胞清除方式，它是一种主动的程序化发生的现象。

随着技术的进步和研究的深入，人们对细胞死亡有了越来越深刻的认识。长期以来，人们对细胞死亡方式的界定主要基于细胞的形态学改变。根据细胞的形态学改变，细胞死亡主要包括以下几种主要方式：细胞凋亡，细胞自噬（autophagy），细胞坏死和细胞角质化（cornification）等。值得注意的是，具有类似形态学特征的死亡细胞，其内在的生物化学和免疫学特征可能显著不同。因此，细胞死亡命名委员会（Nomenclature Committee on Cell Death，NCCD）于 2012 年提出基于可测定的生物化学特征将细胞死亡分为外源性细胞凋亡，胱天蛋白酶（caspase）依赖和非依赖的内源性细胞凋亡，调节性细胞坏死，自噬性细胞死亡和有丝分裂灾变（mitotic catastrophe）等几种主要类型，并延续至今。此外，还有一些非典型的细胞死亡方式如 anoikis、excitotoxicity、entosis、wallerian degeneration、paraptosis 等。近些年来，越来越多的新的细胞死亡方式得以发现，包括 necroptosis、parthanatos、pyroptosis、ferroptosis 等。其中，细胞凋亡是最先被发现，对其认识和研究也是相对较为深入的一种细胞死亡方式。

一、细胞凋亡的基本特征

（一）细胞凋亡的形态学特征

细胞凋亡是指在特定时空中发生的、受机体严密调控的细胞"自杀"现象。目前认为，细胞凋亡包括多种类型，如外源性细胞凋亡、半胱氨酸蛋白酶依赖和非依赖的内源性细胞凋亡，后者也称为线粒体途径的细胞凋亡等。细胞凋亡的生物学意义极其广泛，它几乎涉及到胚胎发育、形态发生、细胞稳态及免疫防御机制等诸多方面。相

应地，细胞凋亡的异常（增多或减少）常常引起多种疾病如自身免疫性疾病、神经退行性疾病、恶性肿瘤等的发生。

细胞发生凋亡时可出现特征性的形态学改变。典型的凋亡细胞往往以胞质空泡开始，后者与胞膜融合，导致膜发泡（blebbing）。随后，空泡自细胞内排出，引起水分丧失、细胞容积减少、细胞密度增加和细胞固缩。与此同时，细胞膜和核膜保持完整，线粒体发生超浓缩和染色质进行性固缩，并向核周"崩溃"形成一个或多个块状结构、"致密球体"或向外"发芽"形成葡萄串样小球体。有时，染色质也向核一侧固缩呈半月形。在细胞凋亡末期，碎裂的核片段由一薄层胞质包被，形成所谓的凋亡小体（apoptotic body）。后者被邻近组织细胞，主要是巨噬细胞清除。因此，细胞凋亡不会导致周围组织损伤和炎症反应，这对于组织自稳态的维持非常重要。

虽然在形态学上细胞凋亡明显不同于细胞坏死。但是，在大多数体外培养体系中，凋亡细胞最终将和坏死细胞一样，发生细胞膜的损伤和肿胀、裂解。因此，应用体外培养细胞研究细胞凋亡的发生机制时，严格区分这种继发性坏死（secondary necrosis）和真正意义上的细胞坏死是非常重要的。

（二）凋亡的生物化学特征

1. **非随机性 DNA 降解**　凋亡细胞的基因组 DNA 常常首先被剪切为 200～300kb 和 300～500kb 的片段（"结构域式"剪切），再进一步降解产生大小相当于核小体（160～200bp）的倍数的寡核小体片段（"裂解/梯子式"剪切）。因此，在琼脂糖凝胶电泳图谱上凋亡细胞表现为特征性的"梯子"样外观，而坏死细胞则因 DNA 的随机降解表现为涂片样外观。这种梯状 DNA（DNA ladder）现象常常被看作是细胞凋亡的重要生物化学标志。但是，并不是所有表现凋亡形态学特征的细胞都呈现这种梯子样外观。因此，缺乏梯状 DNA 并不能排除细胞凋亡的存在。

原位末端标记（*in situ* end labeling，ISEL）技术是定量凋亡细胞的有效方法，被广泛应用于完整细胞的 DNA 降解的检测。ISEL 技术是根据 DNA 聚合酶能够填补双链 DNA 中单链的缺失部分的基本原理，应用标记的三磷酸核苷酸形

成新的 DNA。三磷酸核苷酸的标记方法有多种，如放射性核素、生物素和荧光素等。其中，最常用的是荧光素 FITC。虽然在理论上对这种方法的特异性尚有争议，但由于操作简便，并且可大量应用于回顾性研究，从而成为目前较为流行的一类细胞凋亡评判方法。例如末端 DNA 转移酶 dUTP 缺口末端标记法（TUNEL），广泛应用于凋亡细胞的检测。

此外，实验证明凋亡细胞在固定和清洗时，降解的小分子量 DNA 外漏，导致细胞内 DNA 含量减少。因此，应用 DNA 特异荧光染料（如 PI、DAPI、Hoechst）染色后，在流式细胞仪（flow cytometry，FCM）进行的细胞周期分析中，凋亡细胞常常以亚二倍体形式出现。该亚二倍体细胞群被称为亚 G_1 期（sub-G_1）细胞。它的出现被认为是细胞凋亡的重要标志。

2. 细胞膜磷脂酰丝氨酸外翻　正常细胞膜的脂类分布不对称。胆碱类磷脂如磷脂酰胆碱、鞘磷脂大多分布在膜外侧，而氨基类磷脂如磷脂酰丝氨酸（phosphatidylsersine，PS）和磷脂酰乙醇胺则多分布在膜内侧。在凋亡细胞，位于细胞膜内侧 PS 常常转向外侧。这种 PS 外翻现象是早期凋亡细胞的重要特征之一。根据 Ca^{2+} 依赖的磷脂结合蛋白 annexin V 能高亲和结合 PS 的原理，annexin V 被当作检测细胞膜表面 PS 的敏感探针，用于凋亡细胞的检测。虽然坏死细胞的细胞膜亦丧失其完整性，可能出现 PS 外翻，但如同时使用膜非通透性 DNA 染料如碘化丙啶（propidium iodide，PI）则能从 annexin V 染色细胞中将凋亡和坏死细胞区别开来。但是，也有研究显示自噬无能的细胞发生凋亡时不伴有 PS 外翻，而 necroptosis 或 pyroptosis 也可能出现 PS 外翻。

3. 保持充足的能量代谢直至细胞凋亡末期　细胞凋亡的发生要求 ATP 的参与。有人提出细胞内 ATP 水平是决定细胞死亡形式的重要决定因素。例如，在 ATP 存在时，钙亲和剂诱导细胞凋亡。反之，则诱导细胞坏死。在预先耗竭 ATP 的情况下，凋亡诱导剂 staurosporine 和 Fas 配体诱导的 T 细胞死亡形式也由凋亡转向坏死。

4. 胱天蛋白酶（caspase）的活化　在胱天蛋白酶依赖的细胞凋亡过程中，胱天蛋白酶的活化是细胞凋亡的重要特征（如下所述）。

二、细胞凋亡的发生和基本调控机制

细胞凋亡的发生发展过程可划分为诱导、效应和降解三个时期。其中，诱导期的特点和持续时间长短不一，它由特定的凋亡诱导信号所决定。在效应期，活化的"中央处理器"（central executioner），即杀死细胞和导致细胞"不可逆性"死亡的执行者，"宣判"细胞迅速进入降解期。凋亡细胞的特征性形态学和生物化学改变则主要出现于降解期细胞。在这一系列过程中，细胞凋亡究竟是如何激活的，哪些事件充当细胞凋亡的"中央处理器"等无疑是相当复杂的问题，而对于这些问题的回答则关系到对细胞凋亡在发育、稳态和疾病中的作用的了解和凋亡在治疗性干预中的应用。

（一）Caspase 通过裂解特异性底物调节细胞凋亡

1. Caspase 的结构和活性特点　Caspase 的研究最初起源于秀丽隐杆线虫（caenorhabditis elegans）程序化死亡的研究。线虫在发育过程中，有 131 个细胞在特定的时空内以凋亡而终结。这些细胞的凋亡至少受 14 个基因的调节。其中 Ced3 和 Ced4 是凋亡活化基因，Ced9 是凋亡抑制基因。1993 年，袁均英等发现哺乳类细胞中存在 Ced3 的同源物——白细胞介素 -1β 转换酶（interleukin-1β-converting enzyme，ICE）。ICE 同源物是含有组氨酸和丝氨酸基序为中心的蛋白酶。在大鼠成纤维细胞中过量表达 ICE 和 Ced3 都会引起细胞凋亡，表明了 ICE 和 Ced3 在结构和功能上的相似性。随后，许多实验室开始识别研究 ICE/Ced-3 样蛋白。随着该家族蛋白发现的不断增多，ICE/Ced-3 家族成员统一命名为 Caspase（cysteinyl aspartate specific proteinase），而对其家族成员，则按发现先后顺序，在 Caspase 后以阿拉伯数字表示。

Caspase 家族成员拥有相似的氨基酸序列、结构和底物特异性。它们最初都以 30～50kD 的蛋白前体或酶原（procaspase）形式表达，包括氨基端的原结构域（prodomain）、大亚单位（～20kD）和小亚单位（～10kD）。酶原活化时，除了将氨基端的原结构域切除外，也在两个亚基连接区的天冬氨酸位点进行剪切，产生由两个亚基组成的异二聚体，两个异二聚体再以相对的方式聚合成活性四聚体(p20/p10)₂。它包含两个独立行使功能的催化位点，能提供与底物结合及催化所需的氨基酸。Caspase 酶原的活化方式有三种：即自活化(auto-activation，即酶原及中间活性酶自我催化)、反式活化(trans-activation，即其他 Caspase 家族蛋白酶的催化作用)和非 Caspase 蛋白酶如细胞毒性 T 细胞的颗粒酶 B 的活化等。

迄今为止，至少有 14 种哺乳动物的 Caspase 已被鉴定。目前将 Caspase 家族成员归类为参与细胞凋亡起始的(如 Caspase-2、-8、-9、-10)、参与细胞凋亡执行的(如 Caspase-3、-6、-7)和辅助促炎症反应的 Caspase(如 Caspase-1、-4、-5、-11 和 -12)。

2. **Caspases 的作用底物**　Caspase 属于半胱氨酸蛋白酶，它具有严格的底物特异性，即特异地剪切天冬氨酸残基后的肽键。但是，其有效的酶解至少需要 N 端的 4 个氨基酸识别切割位点。Caspases 优先识别的四肽序列各不相同，主要以四肽序列 DEVD、(I/L/V)EXD 为特异性底物，这也是造成它们的功能差异的重要基础。

对于 Caspases 诱导凋亡的机制认识在很大程度上取决于对其作用底物的发掘。近二十年来，大量 Caspases 底物被发现，如聚(ADP-核糖)多聚酶[poly(ADP-ribose)polymerase，PARP]、U1 相关的 70kD 蛋白、DNA 依赖的蛋白激酶(DNA-PK)、IκB-α、蛋白激酶 C、δ 和 θ、Rb 蛋白、Ras-GTP 酶活化蛋白、MEKK-1、Cbl、Raf-1、Akt-1 和 Fak(focal adhesion kinase)等。本课题组应用蛋白质组学技术，也发现数个 Caspases 底物，如 ANP32B、PU1、AML1-ETO 等。对于这些底物的认识，提示 caspases 至少通过如下几种机制参与凋亡过程中的细胞变化。

(1) 灭活细胞凋亡抑制蛋白：Caspase 活化的 DNA 酶(caspase activated deoxyribonuclease，CAD)是一种由 343 个氨基酸残基组成 DNA 酶。在非凋亡细胞，CAD 和其分子伴侣 CAD 抑制物(inhibitor of CAD，ICAD)结合形成无活性复合物。细胞凋亡时，Caspase 剪切 ICAD，并致其失活。于是，CAD 游离并进入细胞核内降解 DNA。

(2) 以结构蛋白为靶子，导致细胞结构的解体：一个代表性的例子是核板(nuclear lamina)的解体。核板是衬托于核内膜表面的坚固结构，与染色质的组织密切相关。它由核纤层蛋白(lamin)的头尾多聚体组成。细胞凋亡过程中，caspase 在单一位点剪切核纤层蛋白，导致核板塌陷和染色质浓缩。Caspase 剪切的结构蛋白还有肌动蛋白、α-fodrin、Rabaptin-5、gelsolin、Fak 和核分裂相关蛋白(nuclear mitotic associated protein，NuMA)等。

(3) 以效应蛋白为靶子，导致其调节和效应结构域的解体：Caspase 可能作用于 DNA 修复(如 DNA-PKcs)，mRNA 拼接(如 U1-70K)和 DNA 复制(如复制因子 C)相关蛋白，使其活性丧失或失调。一个典型的例子 PARP 的剪切。已知 PARP 与 DNA 修复、基因完整性监护有关。当 DNA 损伤时，PARP 将 NAD⁺ 的 ADP 转移到与 DNA 修复相关酶，进而提高其催化效率。在细胞凋亡启动时，PARP 被剪切，导致其氨基端的两个结合 DNA 的锌指结构与羧基端的催化结构域分离，进而丧失其正常功能。

此外，Caspase 也可剪切几种激酶并使之活化，如 p21 活化激酶(p21-activated kinase，PAK)家族中的 PAK2、Ste20 相关的激酶 MST1 和 SLK 等。这些激酶的活化可能参与细胞凋亡中发生的膜重建和发泡等过程。

总之，犹如计划周密和指挥有力的军事行动一样，Caspase 是细胞凋亡的指挥中枢之一。它们通过切断与周围细胞的联络、重组细胞骨架、关掉 DNA 复制和修复、破坏 DNA 和核结构、诱导细胞显示吞噬和整合为凋亡小体的信号等，在细胞凋亡过程中起着重要作用。

3. **Caspase 抑制蛋白**　Caspase 抑制蛋白能有效地抑制 Caspase 的活性，阻止细胞凋亡。目前 Caspase 抑制蛋白主要有两大类：一类是内源性的天然肽类抑制剂，能防止 Caspase 酶原偶然被激活而对正常细胞造成损伤。这类蛋白分子能抑制多种 Caspase 的活性，但缺乏特异性；另一类是人工合成的多肽抑制剂，它们针对不同 Caspase 的底物结合区，能特异性地抑制相应的 Caspase。这些 Caspase 抑制蛋白的发现及研制将对攻克凋亡相关疾病起重要作用。

(二)细胞凋亡的死亡受体途径

死亡受体(death receptor)属于肿瘤坏死因子受体(tumor necrosis factor receptor，TNFR)超家族。目前已知的死亡受体有 TNFR1(DR1、CD120a、 p55 或 p60)、Fas(APO-1、DR2 或 CD95)、TRAILR1(APO-2 或 DR4)、TRAILR2(DR5、KILLER 或 TRICK2)、DR3(Wsl-1、APO-3、TRAMP 或 LARD)、DR6,ectodysplasin A_2 体(EDA_2R)和神经生长因子受体(nerve growth factor receptor,NGFR)等。这些受体除了具有相似的、富集半胱氨酸的胞外结构域外,还含有一段特征性的胞质结构域,称为死亡结构域(death domain,DD)。DD 由 60~80 个氨基酸组成,对于传导凋亡信号至关重要。通过与相应的死亡配体结合,死亡受体被激活。天然存在的死亡受体的配体属于肿瘤坏死因子(tumor necrosis factor,TNF)家族,包括 FasL、TNFα、TRAIL、TWEAK、TL1A 和 NGF 等。

当死亡受体 Fas、TRAILR1 或 TRAILR2 与相应的配体(FasL 或 TRAIL)结合后,能够发生寡聚化或形成三聚体,随后发生构象改变的死亡受体复合物与接头蛋白 FADD(Fas-associated death domain)结合。FADD 含有两个重要结构域,DD 和 DED(death effector domain),除了可以通过 DD 和 Fas 的 DD 结合外,还可以通过 DED 与 procaspase-8/10 的 DED 相互作用。这种由死亡受体、FADD、procaspase-8 或 procaspase-10,以及 c-FLIP 组成的复合物称为死亡诱导信号复合体(death-inducing signaling complex,DISC),它们常常在受体交联后几秒钟内就可以形成。c-FLIP 通过促进 Caspase-8 的寡聚化方式改变而影响其活化,活化的 Caspase-8 释放进入胞质,进一步激活效应 caspases,包括最重要的凋亡执行蛋白 Caspase-3。

根据细胞系的不同,Fas 下游的信号传导路径可以分为两种类型。在 I 型细胞中(如胸腺细胞),由于形成了大量的 DISC,造成足量 procaspase-8 活化,因而能够直接引起 Caspase-3 快速活化。在 II 型细胞中(肝细胞与成纤维细胞),由于只有少量 DISC 形成和少量 procaspase-8 活化,必须借助线粒体将凋亡信号放大。在此过程中,少量活化的 Caspase-8 剪切 Bid(BH3 interacting domain death agonist)蛋白使其产生活化片段,活化的 Bid 蛋白定位到线粒体引起线粒体的膜电位崩塌,导致促凋亡因子的释放,引起下游一系列的级联放大反应。

TRAILR1 和 TRAILR2 特异性结合的配体是 TRAIL。TRAIL 同时也可以结合 DcR(decoy receptor)1。DcR1 不含有 DD,因此不能形成传导信号的复合体。它可以竞争结合 TRAIL,从而抑制 TRAILR1 或 TRAILR2 信号通路的激活。DcR1 只表达于正常组织,肿瘤组织细胞不表达,所以在 TRAIL 诱导的细胞凋亡中正常细胞并不受损伤。TRAIL 及其受体 DcR1 的发现,为今后肿瘤治疗的发展开辟了一个新的方向。

不同于 Fas、TRAILR1 和 TRAILR2,TNFR1 激活后会引起两种复合体的形成。复合体 I 形成于细胞膜,由结合了 TNF 的 TNFR1 募集形成 TRADD(TNFR-associated death domain protein),TRADD 募集含有 DD 的 RIP 激酶 1(receptor-interacting protein kinase 1,RIPK1),RIPK1 又进一步募集 TRAF2(TNFR-associated factor 2)和 / 或 TRAF5 组成。复合体 I 能够激活 NF-kB、JNK 和 p38 信号通路,引起炎症反应和促细胞存活的转录活动。另一方面,复合体 I 形成之后,TRADD 和 RIPK1 由于发生了翻译后修饰,从复合体 I 解离进入胞质。在胞质中,它们募集 FADD 和 procaspase-8 形成复合体 II,也称为 traddosome。procaspase-8 在复合体 II 中被活化并启动下游凋亡信号的传导。在这个过程中,细胞是生存还是死亡,取决于复合体 II 形成的效率,Caspase-8 活化的程度。

(三)细胞凋亡的线粒体途径

直到 20 世纪 90 年代中期,线粒体在凋亡中的关键性作用才由于无细胞系统(cell-free system)的应用而得到确认。该系统可以独立分析细胞质和细胞核在细胞凋亡中的作用。应用该系统,Newmeyer 等发现 DNA 的裂解依赖线粒体的存在。Liu 等报告在 ATP 存在时,Caspases 的活化依赖细胞色素 C(cytoC)自线粒体释放。这两大发现首先揭示了线粒体在细胞凋亡中的重要性。随后的研究显示,线粒体外膜的通透化(mitochondrial outer membrane permeabilization,MOMP)和随之而来的线粒体内膜可溶性蛋白的释放是线粒体凋亡通路中的关键环节和特征性事件。

1. 细胞凋亡过程中 MOMP 多种凋亡刺激如生长因子的撤除、DNA 损伤、热休克、化疗药物的应用等都可活化线粒体途径。由这些刺激产生的信号最终造成 MOMP 和线粒体内膜可溶性蛋白的释放。是否发生 MOMP 是决定细胞"生"与"死"的关键。Bcl-2 家族蛋白参与了 MOMP 的形成。Bcl2 家族包括 3 个亚家族，分别是参与调节凋亡活性的 BH3-only 蛋白（Bim，Bid，Puma，Noxa，Hrk，Bmf 和 Bad）、促凋亡效应分子（Bax 和 Bak）以及抗凋亡家族蛋白（Bcl-2、Bcl-xL、Bcl-w、Mcl1、A1 和 Bcl-B）。BH3-only 蛋白是指在结构上均具有 Bcl-2 同源（Bcl-2 homology，BH）的结构域 BH3 的一组蛋白质。在正常细胞中，Bax/Bak 的作用受到抗凋亡 Bcl-2 家族蛋白的制约，而在凋亡诱导信号刺激后，BH3-only 蛋白受转录或转录后水平的调控表达上调，活化的 BH3-only 蛋白作用于 Bax/Bak，使得 Bax/Bak 蛋白发生空间构象改变易于发生同源寡聚化，从而形成 MOMP。Bcl-2 抗凋亡作用主要通过两种方式实现，其一，抗凋亡蛋白与 BH3-only 蛋白相互作用，从而抑制后者与 Bax/Bak 的相互作用；其二，抗凋亡蛋白与单体活性形式的 Bax/Bak 结合，暴露其 BH3 结构域，从而阻滞 Bax/Bak 的同源寡聚化和 MOMP 形成，抑制凋亡的发生。BH3-only 蛋白家族包括可直接激活 Bax/Bak 的寡聚化和 MOMP 形成的活化因子 BIM 和 BID（两者又称为 BH3-only activators），以及与抗凋亡蛋白存在相互作用，而间接参与调控凋亡效应的敏感因子 PUMA、NOXA、BAD、HRK、BMF 和 BIK（又称为 BH3-only sensitizers）。除了 Bcl-2 家族外，还存在其他调节 MOMP 的机制，如线粒体膜通透转运孔（mitochondrial membrane permeability transition pore，MMP）的开放、压依赖性阳离子通道（VDAC）的开放、神经酰胺通道的开放等。以 MMP 通道为例，该通道包括定位于线粒体内外膜之间的一组蛋白复合体，至少包括外膜的电压依赖性阳离子通道、内膜的腺嘌呤核苷酸转位酶（ANT）以及分别与 VDAC 和 ANT 相关的位于外膜和内膜的 PBR（peripheral benzodiazepine receptor）和亲环素 D（cyclophilin D）等，负责线粒体膜内外的物质运输。实验发现，大多数凋亡诱导剂如还原性谷胱甘肽（GSH）耗竭剂、活性氧（ROS）等引起各种类型细胞发生凋亡时都伴随 MMP 的开放。另一方面，MMP 的开放所产生的后果几乎都具致死性，如呼吸链脱偶联、GSH 耗竭、ROS 产生、基质 Ca^{2+} 外流和线粒体膜间蛋白的释放等。这些因素又可进一步导致 MMP 的开放。因此，MMP 具有自我放大效应，很可能是一种"全或无"的开关。

2. MOMP 导致 caspases 活化　MOMP 导致线粒体膜间隙中的可溶性蛋白扩散到细胞质，并在此处与胞质蛋白相互作用，导致 Caspases 活化。其中，研究最深入的是 cytoC。cytoC 在细胞核内编码，其前体分子被转运到线粒体膜间隙，与血红素基团结合而变成成熟的 cytoC。在 ATP 的参与下，扩散至细胞质中的 cytoC 结合并活化胞质蛋白 Apaf-1。后者存在一个 Caspase 结合结构域（caspase recruitment domain，CARD）、一个核苷酸结合域和多个 WD-40 重复序列。Apaf-1 单独结合 ATP/dATP 的能力较差，但与 cytoC 的结合后该能力则大大增强。ATP/dATP 结合到 Apaf-1/cytoC 复合物，并触发它们形成寡聚体。于是，Apaf-1 的 CARD 结构域暴露并结合多个 Caspase-9 前体的原结构域，从而导致 Caspase-9 的自身剪切和活化。CytoC、Apaf-1 和 Caspase-9 前体组成的全酶（holoenzyme）复合物称为"凋亡体"（apoptosome）。活化的 Caspase-9 作为上游 Caspase 进一步诱导下游 Caspase 的活化，进而引起细胞凋亡。

除 cytoC 之外，其他一些线粒体释放蛋白也可以促进 caspases 活化。例如，由于 MOMP 而释放的 Smac（也称为 DIABLO）和 Omi（也称为 HtrA2）蛋白质能够拮抗 XIAP 的活性，促进 Caspases 的活化。在 Smac 和 Omi 分子中，N 端被称为 AVPI 基序的序列负责抑制 XIAP。Smac 和 Omi 是核编码蛋白，只有当它们移位到线粒体膜间隙中并通过蛋白水解作用去除线粒体定位序列后，才能够产生 AVPI 基序。因此，只有当发生 MOMP 时，Smac 和 Omi 从线粒体膜间隙释放出来，它们才能够干扰 XIAP 的功能。鉴于两者在凋亡中的独特功能，已有研究者根据此段 AVPI 序列设计了一些模拟 Smac 的化合物，这些化合物能够增加肿瘤细胞对死亡受体和化疗药物诱导细胞凋亡的敏感性。

3. MOMP 可引起 Caspases 非依赖的细胞死亡　研究显示，当线粒体通路被活化并发生了 MOMP 时，尽管应用 Caspases 泛抑制剂可以抑制 Caspases 的活性，细胞依然会死亡。目前的研究认为，线粒体膜间隙释放的蛋白可能会以一种不依赖 Caspases 的方式来诱导细胞死亡。如凋亡诱导因子 AIF（apoptosis-inducing factor）。AIF 是锚定在线粒体内膜上分子量为 57kD 的黄素蛋白。它普遍存在于哺乳动物细胞中，并呈现高度保守性。细胞凋亡时，AIF 自线粒体释放后即运转到细胞核内，和核酸内切酶 G（endonuclease G, Endo G）和 / 或亲环素 A（cyclophilin A）协同降解 DNA，参与染色体凝集和细胞凋亡，AIF 的细胞凋亡效应不依赖 Caspases 和 AIF 本身的氧化还原酶活性。

（四）内质网应激与细胞凋亡

内质网（endoplasmic reticulum, ER）作为细胞内蛋白质合成、折叠加工的场所，对于细胞的存活及其正常功能的维持具有重要作用。许多因素包括 ATP、Ca^{2+} 浓度及二硫键形成所需的氧化环境对于内质网内正常的蛋白质折叠都是必需的，因此内质网对于众多干扰细胞内能量水平、钙离子浓度或氧化还原状态的刺激高度敏感。这些刺激因素会影响内质网内正常的蛋白质折叠加工，从而导致大量非折叠或错误折叠的蛋白累积在内质网腔中，该现象被称为内质网应激（ER stress）。为了应对 ER stress 所产生的不良影响，细胞会引发一系列信号转导反应，从而将内质网腔中大量蛋白质累积的信息传递到细胞核中，通过减少新生蛋白质合成，增强蛋白质折叠能力，促进非正确折叠蛋白质的降解等途径恢复内质网的动态平衡及其正常功能，这一系列复杂的细胞反应被称为非折叠蛋白反应（unfolded protein response, UPR）。然而，在较为严重的 ER stress 情况下，如果 UPR 所激活的促细胞存活的反应不足以有效地减少内质网腔中非正确折叠蛋白的持续累积，那么细胞将开启凋亡程序。

内质网上的跨膜蛋白 PERK（protein kinase RNA-like ER kinase）、IRE1（inositol-requiring enzyme 1）和 ATF6（activating transcription factor 6）参与并起始了 UPR 的信号通路。正常情况下，这些贯穿内质网膜的蛋白位于内质网腔中的 N 端因结合伴侣蛋白 GRP78 而限制了它们自身的聚合及活化。当大量非折叠蛋白在内质网腔中累积时，内质网中的伴侣蛋白纷纷参与到蛋白质折叠的工作中，GRP78 的解离使这些跨膜蛋白得以活化从而起始了 UPR 的信号转导通路。

① PERK：是一种丝氨酸 / 苏氨酸蛋白激酶，它可以通过自身二聚化而自我磷酸化，从而激活自身的磷酸激酶活性。在 UPR 中，PERK 能够磷酸化 eIF2α（α-subunit of eukaryotic translation initiation factor-2）使其失活从而关闭 mRNA 的翻译过程，减少内质网中的新生蛋白，有利于细胞存活。然而，PERK 对蛋白翻译的削弱并不是绝对的，某些 mRNA，例如 ATF4 的编码 RNA，由于 5′ 端非翻译区具有特定的调控序列使其在 eIF2a 磷酸化的情况下仍然可以完成蛋白翻译。ATF4 作为转录因子，可促进一系列基因的表达，包括在 UPR 中发挥重要作用的伴侣蛋白 GRP78、GRP94，转录因子 CHOP（C/EBP homologous protein），还有涉及氨基酸代谢、氧化还原反应、蛋白质分泌等的许多基因。因此，ATF4 靶基因的表达可以增加细胞内伴侣蛋白的水平，恢复细胞内氧化还原的稳态，帮助内质网更有效地折叠蛋白质。因此，PERK 的活化对于细胞应对内质网应激具有重要的保护及促存活的作用。② ATF6：GRP78 解离后原本位于内质网膜上的 ATF6 进入高尔基体，在那里被相应的蛋白酶剪切为有活性的形式，进而可转位到细胞核中调控下游靶基因的表达。目前已知的 ATF6 的靶基因有 GRP78，蛋白二硫化物异构酶（protein disulphide isomerase, PDI），转录因子 CHOP，x-box 结合蛋白（XBP1）和内质网相关降解蛋白 ERAD 等。因此，UPR 中 ATF6 途径的活化可增强内质网蛋白质的折叠功能，促进错误折叠蛋白的降解，有利于 ER 的稳态和细胞存活。③ IRE1：具有双重功能的酶，它含有一个丝氨酸 / 苏氨酸激酶活性区域和一个内切核糖核酸酶活性区域。在细胞启动 UPR 时，IRE1 可利用其内切核糖核酸酶活性将由 ATF6 上调表达的 XBP1 mRNA 中一个内含子切除，使其翻译形成稳定有活性的转录因子 sXBP1（spliced XBP1）。$P58^{IPK}$ 是 sXBP1 的靶基因之一，它可以抑制 PERK 的活性而形成负反馈调控并缓解 PERK 介导的翻译抑制。因此 $P58^{IPK}$ 的上调可以被看作是 UPR 适应性反应的结束，如果之前的一系列挽救措施未能恢复 ER 的正常功能且 ER stress 仍然在持续，则 $P58^{IPK}$ 对于翻译抑制的缓解可使细胞合成若干促凋亡蛋白。但是也有一些不同的看法，

认为 P58^IPK 在 ER stress 中主要发挥分子伴侣和促进蛋白折叠的作用。另一方面，IRE1 在 GRP78 解离后会发生自身聚合和自我活化，通过募集 TNF 受体相关因子 2（TNF receptor-associated factor 2，TRAF2），进而活化在免疫炎症反应及细胞凋亡过程中发挥作用的某些蛋白激酶，比如凋亡信号调节激酶 1（apoptosis signal-regulating kinase 1，ASK1），后者进一步活化 JNK，JNK 则通过调节活化促凋亡成员 BIM（Bcl-2 interacting mediator of cell death），抑制抗凋亡蛋白 Bcl-2，从而影响细胞的凋亡程序。此外，IRE1 也可能通过与 Bcl-2 家族成员的直接相互作用，比如 BAX 和 BAK，调节 UPR 及后续的凋亡过程。另有研究指出，IRE1 的活化可促使 Caspase 12 的募集。值得一提的是，sXBP1 能够诱导大部分参与 UPR 反应基因的表达（除了翻译起始的抑制基因），而未剪切的 XBP1 则抑制这类基因的表达。因此，IRE1 途径在 UPR 的三条信号途径中对于内质网应激诱发的细胞凋亡的起始可能更为重要。

一般认为，UPR 中 PERK 途径是最早被激活的，紧随其后的是 ATF6 途径，最后活化的才是 IRE1 途径。在 IRE1 途径活化之前可能主要是 PERK 和 ATF6 介导的信号途径来缓解压力，当 IRE1 活化之后一方面可通过剪切 XBP1 来协助增强蛋白质折叠功能、恢复细胞的正常状态，一方面通过 P58^IPK 来缓解翻译抑制，从而终止 UPR。此时，如果 ER 应激仍在持续且细胞还未能恢复内质网的正常功能，IRE1 则可以通过募集 ASK1、JNK 等引发凋亡信号。

此外，CHOP 蛋白在细胞从适应、存活走向死亡的转变中发挥了重要作用。CHOP 是 C/EBP（CCAAT/enhancer binding protein）转录因子家族成员，可以调节众多靶基因的表达。UPR 中的三条信号途径 PERK、ATF6、IRE1 都可以上调 CHOP 的转录表达，即 CHOP 可被看作是 UPR 三条信号通路的枢纽点。研究表明 CHOP 的启动子区含有 ATF4、ATF6、XBP1 的结合位点。此外，在翻译后水平，IRE1-ASK1-p38 MAPK 信号途径还可以通过磷酸化 CHOP 而增强其转录因子的活性。

CHOP 在内质网应激诱发的细胞凋亡中具有重要作用，CHOP^-/- 小鼠的胚胎成纤维细胞（MEF 细胞）表现出对 ER stress 细胞凋亡显著的抗性。研究表明，ER stress 可以上调 BIM（Bcl-2 家族中促细胞凋亡成员）的表达，主要是通过抑制其蛋白降解，以及 CHOP 可以结合到 BIM 基因的启动子区而通过 CHOP-C/EBPα 介导的表达，并且 BIM 缺失的细胞与正常细胞相比对 ER stress 表现更为耐受。在众多 CHOP 的靶基因中，Bcl-2 可以被 CHOP 下调表达，并且 Bcl-2 的过表达可以抑制 CHOP 表达过高引发的细胞凋亡。这同时说明了两点：首先，CHOP 既可以作为转录激活因子也可以作为转录抑制因子调节下游靶基因的表达而发挥功能；其次，综合之前提到的 IRE1-ASK1-JNK 对 Bcl-2、BIM 的调控，如同在线粒体介导的细胞凋亡中一样，Bcl-2 家族成员参与了内质网应激性细胞凋亡的调控过程。近年来，CHOP 诱导凋亡效应的机制还涉及氧化应激，长期 ER stress 可直接或间接导致细胞质内的 ROS 升高，CHOP 可以直接上调 ER 氧化酶 1α（ERO1α），导致 ER 腔内氧化物产生增加，产生过度氧化环境引起细胞死亡。此外，CHOP 介导的细胞凋亡还可能通过影响细胞内的钙信号通路实现。

然而，目前与内质网应激性细胞凋亡相关联的 Caspase 家族成员还不十分明确。有研究表明，Caspase 12 在 ER stress 凋亡信号通路中发挥重要作用，Caspase 12 缺失小鼠的 MEF 细胞特异性地对 ER stress 诱导药物具有一定的抗性。但 Caspase 12 仅在小鼠中表达，其在人类中的同源基因由于编码区发生无义突变而沉默，这在很大程度上使人们质疑 Caspase 12 是否在 ER stress 诱发的细胞凋亡中作为关键调控因子发挥作用。人类中表达的 Caspase 4 被认为有可能发挥小鼠中 Caspase 12 在 ER stress 细胞凋亡中的调控作用。在成神经细胞瘤细胞系中运用小分子干预 RNA 降低 Caspase 4 的表达，可特异减少由 ER stress 药物如 thapsigargin 所诱发的细胞死亡，而对于诸如 UV、DNA 损伤药物所诱发的线粒体依赖的细胞凋亡没有显著的影响。这表明 Caspase 4 对于 ER stress 诱发的细胞凋亡可能具有一定的调控作用。

三、细胞凋亡与肿瘤

细胞凋亡在维持机体自身稳态方面具有重要

作用,细胞凋亡严重失衡对机体具有破坏性影响。现已证明,许多疾病尤其是肿瘤的发生发展与细胞凋亡失衡有关。细胞凋亡过多可致老年性痴呆、脑卒中等疾病,凋亡不足可致自身免疫性疾病和肿瘤。

细胞凋亡对肿瘤发生发展影响的研究可以追溯到20世纪70年代早期。Kerr等人提出了肿瘤细胞损失的很大可能性是由于细胞凋亡。随后的研究揭示了在自发消退的肿瘤以及用细胞毒性抗癌剂治疗的肿瘤中有高频率的细胞凋亡的发生。这些观察结果表明,细胞凋亡有助于恶性肿瘤中高的细胞损失率。尽管如此,在之后的很长一段时间,细胞凋亡对于肿瘤发生发展的重要性仍未被充分认识。细胞凋亡在肿瘤发生发展过程中主要起负调控作用,可以阻遏肿瘤细胞迅速生长。与之相对应的,肿瘤细胞可以通过多种方式逃逸细胞凋亡的发生。其机制可以大致分为:①破坏促凋亡和抗凋亡蛋白的平衡;②死亡受体信号传导障碍;③胱天蛋白酶功能降低。

1. 破坏促凋亡和抗凋亡蛋白的平衡 *Bcl-2*致癌基因的克隆和鉴定体现了细胞凋亡在肿瘤发展中的重要性。最初,*Bcl-2*在人类白血病细胞系的t(14;18)染色体断裂处被鉴定出来的,之后的研究表明这也是滤泡性淋巴瘤中常见的现象。然而,*Bcl-2*表现并不像典型的致癌基因:*Bcl-2*不是通过破坏正常的细胞增殖,而是通过阻断程序性细胞死亡来促进细胞存活。此外,在转基因小鼠中,*Bcl-2*的过表达会促进淋巴细胞增殖并加速c-Myc诱导的淋巴瘤形成。迄今为止,已在哺乳动物细胞中鉴定出至少15种Bcl-2家族成员蛋白,包括促进细胞凋亡和拮抗细胞凋亡的蛋白质。除Bcl-2外,Bcl-xL是一种有效的死亡抑制因子,在一些肿瘤类型中被上调;相反,促凋亡蛋白Bax在某些类型的结肠癌和造血系统恶性肿瘤中失活。

*p53*是第一个被鉴定与细胞凋亡相关的抑癌基因。*p53*突变在人类肿瘤中发生的概率很高,并且通常与晚期肿瘤分期和患者预后不良有关。1992年,有学者提出,p53是一种checkpoint蛋白,参与细胞周期停滞并维持DNA损伤后的基因组完整性。将野生型*p53*导入来自骨髓的白血病细胞,会导致白血病细胞的活力显著降低和诱导细胞凋亡,出现碎片核,染色质浓缩和广泛的DNA片段化的表型。之后,大量研究集中在p53在细胞中引发细胞凋亡的分子事件,并认为p53蛋白可以调节细胞凋亡过程中关键分子的表达,细胞定位和活性。更重要的是,使用*p53*敲除小鼠的研究表明,内源性p53可参与细胞凋亡;同时,p53介导的细胞凋亡在p53抑制小鼠肿瘤形成的能力中发挥重要作用。现在已知一些刺激可以激活*p53*以促进细胞凋亡,包括DNA损伤,缺氧和促有丝分裂的癌基因等。此外,*p53*途径的上游和下游组分(例如*Mdm-2*,*ARF*和*Bax*)在人类肿瘤中发生突变。

2. 死亡受体信号传导障碍 尽管最初对Bcl-2和p53的研究证实了细胞凋亡在致癌过程中的重要性,目前已经发现,死亡信号传导途径中的异常改变,可以导致外源性细胞凋亡途径的缺陷。这些异常包括死亡受体的下调或受体功能的障碍,以及死亡信号的水平降低,所有这些都会导致死亡信号受损并因此细胞凋亡减少。例如,有研究表明,死亡受体表达的下调是肿瘤细胞获得抗药性的机制。Fas/CD95受体通常通过细胞凋亡清除细胞来控制免疫系统中的细胞数量,并且该途径的破坏可导致淋巴组织增生性疾病甚至癌症的发生。此外,死亡受体的膜表达降低和诱饵受体的异常表达也在各类癌症细胞逃避死亡信号通路中发挥作用。

3. caspase 功能低下 caspase对细胞凋亡至关重要,所以这些酶的失调和它们所涉及的途径可能有助于突变细胞的持续存在并促进肿瘤发生。然而,尽管caspase是癌症细胞死亡的关键参与者,但与*p53*突变不同,*caspase*基因的突变在人肿瘤细胞中不常见。遗传和抑制剂研究表明,单个胱天蛋白酶的失活通常不足以阻止caspase的级联式活化,或者破坏替代非凋亡性细胞死亡机制。相反,肿瘤细胞似乎可通过胱天蛋白酶激活上游失活信号传导介质而更频繁地获得生存优势。

尽管如此,已经在多种癌症中报道了促凋亡胱天蛋白酶的表达降低,并且特定的失活突变与各种肿瘤类型和转化阶段相关。此外,尽管胱天蛋白酶基因中的遗传突变相对较少,但影响胱天蛋白酶丰度或活性的某些caspas的多态性与肿瘤发生的可变作用有关。有研究显示,来自乳腺癌,卵巢癌和宫颈肿瘤的 RNA 样本中的 caspase-3 mRNA 水平要么检测不到(乳腺癌和宫颈癌),要么显著降低(卵巢癌),并且 caspase-3 的敏感性通过恢复 caspase-3 表达可以增强乳腺癌(MCF-7)细胞响应抗癌药物或其他细胞凋亡刺激的细胞凋亡,提示 caspase-3 表达和功能的丧失可能有助于乳腺癌细胞生存。

第三节　自噬与自噬性细胞死亡的发生和调节机制

一、细胞自噬

1962 年,Ashford 和 Porten 在给大鼠的肝脏灌流胰高血糖素时发现肝细胞内的溶酶体增多,并存在"self-eating(自食)"现象,而将其命名为 autophagy(自噬)。起初科学家们认为这种细胞分解自身物质的过程只是细胞处理体内"废物"一种方式,然而渐渐地科学家们发现这一过程不仅仅是细胞分解清除胞内错误折叠的蛋白,长寿蛋白,受损细胞器和入侵微生物的过程,同时也是感知周围营养和压力而做出适应性反应的重要生命过程。自噬与许多人类重大疾病相关,包括癌症,神经退行性疾病,免疫反应,发育和衰老等。

1. 自噬的分类　自噬在真核细胞中高度保守。根据细胞物质运输到溶酶体内的途径不同,自噬分为以下几种:①大自噬(macroautophagy):由内质网来源的膜将待分解的蛋白质和细胞器包裹入自噬体中,在自噬体与溶酶体融合后,溶酶体中的一系列水解酶,包括蛋白酶,脂肪酶,核酸酶和糖酶,可以快速降解这些待分解底物。大自噬是最主要的自噬形式,大自噬即是我们文中所指的自噬。②小自噬(microautophagy):溶酶体的膜直接内陷包裹待降解物,并在溶酶体内降解。小自噬与大自噬的区别在于前者的待降解物是直接被溶酶体包裹的,没有形成自噬体的过程;③分子伴侣介导的自噬(chaperon-mediated autophagy,CMA):胞质内蛋白由于具有特定氨基酸序列而被分子伴侣识别,后被转运到溶酶体腔中消化。待降解物与分子伴侣的识别具有选择性。

另外,根据大自噬对降解底物选择性的不同,大自噬可分为:线粒体自噬(mitophagy),过氧化物酶体自噬(pexophagy),内质网自噬(reticulophagy),核糖体自噬(ribophagy)以及脂滴自噬(lipophagy)等。

2. 自噬的分子调控机制　自噬过程包括以下几个步骤:①初始膜(phagophore)的形成;②初始膜的延长和自噬体的成熟;③自噬体和溶酶体的融合;④底物的降解。自噬的各个步骤受一系列蛋白的精密调控,包括四十余种自噬相关基因(autophgy-related gene,*ATG*)编码的蛋白质(ATG)。

启动阶段的关键分子是 mTOR 激酶,它是一种丝 / 苏氨酸激酶,可以感受细胞内氨基酸和 ATP 的含量从而控制细胞的自噬活性,被称为自噬作用的门控分子(gate-keeper)。营养充足的情况下,mTORC1 磷酸化 ULK1 和 Atg13,使其活性处于抑制状态;在压力条件下,如饥饿或雷帕霉素(rapamycin)处理情况下,mTOR 激酶的活性被抑制,ULK1 被激活。激活的 ULK1 复合物可以激活 PI3KC3-C1 复合物(class Ⅲ phosphatidylinositol 3-kinase complex 1),它包括了 VPS34,Beclin1,p150,ATG14 和 NRBF2。被 ULK1 复合物激活的 PI3KC3-C1 复合物在 ER 的奥米伽体(omegasome)膜上催化 PI(phosphatidylinositol)生成 PI3P(phosphatidylinositol 3-phosphate),从而募集可结合 PI3P 的 WIPI2 蛋白和 DFCP1 蛋白进而募集其他 ATG 蛋白,如 ATG16L1,以此促进初始膜的延伸。

泛素样结合系统(ubiquitin-like conjugation systems)参与初始膜的延伸,是自噬体形成不可或缺的分子途径。目前发现有两个泛素样结合系统参与这一过程,第一类泛素样系统是 Atg12/Atg5 结合系统。这一系统包含 Atg12、Atg5、Atg7、Atg10 以及 Atg16 等。Atg7 和 Atg10 分别作为 E1 样酶和 E2 样酶,参与底物 Atg12 蛋白的修饰,最终将 Atg12 蛋白传递到 Atg5 蛋白,使其形成 Atg5-Atg12 的复合物。Atg16 通过与 Atg5 的结合而形成 Atg12-Atg5-Atg16。Atg16 可以依靠自身的卷曲螺旋结构促使该复合物多聚化。该复合物多聚体与形成中的自噬体外膜相结合,帮助其延伸,在自噬体完全形成后即脱落。另一泛素样结合系统为 Atg8(人类同源物为 LC3)的修饰系统，包括 LC3 或 Atg8 与磷脂酰乙醇胺（phos-phatidylethanolamine，PE）之间的特异性结合过程。Atg4 是一类半胱氨酸天冬氨酸酶，它可水解 LC3 蛋白使其暴露出羧基末端的甘氨酸残基成为 LC3-I，随后 LC3-I 在 Atg7 和 E2 样酶 Atg3 的催化下，通过酰胺键与 PE 结合形成 LC3-II。LC3-II 定位于自噬小体的外膜和内膜上，是自噬体的标志性分子。LC3 可以通过识别底物的 LIR 结构域（LC3 interaction region）而招募自噬底物。一旦参与到这两个结合系统中的任意一个蛋白质发生了缺失或突变，自噬泡便不能形成，自噬现象就不会发生。

自噬体与溶酶体的膜融合可以借由自噬体膜上的 STX17，SNAP29 以及溶酶体膜上的 VAMP8 参与完成。膜牵引蛋白 ATG14 可以提高 STX17-SNAP29-VAMP8 驱动的这一膜融合速率。同时，另一膜牵引蛋白复合物 HOPS（homotypic fusion and vacuole protein sorting complex）对该膜融合过程也非常重要。在哺乳动物细胞中干扰 HOPS 的表达，会阻碍自噬体与溶酶体的融合。HOPS 包括六个蛋白成员 Vps11，Vps16，Vps18，Vps33，Vps39 和 Vps41。HOPS 可以在 Rab 等蛋白的作用下桥连自噬体和溶酶体。同时 HOPS 中的 VPS33 可能作为 SNAREs 组装的模板促进膜融合的发生。此外，最新研究发现 HOPS 可以加快融合小孔的形成。

自噬体与溶酶体的融合形成自噬溶酶体，成为其内容物降解的最终场所，这些降解产物被输送回胞质得以再利用。一旦自噬体与溶酶体结合，自噬小体内膜上的 LC3-II 即被溶酶体中的水解酶降解。

3. **调控自噬的信号通路** 一系列的信号通路参与调控自噬，它们可以感知细胞所处的能量状态，并做出相应的反应。RAS-RAF-MEK-ERK 通路可以促进自噬。与此相反，PI3K-AKT-mTORC 伴随减弱的 AMPK 活性可以抑制自噬。p38-MAPK-JUNK 根据不同的情况可以激活或者抑制自噬。已有研究证实，通过使用某些小分子靶向这些信号通路可以调控自噬的发生。如小分子 sirolimus、temsirolimus、everolimus 和 sorafenib 可以通过抑制 mTORC1 促进自噬。类似的，AZD2014 抑制 mTORC2 可提高自噬活性。Metformin 和 pegylated arginine deiminase（ADI-PEG 20）可以增强 AMPK 的活性而促进自噬。Bortezomib 通过激活 p38-MAPK-JUNK 通路可以增强自噬。

二、自噬性细胞死亡

自噬性细胞死亡（autophagic cell death，ACD）是细胞发生过度自噬的结果，也是 II 型程序性细胞死亡，其主要特征为细胞质中出现大量自噬溶酶体，胞质中绝大部分物质被降解，但细胞核依然保持完整性。与细胞凋亡不同的是，自噬性细胞死亡通常不依赖于 Caspase 家族的活性，是无明显细胞凋亡形态学改变的细胞死亡。

当自噬的活跃程度超过生理阈值，可以杀伤细胞，从而产生自噬性细胞死亡，此时自噬体和自噬溶酶体占据了细胞的大部分空间，导致细胞受到不可逆转的损伤。在黑腹果蝇（D. melanogaster）的幼虫中，过表达具有持续活性的 Atg1 突变体能够显著增强自噬的活性，并伴有细胞凋亡活性的增强，进而产生其唾液腺的未成熟性降解。在该系统中将 Atg12 敲除后，可以显著抑制该现象的发生，然而凋亡抑制因子 p35 的表达并不影响该效应的发生。在哺乳动物细胞中，过表达丧失与 Bcl-2 发生相互作用的 Beclin-1 突变体能够显著地诱导细胞自噬的活性同时增强细胞死亡，而 Atg5 可能参与该效应的发生。

越来越多的研究提示，细胞自噬和细胞凋亡在某些情况下互相促进或拮抗，可先后发生或同时存在于同一细胞。一些化学治疗药物、放疗或某些应激刺激可促发细胞死亡过程中自噬活性的异常增高，如：芦荟大黄素可诱导大鼠 C6 神经胶质细胞瘤细胞发生自噬性细胞死亡；植物抗毒素芪三酚的抗肿瘤活性可能与其在卵巢癌细胞中诱导的自噬相关；对乳腺癌、前列腺癌以及结肠癌细胞的放疗处理均可诱导自噬性细胞死亡。有文献报道，特异性敲除 Atg7 基因能够有效抑制新生小鼠由于脑部组织的缺血 - 再灌注损伤引起的神经元细胞的死亡。

至目前为止，只是从细胞死亡的形态学改变角度将细胞死亡时胞质内出现大量的自噬体聚集，同时无明显的细胞凋亡特征改变的细胞死亡称为自噬性细胞死亡，但并不清楚这种死亡现象是由于自噬活性的异常增高所导致，还是细胞死亡过程中伴随着自噬体的大量聚集。

细胞自噬与细胞死亡之间存在着密切而复杂的关系。2004 年，Lenardo 等报道，抑制 Caspase-8 表达可以促进白血病细胞 U937 和纤维性结节细胞 L929 发生自噬性细胞死亡，而 Beclin-1 和 Atg7 参与并介导该效应的发生；同年，Tsujimoto 等也报道，etoposide 或 staurosporine 诱导 Bax⁻/⁻Bak⁻/⁻ 小鼠 MEF 细胞发生自噬性细胞死亡，而 Atg5 和 Beclin-1 的表达抑制则可显著地拮抗该现象的发生。随后大量的研究显示，自噬相关基因的缺失能够减弱或改变自噬性细胞死亡的发生程度，如 Atg5 缺失的 MEF 细胞丧失对某些刺激如 TNFα 和 FAS 等诱导的细胞死亡效应，提示在某些情况下自噬对于自噬性细胞死亡具有一定的贡献。

自噬的本质是在一些营养、生长因子缺乏或其他应激的情况下，通过降解自身细胞内的物质，重新获得营养物质的能力并维持细胞能量代谢的稳定性，从而有利于细胞在不利环境下的存活，因此它对细胞具有一定的保护作用；此外，自噬活性的增高还有利于细胞内已经存在的一些促凋亡物质的清除。确实，大量文献报道，在哺乳动物细胞中，自噬相关基因的缺失或敲除能够加速或增强这些应激情况所导致的细胞死亡。另外，一些抗肿瘤药物如 temozolomide、HDAC 抑制剂等在诱导神经母细胞瘤细胞发生死亡的过程中细胞自噬活性显著增强，而自噬在其中发挥了保护细胞免受这些化疗药物的杀伤作用，这种情况的存在会导致肿瘤细胞对化学药物的反应性降低，从而逃逸治疗导致肿瘤的治愈率差及复发。

三、自噬性细胞死亡的发生与调节机制

自噬性细胞死亡的判断依据是细胞死亡时的形态学改变，至目前为止，直接导致自噬性细胞死亡的原因并不清楚，但是大量文献报道，参与调控细胞自噬和细胞凋亡的分子之间存在密切联系。一些化疗药物刺激、ER 应激和放疗等均可诱发自噬性细胞死亡的发生，其主要涉及以下信号通路。

（一）Bcl-2 家族蛋白与自噬性细胞死亡

Bcl-2 基因家族及其相关蛋白是重要的调控细胞凋亡的蛋白家族，主要包括抗凋亡蛋白如 Bcl-2、Bcl-xL 和 MCL-1 等，以及促凋亡蛋白如 Bax、Bak 和 Bid 等。

Bnip3（Bcl-2/ 腺病毒 E1B19kD 相互作用蛋白 3）是一类仅有 BH3 结构域的线粒体蛋白，它通过线粒体途径引起细胞死亡，同时也诱导细胞发生自噬。在细胞凋亡能力缺失的 Bax⁻/⁻/Bak⁻/⁻ 的 HL-1 肌细胞中，Bnip3 的表达促进线粒体自噬（mitophagy）的发生，但不影响线粒体膜的通透性，同时发现 Bnip3 与 LC3 存在相互作用，提示其可能通过增强线粒体中蛋白酶的活性并促进相关蛋白的降解而导致 mitophagy 的发生；虽然 Bax/Bak 双基因缺失的细胞抵抗 Bnip3 介导的细胞死亡，但利用 3-MA 抑制 mitophagy 的发生则进一步促进细胞坏死的发生。

（二）Beclin-1 与自噬性细胞死亡

Beclin-1 是含有 BH3 结构域的自噬蛋白，酵母中的同源物为 Atg6，在自噬发生过程中，通过与多个蛋白如 Atg14L、UVRAG、Bif-1、Rubicon 等发生相互作用参与调控 hVps34 脂酶的活性，并产生 Beclin 1-Vps34-Vps15 的复合物，促进自噬的发生。相反，当 Beclin-1 的 BH3 结构域与 Bcl-2 或 Bcl-xL 发生相互作用，则抑制其促发自噬的活性，使得细胞自噬的活性保持在较低的生理水平。Beclin-1 和 Bcl-2 的磷酸化修饰可以抑制两者的相互作用，从而恢复 Beclin-1 诱导自噬发生的功能。不同于其他 BH3 结构域蛋白，Beclin-1 不具有促进细胞死亡的功能，而具有保护细胞在不利环境下的存活，即在一定程度上具有抵抗细胞死亡的能力；有意思的是，在细胞死亡过程中，caspase-3、7、8 可以裂解 Beclin-1，产生无功能的 N 端或 C 端的 Beclin-1，从而抑制其保护细胞的功能，促进细胞死亡。

（三）ROS 与自噬性细胞死亡

文献报道，ROS 在自噬性细胞死亡中具有重要意义。STAT3 的特异性抑制剂 cucurbitacin 能够诱导多种肿瘤细胞发生不依赖于 caspase 的自噬性细胞死亡，并发现该效应主要是通过增加细胞内 ROS 的水平，随后激活 ERK/JNK 信号通路，而不是通过抑制 STAT3 的功能实现。有意思的是，自噬抑制剂 wortmannin 或敲除 Atg5 或 Beclin-1 并不能挽救 cucurbitacin 诱导的细胞死亡，抑制自噬则使得 cucurbitacin 促发的自噬性细

胞死亡走向依赖于 caspase 的细胞凋亡，这些研究提示这些细胞死亡方式之间在某些情况下可以互相转换。

此外，过氧化氢（H_2O_2）和 2-methoxyestradiol 刺激后可诱导转化细胞 HEK293 和肿瘤细胞 U87 和 HeLa 发生自噬，运用自噬抑制剂以及干预自噬基因 Beclin-1、Atg5 和 Atg7 的表达则能够显著地抵抗 ROS 诱导剂所促发的自噬性细胞死亡；但 caspase 抑制剂 zVAD-fmk 并不能抑制 ROS 诱导剂导致的自噬和细胞死亡过程，这些发现排除了 ROS 诱导的自噬性细胞死亡的发生是通过诱导凋亡的可能性。但是，过表达超氧化物歧化酶（SOD）或处理 ROS 的清除剂 N-acetylcysteine（NAC）却能显著抑制 H_2O_2 或 2-methoxyestradiol 诱导的自噬性细胞死亡效应，这些结果提示 ROS 可能参与自噬性细胞死亡的促发过程。

（四）AMPK 与自噬性细胞死亡

腺苷酸活化蛋白激酶（AMP-activated protein kinase，AMPK）广泛存在于各种真核细胞中，被认为是真核生物的"细胞能量调节器"，受 AMP/ATP 比值的调节。

文献报道，AMPK α1 和 AMPK α2 在低氧环境下对于人类肺动脉平滑肌细胞（human pulmonary artery smooth muscle cells，HPASMC）的存活产生不同的影响，AMPK α2 维持抗凋亡蛋白 MCL-1 的表达，从而抑制细胞凋亡的发生；然而 AMPK α1 的活化则促发细胞自噬的发生，从而促进 HPASMC 的存活。因此，抑制 AMPK 可增强低氧诱发的自噬性细胞死亡。

（五）内质网应激与自噬性细胞死亡

据报道，百草枯通过诱导 ER Stress 反应，增强细胞自噬的活性，并同时通过诱导 ASK1 的表达以及增强其活性进一步增强这种已促发的自噬效应，从而保护细胞免受 ER Stress 的损伤，但当这种毒性刺激持续存在较长时间时，则可最终导致细胞走向凋亡；并且发现 IRE1 以及 eIF2α 的磷酸化修饰可能参与过表达 ASK1 引起的自噬活性增高。

雄激素受体（androgen receptor，AR）在前列腺癌发生中具有重要作用。最近发现，AR 具有抑制血清饥饿诱导的前列腺癌细胞发生自噬的效应，这种效应的产生源于 AR 介导的 GRP78 的表达升高，但 AR 活化并不影响血清饥饿引起的 mTOR 抑制效应，提示 AR 的作用主要在于增强 ER 应激蛋白的稳定性；进一步研究提示，AR 促进 GRP78 的表达增加只是暂时效应，因为当血清饥饿时间延长时，AR 的活化延迟并且不能有效抑制自噬性细胞死亡的发生。

（六）JNK/p38 与自噬性细胞死亡

冬凌草甲素（oridonin）通过上调 JNK 和 p38 激酶的活性，同时下调 ERK 的磷酸化修饰水平促进乳腺癌细胞 MCF-7 发生自噬性细胞死亡，表现为 Bax 表达降低、Bcl-2 表达增加以及 DNA ladder 生成减少，从而抑制该细胞的增殖。3-MA 能够显著地抑制冬凌草甲素促发的自噬效应以及凋亡诱导效应。

此外，利用化学抑制剂或转染突变的 JNK 表达质粒抑制 JNK 的活性则显著抑制多种药物引发的缺失 Bax/Bak 基因的小鼠 MEF 细胞发生的自噬性细胞死亡，提示 JNK 可能在自噬性细胞死亡过程中发挥关键性作用。

（七）DAPK 蛋白家族和自噬性细胞死亡

死亡结合蛋白激酶（death-associated protein kinase，DAPK）是一类钙离子或钙调蛋白调控的丝/苏氨酸激酶，与细胞骨架蛋白 actin 紧密结合。研究表明，在干扰素 γ、TGF-β、Fas 受体活化以及与细胞外基质分离等情况下可显著促进这些细胞发生死亡，而 DAPK 在其中发挥了关键性的作用。随后发现，DAPK 家族蛋白激酶也能够调控细胞自噬的活性。最近有文献报道，在缺失 p53 功能的肿瘤细胞中过表达 DAPK 或 DAPK 相关蛋白 -1（DRP-1）能够显著诱导自噬性细胞死亡的发生，并发现 DAPK 和 DRP-1 在饥饿、tamoxifen 或 IFN-γ 等诱导的细胞自噬效应中发挥关键作用，而且过表达的 DRP-1 蛋白显著定位于自噬泡腔内，提示 DRP-1 对于自噬泡的形成可能具有直接调控作用。

（八）其他

据报道，Atg5 通过与 FADD（Fas-associated protein with death domain）发生相互作用而发挥促进自噬性程序性细胞死亡的作用。也有文献报道，PARP-1 和 PKC 等也可能参与自噬性细胞凋亡的发生。

四、自噬与肿瘤

自噬与肿瘤的关系相当复杂。自噬一方面可以抑制肿瘤，另一方面又可以促进肿瘤的生长。事实上，在不同的肿瘤类型中，以及肿瘤的不同阶段，自噬发挥着不同的作用。如果以自噬为靶标治疗肿瘤，我们必须弄清楚自噬在这其中的具体作用。

（一）自噬抑制肿瘤

当自噬受阻时，细胞中有大量不能被有效清除的有害物质，如错误折叠的蛋白质，受损的细胞器，ROS 和不稳定的基因组，会诱发癌症。

研究表明，编码 Beclin-1 蛋白的 *BECN1* 单等位基因的缺失与乳腺癌、前列腺癌以及卵巢癌等相关。如前所述 Beclin-1 和 VPS34 对 phagophore 的形成非常重要。*BECN1* 的缺失导致自噬的下调以及肿瘤细胞的增殖，提示 *BECN1* 是抑癌基因，以及自噬可以抑制肿瘤。另外一些自噬相关的重要蛋白的缺失也被发现和肿瘤有关。据报道，肺癌，结直肠癌以及胃癌中发现 *BIF-1* 的不正常表达或缺失。BIF-1 可与 Beclin-1 一起促进 phagophore 的形成。在敲除 *BIF-1* 的小鼠中，自噬体的生成严重受阻，肿瘤的发生几率大大提高。类似地，*UVRAG* 的突变导致自噬的下调以及结直肠癌细胞的增殖。*Atg5* 或 *Atg7* 缺失的小鼠表现出肝细胞的自噬缺陷以及肝癌。

PI3K/Akt 通路中的几个成员失调也与自噬的受损和肿瘤有关。有研究发现在多种肿瘤细胞中存在着 *PTEN* 的低表达与 PI3K/Akt 信号通路的激活。PI3K 可以磷酸化 PIP2 生成 PIP3，磷酸化的 PIP3 可以激活 Akt 从而抑制自噬。PTEN 的磷酸酯酶活性，可以将 PIP3 去磷酸化成 PIP2 抑制 PI3K 的信号通路，从而促进自噬的发生，抑制肿瘤的生长。因此在失去正常 PTEN 功能的细胞中，自噬被抑制，肿瘤得以增长。

这些证据表明，自噬是抑制肿瘤的重要机制，并且当受到损害时，可能导致肿瘤发生。另外自噬抑制肿瘤的途径还包括如前文所述的通过诱导肿瘤细胞自噬性死亡抑制肿瘤发生。

（二）自噬促进肿瘤进展

虽然大量研究证实，自噬可以抑制肿瘤，但也有不同的研究结果指出肿瘤细胞比正常细胞更依赖于自噬，且自噬能够促进肿瘤细胞的增殖。肿瘤细胞生长迅速，容易出现营养与能量相对不足的状况，自噬可以通过降解胞内的蛋白质和核酸及衰老的细胞器为肿瘤细胞的持续增殖提供能量与营养支持。

有研究表明肿瘤细胞中，活化的 RAS 可以通过 RAF/MEK/ERK 信号通路上调自噬，从而促进肿瘤细胞的生长。RAS 影响线粒体代谢。RAS 激活可以诱导 HIF-1α 依赖的乳酸脱氢酶表达，后者可以导致丙酮酸合成乳酸增多以及乙酰辅酶 A 的减少。因此在 RAS 激活的细胞中，缺少 TCA 循环所需的燃料，必须依靠自噬来产生 TCA 循环的中间产物，而后者又是线粒体代谢所需的。在许多 RAS 激活的肿瘤细胞中，都观察到了基础自噬的上调。当自噬被抑制时，这些肿瘤细胞的增殖就受到了抑制。另外，有研究表明肿瘤细胞可以上调局部微环境正常细胞中的自噬而为肿瘤细胞自身提供营养与能量。在这些情况下阻断自噬可以抑制肿瘤的生长。

第四节 程序性细胞坏死的发生和调节机制

一、程序性细胞坏死的概念与特征

细胞死亡按照其形态学特征可分为坏死（necrosis）、凋亡（apoptosis）和自噬（autophagy）三种主要形式。过去一直认为，相较于凋亡和自噬的主动性和可控性，细胞坏死是一种在极端理化因素作用下发生的被动的、无序的、不受调控的过程。20 世纪 80 年代末以来，这种观念受到了越来越多的质疑和挑战。1988 年 Laster SM 等发现，典型的凋亡诱导剂 TNF 在部分细胞也可以导致无胞核崩解的"气球样"细胞坏死改变。在 TNF-α、FasL 作用下本应发生凋亡的细胞，在使用 Caspase 抑制剂或敲除 *caspase-8* 后转而发生坏死样变化。这表明，某些类型的细胞坏死也可由特定因子启动并按一定的信号通路有序发生。2005 年袁钧英等将这种程序性细胞坏死命名为"Necroptosis"。目前认为，necroptosis 是指受调控的、在细胞凋亡被抑制的情况下发生的、依赖于受体相互作用蛋白 1（receptor interacting protein 1，RIP1；也称作 receptor interacting protein kinase 1, RIPK1)和 RIP3（也称作 RIPK3）激酶活性的程序性细胞坏死。Necroptosis 概念的提出使人们对传统意义上的细胞坏死有了新的认识，其有序性和可调节性也为细胞坏死干预提供了可能和途径。

对于 Necroptosis，目前尚缺乏特征性的、公认的生化判断标志。形态学上，Necroptosis 具有典型的细胞坏死样改变，即细胞膜完整性破坏，细胞器肿胀，细胞体积增大乃至崩解，细胞核保持完整，核内染色质无明显变化，细胞核常在坏死组织中积聚；Necroptosis 可引起显著的炎症反应，表现为大量的炎症细胞浸润和激活；Necroptosis 过程中可能伴有自噬现象。功能学和分子水平上，Necroptosis 细胞表现为线粒体膜电位缺失；部分细胞中伴有活性氧的增加；细胞内形成 RIP1-RIP3 复合物；RIP1 和 RIP3 的磷酸化水平增强。Necroptosis 可被 RIP1 的特异性抑制剂 necrostatin-1（Nec-1）或 *RIP1/RIP3* 基因敲除特异性阻断，但不受凋亡抑制剂（如 zVAD）或自噬抑制剂（3MA）的抑制。

二、程序性细胞坏死的调控机制

在受到严重损伤因子的作用下，如 TNF、FasL、TRAIL、双链 RNA、干扰素 -γ、ATP 耗竭等，可引起细胞的程序性坏死。Necroptosis 的基本发生机制和途径为：配体 / 受体 -RIP1/RIP3- 下游信号 - 死亡执行机制。其中，配体与其受体的结合是起始环节，RIP1/RIP3 的相互作用及复合物形成是关键步骤，之后通过下游信号途径和效应器最终执行细胞的坏死。

（一）介导 Necroptosis 的受体

1. 死亡受体 Necroptosis 可以由死亡受体与配体的结合所引发，包括 TNFR1、TNFR2、Fas、TRAILR1 和 TRAILR2 等。这些受体通常介导细胞凋亡的发生，但是在某些细胞系和原代细胞，应用 Caspase 抑制剂阻断细胞凋亡后，死亡受体则能介导 Caspase 非依赖的细胞坏死。目前为止，研究最多并较为明确的是由 TNFR1 所介导的 Necroptosis。

2. 病原识别受体 虽然机制尚未明确，但是研究显示 Necroptosis 也可以通过病原识别受体（pathogen recognition receptor，PRR）家族成员所介导，这些成员包括细胞膜上的 Toll 样受体（Toll-like

receptors，TLRs）、细胞质内的 NOD 样受体（NOD-like receptors，NLRs）以及维 A 酸诱导基因 I 样受体（retinoic acid-inducible gene I-like receptors，RLRs）。体内固有免疫系统的细胞通过表达这些受体来感知病原相关分子模式（pathogen-associated molecular patterns，PAMP）并介导炎症反应或细胞死亡，PAMP 包括病毒或细菌的核酸、脂蛋白、脂多糖或肽聚糖等。

（二）介导 Necroptosis 的关键信号分子

1. RIP1 由三部分构成，即羧基端的死亡决定簇（death domain，DD）、中段的 RIP 同型作用结构域（RIP homotypic interaction motifs，RHIMs）和氨基端的激酶结构域（kinase domain，KD）部分。一般认为 RIP1 对 Necroptosis 的调控主要依赖于其 N 端的丝氨酸 / 苏氨酸激酶活性，RIP1 可通过 Ser14/15、Ser20、Ser161 和 Ser166 的自磷酸化实现对 N 末端激酶活性的调控。一组被称为 Necrostatins 的小分子物质能够特异性抑制 RIP1 激酶活性，从而发挥抑制程序性细胞坏死的作用。Necrostatin 能够插入 RIP1 结构域中 N 端和 C 端之间的一个疏水口袋结构中使 RIP1 保持非活性构象，这主要是通过与 RIP1 活性环状结构以及周围结构元件中高度保守的氨基酸相互作用而实现的。有研究发现，RIP1 的活性与脑缺血性损伤以及心脏缺血再灌注损伤的发生密切相关。

2. RIP3 RIP3 与 RIP1 结构相似，但仅有 RHIM 和 KD 两部分构成，DD 部分则缺如。2009 年我国科学家韩家淮课题组发现，RIP3 是启动细胞凋亡或细胞程序性坏死的重要分子开关。RIP3 是 Necroptosis 发生必不可少的激酶，其过表达可诱导细胞凋亡，而表达下调可造成 Necroptosis 受阻。*RIP3* 基因缺失的小鼠 MEF 细胞 RIP1 水平正常，但仍无法发生 Necroptosis。RIP3 与 RIP1 形成复合物并相互磷酸化，RIP3 不影响 RIP1 介导的细胞凋亡，但却影响 RIP1 介导的 Necroptosis，RIP3 联合凋亡抑制剂具有增强细胞坏死的作用，这也说明 RIP3 相较 RIP1 在 Necroptosis 进程中作用可能更为专一和关键。现已证实 RIP3 调节的 Necroptosis 与人类许多疾病相关，如胰腺炎、感光细胞缺失、皮肤炎症和病毒感染。

（三）坏死信号复合体形成

最典型的 Necroptosis 是死亡受体 TNFR1 与

TNF-α 结合所启动的程序性细胞死亡模式。许多情况下，TNF-α 与 TNFR1 结合后，TNFR1 三聚体结构可以募集细胞内的 TRADD、RIP1、细胞凋亡抑制因子 1（cellular inhibitor of apoptosis 1，cIAP1）、cIAP2、TRAF2、TRAF5 以及线性泛素链组装复合物（linear ubiquitin chain assembly complex，LUBAC），形成促细胞生存的复合物 Ⅰ（complex Ⅰ），即 TRADD-TRAF2/5-RIP1-cIAPs-LUBAC，其中的 RIP1 蛋白被泛素化，进而激活 NF-κB 和 MAPKs 途径，启动细胞内保护信号。

当复合物 Ⅰ 中的 RIP1 被 clindromatosis（CYLD）去泛素化并与受体解离后，可进一步募集 FADD 以及 Caspase-8，同时 RIP1 通过 RHIM 结构域募集胞质中的 RIP3，从而形成促细胞死亡的复合物 Ⅱ（complex Ⅱ）。复合物 Ⅱ 有两种亚型，分别为复合物 Ⅱa 和复合物 Ⅱb。在复合物 Ⅱa 中，Caspase-8 通过其蛋白水解作用剪切灭活 RIP1 和 RIP3，进而启动细胞凋亡途径。反之，当复合物 Ⅱ 中的 Caspase-8 活性受 c-FLIPS、CrmA 等抑制、Caspase-8 基因敲除或者 RIP3 表达上调时，RIP1 和 RIP3 则能被保留积聚并相互磷酸化，从而形成稳定的复合物 Ⅱb（也称 necrosome），并激活下游信号启动程序性细胞坏死途径。

由此可见，复合物 Ⅱa 和复合物 Ⅱb 的转变决定着细胞死亡的方式，前者引起细胞凋亡，后者引起细胞坏死，但是促使两者转变的决定性因素仍不完全清楚。目前看来，这种转变需要 CYLD 去泛素化酶活性和 caspase-8 活性受抑制。另有研究显示：SIRT2 参与 RIP1 募集 RIP3 的过程和复合物 Ⅱb 的形成；混合系列激酶结构域样蛋白（mixed lineage kinase domain-like protein，MLKL）是 RIP3 的相互作用蛋白并在诱导 necroptosis 过程中发挥重要作用。总体上，在 TNF 启动 necroptosis 过程中，具有促进作用的有 CYLD、RIP1、RIP3、SIRT2 和 MLKL，具有阻碍作用的有 caspase-8 和 IAPs。

（四）Necroptosis 的执行

多数情况下 Necroptosis 的发生同时需要 RIP1 和 RIP3 参与，但有研究显示，RIP1 并非 Necroptosis 发生所必需的。例如，在缺乏 RIP1 的条件下，小鼠巨细胞病毒（murine cytomegalovirus，MCMV）感染仍能诱导依赖于 RIP3 的 Necroptosis；在

RIP1⁻/⁻ 细胞中过表达 RIP3 能够发生 Necroptosis。相反，RIP3 则是 RIP1 介导的 Necroptosis 所必需的，例如在野生型 MEF 细胞中过表达 RIP1 可引发 Necroptosis，但是在 RIP3⁻/⁻ 的 MEF 细胞中过表达 RIP1 则导致细胞凋亡。由此可知，RIP3 是细胞发生 Necroptosis 必不可少的，而 RIP1 只参与某些 Necroptosis 的过程。目前来看，RIP3 发挥作用主要是通过靶向下游的其他蛋白引起相应信号通路活化，而非直接作用于亚细胞结构。

现有报道显示，许多促坏死信号复合物的下游事件能够发挥细胞死亡的执行功能，但是具体执行机制尚有待进一步阐明。不同刺激作用于不同细胞，其 Necroposis 的细胞死亡执行机制可能也不相同。目前比较明确的有：① 活性氧大量形成：Necrosome 中的 RIP3 可与细胞能量代谢信号通路上的糖原磷酸化酶、谷氨酰胺连接酶和谷氨酸脱氢酶 1 相互作用，通过增强其活性来刺激糖原分解、糖酵解、谷氨酰胺代谢，进而引起呼吸爆发和 ROS 的大量生成；② RIP1 抑制线粒体腺嘌呤核苷酸转移酶（ANT）使胞质内 ATP 减少；③ 激活 JNK 介导的铁蛋白降解，增加细胞内不稳定铁池（labile iron pool）；④ 促进神经磷脂酶（SMase）介导的神经酰胺生成，在神经酰胺酶作用下进一步转换为神经鞘氨醇，继而促发胞质内 Ca²⁺ 浓度增高，使钙激活酶（calpains）和磷脂酶 A2 活化；磷脂酶 A2 促进膜磷脂降解、花生四烯酸生成和脂质过氧化反应；⑤ 神经鞘氨醇、Calpains 和脂质过氧化氢诱导溶酶体膜通透性（lysosome membrane permeabilization，LMP）增强，导致水解酶漏出和细胞毒作用；⑥ ROS、神经酰胺、不稳定铁池加重线粒体损伤和脂质过氧化反应，导致渗透性转变孔复合物（permeability transition pore complex，PTPC）开放，使线粒体通透性增大，线粒体内有害物质（如 AIF）逸出。AIF 释放也可继发于 DNA 损伤后 PARP1-calpain 信号通路的活化。胞质内的 AIF 进入胞核发挥核苷酸内切酶作用，进一步损伤 DNA。PARP1 过度活化耗竭 ATP，因此 DNA 损伤可造成恶性循环最终导致 necroptosis 的发生。此外，线粒体 Bcl-2 蛋白家族的 Bcl-xL 过表达可以抑制 TNF 引起的细胞坏死，但 RIP1-RIP3 与 Bcl-xL 结合是否有功能性仍未知。

三、程序性细胞坏死与细胞凋亡

Necroptosis 与凋亡均导致细胞死亡，但两者又有明显区别。首先信号通路不同，凋亡的关键分子机制是 Caspase 的活化，necroptosis 的关键分子机制是 RIP3 的活化；其次死亡方式不同，凋亡细胞皱缩、胞膜完整、核固缩、核 DNA 断裂、凋亡小体形成，necroptosis 细胞肿胀、胞膜破坏、胞核完整、核内染色质无明显变化；其三组织反应不同，凋亡细胞由周围巨噬细胞吞噬清除，无炎症反应，necroptosis 细胞释放大量促炎物质，趋化炎性细胞浸润，引起明显炎症反应。第四病理生理学意义不同，凋亡以生理性为主，与组织发育相关，necroptosis 以病理性常见，多与临床疾病相关。

Necroptosis 与凋亡虽然是不同形式的细胞死亡，但关系极为密切。如前所述，两者均为可调控的有序过程，信号通路有相当部分重合，在一定条件下又能相互转化。可以认为，necroptosis 与凋亡是两个相互牵制又互为补充的细胞死亡途径。许多应用细胞系和原代细胞的体外研究证实，在 TNF 等死亡受体配基的作用下，如果抑制 Caspases 蛋白的功能就可阻碍细胞凋亡的发生并转而发生 Necroptosis。另一方面，抑制 necroptosis 也会促进凋亡，例如使用 Nec-1 后细胞由坏死转而发生凋亡。FADD 与 caspase-8 是引起细胞凋亡的关键分子，*FADD* 或 *caspase-8* 基因敲除的小鼠在胚胎中期就会因心血管和血液细胞发育障碍而死亡，但这种小鼠若同时敲除 *RIP1* 或 *RIP3* 基因，则能够存活。这提示 FADD$^{-/-}$ 或 caspase-8$^{-/-}$ 小鼠胚胎致死是由于 FADD 和 caspase-8 缺失后无法阻碍 RIP1-RIP3 依赖的细胞坏死而造成的。鉴于此，在治疗急性缺血、炎症、病毒感染以及肿瘤等疾病时，应该考虑细胞凋亡和 Necroptosis 两方面信号通路的因素，由单一途径（目前通常为凋亡途径）改为双通路共同作用的策略，从而获得更好的效果。

四、程序性细胞坏死与肿瘤

RIP1 和 RIP3 介导的 Necroptosis 在炎症、器官缺血再灌注损伤以及细菌和病毒感染后机体免疫反应中发挥着重要作用，而 Necroptosis 与恶性肿瘤的关系近年来也成为研究热点。以往肿瘤的研究多与细胞凋亡联系在一起，肿瘤的治疗也以诱导凋亡为主。随着 Necroptosis 的研究逐步进展，凋亡与 Necroptosis 的关系也逐步清晰，越来越多的研究开始聚焦在 Necroptosis 与肿瘤的发病学、治疗学方面。

已有研究证实，当部分肿瘤对凋亡诱导药物产生耐药时，可以通过诱导细胞发生 Necroptosis 来克服肿瘤药物敏感性下降的问题。据报道，现有诱导细胞发生 Necroptosis 的药物较少产生耐药现象。研究发现，天然紫草萘醌类化合物可诱导肿瘤细胞发生坏死而克服耐药。紫草素可以诱导肿瘤细胞 MCF-7、HEK293 和 HL-60 发生坏死，这种效应不受凋亡抑制的影响，但可被 Nec-1 几乎完全抑制，提示紫草素诱导这些肿瘤细胞发生了 Necroptosis。另外甲磺酸盐可克服儿童急性淋巴细胞白血病对地塞米松的耐药，通过引起肿瘤细胞发生 Necroptosis 加强激素的化疗作用。

此外，作为抗肿瘤治疗的新靶点，Necroptosis 在胶质母细胞瘤，肾细胞癌，黑色素瘤中都有研究。肾癌细胞 NF-κB 通路过度活化，通过抑制该信号通路，再予以 IFN-γ 就可使肿瘤细胞发生 RIP1 依赖的程序性坏死；而在黑色素瘤中，人们发现肿瘤血管的生成与线性程序性坏死（linearly patterned programmed cell necrosis，LPPCN）关系密切，部分肿瘤细胞发生 LPPCN 可能为肿瘤实质中血管生成拟态及新生血管的形成提供空间基础，因此 LPPCN 的研究对判断患者预后有一定的参考价值。

第五节 细胞焦亡的发生和调节机制

一、细胞焦亡的概念与形态特征

1992 年，Zychlinsky 等最早发现依赖于 caspase-1 的程序性细胞死亡途径；2001 年 Brennanhe 和 Cookson 等人在鼠伤寒沙门菌感染的巨噬细胞中发现，并首次命名了这种新型的细胞死亡方式——细胞焦亡（pyroptosis），意为"the falling of fire（火之减灭）"；直到 2015 年，Shi 和 Kayagaki 等人发现 caspase-1 和 caspase-11 的效应分子 gasdermin D，才真正揭开了细胞焦亡的神秘面纱。

细胞焦亡是由炎症小体（inflammasome）引

起的细胞炎性死亡，形态学上以细胞肿胀裂解、细胞膜溶解、内容物释放、核膜完整的核固缩为主要特征，伴随着 caspase-1 或 capase11/4/5 的激活，以及细胞质膜上阳离子渗透小孔的形成，导致细胞肿胀及渗透性裂解，并释放白介素 -1β（interleukin-1β，IL-1β）、IL-18 等促炎因子，诱发级联放大的炎症反应。

二、细胞焦亡的分类与调控机制

病原微生物或内源危险信号如 ROS 等，都可以通过激活炎症小体诱导细胞焦亡的发生。根据炎症小体的不同种类、caspase 的激活形式及下游效应分子的不同类别，细胞焦亡主要分为以下 2 种形式。

（一）依赖于 caspase-1 的经典途径

病原微生物、致病菌的鞭毛蛋白、基座蛋白、毒素、双链 DNA、ROS 等，激活依赖 Caspase-1 的炎症小体，通过剪切 caspase-1 前体（pro-caspase-1），激活 caspase-1，主要起两方面的作用：①切割 gasdermin 家族蛋白，导致质膜上孔道的形成，促进细胞肿胀裂解；②对白介素前体进行剪切，加工成具有活性形式的 IL-1β，IL-18，进一步扩大炎症反应。具体过程如下：

1. 炎症小体的组装激活 caspase-1 在细菌、病毒等病原体的刺激下，细胞内的模式识别受体如 NOD 样受体（nucleotide binding oligomerization domain receptor protein，NLRP）NLRP1、NLRP3、NLRC4、黑色素瘤缺乏因子 -2（AIM2）以及 Pyrin 等作为感受器识别病原体的信号，通过与凋亡相关斑点样蛋白（apoptosis-associated speck-like protein containing CARD，ASC）与 caspase-1 前体（pro-caspase-1）结合，形成大分子复合物即炎症小体，也称依赖 caspase-1 的炎症小体。炎症小体使无活性的 caspase-1 前体裂解成有活性的 caspase-1。

2. 活化的 caspase-1 剪切 gasdermin 家族蛋白和白介素前体 活化的 caspase-1 剪切 gasdermin 家族蛋白和白介素前体，一方面造成质膜孔道的形成，另一方面产生有活性形式的 IL-1β、IL-18。

3. Gasdermin 家族蛋白 N 端寡聚化在质膜上成孔 Gasdermin 家族蛋白是 pyroptosis 最重要的效应分子，包含 gasderminA、B、C、D、E 和 DFNB59。它们在结构上非常保守，除了 DFNB59 包含一个较短且多变的 C 末端，它的 N 端是否具有成孔活性尚且未知。其他成员都包含 N 端孔形成结构域（pore-forming domain，PFD），C 端的自抑制结构域（repressor domain，RD）以及组成上较为多变的中间连接区（linker）。活化的 caspase-1 通过剪切 gasdermin 家族蛋白 linker 区保守的氨基酸 F/L 残基（LTD motif），去除 C 末端的抑制功能，使其 N 末端 p30 片段识别并结合细胞膜上的磷脂类分子，16 个 PFD 单体寡聚化而形成直径大约 10～15 nm 的膜孔，诱导细胞肿胀及渗透性裂解。由于 gasdermin D 孔道对于双磷脂酰甘油（cardiolipin）和磷脂酰肌醇 PIP 有较强的亲和力，而上述磷脂成分几乎只分布在细胞膜内表面，因此，gasdermin D 只能在细胞膜的胞质侧打孔，而不会对邻近细胞造成损伤。Cardiolipin 在线粒体内膜上也存在，目前还不清楚 gasdermin D 是否也会靶向线粒体内膜。

Gasdermin 家族蛋白具有较为保守和特有的表达谱：人类及大部分哺乳动物只含有单拷贝的 gasdermin 家族蛋白，而小鼠虽缺失了 gasdermin B，但 gasdermin A 和 gasdermin C 却分别有三个和四个拷贝（gasdermin A1-3 和 gasdermin C1-4）。有趣的是，caspase-3 能剪切 gasdermin D 的 PFD，进而抑制焦亡并诱导凋亡。

4. 细胞胀溶促进细胞因子释放 开放的 gasdermin D 孔打破了质膜正常的通透性屏障，破坏了质膜对钠和钾的正常分离。正常情况下，胞质中钠浓度较低，钾浓度较高，膜电势利于将阳离子吸引到相对负的胞质中。当质膜形成孔道时，由浓度梯度产生的将钾外排的力，与膜电势将钾拉入细胞质的力大致抵消，导致钾的净通量极小。相反，钠通过浓度梯度和电梯度进入细胞，产生大量钠内流，同时带来水分，导致细胞肿胀，质膜破裂释放可溶性胞质的内容物，主要包括 IL-1β、IL-18 等促炎因子，募集更多炎症细胞，扩大炎症反应；最终诱发组织细胞呈现一种介于凋亡与坏死之间的特殊程序性死亡。细胞焦亡在感染性疾病、神经系统相关疾病和动脉粥样硬化性疾病以及肿瘤等的发生和发展中发挥着重要作用。

（二）依赖于 caspase-4/5/11 的非经典途径

人的 caspase-4/5 和鼠的 caspase-11 可以直

接和细菌脂多糖（lipopolysaccharide，LPS）结合，发生寡聚化而激活，切割 gasdermin 家族蛋白诱导细胞焦亡；也可以激活 NLRP3 炎症小体活化 caspase-1，释放 IL-1β 和 IL-18 至胞外增强炎症反应。此外，caspase-4/5/11 可以激活质膜上 pannexin-1 通道释放 ATP，激活对 ATP 敏感的 P2X7 受体。P2X7 受体位于质膜上，被 ATP 反复刺激后会开放离子通道使 Na^+、Ca^{2+} 内流和 K^+ 外流，形成非选择性小孔，使细胞发生焦亡。其释放的 K^+ 还可以激活 NLRP3 炎症小体造成 IL-1β 的释放。

三、细胞焦亡与肿瘤的关系

目前，细胞焦亡在肿瘤的发生、发展、转移以及治疗中作用研究处于起始阶段。在结直肠癌、肝癌、乳腺癌、皮肤癌及胃癌等不同的肿瘤中，确实发现炎症小体组分如 NLRP3、AIM2、ASC 以及 caspase-1、GSDMD 等的缺失、突变或表达下调，可能通过抑制焦亡的发生保护肿瘤细胞，并促进肿瘤细胞的生长与转移；且 NLRP3 与 AIM2 的表达量，分别与肝细胞癌和结直肠癌的病理分级和不良预后相关。小檗碱可以通过诱导 caspase-1 介导的细胞焦亡，降低 HepG2 细胞的增殖、迁移和侵袭。Gasdermin E 在人神经母细胞瘤、恶性黑色素瘤等细胞中有较高表达，在 topotecan、etoposide、cisplatin 等化疗药物的作用下，GSDME 被 caspase-3 切割激活，断裂后的 N 端蛋白具有打孔活性，引发细胞焦亡。而在 caspase-3 缺失的细胞系中，caspase-7 可被激活以进入细胞凋亡。在许多 GSDME 表达水平较低的癌细胞里，GSDME 基因的启动子区域被甲基化，若施加 decitabine 等 DNA 甲基化酶抑制剂，则会上调 GSDME 蛋白的表达，从而增强化疗药物的疗效。上述研究，虽然提示细胞焦亡的异常与肿瘤的发病与治疗相关，但缺乏系统和机制性的研究。诱导肿瘤细胞发生焦亡，可能为肿瘤的治疗提供新思路。

第六节 铁死亡的发生和调节机制

一、铁死亡的概念和特征

铁死亡（ferroptosis）是一种受调控的且依赖于铁元素的细胞死亡方式。从遗传学、生物化学以及形态学的角度来看，铁死亡不同于其他形式的细胞死亡，如细胞凋亡、不受调控的坏死以及程序性坏死等。细胞铁死亡有以下三个特征：①脂质过氧化物修复能力丧失；②含有多聚不饱和脂肪酸的磷脂被过氧化；③依赖具有氧化还原活性的铁元素。

2012 年哥伦比亚大学的 Stockwell 团队最早报导了铁死亡这种细胞死亡方式，这项工作源于他们对 Erastin 诱导的细胞死亡所进行的研究。从形态学来看，Erastin 引起的细胞死亡，细胞变小变圆且相互之间分离，线粒体变小、嵴消失、膜密度增加；从生物化学的角度来看，Erastin 引起的细胞死亡表现为脂质活性氧（reactive oxygen species，ROS）累积，还原型谷胱甘肽（GSH）耗竭，含有多聚不饱和脂肪酸的磷脂被氧化；而且这类细胞死亡不能被凋亡、坏死和细胞自噬抑制剂逆转，却可以被抗氧化剂维生素 E（vitamin E）和铁螯合剂去铁胺（deferoxamine）所抑制。Stockwell 团队认为这种细胞死亡方式与当时已知的其他细胞死亡方式均不相同，于是他们将这种 Erastin 诱导的具有独特的形态学、生物化学、遗传学特征的细胞死亡命名为铁死亡。

二、铁死亡的基本调控机制

大量的细胞膜脂质过氧化产物的堆积是铁死亡的主要原因，谷胱甘肽过氧化物酶 4（glutathione peroxidase 4，GPX4）定位于线粒体和细胞质，其活性中心含有硒代半胱氨酸，是细胞内唯一具有清除生物膜上脂质过氧化物的酶，防止细胞组分被脂质过氧化作用破坏。细胞膜脂质过氧化的 ROS 来源非常复杂，这些 ROS 能与质膜上的多不饱和脂肪酸反应发生脂质过氧化，而 GPX4/GSH 体系在抑制这种脂质过氧化反应中发挥重要作用。除了 GPX4/GSH 体系、脂质代谢、铁代谢和甲羟戊酸通路（mevalonate pathway）等其他系统也参与了铁死亡的调控。

（一）氨基酸和谷胱甘肽代谢

氨基酸代谢与铁死亡紧密相关。细胞内半胱氨酸的含量限制了谷胱甘肽的生物合成，半胱氨酸/谷氨酸盐反向转运系统 Xc- 的抑制剂可以减少细胞对半胱氨酸的摄取，从而导致铁死亡的发生,而一些类型的细胞不必依赖半胱氨酸/谷氨酸盐反向转运系统 Xc- 摄取半胱氨酸,可以通过蛋氨酸利用转硫途径合成半胱氨酸,从而对半胱氨酸/谷氨酸盐反向转运系统 Xc- 抑制剂诱导的铁死亡产生抗性。谷氨酸盐和谷氨酸也在调节铁死亡进程中发挥重要作用,细胞外谷氨酸盐的水平直接影响 Xc- 的功能,从而影响半胱氨酸的摄取,调控铁死亡。谷氨酸酵解可以为三羧酸循环提供能量,同时为必要的生物合成途径提供原料,如脂质合成,因此谷氨酸酵解也调节着铁死亡的敏感性。

(二)脂质代谢

脂质代谢也与决定细胞对铁死亡的敏感性紧密相关。多不饱和脂肪酸由于含有双烯丙基氢原子,容易发生脂质过氧化,对铁死亡的执行是必需的。多不饱和脂肪酸的丰度和定位决定了铁死亡的程度,多不饱和脂肪酸与辅酶 A 形成衍生物并插入磷脂才能转导铁死亡的信号。

(三)铁代谢

铁离子对于脂质过氧化物的累积和铁死亡的执行是必需的。铁离子的摄取、输出、储存和转化影响着对铁死亡的敏感性。调节细胞摄取铁离子的转铁蛋白和转铁蛋白受体,例如铁死亡的关键调控蛋白 IREB2,对于执行铁死亡是需要的。

(四)甲羟戊酸通路

GPX4 是一个硒蛋白,其酶活位点含有一个硒代半胱氨酸,硒代半胱氨酸 -tRNA 负责将硒代半胱氨酸加入到合成的肽链中,从而控制着 GPX4 的合成。而硒代半胱氨酸在成熟的过程中在一个腺嘌呤位点发生脂质修饰,这一修饰对于硒蛋白中硒代半胱氨酸的加入是必需的,催化这一过程的酶利用异戊烯焦磷酸作为供体,而异戊烯焦磷酸则是甲羟戊酸通路的产物,因此甲羟戊酸通路可以影响 GPX4 的生物学合成,调节铁死亡的敏感性。除此之外,甲羟戊酸途径也可以产生辅酶 Q10,Q10 除了在线粒体电子传递中发挥作用以外,还可在膜上发挥抗氧化剂的作用,因此甲羟戊酸途径还通过直接生成铁死亡的抑制分子 Q10 影响铁死亡的发生。

三、铁死亡与肿瘤的关系

铁死亡与肿瘤细胞的增殖关系密切,现在有关铁死亡的研究基本上还局限于细胞层面或者小鼠实验,铁死亡在肿瘤的发生、发展、转移以及后续治疗中作用还鲜有研究。

RAS/MAPK 通路在众多类型的癌症发生过程发挥着关键作用,最早发现铁死亡的研究就和 RAS 相关,研究人员发现表达 RAS^{V12} 突变体的细胞对 Erastin 更为敏感,后续的研究也证实,在表达致癌型 KRAS 的 Calu-1 细胞中敲低 *KRAS* 的表达,会显著地降低 Erastin 的致死效果。但是,在广谱的癌细胞筛选中,Erastin 引起的铁死亡和 *RAS* 的突变并无关联,这些结果说明,RAS 通路可能会增加细胞铁死亡敏感性,但是只靠 RAS 通路本身并不一定能达到敏化的效果。

癌细胞可以改变基因表达模式来适应不同的状态,这些不同状态的癌细胞对铁死亡表现出不同的敏感性。Viswanathan 等人的研究显示,间充质化的癌细胞,对 GPX4 表现出更高的依赖性,直接或者间接抑制的 GPX4 均对间充质化的癌细胞造成更大的杀伤。2018 年在黑色素瘤的研究中发现,分化程度低的黑色素瘤细胞内还原型 GSH 基础水平低于高分化型细胞,从而对铁死亡诱导剂更为敏感。Ma 等人研究发现,铁死亡还可能作为杀死癌症干细胞的方法,他们发现在 CD44^{High}/CD24^{Low} 的乳腺癌干细胞中,转铁蛋白受体表达量高于其他细胞,同时这些干细胞内的铁元素浓度也会相应的升高,这就使乳腺癌干细胞表现出对铁死亡诱导剂更高的敏感性。肿瘤中有一部分细胞由于表观遗传学的改变,导致其基因表达谱不同于其他细胞,使得这些细胞对靶向药物或者化疗药物更为不敏感,Hangauer 等人的研究发现,多种抗药癌细胞对 GPX4 抑制剂更为敏感,会更容易出现铁死亡,这为癌症治疗的联合用药提供了可能的新手段。

第七节　细胞死亡干预和肿瘤的治疗

基于细胞死亡异常在许多人体恶性肿瘤的发病学上占有十分重要的地位,人们有理由相信随着对细胞死亡发生机制的深入认识,可望在恶性肿瘤的治疗学上取得新的突破。以选择性地诱导肿瘤细胞死亡为目标的凋亡干预技术可能成为治疗恶性肿瘤的基本策略。

一、细胞凋亡干预和肿瘤的治疗

目前大多数化疗药物和放疗都是通过诱导细胞凋亡清除肿瘤细胞的。由于细胞凋亡过程受到严密而精细的调控，因此调变细胞凋亡的重要或关键的基因或蛋白质是肿瘤治疗潜在的药物靶标。能够使凋亡信号通路恢复正常的药物或治疗策略具有清除肿瘤细胞的潜力。这些策略概述如下。

（一）抑制抗凋亡蛋白的活性

当细胞凋亡被癌基因抑制的情况下，破坏其抗细胞凋亡功能的药物可以使细胞死亡率显著增加。过表达抗凋亡 Bcl-2 家族成员可以促进肿瘤生成及提高其抗药性，提示抑制这些抗凋亡功能的蛋白可以杀死肿瘤细胞。这些药物的一个典型例子是药物奥利默森钠（oblimersen sodium），它是 Bcl-2 反义寡核苷酸，是第一种靶向 Bcl-2 并抑制其活性进入临床试验的药物。据报道，这种药物在慢性淋巴细胞白血病患者中与常规抗癌药物联合治疗显示出化学增敏作用，并且这些患者的生存率得到改善。

另一类小分子属于称为 BH3 模拟物的药物，因为它们模仿 BH3-only 蛋白与 Bcl-2 家族的抗凋亡蛋白的疏水口袋相结合而得名。BH3 模拟物的一个经典实例是 ABT-737，其抑制抗凋亡蛋白如 Bcl-2、Bcl-xL 和 Bcl-W。它被证明在淋巴瘤，小细胞肺癌细胞系和原发患者来源的细胞中表现出细胞毒性，并导致动物模型中已建立的肿瘤消退，治愈率高。此外，利用这种模式发现的 venetoclax（ABT-199）是另一种小分子 BH3 模拟物，其针对 Bcl-2，在临床试验中对 CLL 患者有效，虽然存在肿瘤溶解综合征的副作用，但在 80% 的 CLL 患者中具有反应性（甚至是晚期严重的患者）。因此，在 2016 年 FDA 批准将 venetoclax 用于存在 17p 染色体缺失的 CLL 的治疗，此类 17p 染色体缺失的 CLL 中 p53 缺失，因此预后差而且对化疗不敏感。目前的临床试验还将该抑制剂与其他抗癌制剂联用治疗 CLL。其主要机制是 venetoclax 通过替代 BIM，与 Bcl-2 结合，导致 BAX/BAK 的寡聚化和活化，引发 MOMP 和细胞死亡。此外，venetoclax 单个制剂还用于非霍奇金淋巴瘤的治疗并取得较好的临床效果，但对具有 t(14;18) 的滤泡性淋巴瘤则基本无效。

（二）恢复细胞的促凋亡功能

在隐性突变导致细胞凋亡丧失的情况下，恢复功能失调的促凋亡基因活性可促进大量细胞死亡。例如，野生型 p53 基因的引入使头颈部肿瘤细胞，结直肠癌和前列腺癌以及神经胶质瘤对电离辐射敏感。然而，由于 p53 基因的单独使用不足以清除所有肿瘤细胞，之后有研究跟进 p53 基因治疗与其他抗癌策略同时使用的情况。此外，还有一类通过不同机制靶向 p53 的小分子药物包括 cp-31398 等，可以将突变的 p53 恢复到其野生型功能。

（三）表达死亡受体

尽管死亡受体中的突变是人类肿瘤中罕见的事件，但伴随肿瘤发生的变化可以改变死亡受体途径的调节。比如有丝分裂癌基因如 MYC 和 E1A 可以增加培养细胞中对 Fas 和 TNF-α 的敏感性。近年来，应用 TRAIL 诱导肿瘤细胞凋亡的治疗受到学者的广泛关注，TRAIL 与细胞表面的 DR4、DR5 受体特异性结合，通过死亡结构域激发和传导凋亡信号而启动 p53 非依赖性细胞凋亡。相对于 TNFα、FasL，TRAIL 安全性好，也更具有临床应用前景。正常细胞对 TRAIL 诱导的细胞凋亡具有抗性，因为这些细胞表达诱饵受体（decoy receptors），其与 DR4 和 DR5 竞争 TRAIL 但不传递死亡诱导信号。而在肿瘤细胞中，诱饵受体的表达广泛丢失，使得它们对 TRAIL 介导的细胞死亡极为敏感。因为 DR5 是 p53 应答基因，因此 TRAIL 和经典细胞毒性试剂的联合应用在治疗具有功能性 p53 的肿瘤中可能特别有效。

运用 Fas 抗体或重组的 FasL 系统也可以有效地杀伤肿瘤细胞。据报道，人源的 Fas 单克隆抗体 R-125224 可以选择性地诱导 I 型 T 细胞通过外源性途径发生凋亡。在 SCID 小鼠 - 人 T-ALL 实验模型中，Fas 抗体通过和 Fas 的交联诱导白血病细胞凋亡，延长小鼠生存期。细胞毒性 T 细胞（CTL）能通过 FasL 和 granzyme B 活化 caspase 而诱发白血病细胞凋亡。此外，Fas L 还能够有效地诱导对于 Fas 抗体抵抗的头颈部肿瘤细胞发生死亡。Lejeune 等报告高剂量 TNF 联合化疗能诱导 70%～80% 的转移性黑色素瘤和

25%～36% 的难治性软组织肌瘤患者取得缓解，其机制也与细胞凋亡直接相关。

（四）激活 caspase 活性

启动 caspase 的活化在诱导凋亡的起始阶段发挥了关键作用，而效应 caspase 则是诱导细胞凋亡的最终执行者，因此抗肿瘤药物对 caspase 的激活能力也决定了药物诱导肿瘤细胞凋亡的能力。各种化疗药物在诱导肿瘤细胞凋亡过程中常伴有各种 caspase 活性的增高。同时，部分肿瘤细胞存在 caspase 的表达缺失而影响 caspase 激活，此种表达缺失可能由于基因表达突变或过度甲基化引起，转染 caspase 3、caspase 8 和去甲基化制剂能够增加死亡受体诱导或放化疗诱导凋亡的敏感性。

此外，IAPs 家族成员能调节细胞对凋亡的敏感性。如：XIAP 以负反馈的方式抑制 caspase 的活性，而 Smac 则通过抑制 IAPs 促进细胞凋亡。最近的研究显示，IAPs 能调节 ripoptosome 依赖的凋亡和坏死性死亡。应用 Smac 模拟物抑制 IAPs 能够活化坏死性死亡途径并使细胞对 TNFα 诱导的细胞死亡敏感。因为在肿瘤诱导的炎症过程中常产生大量的 TNFα，使用 Smac 模拟物将炎症信号转变为细胞死亡信号可能是一个不错的治疗策略。IAP 和 Smac 蛋白的改变往往与肿瘤的化疗抵抗和不良预后相关，而 Smac 模拟物能够使肿瘤细胞对顺铂，柔红霉素，TRAIL 等药物敏感。目前，已有一些 IAP 抑制剂和 Smac 模拟物已进入临床实验，用于治疗实体瘤和淋巴瘤。

二、以自噬为靶标治疗肿瘤

细胞自噬对肿瘤来说是一把双刃剑。一方面，自噬可以清除细胞内有害物质，避免造成细胞毒性以诱发肿瘤，同时自噬性死亡可以杀伤抑制肿瘤细胞；另一方面，自噬为肿瘤细胞的生长提供了充足的营养与能量，从而促进肿瘤的持续生长。因此，根据不同类型和不同阶段肿瘤所具有的自噬特征来选择恰当的自噬抑制剂或自噬激动剂，可以达到最佳的治疗效果。

自噬使肿瘤细胞抗化疗而适应生存。通过基因编辑或药物来抑制自噬已被证明能使肿瘤细胞对抗癌治疗敏感。已有报道，敲除 *Atg5，Atg7* 或者 *beclin1* 对自噬功能进行遗传消融可以恢复

ER 阳性乳腺癌细胞获得的他莫昔芬抗性。自噬抑制剂 3-methyladenine（3-MA）和曲妥珠单抗联合治疗 Her2 阳性乳腺癌，可以提高化疗的疗效。HIF-1α 诱导的自噬使得胶质母细胞瘤产生对贝伐单抗治疗的抗性，通过 Atg7 缺失或氯喹（chloroquine，CQ）处理来恢复。通过 3-MA 或者 beclin1 缺失抑制自噬可以使肝癌细胞对化疗敏感。氯喹 CQ 治疗 HT29 结直肠癌细胞使其对抗血管生成和 DNA 损伤化疗药物敏感。

另一方面，自噬诱导剂诱导过度自噬也可能导致自噬性细胞死亡。mTOR 抑制剂雷帕霉素类似物，如替西罗莫司和依维莫司，单独或与化疗药物联用，通过诱导细胞周期阻滞和过度自噬，可以抑制套细胞淋巴瘤和急性淋巴细胞白血病中癌细胞增殖。

第八节　存在问题和发展方向

同细胞生长一样，细胞分化和死亡过程是极其复杂的。虽然在近四十多年来人们对细胞分化，尤其是细胞死亡的认识取得的进展令人瞩目，但是迄今，细胞死亡和细胞分化的发生和调控机制、生理病理意义乃至在生物医学科学中的应用等诸多方面尚有许多问题有待于进一步阐明和修正。随着对这些问题认识的不断深入，将大大推动基于肿瘤细胞分化和死亡机制的治疗策略的快速发展。

一、细胞死亡形式的多样性以及存在的问题

大量研究表明，凋亡途径中的重要基因或分子的缺陷在肿瘤发生发展过程中起关键作用。因此，靶向肿瘤细胞凋亡的治疗策略在临床前和临床实验中进行了大量的实施和验证，以期发现适用于治疗各类癌症的有效药物。目前虽然发现了一些潜在的诱导肿瘤细胞死亡的药物在某些肿瘤中的有效性，但总体来讲，临床研究结果提示药物在体内效应往往不如体外细胞系的效果好，因此建立新的研究体系、考虑细胞凋亡最后阶段中吞噬细胞对凋亡细胞的吞噬处理、如何更为有效地评价体内效应以及体内的因素更为复杂，单一途径地干预异常的信号通路可能不足以诱导肿瘤

细胞凋亡等都是值得考虑的问题。目前发现，将靶向凋亡的新治疗策略与常规抗癌药物的联合治疗，可以增加这些化疗药物的敏感性，将有助于提高临床疗效。然而，仍有些问题亟待解决，如这些治疗策略是否可获得长期效果、是否引起肿瘤抵抗，以及它们对正常细胞是否也有诱导凋亡效应等的副作用。

近年来发现的细胞焦亡、铁死亡等新型细胞死亡模式的研究还刚刚起步，2015 年初步阐明 GSDMD 作为细胞焦亡的重要效应分子参与打孔机制。然而，GSDMD 的 N 端结构域切割下来后是否需要其他分子进行协助，GSDMD 与细胞膜结构结合的具体机制，其他 gesdermin 家族在细胞焦亡过程中如何发挥作用，如何有效介入并调控体内发生的细胞焦亡等诸多问题仍有待解决。在铁死亡中，脂质来源的活性氧累积究竟是通过何种途径、通过哪个执行蛋白杀死细胞都还不清楚。未来首先需要明确这些死亡方式的生理学意义是什么、在有机体发育成熟的稳态维持中是否具有作用，以及是否参与其他的生理过程。现有的研究已经发现，这些新型的细胞死亡方式也参与一些疾病以及调控肿瘤细胞的体外生长增殖，但是它们是否在肿瘤的发生、发展以及治疗中具有潜在价值还有待于进一步研究和证实。

随着生物技术的不断改进，人们对细胞死亡方式、特点和相关机制的认识也在不断的完善中。除了细胞凋亡、细胞坏死、细胞焦亡与铁死亡外，也存在其他一些非典型性细胞死亡形式，如①有丝分裂灾变死亡（mitotic catastrophe）是一种在有丝分裂失控或失败时或之后快速发展的一种细胞死亡形式。它常伴有细胞核微小化（由染色体或染色体碎片未均匀分布于子细胞核所致）和多核化（出现两个或两个以上大小相似或不同的细胞核）的形态学改变。有丝分裂灾变概念包含：由于有丝分裂装置（如染色体）受到干扰触发；在有丝分裂期触发；与一定程度的有丝分裂阻滞相平行；最终导致细胞死亡或衰老。②失巢凋亡（anoikis）是指因脱离附着组织或其他细胞所引发的细胞凋亡过程，其分子机制与线粒体以及死亡受体凋亡机制相关联。其中，Bax 定位至线粒体、BIM 表达增加、Bcl-xL 下调可能参与其细胞死亡过程。失巢凋亡应具备如下特征：缺乏 b1- 整合素的参与；EGFR 表达下调；ERK1 信号抑制；BIM 过表达。③ Entosis 是指细胞被其相邻同种或异种类型的细胞所吞食，并最终死亡于吞噬小体内。Bcl-2 或 Z-VAD-fmk 并不能抑制 Entosis。④ Parthanatos 是一种由于 DNA 损伤反应过度激活，所导致的 PARP1 过多累积引起的，caspase 非依赖的细胞死亡方式，其主要由于严重或过度的烷化 DNA 损伤，氧化应激、低氧低糖、炎症等所致，在脑卒中、糖尿病、炎症、神经变性等多种病理情况下发挥作用。Parthanatos 的发生依赖早期 PARP1 的活化，NAD^+ 和 ATP 的耗竭以及 AIF 介导的染色体裂解。⑤ Paraptosis 源于描述非凋亡性细胞程序性死亡，在多种类型细胞中，paraptosis 的发生伴随着胰岛素样生长因子受体 I 的表达，同时胞质出现空泡状及线粒体肿胀，但是并不具有凋亡的典型特征以及 caspase 的活性改变。

二、自噬与自噬性细胞死亡

目前仍不清楚自噬性细胞死亡发生的具体机制。大多数相关研究并没有对自噬性细胞死亡的过程进行系统、动态的观察，而只是观察某个时间点或单个细胞死亡相关的指标，同时也缺乏对自噬抑制后细胞克隆形成的存活能力的评价；而且，自噬抑制剂处理往往导致自噬性细胞死亡过程的延缓，而不是完全抑制这种细胞死亡效应，因此，很难判断细胞自噬在自噬性细胞死亡中的确切贡献。另一种可能是自噬性细胞死亡与其他细胞死亡方式共存，因此抑制自噬活性仅仅导致整个细胞死亡效应的减弱，而不是完全的抑制；此时，自噬并不是导致自噬性细胞死亡的重要原因，而是细胞死亡过程中的伴随现象。

此外，评价自噬在自噬性细胞死亡中作用的另一技术上的问题是缺乏特异而有效的自噬抑制剂，如 3-MA 通过干预 Vps34 的活性而抑制自噬体的形成，但是 3-MA 的使用浓度为 mM，因此在如此高的浓度下可能影响其他的信号通路如：PI3KC1、p38 和 c-JUN 以及线粒体渗透性转运孔等，这些信号通路的激活会影响细胞凋亡和坏死的发生过程。同样地，自噬抑制剂氯喹（chloroquine，CQ）除了增加溶酶体的 pH、抑制溶酶体酶的活性以及抑制溶酶体与自噬小体的融合外，还可能存在其他的非特异性作用影响细胞的功能。即便使用遗传分子生物学手段将自噬相关的某一 *Atg* 基因敲除也可能存在脱靶效应，因此理想的方法是敲除一系列的自噬相关基因并运用基因表达的回转实验进一步确定自噬在自噬性细胞死亡中的作用，而目前的研究仍缺乏这方面的数据。

自噬性细胞死亡在清除缺失凋亡能力的肿瘤细胞中具有特殊的意义，尤其是对于彻底清除肿瘤细胞并防止肿瘤的复发中具有重要作用。目前的研究提示，抑制自噬能够增加肿瘤细胞对放疗或化疗的敏感性，因此，阐明自噬性细胞死亡的发生机制及调控网络将为肿瘤治疗机制的研究提供新的内容，同时，开发并挖掘新的特异性自噬抑制剂或系统研究多个自噬相关基因在自噬性细胞死亡中的作用将为我们认识自噬性细胞死亡在肿瘤治疗中的潜在作用提供契机。

三、诱导分化的治疗模式亟待新的突破

ATRA 及 As_2O_3 在 APL 的诱导分化治疗的成功实践为其他类型白血病和实体瘤的诱导分化带来希望。由于诱导分化治疗是通过诱导肿瘤细胞"改邪归正"，将未分化或低分化状态的肿瘤细胞诱导转变为成熟有功能的正常或接近正常的细胞，这种治疗模式对正常细胞几乎没有毒性副作用，因此是一种低毒高效的理想肿瘤治疗策略。迄今，在恶性胶质瘤、畸胎瘤、黑色素瘤、肝细胞肝癌、胰腺癌、前列腺癌等实体瘤及其他白血病上展开了包括维 A 酸、维生素 D、HDAC 抑制剂（HDAC inhibitor, HDACI）在内的一系列诱导分化剂的研究，尽管这些诱导分化剂在体外能诱导肿瘤细胞的分化，但是在临床上却没有显示出理想的效应。对其他类型白血病，尤其是对占恶性肿瘤90% 以上的实体瘤的分化治疗亟待新的突破。

多数实体肿瘤中，往往存在多个信号转导通路的调控异常，因此，相比于白血病，实体瘤的发病学基础更为复杂。文献报道，维 A 酸可通过重新激活 NF-κB 激酶的亚单位 α 抑制剂（IKKA），从而释放 zeste2 增强子（EZH2）对其的抑制效应，进而诱导鼻咽癌细胞分化；在甲状腺肿瘤中，钠和碘的共同转运体（SLC5A5）的表达往往缺失，维 A 酸则通过重新诱导 *SLC5A5* 的表达（该基因

是正常和恶性转化细胞摄入碘所必需），从而为后续接受放射性碘治疗奠定基础。在成神经细胞瘤中，维 A 酸可诱导细胞系以及来自患者原代细胞的分化，在形态和功能上出现神经祖细胞分化的特性，如细胞生长抑制、分支生长、小泡形成、初级突触以及乙酰胆碱酯酶的形成等。近年发现，cAMP 依赖的 PKA 活化可诱导人类上皮细胞来源的肿瘤间充质细胞发生间皮 - 上皮样转变；此外，cAMP 可促进线粒体生物合成增加与氧化磷酸化的代谢转变，诱导胶质母细胞瘤细胞向星型胶质细胞分化。在大多数实体瘤包括神经胶质瘤、肉瘤和胆管癌中，存在 *IDH1* 和 *IDH2* 基因突变，抑制 *IDH1* 的突变可在体内诱导星形细胞瘤的终末分化。这些研究提示诱导分化治疗在实体肿瘤治疗中具有潜在的临床应用前景。将诱导分化剂与低剂量的抗癌药物的联合使用的效果也在临床实验中得到证实，有资料表明，在神经母细胞瘤患者的随机调查中发现，13-CRA 作为骨髓移植后的巩固治疗药物，可获得 CR，长期追踪发现，13-CRA 治疗可显著提高治愈率，减少最小残留灶、转移和复发。此外，HDACI 在实体瘤的治疗中也已进入临床前研究阶段，第一代非选择性的 HDACI 药物 Vorinostat（suberanilohydroxamic acid）已经被 FDA 批准用于皮肤 T 细胞淋巴瘤，结果显示单剂使用的临床疗效甚微，将 HDACI 联合其他传统抗癌药物可以提高治疗效率。

至目前为止，诱导分化模式在实体瘤治疗中尚处于临床研究阶段，未有诱导实体瘤细胞分化的诱导剂报道，因此，全面系统地认识各种类型的实体瘤细胞的分化模式及相关调控网络和机制将为实体瘤中建立诱导分化方法和发现有效治疗靶点奠定基础。此外，拓展联合协同药物的治疗方式诱导肿瘤细胞向终末成熟期分化，并抑制肿瘤细胞的自我更新能力，将成为肿瘤治疗的有效方法和策略之一，尤其在一些预后差同时又缺乏有效治疗手段的恶性肿瘤中，采用诱导分化治疗模式将是改善这类疾病的希望和渠道。相信随着对各类实体瘤的遗传背景和生物学特性的不断探索，将有望发现新的分化治疗策略能够应用于实体瘤的治疗。

（陈国强　钟　清　黄　莺）

参 考 文 献

[1] M.O. Johnson, M.M. Wolf, M.Z. Madden, et al, Distinct Regulation of Th17 and Th1 Cell Differentiation by Glutaminase-Dependent Metabolism. Cell, 2018, 175: 1780-1795 e1719.

[2] W. Liu, M. Guo, Y.B. Xu, et al, Induction of tumor arrest and differentiation with prolonged survival by intermittent hypoxia in a mouse model of acute myeloid leukemia. Blood, 2006, 107: 698-707.

[3] K.S. Hsu, H.Y. Kao. PML: Regulation and multifaceted function beyond tumor suppression. Cell Biosci, 2018, 8: 5.

[4] H. de The. Differentiation therapy revisited. Nat Rev Cancer, 2018, 18: 117-127.

[5] M.E. Huang, Y.C. Ye, S.R. Chen, et al. Use of all-trans retinoic acid in the treatment of acute promyelocytic leukemia. Blood, 1988, 72: 567-572.

[6] J.F. Kerr, A.H. Wyllie, A.R. Currie. Apoptosis: a basic biological phenomenon with wide-ranging implications in tissue kinetics. Br J Cancer, 1972, 26: 239-257.

[7] L. Galluzzi, I. Vitale, S.A. Aaronson, et al. Molecular mechanisms of cell death: recommendations of the Nomenclature Committee on Cell Death 2018. Cell Death Differ, 2018, 25: 486-541.

[8] D.R. McIlwain, T. Berger, T.W. Mak. Caspase functions in cell death and disease. Cold Spring Harb Perspect Biol, 2013, 5: a008656.

[9] Y. Lu, Z.G. Peng, T.T. Yuan, et al. Multi-sites cleavage of leukemogenic AML1-ETO fusion protein by caspase-3 and its contribution to increased apoptotic sensitivity. Leukemia, 2008, 22: 378-386.

[10] C. Hetz, P. Bernasconi, J. Fisher, et al. Proapoptotic BAX and BAK modulate the unfolded protein response by a direct interaction with IRE1alpha. Science, 2006, 312: 572-576.

[11] H. Puthalakath, L.A. O'Reilly, P. Gunn, et al. ER stress triggers apoptosis by activating BH3-only protein Bim. Cell, 2007, 129: 1337-1349.

[12] N. Mizushima. A brief history of autophagy from cell biology to physiology and disease. Nat Cell Biol, 2018, 20: 521-527.

[13] I. Dikic, Z. Elazar. Mechanism and medical implications of mammalian autophagy. Nat Rev Mol Cell Biol, 2018, 19: 349-364.

[14] B. Levine, G. Kroemer. Biological Functions of Autophagy Genes: A Disease PerspectⅣe. Cell, 2019, 176: 11-42.

[15] C.-I. EisukeItakura, NoboruMizushima. The Hairpin-type Tail-Anchored SNARE Syntaxin 17 Targets to Autophagosomes for Fusion with Endosomes Lysosomes. Cell, 2012, 151: 1256-1269.

[16] J. Diao, R. Liu, Y. Rong, et al. ATG14 promotes membrane tethering and fusion of autophagosomes to endolysosomes. Nature, 2015, 520: 563-566.

[17] R.W. Baker, P.D. Jeffrey, M. Zick, et al. A direct role for the Sec1/Munc18-family protein Vps33 as a template for SNARE assembly. Science, 2015, 349: 1111-1114.

[18] A. Degterev, Z. Huang, M. Boyce, et al. Chemical inhibitor of nonapoptotic cell death with therapeutic potential for ischemic brain injury. Nat Chem Biol, 2005, 1: 112-119.

[19] N. Vanlangenakker, T. Vanden Berghe, P. Vandenabeele. Many stimuli pull the necrotic trigger, an overview. Cell Death Differ, 2012, 19: 75-86.

[20] A. Degterev, J. Hitomi, M. Germscheid, et al. Identification of RIP1 kinase as a specific cellular target of necrostatins. Nat Chem Biol, 2008, 4: 313-321.

[21] D.W. Zhang, J. Shao, J. Lin, et al. RIP3, an energy metabolism regulator that switches TNF-induced cell death from apoptosis to necrosis. Science, 2009, 325: 332-336.

[22] N. Narayan, I.H. Lee, R. Borenstein, et al. The NAD-dependent deacetylase SIRT2 is required for programmed necrosis. Nature, 2012, 492: 199-204.

[23] S.B. Kovacs, E.A. Miao. Gasdermins: Effectors of Pyroptosis. Trends Cell Biol, 2017, 27: 673-684.

[24] J. Shi, W. Gao, F. Shao. Pyroptosis: Gasdermin-Mediated Programmed Necrotic Cell Death. Trends Biochem Sci, 2017, 42: 245-254.

[25] H. Lu, S. Zhang, J. Wu, et al. Molecular Targeted Therapies Elicit Concurrent Apoptotic and GSDME-Dependent Pyroptotic Tumor Cell Death. Clin Cancer Res, 2018, 24: 6066-6077.

[26] S.J. Dixon, K.M. Lemberg, M.R. Lamprecht, et al. Ferroptosis: an iron-dependent form of nonapoptotic cell death. Cell, 2012, 149: 1060-1072.

[27] W.S. Yang, B.R. Stockwell. Ferroptosis: Death by Lipid Peroxidation. Trends Cell Biol, 2016, 26: 165-176.

[28] H. Imai, M. Matsuoka, T. Kumagai, et al. Lipid Perox-

idation-Dependent Cell Death Regulated by GPx4 and Ferroptosis. Curr Top Microbiol Immunol，2017，403：143-170.

[29] M. Villa-Morales，J. Fernandez-Piqueras. Targeting the Fas/FasL signaling pathway in cancer therapy. Expert Opin Ther Targets，2012，16：85-101.

[30] A. Philchenkov，K. Miura. The IAP Protein Family，SMAC Mimetics and Cancer Treatment. Crit Rev Oncog，2016，21：185-202.

第九章 能量代谢异常和肿瘤

为维持肿瘤细胞异常增殖的特性以及对能量的需求，肿瘤形成了不同于正常细胞的代谢（metabolism）模式，主要包括以下特征：①葡萄糖和氨基酸摄取异常；②营养获取方式适应性的改变；③利用糖酵解和三羧酸循环的中间产物进行生物合成和 NADPH 生成；④对氮元素的需求量增加；⑤代谢物驱动的基因调控发生改变；⑥细胞与微环境之间存在代谢水平的相互作用。肿瘤细胞通过代谢重编程以抵抗应激和死亡。同时，肿瘤代谢的异质性导致同一肿瘤的不同细胞亚群对能源物质和代谢途径有特异性差异。这些代谢改变是肿瘤发生发展的重要机制，成为肿瘤细胞的代表性生化特征，影响肿瘤多种生物学行为及对治疗的敏感性。发现癌变过程中的关键代谢物及其感受分子，解析代谢异常对肿瘤微环境的重塑作用，确定代谢检查点失调对肿瘤细胞命运的影响，探讨代谢改变与肿瘤治疗抗性的关系，揭示代谢调控的信号机制，阐明病原体感染介导代谢异常的途径将有助于了解肿瘤代谢改变的重要生物学意义，并为肿瘤的预防和治疗提供新的策略。

第一节 能量代谢异常和肿瘤

一、肿瘤细胞的糖代谢异常与瓦伯格效应

葡萄糖是自然界分布最广且最为重要的一种单糖。在生命领域，葡萄糖具有重要的地位，其是活细胞能量供给的重要来源和新陈代谢的关键中间体。葡萄糖经过细胞膜上的葡萄糖转运子摄入细胞后在己糖激酶的催化下生成 6- 磷酸葡萄糖，后者在磷酸己糖异构酶的催化下生成 6- 磷酸果糖，并在磷酸果糖激酶的作用下被一分子 ATP 磷酸化生成 1,6- 二磷酸果糖，1,6- 二磷酸果糖在

醛缩酶的参与下分解为磷酸二羟丙酮和 3- 磷酸甘油醛。磷酸二羟丙酮在磷酸丙糖异构酶作用下转化为 3- 磷酸甘油醛。两分子 3- 磷酸甘油醛被烟酰胺腺嘌呤二核苷酸 NAD$^+$ 和 3- 磷酸甘油醛脱氢酶的氧化下生成 1,3- 二磷酸甘油酸，后者在磷酸甘油酸激酶的催化下转变为 3- 磷酸甘油酸，高能磷酸键由 1,3- 二磷酸甘油酸转移到 ADP 上，生成 ATP。在磷酸甘油酸变位酶的催化下 3- 磷酸甘油酸生成 2- 磷酸甘油酸，最终成为磷酸烯醇式丙酮酸和 ATP。在有氧条件下，丙酮酸被转运至线粒体，通过氧化磷酸化途径进一步分解释放 36 分子的 ATP 及其他代谢中间产物。而在氧气不充足的情况下，细胞主要通过糖酵解途径分解葡萄糖获取 ATP，生成的丙酮酸在乳酸脱氢酶的作用下生成乳酸。

1924 年，德国著名的生物化学家 Otto Heinrich Warburg 首次发现即便是在氧气充足的情况下，肿瘤细胞中糖酵解速率远比正常细胞高，认为肿瘤细胞主要通过糖酵解途径获得肿瘤细胞增殖所需的大量 ATP（adenosine triphosphate）。糖酵解（glycolysis）途径生成的丙酮酸不再进入三羧酸循环进行有氧氧化，而是在乳酸脱氢酶的催化下生成乳酸，这一现象被定义为肿瘤细胞的瓦伯格效应（Warburg effect）。Warburg 因在细胞能量代谢的研究，特别是在线粒体呼吸酶的发现及其性质的研究方面做出了重大贡献，于 1931 年被授予诺贝尔生理学或医学奖。肿瘤细胞中异常活化的糖酵解不仅能为肿瘤细胞供给能量，同时还偶联多种代谢途径，如磷酸戊糖途径、氧化磷酸化等。表 9-1 显示肿瘤细胞中表达失调的糖酵解相关酶及调节分子。磷酸戊糖途径能产生大量戊糖与具有还原剂功能的烟酰胺腺嘌呤二核苷酸磷酸 NADPH，前者用于合成核苷酸，后者则参与脂肪酸合成和还原谷胱甘肽（GSH）以清除对肿

表 9-1 癌变过程中表达失调的糖酵解相关酶及调节分子

基因	生物学功能
葡萄糖转运蛋白 1（glucose transporter 1，*GLUT1*）	位于细胞膜，调节细胞摄取葡萄糖的转运蛋白
葡萄糖转运蛋白 4（Glucose transporter 4，*GLUT4*）	胰岛素调节的葡萄糖转运蛋白
钠和糖转运蛋白（sodium/glucoseco transporter 1，*SGLT1*）	EGFR 依赖型的葡萄糖转运蛋白
己糖激酶 2（hexokinase 2，*HK2*）	糖酵解的关键酶，催化葡萄糖生成 6- 磷酸葡萄糖
磷酸葡萄糖异构酶 2（phosphoglyceratemutase 2，*PGAM2*）	糖酵解的关键酶，促进 6- 磷酸葡萄糖生成 6- 磷酸果糖
丙酮酸激酶 M2 型（pyruvate kinase，muscle，*PKM2*）	促进磷酸烯醇式丙酮酸向丙酮酸的转化
乳酸脱氢酶 A 型（lactate dehydrogenase A，LDHA）	催化丙酮酸生成乳酸
醛脱氢酶 A（aldehyde dehydrogenase A，*ALDA*）	氧化 1-6 二磷酸果糖生成磷酸二羟丙酮和 3- 磷酸甘油醛
丙酮酸脱氢酶激酶 1（pyruvate dehydrogenase kinase isozyme 1，*PDK1*）	抑制丙酮酸转化为乙酰辅酶 A
磷酸果糖激酶 1（phosphofructokinase，muscle，*PFK1*）	催化 6- 磷酸果糖生成 1,6- 二磷酸果糖
磷酸果糖激酶 2（6-phosphofructo-2- kinase/ fructose-2, 6-biphosphatase 3，*PFK2*）	其酶解产物 2,6- 二磷酸果糖是 PKF1 的变构激活剂
TIGAR（TP53-induced glycolysis and apoptosis regulator）	P53 调控的糖酵解和凋亡调节蛋白，抑制 PKF2
磷酸甘油激酶 1（phosphoglycerate kinase 1，*PGK1*）	催化 1,3- 二磷酸甘油酸生成 3- 磷酸甘油酸

瘤细胞有异常影响的活性氧 ROS。氧化磷酸化（oxidative phosphorylation）是在细胞线粒体内发生的一系列通过耗氧产生 ATP 的生物化学反应的总称，肿瘤细胞中异常活跃的糖酵解使细胞不再依赖于氧化磷酸化途径，而可能促使线粒体成为调控肿瘤凋亡以及维持肿瘤细胞内氧化应激状态的重要细胞器。

为维持肿瘤的恶性表型，肿瘤细胞具有不同于正常细胞的代谢特征。肿瘤基因激活、抑癌基因失活、肿瘤微环境、代谢酶突变或代谢调控蛋白的活性变化等多种因素，均可导致肿瘤细胞的代谢重编程（metabolic reprogramming），使肿瘤细胞具有特征性的代谢模式，已成为肿瘤的十大特征之一。肿瘤细胞适应性地利用有限的营养物质，高效合成碳骨架和能量，以抵抗应激和死亡。为满足肿瘤细胞快速增殖的特性，其对能量的需求显著增加，葡萄糖是主要营养来源之一。然而，肿瘤细胞除了利用葡萄糖，还能有效摄取并代谢谷氨酰胺、脂肪酸、醋酸等小分子代谢物，以维持其生长需求。肿瘤细胞的代谢可塑性为其抵抗代谢应激和治疗提供了重要途径。

越来越多的证据表明，癌细胞具有转向利用其他备用营养物质以维持细胞的生长和存活的特性，线粒体相关代谢活动如谷氨酰胺代谢、脂肪酸氧化、线粒体氧化磷酸化同样在肿瘤进展中发挥重要作用。研究发现，非小细胞肺癌细胞在葡萄糖缺乏时转而使用谷氨酰胺，癌细胞通过 PEPCK 酶对细胞代谢进行重编程，代谢谷氨酰胺产生能量以及各种生物合成过程所需的原料，以维持细胞生长。肿瘤代谢模式改变主要包括对营养感知、获取、利用以及对毒副产物清除方面的改变，依赖于从应激环境如营养缺乏或低氧环境中摄取并利用小分子物质，激活多种代谢途径，为其快速增殖提供原料和能量。

肿瘤细胞的代谢改变与其发生发展的过程密不可分。自身分泌的生长信号、突破端粒的复制限制、重编程细胞内基因的表达、抵御细胞凋亡、实现免疫逃逸、促细胞迁移和浸润、增强血管新生等，不同程度地影响肿瘤细胞代谢。换言之，肿瘤的发生促进了细胞代谢的改变。然而，随着肿瘤生物学研究技术的发展，细胞代谢异常先于肿瘤发生的理论在实验中已逐步得到证实。研究发现，结直肠癌中肿瘤相关缺氧和低血糖的微环境条件通过调节遗传不稳定性，促进 *KRAS* 野生型的细胞获得突变，表明细胞代谢异常可以导致原癌基因突变。研究细胞代谢重编程的机制及其与肿瘤发生发展的关系，不仅从代谢异常的角度阐明肿瘤发生的新机制，而且通过干预和修正细胞代谢异常正成为肿瘤诊断、预防和治疗的新思路。

二、TCA 异常与肿瘤

三羧酸循环(TCA 循环)是发生在线粒体中与氧化磷酸化相偶联的一系列生化反应。如图 9-1 所示,它将进入线粒体的乙酰辅酶 A 最终氧化形成二氧化碳和还原当量(NADH/H⁺ 和 FADH₂)。还原当量携带电子和 H⁺ 进入电子传递链,最终将电子和 H⁺ 传递给氧分子而产生水,同时产生跨膜电位,用于 ATP 合成。

在功能上,TCA 循环参与了三大营养物质葡萄糖、氨基酸和脂肪酸的代谢过程:①糖酵解中间产物丙酮酸在丙酮酸脱氢酶的作用下被氧化形成乙酰辅酶 A 进入三羧酸循环,最终被代谢形成二氧化碳并产生还原当量(NADH 和 FADH₂)和中间代谢产物;②谷氨酰胺在转氨酶的作用下形成 α- 酮戊二酸进入三羧酸循环,进而产生柠檬酸用于细胞新的脂质合成和产生还原当量;③脂肪酸在酯酰辅酶 A 合酶、脂酰肉碱移位酶Ⅰ(CPT1)、左旋肉碱酰基肉碱移位酶和脂酰肉碱移位酶Ⅱ(CPT2)的作用下不断脱下两个碳原子,最终形成乙酰辅酶 A 进入三羧酸循环。

在线粒体中发生的三羧酸循环伴随着有氧呼吸电子传递链的进行,两碳的乙酰辅酶 A 被代谢成两个二氧化碳,同时 NAD⁺ 被还原成 NADH/H⁺,FAD 被还原成 FADH₂。

肿瘤代谢不仅是癌细胞的物质和能量基础,而且代谢物可作为信号分子调控其他基因的表达,从而参与肿瘤细胞的增殖,分化和死亡过程。近年来,肿瘤代谢领域研究的重要进展之一是发现胶质母细胞瘤等多种肿瘤中异柠檬酸脱氢酶(isocitrate Dehydrogenase 1/2,IDH1/2)的突变,*IDH1* 的突变热点为 R132H,*IDH2* 的突变热点为 R172K /R140Q。该突变产生与 α- 酮戊二酸结构类似的致癌代谢物 2- 羟基戊二酸(2-hydroxyglutarate,2HG),后者作为竞争性的 α- 酮戊二酸依赖型双加氧酶(主要包括组蛋白去甲基化酶、TET 家族 5 甲基胞嘧啶羧化酶和调节 HIF1α 稳定性的脯氨酰羟化酶)的抑制剂,导致多种基因功能障

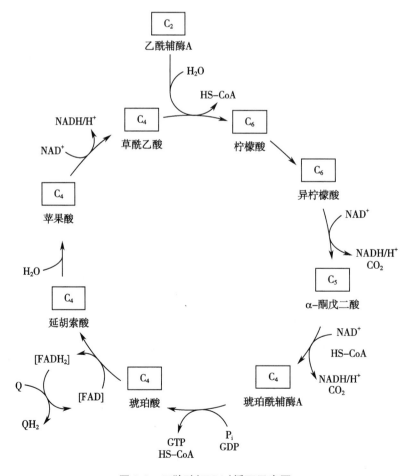

图 9-1 三羧酸(TCA)循环示意图

碍与癌基因的激活。*IDH1/2* 突变是目前发现的能影响遗传，生化与临床等肿瘤生物学基本要素改变的代谢基因，其与激酶以及转录因子一起被列入"癌基因"的目录。新近的研究发现，除了突变型 *IDH* 外，野生型 *IDH* 也可增强肺癌细胞瓦伯格效应。

TCA 循环中另有两个酶在肿瘤代谢中具有重要作用。琥珀酸脱氢酶（succinate dehydrogenase，SDH）是线粒体氧化呼吸链复合体Ⅱ的重要组成部分，是唯一联系 TCA 循环与线粒体氧化呼吸链的代谢酶。*SDH* 为肿瘤抑制基因，其突变失活在胃肠间质瘤、乳腺癌和肾癌等肿瘤中较为常见，*SDH* 的突变失活会导致致癌代谢产物琥珀酸累积。延胡索酸酶（fumarate hydratase，*FH*）也属于肿瘤抑制基因，可直接参与 DNA 双链的损伤修复过程。*FH* 的突变失活增加致癌代谢产物延胡索酸的含量，通常与胶质母细胞瘤、Myc 非扩增的神经母细胞瘤和肾癌的发生发展密切相关。琥珀酸和延胡索酸与 α- 酮戊二酸结构类似，竞争性地抑制 α- 酮戊二酸依赖型双加氧酶的活性，促进肿瘤发生。

综上，TCA 循环中的 *IDH1/2*、*SDH* 及 *FH* 在多种肿瘤中存在胚系或体细胞突变的形式，这些基因突变产生的致癌代谢物通常以表观遗传机制调节肿瘤，并成为新的肿瘤代谢靶点。

三、脂肪酸代谢与肿瘤

脂肪酸（fatty acids，FAs）是富含能量的化合物，通过从头合成和外源摄取 FAs 一起构成细胞 FAs 库，FAs 作为能量储存的优选底物，主要以甘油三酯（triacylclycerides，TAG）的形式存在。脂肪代谢异常在细胞癌变过程中发挥重要作用，目前发现多种肿瘤细胞中脂肪酸的合成及分解代谢（catabolism）呈异常活化状态，为各种生物大分子合成提供重要的原料，对于细胞增殖和存活具有重要意义。深入探讨脂肪酸代谢与肿瘤表型及演进之间的联系，有助于从脂代谢角度阐明肿瘤发生发展的病理生理机制。

（一）脂肪酸合成代谢与肿瘤

脂质代谢中脂肪酸合成，是将营养物转化为代谢中间体进而合成含有羧基的脂肪族碳氢链的过程，主要用于细胞膜生物合成，能量储存和信号分子的产生。肿瘤细胞中脂肪酸合成异常激活反映了肿瘤细胞快速增殖对高能量的需求。活跃的 FAs 合成有利于肿瘤细胞合成结构脂质、提供底物用于 ATP 合成、同时还参与细胞增殖和存活的信号转导调节。

脂质作为重要的信号分子，主要以响应胞外刺激的膜磷脂为主，包括生物活性脂质鞘氨醇 -1- 磷酸（sphingosine-1-phosphate，S1P）和溶磷脂酸（lysophosphatidic acid，LPA），以及脂质第二信使 DAG，肌醇 -1,4,5- 三磷酸酯（IP$_3$）和 PIP$_3$ 等，参与调控炎 - 癌转化、细胞迁移和存活。胞外产生 LPA，通过与 G 蛋白偶联的 LPA 受体结合，在癌细胞、免疫细胞和内皮细胞的质膜上发出信号，调节炎症反应，促进细胞迁移及血管新生。另外，由脂质分子介导的信号转导在癌症进展和转移过程中也具有重要作用。诱导上皮细胞的间充质转化（epithelial-to-mesenchymal transition，EMT）需要细胞脂质组成的复杂重塑，促进细胞迁移时膜流动性的变化。肿瘤细胞从以脂质合成和快速生长为特征的增殖状态转变为迁移状态，FAs 摄取或膜脂质中特定 FA 的选择性释放，有助于形成促进细胞迁移和侵袭的信号分子。研究表明脂肪酸转运酶（fatty acid translocase，FAT）活性与肝癌中 EMT 标志物的表达相关。补充外源性棕榈酸或油酸可降低 E- 钙黏蛋白含量，增加细胞迁移和 EMT 特征分子表达。

脂质分子也是供能关键营养素之一，研究表明肿瘤微环境中不同细胞类型之间存在代谢竞争，例如，T 细胞在激活期间的主要能量代谢模式转变为糖酵解，诱导性调节性 T 细胞和记忆 T 细胞依赖于脂质氧化作为能量的主要来源。目前研究还发现肿瘤和免疫细胞代谢之间的相互作用调节模式，乳腺癌释放游离 FAs 阻断细胞毒性 T 细胞的抗肿瘤活性。非酒精性脂肪性肝病（nonalcoholic fatty liver disease，NAFLD）中肝细胞分泌亚油酸可诱导肝内 CD4$^+$ T 细胞的选择性丧失，促进肝细胞癌的发展。

（二）脂肪酸氧化代谢与肿瘤

脂肪酸氧化代谢的方式有 β- 氧化和特殊氧化方式（如丙酸氧化、α- 氧化、和 ω- 氧化、不饱和脂肪酸氧化等）。从储存的 TAG 中产生能量需要通过脂解过程产生游离 FAs 导入线粒体进行降解。游离脂肪酸在脂酰 CoA 合成酶（acyl-CoA synthetase）催化下生成水溶性和代谢活性增强的脂酰 CoA。少于 12 个碳原子的脂酰 CoA 可直接通过线粒体膜，而长链脂酰 CoA 通过肉碱穿梭机制转运进入线粒体基质，经过脱氢、加水、再脱氢、硫解四个步骤生成一分子乙酰 CoA 和一个少两个碳原子的脂酰 CoA；乙酰 CoA 进入三羧酸循环偶联线粒体氧化磷酸化产生 ATP 和还原性物质 NADH，为细胞提供能量和还原力（图 9-2）。线粒体是脂肪酸 β- 氧化的重要场所，脂肪酸 β- 氧化是线粒体的重要功能之一。肿瘤细胞中脂肪酸 β- 氧化处于异常活化状态，可以促进肿瘤细胞在代谢应激条件下的增殖与存活，同时对抗凋亡并维持肿瘤细胞的干性。

肉碱穿梭机制是脂肪酸 β- 氧化的重要限速步骤，由肉碱棕榈酰转移酶（carnitine palmitoyl transferase，CPT）和脂酰肉碱转移酶（carnitine/acylcarnitine translocase，CACT）催化。同时，FA 合成和降解之间通过负反馈调节保持平衡，合成产生的高水平丙二酰辅酶 A 阻断 CPT1 的活性，抑制脂肪酸 β- 氧化。肿瘤细胞在应激条件时脂肪酸 β- 氧化活化，一方面 AMPK 抑制乙酰辅酶 A 羧化酶（Acetyl-CoA carboxylases，ACCs）活化降低丙二酰辅酶 A 水平，激活 β- 氧化产生能量；另一方面 AMPK 诱导 CPT1C，在雷帕霉素治疗抑制糖酵解时供给能量。脂肪酸 β- 氧化异常是肿瘤能量代谢重编程（reprogramming of energy metabolism）的重要组成部分，关键分子 CPT1 在

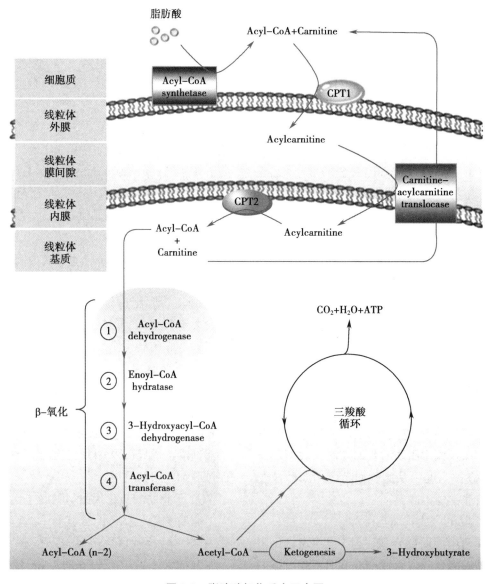

图 9-2　脂肪酸氧化反应示意图

肿瘤组织中的表达、活性水平影响肿瘤细胞的表型及治疗的抗性。研究发现 CPT1A 介导脂肪酸 β- 氧化促进鼻咽癌细胞增殖与存活，与桥梁分子 Rab14 结合促进脂肪酸转运，提升反应效率，PGC1α/CEBPB/CPT1A 信号轴激活 β- 氧化促进鼻咽癌放射抵抗。

脂肪酸 β- 氧化在决定肿瘤细胞命运中的作用有两个方面，一是脂肪酸 β- 氧化活化有助于 PGC-1α 相关诱导结肠癌细胞凋亡，抑制肿瘤发生；二是 FAO 在乳腺癌、肺癌和宫颈癌细胞中参与 LKB1/AMPK 调节 NADPH 的稳态，在能量应激条件下脂肪酸 β- 氧化促进癌细胞存活。最近，研究表明脂肪酸 β- 氧化是三阴性乳腺癌（triple negative breast cancer，TNBC）中重要的能量代谢途径，靶向该途径可能会限制癌细胞的代谢活性，为癌症治疗提供新的策略。

目前检测脂肪酸 β- 氧化的实验方法包括：①用 U-13C- 棕榈酸盐标记示踪碳代谢流，LC/MC 分析基于 13C 脂酰肉碱含量；②用 Seahorse 分析以棕榈酸为底物的氧消耗率；③通过检测细胞脂肪酸 β- 氧化产物 ATP/NADPH 含量，间接反映脂肪酸氧化水平；④用特异性标记脂质的荧光探针 LipidTOX 检测细胞的中性脂质含量；⑤运用饱和脂肪酸类似物 Bodipy C16 与线粒体共定位，示踪脂肪酸亚细胞定位。

四、肿瘤代谢异常对肿瘤免疫的影响

肿瘤组织中的癌细胞往往和其周围的非癌变的细胞和胞外基质一起形成独特的组织结构，通常被称为肿瘤微环境。肿瘤微环境中除了基质干细胞、成纤维细胞、脂肪细胞、内皮细胞、周细胞等细胞，还包括肿瘤浸润的淋巴细胞和髓系来源的免疫细胞如肿瘤相关巨噬细胞和髓系来源的抑制性细胞。肿瘤细胞对于环境有着较正常细胞更强的适应能力，并且能通过主动调节微环境为肿瘤生长提供支持，例如肿瘤细胞能挟持基质中的成纤维细胞的代谢来为肿瘤细胞提供自身不能合成的氨基酸。肿瘤细胞和免疫细胞在很多方面具有类似的特点，例如肿瘤细胞和活化的免疫细胞均倾向于利用有氧糖酵解为细胞提供能量，但是肿瘤细胞对营养的摄取和对环境的适应能力往往比免疫细胞更强。肿瘤微环境中的葡萄糖大部分被肿瘤细胞摄取，而得不到足够葡萄糖的 T 细胞在活化过程中的有氧糖酵解被限制，削弱了分泌 IFNγ 的能力。处于有氧糖酵解状态的癌细胞通过分泌 G-CSF 和 GM-CSF，招募髓源抑制性细胞的浸润。肿瘤微环境中谷氨酰胺的缺乏会促进 CD4+ T 细胞向免疫抑制性的调节性 T 细胞分化。而葡萄糖和氨基酸的缺乏会减弱效应免疫细胞如 CD8+ T 细胞和 NK 细胞的杀伤功能。浸润的免疫细胞之间也会竞争营养，例如免疫耐受的树突状细胞和调节性 T 细胞通过消耗葡萄糖和氨基酸，使效应 T 细胞发生凋亡。调节性 T 细胞还会将 ATP 代谢成腺苷释放到微环境，抑制其他免疫细胞发挥功能。通过这些机制，肿瘤组织中的免疫微环境总体上处于一种抑制状态，从而逃避免疫监控和促进肿瘤的生长。

癌细胞异常代谢的产物能影响免疫细胞的功能。肿瘤糖酵解活性增强导致肿瘤组织中乳酸的堆积。负责催化丙酮酸向乳酸转化的酶 LDHA 往往在肿瘤细胞中高表达，并且在黑色素瘤中和免疫细胞的浸润以及预后呈负相关。肿瘤组织中累积的乳酸通过调节 HIF-1α 通路诱导巨噬细胞向免疫抑制的 M2 亚型分化，并且可以直接抑制效应 T 细胞和 NK 细胞中负责上调 IFNγ 表达的 NFAT 转录因子，进一步减弱免疫细胞对肿瘤的攻击和控制。肿瘤细胞的氨基酸代谢产物也通过多种机制影响免疫细胞。脑胶质瘤患者中有高频率的 IDH1 基因突变，而突变的 IDH1 的产物 2- 羟戊二酸作为一种肿瘤代谢物，能够抑制干扰素诱导的趋化因子的表达和效应 T 细胞的肿瘤浸润。肿瘤相关的巨噬细胞和调节性 T 细胞通常高表达 Arginase 1 来降解精氨酸，限制了效应 T 细胞的功能，同时也抑制了 T 细胞向记忆性 T 细胞转化。肿瘤细胞和肿瘤组织中的巨噬细胞常常高表达催化色氨酸向犬尿氨酸转化的酶 IDO 和 TDO；而犬尿氨酸作为芳香烃受体的一种天然配体，促进调节性 T 细胞的数目增加和效应 T 细胞的功能减弱。在核酸代谢方面，肿瘤细胞通过上调负责催化 ATP 向 AMP 和腺苷转化的两种酶 CD39 和 CD73，产生大量腺苷，结合免疫细胞表面的腺苷受体，诱导下游的免疫抑制通路。在脂代谢方面，肿瘤细胞中常高表达环氧合酶 2（COX2），催化前列腺素 E2（PGE2）的产生。PGE2 结合 T 细

胞上的受体以后,可以促进调节性 T 细胞的增殖和导致效应 T 细胞的功能耗竭。肿瘤释放的脂类分子也对免疫细胞的功能有影响,例如阻断巨噬细胞表面负责脂肪摄取的 CD36 或者 ABCG1 分子能够促进巨噬细胞的抗肿瘤功能。

肿瘤免疫治疗在过去的十年里取得了突破性的进展,尤其是以免疫监测点阻断抗体和基因工程手段改造的 T 细胞治疗为代表的新疗法都获得美国 FDA 的批准用于治疗多种肿瘤。尽管如此,目前的免疫疗法仍然存在有效率低,治疗过程中产生耐药和复发的局限性。如何提高免疫治疗的疗效?已有研究发现,免疫细胞代谢与免疫治疗有协同作用,抑制 PD1-PDL1 通路能够改善 T 细胞的有氧糖酵解和代谢适应,同时又能够抑制肿瘤细胞的有氧糖酵解,因此阻断 PD1-PDL1 通路的抗体不仅仅重新激活 T 细胞,也能够直接抑制肿瘤细胞。此外,免疫共刺激信号如 CD28 能够增强 T 细胞的糖酵解和线粒体的状态和功能,为 T 细胞提供能量。尽管免疫监测点阻断抗体能够恢复耗竭 T 细胞的功能,进入肿瘤微环境的 T 细胞仍然面对代谢压力。因此,联合代谢干预和免疫监测点阻断抗体的多个临床试验正在进行中,例如 PD1 抗体和 COX2 的抑制剂的联用以及 IDO 抑制剂的联用等。此外,肠道菌群中的某些菌群也会影响免疫监测点阻断抗体的疗效,而这其中的机制是否由于细菌来源的代谢产物影响免疫细胞功能还有待进一步研究。对于通过回输体外改造扩增的 T 细胞疗法,研究人员正在尝试在体外培养过程中诱导更多的记忆 T 细胞亚群,改变胞内端的共刺激信号分子,以及加入 PD1 通路的抑制剂,和利用纳米技术给回输的 T 细胞提供长效的细胞因子如 IL15,来提高回输的 T 细胞在体内的存活时间和抗肿瘤功能。因此,通过代谢干预改善肿瘤微环境中的代谢状态和提升免疫细胞的功能,有望达到改善肿瘤免疫治疗的效果。预期最近多个临床试验的结果将会对这一方向的尝试提供明确的答案。

第二节　氧化还原稳态失衡和肿瘤

细胞内的供能物质(糖类、氨基酸和脂肪)最终在线粒体内通过三羧酸循环和氧化磷酸化产生能量 ATP。在线粒体中,活性氧成分(reactive oxygen species,ROS)是氧分子接受从呼吸链游离出的电子产生的化学活性分子。ROS 在细胞信号通路和维持内环境稳态方面具有重要作用。线粒体功能失衡是肿瘤细胞重要的特点之一。肿瘤细胞的线粒体在生化代谢和分子遗传水平上明显区别于正常细胞,肿瘤细胞内的线粒体功能改变,导致呼吸链电子游离增加,ROS 产生异常增高,后者可破坏正常细胞结构,产生氧化应激,诱导基因突变,促进肿瘤发生发展。研究线粒体基因组变化和功能失衡与肿瘤的关系正在成为快速进展的前沿领域。

一、氧化还原稳态与活性氧驱动的肿瘤

氧化还原稳态在维持细胞正常结构和功能中发挥重要作用。当细胞 ROS 的产生和清除失衡时,细胞内 ROS 累积,细胞处于氧化应激状态(图 9-3)。肿瘤细胞的十大特征之一就是高水平的氧化应激。

细胞内 ROS 产生和 ROS 清除主要有以下几个方面(图 9-4)。低氧、代谢障碍、内质网应激、Myc 和 K-Ras 等原癌基因均会诱导 ROS 的产生。ROS 清除主要有核转录因子(nuclear factor erythroid 2-related factor 2,Nrf2)活化、肿瘤抑癌基因发挥作用、抗氧化物等。Nrf2 是细胞内抗氧化反应的主要调节子,调控关键抗氧化酶的表达,Nrf2 的活化发挥主要的 ROS 清除作用。另外,乳腺癌 1 号基因(BRCA1),p53,ATM 等肿瘤抑癌基因抑制 ROS 的产生。一些抗氧化物谷胱甘肽(glutathione),烟酰胺腺嘌呤二核苷磷酸(NADPH)的产生和食物来源的抗氧化剂也可以发挥抗氧化作用。细胞内 ROS 的含量受细胞内主要的氧化酶和抗氧化酶水平决定,主要的氧化酶有黄嘌呤氧化酶(XOD)、NADPH 氧化酶(NOX)等,抗氧化酶包括超氧化物歧化酶(SOD),过氧化氢酶(catalase)和过氧化物酶(peroxidase)等。活性氧的产生场所是线粒体、内质网、细胞膜等,其中线粒体是 ROS 的重要产生场所,产生位置主要是电子呼吸链复合物 I 和 III。活性氧的种类有单线态氧,超氧阴离子,过氧化氢等。

目前公认的抗氧化剂有以下几类:自由巯基

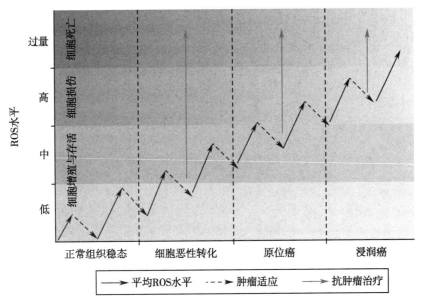

图 9-3 癌变不同时期肿瘤细胞 ROS 水平的调节

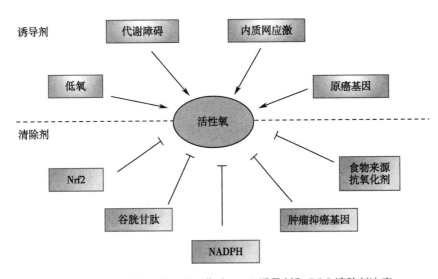

图 9-4 细胞内的氧化还原平衡由 ROS 诱导剂和 ROS 清除剂决定

类化合物［N- 乙酰半胱甘酸（NAC），硫辛酸等］，含多个双键和共价键的化合物（类胡萝卜素、生育酚和类视黄醇）；多酚类［表没食子儿茶素没食子酸酯（EGCG）和槲皮苷］；活性氧抑制剂类（NADPH 氧化酶抑制剂和黄嘌呤氧化酶抑制剂）；诱导体内抗氧化反应类（萝卜硫素诱导的 Nrf2 活化）。

2014 年，Bonner 等学者提出活性氧驱动肿瘤的概念，其分子特征是高水平的 Akt 磷酸化和 NF-κB 活化、野生型 p53 和 PTEN、抑癌基因 p16ink4a 高甲基化失活。目前已知的活性氧驱动的肿瘤包括 EB 病毒（EBV）感染密切相关的伯基特淋巴瘤、霍奇金淋巴瘤和胃癌，丙型肝炎病毒（HCV）感染导致的肝癌，紫外线诱发的黑色素瘤，炎性肠疾病导致的结肠癌和血吸虫病诱发的膀胱癌，吸烟引发的口腔癌和肺癌等。

二、致瘤病毒感染与氧化还原稳态失衡

能引发癌症的病毒被称为致瘤病毒（oncovirus）。致瘤病毒感染所致的肿瘤约占所有肿瘤发病的 12%。致瘤病毒有 DNA 病毒和 RNA 病毒两类。DNA 肿瘤病毒感染细胞后，病毒基因组整合到宿主 DNA 或在宿主细胞核中以附加体形式存在，一些病毒基因的产物可以导致细胞转化。与

人类肿瘤发生密切相关的 DNA 病毒包括 EBV、人乳头瘤病毒（HPV）、卡波西肉瘤相关疱疹病毒（KSHV）、乙型肝炎病毒（HBV）、单纯疱疹病毒 1 型（HSV-1）等。RNA 肿瘤病毒包括人 HCV、人类免疫缺陷病毒（HIV）等，均为逆转录病毒。在病毒感染细胞后，以病毒 RNA 为模板在逆转录酶催化下合成 DNA，在整合到宿主 DNA 之后，RNA 肿瘤病毒可直接表达病毒癌基因导致细胞转化，也可以通过病毒强启动子或增强子激活附近的宿主细胞原癌基因，诱导宿主细胞转化。

ROS 产生是宿主细胞对病毒感染的重要防御机制，其在病毒活化中具有第二信使的功能。如表 9-2 所示，很多 DNA 病毒和 RNA 病毒均可通过编码不同的产物促进 ROS 的产生，其机制主要通过降解线粒体 DNA、活化 NOX 信号通路、增加线粒体钙离子的摄入等。

三、肿瘤氧化应激水平的检测与评估

不同的肿瘤细胞中的 ROS 水平与所在组织的微环境及组织的特异性密切相关。在含氧量丰富的组织器官来源的肿瘤细胞中，如血液系统恶性肿瘤，肺癌和肾癌等，ROS 水平较高。而肠癌、乳腺癌和脑瘤等肿瘤细胞中的 ROS 水平一般没有明显增高。在肿瘤发生发展的不同阶段，细胞内 ROS 的水平也是变化的。在癌变早期阶段，致癌因素诱导细胞内 ROS 水平升高，抗氧化机制尚未激活，导致细胞内有相对高的 ROS 水平，对细胞基因组、功能器官和信号转导通路产生影响。随着癌变进程，肿瘤细胞内的癌性信号通路和抗氧化机制被激活，细胞内的 ROS 水平降低，使细胞免于因 ROS 诱导的细胞死亡。因此，在不同肿瘤组织中和肿瘤的不同阶段，细胞内 ROS 的水平

是不断变化的，氧化应激水平的监测具有重要的临床意义。

目前可从以下几个方面检测细胞内氧化应激水平：①总 ROS 水平（利用流式细胞仪结合 ROS 染料）；②细胞线粒体 ROS 水平（利用流式细胞仪结合线粒体特异 ROS 染料 MitoSOX Red）；③细胞内 $NADP^+/NADPH$ 比值（$NADP^+/NADPH$ 试剂盒）；④细胞内 GSSG/GSH 比值（GSSG/GSH 试剂盒）；⑤氧化还原酶的表达及活性。对于肿瘤患者氧化应激水平检测可采集患者的病理样本和血清样本，通过检测氧化应激标志物 8-羟脱氧鸟苷（8-OHdG）的含量来反映。8-OHdG 是响应氧化应激产生的最常见的 DNA 损伤产物之一，目前被公认为是可靠稳定的氧化应激生物标志物。组织样本中 8-OHdG 水平与氧化应激程度呈正相关，因此可通过 ELISA 方法或免疫组化方法检测血液或病理组织样本中 8-OHdG 的水平反映其氧化应激程度。

四、抗氧化应激干预与肿瘤治疗

ROS 在肿瘤治疗中发挥双刃剑的作用。放疗通过产生高剂量的 ROS 直接导致肿瘤细胞 DNA 双链的不可逆断裂，从而导致细胞死亡。另一方面，ROS 也是肿瘤放疗抗性信号通路的主要调节子。有研究表明，肿瘤干细胞之所以比非干细胞抗性强的原因之一是其细胞内存在低浓度的 ROS，其抗氧化能力明显高于非肿瘤干细胞，导致其对放疗不敏感。另外，放疗后，具放疗抗性的细胞内抗氧化物酶的水平会明显升高。鉴于细胞内低水平的 ROS 导致放疗抗性，通过干预 ROS 代谢进而增加细胞对治疗的敏感性不失为一种重要的策略。利用药物诱导肿瘤细胞内 ROS 急剧

表 9-2 病毒感染和氧化应激

DNA/RNA 病毒	病毒类型	编码的蛋白产物	诱导氧化应激的机制
DNA 病毒	HBV	HBx	线粒体 DNA 降解
	KSHV	Rac-1	NOX 活化
	EBV	EBNA1	NOX 活化
	HSV-1	UL12.5	线粒体 DNA 降解
	HPV	E6	mir-34a/Trxrd2 信号通路活化
RNA 病毒	HIV	Gp120, Tat, Nef	NOX 活化
	HCV	Core protein, NS5A, N53	线粒体钙离子摄入增加

升高是杀灭肿瘤细胞的有效策略。另外，对于活性氧驱动的肿瘤，有学者认为可采用抗氧化剂进行治疗，并与放化疗手段联合，以期达到治疗效果。需要注意的是，许多抗氧化剂在肿瘤临床治疗中不发挥作用甚至促进肿瘤生长。

第三节　肿瘤代谢网络异常的调控机制

一、肿瘤代谢网络异常及其调控

代谢是细胞的重要功能表型，包括能量代谢和代谢物及中间体在各相关代谢途径中的交联和转化。细胞的能量代谢途径主要包括胞质中的糖酵解和线粒体内的氧化磷酸化，而线粒体中的三羧酸循环则为多种代谢物的交联转化提供重要途径。在生理条件下，葡萄糖、脂肪和蛋白质三大营养物质通过特定的代谢途径，以代谢物和 / 或代谢酶为结点有机结合起来的代谢模式称为细胞代谢网络。从生物机体整体水平的层次上讲，代谢网络还包括细胞与其所在的微环境及机体整体环境的代谢互动。因此，肿瘤代谢网络异常包括两个层次：①肿瘤细胞代谢网络的异常及其调控；②肿瘤细胞与其微环境的相互作用及对机体整体代谢状态的影响。

如前所述，代谢的异常改变是肿瘤的重要生化特征。因此，探索肿瘤细胞代谢网络的改变及其调控机制是肿瘤研究的重要内容。肿瘤细胞通过改变自身的代谢特性以满足自身生长、增殖的需要。肿瘤细胞能量代谢途径不仅为快速增殖的肿瘤细胞提供 ATP，同时也为细胞内生物大分子的合成提供反应底物。肿瘤细胞代谢酶和 / 或代谢物发生改变，不仅影响肿瘤细胞能量代谢，并且对肿瘤恶性生物学行为有明显促进作用。Warburg 效应是肿瘤代谢异常的经典表型，即在有氧条件下，肿瘤细胞也优先利用糖酵解来产生能量 ATP 和其他中间代谢产物，而这些中间产物是氨基酸，核苷酸和脂质合成所需要的关键代谢物，是肿瘤细胞快速增殖所必需，研究发现葡萄糖转运蛋白及糖酵解途径代谢酶的表达升高，而产生的过多的乳酸引起的酸性微环境有利于肿瘤的侵袭转移。近年来发现，肿瘤代谢异常不仅局

限于葡萄糖代谢，脂类、氨基酸、氧化还原代谢等诸多代谢通路在肿瘤细胞均发生了重编程。脂肪酸可以通过线粒体 β- 氧化提供能量，同时也决定膜结构的合成和信号转导。氨基酸如谷氨酸不仅可以作为合成蛋白质等的原料，也可以作为三羧酸循环的重要原料而提供能量。肿瘤细胞中三大营养物质代谢有机结合，以代谢物或代谢酶为结点形成一个复杂的网络。当其中一种营养物质发现匮乏，肿瘤会改变自身的代谢模式以适应微环境来维持自身生长，呈现较强的代谢可塑性。需要强调的是，代谢可塑性不仅仅反映了肿瘤细胞适应微环境的能力，更重要的是这种可塑性为肿瘤细胞抵抗代谢干预治疗提供重要的抗药机制。因此，揭示肿瘤代谢网络异常的调控机制和关键环节对进一步了解肿瘤生物学特征及设计有效的抗肿瘤治疗策略均具有重要意义。

肿瘤细胞代谢网络的异常调控机制非常复杂，涉及癌基因的活化、抑癌基因的失活、基因突变和表观遗传调控机制的改变、肿瘤微环境对肿瘤代谢网络的调控、致瘤病毒对肿瘤细胞的影响等。因为线粒体是三羧酸循环的主要场所，该细胞器不仅是细胞产生能量 ATP 的主要场所，更是联系三大营养物质代谢交联的重要枢纽。因此，肿瘤细胞代谢网络的异常经常涉及线粒体功能的异常或失衡。虽然肿瘤细胞的线粒体功能障碍或失衡早已在多种肿瘤中观察到，但目前对引起肿瘤线粒体功能异常的调控机制尚不明了。随着分子生物学的快速发展，尤其是人类全基因组测序的完成以及生命组学（包括基因功能组学和代谢组学）分析技术的发展，研究人员开始对肿瘤细胞代谢网络调控的分子生化机制有较深刻的认识。近期的研究发现参与调控肿瘤细胞代谢重编程的信号转导网络主要包括在肿瘤细胞中异常活化的癌基因如 *K-ras*、*FLT3*、*PI3K/Akt/mTOR*、*Myc* 以及抑癌基因 *p53* 介导的信号转导通路等。肿瘤相关基因对代谢的异常调控将在本节第二部分详述。

肿瘤微环境中的代谢物和细胞因子对肿瘤细胞的代谢具有十分显著的影响，而肿瘤细胞可通过分泌生长因子与代谢物而影响邻近细胞，如成纤维细胞，内皮细胞和免疫系统等细胞的功能，肿瘤细胞与细胞外基质、邻近细胞的相互作用，

共同组成了影响肿瘤发生发展的微环境。如肿瘤微环境中的基质细胞能通过胱氨酸/半胱氨酸代谢而支持白血病细胞的谷胱甘肽合成，从而提高癌细胞的氧化应激能力和促进抗药性。另一方面，肿瘤细胞的代谢对微环境中的其他细胞的功能有重要影响，如肿瘤细胞糖酵解活性的增强导致乳酸分泌增加，可减弱具有免疫调节功能的树突状细胞和 T 细胞的激活。乳酸水平的增加也会刺激成纤维细胞产生透明质酸，同时细胞外酸性增加可促进基质金属蛋白酶与组织蛋白酶活性分解细胞外基质从而促进肿瘤侵袭。催化色氨酸转化为犬尿氨酸的 IDO1 与 TDO2 酶在实体肿瘤中的高表达可改变色氨酸与犬尿氨酸的平衡，从而影响 T 细胞功能及其在抗肿瘤作用中的免疫应答。另外，携带 *IDH* 突变的肿瘤细胞能通过其异常代谢物 2-hydroxyglutarate 影响表观遗传调控。

在生物整体水平上，肿瘤细胞对机体代谢状态的影响主要表现在直接的营养竞争和通过分泌细胞因子（cytokines）等介质影响机体组织细胞的代谢，导致机体营养状态异常，甚至出现严重消耗性综合征如癌性恶病质（cancer cachexia）等，严重影响患者的生活质量和对化疗放疗的耐受性。

二、肿瘤相关基因对肿瘤代谢网络的调控

近期的研究发现肿瘤相关基因密切参与调控细胞代谢，在肿瘤的代谢重编程中起重要作用，这包括致癌基因的激活和抑癌基因的缺失或失活所导致的细胞代谢改变。表 9-3 列出几个主要癌基因和抑癌基因对代谢的影响及其机制。

（一）K-ras 与 FLT3/ITD 对肿瘤代谢的调控

K-ras 与 *FLT3* 分别为实体肿瘤与血液肿瘤中常见的突变基因。*K-ras* 已知对多个肿瘤代谢通路起重要调节作用。*K-ras* 突变通过上调 *Glut1* 基因的表达而促进糖酵解活性。*FLT3* 的 *ITD* 突变则可促进糖酵解酶 HK2 与线粒体膜蛋白 VDAC1 结合而影响线粒体氧化磷酸化活性。同时，K-ras 蛋白可转移到线粒体而抑制其氧化磷酸化功能。突变 *K-ras* 可通过激活天冬酰胺合成酶（ASNS）改变该氨基酸在肿瘤细胞中的代谢。已知谷氨酰胺转运酶 SLC25A22 在 *K-ras* 突变癌细胞

表 9-3　肿瘤相关基因对肿瘤代谢的调控环节

癌基因/抑癌基因	代谢调控机制
K-ras	上调 glut1 表达而促进糖酵解； 与线粒体结合抑制氧化磷酸化功能； 激活 ASNS 改变氨基酸代谢； 通过 ERK2 介导脂肪合成
FLT3/ITD	促进 HK2 与线粒体 VDAC 结合从而抑制氧化磷酸化功能
Myc	上调 glut1 表达促进糖酵解活性； 上调 SLC1A5、GLS1 表达而调节氨基酸代谢； 通过 TFAM 促进线粒体生成； 上调 ACACA、FASAN、SCD 促进脂肪合成
PI3K/Akt/mTOR	通过 HIF1α 上调糖酵解代谢相关基因； 抑制 GSK3β 改变 HK2 酶活性与线粒体膜通透性； mTOR 通过转录因子 SREBP 促进脂肪合成
P53	通过抑制 glut1、glut3、glut4、HK2、TIGAR 和 PGM 表达而抑制糖酵解活性； 促进 SCO2 表达而激活氧化磷酸化 P53 缺失导致与 G6PD 结合下降，激活其酶活性而促进糖代谢速率

中的表达改变与肿瘤患者生存期相关联。另外，K-ras 可通过 ERK2 介导激活肿瘤细胞脂肪合成。

（二）PI3K/Akt-mTOR 信号传导通路介导的肿瘤能量代谢重编程

近期的研究提示 PI3K/Akt-mTOR 信号传导通路可能是介导肿瘤细胞能量代谢重编程过程的核心信号通路之一。PI3K/Akt-mTOR 信号转导通路主要通过调节其下游的低氧诱导因子 1α（hypoxia-inducible factor 1，HIF1α），在转录水平调节多个糖代谢相关基因的表达，如 *glut1*、*glut4*、*hk2*、*pfk* 和 *ldha* 等。糖原合成酶激酶 3β（glycogen synthase kinase 3 beta，GSK3β）是 PI3K/Akt-mTOR 另外一个重要的下游分子，在多种肿瘤中 *GSK3β* 抑癌基因的活性受到 PI3K/Akt-mTOR 通路抑制，抑制 GSK3β 后通过改变 HK2 的亚细胞定位增加其酶活性，并影响线粒体膜通透性，保护细胞逃避凋亡。PTEN 是 PI3K/Akt-mTOR 信号通路关键的负性调控因子，研究人员发现在 PTEN 的转基因小鼠中过表达 PTEN 能通过 PI3K/Akt-mTOR 依赖型和非依赖两种途径使小

鼠获得抗瓦伯格效应（anti-Warburg effect）和抑制谷氨酰胺代谢的生理状态，显著降低小鼠罹患肿瘤的风险。

（三）Myc 对肿瘤代谢网络的影响

肿瘤代谢中 c-Myc 作为转录因子直接或间接参与糖酵解、谷氨酰胺代谢、脂肪酸合成以及核苷酸合成等过程，是促进肿瘤细胞代谢重编程的核心分子。通过构建癌基因 Myc 的转基因小鼠，研究人员发现活化的 Myc 信号转导通路在体内能增加肿瘤细胞有氧糖酵解速率，促进肿瘤细胞谷氨酰胺代谢重编程。生物信息学分析还发现多个与糖酵解和谷氨酰胺代谢异常活化相关的基因的启动子区都存在 Myc 的结合区域。研究人员在多种肿瘤细胞中证实了 Myc 作为转录因子可以结合到 glut1、hk2、ldha 和 gls 等代谢相关基因的启动子区，调控上述基因的表达，增强糖酵解。新近的研究也证实 Myc 的表达同时也受到 PI3K/Akt 信号通路的调节，GSK3β 可以与 E3 连接酶 FBW7 一起调节 Myc 蛋白的稳定性，而活化 PI3K/Akt 信号通路并抑制 GSK3β 的活性，从而延长肿瘤细胞中 Myc 的蛋白质稳定性，促进肿瘤细胞能量代谢重编程。

（四）p53 信号转导通路对肿瘤能量代谢的调控

2019 年是 p53 发现四十周年。抑癌基因 p53 （tumor suppressor p53）能调控多种细胞功能，对肿瘤细胞能量代谢（包括葡萄糖摄取、脂质及核苷酸合成等）具有重要影响。研究发现多个糖酵解途径中的限速酶及葡萄糖转运子的转录启动子区包含 p53 的结合序列。在多种 p53 突变或者缺失的肿瘤细胞中表达野生型 p53 可以显著调整糖酵解途径相关基因的表达，并在一定程度上逆转肿瘤细胞中失调的代谢表型。目前的研究表明，p53 可以通过抑制肿瘤细胞中 glut1、glut3、glu4、hk2、tigar 和 pgm 的转录抑制细胞内的有氧糖酵解，同时 p53 还能转录激活 SCO2 的表达，SCO2 高表达可以促进线粒体内的氧化磷酸化。新近的研究还发现 p53 除了作为转录因子参与肿瘤细胞能量代谢重编程外，同时由于肿瘤细胞中 p53 的缺失，导致 p53 不能与葡萄糖六磷酸脱氢酶 （glucose-6-phosphate dehydrogenase，G6PD）结合，从而活化了靶蛋白的酶活性，增加了肿瘤细胞中

糖代谢速率。由于 G6PD 是磷酸戊糖代谢途径的关键酶，p53 对该酶活性的调控直接影响该代谢通路重要产物如 NADPH 和戊糖的生成，从而影响脂质及核苷酸的代谢。

三、肿瘤代谢异常的表观遗传学机制

表观遗传调控是基因表达调控的重要方式，主要包括 DNA 甲基化、组蛋白翻译后修饰、染色质重塑以及非编码 RNA 等。表观遗传机制异常主要通过改变代谢相关基因表达，导致肿瘤细胞能量代谢重编程。

DNA 甲基化是在 DNA 甲基转移酶的作用下，将甲基选择性地结合到基因组 CpG 二核苷酸的胞嘧啶上的过程。基因启动子区 CpG 岛高度甲基化通常会导致基因转录沉默。糖异生途径中的重要限速酶 1,6- 二磷酸果糖激酶（FBP1）在多种肿瘤中甲基化沉默，导致肿瘤细胞糖酵解水平显著升高，加强瓦伯格效应。

肿瘤特异性的组蛋白修饰参与代谢重编程过程。甲基化修饰是重要的组蛋白修饰方式，组蛋白去甲基化酶（KDMs）在多种实体肿瘤中高表达。KDM3A 的过表达降低了膀胱癌细胞中组蛋白 H3 第 9 位赖氨酸甲基化程度，激活葡萄糖转运蛋白 1（GLUT1）、己糖激酶 2（HK2）、磷酸甘油酸激酶（PGK1）、乳酸脱氢酶（LDHA）和单羧酸转运蛋白 4（MCT4）等糖酵解相关基因的转录，增强肿瘤细胞糖酵解代谢。组蛋白乙酰化修饰异常也可促进细胞代谢重编程。组蛋白去乙酰化酶 6（SIRT6）在多种肿瘤中表达缺失，引起组蛋白 H3 第 9 位赖氨酸乙酰化水平升高，增强糖酵解相关基因表达，导致细胞恶性转化，促进肿瘤发生发展。

非编码 RNA 广泛参与肿瘤能量代谢调控过程。如表 9-4 所示，微小 RNA（microRNA）和长链非编码 RNA（lncRNA）通过靶向多种代谢途径的关键酶，从而介导肿瘤代谢重编程。

另外，肿瘤细胞的代谢重编程也能影响表观遗传调控过程。一方面，特定代谢物可作为甲基化、乙酰化等表观遗传修饰基团的供体。S- 腺苷甲硫氨酸（SAM）是机体内最重要的甲基直接供给体，其在甲基转移酶的作用下将甲基转移至 DNA 或组蛋白，同时生成 S- 腺苷同型半胱氨酸

表 9-4　靶向代谢酶的非编码 RNA

	靶基因	肿瘤类型
糖酵解		
miR-1291	GLUT1（葡萄糖转运蛋白 1）	肾细胞癌
HOTAIR		肝细胞癌
miR-195-5p	GLUT3（葡萄糖转运蛋白 3）	膀胱癌
miR-106-5p		胶质瘤
miR-143	HK2（己糖激酶 2）	结直肠癌，乳腺癌
PVT1		骨肉瘤
LINC00092	PFKFB2（磷酸果糖激酶 2）	卵巢癌
miR-122	PKM2（丙酮酸激酶 2）	肝细胞癌
miR-133a/b		舌鳞状细胞癌
miR-326		胶质瘤
miR-21	LDHA（乳酸脱氢酶 A）	膀胱癌
miR-124	MCT1（单羧酸转运蛋白 1）	髓母细胞癌
磷酸戊糖途径		
miR-206	G6PD（6- 磷酸葡萄糖脱氢酶）	肺癌
miR-1		肺癌
三羧酸循环		
Lnc-IGFBP4-1	PDK1（丙酮酸脱氢酶激酶 1）	肺癌
miR-26a	PDH（丙酮酸脱氢酶）	结直肠癌
miR-183	IDH2（异柠檬酸脱氢酶 2）	胶质瘤
miR-210	SDHD（琥珀酸脱氢酶复合体 D 亚基）	肺癌
谷氨酰胺代谢		
miR-23a/b	GLS1/2（谷氨酰胺酶 1/2）	前列腺癌，B 细胞淋巴瘤
CCAT2		结直肠癌
HOTTIP	GLS1（谷氨酰胺酶 1）	肝细胞癌
UCA1	GLS2（谷氨酰胺酶 2）	膀胱癌
一碳单位代谢		
miR-198	SHMT1（丝氨酸羟甲基转移酶 1）	肺腺癌
miR-193b	SHMT2（丝氨酸羟甲基转移酶 2）	乳腺癌
miR-9	MTHFD2（亚甲基四氢叶酸脱氢酶 2）	乳腺癌
miR-340	PSAT1（磷酸丝氨酸氨基转移酶 1）	食管癌
脂代谢		
miR-320	FASN（脂肪酸合成酶）	骨肉瘤
LNMICC	FABP5（脂肪酸结合蛋白 5）	宫颈癌
HULC	ACSL1（长链脂酰 CoA 合成酶）	肝细胞癌
能量应激		
NBR2	AMPK（AMP 依赖的蛋白激酶）	肾细胞癌
TRINGS	STRAP（丝氨酸 / 苏氨酸激酶受体相关蛋白）	骨肉瘤

（SAH），细胞内 SAM/SAH 的含量比是甲基化修饰的重要决定因素。组蛋白乙酰化修饰是在组蛋白乙酰转移酶（HATs）的催化下，将乙酰 CoA 的乙酰基团转移到组蛋白特定赖氨酸的过程。与甲基化修饰类似，乙酰 CoA/CoA 的含量比与组

蛋白乙酰化水平密切相关。另一方面，代谢异常可改变表观遗传修饰酶的活性。DNA 去甲基化酶（TETs）和组蛋白去甲基化酶（KDMs）均属于 α- 酮戊二酸（α-KG）依赖的双加氧酶家族成员，α-KG 是必需辅因子。与 α-KG 结构类似的代谢

物,如异柠檬酸脱氢酶(IDH)突变生成的 2-羟戊二酸(2-HG),延胡索酸脱氢酶(FH)或琥珀酸脱氢酶(SDH)突变失活累积的延胡索酸或琥珀酸,可竞争性抑制 TETs 和 KDMs 的活性,阻断 DNA/组蛋白去甲基化途径,促进肿瘤发生发展。

四、致瘤病毒调控肿瘤代谢

宿主细胞的生存是病毒存活的必要条件,病毒感染导致宿主细胞代谢重编程是病毒致癌的重要机制。由于病毒缺乏完整的酶系统,其必须依赖并调控宿主细胞代谢体系,以维持其复制、活化及应激等需求。研究证实,病毒通过其编码产物影响糖酵解、脂代谢、谷氨酰胺代谢、磷酸戊糖途径等多个关键代谢途径,导致宿主细胞能量稳态失调(图 9-5)。劳斯肉瘤病毒 RSV、丙型肝炎病毒 HCV 和人乳头瘤病毒 HPV 均能增强细胞糖酵解过程。人类巨细胞病毒 HCMV 和卡波西肉瘤病毒 KSHV 可调控糖酵解、脂肪酸代谢、谷氨酰胺代谢等途径,为病毒的复制提供充足的能量、原料和有利于病毒存活的微环境。在长期的进化过程中,致瘤病毒(oncogenic virus)通过其自身编码的产物改变宿主细胞的代谢模式,促进细胞恶性转化,增强细胞恶性表型,发挥致瘤效应。

以 Epstein-Barr 病毒(EBV)为例,稳定表达 EBV-LMP1 的鼻咽癌细胞表现如下代谢组学特征:①葡萄糖主要通过有氧糖酵解途径代谢,少量参与三羧酸循环;②三羧酸循环中间代谢产物异常,如 2-HG 产生、延胡索酸积累等;③磷脂代谢、核酸代谢水平提高;④谷胱甘肽合成能力增强。EBV 导致宿主细胞代谢重编程的机制包括:①调节三羧酸循环代谢酶。EBV 通过 LMP1 提高柠檬酸脱氢酶 IDH2 表达,抑制延胡索酸水化酶 FH 活性,导致三羧酸循环失调;②诱导线粒体编码的呼吸链复合体基因甲基化沉默,抑制氧化磷酸化;③促进葡萄糖转运蛋白 GLUT1/4、己糖激酶 HK2 和乳酸脱氢酶 LDHA 表达,提高宿主细胞有氧糖酵解水平;④控制代谢信号网络核心分子:EBV 可活化 AKT 通路,激活 Myc 及 HIF-1α

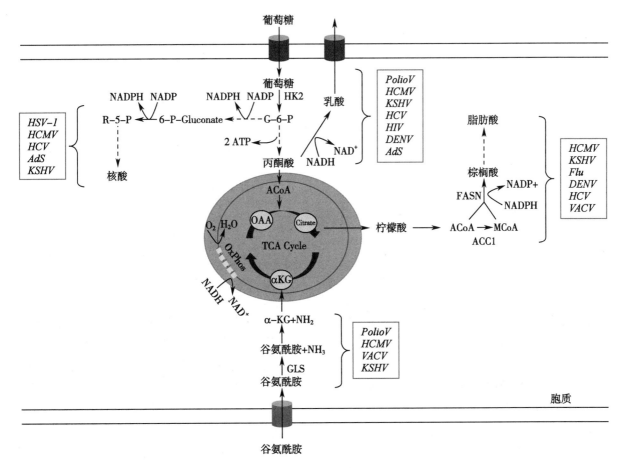

图 9-5　病毒调控宿主细胞代谢的模式图

等代谢重编程核心转录因子，促进细胞代谢重编程；⑤影响能量稳态感受系统。EBV 显著抑制糖酵解负性调节子 AMPK 的功能，增强细胞瓦伯格效应。

第四节 肿瘤代谢异常的临床意义

一、肿瘤血清代谢标志物

肿瘤血清标志物是早期发现肿瘤的一种有效方法。肿瘤血清标志物最早发现的是甲胎蛋白（AFP）和前列腺特异性抗原（prostate Specific Antigen, PSA）。目前肿瘤血清标志物已普遍应用于肿瘤临床辅助诊断，包括癌胚抗原（CEA）、糖类抗原 153（CAl53）、糖类抗原 199（CAl99）、细胞角蛋白片段（CYFRA21-1）、糖类抗原 125（CAl25）、组织多肽抗原（TPA）、鳞状细胞癌相关抗原（SCC-Ag）和神经元特异性烯醇化酶（NSE）等。

血清蛋白质组学是对目标人群中血清全部蛋白质与正常蛋白质表达图谱的差异蛋白质点的分析，可以筛选出疾病相关蛋白质，从而对其结构和功能进行研究。近年来，通过血清蛋白质组学的研究，发现了与代谢相关的新的肺癌血清标志物。研究人员采用 ELISA 方法对乳酸脱氢酶 B（LDHB）在肺癌患者及健康体检人群中的血清含量分析，发现 LDHB 能有效区分肺癌人群与体检人群，灵敏度为 80%。异柠檬酸脱氢酶（IDH）是三羧酸循环中重要的代谢酶，其可以分泌型蛋白的形式进入血液。研究人员采用 ELISA 的方法检测，发现 IDH1 能区分非小细胞肺癌和健康体检人群，灵敏度在实验组和验证组中分别达到了77.1% 和 76.2%。IDH2 作为血清诊断标志物的敏感性达到 81.2%，特异性为 77.2%。血清 IDH2 的高表达显著降低肺癌患者术后生存期，患者手术切除肿瘤组织后血清中 IDH2 含量降低。因此，血清 IDH2 含量检测具有肿瘤诊断与预后评价的双重意义。

目前，肿瘤代谢组学分析开始应用到肿瘤诊断、抗癌药物研发等多个领域，已成为筛选肿瘤代谢标志物和抗肿瘤小分子化合物的重要分析策略。研究人员利用血清代谢组学技术，分析鼻咽癌患者和健康志愿者的血清样品，发现葡萄糖、花生四烯酸、脯氨酸、β-羟基丁酸等 7 种代谢物的含量，对于区分鼻咽癌与正常对照组的贡献率最大。以此作为主成分指标，建立了鼻咽癌的判别模型，其灵敏度和特异性分别为 88% 和 92%。在肝癌患者血清中，参与鞘脂与磷脂代谢的分子发生显著改变。相对于健康对照组，肝细胞癌患者血浆中，多种溶血磷脂酰胆碱（LPC）水平下降；溶血磷脂酸（LPA）含量上升，且与甲胎蛋白水平呈正相关。在无吸烟史的非小细胞肺癌女性患者的血清代谢组学分析发现：半胱氨酸、丝氨酸和 1-十八烯酸单甘油酯可作为分子标志物谱，用于该类疾病的临床辅助诊断。因此，肿瘤代谢组学分析为肿瘤血清标志物的发现以及肿瘤早期诊断提供了新的技术支持；肿瘤代谢变化谱将有助于深入研究癌变的分子机制，寻找肿瘤治疗的新靶点。

基于血清蛋白质组学和代谢组学技术筛查获得的新的肿瘤血清标志物，丰富了肿瘤标志物的种类，它们与已有标志物进行联合检测将有助于提高肿瘤早期诊断及预后评估的能力。

二、肿瘤代谢异常与治疗抗性

放射疗法是肿瘤治疗的重要手段。临床上将肿瘤患者放疗 1 年内出现肿瘤复发或转移界定为治疗耐受或放疗抵抗。放疗抗性的体外指标是通过集落形成实验确定受辐射细胞的存活分数（SF 值）。肿瘤细胞中葡萄糖以及脂肪酸代谢异常是放疗抗性的重要机制。肿瘤抗性细胞的代谢谱呈现不同的特征。鼻咽癌放疗抵抗（NPC-IR）细胞中磷酸戊糖（PPP）通路活跃，PPP 限速酶 6-磷酸葡萄糖脱氢酶（G6PD）上调；抑制 G6PD 可致放疗增敏。NPC-IR 细胞表现为脂肪酸 β 氧化（FAO）活化的代谢特征，FAO 通过维持肿瘤细胞存活介导治疗抗性。

（一）HK2 与放疗抗性

己糖激酶 HK2 是糖酵解途径第一个限速酶，在多种肿瘤中高表达。在鼻咽癌细胞中，HK2 的上调促进糖酵解，抑制细胞凋亡，增强了细胞增殖能力。HK2 高表达显著降低了放疗后鼻咽癌患者总生存期。靶向 HK2 能够有效提高鼻咽癌细胞的放疗敏感性。

（二）AMPK 与放疗抗性

AMP 活化蛋白激酶（AMPK）是由丝氨酸 /

苏氨酸蛋白激酶组成的异源三聚复合体，包括 α、β 和 γ 亚基。AMPK 是一种重要的能量传感器，是糖酵解代谢通路的负性调节因子，有助于维持细胞能量稳态。在鼻咽癌细胞中，EBV 病毒编码潜伏膜蛋白 1（LMP1）降低了 AMPK 特定位点的磷酸化。AMPK 活性的下调与 LMP1 介导的糖酵解和抵抗辐射诱导的细胞凋亡有关。AMPKα（Thr172）阴性鼻咽癌患者的五年总生存期显著低于 AMPKα（Thr172）阳性患者。采用二甲双胍活化 AMPK 可显著提高鼻咽癌细胞的放射敏感性。

（三）CPT1A 与放疗抗性

肉碱棕榈酰转移酶 1A（CPT1A）是调控肉碱穿梭、介导脂肪酸进入线粒体的节点分子。在 NPC-IR 细胞中，CPT1A 蛋白表达及酶活性水平均升高；以棕榈酰为底物的单细胞氧消耗率显著上调，提示细胞中 FAO 通路异常活化。放疗抵抗细胞既可氧化内源性脂肪酸也可氧化外源性脂肪酸。外源性脂肪酸来源于细胞从微环境中摄取的脂肪酸；而内源性脂肪酸可能来源于葡萄糖或谷氨酰胺代谢生成的乙酰辅酶 A，通过原始合成途径生成的脂肪酸，或磷脂降解产生的游离脂肪酸。在鼻咽癌未分化鳞癌临床样本中，CPT1A 高表达患者在 Co60 放疗后的总生存期显著下降。CPT1A 发挥脂酰肉碱转运酶的功能，将脂滴中的脂肪酸转运进入线粒体，活化 FAO，从而降低细胞的脂滴含量，增加胞内 ATP 水平，以应对放疗导致的细胞能量危机。采用 Etomoxir 或天然的 CPT1A 酶活性抑制剂丙二酰辅酶 A（malonyl-CoA），靶向抑制 CPT1A，能够诱导鼻咽癌放疗抵抗细胞的线粒体凋亡，促进放疗增敏；阻断 FAO 可降低肿瘤细胞的代谢可塑性。

三、肿瘤代谢的靶向治疗

相对于大多数正常细胞，快速增殖的癌细胞表现出显著不同的代谢需求。癌细胞必须通过代谢通路的重编程以维持生物合成途径和分解代谢供能之间的平衡，以适应这种需求的变化，保障细胞的存活和生长；这些变化的代谢通路提供了潜在的治疗靶点。

（一）靶向葡萄糖代谢

葡萄糖转运体 1（GLUT1；也称为 SLC2A1）是组织分布最为广泛的 GLUT 家族成员，负责细胞中基础葡萄糖的摄取。研究显示适度抑制葡萄糖摄取，有助于肿瘤细胞的化疗增敏。GLUT3（也称为 SLC2A3），在大多数正常细胞中不表达，但在肿瘤细胞中呈现高表达。采用单克隆抗体选择性靶向 GLUT3 或者其他营养转运蛋白将有助于阻断细胞的营养摄取和饥饿肿瘤细胞，抑制其增殖。

糖酵解代谢途径中的关键激酶如己糖激酶（HK）、丙酮酸激酶（PKM2）、磷酸果糖激酶（PFK）等也正在发展为潜在的肿瘤治疗靶点。一些肿瘤类型特别依赖于 HK 的同种型 HK2，后者通常在骨骼肌和脂肪组织中表达，这为靶向 HK2 的代谢干预提供了治疗窗口。哺乳动物细胞中存在两种丙酮酸激酶的异构体 PKM1 和 PKM2。所有肿瘤细胞均表达 PKM2，而许多分化的组织则表达 PKM1。在肿瘤细胞中引入多肽适配体选择性地降低 PKM2 活性，能够引起能量应激和细胞死亡。

PFK2 通过产生果糖 -2,6- 二磷酸（F-2,6-BP），激活磷酸果糖激酶 1（PFK1），从而增加糖酵解通路的通量。大多数 PFK2 同种型是具有激酶和磷酸酶活性的双功能酶，因此可以通过降低 F-2,6-BP 含量，从而抑制 PFK1 活性。PFK2 的 FB3 型异构体（PFKFB3）在许多肿瘤中表达。PFKFB3 几乎没有磷酸酶活性，其激酶活性受到胞内代谢物水平、RAS、MYC 以及 AMPK 信号通路的调节。靶向 PFKFB3 的化合物降低了 F-2,6-BP 的水平并且能够抑制异种移植肿瘤的生长。

（二）抑制乳酸生成或转运

单羧基转运蛋白家族（MCTs）是负责乳酸转运的主要蛋白。由于糖酵解的终产物乳酸会从细胞中排出，因此抑制乳酸生成或者乳酸转运，是直接针对肿瘤细胞 Warburg 效应的两种策略。研究表明肿瘤内不同细胞之间存在共生关系：一部分细胞依赖其他细胞产生的乳酸作为能量来源，因此破坏乳酸转运可杀伤依赖乳酸生存的肿瘤细胞。

乳酸脱氢酶（LDH）负责催化丙酮酸和 NADH 生成乳酸和 NAD^+ 这一可逆反应。LDHA 是许多肿瘤细胞中 LDH 存在的主要形式。大多数非肿瘤组织不依赖于 LDHA；LDHA 抑制剂能够减缓小鼠异种移植肿瘤的生长，其与烟酰胺磷酸核糖转移酶（NAMPT）抑制剂联用时可以诱导肿瘤消退，这提示 LDHA 可能是有前景的肿瘤治疗靶标。

（三）靶向 NAD⁺ 代谢

NAD⁺ 和其还原态 NADH 是胞内氧化还原反应中重要的共因子。NAD^+/NADH 也是调节 DNA 损伤修复、炎症反应和蛋白乙酰化中关键酶 NAD- 依赖性去乙酰化酶 Sirtuins 和多聚 ADP 核糖聚合酶的底物；不同于氧化还原反应，这类反应会消耗 NAD^+，降低胞内 NAD^+ 水平。因为 NAD^+ 是糖酵解关键酶 GAPDH 的底物，NAD^+ 的缺乏将明显影响糖酵解代谢。烟酰胺磷酸核糖转移酶（NAMPT）参与了通过烟酰胺和磷酸核糖焦磷酸再生 NAD^+ 的反应，临床前研究证实其抑制剂通过 NAD^+ 的剥夺，显示出显著的抗肿瘤活性。但 NAMPT 的抑制对淋巴细胞存在毒性，由此提示 NAMPT 抑制剂应用于临床可能导致免疫抑制的副作用。

（四）靶向肿瘤中突变的代谢酶

在肿瘤中发现的异柠檬酸脱氢酶 1（*IDH1*）和 *IDH2* 突变，涉及一个等位基因活性位点的氨基酸残基，并导致癌性代谢产物 D-2- 羟基戊二酸（2HG）的生成。2HG 是 α 酮戊二酸（αKG）- 依赖性双加氧酶的抑制剂；该酶参与缺氧响应因子 HIF 稳定性的调节，影响多个与肿瘤进展和代谢相关基因的转录。αKG- 依赖性双加氧酶也参与影响染色质结构的去甲基化反应，并且对细胞整体转录水平和细胞分化具有多效性。因此，靶向突变的 IDH 生成 2HG 这一代谢途径的小分子抑制剂，将有助于恢复肿瘤细胞内 αKG 依赖性双加氧酶的功能，并使 HIF 水平和染色质结构正常化。

（五）靶向谷氨酰胺代谢

谷氨酰胺是肿瘤细胞重要的营养物质。谷氨酰胺是核苷酸和氨基酸合成的主要氮源，同时它也在补充因生物合成反应而消耗的 TCA 循环中间代谢产物中发挥重要功能。谷氨酰胺酶（GLS）在哺乳动物中有两种主要异构体 GLS1 和 GLS2。GLS1 是 MYC 的重要下游效应器，促进谷氨酰胺进入 TCA 循环，而 GLS2 则受到肿瘤抑制基因 *p53* 的调节，影响细胞的氧化还原状态。阻断 GLS1 活性可以阻止谷氨酰胺进入细胞，被突变的 IDH 代谢生成 2HG，抑制细胞生长。由于淋巴细胞也依赖于谷氨酰胺代谢，这提示靶向谷氨酰胺代谢药物可能会有免疫抑制的副作用。

（六）靶向肿瘤细胞中其他代谢依赖性的策略

许多肿瘤细胞依赖脂肪酸从头合成途径，以满足快速增殖的新生细胞对膜磷脂结构的需求；直接参与脂肪酸合成途径的关键酶已成为肿瘤靶向治疗的潜在靶点。脂质分子在细胞中也具有重要的信号传导功能，高通量筛选研究证实：在一些肿瘤类型中，催化甘油分解释放脂肪酰链的脂肪酶有望发展为潜在的治疗靶点。

NADPH 是催化还原性生物合成反应中主要的共因子，在维持胞内氧化还原稳态中发挥重要功能。靶向肿瘤细胞中关键的 NADPH 生成途径，如磷酸戊糖、苹果酸酶代谢通路等，有助于限制生物合成代谢，促进高氧化的胞内环境，导致细胞损伤。

代谢改变与肿瘤治疗抗性的研究，为基于肿瘤代谢特征的肿瘤分子分型与靶向治疗提供了新思路。需要指出的是，由于正常增殖的细胞与癌细胞具有某些相似的代谢需求，因此确定两者之间的治疗窗口，将是靶向代谢途径的肿瘤治疗的一个主要挑战。

四、肿瘤代谢与分子影像

代谢重编程是肿瘤的一个核心特征，许多涉及肿瘤的分子途径直接诱导代谢重塑。分子影像技术能够在细胞和分子水平应用影像学方法对活体状态的生物过程进行定性和定量研究。应用分子影像技术实现患者的体内代谢成像，有助于临床的诊断与疗效监测。利用正电子发射断层扫描（PET）成像和磁共振（MR）代谢成像等技术，可以利用 Warburg 效应和线粒体代谢改变等代谢现象来实现肿瘤的可视化。此外，异柠檬酸脱氢酶突变产生独特的代谢特征，可以用磁共振光谱检测。

葡萄糖和谷氨酰胺是癌细胞用来增殖和存活的两种主要营养物质。许多肿瘤类型中表现出葡萄糖代谢的异常，其构成了用 ¹⁸F- 氟脱氧葡萄糖（¹⁸F-FDG）进行体内正电子发射断层成像（PET）的基础（详见第五节）。在脑肿瘤中，谷氨酰胺类似物 4-¹⁸F-（2S，4R）- 氟谷氨酰胺（¹⁸F-FGln）有助于清晰地描绘肿瘤。在前列腺癌患者中用超极化丙酮酸 [1-¹³C] 作为肿瘤代谢改变的非侵袭性表征剂，与传统的磁共振成像（MR）相比，使用前者生物成像系统可以使信号增强一万倍以上；结合体内 ^{13}C MR 数据，可以在几秒钟内评估诸如 [1-^{13}C] 丙酮酸及其代谢产物乳酸、丙氨酸和碳酸氢盐的分布情况。整合多模态代谢成像模式，应用于分层患者、改进诊断和监测治疗反应，将对今后临床肿瘤的无创诊断、治疗和预后评估具有重要价值。

第五节　肿瘤代谢的研究方法

一、细胞能量代谢的分析方法

随着肿瘤能量代谢重编程研究的不断深入，相应的代谢检测技术也得到了快速的发展。由于 Warburg 效应是肿瘤代谢的重要特征，检测肿瘤的糖酵解水平是研究肿瘤代谢表型的基础之一。细胞的糖酵解水平主要由两个指标体现，分别为细胞的葡萄糖摄取量和乳酸生成量。这两个生化指标加上线粒体耗氧率的检测，可以评价细胞糖酵解和氧化磷酸化的相对速率。目前，肿瘤的这种特殊糖代谢模式与正电子发射计算断层显像技术（positron emission computed tomography，PET）相结合，研发的 FDG-PET（fluorodeoxyglucose positron emission tomography）检测技术已普遍应用于临床。FDG-PET 是以 ^{18}F- 氟代脱氧葡萄糖（^{18}F-2-fluro-D-deoxyglucose，^{18}F-FDG）为葡萄糖代谢示踪剂，^{18}F-FDG 通过与葡萄糖相同的摄取转运过程进入细胞内，在己糖激酶（hexokinase）的作用下被磷酸化形成 6- 磷酸 -^{18}FDG（6-P-^{18}FDG）。与 6- 磷酸葡萄糖不同的是，6-P-^{18}FDG 不能被进一步代谢，而滞留堆积在细胞内。因此，细胞对 ^{18}F-FDG 的摄取量可直接反映细胞的葡萄糖代谢率。临床上，将 ^{18}F-FDG 经静脉注射体内后，通过 PET-CT 成像技术可观察患者体内是否存在异常放射性浓缩聚影，推断肿瘤的病灶区域及病程，为肿瘤的临床诊断和治疗提供分子影像学证据。目前这一肿瘤分子影像技术已经应用于肿瘤的临床诊断，成为肿瘤代谢研究领域转化应用的经典范例。

与体内检测细胞葡萄糖摄取能力原理相似，体外细胞的葡萄糖摄取能力可通过 2-N-[7- 硝基苯 -2- 乙二酸，3-4 羟氨基]（2-[N-（7-nitrobenz-2-oxa-1,3-diazol-4-yl）amino]-2-deoxy-D-glucose，2-NBDG）进行测定。2-NBDG 是一种自带荧光的 2- 脱氧葡萄糖衍生物，它是葡萄糖的结构类似物，能被细胞摄取但不能进一步代谢。将待测细胞与 2-NBDG 孵育后，用流式细胞仪检测细胞内 2-NBDG 的累积量即可反映葡萄糖的摄取能力。另外，体外细胞的葡萄糖摄取还可以利用放射性核素标记的 2- 脱氧葡萄糖（2-deoxyglucose）进行定量测定。肿瘤细胞摄取的葡萄糖最终代谢为乳酸，而细胞内乳酸的过量堆积能导致细胞酸中毒，故肿瘤细胞具有一定的平衡机制将过量的乳酸分泌到细胞外，所以主要通过检测培养上清中乳酸含量的变化来评价细胞的乳酸生成情况。全自动生化分析仪可简便、批量地检测细胞培养上清的葡萄糖及乳酸含量。

糖酵解活跃的肿瘤细胞通常伴随着线粒体功能的抑制，主要表现为三羧酸循环异常和氧化磷酸化的抑制。因此细胞内氧气消耗量和 ATP 产量是评价线粒体氧化呼吸功能的主要指标。目前，主要采用 Hansatech 氧检测系统检测细胞的耗氧量。这是一种电化学检测方法，它通过氧分子介导的化学反应计量关系的改变，间接反映细胞悬液的氧消耗量。细胞内 ATP 含量的检测相对简便，已有多种便捷的试剂盒。试剂盒提供萤火虫荧光素、萤火虫荧光酶、反应缓冲液。待测样品中的 ATP 为荧光素酶催化荧光素产生荧光的反应提供能量。当荧光素酶和荧光素都过量时，在一定的浓度范围内产生的荧光与 ATP 的浓度呈正比，这样就可以高灵敏地检测细胞裂解液中的 ATP 浓度。因多种因素能影响 ATP 试剂盒荧光检测的结果，也可用高效液相色谱法（high performance liquid chromatography，HPLC）定量检测细胞内的 ATP 含量。

以上所述均为检测糖酵解、线粒体呼吸功能的常用方法，随着能量代谢研究的迅速发展，目前已有整合分析细胞代谢变化的仪器——海马 XF 细胞代谢动态分析系统。该分析系统使用 24 孔或 96 孔微孔盘为平台的代谢分析系统，它可快速、实时地检测细胞耗氧和乳酸生成速率，新一代的 XF 细胞代谢动态分析系统还能够同时检测二氧化碳的产生。特制的 24 孔及 96 孔板可在检测上述生化指标的同时加入干预代谢的标准抑制剂或其他药物，以便分析细胞代谢状态，能量来源、线粒体的功能状态，评估疾病与代谢的交互关系，分析代谢调节药物的生理效应等。海马 XF 细胞代谢动态分析系统适用于大多数细胞类型，包括原代细胞、黏附细胞和悬浮细胞。新型海马 XFp 细胞代谢动态分析系统可测定 8 孔迷你板中的活细胞耗氧和乳酸生成速率，样品量需求较少。仪器及其配套的糖酵解和线粒体试剂盒可同时分析细胞的有氧呼吸和糖酵解，每隔 2～5 分钟检测一次样品中的溶解氧和自由质子，实时监测氧消耗率（oxygen consumption rate，OCR）和细胞外酸化率（extracellular acidification rate，ECAR），以及反映线粒体呼吸功能的基本指标。由于细胞代谢是一个多种代谢途径相互依存、相互影响的动态过程，这种实时监测代谢的检测仪器能更全面地反映肿瘤细胞的代谢状态。

二、代谢组分析

PET-SCAN 和 MRS 在临床应用上的成功实践，表明了依据定量分析营养物质及其代谢中间产物的变化，可以发现肿瘤细胞的代谢特征，并依此开发出有效的临床诊疗办法。因此开发新的代谢分析研究手段，系统而全面的分析肿瘤细胞的代谢变化，将会促进研究人员对肿瘤细胞代谢特征形成机制的理解，并进一步帮助研究人员开发更为有效的临床应用工具。在此迫切需求下，对人体代谢物进行全面的定性定量分析的代谢组学技术，在基因组学、转录组学和蛋白质组学广泛应用于肿瘤研究的基础上，也成为了肿瘤细胞代谢分析的重要手段。并且随着多组学高通量分析平台的快速发展及数据共享，研究人员正在将各高通量平台的数据与代谢组学进行整合分析，使代谢组学研究在阐明肿瘤代谢特征中表现出独特的优势。肿瘤代谢组学（tumor metabolomics）可对肿瘤代谢物质进行精确地分离、鉴定以及定量，其研究步骤包括：①生物样品的采集及代谢物提取，样品可为细胞悬液、动物组织或患者体液等，提取代谢物主要包括小分子有机代谢物和脂质等；②运用磁共振、气相色谱 - 质谱联用（GC-MS）或液相色谱 - 质谱联用（LC-MS）等技术，并通过对比标准品和质量控制检测全谱或目标代谢物含量，进行非靶向或靶向代谢组分析；

③多变量数据分析，常用方法为偏最小二乘判别分析（partial least squares-discriminant analysis，PLS-DA），通过对多维数据的降维和信息挖掘得到分析样本的聚类特征和代谢产物的对应变化。④将代谢组分析获得的变化代谢物与肿瘤实验模型表型特征或临床病例特征结合进行 ROC 曲线分析，筛选肿瘤特异代谢生物标记物。

目前，肿瘤代谢组学分析开始应用到肿瘤诊断、分期分型、预后判断和抗癌药物研发等多个领域，其中对小分子物质的鉴定和精确定量成为细胞代谢研究发展的关键，特别是近年来利用高分辨质谱（HRMS）、二维色谱质谱（GCXGC-MS）和离子色谱质谱（IC-MS）等技术可实现高通量的代谢物定性分析，大大提高了筛选肿瘤代谢标志物和筛选抗肿瘤小分子化合物的分析效率。因此，肿瘤代谢组学分析一方面为肿瘤血清标志物的发现以及肿瘤早期诊断提供了新的技术支持；另一方面，所得的肿瘤代谢变化谱将有助于深入研究癌变的分子机制，寻找肿瘤治疗的新靶点。

相对于数量庞大的基因和蛋白质类型，代谢物的种类较少并且成分相对稳定，能反映细胞的功能状态，将代谢组学与基因组学、蛋白质组学等高通量分析平台进行整合分析，可从更为宏观的角度阐明肿瘤的代谢规律及机制，为阐明肿瘤的发病机制提供新的理论及实验依据。

三、代谢流分析

基于肿瘤代谢组分析可获得肿瘤细胞的代谢图谱和筛选肿瘤特异代谢标记物，但是缺乏对肿瘤代谢特征形成机制和代谢通路调控靶点的确定。目前，代谢通路调控主要基于特定代谢通路包含的酶功能及其对应基因的表达水平进行分析判定。但是酶功能和基因表达水平并不能直观的反应代谢反应底物与产物的直观水平，而且代谢通路是一个复杂联系的网络结构，一个特定代谢通路总是与其他代谢通路相关联，共同影响关联的代谢中间产物生成与消耗。例如，线粒体可以转化多种代谢物质，如糖、氨基酸和脂质，从而对不同代谢通路发挥交联和调节作用。因此，结合稳定放射性核素标记、目标代谢组检测和代谢通路结构关系的系统生物学方法——代谢流分析（metabolic flux analysis，MFA）是研究肿瘤特异条件下的细胞代谢通路变化与调节的重要分析策略，也是表征肿瘤细胞特定代谢通路功能的有效分析工具。代谢流量组学（fluxomics）主要是研究代谢流量组（fluxome）随时间动态变化的规律并作出定量分析。代谢流分析方法是依据稳定放射性核素示踪元素（例如，U-^{13}C-glucose，U-^{13}C-Glutamine、U-^{13}C-palmitate 及 U-^{15}N-Glutamine）在特定代谢反应速率和代谢通路拓扑结构条件下规律的分布在不同代谢中间产物中，定量分析稳定放射性核素示踪元素在不同代谢中间产物中的分布比例，结合营养物质摄取 / 分泌速率和代谢网络关系，从而获得细胞代谢通路功能表型的代谢流图谱。肿瘤代谢流分析方法，与已有的酶功能和基因表达分析相结合，可帮助研究人员发现不同肿瘤病理特征条件下对应的关键代谢底物 / 产物、功能酶和代谢反应途径，促进了解肿瘤代谢重编程机制，帮助筛选肿瘤诊断的标志物和治疗的潜在靶点。例如，利用代谢流分析，研究人员发现在 IDH2 突变肿瘤细胞中，还原性三羧酸循环对于脂质合成和细胞存活具有重要作用，从而发现了氨基酸和三羧酸循环在肿瘤代谢中的新功能，也提供潜在的 IDH2 突变肿瘤细胞中的新治疗靶点。

代谢组 / 代谢流分析目前已成为有效的肿瘤代谢研究手段。但由于人体内各种代谢物的含量、理化性质和组织器官分布差异很大，数据质量受采集技术和条件影响误差范围大，限制了代谢组学技术在肿瘤临床诊断和治疗方面的进一步深入应用。因此进一步发展具有高重复性和高准确率的标准化临床代谢组检测方法，建立跨仪器设备、跨分析平台的可验证性数据质控办法，是进一步推进肿瘤代谢特征分析的关键技术问题。同时，随着代谢组检测覆盖率的提高，代谢流分析网络的扩大，大数据的获得与分析办法将成为进一步发展肿瘤代谢特征研究的迫切需求。

四、整体动物代谢监测

近年来，整体动物代谢监测技术发展迅速。传统的整体动物代谢测量仪器采用密封式设计，实验动物需要熟悉新的环境。美国公司研发的 Promethion 动物代谢与行为监测系统，采取完全拉取式气体测量，模块化设计，可实时同步监测以下参数，能量代谢：氧气、二氧化碳、水蒸气、甲烷和氢气；体重监测；进食监测；进食过程控制；饮水监测；跑轮监测；自主活动监测；尿液收集，冷藏。利用植入子遥测技术（DSI）还可以监测体温、心率、血压及血糖。通过从被测动物的呼吸交换率（RER，耗氧量与二氧化碳产生量的比值）中推断出的底物利用率及呼吸熵指数（RQ，二氧化碳产生量与耗氧量的比值）计算能量转换和消耗状况。该系统主要应用于大鼠和小鼠，可实现多通道测量。它可以配置多重复用测量系统：即多个笼舍共用一路气体分析链，与其他的传统代谢系统相比，这种多重测量系统缩短了约 10 倍的循环时间；或配置持续测量系统：每个笼舍配套单独的气流发生器和气体分析仪，代谢测量速度比多重系统快。Promethion 动物代谢与行为监测系统可进行代谢表型分析、行为学分析、热量测定、呼吸计量以及气体分析。例如，多功能动物代谢笼系统（Stable systems PRO-MRM-16，DSI MX2 Interface 16）可同时采集 16 个动物笼的代谢指标，可用于荷瘤小鼠的整体代谢状况研究，进一步促进体内检测细胞能量代谢的方法。

第六节　展　　望

肿瘤细胞代谢表型及其调控已经成为肿瘤研究的前沿领域。近年来该领域的研究揭示了肿瘤细胞重要的生物学特性的代谢基础，尤其是在探索肿瘤细胞与正常细胞之间的代谢差异及其调控机制方面取得了重要的进展。这些新发现不仅有助于我们进一步理解肿瘤细胞的生化代谢特性，并且对寻找新的治疗靶点十分关键。肿瘤细胞与正常细胞在代谢构型和调节机制方面的差异为我们发现特异性杀灭肿瘤细胞的新药及治疗策略提供了重要线索，可望提高肿瘤治疗的有效性和选择性。因此，该领域的研究具有深远的学术意义和应用价值。肿瘤代谢生物学及代谢干预被认为是未来医学领域最可能取得重大突破的学科之一。

然而，肿瘤代谢领域的研究还有很多重要的科学问题亟待解决，其包括：①瓦伯格效应的关键机制是什么？②致癌基因和相关的信号传导通路与肿瘤代谢之间有何内在关联？③为什么部分肿瘤细胞会表现出线粒体功能缺陷，其原因是什么，线粒体功能缺陷在肿瘤的发生发展中起什么作用？④不同类型的肿瘤是否有相应的代谢改变或特征性代谢构型（metabolic signature）？⑤病原体及微生物菌群如何通过改变宿主细胞的代谢重编程影响癌变的过程并产生治疗抗性？⑥肿瘤细胞赖以生存的关键代谢环节是什么，如何确定代谢干预的治疗靶点？⑦如何研发特异性针对代谢关键靶点的有效抗癌新药？⑧如何面对肿瘤细胞的异质性，代谢的可塑性及细胞对代谢适应能力等的挑战，找出有效的联合用药方案？另外，如

何基于肿瘤的代谢特性及肿瘤对机体代谢的影响，设计合适的饮食营养结构以利于肿瘤的治疗和提高患者的生活质量？这些科学问题亟需多学科多领域的通力协作，应用现代先进的代谢分析技术，进行系统深入的研究，以期解决上述重要问题，达到用代谢干预的手段有效预防及治疗肿瘤的目的。

（曹　亚　李江江　罗湘建　夏小俊
胡建敏　刘盼盼　胡寓旻　刘锦云
张　晖　石　峰　唐　敏　黄　蓬）

参 考 文 献

[1] Warburg O. On the origin of cancer cells. Science，1956，123：309-314.

[2] Du W，Jiang P，Mancuso，et al. TAp73 enhances the pentose phosphate pathway and supports cell proliferation. Nature cell biology，2013，15：991-1000.

[3] Hanahan D，Weinberg RA. Hallmarks of cancer: the next generation. Cell，2011，144，646-674.

[4] Pavlova NN，Thompson CB. The Emerging Hallmarks of Cancer Metabolism. Cell metabolism，2016，23：27-47.

[5] Montal ED，Dewi R，Bhalla K，et al. PEPCK Coordinates the Regulation of Central Carbon Metabolism to Promote Cancer Cell Growth. Mol Cell，2015，60：571-583.

[6] Shahrzad S，Quayle L，Stone C，et al. Ischemia-induced K-ras mutations in human colorectal cancer cells: role of microenvironmental regulation of MSH2 expression. Cancer Res，2005，65：8134-8141.

[7] Flavahan WA，Drier Y，Liau BB，et al. Insulator dysfunction and oncogene activation in IDH mutant gliomas. Nature，2016，529：110-114.

[8] Xiong J. Fatty Acid Oxidation in Cell Fate Determination. Trends Biochem Sci，2018.

[9] Qu Q，Zeng F，Liu X，et al. Fatty acid oxidation and carnitine palmitoyltransferase I: emerging therapeutic targets in cancer. Cell Death Dis，2016，7：e2226.

[10] Tan Z，Xiao L，Tang M，et al. Targeting CPT1A-mediated fatty acid oxidation sensitizes nasopharyngeal carcinoma to radiation therapy. Theranostics，2018，8：2329-2347.

[11] Camarda R，Zhou AY，Kohnz RA，et al. Inhibition of fatty acid oxidation as a therapy for MYC-overexpressing triple-negative breast cancer. Nat Med，2016，22：427-432.

[12] Anastasiou D. Tumour microenvironment factors shaping the cancer metabolism landscape. Br J Cancer，2017，116：277-286.

[13] Netea-Maier RT，Smit JWA，Netea MG. Metabolic changes in tumor cells and tumor-associated macrophages: A mutual relationship. Cancer Lett，2018，413：102-109.

[14] Li X，Wenes M，Romero P，et al. Navigating metabolic pathways to enhance antitumour immunity and immunotherapy. Nature reviews. Clinical oncology，2019.

[15] Chen DS，Mellman I. Oncology meets immunology: the cancer-immunity cycle. Immunity，2013，39：1-10.

[16] O'Sullivan D，Sanin DE，Pearce EJ，et al. Metabolic interventions in the immune response to cancer. Nature reviews. Immunology，2019，19：324-335.

[17] Gorrini C，Harris IS，Mak TW. Modulation of oxidative stress as an anticancer strategy. Nat Rev Drug Discov，2013，12：931-947.

[18] Bonner MY，Arbiser JL. The antioxidant paradox: what are antioxidants and how should they be used in a therapeutic context for cancer. Future Med Chem，2014，6：1413-1422.

[19] Casper C，Fitzmaurice C. Infection-related cancers: prioritising an important and eliminable contributor to the global cancer burden. Lancet Glob Health，2016，4：e580-e581.

[20] Mesri EA，Feitelson MA，Munger K. Human viral oncogenesis: a cancer hallmarks analysis. Cell Host Microbe，2014，15：266-282.

[21] Fallahi-Sichani M, Honarnejad S, Heiser LM, et al. Metrics other than potency reveal systematic variation in responses to cancer drugs. Nat Chem Biol, 2013, 9: 708-714.

[22] Garcia-Cao I, Song MS, Hobbs RM, et al. Systemic elevation of PTEN induces a tumor-suppressive metabolic state. Cell, 2012, 149: 49-62.

[23] Liu J, Zhang C, Hu W, et al. Tumor suppressor p53 and metabolism. Journal of molecular cell biology, 2019, 11: 284-292.

[24] Miranda-Goncalves V, Lameirinhas A, Henrique R, et al. Metabolism and Epigenetic Interplay in Cancer: Regulation and Putative Therapeutic Targets. Frontiers in genetics, 2018, 9: 427.

[25] Wong CC, Qian Y, Yu J. Interplay between epigenetics and metabolism in oncogenesis: mechanisms and therapeutic approaches. Oncogene, 2017, 36: 3359-3374.

[26] Sajnani K, Islam F, Smith RA, et al. Genetic alterations in Krebs cycle and its impact on cancer pathogenesis. Biochimie, 2017, 135: 164-172.

[27] Sanchez EL, Lagunoff M. Viral activation of cellular metabolism. Virology, 2015, 479-480: 609-618.

[28] Luo X, Hong L, Cheng C, et al. DNMT1 mediates metabolic reprogramming induced by Epstein-Barr virus latent membrane protein 1 and reversed by grifolin in nasopharyngeal carcinoma. Cell death & disease, 2018, 9: 619.

[29] Shi F, Zhou M, Shang L, et al. EBV (LMP1)-induced metabolic reprogramming inhibits necroptosis through the hypermethylation of the RIP3 promoter. Theranostics, 2019, 9: 2424-2437.

[30] Xiao L, Hu ZY, Dong X, et al. Targeting Epstein-Barr virus oncoprotein LMP1-mediated glycolysis sensitizes nasopharyngeal carcinoma to radiation therapy. Oncogene, 2014, 33: 4568-4578.

[31] Lu J, Tang M, Li H, et al. EBV-LMP1 suppresses the DNA damage response through DNA-PK/AMPK signaling to promote radioresistance in nasopharyngeal carcinoma. Cancer letters, 2016, 380: 191-200.

[32] Vander Heiden MG. Targeting cancer metabolism: a therapeutic window opens. Nat Rev Drug Discov, 2011, 10: 671-684.

[33] Sampson JN, Boca SM, Shu XO, et al. Metabolomics in epidemiology: sources of variability in metabolite measurements and implications. Cancer epidemiology, biomarkers & prevention, 2013, 22 (4): 631-640.

[34] Zamboni N. 13C metabolic flux analysis in complex systems. Current opinion in biotechnology, 2011, 22: 103-108.

[35] Thomas N. Seyfried. Cancer as a Metabolic Disease: On the Origin, Management, and Prevention of Cancer. New Jersey: Wiley, 2012.

第十章　肿瘤干细胞

1937 年，Jacob Furth 以及同事率先在白血病细胞株中采用定量的方法检测发现并不是每一个细胞都能形成肿瘤，提示肿瘤干细胞可能存在于肿瘤组织中。20 世纪 60 年代和 70 年代，研究表明同一个肿瘤组织中的肿瘤细胞在功能上（如致瘤能力）并不一致。研究还发现并非每一个原代肿瘤细胞都能在体外培养体系中形成克隆，也并非每一个原代肿瘤细胞在动物实验中可以形成肿瘤。由此，肿瘤干细胞的概念初步形成。直到 1994 年加拿大学者 John Dick 以及同事从白血病患者中分离并鉴定出肿瘤干细胞，为肿瘤干细胞存在于人体肿瘤组织中提供了确切的证据。他们从白血病患者获取白血病细胞，并用有限稀释法（limiting dilution assay）发现在原代白血病细胞中只有少部分细胞能在接种动物模型中成瘤。这部分细胞的分子标记为 $CD34^+CD38^-$，它们不但可以走向分化、增殖，而且在实验动物体内能被传代（即自我更新（self-renewal），干细胞的一个重要特征）。

除了在上述的白血病中分离和鉴定出肿瘤干细胞，科学家们在多种人体实体肿瘤组织的研究中同样鉴定、分离出了肿瘤干细胞（表 10-1）。实体肿瘤组织中鉴定出肿瘤干细胞为肿瘤科研人员和临床工作者提供了一个新的思路：肿瘤治疗不但要采用传统的抗肿瘤方法（即靶向肿瘤组织中的增殖分化细胞），更重要的是要靶向肿瘤组织中具有自我更新能力的肿瘤干细胞，尽管这部分细胞只占很小的比例。

第一节　肿瘤的异质性

肿瘤组织内的细胞在细胞形态和致瘤能力上的差异［即肿瘤异质性（tumor heterogeneity）］很早就被科学家们认识到。同一肿瘤的肿瘤细胞在形态和致瘤能力上有很大的差异；不同肿瘤个体（肿瘤患者），即使是来源于相同的组织并诊断为同一种肿瘤，肿瘤异质性同样存在。研究认为，导致肿瘤细胞异质性的主要有三种情况：①肿瘤干细胞学说；②克隆进化学说；③肿瘤细胞所处的微环境（如肿瘤的血供导致的供血、供氧的差异）也会导致肿瘤的异质性。除此之外，对肿瘤的治疗干预（如化疗）也会导致或增加肿瘤细胞的异质性。下面，我们就肿瘤干细胞和克隆进化这两种学说做进一步地阐述。

肿瘤生物学以及肿瘤治疗中的关键问题就是弄清肿瘤的无限增殖的原因：是肿瘤内的大部分细胞增殖导致（克隆进化模型，clonal evolution）还是少部分细胞增殖导致（肿瘤干细胞模型，cancer stem cell）？假如绝大多数细胞能无限增殖，就如克隆进化模型，那么，为了治愈肿瘤，几乎所有的细胞在治疗过程中得被彻底的消灭。如仅为少部分细胞能增殖，就如肿瘤干细胞模型，处理仅针对这部分肿瘤干细胞就可治愈肿瘤。肿瘤干细胞类似于成体干细胞，在正常组织中，成体干细胞可分化成表型各异的后裔细胞（progeny），但其后裔细胞并不具有增殖能力或仅具备有限的增殖能力。而在肿瘤组织中，肿瘤干细胞犹如金字塔尖，肿瘤干细胞通过表观遗传调控（epigenetic regulation）分化成形态各异的后裔细胞，而这些

表 10-1　已鉴定出肿瘤干细胞的人类常见肿瘤的种类

常见肿瘤类型	
急性髓性白血病	肺癌
乳腺癌	肝癌
脑部肿瘤	卵巢癌
结肠癌	膀胱癌
胰腺癌	子宫内膜癌
头颈部肿瘤	前列腺癌
恶性黑色素瘤	

后裔肿瘤细胞并不具备致瘤能力或只具备有限的致瘤能力。这里需特别指出的是：肿瘤干细胞并不仅仅来源于成体干细胞，相反，从目前的证据来看，肿瘤干细胞可能来源于成体干细胞，也可能来源于已经定向分化的祖细胞（committed progenitors）甚至分化细胞（differentiated cells）。还需特别指出的是，下列名词均为近义词，他们之间有时候有微小的差别，但更多的时候可以相互替换使用。他们是：肿瘤干细胞（cancer stem cells，CSCs），cancer stem-like cells，stem-like cancer cells，tumor progenitors，tumorigenic cells，tumor-initiating cells（TIC），tumor-reinitiating cells，tumor-repopulating cells 以及 tumor-propagating cells。而在克隆进化假说中，几乎每一个肿瘤细胞均具有致瘤能力，各个细胞克隆之间因遗传和表观遗传上的差异而导致细胞形态和成瘤能力的不同。

那么，肿瘤的异质性（tumor heterogeneity）是由于肿瘤干细胞还是克隆进化导致的呢？还是两种情况并存呢？因为异种移植瘤动物模型的复杂性，我们在这里主要引用来源于基因工程小鼠（genetically engineered mouse，GEM）的证据予以说明。如，在 Eμ-myc B 淋巴瘤，Eμ-Nras T 淋巴瘤以及 PU.1$^{-/-}$ 急性粒细胞白血病基因工程小鼠中，大于 10% 的肿瘤细胞具有致瘤能力，甚至在上述的 B 淋巴瘤中每 8 个肿瘤细胞就有 3 个具有致瘤能力，由此可以看出，在上述肿瘤模型中，具备致瘤能力的肿瘤细胞并非如肿瘤干细胞假说中所描述的那么少（如肿瘤干细胞的比例往往被描述为罕见的，少有的）。又如，在小鼠造血细胞转染癌基因 Mll-af9 诱导的急性粒细胞白血病，其特征与人类急性粒细胞白血病极为相似，几乎所有的粒细胞均有致瘤能力，尽管有些细胞因为缺乏归巢能力（poor homing）而无法形成有效的种植。上述的例子均说明，具有致瘤能力的细胞在比例上并不少见而且致瘤细胞的表型也并非肿瘤干细胞假说中描述的那样——具备干细胞的特征。另一方面，也有基因工程小鼠模型符合肿瘤干细胞假说的证据。如，在慢性粒细胞白血病急性发作的小鼠模型中，致瘤细胞往往具备原始细胞的特征；又如，癌基因 Moz-tif2 恶性转化的急性粒细胞白血病致瘤细胞的比例约为 0.01%；再如，融合

基因 Calm-af10 所诱导的急性粒细胞白血病中具有致瘤能力的细胞表现为原始细胞。除了白血病基因工程小鼠模型存在符合肿瘤干细胞假说的证据外，在实体瘤同样存在这样的证据。如，在基因工程小鼠 Mmtv-wnt-1 的乳腺癌细胞中，致瘤细胞约占 0.5%，在成神经管细胞瘤的基因工程小鼠模型也有类似的报道。除此之外，更为重要的是，来源于小鼠肿瘤模型自然状态下（未经传统的细胞分选和细胞接种等过程）在皮肤、肠道以及神经系统肿瘤（恶性胶质瘤）中证实肿瘤干细胞的存在，这是迄今为止最强的证据表明肿瘤干细胞的存在。但在原代人类肿瘤，还没有类似的证据证实肿瘤干细胞的存在。

为了实现原代人类肿瘤体外培养且维持其异质性，研究发现类器官（organoid）体外 3D 培养技术是当下一个不错的选择。如，在原代结直肠癌来源类器官（patients derived organoids，PDOs）中运用 CRISPR-Cas9 技术实现谱系追踪（lineage tracing），揭示了人类结直肠癌 LGR5$^+$ 细胞（富集癌干细胞）能够分化为 KRT20$^+$ 的癌分化细胞，提示类器官在一定程度上能维持原代肿瘤的异质性。该类基因编辑类器官（gene editing organoid，GEO），可被视为基因工程小鼠（GEM）模型的重要补充。但是，类器官在体外的长期培养能否稳定维持原代肿瘤的异质性尚需更多的实验数据支持，尽管我们最新研究表明，类器官在连续传代之后依然可以维持原代结直肠癌的异质性。

第二节 肿瘤干细胞的鉴定

准确地讲，肿瘤干细胞（cancer stem cells，CSCs）是一个功能性的定义。如果简单地定义肿瘤干细胞，即，分选的肿瘤干细胞在合适的移植瘤动物模型中比未分选的细胞或阴性分子标记的细胞有明显强的致瘤能力。严格地讲，肿瘤干细胞应该被定义为，在单个细胞水平，一个肿瘤细胞能在接种的动物模型体内长成一个完整的肿瘤，这个肿瘤组织结构要与亲代肿瘤相同，并且，还能无限制地在接种的动物模型体内传代。所以，到目前为止，并没有真正的肿瘤干细胞被鉴定出来。事实上，鉴定和分离如上述严格定义中描述的肿瘤干细胞是十分困难的。因为，第一，

一个肿瘤，特别一个实体肿瘤，由许多不同种类的细胞组成。期望一个细胞或一群细胞被接种到动物模型体内，在这样一个不同种属（如人类细胞接种到小鼠体内）的环境，得到的移植瘤与亲代肿瘤在细胞构成上一模一样几乎是不可能的。第二，即使如上述分离出这样的细胞，最合适的做法是混合同样从肿瘤组织里分离出来的间质细胞［如肿瘤相关性成纤维细胞（carcinoma-associated fibroblasts，CAFs）］并悬浮在细胞外基质中（如 matrigel 或 collagen），然后接种到接种动物的"原位"，如来源于人类前列腺的肿瘤细胞接种到动物模型的前列腺。这种所谓的接种动物模型的'原位'器官与人类对应的器官（如小鼠的前列腺与人类的前列腺）有着极大的不同，而在这种'原位'器官接种的移植瘤模型中，肿瘤起始细胞（或肿瘤干细胞）不可避免地会招募许多宿主细胞来参与组成肿瘤。这样的肿瘤是不可能跟人类肿瘤组织完全相同的。第三，在分离肿瘤干细胞的过程中，为了获得阳性标记的细胞和阴性标记的细胞，大部分细胞往往被抛弃，而这部分细胞是人类肿瘤组织的重要组成部分，但在移植瘤模型中难以重现。综上所述，理论上的肿瘤干细胞在接种动物模型体内生长出的肿瘤最多也只能说是与原代肿瘤组织"相似"（resemble）。

由此，肿瘤干细胞相对严格的定义为：第一，假定的肿瘤干细胞（putative cancer stem cells）能够从培养的细胞，移植瘤和／或原代人类肿瘤组织中分离出来。当分离肿瘤干细胞时，"不相干"的细胞譬如间质细胞和血细胞必须被去除，因为这部分细胞内可能含有其他干细胞如间叶干细胞（mesenchymal stem cell，MSC）和造血干细胞，这些干细胞具有转分化（transdifferentiation）功能从而难以解释形成的移植瘤中一些组织细胞的真正来源。第二，体内成瘤实验验证分离的细胞群体富集肿瘤起始细胞（或肿瘤干细胞）。如有可能，体内连续成瘤实验（serial transplantation）应该用来验证分离的细胞群体（假定的干细胞）所形成的肿瘤能否在接种动物模型中被多次接种。组织学上，所形成的移植瘤在细胞组成以及组织结构上类似于原代肿瘤。第三，假定的肿瘤干细胞应进一步认定具备一些干细胞内在的生物学特征如自我更新的能力和多分化的潜能。只有在上述条

件均符合后，上述分离的细胞群体方能被认定富集了肿瘤干细胞或肿瘤起始细胞。这里需特别指出的是，即使在上述分离的细胞群体中，真正的肿瘤干细胞也仅仅是其中的少数细胞。

根据上述的定义，肿瘤干细胞已经在很多人类肿瘤组织中鉴定出来，见表 10-1。如下常用的实验方法可用于分离肿瘤干细胞。

一、分子标记

这种方法被最广泛地应用于分离肿瘤干细胞。在人体各种组织中，成体干细胞（adult stem cell）表达了一些相对特异的分子标记，这些分子标记或位于细胞膜表面或位于细胞内。在对肿瘤干细胞的鉴定中发现，肿瘤干细胞往往与其相同组织的成体干细胞有着相同的分子标记，因此，对肿瘤干细胞的富集可采用相对简单的方法如基于某一或某几种细胞膜表面的分子表达情况，采用流式细胞术或磁珠分选的方法分选出目的细胞群。比如，人类乳腺癌肿瘤干细胞的最初鉴定就是采用了上述方法，即基于细胞膜表面分子 CD44、CD24 和 ESA 的表达，而分选出目标细胞群体（CD44$^+$CD24$^-$ESA$^+$）。又如，人类脑胶质瘤肿瘤干细胞的鉴定是基于细胞膜表面分子 CD133 的表达而采用流式细胞仪分选出 CD133$^+$ 的细胞，并通过在 NOD/SCID 动物模型内的成瘤实验证实 CD133$^+$ 细胞富集肿瘤干细胞。但对于位于细胞质或细胞核内的分子，则将细胞转染报告质粒，因在报告质粒内通常含有驱动某一分子表达的启动子的 DNA 序列和由该序列驱动的绿色荧光蛋白（green fluorescent protein，GFP）的 cDNA（promoter-driven GFP construct），所以基于转染细胞的 GFP 表达情况，并通过流式细胞仪可分选出目标细胞群体。如在前列腺癌肿瘤干细胞研究中，我们应用前列腺特异性抗原（prostate specific antigen，PSA）启动子驱动 GFP 表达的慢病毒来分离 PSA$^+$ 和 PSA$^-$ 细胞，鉴定哪一个细胞群体富集有肿瘤干细胞并进一步探索肿瘤干细胞的生物学特征。另外，在转基因动物模型中，采用 Knock-in 的基因操作方法在转基因动物的细胞中实现用 GFP 或 β- 半乳糖苷酶（β-galactosidase，LacZ）报告某一类细胞的目的。如，在小鼠模型中，Hans Clevers 以及同事采用 Knock-in 的基因

操作办法将 GFP 和 LacZ 整合到 Lgr5（编码一种 orphan G-protein-coupled receptor）启动子的下游，实现了用 GFP 和 / 或 LacZ 报道 Lgr5 的表达并进一步证明 Lgr5⁺ 细胞在小肠、结肠以及胃腺上皮富集成体干细胞，并在该实验模型中证实了成体干细胞为肿瘤干细胞的来源，另外，研究还发现 Lgr5⁺ 细胞在皮肤组织中同样富集成体干细胞。Hans Clevers 以及同事的最新研究亦采用上述相同的方法在小鼠的动物模型中证实 Lgr6⁺ 细胞（Lgr6 为另一种 orphan G-protein-coupled receptor）在皮肤组织富集成体干细胞。但是，分子标记分选肿瘤干细胞的方法本身尚有不足之处，如，基于细胞膜表面分子蛋白的表达，采用荧光抗体标记分离某一或某几种细胞群体的办法，无法反映在细胞分化和增殖过程中该蛋白表达的变化。即使是采用报告基因的办法来分离成体干细胞或肿瘤干细胞，尽管 GFP 或 LacZ 因在细胞内表达相对稳定，但在长时间的细胞准备过程中难免会降解，从而导致 GFP 或 LacZ 阴性的细胞群体中含有 GFP 或 LacZ 阳性的细胞。另外，无论是在成体干细胞或肿瘤干细胞中，上面所描述用于分离的分子标记在功能上并不十分清楚。

二、边缘群

边缘群（side population，SP），Side population 翻译成中文，有被翻译成'侧群'，也有被翻译成'边缘群'。我们倾向于'边缘群'，就如没有融入人类社会的社会边缘人一样。边缘群细胞也如社会边缘人一样：所占比例很少，而且与绝大多数细胞有明显的界限。边缘群最初是在对造血活细胞用 Hoechst 33342 染色，流式细胞仪发现某些细胞能排除染料，分离并证实这些细胞富集造血干细胞而被定义的。随后，在众多组织中包括实体组织，边缘群被广泛应用富集成体干细胞。有意思的是，在长期培养的肿瘤细胞株和人类原代成神经细胞瘤中均可以检测到边缘群的存在。在最初应用边缘群的一项研究中发现，边缘群富集了 C6 大鼠脑胶质瘤细胞株的肿瘤起始细胞（tumor-initiating cells，TICs）。

在前列腺癌的长期体外培养的细胞系和异种移植瘤中的研究发现异种移植瘤 LAPC9 细胞内有大约 0.1% 的边缘群细胞，该部分细胞经流式

细胞仪分选后接种到移植瘤动物模型体内，该群细胞具备比非边缘群细胞（non-side population）强很多的致瘤能力，而且边缘群细胞具备干细胞的一些特征。这应该是最早在人类肿瘤细胞中，至少在长期培养的细胞系和异种移植瘤中证实了边缘群富集肿瘤干细胞的证据。随后的研究表明，在多种人类肿瘤组织中可检测到边缘群的存在，而至少在肺癌，卵巢癌，咽喉癌的培养细胞系中分离的边缘群细胞富集肿瘤干细胞。

三、细胞球体形成实验

细胞球体形成实验（sphere-formation assay）是将单细胞悬液种植在贴壁非依赖型（anchorage-independent condition）的培养皿中培养，大部分细胞因没有贴壁的条件通过失巢凋亡（anoikis）途径走向细胞凋亡，而部分细胞可在贴壁非依赖型培养条件下单个细胞可生长成一个细胞团。比如，在对前列腺癌肿瘤干细胞的研究中发现，前列腺癌异种移植瘤单细胞种植在贴壁非依赖型培养条件下可形成细胞球体，细胞球体在体外能被连续多次传代，而且，当细胞球体接种到动物模型体内，发现能长出肿瘤并能连续多次种植，提示细胞球体内富集具有自我更新能力的肿瘤干细胞。在对人类原代肿瘤组织的肿瘤干细胞研究中，细胞球体实验常被用于富集肿瘤干细胞。

四、克隆培养

克隆培养（clonal culture）指的是培养高度稀释的细胞悬液，细胞贴壁生长，每一个细胞形成一个细胞集落，称为克隆。对原代人类角质细胞的研究表明角质细胞在形成克隆能力方面各不相同，小细胞能够形成克隆而大细胞往往走向终末分化。进一步研究表明三种不同种克隆具备不同的增殖能力：干细胞克隆（holoclone）为紧密包裹的小细胞组成，具备很强的增殖能力；而终末分化克隆（paraclone）为松散包裹的大细胞组成，仅具备十分有限的增殖能力；第三种克隆为部分分化克隆（meroclone），该种克隆含有不同增殖能力的混合细胞，是介于上述两种克隆之间的一种中间状态。

与原代角质细胞相同，几种来源于头颈部肿瘤的细胞系在体外培养可形成上述三种不同的克

隆。重要的是,干细胞克隆的细胞高表达一些干细胞相关的分子,提示干细胞克隆可能含有具备自我更新能力的干细胞。

在包括前列腺癌、乳腺癌多种长期培养的肿瘤细胞中的研究发现仅少部分细胞能在体外克隆培养形成干细胞克隆。在对前列腺癌细胞株 PC3 的深入研究表明干细胞克隆富集肿瘤干细胞。

五、标记滞留细胞

在对某些组织的成体干细胞的研究中发现,成体干细胞往往属于慢周期细胞(slow-cycling cells)。标记滞留细胞(label-retaining cells,LRCs)就是根据干细胞这种特性来鉴定干细胞的。LRCs 被标记和鉴定的方法如下:首先一种组织的细胞被全部标记上 5-溴脱氧尿核苷(5-bromo-deoxyuridine,BrdU)或 H2B-GFP(组蛋白 H2B 和绿色荧光蛋白的融合蛋白)(被称为'Label'),然后这些细胞被'跟踪'(chase)一段时间,在这段时间内分化细胞(differentiated cells)和祖细胞(progenitor cells)快速分裂因而细胞内的标记(label)(如 BrdU 或 H2B-GFP)被逐渐稀释,相反,慢周期细胞(干细胞)极少分裂或没有分裂而细胞内的标记得以留存,LRCs 就因此被鉴定出来。但也有质疑 LRCs 是干细胞,以及 BrdU 标记的 LRCs 就是干细胞的声音,最新的研究表明在造血系统,标记 BrdU 的滞留既不是造血干细胞敏感的标记也非特异的标记。然而,在该研究中,研究者并没有清楚地表明他们所追踪的细胞最初是否被全部标记,这一点对实验结果的解释至关重要。在对卵巢上皮干细胞的研究中表明,在初始的标记中,被 H2B-GFP 标记的卵巢组织细胞明显高于被 BrdU 标记的细胞。进一步研究表明,同样是造血干细胞,采用 H2B-GFP 标记而不用 BrdU,LRCs 依然能鉴定造血干细胞。当然,最新的研究表明,成体干细胞未必就一定属于慢周期细胞,在同一种组织内慢周期干细胞和快速分裂的干细胞也许同时并存,至少在小鼠的皮肤和肠黏膜上皮细胞是如此。

对前列腺癌肿瘤干细胞的研究发现,前列腺癌移植瘤和细胞球体内含有少许的被 BrdU 标记的 LRCs,这些细胞也许就是肿瘤干细胞,但尚需证据证实。

最近一类被称为 PKH 的荧光染料被逐渐地应用于标记干细胞和肿瘤干细胞。PKH 是一种复合物,由一种荧光基团结合到脂肪质的碳骨架组成,而这种脂肪质的碳骨架能与细胞膜的磷脂双分子层不可逆结合,并能在细胞分裂过程中被分离到子细胞中,荧光也由此平均分离到子细胞中。由 PKH 荧光鉴定的 LRC 也被证实富集肿瘤干细胞和成体干细胞。

第三节　肿瘤干细胞的起源

肿瘤研究的焦点问题就是阐明驱动肿瘤发生、发展的分子生物学基础。大家都知道,肿瘤的发生(tumorigenesis)是一个多步骤过程(multi-step process),肿瘤干细胞被认为含有所有导致正常细胞恶性转化(transformation)的基因和表观遗传的改变(genetic and epigenetic changes),并拥有干细胞的自我更新能力。尽管人类存在各种不同的肿瘤,但恶性转化导致正常细胞获得为数不多的主要生理功能上的改变如下:①肿瘤细胞对抑制细胞增殖的信号不敏感;②肿瘤细胞的增殖较少或不依赖生长因子;③肿瘤细胞能逃避细胞凋亡;④无限的增殖能力;⑤浸润以及转移能力;⑥持续稳定的血管生成。但对于发生恶性转化而获得上述的主要生理功能改变的先后顺序以及是在哪些细胞群体发生了上述改变知之甚少。

对于正常细胞的恶性转化的第一步到底是发生在正常干细胞或是其下游的分化细胞的争论一直没有停止过。恶性转化第一步发生在干细胞的支持者基于自我更新(self-renewal)是肿瘤干细胞的重要特征,而正常干细胞同样能自我更新,所以正常干细胞仅需最少的转化步骤就能变成肿瘤干细胞,这似乎是得到肿瘤干细胞最有效率的途径,但问题是成体干细胞在组织内往往只占很少的比例,获得突变的机会也会成比例的减少。而对于一个祖细胞(progenitor)要恶性转化成肿瘤干细胞,则除了正常的祖细胞需被恶性转化成恶性细胞外,还需获得肿瘤干细胞的自我更新能力,因为祖细胞已经没有自我更新的能力。如果仅通过肿瘤干细胞的细胞膜表面的分子表型来决定肿瘤干细胞的来源往往是不对的,因为细胞谱系(cell lineage)特异性的分子标记在正常细胞恶性转化过程中往往会改变。基于同样的原因，在肿瘤组织中了解是哪些细胞谱系参与形成肿瘤来认定肿瘤干细胞的来源同样不可靠。比如，慢性粒细胞白血病尽管含有多种不同的细胞谱系，但目前证实其来源于多功能造血干细胞（hematopoietic stem cell）。而同样来源于粒细胞系的急性粒细胞白血病，研究发现其来源于已定向分化的造血祖细胞（committed progenitor）。验证肿瘤干细胞到底来源于正常干细胞或是祖细胞最直接的方法就是在纯化并经过功能确认的细胞中转染癌基因后，检测转化的细胞是否获得致瘤能力（in vivo tumor-initiating ability）。基于对鼠造血系统的各类造血干细胞，定向祖细胞的细胞表型以及功能详细地认知，对鼠白血病的起源了解相对较多。一个比较典型的例子就是：混合系白血病（mixed-lineage leukemia, Mll）基因可以与很多基因形成融合基因，这些融合基因的形成与很多种类的白血病如粒系、淋巴系白血病的发病密切相关。比如，仅在造血干细胞（HSC）或多潜能祖细胞（multipotent progenitor）中表达融合基因 Mll-gas7 可诱导出混合系白血病，而在已经定向分化的祖细胞（lineage-restricted progenitor）中表达融合基因 Mll-gas7 则无法诱导出白血病。又如，融合基因 Mll-enl 既能诱导具有自我更新能力的造血干细胞（self-renewing HSC）也能诱导已经定向分化的祖细胞成为粒系白血病，尽管在致瘤能力上，来源于造血干细胞的'诱导'白血病要比来源于定向分化的祖细胞的'诱导'白血病强很多。再如，融合基因 Mll-af9 可诱导 GMP 细胞成为白血病干细胞，而 Hoxa9 和 meis1a 仅能诱导 HSC 而不能诱导 GMP 细胞成白血病干细胞（leukemia stem cell, LSC），深入研究发现诱导已经定向分化的祖细胞（如 GMP）除了恶性转化外，还需激活自我更新的信号通路如 β-catenin。在基因工程小鼠模型中同样可以得到肿瘤来源一些证据，比如，在慢性粒细胞白血病（CML）基因工程小鼠模型中，JunB 的失活如果发生在造血干细胞则可诱导出粒系细胞增殖失常，如果 JunB 的失活发生在已定向分化的祖细胞则不能。由此可以看出，恶性改变发生在哪一群细胞对于最终能否实现恶性转化至关重要。除了造血系统肿瘤来源的一些证据外，对实体瘤的细胞来源也有一些报道。有研究表明胃癌甚至来源于骨髓细胞，尤因肉瘤来源于骨髓间质祖细胞。而在基因工程小鼠模型中，发现在大肠和小肠干细胞将 Apc 基因突变即可实现恶性转化，而在定向分化的祖细胞中即使将 Apc 基因突变也无法实现恶性转化，该研究表明肠道肿瘤干细胞来源于肠道正常干细胞，至少在鼠的动物模型中是如此，也有研究表明肠道分化细胞同样可以成瘤。

第四节　肿瘤干细胞与微环境

正常干细胞生长在一个特别的微环境中，这个微环境（niche）被称为干细胞微环境（stem cell niche），干细胞微环境由毛细血管，血管内皮细胞，血管周围细胞（pericytes），间质细胞，免疫细胞，神经细胞，神经纤维以及细胞外的纤维蛋白构成。来源于干细胞微环境的信号，与来源于干细胞本身的信号以及干细胞微环境外的信号组成一个信号网络共同调节干细胞的自我更新以及分化之间的平衡，从而使干细胞的数目达到动态平衡。在正常生理条件下，干细胞微环境精密的调控干细胞的增殖与凋亡，或将干细胞维持在静止状态从而使干细胞保持相对恒定的数目。对造血干细胞的研究中发现，在造血系统，有两种截然不同的干细胞微环境：即成骨细胞微环境（osteoblastic niche）和血管微环境（vascular niche）。成骨细胞排列在骨内膜表面而形成的微环境可能起到保持干细胞于静止状态的作用，而位于骨髓以及脾脏血窦的血管内皮细胞组成的微环境则起到激活干细胞，促进干细胞扩增以及让干细胞走向分化的功能。对果蝇的中肠干细胞的最新研究表明：干细胞能产生组成微环境的细胞（niche cell），干细胞在微环境细胞组成的微环境中扩增并维持在未分化状态，而微环境细胞随后被降解。

对于肿瘤干细胞，是否需要类似于干细胞微环境一样的微环境一直有争论。最新的研究表明骨髓内特异的微环境对于正常造血干细胞和白血病的归巢（homing）以及接种都非常重要。CD133+ 脑胶质瘤干细胞生活在一个血管微环境（vascular niche）中，血管微环境分泌一些因子促进肿瘤干细胞的长期生长以及自我更新。更有意思的是,不但肿瘤干细胞本身依赖血管微环境所分泌的因子保持其自我更新的能力和长期生长,肿瘤干细胞还产生血管内皮生长因子(vascular endothelial growth factor,VEGF)和其他促血管生成因子从而诱导血管生成。另一个研究同样表明 CD133⁺ 脑胶质瘤干细胞能分泌更多的 VEGF 从而促进血管生成。另有研究表明脑胶质瘤干细胞亦可转分化为血管内皮和周细胞从而促进肿瘤生长。而且,肿瘤微环境中的细胞如血管内皮细胞亦可旁分泌细胞因子诱导肿瘤分化细胞去分化为肿瘤干细胞从而促进肿瘤生长。

非常有趣的是,正常干细胞微环境也许参与肿瘤转移过程,从原发肿瘤脱落的肿瘤细胞通常迁移以及种植在正常干细胞所占据的微环境中,正常干细胞微环境释放一些信号使脱落的肿瘤干细胞迁移至微环境处并种植于该处从而在远离原发肿瘤部位形成新的肿瘤。肿瘤远处转移灶的微环境可被称之为"转移微环境"(metastatic niche),现在认为转移微环境不但可以被动地为肿瘤的生长提供一个环境,还可以主动地促进肿瘤的生长。甚至认为肿瘤干细胞在转移微环境中一直保持静止状态,只有在"合适的"(appropriate)信号的刺激下方可被激活并形成转移灶。综上,肿瘤干细胞微环境(CSC niche)在调控肿瘤干细胞命运中潜在的一些作用,为靶向肿瘤干细胞微环境进而靶向肿瘤干细胞提供了一些理论上的依据。

第五节　肿瘤干细胞的主要调控机制

肿瘤干细胞自我更新能力的维持是其促进肿瘤复发、转移及耐药的重要前提。大量的基础研究发现,Wnt、Notch 和 Hedgehog 等信号通路在调节肿瘤干细胞的自我更新和分化等方面具有重要作用。目前,一系列靶向肿瘤干细胞关键信号通路的药物已经进入前期临床试验。

一、Wnt/β-Catenin 信号通路

Wnt 信号通路是由 Wnt 分泌蛋白家族和 Frizzled 跨膜受体蛋白家族结合激发的一系列信号传导途径组成。其中,β-Catenin 是 Wnt 活化信号由胞膜传至胞核的重要枢纽分子。在缺乏 Wnt 刺激的情况下,β-Catenin 与蛋白 Axin、APC、蛋白

磷酸酶 2A(PP2A)、糖原合成酶激酶 3(GSK3)和酪蛋白激酶 1α(CK1α)形成破坏蛋白复合物,促使 β-Catenin 蛋白泛素化降解。当 Wnt 蛋白与其受体结合时,抑制了破坏复合物诱导的 β-Catenin 降解,从而导致 β-catenin 在胞质中积聚并定位于细胞核,随后与转录因子 TCF/LEF 形成转录复合物,促进下游靶基因的表达,诱导后续的细胞功能变化。

Wnt/β-Catenin 转导通路作为 Wnt 信号通路的经典途径,在调控胚胎发育和机体组织稳态等方面具有重要作用。此外,前期研究表明,Wnt/β-Catenin 信号通路在乳腺癌、肺癌、结肠癌等肿瘤干细胞自我更新、分化和耐药等方面也发挥着关键的调控作用。最新研究发现 RIB3/β-Catenin/TCF4 转录复合物可以调控 c-Myc 等肿瘤干细胞相关基因的表达,促进结直肠癌的发生发展。组蛋白去甲基化酶 KDM3A/B 可以与 β-Catenin 直接相互作用,并结合到 Wnt 下游靶基因 AXIN2、DKK1、CCND1 和 MYC 的启动子区域,通过去除组蛋白 H3K9 位点的甲基化修饰,激活 Wnt 信号通路,促进结直肠癌细胞生长和耐药。硬脂酰去饱和酶 1(SCD1)介导的脂质化修饰也是调控 Wnt 蛋白活性的重要方式。miR-600 可以靶向基因 SCD1,抑制 Wnt 活性,促进乳腺癌干细胞分化。另外,Wnt/β-Catenin 信号通路还受其他一些 miRNA 的调控:如,miR-708-5p 通过靶向 DNA 甲基化酶基因 DNMT3A,上调抑癌基因 CDH1 的表达,抑制 Wnt/β-Catenin 信号通路的活性,调节肺癌干细胞的干性维持。

此外,在三阴性乳腺癌中,肿瘤干细胞通过 Wnt 信号通路上调免疫检查点关键基因 PD-L1 的表达,促进乳腺癌细胞的免疫逃逸。

二、Notch 信号通路

Notch 基因在 1917 年被首次发现于突变的黑腹果蝇中,该基因的功能部分缺失会导致翅缘缺刻(notches)。后续一百年的研究发现 Notch 信号通路在无脊椎动物和脊椎动物中广泛存在,并在进化上高度保守,主要调控组织干细胞分化及器官发育。Notch 信号通路由 Notch 配体(DSL 蛋白)、Notch 受体、转录因子 CSL 复合物和其他 Notch 的调节分子组成。Notch 信号通路的活化

由相邻细胞的 Notch 受体与配体相互作用产生，这是 Notch 信号通路激活的必要条件。Notch 受体蛋白胞内段（活化形式的 NICD）经过剪切由胞膜释放进入胞质，并入核与转录因子 CSL 结合，形成 NICD/CSL 转录激活复合体，从而激活 *HES*、*HEY*、*HERP* 等靶基因的转录，发挥生物学作用。

最新研究发现，淋巴细胞增强结合因子 1（lymphoid enhancer-binding factor 1）可以直接结合到基因 *Notch1* 和 *Notch2* 的启动子区域，激活其转录，提高肝癌干细胞的自我更新能力，促进肝癌细胞的恶性增殖，侵袭转移以及耐药。此外，蛋白 MAP17 可以与 Notch 信号通路的负向调控蛋白 NUMB 直接结合，激活 Notch 信号通路，促进肿瘤干细胞的自我更新。曲妥珠单抗是人表皮生长因子受体 -2（Her-2）单克隆抗体，被广泛应用于各期 Her-2 阳性乳腺癌的治疗，但是乳腺癌细胞对曲妥珠单抗的耐药仍然是影响治疗效果的重要因素。研究发现曲妥珠单抗耐药的乳腺癌细胞高表达 Notch1 基因，并且 Notch1 通过抑制 *PTEN* 的表达激活 ERK1/2 信号通路，促进 Her-2 阳性的乳腺癌细胞恶性增殖和耐药。因此，靶向 Notch1 可以降低三阴性乳腺癌细胞的干性和动物体内的成瘤能力，提示抑制 Notch 信号通路在肿瘤治疗上可能具有良好的应用前景。

三、Hedgehog 信号通路

Hedgehog（*Hh*）基因最初发现于突变的果蝇胚胎，与果蝇的体节发育密切相关。在哺乳动物中，*Hh* 存在三个同源基因：*Sonic Hedgehog*（*SHH*）、*Indian Hedgehog*（*IHH*）和 *Desert Hedgehog*（*DHH*），分别编码 Shh、Ihh 和 Dhh 三个蛋白。Hh 信号传递受细胞膜上的两种蛋白受体 Patched（Ptc）和 Smoothened（Smo）的调控。在正常情况下，Ptc 抑制 Smo 的蛋白活性，抑制信号向下游传递。当 Hh 和 Ptc 结合后，解除 Ptc 对 Smo 的抑制作用，促使胞质中 Gli 蛋白入核，激活下游靶基因的转录。最新研究发现激酶 Plk1 可以通过磷酸化 Gli 蛋白负向调控 Hedgehog 信号通路。

目前大量的研究表明，Hedgehog 信号通路密切参与肿瘤干细胞特性的调控。首先，Hedgehog 信号通路中的关键蛋白 PTCH1、GLI1 和 GLI2 在人的正常乳腺干/祖细胞和乳腺癌干细胞中的表达均显著上调。宫颈癌干细胞的自我更新、转移和耐药等特性也是通过 Hedgehog 信号通路维持的。此外，Hedgehog 信号通路与很多已知的调控细胞分化、增殖的其他信号通路（如 Notch、Wnt 等）存在交叉作用（crosstalk），共同调控肿瘤的发生发展。

四、其他信号通路

Hippo 信号通路：也称为 Salvador/Warts/Hippo（SWH）通路，主要负责调节细胞增殖与器官发育。该信号通路下游的效应因子 YAP/TAZ 在多种正常组织干细胞中均高表达，提示其在调控干细胞的自我更新方面的重要性。此外，在组织干细胞发生 *p53* 突变导致肿瘤发生的过程中，YAP/TAZ 的稳定积聚是必需的。

TGF-β 信号通路：TGF-β 属于一组调控细胞增殖和分化的细胞因子超家族，包括 TGF-β、活化素（Activin）、骨形成蛋白（BMP）等，广泛地参与胚胎发育、组织器官形成和成体组织稳态平衡。TGF-β 可以通过诱导基因 *TWIST1* 的表达促使非结直肠癌干细胞（CD44⁻）转变为肿瘤干细胞（CD44⁺），并维持癌细胞的未分化状态。此外，结直肠癌干细胞高表达 CD51 蛋白，该蛋白直接结合 TGF-β 受体，激活 TGF-β/SMAD 信号通路，促进结直肠癌的复发和转移。

JAK-STAT 信号通路：是由细胞因子刺激引起的信号转导通路，参与细胞的增殖、分化、凋亡以及免疫调节等许多重要的生物学过程。当细胞因子与胞膜上的酪氨酸激酶相关受体结合，激活与之结合的酪氨酸激酶（JAK），招募并磷酸化 STAT 蛋白，活化的 STAT 蛋白以二聚体的形式进入核，调控靶基因的转录。最新研究发现，JAK-STAT 信号通路在调节脂肪瘤干细胞自我更新和耐药方面起着关键的作用。

NF-κB 信号通路：正常情况下，NF-κB 和 IκBs 同时存在于胞质中，抑制 NF-κB 移位入核。当胞外的刺激信号分子与细胞膜上的受体结合后，首先活化 IκB 激酶（IKK）。IKK 将细胞内 NF-κB/IκB 复合物的 IκB 亚基调节位点的丝氨酸磷酸化，使得 IκB 亚基被泛素化修饰，进而被蛋白酶降解，从而释放 NF-κB 二聚体，并入核，调节基因的转录和表达，引起一系列生物学效应。NF-κB 通路在炎症反应，尤其是在慢性炎症促进肿瘤发生发展的过程中起着关键作用。例如，NF-κB 可以维持卵巢癌干细胞（ALDH⁺）的自我更新，促进卵巢癌的发展。

第六节 靶向肿瘤干细胞治疗肿瘤

传统的抗肿瘤治疗方法往往是靶向快速分裂增殖的细胞群体，这样的抗肿瘤策略通常效果较差是因为肿瘤细胞本身的耐药性和在治疗过程中肿瘤细胞逐渐产生耐药性或对传统的放疗天然的不敏感和在放疗过程中肿瘤细胞对放疗逐渐不敏感。肿瘤细胞对传统治疗的不敏感往往是以下原因：①对化疗药物或放疗所导致的 DNA 损伤的识别和修复能力增强；②细胞周期检测点正常功能被破坏；③正常的凋亡通路被破坏；④因为肿瘤细胞膜表面 ABC 转运蛋白的表达增加从而导致细胞内的药物浓度降低。越来越多的证据表明肿瘤干细胞正是耐药和对放疗不敏感的那一小群细胞。比如，肿瘤干细胞耐药在白血病，恶性黑色素瘤，脑胶质瘤，乳腺癌，胰腺癌，结直肠癌中均有报道。此外，肿瘤干细胞对放射性治疗不敏感在脑胶质瘤，乳腺癌中亦有报道。如果肿瘤干细胞真如目前的研究中所证实的那样：肿瘤干细胞是人类肿瘤发生、发展以及对传统的治疗不敏感的罪恶之源的话，那么，针对肿瘤干细胞的靶向性治疗能够提高肿瘤治疗的有效性，以及有效减少肿瘤复发以及转移的风险。除了通过靶向肿瘤干细胞微环境（如上述）和针对肿瘤干细胞免疫逃逸从而间接靶向肿瘤干细胞外，这里着重介绍几种策略直接靶向肿瘤干细胞：①通过靶向肿瘤干细胞特异性的分子而清除肿瘤干细胞；②逆转肿瘤干细胞的耐药以及对放射性治疗的不敏感；③诱导肿瘤干细胞走向分化。这里需特别指出的是，在一个肿瘤中的肿瘤干细胞并不是每一个都是相同的，所以，要想靶向每一个肿瘤干细胞还十分困难。

一、通过靶向肿瘤干细胞的分子标记以及特异性的信号通路来清除肿瘤干细胞

在恶性黑色素瘤的研究中发现，肿瘤干细胞

表面 ABCB5 的表达量与黑色素瘤患者的病情进展情况呈正相关，而 ABCB5 为一种 ABC 转运蛋白。*ABCB5* 基因在高致瘤能力的恶性黑色素瘤细胞中优先表达，而且还发现 *ABCB5* 基因优先在恶性黑色素瘤的转移灶中表达。由此，上述的研究结果均表明表达 ABCB5 的恶性黑色素瘤细胞富集肿瘤干细胞，更耐药，而且其多寡与疾病进展联系在一起。那么，是否靶向恶性黑色素瘤干细胞（ABCB5⁺ 细胞）就会抑制肿瘤生长呢？事实果如所料，在接种了人类恶性黑色素瘤的裸鼠成瘤实验中发现，注射 ABCB5 的单克隆抗体能显著抑制肿瘤的生长。同样是在恶性黑色素瘤的研究中发现，应用 shRNA 干扰 CD133 的表达后能抑制恶性黑色素瘤的集落生成（clonogenicity）和运动性（motility），同时还抑制恶性黑色素瘤的转移潜能。

在肝癌的实验模型中研究发现，靶向肿瘤干细胞特异性表达的分子标记同样可以达到清除肿瘤干细胞的目的。在对人类原代肝癌研究中发现，CD90⁺ 比 CD90⁻ 细胞在移植瘤裸鼠模型中形成大很多的移植肿瘤，而且需要的细胞数要少很多。CD90⁺ 这个细胞群体同样并不是一个均一的细胞群体，其中 CD90⁺CD44⁺ 比 CD90⁺CD44⁻ 细胞更具浸润能力，如 CD90⁺CD44⁺ 更易转移至肺形成远处转移灶。应用 CD44 特异性的抗体能显著抑制肝癌细胞的成瘤能力包括肿瘤的成瘤率和肿瘤的生长。体外的研究证实 CD44 特异性的抗体是通过诱导 CD90⁺CD44⁺ 细胞走向凋亡而清除肿瘤干细胞的。

在人类脑胶质瘤中，CD133⁺ 脑胶质瘤干细胞往往优先表达一种被称为 L1CAM（L1 cell adhesion molecule）神经细胞黏附分子，通过 RNAi 干扰 L1CAM 的表达后的体外研究发现 CD133⁺ 细胞形成神经球的能力显著降低。同时，将 CD133⁺ 细胞种植在移植瘤动物模型中之前，RNAi 干扰 L1CAM 的表达可显著降低其致瘤能力，由此被接种的小鼠的生存时间明显延长。此外，在将 CD133⁺ 细胞原位种植 5 天后，颅内注射稳定表达 shRNA-L1CAM 的慢病毒载体能显著抑制脑胶质瘤的生长和延长小鼠的生存时间。

在人类原代膀胱癌的肿瘤干细胞研究中发现，Lin⁻CD44⁺CK5⁺CK20⁻ 细胞富集膀胱癌肿瘤

干细胞,而一种抑制巨噬细胞吞噬能力的信号分子 CD47 优先表达于膀胱癌干细胞中。体外研究发现,应用 CD47 的单克隆抗体阻断 CD47 信号能促进巨噬细胞吞噬肿瘤干细胞并随后清除之。如果上述的策略能在体内研究中被证实,那么,这一特异性的靶向肿瘤干细胞的处理方法对于处理浸润性的膀胱癌有比较光明的前景。

抑制 NF-κB 可诱导人类白血病肿瘤干细胞(如 CD34$^+$CD38$^-$ 细胞)在体外实验中走向细胞凋亡,表现在体内移植瘤动物模型中则为肿瘤生长受到显著地抑制,而抑制 NF-κB 对造血干细胞没有多大的影响。此外,相比正常造血细胞,急性粒细胞白血病(包括肿瘤干细胞和分化细胞)表达较高水平的 CD123(即 IL-3 受体的 α 亚基),因此,应用 CD123 特异性的抗体处理人类急性粒细胞白血病细胞能明显降低其在接种小鼠中的致瘤能力。另外,在造血细胞中,基因敲除抑癌基因 *Pten* 后造血细胞会被诱导成肿瘤干细胞,而在正常造血干细胞中基因敲除 *Pten* 反而会导致正常干细胞的减少,*Pten* 通过 PI3K/PTEN/mTOR 通路发挥功能。因此,应用 Rapamycin 抑制 mTOR 不但可以清除白血病干细胞而且可以重建造血干细胞的功能。在基因工程小鼠乳腺癌研究中发现,癌基因(如 *Erb2*)会促进肿瘤干细胞的对称分裂(symmetric division)而增加肿瘤干细胞的数目,抑癌基因(如 *p53*)会促进肿瘤干细胞的不对称分裂(asymmetric division)而减少肿瘤干细胞的数目进而抑制肿瘤生长。因此,通过靶向肿瘤干细胞的对称分裂与不对称分裂的信号通路,促进肿瘤干细胞走向不对称分裂而治疗肿瘤。

总之,经过科学界多年的探索,多种针对肿瘤干细胞的分子标记和信号通路的药物正临床试验中,由此,通过该策略处理肿瘤的前景可期。

二、逆转肿瘤干细胞的耐药以及对放射性治疗的不敏感

在对恶性黑色素瘤肿瘤干细胞的研究中发现,通过抑制肿瘤干细胞的 ABC 转运蛋白可降低其对化疗药物的耐药。恶性黑色素瘤肿瘤干细胞的细胞膜表面的分子标记 ABCB5 介导恶性黑色素瘤对化疗药物阿霉素(doxorubicin)的耐药,而该耐药性能通过 ABCB5 的单克隆抗体和 RNAi 干

扰 ABCB5 的表达来拮抗。此外,沉默 ABCB5 后的恶性黑色素瘤细胞也对 5-FU(5-fluorouracil,5- 氟尿嘧啶)和喜树碱(camptothecin)变得更加敏感。对 ABCB5 的深入研究发现,ABCB5 在很多细胞株中的表达水平与耐药呈正相关。人类慢性粒细胞白血病也是如此,对常用的化疗药物长春新碱耐药的白血病细胞往往表现为 *ABCB5* 基因扩增和 *ABCB5* 表达明显增强。这些研究结果为体内实验研究验证直接靶向 *ABCB5* 能否清除耐药的肿瘤干细胞提供了一些依据。对结肠癌肿瘤干细胞的研究也发现通过增强肿瘤干细胞对化疗药物的敏感性来处理肿瘤同样可行。在该研究中,结肠癌干细胞(CD133$^+$)用 IL-4 特异性的抗体预处理后能增加 5-FU 和奥沙利铂诱导的细胞凋亡,而且降低其致瘤能力。

肿瘤对放疗的不敏感同样可以通过靶向肿瘤干细胞的策略来增强对放疗的敏感性。近年来,有研究表明肿瘤干细胞往往对放疗不敏感,因此,在放疗依然是一线处理措施的肿瘤中,如何逆转肿瘤对放疗的不敏感至关重要。在对脑胶质瘤肿瘤干细胞(如 CD133$^+$)的研究中,发现肿瘤干细胞能优先激活射线所致的 DNA 损伤检测点并增强 DNA 的修复能力,由此,在该研究中,通过抑制 DNA 损伤检测点激酶 Chk1 和 Chk2 能逆转肿瘤干细胞对放疗的不敏感。同样,在对乳腺癌的研究中发现,乳腺癌肿瘤干细胞(CD24$^-$CD44$^+$ 细胞)对放疗过程中由于其 ROS 的表达明显降低从而导致自由基清道夫(free-radical scavenger)的高表达和激活 Notch 信号通路。在该研究中,通过抑制 ROS 清道夫从而增强乳腺癌肿瘤干细胞对放疗的敏感性也被证实。

三、诱导分化治疗或刺激静止的肿瘤干细胞进入细胞周期

如果在一个恶性肿瘤内,越多的原始细胞走向分化,那么这个肿瘤就可能走向衰退和对传统的抗癌治疗的敏感性增强。因此,诱导分化治疗是靶向肿瘤干细胞的一种治疗方法。潜在的将肿瘤干细胞诱导成分化细胞的策略有:①激活 Morphogen 分子通路;②应用 miRNA 改变细胞的分子表达谱;③通过表观遗传调控诱导分化。有研究表明,在小鼠移植瘤模型中,操纵 BMP(bone morphogenetic proteins）信号通路可诱导人类脑胶质瘤肿瘤干细胞走向分化，体现为：当人类脑胶质瘤种植在小鼠中成功后，给予小鼠 BMP4，该药可以诱导肿瘤走向分化并明显降低肿瘤干细胞（即 CD133$^+$ 细胞）的比例。此外，将 BMP4 处理过的移植瘤细胞再次接种到小鼠中，发现经 BMP4 处理过的细胞的成瘤能力明显降低（表现为形成的肿瘤较小）和小鼠的存活时间明显延长。在肝癌和结直肠癌中也有 BMP4 诱导癌干细胞分化增敏化疗的类似报道。另外，在人类恶性黑色素瘤肿瘤干细胞（*ABCB5$^+$* 细胞）中发现优先表达 BMPR1A（一种 BMP 受体），提示人类恶性黑色素瘤也同样有可能被 BMP 诱导走向分化。在人类成神经管细胞瘤，操纵肿瘤干细胞的信号通路同样可以诱导肿瘤干细胞走向分化。如，应用 Notch 信号通路的抑制剂可清除一些成神经管细胞瘤肿瘤干细胞从而导致其成瘤能力显著下降。非编码 miRNA 同样可以调控肿瘤干细胞是否走向分化。如，在人类乳腺癌肿瘤干细胞表达 let-7 miRNA 可诱导 CD44$^+$CD24$^{-/lo}$ 细胞（即肿瘤干细胞）走向分化并降低其成瘤能力。同样是对乳腺癌的研究，通过高通量的筛选，筛选出特异性靶向肿瘤干细胞的药物盐霉素（Salinomycin）。对接种乳腺癌肿瘤干细胞的小鼠经盐霉素处理后，肿瘤干细胞被诱导走向分化，但在移植瘤动物模型中诱导分化的肿瘤干细胞的成瘤能力下降不是那么令人信服。

除了上述实体瘤的研究外，对白血病的研究也有相同的报道。如在人类急性粒细胞白血病移植瘤小鼠模型中，使用 CD44 的单克隆抗体可明显降低白血病细胞在接种小鼠中增殖。其效应机制之一为：CD44 特异性的抗体可诱导肿瘤干细胞走向分化从而表现在移植瘤小鼠模型中为成瘤能力下降。可能的效应机制之二为：CD44 特异性的抗体可干扰肿瘤干细胞生长的微环境（niche），从而影响其在移植瘤动物模型中的成瘤。

对肿瘤干细胞表观遗传调控同样可以诱导肿瘤干细胞走向分化，而分化的肿瘤细胞对传统的化疗药物敏感，因此，表观遗传调控通过靶向肿瘤干细胞诱导走向分化增强肿瘤对放化疗的敏感性。

综上，通过诱导肿瘤干细胞走向分化从而提高对放疗化疗的敏感性达到靶向肿瘤干细胞，治疗肿瘤的目的。除此之外，最新的研究还表明，通过诱导静止的肿瘤干细胞进入细胞周期同样可以提高对化疗的敏感性从而达到靶向肿瘤干细胞，治疗肿瘤的目的。如将人类急性白血病肿瘤干细胞（即 CD34$^+$CD38$^-$）接种到免疫缺陷型小鼠中，应用粒细胞集落刺激因子（granulocyte colony-stimulating factor，G-CSF）可刺激肿瘤干细胞增殖进入细胞周期，在此基础上应用阿糖胞苷（cytosine arabinoside，Ara-C），发现肿瘤干细胞易于凋亡从而其成瘤能力降低（体现为接种后移植瘤百分比下降和接种小鼠的存活时间明显延长）。

第七节　问题与展望

一、肿瘤干细胞是否真的存在

肿瘤干细胞自一开始提出就受到一些科学家的质疑，他们认为肿瘤中的细胞均具有成瘤能力，只不过是成瘤能力有差异而已（即认为肿瘤的形成为克隆进化假说）。最初受到质疑的是肿瘤干细胞假说中成瘤细胞的比例，如，2007 年发表在 *Science* 的一篇文章中提及在小鼠的淋巴瘤和白血病中 8 个细胞中就有一个成瘤细胞，而非肿瘤干细胞假说中的干细胞比例为千分之一甚至更少。当然，该研究在肿瘤研究领域没有引起太多的注意，因为该研究结果来源于小鼠的肿瘤。而在 2008 年底，Sean Morrison 等发表在 *Nature* 上的一篇文章提示来源于人类恶性黑色素瘤在小鼠内成瘤后再单细胞接种到免疫能力更为缺失的小鼠（NOD/SCID gamma）体内发现 4 个单细胞注射就有一个细胞成瘤，其成瘤的比例远高于干细胞假说中的比例。该研究甚至被评为该年度 *Nature* 的十大科学进展之一。而肿瘤研究领域的科学家认为 NOD/SCID gamma 小鼠几乎没有免疫能力，能否代表肿瘤患者中的实际情况值得商榷。由此，在 2010 年 Irving Weissman 等在 NOD/SCID gamma 小鼠事先接种人类的皮肤后再接种人类恶性黑色素瘤，发现成瘤的细胞依然为少数细胞，该研究结果似乎证实肿瘤干细胞存在于人类肿瘤组织中。目前为止，最强的证据表明肿瘤干细胞的存在是小鼠肿瘤模型自然状态下（未经传统的细胞分选和细胞接种等过程)在皮肤、肠道以及神经系统肿瘤(恶性胶质瘤)中证实这些肿瘤可来源于一个细胞。

二、动物模型的问题

支持肿瘤干细胞是导致肿瘤异质性最重要的证据,来源于对人类急性白血病细胞的研究,在该研究中,人类白血病细胞接种到免疫缺陷型的小鼠体内,在多个不同的人类白血病样本中,只有极少部分细胞,即一万至一千万个白血病细胞中($1/10^7 \sim 1/10^4$)才有一个细胞具备致瘤能力。从2003年至今,科学家们在多种不同种实体肿瘤组织中采用上述同样的方法分离并鉴定出肿瘤干细胞,见表10-1。但异种移植瘤实验模型(xenotransplantation)天然就有一些缺陷,因为肿瘤细胞的生长需要一些支持细胞(如成纤维细胞,内皮细胞,间叶干细胞等),需要许多生长因子和受体的相互作用,而将人类细胞种植在小鼠体内,人类细胞能否与小鼠提供的微环境兼容而成瘤,如果不能成瘤,是否仅因为人类细胞与移植瘤动物模型所提供的微环境不兼容的结果,而并不能反映人类肿瘤细胞的真正成瘤能力。反之亦然,即如果成瘤,是否仅因为人类细胞与移植瘤动物模型所提供的微环境兼容的结果。也许正是因为异种移植瘤动物模型的缺陷,50%的人类急性白血病样本即使接种$10^7 \sim 10^8$个细胞也无法成瘤。又如,将转基因淋巴瘤小鼠(transgenic murine lymphoma)淋巴瘤细胞接种到相同遗传背景的小鼠中,发现至少10%的细胞具有成瘤能力,而并非仅极少数细胞具有成瘤能力,这也许正是因为异种移植瘤动物模型并不能检测出全部的致瘤细胞。

就如大家都知道的,异种移植瘤动物模型必须是免疫缺陷动物,因为人类肿瘤细胞或组织对于接种动物来说是外来物(xenograft),如果接种动物具备完备的免疫能力,异种移植往往难以成功。目前,在肿瘤干细胞研究中比较常用的移植小鼠模型见表10-2。就免疫缺陷水平而言,NOD/SCID $Il2rg^{-/-}$小鼠大于NOD/SCID小鼠,而NOD/SCID大于裸鼠(nude mouse),也就是说,在NOD/SCID $Il2rg^{-/-}$小鼠中接种人体肿瘤细胞最易成功。事实确实如此,恶性黑色素细胞在NOD/

SCID小鼠中致瘤细胞的比例小于0.001%,而在NOD/SCID $Il2rg^{-/-}$小鼠中致瘤细胞的比例甚至达到25%。那么,到底接种在哪一种免疫缺陷型小鼠更能反映人体肿瘤细胞在人体内真实情况呢?也许,应用人源化的移植瘤小鼠模型(humanized mouse)方能真正反映人体肿瘤细胞在人体内的真实情况。

表10-2 人类肿瘤干细胞研究常用的移植瘤小鼠模型

种系(strain)	胸腺	T细胞	B细胞	NK细胞
NU/NU(Nude)	−	很少	+	+
Beige	+	−	−	−
BAG2$^{-/-}$	+	−	−	很少
NOD/SCID	+	−	−	很少
NOD/SCID/BE-TA	+	−	−	−
NOD/SCID/GAMMA (NOD/SCID/IL2rg$^{-/-}$)	+	−	−	−

三、肿瘤干细胞是静止的还是增殖的

过去认为成体干细胞往往位于干细胞微环境内处于静止状态,但愈来愈多的研究表明存在静止和增殖的成体干细胞,至少在小鼠动物模型上是如此。毛囊是研究成体干细胞的极佳模型,毛囊膨胀部位(bulge region)内被证实含有静止的成体干细胞,表现为:应用BrdU标记毛囊细胞,在毛囊膨胀部位含有标记滞留细胞(LRC)。应用H2B-GFP标记的方法跟踪毛囊组织,发现同样在毛囊膨胀部位含有标记滞留细胞(LRC),进一步发现该群细胞为CD34$^+$K14$^+$细胞并能产生整个毛囊。而在毛囊组织同样发现了增殖的成体干细胞,研究表明Lgr5$^+$细胞在毛囊组织富集成体干细胞,其位于毛囊膨胀部位的下部以及毛芽(hair germ)内,Lgr5$^+$细胞往往表现为增殖活跃。最新的研究发现在毛囊膨胀部位上边的区域含有Lgr6$^+$细胞,该群细胞能产生整个毛囊并表现为增殖活跃。在其他的组织如肠,骨髓等均有类似的发现,即在上述组织含有静止的成体干细胞和增殖的成体干细胞。

那么,人体肿瘤干细胞是处于静止状态还是增殖状态的呢?多种体外长期培养的人类肿瘤细胞株(human long-term cultured cancer cell lines)

中的 LRC 细胞（PKH 标记滞留细胞，提示该细胞处于静止期或细胞分裂相对不活跃）具备肿瘤干细胞特征。我们在人体前列腺癌肿瘤干细胞的研究也发现肿瘤干细胞为慢周期细胞（slow-cycling cells）。而在对人体急性白血病细胞的研究发现，部分白血病肿瘤干细胞处于增殖状态而部分肿瘤干细胞处于相对静止状态，在 G-CSF 刺激下可进入细胞周期而增殖。综上，从目前的证据来看，人体肿瘤干细胞与成体干细胞相同，同时存在静止状态和增殖状态的肿瘤干细胞。

四、肿瘤干细胞与转移

在肿瘤干细胞的假说中，肿瘤干细胞与肿瘤转移的关系并不十分明确。但在肿瘤组织中，如果仅肿瘤干细胞具备致瘤能力，那么肿瘤干细胞就自然而然的成为了肿瘤转移的罪魁祸首。除此之外，以下的证据也成为肿瘤干细胞与转移密切相关的一些佐证：①我们在鉴定肿瘤干细胞时采用的最重要的研究方法，即从原代肿瘤组织中根据细胞的特征分离出不同细胞群体，将他们种植于免疫缺陷型老鼠体内，并比较他们的致瘤能力，然后得出结论：具备致瘤能力的细胞群体中则富集肿瘤干细胞，或者致瘤能力强的细胞群体富集更多的肿瘤干细胞。而这一研究过程与人体内原发肿瘤细胞脱落并种植形成肿瘤转移病灶有些类似；②有研究证明 EMT（epithelial-mesenchymal transition）能诱导出肿瘤干细胞，而 EMT 与肿瘤转移密切相关；③实验证据表明肿瘤干细胞同样具备异质性，其中的某些细胞群体更倾向转移；④肿瘤休眠（tumor dormancy）被认为是肿瘤复发和转移的原因，而肿瘤干细胞通常被认为处于静止或慢增殖状态；⑤实验证据表明肿瘤干细胞具备抗凋亡的能力，而在肿瘤转移中，原发肿瘤细胞脱落并进入血液循环中，在血流剪切力的作用下，大多数细胞走向细胞凋亡（anoikis），而具备抗凋亡能力的肿瘤干细胞则可能存活下来并种植形成转移病灶。

五、肿瘤细胞的可塑性

肿瘤干细胞假说最初认为，肿瘤干细胞和成体干细胞一样，可分化为癌分化细胞。除此之外，有研究表明肿瘤干细胞可转分化为血管内皮细胞，而且还有研究表明癌分化细胞还可去分化为肿瘤干细胞。只不过，从目前的研究证据表明，在正常状态下（未经治疗处理的情况下），癌分化细胞去分化为肿瘤干细胞的比例是很低的。而在化疗药物干预时或肿瘤细胞在缺血缺氧的情况下，癌分化细胞去分化的比例可能会显著增加。我们的最新研究证实确实如此，在给予化疗药物时，无论是体外还是体内实验，发现更多的结直肠癌分化细胞可去分化为癌干细胞从而导致化疗耐药。综上，无论是肿瘤干细胞还是癌分化细胞，均存在可塑性，这也为肿瘤研究和治疗带来新的困难。

六、未来的方向

近年来对人体各种肿瘤组织、肿瘤干细胞的研究很广泛，然而实验室的研究结果并没有让肿瘤患者得到实惠。目前主要的问题为从实验研究体系得到的结果是否与人体肿瘤细胞在人体内的状况相关。肿瘤干细胞具有一些特异性的生物学特征，如往往处于静止状态，对治疗（放射性治疗和化学治疗）不敏感，正是肿瘤干细胞的这些特征，临床上常用的治疗方法并不能靶定肿瘤干细胞，从而导致肿瘤的治疗后复发以及转移。目前，肿瘤干细胞仅仅在相对有限的人体肿瘤样本和相对有限的肿瘤种类中得到鉴定和分离，所以，肿瘤干细胞模型是否在人体肿瘤组织中具有普适性还不十分清楚。对肿瘤干细胞的未来的研究方向我们归纳出以下三点：

1. 提高分离和鉴定肿瘤干细胞的技术，在单细胞水平，实现分离和鉴定人体肿瘤干细胞；

2. 提供分化的肿瘤细胞（committed differentiated cell）体内去分化的证据，设计抑制去分化的药物对于仅靶向肿瘤干细胞有辅助作用；

3. 深入研究人体肿瘤干细胞特异性的分子生物学特性，了解调控肿瘤干细胞的自我更新的信号通路，特异性设计靶定肿瘤干细胞的药物，为最终通过靶向肿瘤干细胞而治愈肿瘤提供可能。

（覃吉超　关新元）

参 考 文 献

[1] Meacham CE, Morrison SJ. Tumour heterogeneity and cancer cell plasticity. Nature, 2013, 501 (7467): 328-337.

[2] Kreso A. Variable clonal repopulation dynamics influence chemotherapy response in colorectal cancer. Science, 2013, 339 (6119): 543-548.

[3] Qin J. The PSA (-/lo) prostate cancer cell population harbors self-renewing long-term tumor-propagating cells that resist castration. Cell Stem Cell, 2012, 10 (5): 556-569.

[4] Drost J. Organoids in cancer research. Nat Rev Cancer, 2018, 18 (7): 407-418.

[5] Shimokawa M. Visualization and targeting of LGR5 + human colon cancer stem cells. Nature, 2017, 545 (7653): 187-192.

[6] Batlle, E. Cancer stem cells revised. Nat Med, 2017, 23 (10): 1124-1134.

[7] Zhao H. Sphere-forming assay vs. organoid culture: Determining long-term stemness and the chemoresistant capacity of primary colorectal cancer cells. Int J Oncol, 2019, 54 (3): 893-904.

[8] Schwitalla S. Intestinal tumorigenesis initiated by dedifferentiation and acquisition of stem-cell-like properties. Cell, 2013, 152 (1-2): 25-38.

[9] Cheng L. Glioblastoma stem cells generate vascular pericytes to support vessel function and tumor growth. Cell, 2013, 153 (1): 139-152.

[10] Lu J. Endothelial cells promote the colorectal cancer stem cell phenotype through a soluble form of Jagged-1. Cancer Cell, 2013, 23 (2): 171-185.

[11] Takebe N. Targeting Notch, Hedgehog, and Wnt pathways in cancer stem cells: clinical update. Nat Rev Clin Oncol, 2015, 12 (8): 445-464.

[12] Hua F. TRIB3 Interacts With beta-Catenin and TCF4 to Increase Stem Cell Features of Colorectal Cancer Stem Cells and Tumorigenesis. Gastroenterology, 2019, 156 (3): 708-721 e15.

[13] Li J. KDM3 epigenetically controls tumorigenic potentials of human colorectal cancer stem cells through Wnt/beta-catenin signalling. Nat Commun, 2017, 8: 15146.

[14] El Helou R. miR-600 Acts as a Bimodal Switch that Regulates Breast Cancer Stem Cell Fate through WNT Signaling. Cell Rep, 2017, 18 (9): 2256-2268.

[15] Liu T. Downregulation of DNMT3A by miR-708-5p Inhibits Lung Cancer Stem Cell-like Phenotypes through Repressing Wnt/beta-catenin Signaling. Clin Cancer Res, 2018, 24 (7): 1748-1760.

[16] Garcia-Heredia JM. The Cargo Protein MAP17 (PDZ-K1IP1) Regulates the Cancer Stem Cell Pool Activating the Notch Pathway by Abducting NUMB. Clin Cancer Res, 2017, 23 (14): 3871-3883.

[17] Baker A. Notch-1-PTEN-ERK1/2 signaling axis promotes HER2 + breast cancer cell proliferation and stem cell survival. Oncogene, 2018, 37 (33): 4489-4504.

[18] Bhola NE. Treatment of Triple-Negative Breast Cancer with TORC1/2 Inhibitors Sustains a Drug-Resistant and Notch-Dependent Cancer Stem Cell Population. Cancer Res, 2016, 76 (2): 440-452.

[19] Zhang T. The Plk1 kinase negatively regulates the Hedgehog signaling pathway by phosphorylating Gli1. J Cell Sci, 2019, 132 (2): jcs220384.

[20] Sari IN. Hedgehog Signaling in Cancer: A Prospective Therapeutic Target for Eradicating Cancer Stem Cells. Cells, 2018, 7 (11): 208.

[21] Sharma A. Sonic hedgehog pathway activation regulates cervical cancer stem cell characteristics during epithelial to mesenchymal transition. J Cell Physiol, 2019, 234 (9): 15726-15741.

[22] Escoll M. Mutant p53 oncogenic functions in cancer stem cells are regulated by WIP through YAP/TAZ. Oncogene, 2017, 36 (25): 3515-3527.

[23] Nakano M. Dedifferentiation process driven by TGF-beta signaling enhances stem cell properties in human colorectal cancer. Oncogene, 2019, 38 (6): 780-793.

[24] Wang J. CD51 correlates with the TGF-beta pathway and is a functional marker for colorectal cancer stem cells. Oncogene, 2017, 36 (10): 1351-1363.

[25] Dolatabadi S. JAK-STAT signalling controls cancer stem cell properties including chemotherapy resistance in myxoid liposarcoma. Int J Cancer, 2019, 145 (2): 435-449.

[26] House CD. NFkappaB Promotes Ovarian Tumorigenesis via Classical Pathways That Support Proliferative Cancer Cells and Alternative Pathways That Support ALDH (+) Cancer Stem-like Cells. Cancer Res, 2017, 77 (24): 6927-6940.

[27] Saygin C. Targeting Cancer Stemness in the Clinic: From Hype to Hope. Cell Stem Cell, 2019, 24 (1): 25-40.

[28] Ghajar CM. The perivascular niche regulates breast tumour dormancy. Nat Cell Biol, 2013, 15 (7): 807-817.

[29] Hu YB. Exosomal Wnt-induced dedifferentiation of colorectal cancer cells contributes to chemotherapy resistance. Oncogene, 2019, 38 (11): 1951-1965.

[30] Prager BC, Xie Q, Bao S, et al. Cancer Stem Cells: The Architects of the Tumor Ecosystem. Cell Stem Cell, 2019, 24 (1): 41-53.

第十一章　肿瘤侵袭与转移

肿瘤转移是指恶性肿瘤细胞脱离原发肿瘤，通过各种转移方式，到达继发组织或器官得以继续增殖生长，形成与原发肿瘤相同性质的继发肿瘤的全过程。肿瘤转移是恶性肿瘤的基本生物学特征，是临床上绝大多数肿瘤患者的致死因素。原发肿瘤可进行手术切除或放射治疗，但已播散的癌症就通常变得不可治愈。因此肿瘤转移对癌症治疗是极大的挑战。

既往基于临床实践观察各种肿瘤转移的客观现象，认识到肿瘤转移主要是通过淋巴道、血道和种植等途径转移。Ewing 在 1929 年就以器官的血液、淋巴的引流方向来解释转移的发生。如乳腺癌的淋巴转移主要至腋窝各组淋巴结；胃肠道恶性肿瘤的血行转移多经门静脉首先转移至肝脏；卵巢恶性肿瘤多发生髂区及腹主动脉旁淋巴结转移。但某些肿瘤转移的特异性和某些器官对转移癌的"易感"性，不能完全用解剖学的观点解释。早在 1889 年 Peget 就提出了"种子 - 土壤"学说，认为肿瘤的转移是特殊的肿瘤细胞（种子）在适宜的环境（土壤）中生长发展的结果。Luclee 等（1952 年）注射鳞癌细胞于兔的股静脉或肝静脉内，相同情况下，在肝内的转移灶总比肺内多。许多学者也做了大量研究，提出了相似的结论，这一"特殊亲和"现象目前多认为是由于存在转移前微环境（pre-metastatic niche）而导致的肿瘤器官特异性转移。

肿瘤转移包括原发肿瘤扩展浸润、肿瘤细胞脱离、转运和继发性生长等环节。肿瘤浸润是肿瘤转移的前提，但并不意味着有浸润就必然发生转移，然而肿瘤转移必定有浸润。肿瘤浸润是肿瘤细胞粘连、酶降解、移动、基质内增殖等一系列过程的表现。肿瘤转移步骤为细胞脱离原发瘤，通过浸润在周围细胞间质中生长，并突入脉管系统或腔道（如浆膜腔）并被转运到达靶器官，再穿透毛细血管或毛细淋巴管壁并在基质中不断增生，形成新的继发瘤。在这一全过程，无疑受到肿瘤和宿主环境等诸多因素的影响。实际上肿瘤转移是一个多步骤、多因素参与的极其复杂的过程。

第一节　肿瘤转移的基本过程

一、肿瘤多步骤转移机制

肿瘤转移包括多个步骤，可被形象地称为多阶梯瀑布过程。各种肿瘤转移的基本过程是相似的，它们包括以下步骤：

（一）早期原发癌生长

在原发肿瘤生长早期，肿瘤细胞生长所需的养料是通过邻近组织器官微环境渗透提供，这足以使微小原发肿瘤生长和扩展。

（二）肿瘤血管生成

当肿瘤直径超过 1～2mm 时，经微环境渗透提供的氧气和营养物质已不能保证肿瘤细胞的生长。此时，开始通过血管生成（angiogenesis）形成肿瘤血管系统向肿瘤提供养料和排泄代谢产物。肿瘤血管生成是一个极其复杂的过程，是由各种血管生成因子和相应的抑制因子相互作用共同调控进行的，在肿瘤的发展转移过程中起重要作用。

（三）肿瘤细胞脱落并侵入基质

部分肿瘤细胞能分泌一种物质，使黏附因子的表达受到抑制，从而增加肿瘤细胞运动能力，使其从原发肿瘤病灶上脱离形成游离细胞。这些脱落细胞通过分泌各种蛋白溶解酶如纤维蛋白溶酶（纤溶酶）、丝氨酸蛋白酶等，可以破坏细胞外基质，从而导致肿瘤细胞突破结缔组织构成的屏障，进入体内的循环系统。

（四）进入脉管系统

肿瘤诱导形成的毛细血管网不仅与原发肿瘤

生长有关,而且也为侵入基质的游离肿瘤细胞进入循环系统提供了基本条件。新生毛细血管基底膜本身存在缺损,薄壁小静脉的壁也有缝隙,加上微小淋巴管道等脉管结构为肿瘤细胞提供进入循环系统的便利条件。

(五) 癌栓形成

进入血液循环的肿瘤细胞在运送过程中大多数都被杀死破坏。只有极少数转移倾向极高的细胞相互聚集形成微小癌栓并在循环系统中存活下来。

(六) 继发组织器官定位生长

在循环中幸存的癌细胞到达特定的继发组织或器官时,通过黏附作用特异性地锚定在毛细血管壁上,并穿透管壁逸出血管进入周围组织。这些肿瘤细胞进入休眠状态逃避宿主的局部非特异免疫杀伤作用,一定条件下在各类生长因子的作用下增殖生长,最终形成转移肿瘤灶。

(七) 转移癌继续扩散

当转移癌灶直径超过 1～2mm 时,新生毛细血管形成并与肿瘤连通。肿瘤细胞通过上述相同机制,可以形成新的转移癌灶。肿瘤转移的基本过程如图 11-1 所示。

肿瘤可因不同器官来源、不同组织类型而性质不同。同一种肿瘤又可含多种细胞亚群,它们有不同的遗传、生化、免疫和分子生物特性,所具有的转移倾向也迥然不同。另外,肿瘤细胞与宿主细胞间复杂的相互作用也是决定肿瘤转移的重要因素。肿瘤转移的复杂过程包含多因素、相互作用又相对独立的步骤,每个步骤具有频率限制特性,只要某一个步骤未独立完成,肿瘤转移就不能实现。

二、肿瘤侵袭——肿瘤细胞从原发瘤进入循环系统

侵袭和转移是恶性肿瘤重要的生物学特征,两者是恶性肿瘤生长发展中密不可分的相关阶段。侵袭主要是指癌细胞侵犯和破坏周围正常组织,进入循环系统的过程,同时癌细胞在继发组织器官中定位生长也包含侵袭。转移是指侵袭过程中癌细胞迁移到特定组织器官并发展成为继发性癌灶的过程。侵袭和转移是同一过程中的不同阶段,侵袭贯穿转移的全过程,侵袭是转移的前奏,转移是侵袭的结果。侵袭作为肿瘤转移的起始阶段主要包括以下几个过程:

(一) 肿瘤细胞的增殖和扩展

肿瘤细胞的不断增殖是肿瘤侵袭的前提。随着细胞增殖导致肿瘤组织不断增大,肿瘤细胞不断发生突变和进化,增强了肿瘤细胞的增殖活性和对周围正常组织的破坏能力。另外,肿瘤微环境的不断增大,其内部的各种慢性炎症因子及免疫反应对周围正常组织的防御能力不断产生破坏,也为肿瘤的扩展创造了条件。一般认为,侵袭与转移的实现取决于肿瘤细胞对正常组织的破坏能力,肿瘤细胞的运动能力以及对侵袭转移中

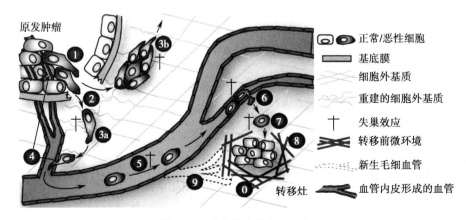

图 11-1 肿瘤转移的基本过程

0: 转移前微环境;1: 高侵袭能力的原发肿瘤;2: ECM 的破坏和重建;3a: 单个肿瘤细胞侵袭;3b: 肿瘤细胞聚集后侵袭;4: 肿瘤细胞侵入血管;5: 肿瘤细胞经血液循环运输,绝大部分发生失巢凋亡或被血液循环清除;6: 极少数高侵袭能力肿瘤细胞从毛细血管床逸出;7: 肿瘤细胞进入休眠期可长期存活;8: 一定条件肿瘤细胞激活增殖,并破坏重建 ECM 后定植形成转移瘤;9: 转移灶肿瘤血管生成

所遭遇环境的适应性等因素。

（二）肿瘤细胞的分离脱落

恶性肿瘤细胞的侵袭过程，首先是从瘤母体分离，然后再向周围组织侵袭。肿瘤细胞的分离倾向与细胞结构的变化和黏附力下降密切相关。肿瘤细胞间存在一类调控细胞与细胞之间黏附作用的分子称为钙黏着蛋白。它们是钙依赖性跨膜黏附因子，具有同种分子亲和性。细胞胞质内的钙黏着蛋白与胞质内连接素结合使其与细胞骨架紧密结合，形成钙黏着蛋白-连接素复合体，起到稳定肿瘤细胞间连接的作用。在肿瘤发生、发展的各阶段，钙黏着蛋白对维持多细胞结构起到至关重要的作用。上皮细胞间质转化学说（epithelial-mesenchymal transitions，EMT）认为当肿瘤细胞 E-钙黏着蛋白表达下调时，细胞发生形态改变，转变为间质细胞表型，纤维粘连蛋白（fibronectin）、波形蛋白（vimentin）及 N-钙粘连蛋白等表达上调，导致细胞间紧密连接及细胞极性被破坏，细胞间黏附减弱，细胞由多边形转变为梭形，运动性增强，可使非侵袭性肿瘤变为高侵袭性肿瘤。到达远处存活的肿瘤细胞会再次发生细胞形态的改变，恢复上皮细胞形态，进一步增殖成为转移瘤，这种逆转 EMT 过程的称为间质-上皮转换（mesenchymal to epithelial reverting transition，MET），如图 11-2 所示，EMT 已被证明是一种重要的侵袭转移方式。此外，肿瘤细胞表面电荷增多以及细胞间隙压力的增加都可能促进癌细胞从原发肿瘤分离脱落。

（三）恶性肿瘤细胞的运动性和趋化性

在侵袭过程中，各种溶解酶破坏肿瘤细胞外基质的同时，肿瘤细胞必须移动进入基质，组织特异性趋化因子和结合趋化因子能增强肿瘤细

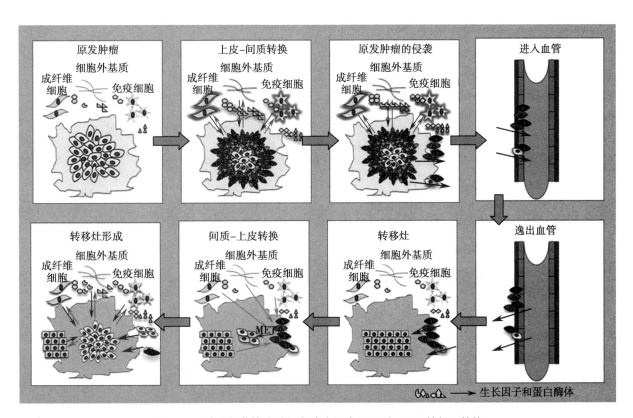

图 11-2　肿瘤侵袭转移过程中肿瘤细胞 EMT 和 MET 的相互转换

在肿瘤细胞形态转换过程中，肿瘤微环境中 ECM、成纤维细胞及免疫细胞等与肿瘤细胞间不断地进行信息交流，当肿瘤细胞从原发肿瘤分离脱落后，必须穿透原发肿瘤周边宿主结缔组织才能进入脉管系统。这些结构即细胞外基质（extracellular matrix，ECM），主要由胶原蛋白、弹性蛋白、糖蛋白和蛋白多糖四种组成分子组成，由上皮和内皮细胞产生。这些细胞外基质的重要组分对组成和稳定细胞外基质蛋白与蛋白之间、多糖与蛋白之间结合起关键作用，ECM 的降解有利于肿瘤细胞的侵袭转移。肿瘤细胞本身可产生多种分解酶，包括尿激酶型纤溶酶、组织型纤溶酶、组织蛋白酶、透明质酸酶、Ⅳ型胶原酶和基质溶解素等，可以分解细胞外基质和基底膜，此外，肿瘤细胞的一些代谢产物如多肽、乳酸等也可溶解小血管基底膜，有助于肿瘤细胞侵入循环系统

胞运动的方向性，但肿瘤细胞的自身运动也是必不可少的。早在1863年病理学家Virchow就提出肿瘤细胞具有阿米巴样运动。多数学者观察到，具有侵袭性的肿瘤细胞有较强的运动性，主要表现为伪足样伸展、膜流动性及向量转化等。Mohler通过体外实验证实肿瘤细胞的运动能力与转移倾向呈正比关系。

肿瘤细胞的运动类似白细胞的运动方式。运动过程包括细胞运动前缘与基质的黏附和细胞后缘的去黏附；细胞间丝状聚合素进行性分解以后再合成都有助于肿瘤细胞的伪足样伸展。这是一个重复协调的过程，许多机制尚不清楚。目前已知许多因子可促使肿瘤细胞运动，其中包括：

1. **刺激肿瘤细胞运动和侵袭的因子** 如自分泌运动因子（autocrine motility factor，AMF）。原发部位的肿瘤细胞能分泌AMF，当AMF增高达到一定水平时，可经细胞表面受体刺激细胞的运动。

2. **刺激肿瘤细胞生长和运动的因子** 如表皮生长因子、类胰岛素生长因子、肝细胞生长因子（hepatocyte growth factor，HGF），以及多种细胞素包括IL-1、IL-3和IL-6等。

3. **刺激肿瘤细胞运动但抑制其生长的因子** 如转化生长因子（transforming growth factor，TGF）、干扰素等。这些运动因子影响肿瘤细胞表面受体的分布，并调节肿瘤细胞运动过程中细胞与细胞之间，细胞与基质之间的结合。这种调节可能是通过改变受体的配体结合密度来协调细胞黏附和去黏附的周期过程。

（四）血管生成与肿瘤侵袭

新生毛细血管的形成对原发肿瘤细胞本身的增殖和生长是必不可少的，同时也是肿瘤侵袭转移的必需条件。多数研究结果表明肿瘤血管生成参数可作为判断肿瘤患者预后的较好指标。必须指出，肿瘤血管生成是肿瘤发生转移的必要条件，但并不意味一定发生转移。因为血管生成只是肿瘤侵袭转移多步骤中的一个组分，任何其他步骤的未完成都可能顿挫肿瘤转移。

肿瘤细胞和宿主的内皮细胞、上皮细胞、间皮细胞及白细胞均可分泌释放多种活性因子，诱导肿瘤血管形成。这些活性因子包括成纤维细胞生长因子（fibroblast growth factor，FGF）、血管内皮细胞生长因子（vascular endothelial growth factor，VEGF）、血管生成素、血管营养素、血小板衍生内皮细胞生长因子（platelet-derived endothelial cell growth factor，PD-ECGF）、胰岛素样生长因子（insulin-like growth factors，IGFs）、肿瘤坏死因子（tumor necrosis factor-α，TNF-α）、EGF、TGF-α、TGF-β和白细胞介素8（interleukin-8，IL-8）、基质金属蛋白酶。在这些活性因子中，VEGF是目前已知最强的血管生成因子之一，VEGF信号传递在肿瘤血管生成过程中的核心作用已被许多实验模型证实，肿瘤血管生成依赖于VEGF。因此，通过阻抑VEGF信号传递可以抑制肿瘤血管生成，是阻断肿瘤侵袭转移的重要手段。

三、肿瘤转移——肿瘤细胞从循环系统进入继发器官

通过侵袭方式进入机体循环系统的肿瘤细胞绝大多数在短期死亡。导致肿瘤细胞死亡的原因可来自肿瘤细胞本身或宿主的环境因素。肿瘤本身的因素大部分是因为肿瘤细胞脱离原发肿瘤而诱发失巢凋亡，也有部分肿瘤细胞自身缺乏变形性以致不能顺利通过循环管道系统。宿主因素则是多方面，机体的免疫系统在清除肿瘤细胞过程中扮演了重要角色，如自然杀伤细胞（NK）、巨噬细胞及血小板等，血液湍流可加速肿瘤细胞的破损；毛细血管的垂直压力对正在通过的肿瘤也是重要的损伤因素；此外，由细胞素活化的内皮细胞产生的一氧化氮被认为是非特异杀伤进入循环系统中肿瘤细胞的重要因素。只有具有高度转移潜能的肿瘤细胞才能脱逸各种易损因素，通过循环系统到达继发脏器，锚定黏附，逸出血管，最终在继发脏器增殖生长形成转移癌灶。

（一）肿瘤细胞锚定黏附

极少数高转移潜能的肿瘤细胞存活下来，并相互聚集形成微小肿瘤栓簇。当到达特定继发脏器时，肿瘤必须牢固地附着在脉管内皮层，才有机会逸出血管进入继发脏器。在通常情况下，毛细血管内皮细胞周期性脱落更新可以形成暂时的裂隙，使基底膜暴露在外。这种内皮的缺损和基底膜的暴露为肿瘤细胞的成功附着提供了基础。肿瘤细胞在循环系统转运过程中与血小板相互作用并绞结成簇，肿瘤细胞-血小板簇可通过血小

板与损伤内皮的黏附锚定在内皮表面，这是肿瘤细胞在继发器官定位附着的关键环节。另外，一些由肿瘤细胞自身聚集形成的同类癌栓或与白细胞、血小板绞结形成的异类癌栓，可以在脉管系统中通过楔入附着于管壁上。

肿瘤细胞锚定黏附过程受多种因素调节。在脉管内皮细胞表面有选择素系列黏附因子。选择素通过与肿瘤细胞表面碳氢类配子结合，使肿瘤细胞完成与内皮细胞的最初黏附。某些肿瘤细胞如结肠癌细胞表面富含黏液样碳氢物质，使其容易与内皮细胞表面相应的选择素结合，结果赋予结肠癌较强转移倾向。要使肿瘤细胞与内皮细胞形成牢固的黏附则需要其他黏附因子的调节，其中包括透明质酸裂解酶受体（CD44v）和相应的变异片段如中介素 $\alpha5\beta1$、$\alpha6\beta1$、$\beta4$ 和半乳糖苷结合胶原素 3。

（二）肿瘤细胞逸出循环系统

逸出循环系统涉及脉管基底膜的降解和穿透以及肿瘤细胞穿过脉管后在结缔组织中的移动。当肿瘤细胞与脉管内皮黏附后，可诱导内皮细胞回缩，从而暴露细胞外基质。肿瘤细胞可以与细胞外基质的有机成分结合，这些有机成分包括纤维连接蛋白、层粘素和血小板反应素，它们可促进肿瘤转移定位在特异的脏器。而细胞外基质中的多肽系列则可阻止血行性转移的形成。

在肿瘤逸出血管进入脏器基质的过程中可分泌释放多种蛋白溶解酶，这些酶的种类和功能与肿瘤细胞侵袭过程中分泌释放的相类似。不同组织器官基质的有形成分因自身特有性质而不同，如骨结构、胶原结构等，使它们对不同的蛋白溶解酶反应不同，从而决定了各种脏器发生转移瘤灶有不同的易感性。

（三）肿瘤细胞定位生长

肿瘤细胞进入继发脏器基质后并不意味转移形成，只有当这些肿瘤细胞增殖形成转移瘤灶并进行性长大才真正完成了转移。当肿瘤转移细胞与继发脏器细胞接触时，可反应性通过自分泌、旁分泌或内分泌方式产生多种信号因子，这些因子可以单独或联合调控肿瘤细胞的增殖生长。此类因子包含有正调节信号和负调节信号并处于一种动态平衡状态。有人从肺组织培养液和肺间质细胞中分离出一种肿瘤生长刺激因子，可以促进前列腺癌的生长。这种肺衍生生长因子（lung-derived growth factor-1，LDGF-1）对多种肺转移瘤细胞均有刺激作用，而对无转移能力肿瘤细胞或正常肾脏细胞无刺激作用。转移肿瘤细胞可产生单核/巨噬细胞集落刺激因子（GM-CSF），其与肺的淋巴结转移灶形成密切相关。肝转移肿瘤细胞可衍生分泌白细胞介素 1（IL-1）和白细胞介素 6（IL-6），进而能刺激转移肿瘤细胞的生长。通过注射抗 IL-1 和抗 IL-6 抗体可抑制肝转移癌灶的生长，注射抗 GM-CSF 抗体同样也能抑制肺转移瘤的生长繁殖。负调节因子包括有 TGF-β，乳腺稳定蛋白及安飞调节蛋白，它们属于组织特异性生长抑制因子，在特定的器官发挥作用。

如原发肿瘤一样，当转移瘤灶体积增长到一定程度时，新生毛细血管网随之形成接通肿瘤。转移瘤灶的肿瘤细胞亦可以通过脱落、侵袭进入循环系统产生二级转移瘤灶，这就是所谓的"转移之转移"。

（四）转移的休眠

临床观察到经成功切除原发肿瘤多年后患者发生远处器官转移，如眼黑色素瘤切除后患者可在术后 20 年发生肝转移。这些存活的癌细胞如何保持休眠状态，并在远期产生恶性效应的机制目前尚不清楚。这些细胞可以单个或簇状种植和贴附在结缔组织并停留在细胞周期 G_0 期，逃避机体的杀伤作用。也有可能这些细胞参加正常细胞周期循环，肿瘤细胞增殖和凋亡处于一种动态平衡，使得肿瘤细胞数目和体积保持稳定不变。当转移微小瘤灶未能超过一定体积（数毫米），肿瘤毛细血管床始终未能形成，以为其直接提供养料，使转移瘤灶在一定阶段不能扩展性生长。据分析可能是肝损伤后可分泌器官分泌特异性修复生长因子，这些因子除促进正常肝组织修复外也促使休眠肿瘤细胞生长而出现临床症状。此外，机体的免疫功能状态对维持稳定的转移肿瘤细胞休眠状态起重要作用。当机体免疫功能下降时，可诱发休眠肿瘤细胞的增殖生长。另外，最近的研究表明，肿瘤干细胞的存在与肿瘤休眠及复发有关，休眠的肿瘤细胞可能就是肿瘤干细胞。

四、肿瘤转移的器官选择性

肿瘤细胞的血行转移或淋巴转移并不总是循

着血流或淋巴流动方向到达相应脏器，即使通过渗透进入体腔的肿瘤细胞也不循自由沉淀规律继发生长。有证据表明，不同来源的肿瘤细胞有其容易发生的特定脏器转移，即肿瘤转移的器官选择性，其机制一直不明确。直至近年来由于现代分子生物学的发展，较深入地提示了基因参与下的转移调控机制，涉及恶性肿瘤细胞生长所具备的条件、宿主整体免疫和局部免疫对肿瘤侵袭和转移的影响，使我们对肿瘤转移的本质有了全新的认识。

（一）肿瘤转移的器官选择性规律

大多数恶性肿瘤转移到继发组织器官是通过血道和淋巴道，也有部分是通过宿主腔隙到达继发脏器的。许多特定器官转移不能单纯通过解剖学或血液流体学来解释。在大量临床实践中观察到，胃肠道肿瘤有向双侧卵巢转移的倾向，而卵巢发生转移时有半数以上有肝转移。不同来源的肿瘤细胞有着特定的继发脏器，如来源于皮肤的黑色素瘤转移灶90%以上定位于肺脏；而眼脉络膜黑色素瘤，当原发肿瘤完整切除后，患者发生转移无一例外定位于肝脏，即使手术切除20年后发生转移时也遵行此规律。表11-1列出一些常见的肿瘤特异性转移的规律。同时我们也应特别注意到继发性转移癌多集中发生在肺、骨、肝、脑等脏器，而较少发生在心脏、脾脏、肾脏、皮肤以及肌肉等。

表 11-1 常见肿瘤转移器官选择性规律

原发肿瘤	常见继发转移器官
乳腺癌	骨，脑，肾上腺
前列腺癌	骨
肺小细胞癌	骨，脑，肝
皮肤黑色素瘤	肺，脑
眼脉络膜黑色素瘤	肝
甲状腺癌	骨
肾透明细胞癌	骨，肝，甲状腺
睾丸癌	肝
膀胱癌	脑
神经母细胞瘤	肝，肾上腺

（二）肿瘤细胞表型差异性

不同种类的肿瘤转移潜能不同。通常分化差、恶性程度高、生长快、分期晚的肿瘤易发生转移，如肺、肝、乳腺、鼻咽、胃肠、食管、宫颈等癌肿以及骨肉瘤、黑色素瘤等都遵行此规律。但也有例外，如皮肤基底细胞癌、脊髓瘤、软骨肉瘤、脑恶性胶质细胞瘤等，它们在生长过程中可造成明显的局部浸润和破坏，但很少出现转移。而有些肿瘤如甲状腺滤泡型腺癌，恶性黑色素瘤及某些软组织肉瘤等一般分化较好，生长缓慢但较早发生转移。这些都与肿瘤细胞本身的生物学特性关系密切。即使同一种类型肿瘤中由于不同亚系的存在，转移特性也不同。Amir 等将 B16 黑色素瘤接种于小鼠皮下，动物可形成肺转移癌灶，将该肺转移瘤分离培养再次种植小鼠，周而复始 10 代，获得的细胞亚群肺转移率几乎为 100%。在研究中同时发现同一种类癌中又包含不同脏器转移选择性亚系，如 B16 黑色素瘤细胞有肺高转移亚系、脑高转移亚系；RAW17 大细胞淋巴瘤有肝高转移亚型和肺高转移亚型之分。

各种肿瘤以及各种肿瘤亚型所具备的不同转移潜能可能由不同的遗传编码、细胞表面结构、抗原特性、代谢特性、受体种类和分布、侵袭力、与血管内皮细胞等的黏附力、产生局部血凝因子或肿瘤血管形成因子的能力以及对免疫反应的应答力等因素所决定的。随着分子生物学的进步，针对不同转移潜能的细胞亚系特有生物特性有了深入了解，无论从基因表达到各种调控信号的表达和传递在不同肿瘤和不同细胞亚系都有所不同，从而决定了其特有的转移倾向。有人检测了 10 种黑色素瘤肿瘤转移抑制基因 *NM23* 的 mRNA 的表达，发现肿瘤转移能力与 NM23 表达呈负相关。可以认为，肿瘤的转移过程是高转移潜能的肿瘤细胞亚系的选择过程，即在肿瘤的发生发展中，一部分肿瘤细胞因基因变化而改变其性质，成为所谓"转移克隆的肿瘤细胞"，从而决定了细胞群体中这一类可遗传的特殊的细胞亚系表型。

（三）组织器官微环境差异

组织器官微环境的差异分两个方面，一是原发肿瘤脏器，二是继发转移脏器。不少实验证明，将不同的肿瘤细胞移植于相同器官，或相同的肿瘤细胞移植于不同的部位，其侵袭力表现差异很大。如将小鼠胃癌细胞移植于同基因小鼠肾包膜下，在移植后2～3天即可明显侵袭生长；而将人食管癌细胞移植于裸鼠肾包膜下则需 15 天才见侵袭。比较不同部位的移植瘤可以发现其转移特性不同，将人肺腺癌细胞移植于裸鼠皮下组织未见明显转移，但移植于肌肉和腹腔者有明显侵袭转移现象。另一方面，继发脏器的微环境对转移肿瘤细胞具有特殊亲和力也是肿瘤转移的重要基础。继发脏器的组织结构和功能、局部间质作用、局部免疫特性等因素共同形成是否适应肿瘤细胞继发生长的微环境。已知肿瘤组织较易侵袭结缔组织和骨组织。而软骨、心脏、肌肉组织、脾脏及甲状腺等器官相对不易形成转移瘤灶。对软骨组织的研究发现其含有抗侵袭因子（anti-invasion factor，AIF）和内皮细胞生长抑制因子（endothelial growth inhibitory factor，EGIF），这些因子可以对抵御肿瘤定位转移发挥作用。

（四）肿瘤转移器官选择性的相关学说

肿瘤细胞进入循环系统最终定植并存活于远隔特定器官是一个艰难而且低效的过程。在这个过程中需要基因调控产生不同的侵袭因子，不同的信号转导通路协同作用，各种炎性因子介导的细胞间、细胞与间质间的转化等。针对肿瘤的特异性器官转移，Lyden 等在"种子 - 土壤"学说基础上提出转移前微环境，认为土壤的变化构成转移瘤的器官选择性，并提出转移是原发瘤的"预谋"行为。原发肿瘤在肿瘤细胞发生转移到达继发器官之前，可以通过分泌各种化学因子，如基质细胞衍生因子 1（stromal-derived factor-1，SDF-1）、肿瘤坏死因子、转化生长因子、血管内皮生长因子及胎盘生长因子（placenta growth factor，PLGF）等，与靶器官产生联系并决定定植位点，使转移靶点高表达一些特殊分子，如 S100A8、S100A9、赖氨酰氧化酶（LOX）、纤维连接蛋白、基质金属蛋白（MMP9，MMP2）等，这些化学物质可以诱导血管内皮生长因子 1 阳性的骨髓造血祖细胞（vascular endothelial growth factor receptor 1 hematopoietic progenitor cells，VEGFR1⁺HPCs）和部分骨髓细胞（CD11b⁺）到达靶器官，并在转移靶点定植及增殖，并改变靶器官的正常生理状态，活化成纤维细胞及炎性通路，引起细胞外基质重建，形成适合肿瘤细胞定植的转移微环境。另外，骨髓来源的血管内皮生长受体 2 阳性的内皮祖细胞（VEGFR2＋EPCs）可以促进肿瘤细胞定植及血管生成（图 11-3，图 11-4）。

除此之外，脏器相关免疫状态与肿瘤转移器官选择性有密切关系，局部免疫的主要成分包括自然杀伤细胞（natural killer cell，NK 细胞）、淋巴因子激活杀伤细胞（lymphokine activated killer cells，LAK）及肿瘤浸润淋巴细胞（tumor-infiltrating lymphocyte，TIL），保持这些免疫细胞足够的数量和健全的功能是抵御转移的重要条件。

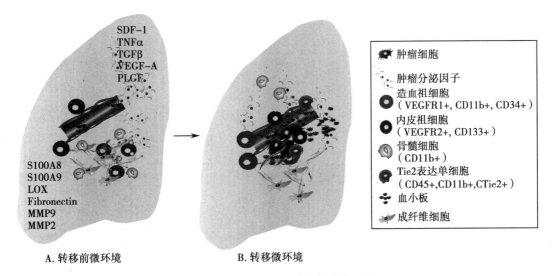

图 11-3　转移前微环境与转移微环境

A. 原发肿瘤分泌 SDF-1、TNFα、TGFβ 及 VEGF-A 等使转移靶点细胞上调表达 S100A8，S100A9，LOX 等因子，这些活性因子可以诱导 HPCs 到达靶器官，改变靶区生理状态，形成转移前微环境；B. 肿瘤细胞到达转移靶点后与各种细胞相互作用，形成转移微环境并定植

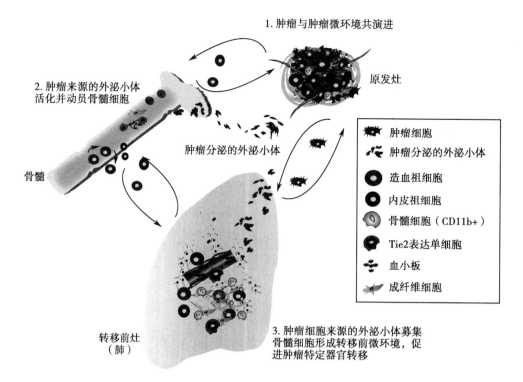

图 11-4　肿瘤来源的化学因子在肿瘤转移中的作用

1. 肿瘤与肿瘤微环境共同演进，原发肿瘤不断分泌外泌小体诱导骨髓细胞和基质细胞到达肿瘤微环境协同转移行为；2. 肿瘤来源的外泌小体通过作用于造血祖细胞增强特定骨髓细胞群活化并转移到原发肿瘤和特定转移器官；3. 肿瘤来源的外泌小体促进骨髓细胞到达特定转移器官，并形成转移前微环境，导致原发肿瘤向特定器官转移

五、研究肿瘤转移的动物模型

纵观一百多年来研究肿瘤转移的过程，动物实验为人类了解肿瘤转移的规律提供了有力帮助。在过去很长一段时间，人们总是将肿瘤接种到动物体内，观察原发癌和转移癌的过程，由于接种肿瘤细胞与宿主之间存在组织不相容性，供体细胞与宿主之间的排斥反应影响了肿瘤的生长规律，转移特性及治疗效果的真实表达，因此，人类建立了免疫缺陷性动物模型，如裸鼠。这种动物模型能较好地接纳所接种的肿瘤细胞，甚至大量实验用的人类肿瘤细胞。马丁教授实验室运用人卵巢癌小鼠原位成瘤模型对稳定表达双报告基因的卵巢癌细胞系进行体内三代筛选，得到具有肺选择性转移的亚细胞株，该亚细胞株在小鼠原位成瘤，40～50 天后可以获得明显的肺转移灶，并且具有稳定遗传性。这种动物模型重现了卵巢癌由原发病灶形成向腹腔以及其他远隔器官转移的整个过程；为卵巢癌研究提供一个真实的组织器官微环境；可以利用荧光和化学发光在活体成像仪上跟踪卵巢癌的生长和转移全过程；并且对卵巢癌的生长和转移进行定量，可用于检测各种干预手段和治疗对卵巢癌恶性生物学特性的影响。

近年来，随着基因工程技术的进步，人类为建立理想的动物新模型进行了新的探索。通过基因定位转导技术可将肿瘤的基因转入小鼠特定组织细胞内，诱发特定类型的肿瘤，并可持续传代。这就是转基因肿瘤转移动物模型。如有学者应用定位转导技术将 SV40 的转换基因转导进入 FVBN 小鼠视网膜色素层细胞内，诱发黑色素瘤，成功建立转基因小鼠模型。该动物系列在出生后 3～5 天均自发产生视网膜黑色素瘤，宿主小鼠视该肿瘤为自身原发肿瘤而不产生排斥反应，并在出现原发肿瘤后 30～40 天出现肝转移。而且肿瘤细胞携带 SV40 抗原，通过对 SV40 抗原的检测，可将肿瘤转移过程中的迁移途径及特异性器官定位准确地显示出来，更难得的是这些特性经数十次以上传代仍保持不变。转基因小鼠模型可以完成仿真人类肿瘤发生、发展及转移的基本规律和过程。它的先进之处在于：①可针对性诱发特定组织及器官的肿瘤，继而发生远处肿瘤转移；②所诱发肿瘤属宿主自身肿瘤，排除以往肿瘤动物转移模型的非规范因素，诸如组织不相容性导致的排斥反应；③该模型具有恒定性和可遗传性；④该动物模型通过插入标记基因，使肿瘤除表达肿瘤本身应有的各类特异性或相关性标记外，还表达标记基因抗原如 SV40，使观察者通过监测此标记，全面掌握肿瘤转移过程的迁移途径及器官选择性。

（黄　亮　周剑峰）

第二节　肿瘤转移的分子生物学基础

追溯肿瘤转移的研究，至今已有一百多年的历史。肿瘤转移机制的理论已经历了两大发展阶段：形态学观察方法和免疫学方法，它们都是细胞水平的研究，无法揭示肿瘤转移的分子生物学本质及其特性。随着当今分子生物学技术的进步，提出了基因调控下多元体系的肿瘤转移机制。纵观肿瘤的整个生物学过程，从整体轮廓可划分为肿瘤的发生、发展和肿瘤的转移、复发两大方面，从某种意义上来说，在肿瘤的起源阶段已决定了肿瘤的转移性状，所以研究肿瘤转移要从肿瘤的发生学和基因突变着手。肿瘤的转移是癌基因与抑癌基因参与调节的复杂过程，通过肿瘤转移相关基因的过度表达，以及一系列基因产物的参与，对肿瘤转移整个过程进行调控，这涉及肿瘤细胞遗传密码、表面结构、抗原性、侵袭力、黏附能力、产生局部凝血因子或血管形成的能力，分泌代谢功能以及肿瘤细胞与宿主、肿瘤细胞与间质之间相互关系的多步骤、多因素参与的过程。这种多元调控体系理论的建立是经典医学与当代分子生物学相融合的结果。

一、基因调控下的肿瘤转移

肿瘤转移作为一个相当复杂的过程，可涉及多个癌基因与抑癌基因的改变，并与癌基因及抑制基因之间的表达失衡有关。众多实验表明并不是所有肿瘤都有转移表型，在某一种肿瘤细胞中转移能力也不相同。目前研究的资料表明，至少有 10 余种癌基因证实可诱发或促进癌细胞的转移潜能，如 BCL2、MYC、RAS、MOS、RAF、FES、FMS、SER、FOS、P53（变异型）、ERB-B-2 等。其中最具特征的是 RAS 基因，其活化可使多种细胞在产生肿瘤的同时伴有诱导转移的活性。RAS 基因作为原癌基因类的家族包括 N-RAS、K-RAS 和 H-RAS 三类，它们对某些动物和人类恶性肿瘤的发生、发展起重要作用。这取决于核苷酸编码 12 或 61 位点的基因点突变，从而生产某种异常蛋白或正常蛋白扩增和过度表达。其中膜转运蛋白尤为重要，P21 蛋白功能与 G 蛋白相似，参与腺苷酸环化酶的激活，通过第二信使将外部刺激传入细胞内。Thorgeirsson 等首次报道将激活的或突变的 RAS 癌基因转染给鼠源性成纤维细胞瘤（NIH3T3），会引起大量的转移，说明 RAS 癌基因能增强 NIH3T3 细胞内在的侵袭性。在晚期卵巢癌中 RAS 基因突变与肿瘤细胞转移密切相关，K-RAS 的过度表达往往提示病情已进入晚期或有淋巴结转移。因此认为 K-RAS 或可作为判断卵巢恶性肿瘤患者预后的指标之一。

肿瘤转移抑制基因是近年来备受关注的研究领域，NM23 是 1988 年由 Steeg 首先在黑色素瘤细胞系中分离鉴别的一种与肿瘤转移有关的抑制基因，俗称肿瘤转移抑制基因，是继肿瘤抑制基因 P53 后的重要突破。生物化学分析表明，NM23 的产物为核苷酸二磷酸激酶（nucleotide diphosphate kinase，NDPK）。NDPK 通过信号转导影响肿瘤细胞微管的组合从而影响细胞微管、微丝等细胞骨架蛋白的活动，通过参与调节细胞内微管系统的状态而抑制癌的转移。此外，NDPK 还参与影响 G 蛋白的信号传递，最终控制细胞增殖和蛋白结合 GDP 的磷酸化过程。已确定 NM23 可编码分子量为 17kD 的蛋白分子，其表达水平在不同转移能力的肿瘤细胞中差异很大，可高达 10 倍。目前已经确认了两种人 NM23cDNA 克隆，即 NM23H1 和 NM23H2。在人乳腺癌的研究中表明，乳腺良性肿瘤和不伴有淋巴结转移的导管癌 NM23-H1 表达水平高。在结肠癌、非小细胞癌及胃癌中证实有 NM23-H1 等位基因的缺失。对比各类肿瘤细胞 NM23 表达水平与转移特征，高 NM23 表达肿瘤多表现低肿瘤转移属性，两者为负相关。据报道，Epstin-Barr 病毒（EBNA-3C）感染可抑制 NM23 的表达，促进肿瘤侵袭转移的能力。这些研究证实了 NM23 对肿瘤转移所起的重要作用。近年来发现了一类强有力的基质金属蛋白酶组织抑制剂（tissue inhibitors of matrix metalloproteinases，TIMPs），又称胶原酶抑制剂。TIMP由 TIMP1 和 TIMP2 组成，分子量各为 28.5kD 和 21kD。它们可能参与间质胶原酶的代谢，使其失活。TIMP 表达改变与肿瘤细胞侵袭及转移活性密切相关，认为对肿瘤转移的抑制作用主要表现在侵袭阶段。最近还有实验证明 TIMP 可能具有抑制血管形成的作用，故认为 *TIMP* 可能作为抑制肿瘤转移基因治疗的较好选择对象。

二、黏附因子与肿瘤转移

肿瘤细胞的黏附性在肿瘤侵袭和转移中起着极为重要的作用，在这方面已有较深入的研究，包括肿瘤细胞自身之间的连接、肿瘤细胞与其他类型的细胞诸如白细胞和血小板、肿瘤细胞与所接触的毛细血管内皮细胞、内皮下基底膜及血管外器官的实质细胞分子黏附等。肿瘤侵袭的第一步就是个体肿瘤细胞从原发肿瘤脱落游离，本质是肿瘤细胞间黏附因子的损失，结果是赋予肿瘤细胞转移潜能。接着更为重要的是循环肿瘤细胞与脉管内皮细胞及细胞外基质细胞的黏附，这些都是肿瘤转移过程中的关键步骤。这些过程包含众多黏附因子及促进黏附或分离的因素，充分了解这些因子的功效有助于我们深入探索肿瘤转移的机制。

（一）细胞与细胞间的黏附

肿瘤细胞在转移过程与细胞的黏附分为两种类型：

1. 同源细胞间黏附　这种相同细胞间的黏附取决于同类邻近细胞间相同粘连因子的存在，钙黏着蛋白系列是此类细胞内黏附的基本物质。这种黏附对原发肿瘤的早期生长、循环内肿瘤的黏附聚集成簇以及继发肿瘤的增殖生长起到重要作用。

2. 异源细胞间黏附　这种不同细胞间的黏附是肿瘤细胞表面的黏附因子与其他类细胞表面不同黏附因子之间的连接。这涉及不同 MHC 来源细胞间配体与受体之间识别和结合，正是这种结合的存在使不同细胞间的相互效应得以实现。

（二）细胞与细胞外基质的黏附

细胞外基质是由邻近细胞局部分泌组成的大分子复合物，主要包括两大成分，一是结构成分，由多糖和葡糖胺聚糖共同形成蛋白多糖和纤维蛋白结构；二是黏附成分，由纤维连接素、层粘素和玻璃体结合素组成。细胞外基质形成一种网状结构，充填细胞间隙，协助细胞相互连接并参与调节细胞的多种功能如增殖、移行和分化等。细胞与细胞外基质的黏附是通过受体来达到的，其中以整合素受体占主要比例。这些受体通过识别细胞外基质蛋白的短链氨基酸系列与其结合。肿瘤细胞与细胞外基质的黏附处于一种动态可调节的状态，这对肿瘤细胞的生长和转移有相辅相成的作用。

（三）黏附因子的种类和作用

黏附因子种类繁多，现将与肿瘤转移相关的黏附因子分述如下。

1. 整合素（integrins）　是一种膜镶嵌糖蛋白，由 18α 和 8β 两个亚单位非共价形成异二聚体复合物。由于亚单位的变异使整合素形成一个庞大的家族。有的参与不同细胞之间的黏附连接，有的协助细胞与细胞外基质的结合。αvβ3 整合素能与多数细胞外基质分子结合，其中包括纤维连接蛋白、纤维蛋白原和玻璃体结合蛋白等而发挥相应生物作用。整合素对肿瘤细胞的侵袭和迁移作用除了直接介导黏附于细胞外基质、影响细胞外环境外，还可以是通过调节细胞内信号通道、控制细胞骨架变形和能量代从而改变细胞的形态、移行、增殖和寿命。整合素一定程度下可诱导活化蛋白溶解酶进而促进细胞外基质和基底膜的降解，进一步促进肿瘤转移，此外，整合素可以启动某些细胞逃逸机制以抑制细胞凋亡。由于各种肿瘤细胞表面整合素种类不同，而各类的整合素在肿瘤生长的各个阶段表达水平也不同，这种差异在一定程度上决定肿瘤细胞的转移潜能的高低。

2. 钙黏着蛋白（cadherins）　是一种跨膜糖蛋白家族，主要参与同源细胞间的连接，分为 E、P 和 N 三种。E 钙黏着蛋白主要分布在各种上皮组织，P 类主要分布在上皮组织和胎盘的基底层，而 N 类多分布在神经组织、心脏、骨骼肌和角膜组织等。有明确证据表明，E 钙黏着蛋白是三种钙黏着蛋白中影响肿瘤侵袭转移较重要的一种。E 钙黏着蛋白基因位于第 16 号染色体第

16q22-q23.1 位点，E 钙黏着蛋白的主要作用是维持上皮细胞间的密切接触，其表达量的减少有利于原发瘤向周围组织、血管的浸润。比较不同恶性肝细胞腺癌，发现低分化肝癌 88% 有 E 钙黏着蛋白基因的丢失，而高分化者仅 18% 出现丢失。另外，在癌症发生过程中其表达量下调是上皮细胞间质转化（EMT）的重要标志。

3. **免疫球蛋白类黏附因子**　这类黏附因子在结构上是同源的，含 90～100 个氨基酸，它们主要参与细胞与细胞间的连接，以下几种与肿瘤侵袭和转移有密切关系：

（1）细胞间黏附分子 -1（intercellular adhesion molecule-1, ICAM-1）：是一种分子量为 90kD 糖蛋白，可与整合素 $\alpha L\beta 2$ 和 Mac-1 连接。有证据表明 ICAM-1 过度表达的黑色素瘤恶性度高，侵袭转移能力极强，患者预后差。此外，有人发现当 ICAM-1 从肿瘤细胞表面脱落进入循环系统形成可溶性分子，可以帮助肿瘤细胞逃逸细胞毒 T 细胞和 NK 细胞的免疫监视杀伤效应。

（2）血管细胞黏附分子 -1（vascular cell adhesion molecule-1, VCAM-1）：是一种分子量为 110kD 的糖蛋白，主要分布在内皮细胞、上皮细胞、巨噬细胞和树突细胞表面，已发现在黑色素瘤、横纹肌肉瘤、骨肉瘤和肾细胞癌细胞表面有 VCAM-1 的存在。VCAM-1 可能参与协助肿瘤细胞逸出循环脉管，进入继发器官，增大转移的概率。

（3）神经细胞黏附因子（neural cell adhesion molecule, NCAM）：是免疫球蛋白家族中的一种，最初在神经组织发现，它可能起到转导信息调控细胞生长的作用，它的丢失有可能使细胞的生长失控。许多肿瘤如 Wilm 瘤、神经胶质瘤、小细胞肺癌和一些神经内分泌肿瘤当出现 NCAM 丢失或功能不全时往往表现出高度转移倾向。

4. **选择素（selectins）**　以上描述的细胞黏附受体都是通过蛋白与蛋白之间的结合，而选择素类黏附因子是通过碳氢键连接的。选择素由植物凝集素样末端和 EGF 样结构共同组成，由于附属调节蛋白的不同可分为 L、E、和 P 三种。L- 选择素存在于白细胞表面，参与白细胞与其他细胞表面寡糖分子的结合。E- 选择素是肿瘤细胞和内皮细胞结合的主要组成部分。P- 选择素则主要参与肿瘤细胞与血小板的黏附结合。肿瘤转移的一些关键步骤如进入循环系统内肿瘤细胞的聚集，以及肿瘤细胞与特定脏器脉管内皮的锚定黏附都有选择素的参与，故认为选择素在肿瘤转移器官选择性倾向中发挥重要作用。

5. **透明质酸受体（hyaluronic acid receptor）**是一种多功能细胞表面跨膜糖蛋白，主要与细胞外基质中的透明质酸结合，也能与层粘连蛋白、胶原蛋白、纤维连接蛋白等分子结合，参与细胞与基质的黏附，进而促进肿瘤的转移。CD44 是细胞表面最重要的透明质酸受体，根据紧邻跨膜区的胞外是否存在可变区，分为标准型（CD44s）和变异性（CD44v），其中 CD44v 的高表达与肿瘤的进展和转移密切相关。CD44 与透明质酸结合能够触发 CD44 胞质区与信号转导分子结合，诱导激活细胞内信号转导通路，可刺激 Ca^{2+} 动员和 CD44 与细胞骨架蛋白结合，增强细胞的黏附、增殖和转移能力。

三、血管生成和肿瘤转移

无论是原发肿瘤还是继发转移肿瘤在生长扩散过程中都依赖血管生成。在肿瘤直径小于 2mm 时，肿瘤生长缓慢，原发肿瘤仅局部浸润，尚不发生转移，成为所谓的"休眠期"。只有当肿瘤继续生长大于 2mm，微血管逐渐形成，肿瘤实体随之迅速增大，进而发生扩散转移。肿瘤实体内微血管的数量与肿瘤转移的潜能呈正相关关系。对黑色素瘤及乳腺癌的观察中提示，肿瘤微血管数目的增多提示预后欠佳。某些血管生成素和生长因子如 VEGF、EGF 和 FGF 通过促进血管生长增加肿瘤转移的概率。基于以上事实，血管生成无疑是肿瘤生长和转移的关键。

（一）血管形成过程

一般认为肿瘤新生毛细血管是在周边组织原有的血管基础上延伸扩展形成的，这些血管为原发肿瘤提供养料，同时肿瘤在生长过程中分泌多种物质促进血管进一步生成。肿瘤血管生成一般包括以下步骤：①血管内皮基质膜溶解；②内皮细胞向肿瘤组织迁移；③内皮细胞在迁移前沿增殖；④内皮细胞管道化、分支形成血管环；⑤形成新的基底膜。这一复杂过程是肿瘤细胞、血管内皮细胞与其微环境相互影响的结果。

另外，也有人研究认为肿瘤血管形成过程中

存在血管发生，是指在转移微环境内有骨髓来源的内皮祖细胞可以分化成内皮细胞构成血管网，并且认为VEGFR2＋EPCs在肿瘤微转移灶的血管形成中至关重要，对其靶向抑制可以抑制血管生长。近年来提出一种新的血管生成模式称为血管生成拟态（vasculogenic mimicry，VM），是指高侵袭性肿瘤细胞为了满足自身的血供，通过自身变形和细胞外基质重塑而形成的一种类似血管样的通道。VM管壁主要由基底膜围成，外衬以肿瘤细胞，VM管腔内有血浆和红细胞流动，其与宿主血管相连通有助于肿瘤血管网的构建以维持肿瘤的快速生长，增加肿瘤细胞与血液接触的机会，使肿瘤易于发生血道转移。近年来研究发现EMT可以使肿瘤细胞具有干细胞样特性，而这种特性被认为是VM形成的关键。

（二）肿瘤血管生成的调节

已证实有多种活性物可调节肿瘤血管生成，如酸性FGF（aFGF）、碱性FGF（bFGF）、PDGF、血管生成营养素、IL-1、IL-8及一些小分子的脂类、核苷酸及维生素。这些物质直接或间接作用于血管内皮细胞，引起血管膨胀、内皮细胞变形、毛细血管芽向肿瘤组织生长，并利用内皮细胞产生的一种蛋白封闭新生血管开口端使之成为完整的管状结构。FGF类物质是血管生成的直接诱导剂，能促使表皮内皮细胞的再生、促进血管内皮细胞分裂，刺激内皮细胞向肿瘤组织趋化运动并形成管状结构。VEGF是从黏液细胞或神经母细胞瘤中提取的较强血管生成因子，与肝素有较强亲和性，能特异结合血管内皮细胞，促进内皮细胞生长，并具有血管通透活性，可协助肿瘤细胞进入脉管系统。PDGF除了能促进多种细胞加快分裂外，主要起刺激血管内皮细胞生长和趋化移行等作用。这些血管生成因子极大地促进肿瘤血管生成，因此，拮抗血管生成因子能有效抑制肿瘤组织的生长和转移。

另一重要肿瘤转移途径的脉管系统是淋巴管，它以缺少完整的基底膜和交联复合物有别于血管，近年来已鉴定出淋巴特异性血管内皮生长因子（VEGF-C和VEGF-D）和细胞表面标记受体（VEGFR-3），随着对这些活性物质的深入了解，将进一步揭示血管生长和肿瘤转移的奥秘。另外，随着对淋巴管生成机制的研究，发现引流区淋巴结的淋巴管生成可以导致癌症转移至远处淋巴结。淋巴管生成可能成为肿瘤独特的指示物以及预防癌症转移的治疗靶点。

四、纤维蛋白溶酶（纤溶酶）及其调节因子

近年由于对肿瘤转移过程深入的研究，逐渐认识到纤维蛋白溶酶及相应活化因子和抑制因子在肿瘤转移中的重要作用。纤维蛋白酶原是纤维蛋白溶酶的前体，分布广泛并与细胞外基质的有形成分如纤维连接蛋白、层粘素、胶原蛋白Ⅳ等紧密相连。纤维蛋白酶原在纤溶酶原激活物（plasminogen activator，PA）的作用下形成纤维蛋白溶酶，后者可降解大多数基质物质，并且可促使胶原酶原变为活性的胶原酶共同参与消溶作用。这种组织基质的消溶作用在肿瘤转移过程如肿瘤血管生成、肿瘤细胞脱落、基质浸润、侵入和逸出循环系统、继发脏器移行和环境改造等重要步骤中体现出极为重要的效应。纤溶酶原激活物（PA）在这些重要的生物过程中起重要正调节作用；而纤溶酶原激活物抑制因子（plasminogen activator inhibitor，PAI），则起负调节作用，共同协调这些复杂的生物过程。

（一）纤溶酶原激活物的分类和功能

纤溶酶原激活物系统包括组织型纤溶酶原激活物（tissue-type plasminogen activator，t-PA）和尿激酶类纤溶酶原激活物（urokinase-type plasminogen activator，u-PA），t-PA和u-PA在结构上相类似，都是一种单链丝氨酸蛋白酶，有时也能转变为两条链，之间由二硫键连接。但是t-PA结构中有两条激酶胶原分子，而u-PA仅有一条。结构的不同赋予两者的生理及病理功能也不同。t-PA参与大脑微结构的改造，认为其是使大脑形成长期记忆的重要因素。同时，t-PA参与卵细胞的分裂构型。而u-PA参与精子授精、受精卵着床及新生血管形成等生理过程。在肿瘤病理过程中，t-PA可促使肿瘤细胞降解细胞外基质。另有证据表明恶性黑色素瘤表达较高水平t-PA，而良性肿瘤无表达，从肿瘤组织匀浆中所测t-PA水平的高低可能作为预后的指标之一。由于u-PA更多参与组织结构的再造过程，故认为它在肿瘤转移过程中扮演更重要的角色。u-PA存在于人类绝大多数

种类肿瘤细胞，大部分位于细胞表面，少数位于细胞胞质内。u-PA 促进肿瘤侵袭和转移的效应主要表现在参与细胞分化、血管形成、细胞迁移、细胞外基质降解和组织重建等过程。u-PA 还具有些非蛋白溶解的特殊功能，如促进细胞黏附、迁移以及与整合素共同传递信号，u-PA 的过度表达是判断肿瘤恶性度的重要指标。

（二）纤溶酶原激活物抑制因子的分类和功能

纤溶酶原激活物抑制因子（plasminogen activator inhibitor, PAI）系统主要包括 PAI-1、PAI-2 和 PAI-3。前两种属蛇毒蛋白类，功能主要是抑制 PA 的活性，而 PAI-3 属蛋白酶连接素，功能尚不清。PAI-1 在血液中有较高浓度并不渗出血管进入细胞外微环境中。PAI-2 在胎盘组织大量存在，并在妊娠妇女血液有较高含量。PAI-1 很少渗入细胞外基质中，主要保存在细胞胞质内。

PAI-1 是一种分子量为 52kD 的糖蛋白，氨基酸含量为 379，相关基因位于第 7 号染色体。PAI-1 是正常人血浆中 u-PA 的主要抑制剂。PAI-1 可分布在肿瘤实质内，也广泛存在于肿瘤细胞周边组织中，由于它们的存在，可使 PA 失活，从而阻断肿瘤转移许多关键生物过程。此外在肿瘤细胞周边间质的内皮细胞也可发现 PAI-1 mRNA 的表达。因此认为 PAI-1 高水平表达在大多数肿瘤如乳腺癌、胃癌、肺癌、宫颈癌、卵巢癌、前列腺癌和黑色素瘤可提示预后良好。PAI-2 分子量为 46.6kD，氨基酸含量为 415，相关基因位于第 18 号染色体，在部分肿瘤中表达较高水平。但在不同肿瘤意义有所不同。在乳腺癌、胃癌、胰腺癌、卵巢癌和皮肤癌患者，PAI-2 高表达提示预后良好。但在结肠癌和皮肤黑色素瘤则相反。PAI-2 在绝大多数情况下仅存在于肿瘤细胞，这是与 PAI-1 不同之处。PAI 系列因子起控制阻断肿瘤侵袭转移的作用，属于肿瘤转移抑制因子，因此 PAI 有可能作为设计阻断控制肿瘤转移的治疗手段。

五、基质金属蛋白酶与组织抑制剂

细胞外基质和基底膜的降解和破坏是肿瘤转移多阶段过程中的重要步骤，细胞外基质和基底膜主要组织结构可分为胶原、层粘素和纤维连接蛋白等，这些组织结构的破坏和降解需要相应的溶解酶参与。溶解酶系统由一个庞大蛋白溶解酶家族组成，也称基质金属蛋白酶（matrix metalloproteinases, MMPs）。基质金属蛋白酶和相应金属酶组织抑制剂（TIMP）在肿瘤侵袭和转移过程中担任重要角色。

（一）基质金属蛋白酶的种类和结构

基质金属蛋白酶由一系列蛋白溶解酶家族组成，目前已知有 19 种，根据其结构功能分为四大类：胶原酶、明胶酶、基质溶解酶和膜类基质金属蛋白酶（memberane-type MMPs, MT-MMPs），除此四大类外，根据在体外作用底物的特性的不同将一些可溶性和非膜结合 MMPs 归于其他类别。通过观察我们注意到，不同种类 MMPs 可定位于同一染色体位点如 11q23；同一种 MMPs 可作用于不同底物。

基质金属蛋白酶由几个特征性的结构区域组成，其中主要包括氨基末端多肽、催化区域片段和羟基末端血凝乳酶样结构。膜类基质金属蛋白酶还包含羟基末端跨膜样结构，而 MMP-7 则缺少羟基末端血凝乳酶样结构。通常 MMPs 合成后是以潜伏状态存在，其活化主要是细胞外氨基末端多肽的裂解过程。在氨基末端多肽结构中含有一个稳定的氨基酸序列片段（PRCGVPDV），其中的未配对的半胱氨酸残基在 MMPs 活化点的锌离子上形成一个共轴结合点，它们的结构变化起到了活化开关作用。

各基质金属蛋白酶在不同肿瘤类型中分布不同，食管癌和胰腺癌主要含有 MMP-1，MMP-2 和 MMP-3，这三种 MMPs 与血管侵袭和淋巴转移有密切关系，特别 MMP-1 据认为可以作为判断预后的独立因素。胃癌中 MT1-MMP 表达较高，MMP-9 在胃癌及肠癌中均表达较高。MMP-11 最先是从乳腺癌组织中分离出来的，正常乳腺组织较少有 MMP-11 表达，但在多数高侵袭性乳腺癌广泛存在。多数研究观察到肺癌中 MMP-2 的高表达与淋巴转移密切相关，而 MT1-MMP 可能作为 MMP-2 的活化剂与 MMP-2 的活性单位共同存在。

（二）金属酶组织抑制剂的种类和结构

金属酶生物抑制剂主要是金属酶组织抑制剂，金属酶组织抑制剂是一种分泌蛋白，它们在 MMPs 的活化和功能活性调节中起至关重要的作用。目前已发现四种 TIMPs（TIMP1~TIMP4）。

在 TIMPs 的结构中，有两个关键结构已经过鉴定，一个是较大的三环氨基末端区域，另一个是相对较小的三环羟基末端片段，它们共同组成蛋白酶前体复合物。

TIMP-1 是一种 28.5kD 的糖蛋白，能在体液和组织提取物中检测到，TIMP-1 能抑制所有活化的胶原酶。TIMP-2 是一种非糖蛋白，大小为 21kD，它能明显抑制 MMP-2 的活性并在成纤维细胞中以 MMP-2 的前体复合物的形式与其结合。TIMP-3 最初是从乳腺癌 cDNA 文库中克隆出来的，明显不同于 TIMP-1 和 TIMP-2，结构分析表明 TIMP-3 仅 25% 氨基酸系列与前两者同源。TIMP-4 是新近从心脏组织 cDNA 文库中鉴定出来的 TIMP 家族成员，TIMP-4 表现出明显抑制肿瘤侵袭和转移作用。

（三）基质金属蛋白酶的功能及其调节

MMPs 除了可以通过降解基底膜和基质来促进肿瘤的侵袭转移外，其对原发肿瘤和继发肿瘤的生长也有促进调节作用，MMPs 参与形成适合肿瘤生长扩散的微环境。此外，MMPs 有明显促进肿瘤血管生长的作用，特别是 MMP-2 和 MT1-MMP 在毛细血管末梢形成及血管内皮基底膜形成的过程中扮演了重要角色。MMPs 的过度表达与肿瘤的恶性程度密切相关。

大多数 MMPs 是以前体形式分泌，经过相应活化因子作用后才能发挥生物功能。可溶性 MMPs 如胶原酶、明胶酶和基质溶解酶是以酶原的形式分泌到细胞外，当氨基末端前体松解激活后才能发挥蛋白溶解作用。MMPs 的活化是一个连续反应过程，如纤维蛋白溶酶参与下的多梯度活化过程，其中关键酶包含有 MT1-MMP 和 MMP-2。膜样 MMPs 多附着定位在肿瘤细胞膜表面，并构成 MMP-2 的表面受体，在 TIMP-2 的共同作用下活化 MMP-2 等可溶性 MMPs。对 MMPs 的调节可分为基因表达和蛋白活化两个阶段。一般情况下，MMPs 在体内并不持续表达，只有在特定的刺激因子作用下，如白细胞介素（IL4 和 IL10）、生长因子（EGF，TGFα，bFGF 和 TGFβ1）和细胞间及细胞与基质间反应因子等，才能诱导 MMPs 转录并发挥其生理病理功能。*MMPs* 基因的转录调节是由 AP-1 调节因子在特定的诱导区域进行介导的，当刺激因子与细胞表面相应受体结合后激发细胞内一系列生化反应，包括至少三种不同类型的有丝分裂活化蛋白激酶即细胞外信号调节激酶、紧张活化蛋白激酶和 P38。对 MMPs 的抑制调节除了 TIMP1～TIMP4 外还有大量非特异性蛋白酶抑制剂，目前这些抑制剂正成为新近发展最快抗癌药物之一，用于阻碍肿瘤转移、消除肿瘤复发，甚至可能最终根治肿瘤。

六、机体免疫状态与肿瘤转移

肿瘤免疫是近三十年来广泛研究的课题，免疫系统与肿瘤转移的关系备受关注，其中涉及肿瘤细胞的异质性、转移肿瘤细胞的内在免疫原性以及宿主对自身肿瘤细胞的识别和杀灭。机体免疫监视杀伤系统包括抗体依赖细胞毒细胞（antibody-dependent cell-mediated cytotoxicity，ADCC）、NK 细胞、T 细胞、巨噬细胞、LAK 细胞、TIL 细胞及细胞毒 T 淋巴细胞等。进入循环的肿瘤细胞必须逃逸上述各种杀伤因素，才能在继发器官定位生长，只有极少数肿瘤细胞能获得这种能力最终形成转移瘤灶。

所有人类肿瘤细胞都是自身细胞衍生形成的，仅 15% 细胞具有异质抗原。因此，宿主免疫系统要建立针对自身肿瘤的免疫杀伤能力首先需要克服宿主对自身肿瘤的免疫耐受。这种对自身细胞的攻击仅在一些自身免疫性疾病中见到。转移肿瘤细胞可以表达某些不同于原发肿瘤的抗原决定簇，这些抗原能激活宿主免疫系统，但对遏制转移癌灶是远远不足的。肿瘤细胞从发生到转移需具备：①生长增殖；②转移潜能；③免疫脱逸三个条件方可能达到目的。机体免疫监视系统对控制肿瘤发生、发展起关键作用，参与控制转移的免疫细胞主要有：

（一）NK 细胞

是机体免疫监视的第一道防线，无须预先抗原激活就具备对某些肿瘤细胞的杀伤作用。NK 细胞不仅监视控制肿瘤的发生，对控制肿瘤转移也发挥重要作用。在大量使用环磷酰胺的小鼠模型，由于 NK 细胞被清除，肿瘤接种后可迅速出现转移瘤灶。另一种先天无 NK 细胞的 Bejge 小鼠，发生肿瘤转移的时间远远早于其他小鼠。免疫缺陷小鼠 - 裸鼠在接种肿瘤后较容易形成原发肿瘤，但由于 NK 细胞尚存在,形成转移肿瘤的概率并不高于其他小鼠。这说明 NK 细胞具有抵御肿瘤转移的能力,这种能力可被干扰素和 TNF-α 增强。

(二)巨噬细胞

巨噬细胞有较强抗肺癌作用,局部浸润的巨噬细胞对抗肿瘤转移有重要意义。当使用巨噬细胞抑制剂如 Silica 等可明显增加肿瘤的转移概率,若给予巨噬细胞激活剂则可减少肺或肝癌的转移灶形成,对所形成的转移灶也能消除,证明局部组织内巨噬细胞的活性与转移抑制能力呈正相关。

(三)T 细胞

T 细胞是种类繁多,功能复杂的一类细胞。T 细胞中的杀伤 T 细胞对肿瘤细胞呈现抑制作用和杀伤作用。辅助 T 细胞既能增强杀伤 T 细胞的作用,又有辅助 B 细胞增加抗体产生。抑制 T 细胞具有特异性免疫抑制作用,能促进肿瘤生长和转移。T 细胞的调节和活化是十分复杂的机制,保持各种 T 细胞相互协调,是保持免疫状态、控制肿瘤生长和转移的重要一环。此外,巨噬细胞和 T 淋巴细胞分泌释放的 TNF,在局部免疫中对控制肿瘤生长和扩散起重要作用。

肿瘤细胞无论在原发部位或继发部位都与周围环境存在着相容又相克的关系。肿瘤细胞逃逸局部组织免疫系统的排斥作用往往通过调控一些特殊生长因子的产生,以及这些因子参与下的信号传递,并在肿瘤周边形成一种免疫特定环境(immunological privileged milieu)。TGF-β 和 EGFR 是已知该过程中较重要的生长因子。有观察发现高 MHC-1 表达肿瘤细胞对 NK 杀伤不敏感,此类细胞有较高转移潜能,而 TGF-β 能抑制肿瘤细胞 MHC-1 的表达,进而可抑制肿瘤的转移。另有研究表明高 EGFR 表达的肿瘤有较强继发转移的能力,在体外培养这些细胞时发现 EGFR 阳性对 TNF 的杀伤有较强耐受性,经过对 EGFR 阳性细胞进行 EGFR 抗体中和处理后,这种细胞对 TNFγ 的耐受性明显减低。从这些证据中可能找到遏止肿瘤生长和转移的手段。

七、肿瘤干细胞与肿瘤转移

肿瘤干细胞的概念是基于肿瘤细胞和正常干细胞之间的相似性提出的。肿瘤组织中存在一小群具有干细胞性质的细胞群,它们与干细胞一样,具有自我更新能力和多向分化的潜能,以及相似的生长调控机制,可以表达某些干细胞的标志,如 CD133、CD90、CD44、ABCG2 等,还可以表达调节干细胞自我更新、多向分化和增生路径的相关因子,如 Wnt/β-catenin,Notch,Hedgehog/SMO,Bmi,以及 Oct3/4。CSCs 还具有肿瘤细胞的性质,其染色体核型为多倍体,而正常干细胞为二倍体,并且 CSCs 在接种后具有高成瘤和高转移的特性。据目前的文献报道,最低 100 个 CSCs 就能在 NOD/SCID 鼠成瘤,这种能力是一般肿瘤细胞所不具备的。近来有学者提出:CSCs 可能是肿瘤转移的根本原因,并提出 CSCs 是肿瘤转移的"种子"细胞这一观点。有研究表明,肿瘤中各转移灶的细胞核型是相同的,认为各转移灶是由单细胞克隆增生形成的。CSCs 具有强大的增生潜能,它们一旦到达远隔部位就能迅速发生克隆增生,而非 CSCs 即使迁移到远隔部位,也很少有细胞会形成集落或克隆。在对早期乳腺癌患者骨髓中播散性肿瘤细胞的细胞表型的研究中发现,这些细胞中表达乳腺癌干细胞表型 CD44+CD24- 的细胞占到 72%,而原发灶中,同一细胞表型的细胞数 <10%,有研究者认为肿瘤中只有 CSCs 才具有形成转移灶的能力。

(一)肿瘤干细胞与 EMT

正常干细胞存在迁移现象,它是胚胎发育时器官形成的基本过程。上皮细胞失去上皮细胞的特征而获得间充质细胞的表型,即上皮细胞间质转化(EMT),被认为是迁移过程的关键事件。通常认为 EMT 发生在肿瘤转移的起始阶段,可以使 MMP 高表达,参与 ECM 的降解。另外,EMT 除了赋予肿瘤细胞迁移和侵袭能力外,还可以使高侵袭性肿瘤细胞获得干细胞样特性,促进 CSCs 的产生。诱导人类哺乳动物上皮细胞 EMT,可导致大量干细胞标志的上调。另外,EMT 还可以抑制肿瘤细胞凋亡。对于 EMT 的调控机制尚不明确,TGF-β、Wnt/β-catenin、Notch、Hedgehog、IL-6/STAT3 以及 NF-κB 等信号通路可诱导 EMT 进程。阻断 EMT 进程有可能成为控制肿瘤转移有效方法。

(二)干细胞龛与肿瘤转移

干细胞龛(stem cell niche)由细胞、细胞外基质（extracellular matrix，ECM）和可溶性成分如生长因子、细胞因子、蛋白酶和激素等组成，严格指导和控制干细胞的正常活动。CSCs 可能在产生特定的转移龛方面也起重要作用。研究显示，原发肿瘤早在转移发生前就通过募集造血祖细胞到特异的肿瘤龛，形成一个转移前龛，促进肿瘤的转移。在对胰腺癌肿瘤干细胞的研究中证实趋化因子受体 CXCR4 参与了 CSCs 的转移。将 CD133⁺CXCR4⁺ 与 CD133⁺CXCR4⁻ 肿瘤干细胞分别皮下注射免疫缺陷小鼠，结果发现 CD133⁺CXCR4⁺CSCs 既可引起肿瘤的发生，也可以引起肿瘤的转移；CD133⁺CXCR4⁻CSCs 只能引起肿瘤的形成，却没有引起肿瘤转移，证实了在特定的趋化因子受体作用下，CSCs 就是肿瘤转移的"种子"。

（三）CSCs 具有促进血管生成作用

CSCs 在缺氧状态下高表达血管生成因子，提示 CSCs 在肿瘤发生和演进阶段有间接促血管生成作用。CSCs 可以转化为肿瘤血管干 / 前体细胞（tumor vasculogenic stem/progenitor cells，TVPCs）直接参与血管生成，或形成无内皮状态的血管生成拟态，直接参与肿瘤微循环。新近研究提示，缺氧条件下，与非 CSCs 相比，CSCs 能产生更高水平的 VEGF。在 VEGF 过表达的胶质瘤模型中，胶质瘤 CSCs 能产生更大更多的血管，形成高度出血倾向的肿瘤。CSCs 产生 VEGF 和其他因子诱导血管生成，同时 CSCs 自身也依靠脉管系统产生的因子而存活。因此，CSCs 可能也参与肿瘤新生血管的生成。CSCs 直接参与间质形成的潜能促使人们重新认识肿瘤发生和演进机制，给肿瘤传统基础理论甚至近年的抗血管生成治疗也带来冲击和挑战。

八、肿瘤微环境与肿瘤转移

微环境是肿瘤在其发生过程中所处的内环境，肿瘤微环境是一个复杂的综合系统，它由许多基质细胞组成，包括成纤维细胞、免疫和炎性细胞、脂肪细胞、胶质细胞、平滑肌细胞以及一些血管细胞等。这些细胞可以被肿瘤细胞诱导，在其周围产生大量的生长因子、细胞趋化因子以及基质降解酶，有利于肿瘤细胞的增殖和侵袭。正常细胞与其周围的组织环境之间存在动态平衡，

两者共同作用可以调控细胞活性，决定细胞增殖、分化、凋亡以及细胞表面相关因子的分泌和表达。而肿瘤发生恶变的过程则是不断打破这一平衡的恶性循环过程。肿瘤细胞无限增殖，就需要不停地建立适于自己生长的外部组织环境。

（一）肿瘤基质影响肿瘤转移

肿瘤基质由基底膜、免疫细胞、毛细血管、成纤维细胞以及肿瘤周围的细胞外基质共同构成，肿瘤细胞与肿瘤基质间的相互对话在肿瘤的恶变进程中起到重要作用。肿瘤细胞通过产生大量的生长因子和蛋白水解酶调节着肿瘤基质环境并以旁分泌的形式诱导血管生成和炎症反应，同时，还可以激活肿瘤基质中的各型细胞而活化肿瘤基质，比如成纤维细胞、平滑肌细胞和脂肪细胞等。基质细胞活化后会分泌胰岛素依赖性生长因子 -1、肝细胞生长因子等多种细胞因子，对肿瘤的早期转移起促进作用。肿瘤微环境里常见的免疫细胞是肿瘤相关巨噬细胞（tumor associated macrophages，TAMs），它是外周血单核巨噬细胞被募集到肿瘤微环境后诱导生成，可以高表达非调理素受体，促进炎性因子（TGF-β 和 IL-10）、促血管生成素因子和基质金属蛋白酶的释放。TAMs 可以促进肿瘤细胞通过基底膜破裂处，在多种恶性肿瘤中高密度的 TAMs 浸润是患者生存率降低的指标之一。肿瘤相关性成纤维细胞（carcinoma associated fibroblasts，CAFs）是肿瘤微环境里另一种重要组成部分。CAFs 在增殖能力、组成 ECM 和生长因子的表达上均与正常的成纤维细胞不同。CAFs 具有促炎症反应、刺激肿瘤生长和肿瘤血管生成以及诱导巨噬细胞的聚集等作用，CAFs 能将肿瘤微环境中的各个组成部分连接起来，从而加速肿瘤发展和转移。

（二）肿瘤营养代谢的改变影响着肿瘤的演进

肿瘤组织代谢环境的两个基本特征是组织缺氧和酸中毒，肿瘤组织缺氧区域中的缺氧诱导因子 -1α 处于高表达状态。组织缺氧会通过 HIF-1α 信号通路上调促血管生长因子的表达，促进肿瘤血管生成。HIF-1α 可以转录激活耐药基因 MDR1 来响应低氧，并在 MDR1 的启动子区发现了低氧应答元件。另外，最近研究发现 HIF-1α 可以通过抑制 p53 来抵抗 DNA 损伤引起的凋亡。除低氧微环境外，肿瘤细胞的旺盛生长同时伴随着大

量酸性代谢产物的外排，从而形成了肿瘤细胞外的酸性环境。肿瘤组织周围不完备的脉管系统，使分解代谢产物不能及时排出，也促成肿瘤组织周围酸性环境的形成，而这种环境有利于肿瘤的转移。

（三）微环境中多因子影响着肿瘤血管生成

肿瘤微环境中的各种活性因子、基质细胞及酶类无疑为肿瘤血管生成创造了良好的条件。已发现的血管形成正负调节因子有40～50种，研究最为广泛和深入的是血管内皮生长因子，它在胃肠道原发腺癌、膀胱癌、宫颈癌、成骨肉瘤等人类肿瘤中均过度表达，是肿瘤血管生成的主要调控者。它能调整造血干细胞的发育、细胞外基质的改型和炎性细胞因子的再生。作为肿瘤脉管系统的生成开关，血管内皮生长因子可使血管通透性明显增加。同时，它能与内皮细胞细胞膜上的特异性受体结合，通过旁分泌机制刺激血管内皮细胞的分裂、增殖及迁移，从而促进肿瘤膨胀性的生长，造成细胞逐渐缺氧，并在其内部形成缺氧区，刺激新生血管的生长。

（黄　亮　周剑峰）

第三节　抗肿瘤转移的临床应用

恶性肿瘤不同于良性肿瘤的主要生物学特性是侵袭和转移，肿瘤转移过程繁多而且复杂，虽然不同种类肿瘤转移特性有所不同，但转移过程中一些关键步骤基本相同。以上章节讨论了肿瘤转移的基本过程、重要的调节机制以及分子生物学基础等重要问题。肿瘤转移是个复杂的多步骤的瀑布级联过程，肿瘤细胞从原发部位的增殖生长到远处转移灶的形成需要经过漫长生物学应变阶段。抑制肿瘤转移的策略大致可以分为两条路径（图 11-5）：①清除微小残留病灶：通过肿瘤标志物、靶向肽、特异性抗体和小分子拮抗剂等针对微小潜伏肿瘤病灶或残留肿瘤细胞的分子药靶的筛选、鉴定或合成，建立旨在彻底清除微小潜伏肿瘤病灶或残留肿瘤细胞的有效方法，从而最大限度减少肿瘤复发转移的可能性；②干预肿瘤恶性生物学行为：从细胞周期调控、细胞分化、细胞凋亡、肿瘤干细胞、血管生成、肿瘤微环境等方面深入研究肿瘤侵袭、转移，建立干预肿瘤转移的有效措施，使潜伏在肿瘤患者体内的残留癌细胞的增殖分化与凋亡达到动态平衡，肿瘤患者处于健康状态下的带瘤细胞生存。通过功能效应和临床整体验证的角度来检验分子干预的有效性和实用性，达到有效控制肿瘤复发转移的目的。

一、血管形成抑制剂与抗肿瘤转移

肿瘤血管生成是肿瘤转移过程中的一个关键步骤。阻抑肿瘤血管生成无疑对控制肿瘤生长及扩散有重要意义。现在已发现多种抗体和化合物有血管生成抑制活性，它们通过直接抑制内皮细胞、抑制血管生成的信号转导途径、阻断内皮细胞或肿瘤微环境细胞分泌物降解细胞外基质的能力等环节抑制肿瘤血管生成。

（一）抑制内皮细胞

抑制血管内皮细胞活性可促使肿瘤内部血管生成正常化，提高化疗反应率，降低转移形成。血管内皮抑制素（endostatin）是第 2 个被发现的人体内源性抑制血管生成的蛋白质，由 184 个氨基酸组成。其具体作用机制不明，可能是通过与

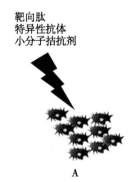

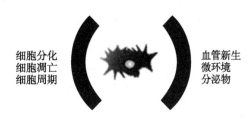

图 11-5　抑制肿瘤转移的策略
A. 清除微小残留病灶；B. 干预肿瘤恶性生物学行为

内皮细胞表面相应受体结合后发挥抑制内皮细胞迁移的作用。Rh-endostatin 于 2006 年 10 月在国内上市，适应证为联合 NP（长春瑞滨 + 顺铂）方案治疗Ⅲ/Ⅳ期非小细胞肺癌（non-small cell lung cancer，NSCLC）。有研究表明肿瘤微血管和正常微血管在形态和功能上明显不同，肿瘤微血管扩张、迂曲，管壁内皮细胞窗明显增多，微泡结构增加，导致渗出增多，细胞间质压力增高，不仅仅使化疗药物难以进入肿瘤内部，亦会导致肿瘤内部缺氧，增加肿瘤细胞的低氧适应性和侵袭性。Rh-endostatin 通过抑制肿瘤内血管生成，使肿瘤内血管正常化，肿瘤血管回流通畅，提高肿瘤内部的血氧供应，提高放化疗效果，控制转移形成。TNP-470［AGM-1470，O-（氯乙酰 - 氨甲酰基）烟曲霉醇］，是由烟曲霉素改造而成，可有效抑制肿瘤的扩散，机制可能是通过对抗 VEGF 促血管生成。应用 TNP-470 对荷黑色素瘤的仓鼠进行皮下注射，结果治疗组肿瘤血管形成明显减少，肿瘤局限；而对照组在较短时间扩散转移。TNP-470 对内皮细胞形成毛细管状结构有选择性抑制，但对非内皮细胞生长几乎不产生影响。TNP-470 对小鼠肾癌、人恶性胶质细胞瘤的生长都有抑制作用，通过加大剂量可减少实验动物肺转移瘤灶数，并明显延长 Walker256 癌荷瘤小鼠的存活期。并且 TNP-470 与小剂量顺铂（CDPP）联合应用能有效控制肝癌和胰腺癌的转移，并表现出与多种抗瘤药和血管生成抑制剂的协同作用。此外，血小板反应因子 -1（thrombospondin-1，TSP-1）是多种细胞分泌的糖蛋白，能抑制血管内皮的"爬行"，并且可以抑制血管生长素对各种活性因子的刺激，亦有希望成为控制肿瘤转移的方法之一。

（二）抑制血管生成信号的转导途径

VEGF-VEGFR 信号轴是血管形成关键的信号转导途径。肿瘤在多种环境因素的刺激下高表达 VEGF，VEGF 刺激肿瘤血管形成，血管形成是肿瘤生长所必需，且 VEGF 刺激形成的肿瘤血管为异常血管，易渗漏，形态扭曲，除此之外 VEGF 可以抑制肿瘤的免疫应答，促进肿瘤的免疫逃逸。阻断 VEGF-VEGFR 信号轴的策略包括：

1. 针对 VEGF 的抗体和拮抗剂　如贝伐单抗（Bevacizumab/Avastin，rhuMAb-VEGF）是第一个被美国 FDA（Food and Drug Administration）批准的抑制血管生成的抗癌药物。又如阿柏西普（Aflibercept），其为一种融合蛋白，由血管内皮生长因子（VEGF）1 型和 2 型受体部分胞外区和人 IgG1Fc 区融合而成，能与 VEGF-A 和胎盘生长因子（PlGF）结合，从而抑制其结合和激活 VEGF 受体。阿柏西普用于治疗在奥沙利铂治疗方案后产生耐药性或进一步发展的转移性结直肠癌患者。

2. 针对 VEGFR1 和 VEGFR2 的抗体或拮抗剂　如雷莫芦单抗（Ramucirumab），则靶向于血管内皮生长因子受体（VEGFR）2，是一种全人源 IgG1 单克隆抗体，可通过抑制配体刺激的 VEGFR2 活化，阻止血管内皮细胞的增殖和迁移。该药批准的适应证为晚期胃癌或胃食管结合部腺癌、转移性非小细胞肺癌和 *EGFR* 或 *ALK* 基因突变肿瘤。

3. 针对 VEGF-VEGFR 下游酪氨酸激酶信号通路激活的抑制剂　迄今为止，美国 FDA 批准了很多受体酪氨酸激酶抑制剂类药物用于多种实体瘤的治疗。其中，索拉非尼（Sorafenib）和舒尼替尼（Sunitinib）为多种酪氨酸激酶的抑制剂，靶向于 VEGFR-1、VEGFR-2、VEGFR-3、PDGFR-β 及 RET 受体。索拉非尼是一种激酶抑制剂，能同时抑制多种存在肿瘤细胞并参与肿瘤细胞信号传导，血管生成和细胞凋亡的细胞内激酶（c-CRAF，BRAF 和突变型 BRAF）和细胞表面激酶（KIT、FLT-3、RET、RET/PTC、VEGFR-1、VEGFR-2、VEGFR-3 和 PDGFR-β）。该药适用于治疗不能切除的肝细胞癌、晚期肾细胞癌以及局部复发或转移性、渐进性、分化型并且难以用放射性碘治疗的甲状腺癌。舒尼替尼是小分子多靶点受体酪氨酸激酶（RTKs）抑制剂，具有抑制肿瘤血管生成和抗肿瘤细胞生长和转移的多重作用。该药用于治疗胃肠道间质瘤（GIST），晚期肾细胞癌（RCC）和胰腺神经内分泌肿瘤（pNET）。其中最为人们所熟知的是贝伐单抗，近年来开展贝伐单抗相关的临床研究 300 余项，然而诸多血管形成抑制剂并未出现人们期待的奇迹般的效果。鉴于肿瘤血管形成的复杂性，有学者提出抗肿瘤血管药物的开发应从多个靶点入手。单一因子或单一通路的抑制剂难以全面抑制肿瘤微环境中各组分对血管形成的促进作用。针对肿瘤微环境对肿瘤血管复杂的调控作用，以肿瘤微环境为靶点的抗肿瘤药物开发研究层出不穷，如针对巨噬细胞的 CSF1 单克隆抗体，针对炎症的 COX-2 抑制剂（非甾体抗炎药），针对间质细胞和内皮细胞相互作用 TGF-β 抑制剂等。随着对肿瘤微环境研究的深入，开发多靶点药物有望协同 VEGF-VEGFR 信号轴干预措施实现肿瘤内部血管正常化从而提高肿瘤的治疗效果控制转移发生。

（三）基质金属蛋白酶抑制剂与抗肿瘤转移

基质金属蛋白酶（MMPs）在肿瘤侵袭和转移过程中担任了重要角色，MMPs 通常由内皮细胞以及肿瘤微环境基质细胞分泌。通过抑制 MMPs 的生物活性可以达到阻碍肿瘤转移的目的。目前已从细胞外基质分离纯化出基质金属蛋白酶抑制剂（matrix metalloproteinases inhibitors，MMPIs）如天然 TIMPs，这些制剂已用于临床并取得良好效果，但该方法所能提纯的 TIMPs 较为有限，因此在抗肿瘤转移的应用中受到限制。除 TIMPs 能调节抑制 MMPs 外，药物类 MMPs 抑制剂在近几年得到广泛研究，其中部分已进入临床 II、III 期试验。已知 MMPs 必须经过活化后才能发挥其生物功能，而这些抑制剂正是通过抑制 MMPs 的活化来控制肿瘤侵袭转移。目前将药物类 MMPs 抑制剂按结构分为以下三类：①胶原肽类似物和非胶原肽类似物；②四环素衍生物；③二膦酸盐类。在胶原肽类似物中巴马司他（batimastat）是第一种用于临床评价的 MMPs 抑制剂，它是一种相对非可溶性低分子化合物，能非特异性抑制 MMP-1、MMP-2、MMP-3、MMP-7 和 MMP-9。另一种胶原肽类似物马立马司他（Marimastat）是化学合成的低分子可溶性 MMPs 抑制剂，能分别抑制 MMP-1、MMP-2、MMP-3、MMP-7 和 MMP-9，该药物已进行临床大样本试验，有效率超过 50%。在非胶原肽类似物中研究较多的有 Bay12-9566、AG3340、BMS-275291、Ro32-3555 和 CGS-27023A 等，这些 MMPs 抑制剂克服了胶原肽类似物 MMPs 抑制剂的非可溶性和非特异性缺点，可特异性抑制 MMPs 亚类，如 Bay12-9566、AG3340 及 BMS-275291 可选择性抑制 MMP-2，而 Ro32-3555 选择性抑制 MMP-1，这些制剂大多数可以口服，并已广泛用于临床观察。四环素衍生物 MMPs 抑制剂有两种：多西环素（doxycycline）和 Col-3。四环素衍生物 MMPs

抑制剂不仅抑制 MMPs 的活性，也限制 MMPs 的生成，其作用机制包括对酶结合点的锌原子进行螯合、限制 MMPs 的表达以及干扰 MMP 前体向其活性形式转换等过程，抑制范围包括 MMP-1、MMP-2、MMP-3、MMP-9 和 MMP-13。二膦酸盐是一类传统药物，主要用于预防骨转移。经研究表明，二膦酸盐可抑制 MMPs 的酶活性，并且可通过限制 TGF-β1 的诱导作用减少 MMP-2 的分泌，抑制胶原降解。药物类 MMPs 抑制剂目前已成为一类高效低毒的抗癌药物。抑制 MMPs 活性的另一途径是通过转染特异性反义寡核苷酸。有学者通过这一手段将 MMP-7 反义寡核苷酸转染导入直肠癌细胞，观察到可抑制肿瘤穿过基底膜，从而降低肿瘤转移的概率。这种治疗方式的优点是可选择性中和去除某一特异基质金属蛋白酶亚型，因此可最大程度避免全身毒性反应。MMP 一直被认为是癌症转移的关键因素之一，它们通过溶解包裹在肿瘤和健康组织周围坚韧的基底膜，让肿瘤细胞能够逃脱原发病灶并且在身体的其他器官中扎根。因此科学家们认为，阻断 MMP 的活性可以限制肿瘤的转移。然而 MMP 抑制剂在人体试验中并没有让癌症患者获得更久的生存期，有些患者还产生了严重的副作用。David Sherwood 团队发现，具有侵袭性的细胞当无法使用 MMP 时会改变侵袭策略，使用接触突起来突破基底膜的限制。在使用线虫为模型的试验中，观察侵袭性细胞在转移时的行为。他们发现，如果侵袭性细胞能够使用 MMP 时，它们分泌的 MMP 会像分子剪刀一样在基底膜上切出通道，让细胞可以从通道中挤过去。而当研究人员将表达 *MMP* 基因从线虫中敲除后，他们发现侵袭性细胞会形成大型突起，撞开基底膜，促进细胞的迁移。而靶向敲降线粒体的基因可以解除大型突起的能量供应，阻断该转移替代途径。此研究为 MMP 的联合治疗提供了全新的思路和方向。

二、细胞黏附因子抑制剂与抗肿瘤转移

细胞黏附因子的调控对肿瘤侵袭和转移起重要作用，已证实整合素（integrin）参与肿瘤细胞与血小板、内皮细胞等之间的黏附。有研究表明免疫抑制剂 FK506 和环孢素可抑制整合素依赖性黏附，从而阻止结肠癌的扩散转移。钙黏着

蛋白（cadherins）主要参与同源细胞间连接，特别是 E-cadherins 是防止肿瘤细胞从原发肿瘤游离的主要因素，EGFR 可阻断 cadherins 的黏附作用增强肿瘤细胞的恶性度，同时也帮助肿瘤细胞与细胞外基质结合。因此有人试图通过抑制肿瘤细胞 EGFR 的表达来阻止肿瘤扩散转移，从而逆转肿瘤的恶性度，并已初步取得可喜结果。西仑吉肽，一种 αvβ3 和 αVβ5 整合素的环状肽抑制剂，被认为是转移治疗的潜在药物。整合素是包含 α 和 β 几种亚基之一的受体，它们能够介导肿瘤细胞和 ECM 的黏附作用从而影响新血管生成、肿瘤细胞活性、侵袭和转移。临床前研究证明，西仑吉肽单用或联合其他药物可以预防脑胶质瘤生长、侵袭和转移。然而在临床开发阶段，西仑吉肽在胶质瘤Ⅲ期临床试验中研究终点总生存（overall survival, OS）呈阴性。由于胶质瘤进展不涉及远处转移，因此这些试验可能会被终止。然而，在骨转移性前列腺癌患者、转移性黑色素瘤和晚期非小细胞肺癌患者中进行的Ⅱ期临床试验中，西仑吉肽没有表现出显著的临床活性。研究失败的原因可能是由于药物研发原理的缺陷，因为化合物在体内的半衰期非常短，而不是由于整合素对转移性信号通路没有影响。

三、靶向肿瘤转移的主要信号转导通路

肿瘤转移是一个多步骤级联瀑布过程，信号转导通路在其中扮演了传递和放大信号的重要角色，阻断肿瘤转移依赖的信号转导通路是控制肿瘤转移的重要手段之一。地诺单抗（Denosumab）是一种结合 NF-κB 配体（RANKL，也称为 TNFSF11）的人源化单克隆抗体，可以中断恶性骨转移形成的"恶性循环"。在该恶性循环中，肿瘤细胞到达骨产生场所并激活成骨细胞产生 RANKL，它反过来激活破骨细胞降解骨基质。骨一旦被破坏，骨基质释放结合因子如转化生长因子 β（TGFβ），从而活化肿瘤细胞并重新进入循环。临床前数据显示，地诺单抗在健康小鼠中达到了预定研究目标。在转移性疾病的背景下，地诺单抗试验入组了一部分骨转移患者，并使用特殊的转移相关研究终点，骨骼相关事件（SRE），一种与现有的骨转移或新骨转移有关的骨折事件。与 SOC 相比，地诺单抗治疗乳腺癌和前列腺癌骨相关事件显著

减少，然而在传统研究终点 OS 方面两者无差异。在辅助性治疗试验中，地诺单抗被证明用于去势抵抗前列腺癌症患者或接受芳香化酶抑制剂的绝经后乳腺癌患者可以延迟骨转移。SRC 是多种受体下游的磷酸化激酶，包括那些黏附和细胞因子、受体酪氨酸激酶以及 G 蛋白偶联受体。SRC 信号与肿瘤运动和侵袭最相关，其中描述最多的是激活 SRC 与层黏附激酶（FAK，也称为 PTK2），形成一种复合物，从而生成黏附斑、伪足和弹力纤维，收缩肌动蛋白细胞骨架。在血管生成、增殖和生存方面的作用也有报道。SRC 激活可以刺激多种肿瘤发生转移。SRC 抑制剂达沙替尼（Dasatinib）和塞卡替尼（Saracatinib）与其他几种药物协同使用可以显著阻止多种肿瘤发生转移，包括胰腺癌、甲状腺癌、前列腺癌，泌尿道上皮肿瘤、卵巢癌、胃癌、黑色素瘤、多发性骨髓瘤和纤维肉瘤。肿瘤病灶的缓解并不常见，在原发性乳腺癌中达沙替尼和 mTOR 抑制剂雷帕霉素联合使用可以观察到肿瘤的缩小。在同样的人群中，达沙替尼减少了肺转移的发生，但达沙替尼与雷帕霉素联合并无协同作用。大量临床前证据证明，SRC 抑制剂是种较有潜力的抗转移药物。达沙替尼由于它抑制 BCR-ABL 激酶的活性获 FDA 批准用于治疗慢性粒细胞白血病和急性复发淋巴细胞白血病，然而它用于临床治疗转移性疾病效果非常差。绝大多数正在进行的转移性临床试验都将疾病缓解率和 PFS 作为终点，而这两种药物有时会长期维持疾病稳定。塞卡替尼和达沙替尼单药治疗激素受体阴性乳腺癌、激素受体阳性或 Her2（也称为 ERBB2）阳性晚期乳腺癌、反复发作持续卵巢癌、顽固性结肠癌、晚期黑色素瘤、广泛小细胞肺癌、复发或转移性头颈部肿瘤和转移性或局部晚期胃癌均为阴性结果。同样地，在使用 SRC 基因信号的激活作为入组标准的一项临床试验中，联合使用也呈阴性结果。然而在去势抵抗前列腺癌骨转移模型中，出现了不同的结果：在小鼠中，塞卡替尼联合多西他赛抑制骨转移。在难治性患者中，达沙替尼单药治疗研究终点疾病缓解呈阴性结果，而当给予以前未接受过治疗的患者中，达沙替尼导致病情稳定以及尿液中骨转移标志物的减少。达沙替尼联合和多西紫杉醇在 OS 方面表现为阴性结果。虽然靶向肿瘤

转移的信号通路是一个基于肿瘤转移生物学的可行途径，但是由于肿瘤转移涉及的信号通路复杂且多样，如何联合应用和寻找新的特异性靶标是今后努力的方向。

四、靶向肿瘤转移的"老药新用"

根据肿瘤生物学特点，通过新的针对肿瘤转移的药物筛选平台，可挖掘已上市的药物抗肿瘤转移的特性。β受体阻滞剂被用于治疗多种疾病，例如心脏病、高血压、青光眼和偏头疼，它通过 ADRB 受体起作用。当癌细胞上的 ADRB 受体激活时，就会启动连锁事件，形成新血管供应肿瘤生长，让更多恶性细胞安全的离开原发瘤以便转移。β受体的激动剂发现在卵巢癌，肺癌，乳腺癌等多个瘤种中与疾病恶化以及肿瘤转移相关，β受体阻滞剂在一项大型的临床试验中证实可以降低乳腺癌进展和死亡风险，与对照者相比，普萘洛尔使用者患 T4[比值比（OR）为 0.24，95% 可信区间（CI）为 0.07～0.85]或 N2/N3/M1（OR 为 0.20，95%CI 为 0.04～0.88）肿瘤的可能性显著更低，乳腺癌特异性累积死亡率显著低于对照者。免疫调节剂沙利度胺，主要用于多发性骨髓瘤的治疗，沙利度胺片可调节由（TNF）-α 诱导的其他细胞因子的分泌，从而调节机体免疫的状态。通过下调细胞黏附因子的水平来减少白细胞的外渗，降低白细胞表面整合素亚基的合成，抑制白细胞的移行和黏附，从而减轻炎症反应；抑制血管生成及抗肿瘤，一些细胞因子如血管内皮生长因子和成纤维细胞因子，均是血管生成的刺激因子，他们和特异性受体结合刺激信号转导，引起内皮细胞的增殖。沙利度胺能够减少他们的分泌，从而抑制血管生成，减少肿瘤转移的发生。另外，中草药复方被认为具有提高机体免疫功能，也可能具有抗肿瘤转移作用。人参皂苷、紫杉醇等生物碱类药物此前一直为研究的热点。生物碱由于具有作用广、化疗不良反应少及可提高机体免疫力等特性，在临床对肿瘤的化疗有较好疗效。目前对一些应用于临床的生物碱抗肿瘤作用机制已比较清楚。但是生物碱是否有抗肿瘤转移作用，以及生物碱是如何发挥抗肿瘤转移作用，还需要进一步研究。从天然药物中寻找具有抗肿瘤转移作用的生物碱将成为一个研究热点。

五、其他靶向肿瘤转移的临床潜在方法

除了上述的已经进入临床验证阶段的靶向肿瘤转移的方法外，随着目前技术的不断进展以及对于肿瘤转移生物学不断加深的探索和理解，发展出众多值得期待的新方法和新技术：①肿瘤转移的基因治疗。肿瘤转移抑制基因 NM23 的表达水平能影响肿瘤侵蚀转移，将此基因转染插入肿瘤细胞是优先选择的方法，特别是通过基因转染改变高转移潜能低 NM23 表达的状态对控制肿瘤转移更有针对性。有人对系列黑色素瘤细胞株检测 NM23 表达水平与转移特性，并在体外对低表达高转移的细胞株进行 NM23 基因转染，随后接种于动物体内，发现原高转移潜能的肿瘤细胞转移倾向大大减低，小鼠存活时间平均延长 2 倍以上。其他研究者在动物体内对卵巢癌及前列腺癌进行原位转染，观察到远处转移瘤灶出现的时间大大延长。类似研究在乳腺癌和结肠癌也有相同报道。这为基因治疗阻断肿瘤转移提供了有力证据。除直接恢复肿瘤转移抑制基因表达水平外，通过基因转染改变肿瘤细胞 tPA/uPA 的活性以阻断肿瘤转移也是目前集中研究的课题。有人作了对比研究，选用低 tPA 表达且低转移属性的肿瘤 D5.1G4 细胞株，将 tPA 全长 cDNA 进行体外转染，实验表明，经转染后细胞 tPA 表达明显升高，其低转移属性转变为高转移属性。另选用高 tPA 表达高转移属性黑色素瘤 Queen 细胞株，将 PAI-1 cDNA 插入肿瘤细胞内，动物接种 PAI-1 转染后的细胞其高转移特性逆转。在此基础上研究者选用转基因小鼠肿瘤转移模型，在体内对原发肿瘤进行 PAI-1 原位转染，由于选用高效转运质粒腺病毒为载体，原发肿瘤转染率达 95%，经转染的动物血清中及肝组织标本中 PAI/PA 比值水平明显上升，同时，动物肝转移瘤灶明显减少或消失，平均存活率大幅提高，存活时间显著延长。在肿瘤侵袭转移过程中，RAS 基因的表达与肿瘤的侵袭能力密切相关。有人将活化的 RAS 基因转染插入 NIH3T3 肿瘤细胞，赋予其较强的运动能力，并且在肿瘤组织匀浆中测到自分泌运动因子（AMF）浓度明显升高。目前研究者正设计 RAS 反义寡核苷酸基因片段，通过载体导入后使反义序列与 RAS 基因互补结合，阻断其表达活性，从

而达到抑制肿瘤转移的目的。②研发靶向微转移灶的药物或特异性的分子靶点成为当务之急，载药磁性纳米粒是近年来的研究热点，它是将药物、生物活性物质或治疗用放射性核素等包裹于磁性纳米微粒内或吸附、连接于磁性纳米微粒表面，或混合、溶解于材料基质中而构成，其大小为纳米级。在足够强的外加磁场作用下，通过静脉、动脉导管和口服或直接注射等给药途径选择性到达并定位于肿瘤靶区。药物再以受控的方式释放，然后在肿瘤组织细胞或亚细胞水平发挥药效作用，对正常组织无影响或影响较小，从而实现靶向肿瘤和转移灶的治疗。

国内有学者发现一种可以靶向高转移潜能肿瘤细胞的多肽 TMTP1，体外通过细菌鞭毛肽库在两种不同转移潜能细胞间筛选，发现 TMTP1 对高转移潜能的细胞亲和力强，体内实验发现 TMTP1 可以特异性靶向转移灶，这种多肽与细胞表面受体结合后进入细胞内并浓聚，诱导细胞凋亡，而对正常细胞没有亲和力。因此，利用该肽特异性靶向转移灶的特性，利用合成的方法，将凋亡诱导肽（tumor necrosis factor-related apoptosis-inducing ligand，TRAIL）与 TMTP1 构建成融合蛋白，从而产生更为强大的靶向能力和肿瘤杀伤作用。另一方面可以将毒素比如白喉毒素或化疗药物和 TMTP1 结合从而实现特异性的靶向治疗。通过深入了解肿瘤转移的生物学行为，人类有可能应用分子技术手段，改变肿瘤细胞基因遗传性或纠正肿瘤转移相关基因突变，从而逆转或去除肿瘤扩散转移的恶性生物学行为。与此同时，对各种活性因子在肿瘤转移中所起重要作用的理解也可以帮助我们设计合理可行的治疗手段。这些针对性治疗方案可特异性阻止肿瘤细胞的恶性过程，又避免了过去非特异杀伤治疗对机体的损害作用。

（黄　亮　周剑峰）

第四节　存在的问题和展望

肿瘤侵袭与转移是肿瘤细胞的恶性生物学行为，多见于肿瘤发展的中后阶段，是引起癌症患者死亡的首要原因，是威胁人类生命健康的重要因素。因此，在基础和临床各个领域针对肿瘤转移的研究一直是热点，也是各个国家生命健康领域的重大关切问题。自 20 世纪 80 年代起，随着世界各国相继建立专门研究肿瘤侵袭与转移的科研单位，肿瘤转移机制和治疗的研究取得巨大了成果。回顾这一段时期，首先，侵袭转移更加真实可靠的体内、体外动物模型的建立为肿瘤侵袭与转移的研究奠定了基础；其次，在高转移肿瘤模型建立的基础上，从高转移肿瘤的细胞系中分离出各种不同转移潜能的细胞亚系，为进一步研究肿瘤细胞转移相关因素及分子生物学研究，创建了更为精确的研究对象和细胞模型；近年来，在分子水平、基因水平的研究使人们从不同水平对于肿瘤转移机制有了新的认识，为肿瘤转移的治疗引出了新的思路，如生物靶向治疗、基因治疗、肿瘤疫苗等。

人类对于肿瘤转移研究虽然有了巨大进步，但仍缺乏突破性成果。现阶段对于肿瘤转移机制和治疗研究存在的问题主要有：肿瘤转移的新理论和新机制，仍需要更多的实验和样本的验证，导致肿瘤的侵袭与转移机制研究成果与临床应用结合不够密切；肿瘤的转移是多因素、多基因相互协调作用的多阶段过程，目前大部分研究仍局限于单因素、单个信号通路的研究，缺乏系统性的多因素的研究；肿瘤转移具有步骤频率限制特性，阻断任一肿瘤转移步骤即可阻断肿瘤转移，然而大多数实体瘤都是多靶点、多信号环节的调控过程，目前仍未发现能够有效阻断转移步骤的靶点，而这种靶点无疑将是肿瘤转移治疗的突破。

机制研究上的欠缺是一个方面，如何将临床设计合理化为以研究肿瘤转移为目的则是另外一个需要考虑的重要问题。干预转移信号通路很可能将显著增加当前肿瘤治疗的疗效，因为这些途径对于大部分肿瘤都有效，药物开发和有效的临床试验有助于研发一种可能适用于许多患者的药物。大多数转移治疗相关临床前试验目的是实现显著延迟转移的发展，而不是收缩已存在的转移灶。辅助治疗试验研究终点应是临床上预防初始转移形成或防止可治疗的局限转移性疾病患者继续形成新的转移灶。

正在研发的许多抗转移疗法都以中断转移的信号通路为目标，而不是杀死增殖的肿瘤细胞。它们抑制细胞生长，而无细胞毒性，这样的药物只有与化疗或放疗联合才能缩小肿瘤病灶。该抗转移疗法在转移性临床试验中不会产生传统的疗效反应[完全缓解（CR）或部分缓解（PR）]，稳定病情是肿瘤转移抑制剂的最佳预期治疗结果。这有可能导致可预防肿瘤转移的许多化合物在传统的临床试验中失败。设计预防或延迟转移作为临床终点在临床试验中很重要，包括在辅助治疗中。辅助试验通常是指给初步手术治疗的结肠癌、肺癌、胰腺癌、乳腺癌、前列腺癌和其他癌症患者提供全身治疗。假设肿瘤细胞已经脱离原始病灶并定植在远处部位成为位置隐匿性肿瘤灶或微转移灶，那么辅助治疗应防止其生长，主要终点包括PFS和OS。实施肿瘤转移预防性治疗辅助试验存在普遍问题：辅助试验通常需要大量的患者人群，相对较长的观察时间并承担高昂的费用，因此只有在具有大量的阳性前期临床数据时，才会考虑进行下一步研究。如果抑制肿瘤细胞转移的预防性治疗在针对转移性疾病患者中的Ⅱ期临床试验并没有产生传统的疗效，结果的解读和临床试验的进一步推进就会有一定的困难。

以下几种试验设计可以评估转移预防：小规模试验采用超高风险患者如有多个淋巴结阳性用于抗转移研究可能有效。因为转移性疾病在这部分人群中进展得更快，出现的比例也高，可以减少研究的时间和研究人数的数量。对于一些成功治疗肿瘤原发转移病灶但转移风险仍较高的患者，可以随机入组转移-预防药物或安慰剂对照的Ⅱ期二次转移预防试验，包括根治性手术后肝转移和神经或立体定向放射治疗后脑转移。主要终点是到出现新的转移病灶的时间，替代终点如循环肿瘤细胞或循环肿瘤DNA。如果最终得以验证，这些容易获取的活检方法可以作为早期研究终点，加快临床试验。晚期肺癌与化疗可起到的临床效益往往非常有限，随机Ⅲ期维持治疗试验已经广泛地进行。晚期癌症患者接受标准一线化疗再随机分为研究性治疗（化疗或靶向治疗）或安慰剂维持治疗直至进展或发生不可接受的毒性反应，终点为PFS或OS。这样的设计也适用于转移预防药物，阻止进一步转移或诱导休眠。类似的长期低剂量药物试验设计已经报道可在泌尿生殖系统肿瘤中可诱导转移性休眠。如何更加合理的设计临床试验以验证肿瘤转移的预防是临床肿瘤学接下来需要面对的重要课题。

虽然对于肿瘤转移的研究仍存在很多问题，但21世纪随着人类文明不断进步，生命科学技术的不断发展如蛋白质组学、基因芯片和生物靶向等，以及对肿瘤侵袭转移机制不断深入的研究，人类有理由在阻断肿瘤转移上取得进一步突破。

（黄　亮　周剑峰　马　丁）

参 考 文 献

[1] Kaplan RN, Rafii S, Lyden D. Preparing the "soil": the premetastatic niche. Cancer Res, 2006, 66(23): 11089-11093.

[2] Meyer T, Hart IR. Mechanisms of tumour metastasis. Eur J Cancer, 1998, 34(2): 214-221.

[3] Geiger TR, Peeper DS. Metastasis mechanisms. Biochim Biophys Acta, 2009, 1796(2): 293-308.

[4] Wells A, Grahovac J, Wheeler S, et al. Targeting tumor cell motility as a strategy against invasion and metastasis. Trends Pharmacol Sci, 2013, 34(5): 283-289.

[5] Yao D, Dai C, Peng S. Mechanism of the mesenchymal-epithelial transition and its relationship with metastatic tumor formation. Mol Cancer Res, 2011, 9(12): 1608-1620.

[6] Norkin M, Uberti JP, Schiffer CA. Very late recurrences of leukemia: why does leukemia awake after many years of dormancy. Leuk Res, 2011, 35(2): 139-144.

[7] Marshall JC, Lee JH, Steeg PS. Clinical-translational strategies for the elevation of Nm23-H1 metastasis suppressor gene expression. Mol Cell Biochem, 2009, 329(1-2): 115-120.

[8] Peinado H, Lavotshkin S, Lyden D. The secreted factors responsible for pre-metastatic niche formation: old sayings and new thoughts. Semin Cancer Biol, 2011, 21(2): 139-146.

[9] Ma D, Niederkorn JY. Role of epidermal growth factor receptor in the metastasis of intraocular melanomas. Invest Ophthalmol Vis Sci, 1998, 39(7): 1067-1075.

[10] Subramanian C, Cotter MA 2nd, Robertson ES. Epstein-Barr virus nuclear protein EBNA-3C interacts with the

human metastatic suppressor Nm23-H1: a molecular link to cancer metastasis. Nat Med, 2001, 7(3): 350-355.

[11] Hood JD, Cheresh DA. Role of integrins in cell invasion and migration. Nat Rev Cancer, 2002, 2(2): 91-100.

[12] Simon RA, di SPA, Huang LS, et al. CD44 expression is a feature of prostatic small cell carcinoma and distinguishes it from its mimickers. Hum Pathol, 2009, 40(2): 252-258.

[13] El HS, Boisselier B, Peglion F, et al. A new alternative mechanism in glioblastoma vascularization: tubular vasculogenic mimicry. Brain, 2010, 133(Pt 4): 973-982.

[14] Hirakawa S. New insights into the molecular mechanisms of lymphangiogenesis and pathophysiology. Yakugaku Zasshi, 2012, 132(2): 211-214.

[15] Rabbani SA, Mazar AP. The role of the plasminogen activation system in angiogenesis and metastasis. Surg Oncol Clin N Am, 2001, 10(2): 393-415.

[16] Sato H, Takino T. Coordinate action of membrane-type matrix metalloproteinase-1 (MT1-MMP) and MMP-2 enhances pericellular proteolysis and invasion. Cancer Sci, 2010, 101(4): 843-847.

[17] Dalerba P, Cho RW, Clarke MF. Cancer stem cells: models and concepts. Annu Rev Med, 2007, 58: 267-284.

[18] Maitland NJ, Frame FM, Polson ES, et al. Prostate cancer stem cells: do they have a basal or luminal phenotype. Horm Cancer, 2011, 2(1): 47-61.

[19] Takebe N, Harris PJ, Warren RQ, et al. Targeting cancer stem cells by inhibiting Wnt, Notch, and Hedgehog pathways. Nat Rev Clin Oncol, 2011, 8(2): 97-106.

[20] Coffelt SB, Hughes R, Lewis CE. Tumor-associated macrophages: effectors of angiogenesis and tumor progression. Biochim Biophys Acta, 2009, 1796(1): 11-18.

[21] Shimoda M, Mellody KT, Orimo A. Carcinoma-associated fibroblasts are a rate-limiting determinant for tumour progression. Semin Cell Dev Biol, 2010, 21(1): 19-25.

[22] Sendoel A, Kohler I, Fellmann C, et al. HIF-1 antagonizes p53-mediated apoptosis through a secreted neuronal tyrosinase. Nature, 2010., 465(7298): 577-583.

[23] An J, Lv W. Endostar(rh-endostatin)versus placebo in combination with vinorelbine plus cisplatin chemotherapy regimen in treatment of advanced non-small cell lung cancer: A meta-analysis. Thorac Cancer, 2018, 9(5): 606-612.

[24] Li XP, Zhang HL, Wang HJ, et al. Ad-endostatin treatment combined with low-dose irradiation in a murine lung cancer model. Oncol Rep, 2014, 32(2): 650-658.

[25] Mysliwski A, Szmit E, Szatkowski D, et al. Suppression of growth of Bomirski Ab melanoma and its metastasis in hamsters by angiogenesis inhibitor TNP-470. Anticancer Res, 1998, 18(1A): 441-443.

[26] Matsumoto G, Nagai S, Muta M, et al. Survival benefit of KRN7000 immune therapy in combination with TNP470 in hamster liver metastasis model of pancreatic cancer. Oncol Rep, 2003, 10(5): 1201-1206.

[27] Kawano T, Yanoma S, Nishimura G, et al. The inhibitory effects of TNP470 on tumour growth of head and neck carcinoma cell producing interleukin-8. J Laryngol Otol, 2001, 115(10): 802-807.

[28] Kawano T, Furukawa S, Matsuda H, et al. Antitumor effect of the angiogenesis inhibitor, TNP470, on squamous cell carcinoma cells in head and neck cancer]. Nihon Jibiinkoka Gakkai Kaiho, 2000, 103(7): 821-828.

[29] Yoshida T, Kaneko Y, Tsukamoto A, et al. Suppression of hepatoma growth and angiogenesis by a fumagillin derivative TNP470: possible involvement of nitric oxide synthase. Cancer Res, 1998, 58(16): 3751-3756.

[30] Osz K, Ross M, Petrik J. The thrombospondin-1 receptor CD36 is an important mediator of ovarian angiogenesis and folliculogenesis. Reprod Biol Endocrinol, 2014, 12: 21.

[31] Pietrantonio F. Second-line treatment with FOLFIRI plus aflibercept in a patient with right-sided, BRAF mutated metastatic colon cancer. Recenti Prog Med, 2018, 109(11): 27e-29e.

[32] Aggarwal S. Sustained Improvement in a Metastatic Colon Cancer Patient with FOLFIRI-Aflibercept after FOLFOX Failure. Case Rep Oncol, 2015, 8(3): 487-492.

[33] Hayase S, Yamada L, Ujiie D, et al. Clinical usefulness of ramucirumab plus paclitaxel for unresectable and recurrent gastric cancer. Fukushima J Med Sci, 2019, 65(1): 6-12.

[34] Tamura N, Horinouchi H, AUID- Oho, et al. Efficacy of subsequent docetaxel +/- ramucirumab and S-1 after nivolumab for patients with advanced non-small cell lung cancer. Thorac Cancer, 2019.

[35] Shiono A, Kaira K, AUID- Oho, et al. Improved efficacy of ramucirumab plus docetaxel after nivolumab failure in previously treated non-small cell lung cancer patients. Thorac Cancer, 2019, 10(4): 775-781.

[36] Bronte G, Andreis D, Bravaccini S, et al. Sorafenib for the treatment of breast cancer. Expert Opin Pharmacother, 2017, 18(6): 621-630.

[37] Izadiyan Z, Basri M, Fard MHR, et al. Modeling and optimization of nanoemulsion containing Sorafenib for cancer treatment by response surface methodology.

Chem Cent J, 2017, 11: 21.

[38] Ferrari SM, Centanni M, Virili C, et al. Sunitinib in the treatment of thyroid cancer. Curr Med Chem, 2017.

[39] Coelho RC, Reinert T, Campos F, et al. Sunitinib treatment in patients with advanced renal cell cancer: the Brazilian National Cancer Institute (INCA) experience. Int Braz J Urol, 2016, 42(4): 694-703.

[40] Li W, Saji S, Sato F, et al. Potential clinical applications of matrix metalloproteinase inhibitors and their future prospects. Int J Biol Markers, 2013, 28(2): 117-130.

[41] Said AH, Raufman JP, Xie G. The role of matrix metalloproteinases in colorectal cancer. Cancers (Basel), 2014, 6(1): 366-375.

[42] Kelley LC, Chi Q, Caceres R, et al. Adaptive F-Actin Polymerization and Localized ATP Production Drive Basement Membrane Invasion in the Absence of MMP. Dev Cell, 2019, 48(3): 313-328.

[43] Werneck MB, Hottz E, Bozza PT, et al. Cyclosporin A inhibits colon cancer cell growth independently of the calcineurin pathway. Cell Cycle, 2012, 11(21): 3997-4008.

[44] Steiner F, Hauser-Kronberger C, Rendl G, et al. Expression of Tenascin C, EGFR, E-Cadherin, and TTF-1 in Medullary Thyroid Carcinoma and the Correlation with RET Mutation Status. Int J Mol Sci, 2016, 17(7): 1093.

[45] Steeg PS. Targeting metastasis. Nat Rev Cancer, 2016, 16(4): 201-218.

[46] Rizzoli R, Yasothan U, Kirkpatrick P. Denosumab. Nat Rev Drug Discov, 2010, 9(8): 591-592.

[47] Zhang S, Huang WC, Zhang L, et al. SRC family kinases as novel therapeutic targets to treat breast cancer brain metastases. Cancer Res, 2013, 73(18): 5764-5774.

[48] Gelman IH. Src-family tyrosine kinases as therapeutic targets in advanced cancer. Front Biosci (Elite Ed), 2011, 3: 801-807.

[49] Fitzgerald PJ. Beta blockers, norepinephrine, and cancer: an epidemiological viewpoint. Clin Epidemiol, 2012, 4: 151-156.

[50] Shaashua L, Shabat-Simon M, Haldar R, et al. Perioperative COX-2 and beta-Adrenergic Blockade Improves Metastatic Biomarkers in Breast Cancer Patients in a Phase-II Randomized Trial. Clin Cancer Res, 2017, 23(16): 4651-4661.

[51] Sherbet GV. Therapeutic Potential of Thalidomide and Its Analogues in the Treatment of Cancer. Anticancer Res, 2015, 35(11): 5767-5772.

[52] Ma D, Gerard RD, Li XY, et al. Inhibition of metasta-sis of intraocular melanomas by adenovirus-mediated gene transfer of plasminogen activator inhibitor type 1 (PAI-1) in an athymic mouse model. Blood, 1997, 90(7): 2738-2746.

[53] Yewale C, Baradia D, Vhora I, et al. Proteins: emerging carrier for delivery of cancer therapeutics. Expert Opin Drug Deliv, 2013, 10(10): 1429-1448.

[54] Yang W, Luo D, Wang S, et al. TMTP1, a novel tumor-homing peptide specifically targeting metastasis. Clin Cancer Res, 2008, 14(17): 5494-5502.

[55] Qian CN, Mei Y, Zhang J. Cancer metastasis: issues and challenges. Chin J Cancer, 2017, 36(1): 38.

[56] 于世英. 恶性肿瘤骨转移的诊断与治疗. 2版. 北京: 中国协和医科大学出版社, 2011.

[57] 钦伦秀. 肿瘤转移: 生物学基础及治疗. 上海: 复旦大学出版社, 2015.

[58] 詹启敏. 癌生物学. 2版. 北京: 科学出版社, 2019.

[59] Ghajar CM. Metastasis prevention by targeting the dormant niche. Nat Rev Cancer, 2015, 15(4): 238-247.

[60] Cheung KJ, Ewald AJ. A collective route to metastasis: Seeding by tumor cell clusters. Science, 2016, 352(6282): 167-169.

[61] Massagué J, Obenauf AC. Metastatic colonization by circulating tumour cells. Nature, 2016, 529(7586): 298-306.

[62] Steeg PS. Targeting metastasis. Nat Rev Cancer, 2016, 16(4): 201-218.

[63] Lambert AW, Pattabiraman DR, Weinberg RA. Emerging Biological Principles of Metastasis. Cell, 2017, 168(4): 670-691.

[64] McGranahan N, Swanton C. Clonal Heterogeneity and Tumor Evolution: Past, Present, and the Future. Cell, 2017, 168(4): 613-628.

[65] Celià-Terrassa T, Kang Y. Metastatic niche functions and therapeutic opportunities. Nat Cell Biol, 2018, 20(8): 868-877.

[66] Lawson DA, Kessenbrock K, Davis RT, et al. Tumour heterogeneity and metastasis at single-cell resolution. Nat Cell Biol, 2018, 20(12): 1349-1360.

[67] Hamidi H, Ivaska J. Every step of the way: integrins in cancer progression and metastasis. Nat Rev Cancer, 2018, 18(9): 533-548.

[68] Welch DR, Hurst DR. Defining the Hallmarks of Metastasis. Cancer Res, 2019, 79(12): 3011-3027.

[69] Pitroda SP, Weichselbaum RR. Integrated molecular and clinical staging defines the spectrum of metastatic cancer. Nat Rev Clin Oncol, 2019, 16(9): 581-588.

第十二章 肿瘤免疫

肿瘤免疫学（tumor immunology）是一门研究机体免疫系统与肿瘤发生、发展、退化之间的相互关系，以及应用免疫学原理和手段对肿瘤进行预防、诊断和治疗干预的学科。

肿瘤免疫的概念源于 20 世纪初。早在 1909 年，Paul Ehrlich 即提出肿瘤细胞在体内是经常发生和存在的，因为免疫系统的不断检查，机体才幸免于难。20 世纪 50 年代末，Burnet（克隆选择理论创始人）和 Thomas 提出"免疫监视（tumor immune surveillance）"假说，即：机体免疫系统能够通过多种免疫细胞和细胞因子识别并清除恶性肿瘤，从而抑制了肿瘤的发生发展。21 世纪初，Dunn 和 Schreiber 提出了"肿瘤免疫编辑（cancer immunoediting）"假说，认为肿瘤是癌细胞与免疫系统长期"共进化"的结果，肿瘤可主动"利用/编辑"免疫系统来诱导免疫逃逸；该假说强调了免疫系统在肿瘤发生发展过程中的双重作用，进一步完善了肿瘤免疫监视假说。应该指出的是，除了人们熟悉的免疫抑制之外，近年的研究结果表明，肿瘤还可通过诱导"免疫活化/炎症反应"引起组织重塑和血管生成等来帮助其进展，而肿瘤免疫抑制环境的产生也可以是免疫活化反应负反馈的结果。另外，近来有证据表明除了 T 细胞介导的细胞免疫之外，由 B 细胞介导的体液免疫也能有效抑制某些特定肿瘤的生长。这些进展为更好地了解肿瘤的发生发展机制，以及研制新型临床诊断和治疗手段提供了新的理论依据及技术基础。

第一节 机体抗肿瘤免疫应答

1957 年，Burnet 和 Thomas 提出了"免疫监视"，认为机体的免疫系统可以发挥监视作用，识别表达新抗原的"非己"的突变细胞，并通过细胞

免疫机制特异性地清除，以保持机体内环境的稳定。这一概念被小鼠可以清除同源裸鼠来源的肿瘤移植物实验所证实。说明机体免疫系统能够特异性识别和清除表达有别于正常细胞分子的肿瘤细胞。20 世纪 90 年代，研究者先是发现内源性 IFN-γ 和穿孔素具有抗肿瘤的作用；随后利用缺失了 T、B、NKT 细胞功能的 RAG-2$^{-/-}$ 小鼠直接证明了免疫监视的存在。此后，相关研究中大量地使用了基因敲除的近交系小鼠和特定分子的单克隆抗体，结果都表明免疫系统能够识别肿瘤细胞，并通过启动抗肿瘤免疫应答清除肿瘤。

机体抗肿瘤免疫应答的机制包括固有免疫和适应性免疫两个方面（图 12-1）。固有免疫应答发挥了第一线抗肿瘤作用，而适应性免疫应答发挥更为重要的特异性抗肿瘤作用。这两种机制不是孤立存在和单独发挥作用的，而是相互协作来共同杀伤肿瘤细胞。

一、固有免疫应答

（一）固有免疫的概念和功能

固有免疫（innate immunity）是通过种系编码的保守性识别受体，识别病原体或机体自身损伤等所特有的保守性分子模式，产生非特异性免疫防御、监控、自稳等保护作用的过程。固有免疫存在于所有的动植物体内，经遗传获得，是机体在长期种系进化过程中逐渐形成的。固有免疫相关的效应细胞和效应分子也广泛参与了适应性免疫应答的启动和调节过程。

脊椎动物的固有免疫系统主要功能包括：①产生趋化因子和细胞因子等多种化学因子将免疫细胞募集到感染或炎症区域；②识别和清除在血液、淋巴、组织和器官中的外来物质；③激活补体系统来促进死亡细胞或抗原-抗体复合物的清除；④激活适应性免疫系统。

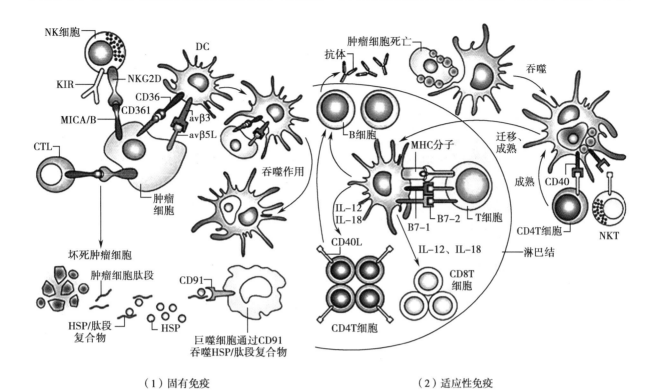

（1）固有免疫　　　　　　　　（2）适应性免疫

图 12-1　固有与适应性免疫细胞对肿瘤细胞的识别方式

（二）固有免疫细胞对肿瘤的识别与免疫效应

1. 巨噬细胞（macrophages，Mφ）　在抗肿瘤免疫中不仅作为呈递抗原的抗原呈递细胞（antigen presenting cell，APC），而且也是参与杀伤肿瘤的效应细胞。一般认为，组织中的 Mφ 主要来源于外周血单核细胞，是由外周血单核细胞迁移进入到组织中并分化而成的组织特异性的 Mφ。但近年的研究提示，组织中的 Mφ 还可来源于胚胎卵黄囊和骨髓的前体细胞。

Mφ 在维持组织免疫平衡、调控适应性免疫应答的强度与持续时间、炎症反应、免疫缓解以及组织修复与重构等方面也发挥着重要作用。Mφ 具有很强的可塑性，可根据不同的组织微环境而展现出独特的表型和功能。在体外培养模型中，IFN-γ 诱导的 Mφ 经典活化（classical activation）能够诱导一系列促炎症反应的发生，清除外来病原菌及病变细胞；IL-4 和 IL-13 则诱导了 Mφ 的非经典活化（alternative activation），该类 Mφ 表现为与经典活化完全不同的表型，对于机体抵御寄生虫等引起的疾病具有重要意义。而在体内复杂的环境中，Mφ 会根据所处的组织微定位和多种信号的综合调控下，表现出动态的极化特征。

Mφ 杀伤肿瘤细胞的机制主要有以下几个方面：①活化的 Mφ 与肿瘤细胞结合后，通过释放溶细胞酶直接杀伤肿瘤细胞；②活化的 Mφ 可分泌肿瘤坏死因子（tumor necrosis factor，TNF）、干扰素（interferon，IFN）及活性氧等多种细胞毒性分子间接杀伤肿瘤细胞；③ Mφ 与致敏 T 细胞、特异性抗体和补体协同发挥抗瘤效应；④ Mφ 通过特异性抗体依赖的细胞介导的细胞毒性作用（antibody-dependent cell-mediated cytotoxicity，ADCC）效应杀伤肿瘤细胞；⑤处理和呈递肿瘤抗原，激活 T 细胞以产生特异性抗肿瘤细胞免疫应答。尽管活化的 Mφ 在体外或动物模型中均能有效清除癌细胞，但越来越多的研究指出 Mφ 在杀伤癌细胞的同时还能通过分泌蛋白酶和生长因子等来促进肿瘤转移、侵袭和血管生成（详见本章第二节）。

2. 固有淋巴细胞（innate lymphoid cells，ILC）　是一群近年发现的参与固有免疫的异质性淋巴细胞，它们缺少重组激活基因（recombination activating gene，RAG）依赖的抗原特异性受体重排，不表达适应性免疫细胞特有的抗原特异性受体，具有淋巴样细胞形态。ILCs 包括 NK 细胞，ILC1s，ILC2s，ILC3s 等亚群，多为组织驻留淋巴细胞，广泛分布于肠道、皮肤等黏膜屏障部位。

ILCs 能够通过分泌细胞因子等参与抵抗肿瘤的第一道防线。

3. 自然杀伤细胞（natural killer cell，NK 细胞） 是淋巴细胞的亚群，也可归为 ILC，约占外周血淋巴细胞的 15%。NK 细胞是细胞免疫中的非特异成分，也是机体抗肿瘤的第一道防线，在肿瘤发生早期是起着重要监视作用的效应细胞。

NK 细胞虽然不能进行受体的基因重组，但仍具有一些特殊受体，这些受体可以活化或抑制其杀伤和调控功能（表 12-1）。NK 细胞能够识别和清除缺失 MHC I 类分子或过表达激活 NK 细胞表面活化型受体的相应配体分子的非正常细胞。在某些实验模型中，当 NK 细胞表面同时有多种活化型受体与配体结合，或 NK 细胞得到足够强的激活信号时，即使靶细胞表面表达 MHC I 类分子，NK 细胞依然能够有效攻击和杀伤靶细胞。可见，NK 细胞的活化受到激活与抑制两种信号的平衡调节。此外，研究发现 NK 细胞还能够表达一系列非 MHC 分子特异性的抑制型受体，如 LAIR-1，MAFA，gp49B1，CD66a，Siglec7 等，参与保护了机体某些不表达 MHC I 类分子的正常细胞。

NK 细胞通过几种方式识别肿瘤细胞：①激活性受体，如 NKG2D 可识别人肿瘤表面 MHC I 相关蛋白（MIC）和 UL-16 结合蛋白（ULBP）；②抑制性受体可识别下调自身 MHC I 类分子表达的肿瘤细胞；③ NK 细胞表面 CD16（FcγR III）可识别肿瘤细胞表面的抗原 - 抗体复合物。

NK 细胞能够迅速识别、进入并破坏实体组织中的肿瘤细胞，在体内减少转移瘤的数目，延长荷瘤动物的生存期。NK 细胞对肿瘤细胞的杀伤效应主要包括几种方式：①由穿孔素 / 颗粒酶介导的肿瘤细胞渗透性溶解。在接触到肿瘤细胞后，NK 细胞迅速地释放出大量颗粒，这些颗粒中包含有能够破坏靶细胞细胞膜结构的穿孔素（perforin），使颗粒酶（granzyme）能够进入靶细胞中，诱导靶细胞发生凋亡；②由 NK 细胞表面的 TNF 及 FasL 介导靶细胞凋亡；③分泌一系列效应分子，如 NO，IFN-γ 等，促进其对靶细胞的细胞毒作用；④破坏或活化肿瘤微血管系统，引起其他效应细胞和淋巴因子渗入到肿瘤组织中，导致肿瘤的出血坏死；⑤通过人抗肿瘤抗体 IgG1 和 IgG3 作为桥梁，产生抗体依赖的细胞介导的细胞毒作用，并且，IL-2 和 IFN-γ 可增强该效应（图 12-2）。

4. NKT 细胞（natural killer T cells） 主要参与机体的微生物免疫、肿瘤免疫和自体免疫，并与过敏现象有关。NKT 的 T 细胞受体是一类特

表 12-1　人类 NK 细胞表面受体与相应配体

黏附性受体	配体	活化性受体	配体
CD2（LFA-2）	CD48，CD58	CD16（FCγR III）	immune complexes
CD11a（LFA-1）	CD54，CD102	CD25（IL-2Rα）	IL-2
CD11b（Mac-1）	CD54	CD27	CD70
CD43（sialoadhesin）	ND	CD28	CD80，CD86
CD44	Hyaluronic acid	CD69	ND
CD56（N-CAM）	ND	CD94/NKG2C，E	HLA-E
Lag3	HLA class II	CD122（IL-2Rβ）	IL-2，IL-15
		CD161	Clr-g（NKR-P1F）
抑制性受体	**配体**	CD226（DNAM-1）	CD112，CD155
CD85（ILT-2）	HLA-A，-B，-G	CD244（2B4）	CD48
CD94/NKG2A	HLA-E	NKG2D	MICAA，B，ULBsRae1s
CD244（2B4）	CD48	KIR2S，KIR3S	HLA class I
KIR2DL，KIR3DL	HLA class I	NCR（NKp30，44，46）	Viral hemagglutinins
TGF-βR	TGF-β family	ILT-1（Ig-like transcript 1）	ND
IL-10R	IL-10	IFN-α/βR	Type I interferons

注：ND，not determined

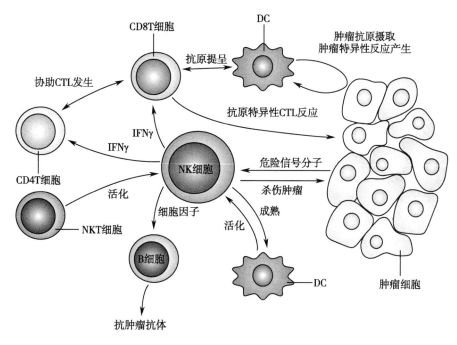

图 12-2　NK 细胞的抗肿瘤免疫效应

殊 αβTCR，主要识别由单肽性 CD1d 分子提呈的脂类抗原。

NKT 细胞对机体的抗肿瘤免疫效应具有重要意义。研究表明，NKT 细胞表达 NKG2D 受体，能够识别多种 NKG2D 配体以及部分由 CD1d 呈递的肿瘤脂类抗原。活化的 NKT 细胞可通过穿孔素和 Fas-FasL 等途径直接杀伤肿瘤细胞，但更多的情况下，它们能够通过分泌 IFN-γ 激活 NK 和 CTL 的免疫效应。此外，NKT 细胞还能够通过 CD40 和 CD40L 分子的相互作用刺激 APC 的活化和分泌 IL-12，从而增强下游的一系列适应性免疫应答。

5. γδ T 细胞　尽管 γδ T 细胞表面表达与 αβ T 细胞膜相类似的 γδTCR，但其多样性却十分有限，并且其抗原识别无需 MHC 分子的辅佐，采取 B 细胞受体样的直接识别方式识别其配体或抗原。γδ T 细胞可识别的蛋白抗原多为应激诱导产生的蛋白分子，其功能兼具 T 辅助细胞和细胞毒 T 细胞的双重效应，发挥作用后，可通过抗原呈递或分泌细胞因子的方式进一步诱导或促进特异性 T 淋巴细胞的免疫应答，从而连接固有与适应性免疫两个方面。

γδ T 细胞在机体的抗肿瘤免疫应答中发挥着重要作用。同 NK 细胞一样，γδ T 细胞表达 NKG2D 受体，能够直接识别多种肿瘤抗原，某些 γδ T 细胞还能识别肿瘤细胞表面的磷酸化非肽类抗原。活化后的 γδT 细胞的抗肿瘤效应机制包括：①产生 IFN-γ、TNF-α 和 TNF-β 等因子来杀伤肿瘤；②通过穿孔素和颗粒酶等分子直接杀伤肿瘤细胞；③诱导树突状细胞成熟；④表达 CD40 等共刺激分子，分泌 IL-12，从而激活肿瘤特异性 T 淋巴细胞。

6. 粒细胞(polymorphonuclear neutrophils, PMN)　中性粒细胞表达 FcγR ⅢB，在受到 IFN-γ 刺激时还可表达 FcγR Ⅰ，可有效识别 IgG- 抗原复合物。活化后的中性粒细胞可通过释放活性氧和细胞因子（如 TNF-α 和 IL-1β 等）来非特异性杀伤肿瘤细胞，其效应机制与单核巨噬细胞有许多共同之处。

近年来还发现了一些固有免疫细胞相关的新机制和分类。例如，有研究发现了一个新的树突状细胞(dendritic cell, DC)亚群，其表面能够表达 NK 细胞的标记分子并能够与一些不能被 NK 细胞识别的肿瘤细胞相互作用，释放大量的 IFN-γ 并将其杀死。使用 NKG2D 中和抗体处理后的小鼠患肉瘤的频率升高；且 NKG2D 配体 Rae-1 的转基因小鼠患皮肤癌的概率增加。由于 NKG2D 的配体广泛表达于多种肿瘤细胞表面，因此，NKG2D 在免疫系统识别和清除肿瘤方面发挥了重要的功能。此外，程序性细胞清除（programmed cell removal)信号通路 CD47-SIRPα 影响 DC 对肿瘤细胞 mtDNA 的清除能力,在 DC 抗肿瘤免疫反应中发挥重要作用。

二、适应性免疫应答

(一)适应性免疫的概念和特点

适应性免疫(adaptive immunity)是机体特异性识别和选择性清除外来病原物的免疫反应,是抗肿瘤免疫应答的重要环节。肿瘤细胞表达肿瘤抗原(tumor antigen)是诱导适应性免疫应答的基础。肿瘤抗原是在肿瘤发生、发展过程中出现的新抗原(neoantigen)或异常表达的抗原物质。肿瘤抗原可以被 APC 捕捉、加工和处理后成为抗原肽段呈递至细胞表面供抗原特异性淋巴细胞识别,进而诱导机体的抗肿瘤免疫应答。

适应性免疫具有特异性(antigen specificity)、多样性(diversity)、记忆性(immunologic memory)和排他性(self/nonself recognition)的特点。特异性使免疫系统能够识别不同抗原之间的细微差异;多样性则赋予了免疫系统识别数量庞大的外来抗原上特定结构的功能;记忆性是指免疫系统一旦识别了某一特定抗原后就会发生免疫记忆,当机体再次遭遇相同抗原时能迅速产生更强的免疫应答,从而更快地清除病原和保护机体。免疫系统对自身抗原具有免疫耐受性,但对外源性"非己"成分能产生免疫应答并予以清除,这种对"自己"和"非自己"的区分对维持免疫系统的平衡性与稳定性具有重要意义。除此以外,适应性免疫还具有转移性(transfer ability)和耐受性(immunotolerance)等特点。

适应性免疫与固有免疫并非两个完全独立的过程。一方面,固有免疫通过 MHC 分子将外来抗原呈递给适应性免疫细胞,从而启动了适应性免疫应答,并影响了其强度与持续时间;另一方面,适应性免疫释放的多种因子也反过来募集了更多的免疫细胞,并影响固有免疫细胞的活化程度。这两种免疫系统的共同作用实现了机体抵御外来病原物的自我保护目的。

(二)适应性免疫细胞对肿瘤的识别与免疫效应

1. **特异性抗肿瘤细胞免疫** 在抗肿瘤细胞免疫中,T 细胞介导的特异性免疫应答反应起着重要作用。T 细胞能够表达一系列特有的表面分子(表 12-2),其中包括识别 MHC 分子与抗原复合物的 TCR、CD3、CD4/CD8 分子,以及大部分成熟 T 细胞表面的 CD28 分子(识别 B 细胞或其他 APC 表面 B7 家族共刺激分子的受体)和 CD45 分子(一种信号传递分子)等。

T 细胞对抗原的识别具有 MHC 限制性。表达 CD4 分子的 T 淋巴细胞只能识别由 MHC Ⅱ 类分子呈递的抗原;而表达 CD8 分子的 T 淋巴细胞只能识别由 MHC Ⅰ 类分子呈递的抗原。因此,CD4 和 CD8 分子把 T 淋巴细胞分成了两个最重要的功能亚群:辅助性 T 细胞(T helper cells,TH)和细胞毒性 T 细胞(T cytotoxic cells,TC 或 cytotoxic T lymphocyte,CTL)。TH 细胞主要通过分泌多种细胞因子对免疫反应发挥调节作用,而 TC 细胞则主要作为效应细胞特异性地杀伤靶

表 12-2 常见的区分 B 淋巴细胞与 T 淋巴细胞的 CD 分子标记

CD 标记	功能	B 细胞	TH 细胞	TC 细胞
CD2	黏附分子,信号转导	−	+	+
CD3	TCR 的信号转导组分	−	+	+
CD4	结合 MHC Ⅱ 类分子,信号转导	−	+	
CD5	ND	+	+	+
CD8	结合 MHC Ⅰ 类分子,信号转导	−		+
CD21(CR2)	补体 C3d 分子和 EB 病毒的受体	+	−	−
CD28	APC 上 B7 家族共刺激分子的受体	−	+	+
CD32(FcγRⅡ)	IgG Fc 端受体	+	−	−
CD35(CR1)	补体 C3d 分子的受体	+	−	−
CD40	信号转导	+	−	−
CD45	信号转导	+	+	+

细胞，同时具有维持抗肿瘤免疫记忆的功能。TH和TC细胞根据功能上的差异还能够再细分为TH1、TH2、TC1和TC2四个亚群，其中参与抗肿瘤细胞免疫反应的主要是TH1和TC1这两种T细胞亚群。

T淋巴细胞表面TCR识别肿瘤抗原的形式有两种：①肿瘤细胞扩散至淋巴结，肿瘤抗原以MHCⅠ类分子限制性的方式供CD8⁺T淋巴细胞识别；②脱落的肿瘤细胞或可溶性肿瘤抗原被APC摄取、加工和提呈，以MHCⅡ类分子限制性的方式供CD4⁺T细胞识别，或者以交叉提呈的方式供CD8⁺T细胞识别。

CD4⁺TH淋巴细胞发挥抗肿瘤免疫应答的重要辅助作用，其介导的抗肿瘤免疫机制有几种：①活化的CD4⁺TH1细胞可辅助CD8⁺CTL激活，同时，它们分泌的IL-2及肿瘤微环境中其他细胞分泌的IL-15能够促进和维持CD8⁺细胞的功能与活性；②活化的CD4⁺TH2细胞参与辅助B细胞产生特异性抗肿瘤抗体；③活化的CD4⁺T淋巴细胞可辅助固有免疫细胞（如NK细胞、DC）的活化；④部分活化的CD4⁺T细胞可直接杀伤肿瘤细胞。

CD8⁺TC淋巴细胞负责杀伤肿瘤细胞，是抗肿瘤免疫应答最主要的效应细胞，其介导的抗肿瘤免疫机制包括：①通过穿孔素和颗粒酶等杀伤靶细胞；②通过表面的Fas配体与肿瘤细胞表达的Fas受体结合，从而启动肿瘤细胞凋亡；③分泌IFN-γ、肿瘤坏死因子、淋巴毒素等间接杀伤肿瘤细胞。此外，CD8⁺CTL细胞具有免疫记忆功能，在相同肿瘤抗原再次刺激后，能很快分化成效应细胞，并显示杀伤活性。

2. 特异性抗肿瘤体液免疫 与T细胞介导的抗肿瘤细胞免疫不同，B细胞能够通过其表面受体（B cell receptor, BCR）直接识别并结合可溶性抗原。抗肿瘤抗体靶向治疗之所以受到密切关注，并引起研究者不断探究的兴趣，是因为它以肿瘤细胞的特性改变为作用靶点，在发挥更强的抗肿瘤活性的同时，减少对正常细胞的毒副作用。这种有的放矢的治疗方法为肿瘤治疗指明了新的方向。近年来，抗肿瘤抗体的研究开发主要是针对肿瘤血管生成和某些过表达异常肿瘤抗原等方面开展。

抗肿瘤抗体药物具有以下几个特点：

（1）高度的特异性：针对特定的某一肿瘤抗原表位，具有高度的特异性，这是该药物发挥作用的重要基础。特异性主要表现为特异性结合，选择性杀伤靶细胞，体内靶向性分布以及具有更强的疗效。

（2）高度多样性：主要表现为分子靶点（抗原）的多样性，抗原表位多样性，抗体结构的多样性、抗体活性的多样性等方面。

（3）制备的定向性：抗体药物最重要特点是可以定向制造，即根据患者的实际情况，制备具有特定治疗作用的抗体药物。目前，所有的抗肿瘤抗体药物都是针对特定的分子靶点定向制造的。抗体与化疗药物的偶联物或融合蛋白兼有抗体和化疗药物两者的生物活性。特定的化疗药物与不同的抗体偶联或融合，可以作为一种技术平台，制备系列化的抗体药物。

B细胞是体内唯一能够产生抗体（免疫球蛋白分子，immunoglobulin）的细胞，表达一系列具有特定功能的表面标记，其中包括：① B220，通常被作为识别B细胞及其前体细胞的标记，但其表达并不仅限于B淋巴细胞；②主要组织相容性抗原MHCⅡ，使B细胞能够发挥抗原提呈细胞的作用；③ CR1（CD31）和CR2（CD21），补体受体；④ FcγRⅡ（CD32），识别IgG；⑤ B7-1（CD80）和B7-2（CD86），能够与T淋巴细胞表面的CD28或CTLA-4分子相互作用，提供共刺激或共抑制信号；⑥ CD40，对维持B细胞活性、促进浆细胞与记忆性B细胞的分化具有重要作用。

B细胞表面的BCR可直接识别肿瘤抗原肽，一个B细胞表面大约有1.5×10^5个提供单一抗原结合位点，识别相同抗原的抗体分子。在APC参与和CD4⁺T细胞的辅助下，B细胞能够对肿瘤细胞分泌的可溶性抗原或肿瘤细胞膜抗原产生应答，并分泌抗肿瘤抗体。抗肿瘤抗体的作用机制有：①通过体内能发挥ADCC作用的效应细胞，包括中性粒细胞、NK细胞和巨噬细胞等来起作用；②补体介导的细胞溶解作用；③抗体使肿瘤细胞的黏附特性改变或消失，从而有助于控制肿瘤细胞生长和转移；④封闭肿瘤细胞上的某些受体，抑制肿瘤细胞的生长；⑤调理作用，促进巨噬细胞吞噬肿瘤细胞。

第二节 肿瘤免疫逃逸

尽管机体的固有免疫和适应性免疫具有识别和清除肿瘤细胞的免疫监视机制，但仍难以阻止肿瘤的发生和发展。20世纪初，Dunn和Schreider提出"肿瘤免疫编辑"假说（cancer immunoediting），根据肿瘤的发展将其分为三个阶段：分别是"清除""相持"和"逃逸"。"清除"阶段代表的是传统的肿瘤免疫监视，是指免疫系统通过多种途径识别并杀死肿瘤细胞的过程；"相持"阶段是发生在免疫系统对肿瘤细胞不完全清除后的一段潜伏期；"逃逸"阶段是指新的肿瘤细胞经免疫压力选择后能够脱离免疫系统的限制并泛滥性生长的阶段。肿瘤免疫编辑中的三个阶段并不是完全独立的，它们是一个动态并相互联系的过程（图12-3）。"肿瘤免疫编辑"假说是当前被认可的肿瘤免疫逃逸理论。肿瘤免疫逃逸由多个因素共同介导，其机制包括：肿瘤细胞通过低表达、遮盖抗原或抗原变异等方式直接逃逸免疫监控；肿瘤组织微环境募集或扩增多种抑制性免疫细胞来诱导肿瘤免疫抑制等。

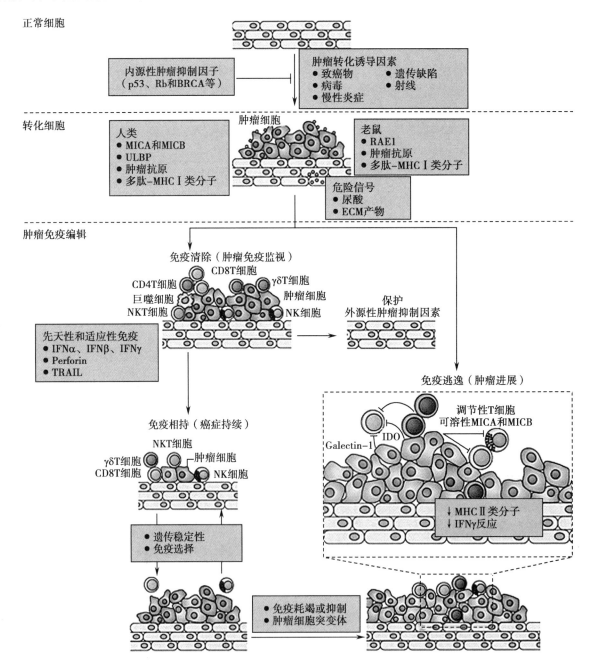

图12-3 肿瘤免疫编辑的三个阶段

一、肿瘤细胞直接逃逸免疫监控

（一）肿瘤细胞的弱免疫原性

肿瘤细胞是一群发生突变和恶性转化的自身细胞，其大部分成分与机体正常细胞相同，只有极少数异常蛋白质和多糖具有免疫原性。早期研究表明：致瘤病毒诱发的肿瘤免疫原性最强，化学致癌物诱导的肿瘤免疫原性次之，自发性肿瘤的免疫原性最弱。由于肿瘤细胞之间也存在免疫原性的差异，免疫原性较强的肿瘤细胞可以诱导有效的抗肿瘤免疫应答而易被清除，但是，免疫原性相对较弱的肿瘤细胞则能逃脱免疫系统的监视而选择性地增殖。经过机体对肿瘤的这一免疫选择（immunoselection）的过程，肿瘤的免疫原性越来越弱。

（二）肿瘤细胞的抗原调变

宿主对肿瘤抗原的免疫应答导致肿瘤细胞表面抗原减少或丢失，因此肿瘤细胞不被免疫系统识别，得以逃避宿主的免疫攻击，这种现象称为"抗原调变"（antigen modulation）。

抗原调变这一现象在生长快速的肿瘤普遍存在。抗原调变可由于细胞内化作用或抗原抗体复合物脱落所致。这种肿瘤细胞表面抗原丢失仅反映肿瘤细胞表型的改变，经调变的细胞再次进入原宿主，抗原将重新诱发抗体产生。例如，有研究用单克隆和多克隆的转基因CTLs（特异识别天然肿瘤抗原P1A）与肿瘤细胞共培养，发现在该CTLs的选择压力下，P1A抗原可发生突变，最后变得不易被CTLs识别。其机制有多种，包括：改变MHC分子和抗原肽之间的相互作用；影响TCR对MHC分子抗原肽复合物的识别等。此外，一些非主要肿瘤抗原发生调变，对于肿瘤的逃逸也起着重要作用。某些非补体固定的抗肿瘤抗体可保护肿瘤细胞免受补体激活抗体的溶瘤作用。实验证明，当CTL识别的肿瘤抗原被封闭后，则有利于肿瘤的生长和转移。目前对抗体诱发的抗原调变报道较多，但T细胞免疫应答引起的细胞抗原调变尚未明确。

（三）肿瘤抗原的封闭与遮盖

肿瘤细胞可释放出可溶性抗原分子，这些游离的肿瘤抗原与抗肿瘤抗体结合形成复合物，复合物可通过抗体的Fc段与Mφ、NK细胞等的Fc受体结合，这种对抗肿瘤抗体的消耗和对Fc受体的封闭妨碍了免疫细胞发挥ADCC效应。

肿瘤抗原可以经糖基化等方式隐藏，这一过程称为抗原遮蔽（shedding）。肿瘤细胞表面通常比正常细胞表达更多的糖脂和糖蛋白。肿瘤细胞表面抗原可被这些分子所遮盖，如糖被（glycocalyx）和包括唾液酸在内的黏多糖，称为隐蔽性抗原，从而无法被免疫系统识别。

肿瘤细胞还可分泌刺激因子活化宿主的凝血系统，导致在肿瘤细胞外纤维蛋白"茧"（fibrin cocoon）的产生，隔离肿瘤抗原，使免疫细胞无从识别肿瘤抗原，导致肿瘤细胞逃逸免疫监控。

（四）肿瘤细胞低表达MHC分子

MHC I类分子提呈功能的缺乏常常是导致肿瘤免疫逃逸的主要原因之一。利用免疫组化与分子生物学技术分析组织标本及原代肿瘤细胞表面MHC抗原，发现其MHC I类分子的表达有不同程度的降低，且分化差的肿瘤细胞MHC I表达更弱，转移的肿瘤则最弱甚至消失。此外，大多实体瘤均不表达MHC II类分子，因此不能有效激活T辅助细胞。

MHC I类分子的表达下调可由基因组的丢失、mRNA转录水平的降低和β2微球蛋白（β2-microglobulin）基因的突变等引起。研究发现在大量人肿瘤细胞系中，细胞内抗原加工和提呈所必需的LMP-1、LMP-2、TAP-1、TAP-2四种蛋白的mRNA表达低下或无法测出，具有一定的普遍意义。

（五）肿瘤细胞缺乏共刺激分子

共刺激分子的缺乏也是肿瘤逃逸的原因之一。目前研究较多的共刺激分子为B7家族，它们主要表达于DC及激活的B细胞和Mφ表面，而肿瘤细胞不表达这些分子。共刺激分子B7-1/B7-2（CD80/CD86）与T细胞膜表面的CD28分子结合，为T细胞充分活化提供了第二信号。因此，即使肿瘤细胞可以通过其表面的MHC分子将肿瘤抗原直接提呈给T细胞，但由于缺乏共刺激信号，也不能激活T细胞，导致T细胞免疫无应答甚至诱导耐受。这就是许多有免疫功能的宿主不能有效清除体内有免疫原性的肿瘤的主要原因。研究发现将B7基因转入弱或无免疫原性的肿瘤细胞中是不能激发免疫反应的，这说明肿瘤免疫原性是共刺激分子发挥作用的前提。此外，肿瘤细胞可能还缺乏其他共刺激分子如 ICAM-I、IFA-3、VCAM-1 或 HSA 等。

（六）肿瘤细胞的免疫赦免

一些肿瘤细胞还可以通过营造局部免疫赦免（immune privilege）以逃避免疫监视。大量实验结果表明，Fas/FasL 系统在免疫赦免与逃逸中具有重要意义。Fas 属于 TNF 受体家族，与其配体 FasL（FAS ligand）结合能介导细胞凋亡。T、NK 等免疫细胞免疫活化后既表达 FasL，也表达 Fas 受体；但肿瘤细胞如神经胶质瘤、结肠癌、肝细胞癌和黑色素瘤等虽能表达 FasL，却下调或不表达 Fas 受体。当肿瘤细胞与效应性免疫细胞对垒时，尽管 CTL 或 NK 细胞能通过 Fas/FasL 途径对肿瘤产生细胞毒效应，但一方面肿瘤细胞本身只表达少量或不表达 Fas，使其可以免受自身或免疫细胞的攻击；另一方面肿瘤细胞通过主动表达 FasL 对浸润的 Fas 阳性的效应细胞进行杀伤。因此，肿瘤细胞下调 Fas 受体和表达 Fas 配体对削弱机体免疫效应可能起着重要作用。

二、组织微环境介导的免疫逃逸

19 世纪 Paget 提出"种子与土壤"学说（seed and soil hypothesis），认为肿瘤是"种子"（癌细胞）在适宜"土壤"（微环境）中生长的结果。肿瘤的发生不仅取决于肿瘤细胞本身，而且还取决于肿瘤赖以生存的土壤，即肿瘤微环境（tumor microenvironment）。肿瘤微环境主要由多种浸润的免疫细胞和其他间质细胞及其所分泌的各种因子所构成，是肿瘤研究的核心和重点。正常组织微环境可以有效抑制癌细胞的生长并逆转肿瘤的表型，但肿瘤可通过重塑其周围的间质来形成支持其生长的微环境。其主要手段包括：通过分泌大量抑制性分子，来调整抗肿瘤效应性细胞与调节性细胞的比例和改变 APC 的表型/功能等，最终形成一个有利于肿瘤免疫逃逸的抑制性网络。值得注意的是，除了免疫抑制，越来越多的证据也表明肿瘤诱导的免疫活化/炎症反应对肿瘤的发生发展有着同样重要的意义。

（一）肿瘤相关免疫抑制分子

肿瘤环境中存在一系列的胞内、膜表面型和分泌型的抑制分子，这些分子可以由肿瘤细胞本身产生，也可以由基质细胞和浸润的免疫细胞产生，主要包括：①免疫抑制性因子，如 IL-10、IL-6、IL-4、IL-13、TGF-β、PGE-2 和 M-CSF 等；②共抑制信号及促凋亡分子，如 B7-H1（PD-L1）、CTLA-4、TRAIL 和 FasL 等；③趋化因子，如 CCL2、CCL19、CCL20 和 CCL21 等；④代谢酶，如 iNOS、IDO、NADPH 氧化酶和精氨酸酶等；⑤脉管生长因子，如 VEGF、PDGF-BB 和 HGF 等。这些抑制分子与间质细胞共同形成稳定的免疫微环境，帮助肿瘤细胞逃逸机体的免疫监视并促进肿瘤进展。

1. 免疫抑制性因子

（1）转化生长因子 β（transforming growth factor-β，TGF-β）：属于调节细胞生长和分化的转化生长因子超家族。这一家族除 TGF-β 外，还有活化素（activins）、抑制素（inhibins）、米勒管抑制物（Müllerian tube inhibitor substance，MIS）和骨形成蛋白（bone morpho-genetic proteins，BMPs）。TGF-β 促进肿瘤浸润和转移的机制有：①诱导肿瘤周围的基质环境改变；②诱导上皮细胞-间充质转化；③促血管新生和抑制宿主免疫系统杀伤肿瘤细胞。TGF-β 能抑制丝裂原或抗原刺激的 T 细胞增殖，抑制 IL-2 诱导的 T 细胞 IL-2 受体的表达，抑制 B 细胞增殖和免疫球蛋白的产生，抑制 CTL 的诱导产生及 NK 细胞的活化，以及能促进新生血管的生长和细胞外基质的合成。

（2）白介素 -10（IL-10）：IL-10 在很多人类肿瘤中都有过量表达，如肾癌、结肠癌、黑色素瘤及神经母细胞瘤等，其过量分泌会导致负向调节功能增强，打破机体的免疫自稳。肿瘤细胞、肿瘤相关单核/巨噬细胞和调节性 T 细胞（Treg）等细胞均能产生 IL-10，主要通过以下途径来抑制肿瘤免疫：①下调 APC 表面的 MHC、共刺激分子和甘露糖受体的表达，上调共抑制分子（co-inhibitory molecule），减少 APC 的抗原内吞来削弱其抗原呈递能力；②抑制效应性细胞如 CTL、NK 和 γδT 细胞的增殖和细胞毒素的产生；③抑制一氧化氮的产生来干扰 IFN-γ 对 Mφ 的活化；④抑制 TH1、CTL、NK 等细胞产生 IFN-γ 等。

（3）前列腺素 E2（prostaglandin E2，PGE2）：前列腺素 E 家族具有多种免疫抑制活性，其中 PGE2 是公认的与荷瘤机体免疫抑制相关的一种前列腺素，它在多种肿瘤如乳腺癌、头颈部癌等中的表达水平明显增高。前列腺素主要通过以下几个方面来促进肿瘤免疫逃逸：PGE2 能诱导产生抑制型 T 细胞和抑制型 Mφ，降低 LAK 细胞的活性，抑制抗原特异性 T 细胞增殖和产生细胞因子等；与此同时，PGE2 还能抑制 APC 的分化和功能；能抑制 TH1、NK 细胞和 Mφ 的抗肿瘤活性，并上调 TH2 相关细胞因子如 IL-10 的产生。

2. 共抑制信号及促凋亡分子

（1）B7-Hs 共抑制分子：T 细胞活化除需要 TCR 转导的第一信号外，还需要协同刺激分子转导的第二信号。如果缺少刺激分子的第二信号将会导致 T 细胞的无反应性或者是特异性免疫耐受。协同刺激信号是通过 T 细胞的协同刺激受体与相应配体相互作用介导的，其中经典的 B7-1/B7-2-CD28/CTLA-4 协同刺激途径对细胞的活化和耐受起关键性调节作用。近年发现了 B7 家族的另一类起共抑制作用的新成员——B7-Hs 共抑制分子。目前，肿瘤中研究比较清楚的 B7-Hs 分子为 B7-H1。

B7-H1（又名 PD-L1）在大多数实体瘤组织中高表达，且往往与肿瘤患者的术后生存时间呈负相关。PD-L1 主要通过以下途径抑制抗肿瘤细胞免疫（图 12-4）：①通过与其受体 PD-1 结合，诱导效应 T 细胞发生凋亡或免疫应答无能（anergy）；②在慢性炎症中，使效应 T 细胞发生免疫耗竭，

继而不能产生抗肿瘤细胞因子和行使细胞毒性效应；③大量 PD-L1 分子在肿瘤细胞表面形成一个"盾牌"，保护 PD-L1⁺ 肿瘤细胞免受效应细胞的毒性和溶解；④肿瘤相关的 PD-L1⁺ APC 能使 T 细胞分泌 IL-10，抑制抗肿瘤免疫应答；⑤协同 Treg 起免疫抑制功能。近年来大量临床实验证明，封闭 PD-L1 或者其受体 PD-1 有助于恢复机体的抗肿瘤免疫应答，已成为抗肿瘤治疗的重要手段。

（2）肿瘤坏死因子家族和肿瘤坏死因子受体（tumor necrosis factor receptor，TNFR）家族：新近研究表明，肿瘤细胞本身也能通过 TNF 家族和 TNFR 家族相互作用来实现免疫逃逸。目前已知，T、NK 等免疫细胞在活化后既能表达 FasL 也可表达 Fas 受体，而多种肿瘤细胞如神经胶质瘤、结肠癌、肝细胞癌和黑色素瘤等也能表达 FasL，但 Fas 受体不表达或者表达下调。因此，肿瘤细胞与免疫细胞相互作用时，尽管细胞毒 T 细胞（CTL）或 NK 细胞能通过 Fas 受体配体相互作用，对靶细胞产生细胞毒效应，但肿瘤细胞也能利用这一机制反向作用于免疫效应细胞，使其发生功能失活。除了 Fas/FasL 外，肿瘤细胞还会利用其他 TNFR/TNF 家族成员来诱导效应 T 细胞发生凋亡，继而营造局部免疫赦免以逃避免疫监视。

3. 趋化因子 趋化因子及其受体家族在肿瘤免疫中的作用主要有以下几点：①募集免疫细

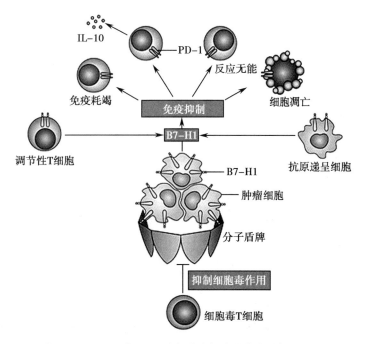

图 12-4　PD-L1（B7-H1）在肿瘤免疫逃逸中的抑制作用

胞进入肿瘤组织调控机体免疫功能，如 CCL2、CCL5 能募集髓系细胞，CXCL9、CXCL10 能够趋化 T 细胞，CCL19、CCL20、CCL21 能够趋化 DC；②直接调控肿瘤细胞，促进肿瘤细胞的增殖、侵袭和转移，如 CCL12/CXCR4 指导肿瘤细胞的定向转移；③CXC 型趋化因子促进肿瘤血管生成。

4. 代谢酶

（1）吲哚胺 2,3- 双加氧酶（indoleamine 2,3-dioxygenase，IDO）：IDO 是一种免疫抑制性酶类，它在产生和维持局部免疫抑制中有重要作用，尤其是实体瘤的微环境。目前发现 IDO 不但表达在肿瘤细胞（如乳腺癌，黑色素瘤，结肠癌、肺癌）和间质细胞，在肿瘤患者引流淋巴结中的 DC 上亦检测到 IDO 的表达。IDO 通过直接降解 T 细胞增殖和分化所必需的色氨酸来阻滞 T 细胞的克隆增殖扩增甚至促进 T 细胞死亡；IDO 与 Treg 还有相互促进的增强作用，来增强 Treg 介导的免疫抑制。在小鼠模型中，使用特异性 IDO 活性抑制剂能增强肿瘤的化疗效果，而没有明显毒性。因此，IDO 已经成为抗肿瘤药物设计和筛选的重要靶标。

（2）iNOS、NADPH 氧化酶和精氨酸酶：肿瘤微环境中存在大量 iNOS、NADPH 氧化酶和精氨酸酶等代谢分子，这些分子既能抑制由效应 T 细胞介导的适应性抗肿瘤免疫应答反应，又能抑制由 NK 细胞和 Mφ 介导的天然抗肿瘤免疫。抑制性髓系细胞能产生大量精氨酸酶 I，人肿瘤细胞以及相关髓系细胞均能产生 iNOS 和 NADPH 氧化酶。

（二）肿瘤相关免疫抑制性细胞

近年的临床和实验研究均已证实：肿瘤的形成是癌细胞及基质（stroma）中多种细胞相互作用的共同结果。肿瘤基质由免疫细胞、成纤维细胞、血管内皮等细胞成分以及细胞外基质构成。其中，抑制性的免疫细胞对肿瘤的免疫逃逸起了重要作用。下面从来源和功能的角度，介绍几种最重要的肿瘤相关免疫细胞。

1. 调节性 T 细胞（regulatory T cells，Treg） 20 世纪 70 年代就有抑制性 T 细胞这一概念的提出，直到 1995 年，研究才明确 CD25（IL-2 受体 α 链）可作为小鼠调节性 T 细胞的重要表型标记，同时 Treg 能够表达 Foxp3 这一特异性的转录因子。

此后 Treg 在肿瘤免疫逃逸中的作用备受关注。人体内，Treg 是一个异质性的群体，主要包括 $CD4^+CD25^{high}$Treg，Tr1（IL-10$^+$ T 细胞）以及 TH3（TGF-β$^+$ T 细胞）细胞。其中 $CD4^+CD25^{high}Foxp3^+$ Treg 在肺癌、乳腺癌、肝癌、卵巢癌、胃癌及淋巴瘤中都存在，在某些肿瘤中其数量的多少还与预后密切相关。目前研究表明，肿瘤中 Treg 的增加主要有以下途径：①肿瘤微环境中的趋化因子通过 Treg 的受体 CCR4，将胸腺、骨髓、淋巴结及外周的自然产生 Treg 募集至肿瘤；②肿瘤微环境中异常分化的抗原提呈细胞能诱导 Treg 的产生或者扩增自然产生的 Treg；③肿瘤微环境的多种抑制分子如 IL-10 和 TGF-β，能将 $CD4^+CD25^+$ T 细胞转化成为 $CD4^+CD25^{high}Foxp3^+$ Treg。

Treg 主要通过以下机制发挥免疫抑制作用（图 12-5）：①通过免疫抑制因子，如 IL-10、TGF-β 等抑制效应细胞的功能；②通过颗粒酶和穿孔素直接杀伤效应细胞；③影响效应细胞的代谢，如高表达 CD25、大量消耗 IL-2、产生腺苷抑制效应细胞增殖；④影响树突状细胞的功能进而影响 T 细胞的活化。关于 Treg 功能机制和 Treg 新亚群发现的研究正在进展当中。由于 Treg 在机体免疫调控过程中发挥重要作用，控制体内 Treg 的数量和功能，有望将靶向 Treg 疗法与其他生物治疗联合应用。

2. 肿瘤相关巨噬细胞（tumor-associated macrophages，TAM） 巨噬细胞是实体瘤组织中数量最多的 APC，大多由外周血的单核细胞迁移和分化而成，也有部分可通过自我增殖进行补充。受肿瘤环境分泌的 CCL2（MCP-1）等趋化因子作用，外周血单核细胞可浸润到肿瘤组织，在肿瘤细胞及其微环境的影响下进一步分化发育成 Mφ；实体瘤中常见的瘤内局部低氧和坏死，也能招募巨噬细胞的进一步浸润。这种浸润到实体瘤中的 Mφ 称为肿瘤相关巨噬细胞（TAM）。

TAM 的功能作用具有时空特异性，在不同肿瘤、同一个肿瘤的不同部位／区域、不同发展阶段可展现出不同的功能。在肝癌、肺癌和乳腺癌等肿瘤组织中，TAM 与肿瘤的生长和转移密切相关，其数量与肿瘤的恶性程度和不良预后显著相关。TAM 对肿瘤的作用具有"两面性"：一方面激活的 Mφ 通过直接吞噬和产生 TNF 等效应因

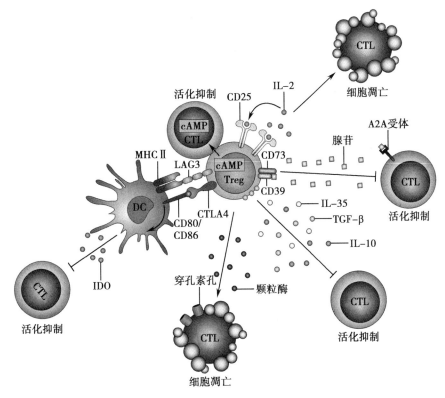

图 12-5 调节性 T 细胞的免疫抑制功能

子间接杀伤肿瘤细胞（见前述）；另一方面，TAM可呈现出抑制表型，通过多种机制在肿瘤发生发展和转移过程中起了"帮凶"的作用，主要有：①大量表达和分泌表皮生长因子（EGF）、血小板源性生长因子（PDGF）、TGF-β、肝细胞生长因子（HGF）和基质金属蛋白酶（MMPs）直接促进肿瘤生长、转移和侵袭；②分泌血管内皮生长因子（VEGF）等促血管生成因子直接促肿瘤血管生成作用；③低表达抗原提呈分子 HLA-DR 而高表达免疫抑制性的 PD-L1（B7-H1），导致 T 细胞不能被有效活化继而转向免疫耐受；④分泌大量抗炎因子 IL-10 和 TGF-β 来抑制局部抗肿瘤细胞免疫反应；⑤扩增或分泌细胞因子趋化免疫抑制性亚群，如 TH2、Treg 等，抑制获得性免疫应答。

3. **髓系来源的抑制性细胞（myeloid-derived suppressor cells，MDSC）** 在荷瘤小鼠的脾脏、血液及肿瘤组织广泛存在着一群具有免疫抑制功能的细胞群体，来源于骨髓祖细胞和未成熟髓系细胞，是 DC、Mφ 或粒细胞的前体，称为髓系来源的抑制性细胞（MDSC）。

MDSC 主要从两方面促进肿瘤的发展：①表达多种促血管生成因子，直接促进肿瘤血管形成；②通过高表达的 ARG1、iNOS 和 ROS 等来抑制 T 细胞介导的适应性抗肿瘤免疫以及 NK 与 Mφ 介导的天然免疫应答，例如，表达精氨酸酶 I 来分解 T 细胞赖以活化的精氨酸，下调 TCRζ链及抑制归巢受体 CD62L 的表达；诱导 Treg 的产生；分泌 IL-10 抑制 Mφ 和 DC 的功能，阻断 NKG2D 或通过膜型 TGF-β 抑制 NK 细胞功能。

4. **其他抑制性细胞** DC 是体内唯一能活化初始性 T 细胞的专职 APC。越来越多的证据显示，体内存在一群可诱导免疫抑制的 DC 亚群——调节性 DC，可以通过诱导 T 细胞亚群向 Treg 分化和下调 TH1/TH2 的比值等影响机体免疫状态。肿瘤中的 DC 有多种诱导肿瘤免疫逃逸的机制：①低抗原提呈能力，低表达抗原提呈分子和共刺激分子，高分泌 IL-10 等抑制型细胞因子，低分泌 IL-2；②影响 Treg 的产生和功能；③通过活性氧、IDO 等代谢途径，诱导 T 细胞凋亡；④影响 B 细胞的功能。

新近发现 NK 细胞可以通过细胞表面一系列活化性和抑制性受体（例如 CD96，TIGIT 等）之间的平衡，参与抗肿瘤免疫应答；然而在肿瘤局部受到肿瘤或其他相关免疫细胞上异常表达的配体影响，肿瘤浸润 NK 细胞往往表现为"免疫耗竭"状态，限制了其抗肿瘤潜能的发挥。因此，研究诱发 NK 细胞功能耗竭的关键节点，有望成为抗肿瘤免疫治疗的新策略。

此外，近年研究还发现，肿瘤相关粒细胞（tumor-associated neutrophils，TAN）浸润水平较高的肿瘤患者具有较高的复发率和较短的存活期。TAN 促进肿瘤进展的机制包括：①通过产生 TNF-α 和 IL-1β 等来加强局部组织微环境中的慢性炎症；②分泌大量的促肿瘤转移因子，如 HGF 和抑瘤素 M（OSM）；③持续表达基质金属蛋白酶9（MMP9）来促进肿瘤血管生成。

（三）肿瘤相关促炎症反应

炎症反应是宿主对病原感染以及组织受损伤时所产生的一系列保护性应答，包含了早期的免疫活化和后期的炎症消退与组织修复等步骤，该过程受到免疫系统的精密调控。长期以来，病理学家认为肿瘤和非肿瘤组织中均存在大量来自先天和获得性免疫系统的炎性细胞，而且它们在这两类组织中呈现出相似的活化状态。近年的研究已清楚表明，几乎每一个肿瘤病灶中都浸润着免疫细胞；更有意思的是，这些浸润的免疫细胞也可处于活化状态。然而，肿瘤相关的炎症反应是把"双刃剑"，其积极的生理意义在于激活机体免疫反应清除肿瘤，但持续的"不可控炎症反应（unresolving inflammation）"会导致肿瘤发生并加快疾病进展。此外，越来越多的临床证据表明：炎症反应，特别是低强度和持续的慢性炎症，可通过促进肿瘤细胞突变或选择性存活来逃避免疫系统的监控。虽然关于炎症是如何在"抗肿瘤"与"促肿瘤"之间进行转换的机制目前尚不完全清楚，但一般认为：组织局部微环境，通过调节炎症网络或"炎症的内容"，决定了炎症究竟是起着清除还是帮助肿瘤的作用。下面从来源和功能的角度，介绍肿瘤相关促炎症反应对肿瘤发生发展的影响。

1. 炎症与肿瘤的发生　在某些肿瘤类型中，炎症反应在早期细胞癌变阶段就已出现，并参与促进了肿瘤的发生。炎症反应与肿瘤发生的关系体现为外因和内因两个方面：外因是指炎症反应可增加肿瘤发生的风险，例如幽门螺杆菌与胃癌，慢性病毒性肝炎与肝癌，炎症性肠病与肠癌的发生；内因是指驱动肿瘤发生的基因改变会影响组织中的炎症反应。例如 RAS-RAF、MYC 等信号通路在导致肿瘤细胞产生的同时，还能够促进组织微环境中的细胞分泌 IL-1β、CCL2 等细胞因子和趋化因子诱导血管生成和免疫抑制型细胞的浸润，进而帮助肿瘤的形成。

2. 组织局部的促炎反应　人的实体瘤是癌细胞与浸润免疫细胞长期"共进化"的结果，通常可按解剖结构分为癌旁、癌旁间质、侵袭边缘和癌巢等多个区域，各自具有独特的组成、功能特性与区域微环境。其中，肿瘤侵袭前沿处的肿瘤细胞往往处于活跃的生长状态，具有较强的增殖和侵袭转移能力。侵袭前沿区域富含大量的炎症细胞，以往曾被认为是机体防御和抵抗肿瘤的重要场所；然而这些区域的炎症反应 / 细胞非但不能清除肿瘤，其促血管生成和组织重塑功能反而可被肿瘤利用来帮助其进展。例如：研究发现肝癌侵袭前沿处活化的炎性 Mφ 非但不具备抗肿瘤活性，而是产生大量炎性因子和高表达 PD-L1，通过抑制肿瘤特异性 T 细胞增殖、杀伤和细胞因子的产生来介导免疫逃逸，最终通过诱发慢性炎症来加快肿瘤血管生成和组织重塑。

3. 炎症反应的负反馈机制　炎症反应的适时启动与消退是机体维护自身稳态和防御细胞变异的重要机制。由免疫细胞及其相关因子等组成的局部炎症微环境，可帮助机体清除感染和 / 或癌变的细胞，然而肿瘤细胞可利用炎症反应的多个特征，如血管生成、组织重塑和负反馈免疫抑制等机制，来促进肿瘤的进展与转移。例如，除了直接诱导抑制性免疫环境外，肿瘤细胞可利用炎症反应中产生的 IFN-γ 等活化性的炎症因子，诱导 CTLA-4、PD-L1、IDO 等免疫抑制分子的表达，帮助免疫抑制网络的形成。

此外，由于免疫细胞在肿瘤组织的不同区域可展现出独特的分布和功能表型（上文所述），肿瘤可通过模拟免疫系统的一系列通路来对其进行"动态"调控，进而帮助肿瘤的进展。因此，探明肿瘤组织局部的炎症状态，特别是阐述不同区域免疫微环境和"不恰当的免疫活化"对肿瘤的影响及其动态调控机制，将为肿瘤的防治提供重要的科学基础。

越来越多的研究证明，肿瘤的免疫逃逸机制

是网络状多元化的，其成员之间可以相互诱导、相互作用、相互协助，从而为肿瘤细胞的生长提供更加合适的环境。对人类肿瘤的研究发现，免疫系统受到抑制的个体中非病毒性来源的癌症发生率远高于非免疫抑制的个体。Galon 等利用基因表达谱和原位免疫组织化学染色，发现综合结肠癌中浸润免疫细胞的状态（类型、密度和定位等）的数据可以作为重要的预后指标。

随着各个学科领域和实验技术的发展，人们对肿瘤细胞和免疫系统之间关系的研究也在逐渐地深入，对其相互关系的理论学说也在不断地完善之中。在经历半个世纪的争论之后，最近提出的肿瘤免疫编辑假说成为目前最完善的学说，它包括清除、相持和逃逸三个阶段。对这三个阶段特征的理解仍在不断深入，相关研究对发展肿瘤的免疫治疗有着重要的作用。通过研究"清除"阶段，有助于确定在治疗中应该增强何种免疫成分来提高机体的抗肿瘤作用；通过研究"相持"阶段，有助于理解肿瘤免疫原性降低的遗传过程，并设计分子靶标来稳定肿瘤细胞的染色体从而阻止其持续变异；通过研究"逃逸"阶段，有助于了解在肿瘤变异程度不同的情况下肿瘤微环境的行为和功能，并从分子层面上改善肿瘤免疫原性低和微环境发生免疫抑制的问题。

第三节 存在的问题与展望

鉴于免疫系统在肿瘤发生发展过程中的重要作用，逃逸免疫监控已被认为是肿瘤的标志（hallmark）之一。因此，肿瘤免疫多年来一直是肿瘤学和免疫学的研究热点，部分研究成果也已被临床用于诊断、治疗和预后判断。免疫治疗虽然具有安全和特异的优势而日益得到医生和患者的认同，但整体疗效还远不能令人满意。虽然这与免疫调控网络以及它们与肿瘤微环境相互影响的复杂特性有关，但一些研究本身也存在较大的局限性，以至于产生不一致的结果。究其原因主要有以下几个方面：

1. **研究模型** 体外或动物实验结果与临床疗效之间的差异是生物学功能研究存在的共性问题，但这一点在肿瘤免疫学研究中尤为突出。多种免疫细胞在体外及动物模型中均能有效抑制和

杀伤肿瘤细胞，但它们作为免疫治疗的临床效果仍非常有限；而 Mφ 和粒细胞在多数实体瘤组织中甚至起着促进肿瘤进展的作用。这反映了肿瘤局部微环境对免疫应答及其效应的重要影响。因此，近年来关于临床肿瘤样本的研究越来越得到重视；在动物实验中，与常用的移植瘤模型和免疫功能缺陷小鼠相比，自发肿瘤和人源化模型等具有正常免疫功能动物的结果更有意义。在体外实验中，也应该尽可能考虑模拟肿瘤组织的微环境，如三维培养与选择合适的基质和培养条件等。

2. **免疫调控网络** 肿瘤进展 / 退化是由组织中多种细胞与因子之间的相互协同和 / 或拮抗的最终平衡，而非单个因素所决定的。免疫反应的最终效应是由免疫调控网络所决定的。例如：TGF-β 是免疫抑制因子，可诱导 Treg 和免疫逃逸；但在其他因子（如 IL-1β 和 IL-6 等）存在下，TGF-β 可诱导趋炎症细胞 TH17 的分化。与此相似，活化的 Mφ 可同时产生和表达多种免疫活化（如 IL-12、IL-1β）与抑制分子（如 PD-L1），其最终效应很可能是由靶细胞 / 分子的数量 / 状态等来决定。在肝癌等肿瘤组织中，T 细胞表面 PD-1（PD-L1 的受体）的表达水平远高于对应"正常"组织和外周血 T 细胞。因此，这些活化 Mφ 在肿瘤组织中主要抑制抗肿瘤免疫应答；而在正常组织或外周血中，由于 T 细胞低表达 PD-1 而不能有效"传递"其免疫抑制作用，导致这类活化 Mφ 的抗肿瘤效应就占据主导地位。因此，若只对单个因子或细胞而不是免疫调控网络进行综合分析，就有可能得不到正确的结论。

3. **组织微环境** 即使是针对同一类肿瘤的临床样本进行研究，也经常会得到不同的结果，这很可能与检测样本区域的差异有关。在大多数实体瘤的癌巢组织中，通常含有大量的免疫抑制分子和细胞，主要介导免疫逃逸。而癌旁间质和侵袭边缘富含大量的炎症细胞，以往曾被认为是机体防御和抵抗肿瘤的重要场所；但新近发现：这些区域的炎症反应 / 细胞非但不能清除肿瘤，其促血管生成和组织重塑功能反而可被肿瘤利用来帮助其进展。因此，在同一个肿瘤组织中，免疫细胞的功能状态及其作用是由局部微环境决定的；规范化选取和检测样本对结果的判断非常重要。

另一类现象是：在不同类别的肿瘤中，即使

免疫细胞的表型与功能相似，但它们对疾病进展的作用可能完全不同，例如 TH17 和 Mφ 等。目前，尚不清楚是哪些因素决定了免疫细胞在"抗肿瘤"与"促肿瘤"作用之间进行转换，但一般认为与组织微环境及其诱导的免疫细胞功能亚群相关。因此，阐明其潜在调控机制并通过逆转免疫细胞的表型来"重建"其抗肿瘤功能，是免疫工作者面临的巨大挑战。除了我们目前常用的肿瘤样本（即已经形成的肿瘤）之外，通过对匹配的癌前病变 - 癌等系列样本进行研究，将有助于我们更好地了解免疫系统在肿瘤发生过程中的作用。

4. **新的调控靶点** 恢复 / 重建组织微环境的抗肿瘤功能已成为肿瘤防治的新策略，并使肿瘤研究领域发生了根本的变化。例如，针对免疫抑制分子 PD-1/PD-L1 的单抗可恢复组织微环境的抗肿瘤免疫应答并已取得令人瞩目的疗效。然而，相比起众多直接靶向癌细胞的药物，目前针对组织微环境靶点的药物仍寥寥可数。而且，此类药物也只对一小部分患者有效，且缺乏有效的分子标志物帮助筛选适合接受治疗的患者。因此，深入探讨组织微环境的塑造机制，发现新的关键调控细胞 / 分子来帮助肿瘤预后预测和指导个体化治疗，是该领域的前沿热点。

5. **治疗的影响** 机体免疫应答在放化疗，介入治疗等临床常规治疗中也起着重要作用，但长期以来未能引起重视。这其中除了现用的药物筛选和评价规程（如：体内试验多用免疫缺陷小鼠的异种移植瘤模型）之外，也有观念上的限制。如：放疗和化疗常导致肿瘤细胞凋亡，一般被认为不诱导免疫应答。但是某些化疗药物（如蒽环类）和放疗（如高剂量或重离子等）在杀伤肿瘤细胞的同时，可释放肿瘤抗原和"危险信号"来触发机体免疫应答并清除残存肿瘤细胞，从而对其远期临床效应（特别是减少复发）具有决定性的作用。此外，目前临床上大多是依据"治疗前"手术切除样本的检测结果来判断患者预后和制订治疗方案。而事实上，组织微环境在肿瘤治疗过程中很可能发生动态变化甚至被彻底"重塑"，但目前我们对具体的影响、机制与临床意义仍知之甚少。

因此，阐明肿瘤免疫应答过程中的正负调控因素，特别是免疫抑制因素在肿瘤免疫逃逸的动态过程中的作用机制将是今后的研究重点。在免疫治疗方面，降低或消除肿瘤引起的免疫抑制很可能是获得理想临床治疗效果的先决条件。通过探索临床常规治疗手段对免疫应答的调控作用，来设计更合理的治疗方案（如剂量分配、间隔时间和顺序等），可望进一步提高肿瘤的临床治疗效果。

（许　静　郑利民）

参 考 文 献

[1] Dunn GP, Bruce AT, Ikeda H, et al. Cancer Immunoediting: From Immunosurveillance to Tumor Escape. Nat Immunol, 2002, 3: 991.

[2] Schreiber RD, Old LJ, Smyth MJ. Cancer Immunoediting: Integrating Immunity's Roles in Cancer Suppression and Promotion. Science, 2011, 331: 1565.

[3] Hanahan D, Weinberg RA. Hallmarks of Cancer: the Next Generation. Cell, 2011, 144: 646.

[4] Ruffell B, Coussens LM. Macrophages and therapeutic resistance in cancer. Cancer Cell, 2015, 27: 462.

[5] Tcyganov E, Mastio J, Chen E, et al. Plasticity of Myeloid-derived Suppressor Cells in Cancer. Curr Opin Immunol, 2018, 51: 76.

[6] Binnewies M, Roberts EW, Kersten K, et al. Understanding the tumor immune microenvironment（TIME） for effective therapy. Nat Med, 2018, 24: 541.

[7] Zhang Q, Bi J, Zheng X, et al. Blockade of the Checkpoint Receptor TIGIT Prevents NK Cell Exhaustion and Elicits Potent Anti-tumor Immunity. Nat Immunol, 2018, 19: 723.

[8] Kurosaki T, Shinohara H, Baba Y. B Cell Signaling and Fate Decision. Annu Rev Immunol, 2009, 28: 21.

[9] Zou W, Wolchok JD, Chen L. PD-L1（B7-H1）and PD-1 Pathway Blockade for Cancer Therapy: Mechanisms, Response Biomarkers, and Combinations. Sci Transl Med, 2016, 8: 328rv4.

[10] Zou W, Chen L. Inhibitory B7-Family Molecules in the Tumour Microenvironment. Nat Rev Immunol, 2008, 8: 467.

[11] Sanmamed MF, Chen L. A Paradigm Shift in Cancer

Immunotherapy: From Enhancement to Normalization. Cell, 2018, 175: 313.

[12] Esteva FJ, Hubbard-Lucey VM, Tang J, et al. Immuno-therapy and targeted therapy combinations in metastatic breast cancer. Lancet Oncol, 2019, 20: e175.

[13] Gibney GT, Weiner LM, Atkins MB. Predictive Biomarkers for Checkpoint Inhibitor-based Immuno-therapy. Lancet Oncol, 2016, 17: e542.

[14] Pagès F, Mlecnik B, Marliot F, et al. International vali-dation of the consensus Immunoscore for the classifica-tion of colon cancer: a prognostic and accuracy study. Lancet, 2018, 391: 2128.

[15] Hou Y, Liang H1, Rao E, et al. Non-canonical NF-κB Antagonizes STING Sensor-Mediated DNA Sensing in Radiotherapy. Immunity, 2018, 49: 490.

[16] Barker HE, Paget JT, Khan AA, et al. The Tumour Microenvironment After Radiotherapy: Mechanisms of Resistance and Recurrence. Nat Rev Cancer, 2015, 15: 409.

第十三章　肿瘤分子病理诊断

第一节　分子病理诊断在肿瘤研究和临床应用中的意义

分子病理诊断（molecular pathologic diagnosis）是在细胞分子生物学研究迅速发展的基础上建立的，当人们认识到一种疾病的发生常伴有相关的分子改变，就可以应用相应的技术方法在分子水平上检测和研究疾病发生的分子基础。目前分子病理诊断主要应用于：①人类遗传病的基因诊断和产前诊断；②肿瘤；③感染性疾病病原体（细菌、病毒等）；④多基因病；⑤组织器官移植配型；⑥性别鉴定；⑦法医学；⑧医学分子生物学基础研究。近年来，随着组学技术特别是高通量基因测序的迅猛发展，肿瘤分子病理诊断为肿瘤的基础研究、肿瘤防治和肿瘤的精准治疗提供了更详尽的证据。

一、肿瘤易感基因的检测

肿瘤分子遗传学研究发现，部分肿瘤的发生具有遗传性倾向。即在人体正常细胞的某些基因发生导致基因功能缺失或者功能获得的突变时，基因携带者罹患某种或某些肿瘤的风险会增加。故肿瘤遗传相关的易感基因检测可用于肿瘤高危人群的筛检。已明确的部分肿瘤易感基因及其相关肿瘤见表13-1。

二、肿瘤的早期诊断

肿瘤的早期诊断是肿瘤防治"三早"原则（早期发现、早期诊断和早期治疗）中的关键。

肿瘤早期诊断的策略之一是采用分子病理的手段检测健康个体的肿瘤易感因素，在肿瘤发生之前即采用相应措施进行干预。

如前文所述，一些致病基因的携带者可能面

表 13-1　肿瘤易感基因及其相关的肿瘤类型

肿瘤易感基因	易感的肿瘤类型
RB1	视网膜母细胞瘤
WT1	肾母细胞瘤
P53	Li-Fraumeni 综合征
APC	家族性腺瘤性息肉病
MLH1/PMS2/MSH2/MSH6/EPCAM	遗传性非息肉性结肠癌（Lynch 综合征）
NF1	神经纤维瘤病
VHL	Von Hippel-Lindau 综合征
PTEN	Bannayan-Riley-Ruvalcaba 综合征和 Cowden 综合征
BRCA1/BRCA2	乳腺癌、卵巢癌、胰腺癌等
MEN1	胰岛细胞肿瘤、甲状旁腺肿瘤、垂体腺瘤
RET	多发性神经内分泌肿瘤综合征 2（MEN2）

临更高的特定类型肿瘤的发病风险。例如对于有 BRCA1/2 基因致病或可能致病突变的个体，应根据相应指南给予从乳房自查教育到预防性双侧输卵管卵巢切除术的干预措施。而对于携带 MLH1/PMS2/MSH2/MSH6 等基因存在致病或可能致病胚系突变的个体，应根据相应肿瘤的家族史进行结直肠癌、子宫内膜癌以及胃癌的定期筛查。另外，对人乳头瘤病毒（HPV）DNA 进行检测及分型，结合宫颈刷片结果筛选需要进一步检查的人群，也可归入这一范畴。

另一个策略是在肿瘤发生早期，先于临床症状及影像学表现，利用液体活检手段，检测早期肿瘤释放至外周血中的核酸、蛋白等。与常规的血清学检查不同，来自肿瘤的核酸片段包含了肿瘤特异性的突变信息，一旦在外周血中检测到这种突变，则肿瘤的诊断有很大概率成立，而且还可以与不同肿瘤的突变谱进行比对，提示肿瘤来源。

三、肿瘤的分子分型

分子病理研究为人们深入认识肿瘤本质以及发现具有临床意义的新类型提供了许多有价值的信息。研究发现某些脑肿瘤具有较为特征性的染色体和基因改变，而这些分子变化与肿瘤化疗效果和预后关系密切。例如，在 2016 版 WHO 中枢神经系统肿瘤分类中，所有的弥漫型胶质瘤都按照分子特征进行进一步分类：首先检测是否有 *IDH1/2* 突变，出现 *IDH1/2* 基因突变的肿瘤预后较好；其次根据是否存在 *ATRX* 缺失、*TP53* 突变或者 1p 和 19q 缺失来区分弥漫星形细胞瘤和少突胶质细胞瘤：少突胶质细胞瘤常会出现染色体 1p 和 19q 的杂合性缺失，而 *ATRX* 缺失或 *TP53* 突变则是弥漫星形细胞瘤的特征性改变。值得注意的一点是，在该版 WHO 分类中，分子分型的重要性甚至高于形态学：当出现特征性的分子改变时，即使形态学不符合，也应该按分子特征作出诊断，因其与预后更为相关；只有在未行分子检测时，才完全根据传统的形态学特征诊断，并加以非特型（NOS）的后缀。又如，在常规病理组织学方法不容易区分淋巴组织反应性增生与淋巴瘤的情况下，如采用 PCR 的方法检测免疫球蛋白（Ig）或 T 细胞受体（*TCR*）基因的重排情况则可辅助鉴别诊断。

另一种肿瘤分子分型的思路是从肿瘤发病的分子机制入手。例如结直肠癌从发病机制上说，可以大致分为微卫星不稳定型（MSI），染色体不稳定型（CIN），以及 CpG 岛甲基化表型（CIMP），三者的分野并不截然，相互可有重叠。这导致难以根据上述的标志总结它们与临床病理 / 预后的联系或者治疗敏感性等规律。由于分子分型本身的复杂性，如果一个分型系统无法很好地与形态学及临床联系，可能难以获得广泛的接受。这方面的缺陷可能源于缺少大规模的大片段重排（LGR）、染色体结构改变、表观遗传修饰、小 RNA 方面的组学研究。如何从分子层面上发现并定义具有同质性的肿瘤，使分子分型具有更好的预测或预后价值，可能是一个值得持续研究的课题。

四、肿瘤的预后评估和复发 / 转移风险监测

个体差异性的存在，导致不同的肿瘤患者预后和肿瘤复发风险存在明显差异。可通过检测肿瘤分子水平的变化，判断肿瘤的预后，预测复发转移的风险。例如，一般而言，甲状腺乳头状癌总体预后极佳，但是出现 *TERT* 启动子区域 c.-124C > T 或 c.146C > T 突变的病例预后较差。又如，2、3 期结直肠癌患者若为错配修复缺陷（dMMR）状态，通常预后较好。

我们也可以运用分子病理诊断技术，实现对肿瘤复发转移的实时检测。循环肿瘤细胞是从原发灶脱落，并进入外周血循环中存活的肿瘤细胞，通常通过一些上皮间质转化（EMT）标记将其鉴定及分离。循环游离核酸通常从血浆中提取，主要来源是外周血中的白细胞，另有一部分来源于凋亡或者坏死的肿瘤细胞，或者活的肿瘤细胞的主动释放，这一部分游离核酸被称为循环肿瘤核酸，包含来自肿瘤细胞的分子改变信息，例如抑癌基因的突变、异常甲基化、基因重排以及微卫星不稳定性等。外周血中循环肿瘤细胞的数量被证实和乳腺癌等恶性肿瘤的复发风险相关。另一方面，循环肿瘤核酸的丰度提高也先于影像学提示肿瘤复发。

五、肿瘤的精准治疗

（一）肿瘤分子检测与靶向治疗

肿瘤的精准治疗就是基于每个患者的具体情况，选择对患者最适宜、有效的治疗方案，降低药物的毒副作用，提高个体对药物的敏感性，以达到最佳的临床治疗效果。目前最常用的精准治疗策略就是根据肿瘤不同的基因型选择特异性的靶向药物治疗。

一个临床应用实例是 *HER2* 基因扩增的乳腺癌中应用的单克隆抗体曲妥珠单抗。但是更具有传奇性的非小细胞肺癌（NSCLC）*EGFR* 状态和酪氨酸激酶抑制剂（TKI）敏感性的关系的发现及发展则为 NSCLC 的治疗揭开了新的篇章。*EGFR* 是一种受体酪氨酸激酶（RTK），抑制 *EGFR* 的过度表达可以抑制肿瘤细胞的生长。吉非替尼作为表皮生长因子 - 酪氨酸激酶（EGFR-TK）拮抗剂，主要与 ATP 竞争结合 RTK 的 ATP 结合位点，阻断 RTK 的活化。早在 2003 年吉非替尼便已被美国 FDA 批准用于晚期非小细胞肺癌的治疗，但很快该批准被撤回，因为研究发现

该药并不能给患者带来生存获益。后来人们发现，大约 10% 的非小细胞肺癌患者对吉非替尼非常敏感，这些患者大多数是没有吸烟史的亚洲女性，组织学类型是肺腺癌。但是，直到 2012 年 IPASS 研究结果发布，才首次确立了 *EGFR* 突变和吉非替尼敏感性的关系。2012 版 NCCN（美国国立综合癌症网络）关于 NSCLC 的治疗指南中明确指出，对于晚期、复发或转移的 NSCLC 患者需要进行 *EGFR* 突变检测，阳性患者推荐使用 EGFR-TK 拮抗剂作为一线治疗方案。发展到今天，检出不同 *EGFR* 突变的 NSCLC 对 TKI 治疗的敏感性已经得到了证实。针对 *EGFR* 耐药突变 p.T790M 突变的第三代 TKI 已经获美国 FDA 和中国国家药品监督管理局（National Medical Products Administration, NMPA）批准上市。而针对其他 *EGFR* 耐药机制（如 *EGFR* p.C797S 突变或者 MET 扩增）的治疗药物也正处于不同阶段的临床试验中。在分子病理诊断的指导下，肺癌有从"绝症"向"慢病"转化的趋势。表 13-2 列举了常见肿瘤分子靶点。

（二）肿瘤分子检测与免疫治疗

近十余年来，随着对肿瘤微环境（tumor microenvironment）和肿瘤浸润淋巴细胞（tumor-infiltrating lymphocyte, TIL）的认识，对于免疫系统在肿瘤发生发展中的作用逐渐得到共识。这些分子细胞生物学领域的进展极大地促进了肿瘤免疫治疗的发展，其中包括近年来被大规模临床试验证实有效的免疫检查点抑制治疗（immune checkpoint inhibition therapy）。目前认为，肿瘤微环境处于免疫抑制状态，这种免疫抑制状态是通过肿瘤细胞及间质细胞与免疫细胞的相互作用实现的。其中一个重要的机制是肿瘤细胞表面表达 PD-L1（programmed death protein ligand 1）与效应 T 细胞表面的 PD-1（programmed death protein 1）相结合，向 T 细胞传递抑制性信号，进而抑制细胞毒性 T 细胞对肿瘤细胞的杀伤作用。由于 PD-1/PD-L1 共同向 T 细胞传递抑制性信号，因而一定程度上抑制了 TCR（T cell receptor）及共刺激信号对 T 细胞的激活作用，保持免疫反应处于生理范围内。通过特异性药物阻断 PD-1/PD-L1 相互

表 13-2 常见肿瘤的分子靶点

对应的肿瘤	对应的分子靶点	药物名
非小细胞肺癌（NSCLC）、乳腺癌、头颈部鳞状细胞癌	EGFR 酪氨酸激酶抑制剂（TKIs）	吉非替尼（Gefitinib）
NSCLC 的二线／三线治疗药物	EGFR 酪氨酸激酶抑制剂（TKIs）	埃罗替尼（Erbtinib）
结直肠癌尤其是转移性癌、乳腺癌、NSCLC 等	针对 EGFR 细胞外结构域的单克隆抗体	西妥昔单抗（Cetuxinab）
转移性结直肠癌	EGFR 单克隆抗体	帕尼单抗（Panitumumab）
晚期鼻咽癌	EGFR 单克隆抗体	尼妥珠单抗（Nimotuzumab）
Her2 阳性的乳腺癌、胃癌	HER2 单克隆抗体	曲妥珠单抗（Trastuzumab）
Her2 阳性的晚期乳腺癌	HER2 二聚体抑制剂	帕妥珠单抗（Pertuzumab）
晚期结直肠癌	针对 VEGFR 的人源化单抗	贝伐单抗（Bevacizumab）
结直肠癌、脑肿瘤、乳腺癌、前列腺癌、胰腺癌、GIST 等	酪氨酸激酶抑制剂	瓦他拉尼（Vatalanib）
CD20 阳性的 B 细胞淋巴瘤	CD20	利妥昔单抗（Rituximab）
CD33 阳性的复发性急性髓性白血病（年龄大于 60 岁）	带有抗生素的 CD33 抗体	吉妥组单抗（Gemtuzumab）
难治性慢性淋巴细胞性白血病	重组人源性抗 CD52 单克隆抗体	阿仑单抗（Alemtuzumab）
HER2 阳性的晚期乳腺癌	同时抑制 EGFR 和 HER2 酪氨酸激酶	拉帕替尼（Lapatinib）
GIST、慢性粒细胞性白血病	选择性酪氨酸激酶抑制剂	伊马替尼（Imatinib）
晚期 NSCLC，间变性淋巴瘤	ALK 融合基因	克唑蒂尼（Crizotinib）
晚期肾细胞癌、格列卫耐药的 GIST、NSCLC、乳腺癌等	多个酪氨酸激酶抑制剂	舒尼替尼（Sunitinib）

作用,可以减弱共抑制信号,进而增加 T 细胞对肿瘤细胞的杀伤作用。PD-1 或 PD-L1 抑制剂,目前已被广泛应用于二十余种实体肿瘤及经典型霍奇金淋巴瘤等血液系统肿瘤的免疫治疗。目前已经被美国 FDA 批准的 PD-1 或 PD-L1 抑制剂共有 5 种,分别为两种 PD-1 抑制剂 nivolumab、pembrolizumab,及三种 PD-L1 抑制剂 atezolizumab、avelumab、durvalumab,加上针对另一种共抑制分子 CTLA-4(Cytotoxic T-lymphocyte-associated antigen 4)的抑制剂 ipilimumab,这 6 种药物已经被批准用于多种肿瘤(其中包括黑色素瘤、非小细胞肺癌、肾细胞癌、尿路上皮癌、头颈部鳞癌、霍奇金淋巴瘤)的免疫治疗。为了进一步扩大其临床适应证并优化联合治疗方案,大量相关临床试验正在进行中。

近年来新的靶向药物及免疫治疗药物不断出现,因此在治疗之前开展肿瘤分子靶点及免疫原性的筛查,选择更为敏感的药物,才能为临床提供更佳的方案,这样才能更贴近临床,更好地为临床治疗提供方向。

第二节 肿瘤分子病理改变及临床病理学意义

流行病学、肿瘤遗传家系分析及动物实验证明了肿瘤的发生受遗传因素的影响。目前已明确肿瘤是一种遗传因素、环境因素等相互作用导致的疾病。大多数环境致病因素如饮食、病毒、化学物质、射线的致癌作用都是通过影响遗传基因起作用的。癌基因(oncogene)是指在发生突变后激活,进而导致细胞获得选择性生长优势的一类基因。抑癌基因(tumor suppressor gene)指在发生突变后失活,进而导致细胞获得选择性生长优势的一类基因。在正常细胞内,抑癌基因抑制细胞过度生长。绝大多数肿瘤的基因变异都是体细胞突变,包括点突变、扩增、重排、缺失或甲基化状态的改变,这些基因突变主要发生在三类细胞基因,即癌基因、抑癌基因和 DNA 损伤修复基因(DNA damage repair gene)。

一、基因点突变 / 小片段插入缺失

点突变(point mutation)指基因在特定位置发生一个核苷酸的改变,致使其编码蛋白质的一个氨基酸发生改变,可能会引起蛋白质的空间构型和生物学功能变化。插入 / 缺失突变(insertion / deletion mutations,indel)指基因组某一位置中出现碱基的插入 / 丢失。小片段插入 / 缺失(small insertion / deletion),指 1~50bp 碱基的插入 / 丢失。1982 年 Weinberg 和 Barbacid 等在对人膀胱癌细胞株 EJ 和 T24 的研究中,同时发现一个核苷酸的突变就能使 HRAS 基因激活、异常表达并使正常细胞转化。20 世纪 80 年代初美国的三个实验室同时发现 HRAS 基因第 12 位密码子 GGC 突变为 GTC,从而使编码的甘氨酸变为缬氨酸,使其产物 P21 蛋白的结构发生改变,导致 RAS 基因的活化。研究表明,点突变是导致癌基因活化的主要方式。人类大部分的肿瘤几乎都存在相关基因的点突变,如 RAS 基因是肿瘤细胞中突变频率较高的癌基因(表 13-3)。肺癌、膀胱癌、结直肠癌、胃癌、乳腺癌、胆囊癌、胰腺癌等肿瘤中均存在不同频率的 RAS 基因家族(HRAS、KRAS、NRAS)2、3、4 号外显子区域的点突变。

表 13-3 人类肿瘤中 RAS 基因点突变频率

RAS 基因类型	肿瘤类型	突变频率
KRAS	肺腺癌	30
KRAS	结肠癌	50
KRAS	胰腺癌	90
KRAS	胆管腺癌	90
HRAS	宫颈癌	25
HRAS	甲状腺癌	60
NRAS	黑色素瘤	20
HRAS	精原细胞瘤	40
HRAS	急性髓系白血病	30

近年来随着检测技术的飞速发展,人们利用多聚酶链式反应(polymerase chain reaction,PCR)及测序技术,对 KRAS、BRAF、BRCA1/2、EGFR、PIK3CA、P53、MEN1 等多种癌基因和抑癌基因进行了大量的分析,明确了这些基因的点突变 / 小片段插入缺失是基因变异的重要方式并参与细胞的癌变,而且与分子靶向治疗关系密切。检测技术的发展,推动了肿瘤驱动基因的发现及肿瘤分子分型的发展,目前针对多种突变基因的靶向药物已经明确写入国内外肿瘤诊疗指南。随着研究

深入，基因突变检测在肿瘤精准诊疗中的意义将更加突出。

在多种肿瘤中也存在 *P53* 等多种抑癌基因的点突变。与 *KRAS* 等癌基因相比，抑癌基因的突变点分布范围很广，如 *P53* 基因的点突变从第 4 至第 10 外显子均可出现。常见肿瘤 *P53* 基因突变位点见表 13-4。

从蛋白编码角度，点突变可以表现为同义突变、错义突变（missence）、无义突变（nonsence）等多种形式。目前对基因突变的关注点多集中在错义突变及无义突变，但对同义突变的生物学意义和认识有待于进一步加强。小片段插入缺失可以表现为移码突变（frame-shift mutation）和框内突变（in-frame mutation）。

二、基因拷贝数变异

基因拷贝数变异（copy number variation，CNV）指大范围（一般指长度 1kb 以上）的 DNA 片段增加或者减少。拷贝数变异涉及的碱基数目远比 indel 多，可以是一个片段、一个外显子甚至整个染色体的改变，导致染色体核型出现异常。

DNA 大片段的缺失，可以导致基因拷贝数异常。常见的缺失区段如乳腺癌的 3p、7q、11p、13q、16q、17p 等，结肠癌的 5q、17p、18q 等。常见的缺失基因如 *P53*、*P16*、*SMAD4* 等。基因片段的缺失可使抑癌基因失活，使基因正常的生物学功能丧失。

基因扩增，是拷贝数变异的一种表现形式，是癌基因活化的一种主要方式，细胞内一些基因可复制成多拷贝，这些多拷贝的 DNA 以游离形式存在于双微体（double minutcs，DMS）或再次整合入染色体形成均染区（homogeneously stained regions，HSR）。基因拷贝数增多往往会导致表达水平增加。基因扩增和过表达均可影响细胞的正常生理功能，研究证明许多肿瘤都存在癌基因的扩增（表 13-5）。

表 13-4　人类肿瘤 *P53* 基因突变热点和频率

肿瘤类型	突变频率	突变热点（密码子）
肺癌	56	157，248，273
结肠癌	50	175，245，248，273
食管癌	45	不确定
卵巢癌	44	273
胰腺癌	44	273
皮肤癌	44	248，278
胃癌	41	不确定
头颈部鳞癌	37	248
膀胱癌	34	280
前列腺癌	30	不确定
肝细胞癌	45	249
胶质瘤	25	175，248
乳腺癌	22	175，248，273
子宫内膜癌	22	248
甲状腺癌	13	248，273
白血病	12	175，248
宫颈癌	7	273
软组织肉瘤	31	不确定

表 13-5　几种常见肿瘤癌基因的扩增率

基因	肿瘤类型	扩增率 /%	基因	肿瘤类型	扩增率 /%
C-ERBB2	乳腺癌	16～33	*KRAS*	乳腺癌	3～10
	胃、食管癌	5～33		胰腺癌	45
	卵巢癌	20～33		卵巢癌	4～8
	胆囊癌	45～58		胆囊癌	30～61
	肝癌	25～45	*INT2*	乳腺癌	4～23
C-MYC	乳腺癌	25～30	*NRAS*	肝癌	24
	结直肠癌	3～6	*MDM2*	肝癌	15～26
	胆囊癌	40～60	*C-FOS*	肝癌	39
	肺鳞癌	15～25	*K-SAM*	胃癌	21
	肺癌	25～42	*MET*	胃癌	19
N-MYC	肺腺癌	2～11			

三、基因重排

某一基因在肿瘤细胞中从染色体的正常位置转移到同一染色体的其他位置或其他染色体的某个位置上称为基因重排（gene rearrangement）。基因重排可使癌基因被激活，抑癌基因失活，从而使细胞恶变。癌基因的编码序列在 DNA 上是不连续的，由内含子分隔，其中有些序列起到促进子和调节基因的作用，在基因出现重排时，可使癌基因与正常的抑制子分开而被置于活化 DNA 序列的控制之下，其中具有代表性的例子为 Burkitt 淋巴瘤。Burkitt 淋巴瘤存在 8q24 的易位，而 C-MYC 基因位于 8q24，编码 Igκ、IgH 和 Igλ 的基因则分别位于第 2、14、22 号染色体，8q24 与第 2、14、22 号染色体发生易位后，C-MYC 基因则有可能发生重排而活化。在慢性和急性粒细胞白血病和急性淋巴细胞白血病中，癌基因 ABl 从第 9 号染色体易位到第 22 号染色体，在不同位点与 BCR 基因的上游部分相连，产生一种获得酪氨酸激酶活性的融合蛋白。著名的费城染色体（Ph）即为有缺失的第 22 号染色体，第 9 号染色体 9q34 的 Abl 基因易位至第 22 号染色体，为慢性髓细胞性白血病的主要分子改变。NSCLC 患者标本中可检测出融合基因 EML4-ALK，导致 ALK 蛋白过表达。目前研究发现，EML4 的 2 号外显子、13 号外显子或 14 号外显子均可与 ALK 20 号外显子发生融合，几种常见肿瘤的染色体易位见表 13-6。

四、基因多态性及微卫星不稳定性

基因多态性是指同一群体中，某个基因座上存在两个或两个以上的等位基因，且等位基因的频率大于 0.01 的现象，亦称遗传多态性（genetic polymorphism）。基因多态性一般发生在基因序列中不编码蛋白的区域和没有重要调节功能的区域。基因多态性导致了不同个体间基因型差异；而同一个体基因型终生不变，并按孟德尔规律世代相传。

表 13-6　几种常见肿瘤的染色体易位

常见肿瘤	常见的染色体易位	涉及的癌基因
滤泡型淋巴瘤	t(14;18)(q32;q21)	BCL-2
急性早幼粒白血病	t(15;17)(q22;q12-21)	C-FES
急性非淋巴细胞性白血病	t(9;22)(q34;q11)	C_AB1
Burkitt 淋巴瘤	t(8;2)(q24.p11)	C-MYC
	t(8;14)(q24;q32)	C-MYC
	t(8;22)(q24;q11)	C-MYC
Ewing 肉瘤 /PNET	t(11;22)(q24;q12)	EWS-FLI1
	t(21: 22)(q22;q12)	EWS-ERG
Xp11.2 染色体转位相关肾细胞癌	Xp11.2	TFE3
促结缔组织增生性小圆细胞肿瘤	t(11: 22)(p13;q12)	EWS-WT1
透明细胞肉瘤	t(12;22)(q13;q12)	EWS-ATF1
	t(2;22)(q33;q12)	EWS-CREB1
滑膜肉瘤	t(X;18)(p11;q11.2)	SYT-SSX1
		SYT-SSX2
		SYT-SSX4
间变性大细胞淋巴瘤	t(2;5)(p23;q35)	NPK-ALK
	t(1;2)(q25;p23)	TPM3-ALK
	t(2;3)(p23;q21)	TFG-ALK
NSCLC	t(2;2);inv(2)	EML4-ALK
腺泡状横纹肌肉瘤	t(2;13)(q35;q14)	PAX3-FKHR
	t(1;13)(p36;q14)	PAX7-FKHR

生物群体基因多态性现象十分普遍，人类基因多态性既来源于基因组中重复序列拷贝数的不同，也来源于单拷贝序列的变异，以及双等位基因的转换或替换。人类基因多态性可分为：DNA片段长度多态性、DNA重复序列多态性、单核苷酸多态性。

单核苷酸多态性（single nucleotide polymorphism，SNP），是继限制性片段长度多态性（restriction fragment length polymorphism，RFLP）和微卫星多态性（microsatelliet polymorphism）之后的第三代分子遗传标记。SNP是指在基因组水平上由于单个核苷酸变异而产生的一种DNA序列多态性，通常是二等位基因即二态的，这种单核苷酸变异主要表现为单碱基的置换，其中大部分为转换，即嘧啶转换为嘧啶，嘌呤转换为嘌呤，颠换（嘧啶和嘌呤之间互换）较少。转换与颠换比例大致为2:1。SNP在CG序列上出现变异最为频繁，而且多为C→G，可能是由于CG岛中的C经常发生甲基化，自发脱氨基后即变为G。严格来讲，SNP要求变异在人群中出现的频率不小于1%，由于选择压力等原因，SNP在非转录序列中的分布要多于转录序列。虽然SNP多只有两种变异体，其复杂程度不如微卫星多态性，但是由于它分布十分广泛，数量巨大，因此其整体多态性要高于微卫星多态性。而且由于SNP是二态的，易于自动化批量检测，因此被认为是新一代的遗传标记。

原则上任何用于检测单碱基突变的技术都可以用于SNP的识别，如限制性内切酶消化法、Southern杂交、等位基因特异性的PCR以及DNA测序等方法，都能用于检测已知或未知的SNP位点。其中最常用的方法为PCR-SSCP方法。该方法自从1989年Orita首次报道以来，由于其快速、简便，敏感性高，已经被越来越多的应用于基因突变和基因多态性检测。经SSCP筛选出的有泳动变位的基因片段强烈提示存在基因突变，再结合DNA测序就能明确突变的位点和性质。

单链构象多态性（single-strand conformational polymorphism，SSCP）的原理：双链DNA变性后，单链DNA通过分子内碱基配对重新折叠，单链核苷酸序列的微小变化，包括点突变、缺失和插入突变都会影响单链DNA分子的最终构象，在非变性聚丙烯酰胺凝胶电泳时就会引起电泳迁移

率的改变。凝胶中DNA条带的显示也是通过银染的方法，敏感度能达到纳克水平。如果SSCP后结果显示条带出现泳动变位，则强烈提示有基因突变（图13-1）。

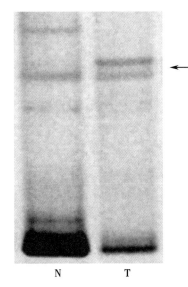

图13-1 胰腺癌中SNP位点的多态性

N为正常组织，T为肿瘤组织，箭头所指的泳动变位条带即为多态性位点

SNP分析可用于易感基因检测、复杂疾病的基因定位、疾病关联分析、疾病的遗传学机制研究、药物设计指导、法医学等领域。应用DNA芯片技术进行SNP位点的筛检，可大大提高自动化分析程度和检出效率，此外，应用质谱和高效液相层析法也可以大规模和快速检出SNP或进行SNP的筛选。

SNP在肿瘤研究中有十分重要的地位和应用前景，目前已有一些已知的肿瘤相关的SNP芯片和诊断试剂盒，应用于乳腺、前列腺癌等肿瘤的分子病理诊断。目前商品化的SNP芯片覆盖SNP位点最多的已经达到了400万个以上，而新一代高通量的测序技术也能发现不少未知的SNP位点。但就总体来讲，SNP的研究也存在许多有待解决的问题，如检测SNP样本的种族、来源、地理分布多样性，难以得到真正能代表人类的多态性标志，SNP制图时所需SNPs量大而扩增筛选SNPs费用昂贵，存在假阳性和假阴性；与疾病关联的等位基因出现的年代及频率不同；私营机构对SNP专利申请的争夺等均阻碍SNP信息的获取和应用。然而SNP作为一种新型的基因研

究工具，能够加速对遗传病、药物设计、肿瘤标志等领域的研究进程，随着人类全基因组深度测序技术的不断开展，许多未知的 SNP 位点不断被开发，SNP 的应用价值将会不断得以发掘和体现。

微卫星不稳定性（microsatellite instability，MSI）检测是基于数目可变串联重复序列（variable number of tandem repeats，VNTR）的发现。人类基因组含有大量的碱基重复序列，一般将 6～70bp 的串联重复称为小卫星 DNA（minisatellite DNA），又称为 VNTR。而将 1～4bp 的串联重复称为微卫星 DNA，又称简单重复序列（simple repeat sequence，SRS）。SRS 是最常见的重复序列之一，具有丰富的多态性、高度杂合性、重组率低等优点。最常见的为双核苷酸重复，即（AC）n 和（TG）n。研究表明，在 n≥14 时，2bp 重复序列在人群中就呈高度多态性。SRS 广泛存在于原核和真核基因组中，约占真核基因组的 5%，是近年来快速发展起来的新的 DNA 多态性标志之一。MSI 是指简单重复序列的增加或丢失，特别是 DNA 错配修复系统（DNA mismatch repair system，DNA MMR）缺陷是导致微卫星高度不稳定性的主要原因。1993 年在遗传性非息肉病性大肠癌（hereditary non-polyposis colorectal cancer，HNPCC）中观察到多条染色体均有（AC）n 重复序列的增加或丢失，HNPCC 家系中多有遗传性 hMSH2、hMLH1、hPMS1 或 hPMS2 基因的失活突变，这 4 种基因产物参与人类体细胞中 DNA 的错配修复，上述基因的失活突变会导致细胞的 DNA 错配修复缺陷，引起微卫星高度不稳定性。后来相继在胃癌、胰腺癌、肺癌、膀胱癌、乳腺癌、前列腺癌及其他肿瘤等也发现存在微卫星高度不稳定现象，微卫星高度不稳定性已经成为肿瘤主要的分子标志物，提示 MSI 可能是肿瘤细胞的另一重要分子标志，微卫星不稳定性的发现也加速了人类错配修复基因的研究进程。

五、基因表观遗传学改变

表观遗传学改变是指基因的核苷酸序列不发生改变，而基因表达或细胞表型出现异常改变。表观遗传的方式很多，已知的有 DNA 甲基化（DNA methylation），mRNA 甲基化，基因组印记，基因沉默等，本章节重点介绍 DNA 甲基化。

DNA 甲基化状态的改变可导致基因结构和功能的异常，可成为细胞癌变过程中重要的一步。研究表明，在相当一部分肿瘤患者的癌细胞中，其主要的基因是完整的，并没有发现任何突变或缺失等基因变异。这一现象给科学家提出了一个值得深思的问题。50 年代，Wyatt 等发现 DNA 分子中存在第 5 个碱基：5- 甲基化胞嘧啶（5′-methyl-cytosine），5- 甲基化胞嘧啶并没有引起足够的重视和认识。直到 1988 年，Bestor 等发现了编码 DNA 甲基化的基因和酶，人们才认识到 DNA 甲基化可能对基因的功能有重大的影响。

在真核生物中最重要的甲基化碱基是胞嘧啶，通常发生在 CpG 双核苷酸区域。限制性内切酶 HAP Ⅱ和 MSP Ⅰ均能识别 CCGG，但是当 CCGG 序列中某些碱基出现甲基基团修饰时，则这两种酶识别能力不同，MSP Ⅰ可识别 CmCGG，而 HAP Ⅱ则不能，但是，这两种酶均不能识别 mCmCGG 结构。因此，可利用 HAP Ⅱ和 MSP Ⅰ 酶解情况确定细胞中 DNA 甲基化状态。经过对几种癌、癌旁组织和正常组织 DNA 的分析，确定某些癌基因（HRAS、C-MYC）低甲基化和抑癌基因（RB、P16）的高甲基化是细胞癌变的一个重要特征。同时甲基化状态的改变与基因点突变、基因缺失及基因表达异常的发生有密切关系。正常的 DNA 甲基化模式如果被破坏都会导致细胞发生癌变。

DNA 甲基化的检测方法有很多种，主要可以分为三大方面：①基因组整体水平的甲基化检测；②基因的特定甲基化位点检测；③寻找新的甲基化位点。其中涉及到的实验方法很多，具体参见本书相关章节。

六、免疫治疗生物标志物

近年来，以免疫检查点抑制剂为代表的肿瘤免疫治疗领域研究进展迅速，为抗肿瘤治疗带来了巨大变革。多项临床研究显示，晚期肿瘤患者对免疫检查点抑制治疗的反应存在较大差异，部分表现持续临床获益，部分则反应较差。此外，尽管抗 PD-1/PD-L1 单药治疗的耐受性一般较好，但多种免疫治疗药物联合使用则会使免疫相关不良事件显著增加。因此，寻找能够较好预测免疫治疗效果的生物标记物就显得尤为重要。目前研究较多的免疫治疗生物标志物包括 PD-L1 表达，微卫星不稳定 / 错配修复缺陷状态（micrositellite instability，MSI/mismatch repair deficiency，dMMR），肿瘤浸润淋巴细胞（tumor infiltrating lymphocytes，TIL），肿瘤突变负荷（tumor mutational burden，TMB），肿瘤相关新抗原（tumor neoantigen burden，TNB）等。

（一）PD-L1 表达

直接检测肿瘤细胞表面 PD-L1 表达情况可作为抗 PD-1/PD-L1 治疗效果的预测指标。在抗 PD-L1 单抗 Nivolumab 治疗黑色素瘤、非小细胞肺癌、肾细胞癌、结直肠癌及前列腺癌的 I 期临床试验中，以免疫组化法 5% 肿瘤细胞 PD-L1 表达为阳性界值，阳性组对 Nivolumab 治疗的客观反应率为 36%，而阴性组均无反应。此后多项临床研究也显示，接受抗 PD-L1 单抗治疗的进展期黑色素瘤及非小细胞肺癌患者中，PD-L1 阳性组的无进展生存期及总体生存期均显著长于 PD-L1 阴性组。此外，当多种治疗方案可供选择时，肿瘤细胞 PD-L1 表达对指导治疗也有重要意义。例如，针对晚期非小细胞肺癌患者的 KEYNOTE-001 研究中，PD-L1 阴性组（<1% 肿瘤细胞染色）虽然对抗 PD-1 药物 Pembolizumab 治疗的客观反应率显著低于 PD-L1 阳性组（≥50% 肿瘤细胞染色），但可从化疗或其他免疫治疗方法中同等获益。Nivolumab 及多西紫杉醇用于非小细胞肺癌二线治疗的 CheckMate057 研究的亚组分析结果也证实了这一结论。

但是，肿瘤细胞 PD-L1 表达状态作为免疫检查点抑制治疗生物标志物也存在局限性。该指标对于抗 PD-1/PD-L1 治疗的阴性预测价值较低，ChekMate067 研究中 PD-L1 阴性黑色素瘤患者中对 Nivolumab 单药治疗的总体反应率达 41%，对 Nivolumb 联合 Ipilimumab 治疗的反应率达 54%。此外，PD-L1 表达受到多种机制调节，瘤内异质性较强，单部位单次取得的标本难以准确反映机体的抗肿瘤免疫状态。同时，不同克隆号 PD-L1 免疫组化抗体的一致性较差，染色阳性判断标准不统一，免疫组化判读主观性强，这些因素均限制了 PD-L1 在免疫治疗中的应用。

（二）错配修复缺陷 / 微卫星不稳定

在错配修复缺陷状态下，肿瘤细胞基因组中框移突变聚积，产生较高免疫原性，激活机体抗肿瘤免疫反应，并引起免疫检查点蛋白的代偿性高表达。目前，肿瘤错配修复缺陷 / 微卫星不稳定（dMMR/MSI-H）已被美国食品与药品管理局批准作为多种实体肿瘤抗 PD-1/PD-L1 治疗的疗效预测标记物。我们可通过错配修复蛋白（MLH1，MSH2，MSH6 及 PMS2）免疫组化染色判断肿瘤错配修复状态，可应用 PCR 法或 NGS 方法直接检测肿瘤微卫星不稳定状态，具体检测方法详见相关章节。

（三）肿瘤浸润淋巴细胞

多项回顾性研究证实，肿瘤浸润淋巴细胞与结直肠癌、黑色素瘤及非小细胞肺癌等肿瘤的预后相关。T 细胞炎症性肿瘤免疫微环境与 MAGE-A3 疫苗及高剂量白介素 2 免疫治疗临床获益相关。在 Pembrolizumab 用于黑色素瘤治疗的 KEYNOTE-001 研究中，治疗反应组的用药前基线肿瘤组织 CD8$^+$T 细胞密度显著高于疾病进展组；对患者的多次活检样本进行检测，治疗反应组的 CD8$^+$T 细胞密度在用药过程中逐渐增加，但在疾病进展组中未观察到该现象。

（四）肿瘤突变负荷及新抗原负荷

临床前研究提示，肿瘤体细胞突变产生的新生抗原是机体调节性抗肿瘤免疫反应的主要驱动因素。在多种实体瘤中，免疫性杀伤肿瘤细胞效应与高突变负荷及突变可能产生的新抗原表位相关。Pembrolizumab 治疗非小细胞肺癌的临床试验中，高肿瘤突变负荷及高肿瘤新生抗原负荷均与持久临床获益及更长的无进展生存期相关。

上述免疫治疗标记物之间具有一定的相关性，但并不完全等同，在对肿瘤免疫治疗疗效预测方面各有优缺点。目前认为，将多种免疫治疗生物标记物检测相结合可能能够更有效地反应机体抗肿瘤免疫状态，指导抗肿瘤免疫治疗的应用。

第三节　常用分子病理检测技术

一、原位杂交

原位杂交（in situ hybridization，ISH），结合了分子杂交技术与组织化学技术，以被标记的已知序列作为探针，在组织细胞内与目标 DNA/RNA

杂交,达到定性定位检测核酸的目的。ISH 最大的优势在于,在完整保留了细胞类型和组织学信息基础上检测分子改变。

原位杂交技术分类及原理

依据探针标记,ISH 包括最初的放射性核素标记,目前应用最广泛的荧光原位杂交(fluorescence in situ hybridization,FISH)技术,以及近年来兴起的显色原位杂交(chromogenic in situ hybridization,CISH)。CISH 利用地高辛标记探针,通过抗体耦联过氧化物酶或碱性磷酸酶使底物显色,结果可直接在普通光学显微镜下观察。此外,银染原位杂交(SISH)也可以直接在明场下观察。按照通道数目可分为单色、双色和多色 ISH。光谱核型分析(spectral karyotyping,SKY)是最为典型的多色 FISH 技术,混合 5 种颜色探针识别人类全部染色体,通过计算机光谱成像仪自动分析核型。该方法分辨率较低,但能够完整观察所有染色体核型。血液系统肿瘤常常出现多个复杂的染色体异常,SKY 能够一次性观察到所有染色体异常。

依据探针和靶标类型将 ISH 分为 DNA-DNA 杂交、DNA-RNA 杂交和 RNA-RNA 杂交。在 ISH 检测中,根据染色体状态包括中期染色体、间期染色体和染色质/DNA 纤维 3 种类型,分辨率依次提高。中期 FISH 技术需将细胞终止于有丝分裂期,此时染色体浓缩,能够识别带型,可用于检测染色体结构异常,如缺失、重复、非整倍体及重排。但无法检测染色体倒位、小的缺失/插入以及点突变。间期 FISH 无需同步细胞周期,可在甲醛溶液固定石蜡包埋(formalin-fixed and paraffin embedded,FFPE)组织切片上进行检测。由于染色质处于间期,因此分辨率大大提高,但无法显示染色体结构仅可见探针信号。染色质/DNA 纤维 FISH 需将染色体或 DNA 处理为松解状态,从而进行更为精确的检测。

比较基因组杂交(comparative genomic hybridization,CGH)是基于 FISH 衍生的一种方法,用于直接检测两组全基因遗传物质不平衡(缺失或扩增)。其基本原理是分别将待测基因组 DNA 和对照基因组 DNA 用两种荧光标记(通常为红色和绿色),以 1:1 混合后制备为探针,与正常人中期染色体标本竞争性杂交。若两组样本完全相同,则杂交后会看到完全为黄色(红色和绿色混合)的荧光信号。若两组间存在差异,则会出现单一红色或绿色信号,通过对荧光信号差异的分析获取待测样本基因变异情况。然而,这种方法需制备中期染色体,且分辨率较低,无法识别拷贝数无变化或变化较小的平衡易位、倒位、插入和低水平嵌合体。在 CGH 的基础上结合微阵列技术开发的 CGH 芯片(aCGH)能够高分辨率、高通量、高效率地检测染色体的改变。

随着技术的发展,还有多种 ISH 探针正逐步应用于肿瘤领域,如寡核苷酸探针、锁核酸(locked nucleotide acid,LNA)、滚环 DNA 扩增(rolling circle amplification,RCA)和分支 DNA(branched DNA)等。表 13-7 总结了上述分类。

以 FISH 为代表的原位杂交技术在肿瘤分子诊断中应用广泛。在乳腺癌及胃癌中检测 *Her2* 扩增状态以指导是否使用曲妥珠单抗治疗是 FISH 临床应用的经典案例(图 13-2)。此外,多种指南和共识推荐使用 FISH 等原位杂交方法进行分子检测,如在 NSCLC 中检测 *ALK* 相关基因重排,在黑色素瘤中检测 6 号和 11 号染色体异常,在胶质瘤中检测 1p/19q 联合缺失等(表 13-8)。血液系统肿瘤中常有多种染色体异常,对于疑难复杂病例,可采用 SKY 检测整体染色体改变情况。

表 13-7 原位杂交技术分类

探针标记	颜色通道		标本类型	探针类型
放射性 ISH	单色	DNA	中期染色体	寡核苷酸探针
FISH	双色		间期染色体	LNA
CISH	多色		染色质/DNA 纤维	RCA
SISH		RNA	RNA	分支 DNA

注:SISH 为银染原位杂交

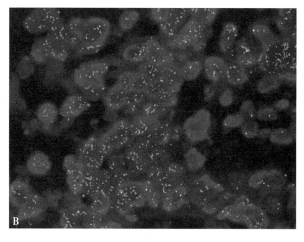

图 13-2　乳腺癌 *Her2* 基因状态 FISH 检测

（红色信号是 *Her2*，绿色信号是 17 号染色体对照），A：*Her2* 阴性；B：*Her2* 成簇扩增

表 13-8　原位杂交技术在肿瘤中应用举例

分子改变	肿瘤类型	检测方法
HER2 扩增	乳腺癌、胃癌	FISH
EML4-ALK 重排	肺癌	FISH
TMPRSS2 与 *ERG/ETV* 融合	前列腺癌	FISH
6p25，6p23，Cep6 和 11q13 异常	黑色素瘤	FISH
MYC 扩增	神经母细胞瘤、髓母细胞瘤	FISH，CGH
C11ORF95-RELA 融合	幕上室管膜瘤	FISH
1p/19q 联合缺失	胶质瘤	FISH
多种染色体异常	白血病	SKY

二、聚合酶链式反应

聚合酶链式反应（PCR）是分子生物学的经典技术，1983 年由 Mullis 发明，一经问世便成为一项革命性的技术，大大降低了基因研究的经费和时间。其基本原理即对已知序列的 DNA 进行特异性扩增。随着精准医学时代的到来，肿瘤患者的精准治疗依赖于精准分子检测，而 PCR 技术在精准检测中扮演了重要角色。传统的 PCR 方法检测先对目的序列进行扩增，再通过凝胶电泳半定量扩增产物，以实现检测 DNA 水平的分子改变，包括 DNA 缺失/插入、点突变及甲基化水平等。逆转录 PCR（RT-PCR）将 mRNA 逆转录为 cDNA，能够检测 RNA 水平的分子改变。定量 PCR 在传统 PCR 的基础上实现了在同一封闭体系内边扩增边定量检测产物，是 PCR 技术的又一次革新，其中实时荧光 PCR（real time PCR）目前已在临床广泛应用，可以检测多种肿瘤基因改变，指导临床肿瘤诊疗决策。数字 PCR（digital PCR）是近年来兴起的更为灵敏的绝对定量 PCR 技术，也被称为第三代 PCR。

（一）实时荧光 PCR（real time PCR）

传统 PCR 在扩增结束后需打开反应管分析产物，这种操作易产生气溶胶污染，引起后续扩增的交叉污染。因此研究人员向反应体系中引入荧光基团以达到在一个封闭管内实时检测荧光强度以反映扩增效果的目的，由此诞生了实时荧光 PCR。依据荧光标记的方法可分为两类：荧光探针标记的 PCR 和荧光染料标记的 PCR。前者是基于荧光共振能量转移（FRET）原理，即当一个荧光基团与一个荧光淬灭基团邻近时会发生荧光能量转移，淬灭基团吸收荧光基团能量从而被激发荧光；反之淬灭作用便消失。基于该理论，有 Taqman 荧光探针、双杂交探针、分子信标探针和蝎形探针等标记方法。SYBR Green I 是应用最为广泛的实时荧光 PCR 染料，可与双链 DNA 小沟非特异性结合，在扩增过程中，随引物延伸形成的双链 DNA 荧光强度不断增加，与不扩增的模板荧光强度存在显著差异。这种方法无需单独设计探针，因此操作简便、成本较低，但需结合溶解曲线证实无非特异性扩增以保证结果的可靠。

随着技术的进步，在上述基本方法之上衍生出许多更加灵敏的检测方法并应用于临床诊断，包括：扩增阻滞突变系统（amplification refractory mutation system，ARMS）、片段长度分析、变性高效液相色谱技术、高分辨率熔解曲线分析等。其中 ARMS 法在基因突变检测中应用最为广泛，其主要原理为：利用 TaqDNA 聚合酶缺少 3′-5′ 外切酶活性，设计两个 5′ 端引物，分别与野生型 DNA 和突变型 DNA 互补。只有与模板 DNA 完全互补的引物才可延伸并得到 PCR 扩增产物。针对不同的已知突变，设计适当的引物，通过 PCR 方法直接达到区分突变型和野生型基因的目的，并且能在同一系统中同时检测两种或多种等位基因突变位点。近年来，在经典 ARMS 法的基础上也衍生出一些改良方法，如 ADx-ARMS® 法和 Super-ARMS® 方法，灵敏度更高。

（二）数字 PCR

数字 PCR 属于第三代 PCR 技术，是一种更加灵敏的核酸分子绝对定量技术。数字 PCR 同样利用 Taqman 或分子信标探针杂交，其关键在于将待测模板稀释至单分子水平，再通过纳米和微流体技术自动将其分配至数个反应单元中。若分配至芯片微孔中则称为芯片数字 PCR，若以油包水的方式分配为微滴则称为微滴数字 PCR（ddPCR）。在扩增阶段，有荧光信号的反应单元记为 1，无荧光信号则记为 0，统计有或无扩增的反应单元数目，利用泊松分布即能够确定原始模板内待测分子的绝对数量。该方法无需使用标准曲线，不依赖于扩增效率，因此适用于低丰度突变的检测。未来，数字 PCR 在肿瘤分子诊断领域将发挥重要作用，尤其适用于仅能提供少量样本的情况，如：需多次长期监测肿瘤复发、转移或耐药情况时；检测血液系统疾病中传统手段无法观测到的微小残留病变等。

（三）PCR 技术的临床应用选择

检测手段应根据能够使用的标本类型和检测目的进行选择。以 EGFR 基因突变检测为例，由于晚期 NSCLC 患者和含腺癌成分的其他类型肺癌患者 EGFR 突变频率高，且具有明确的靶向药物受益可能，建议所有上述患者进行 EGFR 基因突变检测。目前指南建议手术切除组织的 FFPE 标本采用 ARMS 法进行检测，不易获得组织学样本需检测血液 ctDNA 的病例应采用高灵敏度的检测方法如 Super-ARMS® 法和数字 PCR 法。PCR 无法检测到罕见突变，则需选择其他检测方法如测序（表 13-9）。

表 13-9　常用基因突变检测方法对比

检测方法	标本类型	检测肿瘤 DNA 灵敏度
Sanger 测序	肿瘤组织	>10%
焦磷酸测序	肿瘤组织	5%～10%
HRMA	肿瘤组织	5%
实时 PCR（Taqman）	肿瘤组织	2%
NGS	肿瘤组织/血	1%～10%
ADx-ARMS®	少量组织/血	0.1%～1%
Super-ARMS®	少量组织/血	0.2%
数字 PCR	少量组织/血	0.01%～0.1%

进行 PCR 操作的实验室应严格依照中国卫生管理机构和国际的质量标准，避免在检测过程中发生污染；工作人员应接受专业 PCR 上岗培训；实验室需每年定期参加质量控制项目以保证检测结果的稳定一致和可靠。

三、流式细胞术

流式细胞术（flow cytometry，FCM）用于研究细胞悬液中单个细胞的性质，是一种与成像互补的技术。利用该技术能够将大量细胞按不同性质分类，描述异质性混合物中不同细胞群的特征，还能从中分选出特定亚群以便进一步研究。本节着重讲解其在肿瘤中的临床应用，尤其是在血液系统肿瘤中的重要价值。

（一）FCM 检测原理

检测前，需将样本处理为细胞密度适中的细胞悬液，加入由不同荧光素标记的单克隆抗体，与细胞上待识别抗原特异性结合。细胞悬液经由流式细胞仪的流体系统抽吸，与鞘液混合，在流式细胞仪精细的液流和压力控制下，受到鞘液的包裹和约束，细胞排成单行依次通过激光检测区，产生前向散射光（forward scatter, FSC）和侧向散射光（side scatter, SSC），以及特定波长的荧光。成千上万个细胞的光信号经过光电转换、放大及计算分析系统等的处理和分析后形成报告。常用于报告的流式图包括：直方图、散点图、二维等高线图、二维密度图、假三维图和三维图等。

细胞在受到激光束照射后产生散射光，正对着激光方向的散射光信号在前向小角度被检测到成为 FSC，反应细胞体积大小；90° 方向检测到的成为 SSC，反应细胞的颗粒程度，细胞越不规则，表面突起越多，细胞内颗粒越多，SSC 越大。荧光信号来源于与抗体结合的荧光染料，在进行多色流式细胞分析之前，应根据流式细胞仪型号和荧光染料的激发光和发射波长特征进行组合。

（二）FCM 临床应用

在淋巴造血系统肿瘤，得到疾病的准确分型对预后评估和治疗方案的选择至关重要，目前FCM 已被广泛应用于淋巴造血系统肿瘤的免疫分型。以白血病患者为例，其外周血、骨髓、脑脊液及渗出物（如胸腹腔穿刺液等）均可用于 FCM 分析。将样本制备好加入抗体及荧光素标记后即可检测。基于 CD45/SSC 设门是当下白血病免疫分型的主流方案。设门是流式技术中关键步骤，旨在细胞分布图中圈定某一参数范围或对某一特定性状的细胞群进一步分析。CD45 是白细胞共

同抗原但不同类型细胞的表达水平存在差异，有核红细胞和血小板均不表达。根据细胞 CD45 的表达强度和 SSC 数值可区分开待测标本中各系列细胞，CD45 表达强度从大到小：淋巴细胞 > 单核细胞 > 成熟粒细胞 > 幼稚细胞，红细胞不表达；SSC 从大到小：成熟粒细胞 > 单核细胞 > 淋巴细胞 > 幼稚细胞 > 红细胞。图 13-3 展示的是正常骨髓细胞亚群分布示意图。其他各系列正常造血细胞表达抗原见表 13-10。

当白血病患者接受治疗，达到血液学完全缓解后，需明确体内是否存在无法通过形态学等传统方法检测到的微量肿瘤细胞，这一过程称为微

表 13-10　各系列正常造血细胞表达的主要相关抗原

细胞种类	抗体表达
T 淋巴细胞系	CD1a, CD2, CD3, CD4, CD5, CD7, CD8
B 淋巴细胞系	CD10, CD19, CD20, CD22, CD23, sIgM, sIgD, Igκ, Igλ, CD79a, FMC7
NK 细胞系	CD2, CD7, CD16, CD56, CD57
粒细胞系、单核细胞系	CD10, CD11b, CD13, CD14, CD15, CD16, CD33, CD64, CD117, MPO
巨核细胞系	CD41, CD41a, CD42a, CD61, CD62P
红细胞系	CD36, CD71, GPA
幼稚细胞抗原	CD34, CD38, HLA-DR, TdT
白细胞共同抗原	CD45

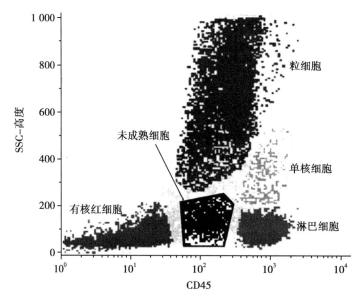

图 13-3　正常人骨髓经流式细胞术检测示意图
（引自：Dongfeng Tan, Henry T.Lynch. 分子诊断与肿瘤个体化治疗原则.
张绪超，刘毅，译. 北京：科学出版社，2018）

小残留病（minimal residual disease，MRD）检测。FCM 是目前检测 MRD 灵敏度最高，应用范围最广的方法。不同于疾病诊断初期，正确鉴别骨髓正常再生祖细胞和白血病细胞是检测 MRD 的关键，因此需要灵敏度较高的方案识别出白血病细胞特异的免疫表型，称之为白血病相关免疫表型（LAIP）。LAIP 主要包括以下几类：

1. 跨系抗原表达　白血病细胞常表达多系列抗原，如 ALL 表达 CD33、CD13，AML 表达 CD7、CD56、CD19 等。

2. 非同步抗原同时表达　白血病细胞同时表达正常细胞分化发育过程中不可能同时出现的抗原，如早期指标 CD34 与晚期指标 CD11b、CD14、CD15 共表达。

3. 抗原表达量异常。

4. 散射光信号异常。

FCM 在实体肿瘤中的使用仍处于研究阶段，尚未进入临床，但具备重要的潜在应用前景。实体瘤组织标本进行 FCM 检测首先要面对的问题是制备单细胞悬液。目前常用机械法或酶化学法实现，即通过机械切割或者胰蛋白酶消化将组织处理为细胞悬液，但需要根据不同肿瘤类型优化稳定处理条件。液体活检是未来肿瘤筛查的方向，FCM 技术在循环肿瘤细胞中的应用潜能巨大。

四、Sanger 测序

第一代基因测序技术在分子生物学研究中发挥过重要作用，化学降解法，双脱氧链终止法为一代测序中的具有代表性的方法，后续有许多方法均在两者基础上发展而来。人类基因组计划的完成主要基于第一代基因测序技术。20 世纪 70 年代 Sanger 和 Coulson 发明的"双脱氧链终止法"，又称 Sanger 测序法。Sanger 测序法是运用最广泛的一代测序技术，在其发明后的 40 年中一直具有重要的应用价值与商业价值。

（一）Sanger 测序法的基本原理

以待测单链 DNA 为模板，在 DNA 测序引物、4 种单脱氧核苷三磷酸（dNTP，包括 dATP、dTTP、dCTP 和 dGTP）为底物的环境中，DNA 聚合酶催化复制。反应分为 4 个独立体系，每个体系中按照一定比例分别加入 1 种双脱氧核三磷酸（dideoxyribonucleoside triphosphate，ddNTP），

按照碱基互补原则，每个反应体系中都可合成一系列长短不一的引物延伸链，若链延伸掺入 dNTP 则可继续延伸，当链延长反应结合到一个 ddNTP 时，因为缺少一个形成磷酸二酯键所必须的 3′-OH 而使 DNA 链延伸终止。由于新合成的 DNA 片段具有共同的起始点，但终止在不同的核苷酸上，高分辨率的变性聚丙烯酰胺凝胶电泳分离，根据添加在 dNTP 上的放射性 ^{32}P，放射自显影检测后可将序列片段精确到 1 个碱基。

由于反应分为四个独立体系，DNA 链合成起始于共同引物 5′-端，以各自的双脱氧碱基为 3′-端形成一系列长度不等的核酸片段，反应终止后，分四个泳道进行凝胶电泳，每个泳道对应一个碱基，由于聚丙烯酰胺凝胶电泳可分辨相差一个碱基的 DNA 片段，根据终止的双脱氧碱基，便可一次阅读合成片段的碱基顺序。

（二）Sanger 测序法的应用

目前 sanger 测序作为最经典的测序方式在 DNA 序列测定领域中具有重要价值，许多测序技术都在其基础上发展而来，目前主要应用涉及到已知肿瘤突变位点检测，特定遗传病变异检测等方面。

随着该技术的应用，研究者对其进行了许多改进使之更合适实际操作，原先使用放射性 ^{32}P 标记的 dNTP 的方法来检测 DNA 序列，但由于放射线带来的辐射会使得 DNA 片段分解，其标记的序列仅能保存 1～2 天，目前已被荧光标记 ddNTP 取代。Apply Biosystem 公司在 Sanger 测序的基础进一步开发出荧光标记的双脱氧法测序，同时结合毛细管电泳测序技术进行基因序列测定，4 种不同荧光素标记 ddNTP，在一个 PCR 反应体系中完成 DNA 测序分析，从而使 DNA 测序工作进一步全自动化。

（三）Sanger 测序法的局限性

Sanger 测序主要应用于检测已知基因的特定位点突变，如甲状腺癌 *BRAF* 基因 V600E 突变、肺腺癌 *EGFR* 基因 L858R 突变。Sanger 测序目前仍然是 DNA 序列测定的金标准，但 Sanger 测序也有明显不足：①检测灵敏度受限，难以检出丰度 <10% 的突变；②应用于 Sanger 测序的 PCR 长度在 300～1 000bp，因而在大片段序列测定中应用受限。

五、高通量测序

下一代测序技术（next generation sequencing, NGS）是近年飞速发展的分子病理诊断技术，其最大特点即高通量，能一次对几十万到几百万条DNA序列进行深度测序。NGS已广泛应用于肿瘤临床检测，并被国内外越来越多的指南及共识推荐。

（一）NGS方法分类

靶向测序是目前在肿瘤的分子检测中最为常用的NGS检测方法，其他方法还包括全基因组测序（whole-genome sequencing，WGS）、全外显子测序（whole-exome sequencing，WES）、全转录本测序（whole-transcriptome sequencing）、全miRNA测序（miRNA sequencing）、全基因组甲基化测序（whole genome bisulfite sequencing）和染色质免疫共沉淀测序（ChIP-sequencing，ChIP-Seq）。

1. WGS　就是对生物体中的基因组全部序列进行测序，然后同已发表的人类基因组图谱进行比对，以发现相关的基因异常改变，如缺失、插入、拷贝数改变以及染色体转位、易位等基因异常改变，并加以注释。目前普遍采用高通量的第二代测序方法进行。

2. WES　利用序列捕获技术将全基因组中的主要用于编码蛋白质的外显子区域DNA经过富集后进行高通量测序的基因组分析方法。由于外显子的序列较短，因此仅需对1%的基因组进行测序就能发现大部分疾病尤其孟德尔单基因遗传病中外显子区域的基因变异。

3. **靶向测序**　在目前临床中应用最为广泛，因为在实际的临床检测中，并不需要对全基因组/全外显子进行测序，由特定探针对全基因组中的特定片段进行富集（enrichment），富集后由特定基因组成的基因序列的集合，被称为panel。对富集后的基因或位点所在的DNA片段进行测序，可检测生殖细胞突变（germline mutation）或者体细胞突变（somatic mutation）。探针杂交捕获是目前片段富集应用最广泛的方法。靶向测序的核心优势在于性价比高，且高质量的靶向测序结果的准确性已与金标准Sanger测序相当。

4. **全转录本测序**　或全RNA测序，是指对细胞内的所有编码RNA（mRNA）和非编码RNA（tRNA，rRNA，microRNA等）采用高通量的测序技术进行序列分析的方法。与全外显子测序不同，全转录本测序不仅能得到基因表达的情况，还能检测RNA的结构异常、mRNA的不同剪接方式、新的转录本等。但是需要注意的是，转录本具有一定的组织特异性和时相性，它所反应的是某一阶段某一种细胞内RNA的表达情况，是动态的，与外显子不同，并不具有稳定性，也无法涵盖所有的表达异常改变。

5. **全miRNA测序**　基本原理是通过PCR的方法对生物体内的miRNA进行富集并应用第二代测序法进行序列分析，不仅能在不需要对比序列的基础上对miRNA进行分析，检测效率很高，而且还能发现新的未知miRNA，这是miRNA芯片无法做到的。

6. **全基因组甲基化测序**　其原理是将样本DNA用Bisulfite处理，将基因组中未发生甲基化的C碱基转换成U，进行PCR扩增后变成T，与原本具有甲基化修饰的C碱基区分开来，再结合高通量测序技术，适用于绘制单碱基分辨率的全基因组DNA甲基化图谱。缺点是成本很高。

7. **染色质免疫共沉淀测序**　其原理是利用染色质免疫共沉淀技术（chromatin Immunoprecipitation，ChIP）特异性地富集目的蛋白结合的DNA片段，然后通过第二代DNA测序技术对富集得到的DNA片段进行高通量测序，用于在全基因组范围内检测与组蛋白、转录因子等相互作用的DNA区段。以前的ChIP-on-Chip技术只能检测已知的DNA片段，而ChIP-Seq则能发现更多未知的序列，而且更为高效、敏感性强。

（二）测序原理介绍

NGS技术需基于检测平台进行，目前已在临床上广泛应用的平台以Illumina、Thermo Fisher和华大基因三家为主。Illumina平台占比最高，我们以此为例简要介绍NGS的原理和基本步骤。

测序的技术原理是采用可逆性末端边合成边测序反应，首先在DNA片段两端加上序列已知的通用接头构建文库，文库加载到测序芯片flow cell上，文库两端的已知序列与flow cell基底上的Oligo序列互补，每条文库片段都经过桥式PCR扩增形成一个簇，测序时采用边合成边测序反应，即在碱基延伸过程中，每个循环反应只能延伸一个正确互补的碱基，根据四种不同的荧光信号确认碱基种类，保证最终的核酸序列质量，经过多个循环后，完整读取核酸序列。

基本步骤包括：

1. **构建测序文库**　将准备好的基因组 DNA 片段化成几百碱基或更短的片段，并在片段两端加上特定接头。

2. **锚定桥接**　flow cell 玻璃芯片是测序反应进行的场所，其上有无数被固定的单链接头，可与上一步骤中添加在 DNA 片段上的接头结合形成桥状结构以备后续扩增。

3. **预扩增**　利用 dNTP 与 DNA 聚合酶进行固相桥式 PCR 扩增。在反复 30 轮扩增后，原单个分子可扩增 1 000 倍，形成上百万条成簇分布的双链待测片段。

4. **单碱基延伸测序**　边合成边测序是 NGS 的重要特点。引入 4 种带有荧光标记的 dNTP、DNA 聚合酶以及接头引物进行扩增。每一个测序簇延伸时，会发出一种荧光，测序仪通过照相机捕获信号，再利用计算机软件将光信号转化为序列信息。

5. **数据分析**　将测序得到的原始数据通过生物信息学工具将这些短的序列组装拼接比对到已有的基因组序列上。

（三）第三代测序技术

第三代测序技术（即单分子 DNA 测序技术）的研究仍在起步阶段，主要为 PacBio 公司的 SMRT 技术（single molecular real time sequencing）和 BioScience 公司的 HeliScope 单分子测序仪。与前两代测序方法不同，第三代测序技术不依赖于 PCR 反应，因此就能避免选择偏移（compositional bias），能准确地检测到丰度很低的片段。

SMRT 技术的主要原理很简单，在反应管内加入 DNA 聚合酶和 4 色荧光标记的碱基，碱基互补配对时加入不同的碱基会发出不同光。根据光的波长与峰值可判断进入的碱基类型。前两种测序技术中，荧光标记在碱基的 5′ 端甲基的位置，随着添加的碱基的增多，会产生一定的空间构象影响，从而限制了测序读取的片段长度。而 SMRT 技术中标记的荧光位于碱基的 3′ 磷酸基团，随着下一个碱基的添入会自动被切除，过程类似天然情况下 DNA 的合成过程，因此其合成的子链与母链完全一致，只要维持 DNA 聚合酶的活性，就能读取很长的片段，可以达到几十 kb，甚至几百 kb。而且由于采用了环形一致序列（circle consensus）模式，使得测序灵敏度更高，十分适用于稀有序列的检测和生物体的全基因组或转录组从头开始测序（de novo sequencing）。但是目前第一代 SMRT 测序仪仍然存在一定的错误率（15%～18%）。Koren 等对 SMRT 技术进行了改进，改良了其中序列读取过程中的计算方法等，令准确率达到了 99% 以上。

HeliScope 单分子测序仪的作用原理是，首先将样本 DNA 打断分成 100～200bp 的单链小片段，然后在 3′ 末端添加 polyA 的标签，与事先预制在芯片上的 polyT 的 tag 混合，将这些 DNA 小片段固定于芯片。在反应体系中加入荧光标记四色碱基，在 DNA 聚合酶的作用下，不断添加到母链上。通过读取荧光信号得到片段的 DNA 序列。最后通过生物信息学，对小片段进行拼接，得到长片段的完整序列。

随着第三代测序技术的不断改进，降低成本，进一步提高测序的准确性，将会在人类遗传学的探索研究中发挥重要作用。但是有学者提出，现阶段将全基因组扫描作为判断疾病的发生、转归和预后的主要指标还为时过早。虽然通过全基因组测序已经发现了不少基因突变位点，但是这些位点是否真正具有明显的临床价值还有待大量临床试验的验证。而且解读这些基因组序列，需要非常专业的人员，解读不正确也无法产生积极的作用。

六、液体活检

液体活检（liquid biopsy），也称为液相活检，是针对非固体生物组织（主要是血液）进行取样和分析的一项技术。液体活检在多个研究领域均有应用价值。在产前诊断中，从母体血液中提取无细胞胎儿 DNA 可用于胎儿先天性疾病的筛查；在心脏疾病的诊断中，循环内皮细胞可以反映部分血管功能障碍和损伤；而在癌症研究中，循环肿瘤细胞和循环肿瘤 DNA 是目前肿瘤液体活检的主要对象。

传统组织活检具有侵入性，在重复使用时患者依从性差，并且无法很好反映肿瘤异质性。同组织活检相比，液体活检的优势是非侵入性，简单安全，利用血液中的循环肿瘤细胞或肿瘤 DNA 追踪和监测肿瘤的复发 / 进展和耐药情况，并且能更好地反映肿瘤异质性。

（一）循环肿瘤细胞检测

循环肿瘤细胞（circulating tumor cells，CTC）是从原发肿瘤中脱落进入血管 / 淋巴管系统，运行于全身血液循环中。CTC 可随血液循环定植于远处器官形成转移灶，这也是导致大多数癌症死亡的机制。CTC 的检测和分析可以辅助评估患者的预后，并确定适当的治疗方案。针对转移性乳腺癌、结直肠癌或前列腺癌的 CTC 研究表明，血液中的 CTC 是能够预测患者总生存期有效的预后因素。

目前对 CTCs 的研究主要集中在早期筛查、辅助肿瘤分期、预后评估、个体化治疗策略制订、疗效及耐药监测、复发和转移预警等方面。循环肿瘤细胞在肿瘤患者外周血中数量稀少，一般在 $10^6 \sim 10^7$ 个白细胞中仅含有 1 个。因此有效的富集和筛选 CTC 是检测的前提。

目前针对 CTC 的检测策略，主要包括物理富集法和免疫富集法。物理富集法是根据 CTC 与血液有核细胞的质核比、细胞密度、体积大小、细胞刚性以及电性能等物理性质方面的差异可以从外周血中进行 CTC 富集，其中包括根据 CTC 密度低于血细胞而使用的密度梯度离心法与根据 CTC 直径大于血细胞而使用的膜滤过分离法。免疫富集法是基于抗体 - 抗原特异性结合这一原理分离捕获 CTC，依赖 CTC 表面的特异性抗原（上皮细胞黏附蛋白 EpCAM）通过抗体包被的"介质"直接或者间接的捕获肿瘤细胞；也有通过分离去除白细胞实现 CTC 的阴性分离。但由于肿瘤细胞缺少 100% 特异性的抗体，并非所有肿瘤细胞都表达某种特异性抗原，这就限制了该方法的实际应用。

（二）循环肿瘤 DNA 检测

循环肿瘤 DNA（circulating tumor DNA，ctDNA）来源于肿瘤细胞裂解后释放的碎片 DNA。ctDNA 不应与循环游离 DNA（circulating free，cfDNA）混淆，后者的覆盖范围更广，其描述的是血液中全部游离的循环 DNA，不仅仅包括肿瘤细胞裂解后释放的 DNA 还包括正常细胞裂解后释放的基因组序列。由于 ctDNA 可反映整个肿瘤基因组，因此它具有潜在的临床实用价值，可以在不同的时间点进行抽血检测 ctDNA。

ctDNA 来源于肿瘤细胞，在很多肿瘤类型中都广泛存在，并且肿瘤分期越晚、恶性程度越高，ctDNA 特有突变丰度越高。ctDNA 在 cfDNA 中占比很小，传统技术难以检出，需要高灵敏度技术检测。目前 ctDNA 的检测手段主要包括 NGS、数字 PCR（dPCR）和 Super-ARMS®。

检测 ctDNA 在肿瘤诊治中发挥了越来越重要的作用。ctDNA 含量变化的监测可以应用于肿瘤早期筛查、靶向及免疫治疗指导、肿瘤复发 / 进展检测及预后评估、耐药机制探索等。

七、生物芯片

生物芯片技术是将微加工技术和微电子技术应用于生物化学领域而获得的新型高通量技术，是指在固相介质表面应用微加工技术和微电子技术建立的微型生物化学分析系统。1991 年 Fodor 等首先提出 DNA 芯片（DNA chip）和微阵列（microarray）的概念。随着人类基因组计划的实施，明确了人类大约编码 2.6 万～3.8 万个基因，使用传统的基因检测技术对全部的基因进行研究是一个艰巨而且复杂的工程，而通过微阵列这种高通量技术，可以进行低价高效的检测，尤其是进入二十一世纪以来，随着生物信息学技术的多样化，生物芯片技术得到了极大的进步。根据储存生物信息的类型，可以将生物芯片分为寡核苷酸芯片（DNA chip）、cDNA 芯片（cDNA chip）、蛋白质芯片（protein chip）和组织细胞芯片（tissue or cell chip）等。生物芯片是人类基因组和后基因组研究中不可缺少的强大工具，在肿瘤的分子病理诊断中也具有十分重要的作用。

（一）DNA 芯片

基因芯片，又称 DNA 芯片是基于杂交测序（sequencing by hybridization，SBH）技术基础上建立起来的，依不同分类方式分为不同芯片类型。依其用途不同分为表达芯片（expression chip）和基因组芯片（genomic chip）；根据芯片上核苷酸长度不同分为寡核苷酸芯片，cDNA 芯片和基因组芯片。但其原理和制备方法都是相似的。DNA 芯片主要通过两种方法来制备：原位合成法和合成点样法。原位合成法是采用光导化学合成和照相平版印刷术在合适的固相介质表面合成寡核苷酸探针。合成点样法实质手动或自动将寡核苷酸探针、DNA 或 cDNA 加入特制的固相载体上。其工作原理是检测特定结合待测样品的荧光染料标记的寡核苷酸探针，使用特有的荧光波长扫描，通过计算机分析将荧光信号转化为数字信号的过程。DNA 芯片技术集合了集成电路计算机、激光共聚焦扫描、荧光标记探针和 DNA 合成等先进技术，可用于基因定位、DNA 测序、基因制图、基因功能分析和遗传图谱的构建等。

由于基因具有高通量，大规模等优点，所以基因芯片已广泛应用于在疾病诊断、药物筛选及毒理学研究。目前基因芯片在肿瘤诊断和治疗中也被广泛应用，可用于肿瘤基因突变、多态性检测、肿瘤基因组序列分析及基因药物的开发。使用基因芯片技术解决了传统核酸印记杂交技术的操作复杂、检测效率低下等问题，可以在短时间内获得大量的准确性较高的基因信息，不仅可以精确诊断基因突变及多态性检测，还可以寻找和明确新的基因变化类型。1996 年 Hacia 使用 9.6 万个位点的 DNA 芯片检测获得乳腺癌易感基因 *BRCA1* 第 11 外显子 3.45kb 长度内的杂合型突变，显示了基因芯片高通量、高精确度的特点。Wellford 应用差异分析结合 DNA 芯片，获得了与 Ewing 肉瘤相关的 50 个新克隆。根据不同用途，基因芯片又后续衍生出不同功能的基因芯片，可以用来检测不同的 DNA 或 RNA 的状态（表 13-11）。

表 13-11 各种生物芯片用途总结

芯片	用途
比较基因组杂交芯片	研究基因拷贝数目的变化，明确疾病相关基因
DNA 甲基化芯片	在全基因组水平研究 DNA 甲基化在发育、X 染色体失活、衰老以及人类疾病中的变化
SNP 芯片	研究各种生物 DNA 序列中单核苷酸多态性对疾病、诊断、预后的影响
ChIP-on-chip	研究蛋白质与 DNA 在染色质环境下的相互作用，从而阐明真核生物基因表达机制
cDNA 芯片	大规模高通量分析在特定生物过程中基因表达变化的全面信息

（二）蛋白质芯片

蛋白质芯片（protein chip）是指将多种蛋白质固定于介质表面，使用荧光标记的抗体或配体通过抗原 - 抗体反应或酶解反应等技术检测蛋白质与蛋白质、蛋白质与 DNA、蛋白质与 RNA，以及配体及其他小分子化合物之间的相互作用关系。蛋白质作为人体内发挥作用的分子，提示蛋白质芯片具有更广泛的用途。目前蛋白质芯片可用于检测已知抗体的特异性，也可发现蛋白质相互作用的新途径。根据载体上包被的蛋白质的性质，蛋白芯片可以分为抗体芯片、抗原芯片、配体芯片、糖芯片等，分别用于蛋白质性质以及功能的检测。抗体芯片（antibody microarray）属于蛋白质芯片的一种，为检测生物样品中蛋白表达模式的新方法。其基本原理是把能和各种抗原结合的多种抗体高密度固定到载体上，当待测样品通过芯片表面时，根据抗原 - 抗体间的特异性结合对样品中的抗原进行检测。抗体芯片可以针对广泛的已知功能的细胞蛋白，如信号转导、细胞周期调控、癌基因、抑癌基因、细胞凋亡等，用于检测某一特定的生理、病理过程中相关蛋白的表达模式。目前抗体芯片的应用已经十分广泛，根据不同的研究需要，也衍生了很多小规模、商品化的抗体芯片，包括细胞因子芯片、炎症因子芯片、生长因子芯片、趋化因子芯片、凋亡相关分子芯片等。

（三）组织和细胞芯片

组织芯片又称为组织微阵列（tissue microarray，TMA），1998 年 Kononen 首次制作了乳腺癌的组织芯片，并应用荧光原位杂交、免疫组织化学和 mRNA 原位杂交研究了 6 种基因及其产物的表达状态。组织芯片的制备包括制作模具蜡块，样本蜡块取材，按照要求进行排列组合，在大小为 45mm × 20mm 的模具蜡块中，可包括 1 000 余种不同样本的信息量。同样，也可应用特制的无毒橡胶模具培养细胞制备细胞芯片。组织 - 细胞芯片不仅是研究肿瘤不同类型、不同阶段分子变化的强大工具，也是进行基因功能定位、肿瘤基因谱和基因组抗体库高通量筛选的有效手段。

目前组织芯片已广泛应用于各种肿瘤中，包括乳腺癌、前列腺癌、肾癌、膀胱癌、卵巢癌、胶质瘤、肺癌、头颈部鳞癌、肝癌、鼻咽癌等。使用 FISH、原位杂交和免疫组织化学等技术可以大量的、快速的对待测样品进行检测。组织芯片虽然有高通量的突出优点，但由于取材点小（0.6～2.0mm），不能充分反映肿瘤的全貌，在结果判定方面存在一定的局限性。

由于肿瘤组织内的异质性以及组织芯片的局限性，单个组织芯片的孔容易产生结果偏差，因此一定要取2个以上的复孔，在肿瘤的不同区域取点。但是复孔的数目如果取得太多，也会造成资源浪费，在有限的蜡块面积上加入的病例数就会相应减少。根据以往的经验，如果设置2个复孔，芯片的免疫组化结果与普通切片结果的符合率为95%左右，如果设置3个复孔，两者的符合率能达到98%～99%。因此，出于高通量考虑，一般取2～3个复孔为宜。同样，由于组织芯片的局限性，如果要观察肿瘤的某些细微的生物学行为，如神经浸润、淋巴结微转移等，在取点的时候就容易产生偏差，往往很难准确地取到理想的区域。对于此类情况，就不适宜再应用组织芯片技术了。

（四）miRNA芯片

miRNA作为21世纪生命科学领域重大发现，大大扩展了研究者对基因转录后调控的了解，影响着细胞生命活动的多个方面，包括肿瘤发生发展、胚胎发育、细胞凋亡等。miRNA是一类长度很短的非编码调控单链小分子RNA，长度约21～22个核苷酸（少数小于20个核苷酸），由一段具有发夹环结构的长度为70～80个核苷酸的miRNA前体（pre miRNA）剪切后生成。它通过与目标mRNA分子的3′端非编码区域（3p untranslated region, 3pUTR）互补导致该mRNA分子的翻译受到抑制，从而对基因进行转录后表达的调控。

miRNA基因以单拷贝、多拷贝或基因簇等多种形式存在于基因组中，而且绝大部分定位于基因间隔区，其转录独立于其他基因并不翻译成蛋白质，但是具有调节其他基因表达的活性，在生物发育过程中发挥着重要作用，可能对基因功能研究、人类疾病防治及生物进化探索具有重要意义。

由于miRNA片段很小，丰度低，要达到高通量研究不同条件下miRNA的差异表达，以及靶基因的功能研究等，就需要应用到miRNA芯片（miRNA microarray）。miRNA芯片的原理类似

DNA芯片，先收集待测样品中的miRNA，在其3′端标记上荧光基团，再与芯片上的探针进行杂交，扫描荧光强度，经过数据处理后就能筛选出有显著表达差异的miRNA。相较于Northern杂交，miRNA芯片大大提高了筛选的速度和通量，是一种快速有效的检测miRNA表达的方法。目前，商品化的miRNA芯片可以覆盖近2 000个miRNA位点。

miRNA芯片的缺点：①芯片需要足够量的RNA起始样本，并且对RNA样本的完整性要求较高；②由于miRNA芯片仍然以杂交为基础，因此对于表达差异很小的miRNA无法加以鉴别；③miRNA芯片很难区分具有相同序列的前体miRNA和成熟的miRNA。虽然miRNA芯片是高通量检测样本中miRNA状态的方法，但其仍然是基于已知miRNA库建立的，对于未知的miRNA则无法检测。因此，要筛选未知的miRNA，仍然需要miRNA测序的方法。

八、质谱分析

质谱技术（mass spectrometry, MS）为通过电场与磁场的作用将样品中的分子分解为离子，然后根据质荷比将离子分离并进行定性或定量分析的技术。自1942年美国CEC公司为了进行石油分析推出第一台质谱分析仪后，质谱技术取得了重大的突破和发展，目前质谱技术已广泛应用于生命科学、蛋白质检测、药物筛选等多个领域。

（一）构成

质谱仪一般由5部分构成：进样系统、离子源、质量分析器、检测设备和数据处理系统（图13-4）。进样系统会将样品中的分子离子化以进一步进行分析。随着技术的发展，样品进样系统也逐渐多样化，包括直接进样、气相色谱（GC）、液相色谱（LC）、超临界流体色谱（SFC）和毛细管电泳（CE）等。离子源可以将样品中的原子或分子电离为带电离子并聚合成一定的离子束进入质量分析器，常用的离子源包括电子轰击电离源（EI）、化学电离源（CI）、场解析电离源（FD）、激光解析电离源（LD）和电喷雾电离源（ESI）等。质量分析器主要用来分析离子质荷比的质量范围，不同的质量分析器的质量分辨率不同，常用的质量分析器包括磁场分析器（单聚焦、双聚焦）、四极杆分析器、

离子阱分析器、飞行时间分析器和傅里叶变换分析器等。通过检测设备对获得离子质荷比进行检测，经过数据处理系统将离子质荷比转化为质谱图便可获得样品的多方面信息，包括相对分子量、分子结构等信息。

（二）质谱仪器的分类

根据用途不同可以分为放射性核素质谱仪、无机质谱仪、有机质谱仪和生物质谱仪。放射性核素质谱仪：主要用途为检测放射性核素丰度，对测量结果的准确性和灵敏性要求较高，可以通过放射性核素稀释法对获得结果进行定量分析。无机质谱仪：可以对无机物进行分析，根据不同用途又分为气体分析质谱仪（GMS）、火花源双聚焦质谱仪（SSMS）、电感应耦合等离子体质谱仪（ICP-MS）、二次粒子质谱仪（SIMS）等，可以对多种无机物进行结构和质量的检测。有机质谱仪：是目前应用最广泛的质谱仪，可以与色谱仪联用对有机物进行结构鉴定、定量分析或气相离子化学研究，如气相色谱 - 质谱联用、液相色谱 - 质谱联用等目前已广泛应用于生命医学、农业科学、化工化学、药物毒物学研究等各个领域。生物质谱仪：可以对生物大分子的质量和机构进行分析，分子量可以高达几十万。联合电喷雾电离（electron spray ionization，ESI）技术和基质辅助激光解吸电离（matrix assisted laser desorption ionization，MALDI）技术，可以对蛋白质及多肽、糖类或核酸进行检测和分析。

（三）常用质谱技术

根据进样系统和离子源分类，质谱技术分为许多类，目前在各个领域内，根据用途和需求不同，所使用的质谱分析技术也各不相同。比如部分低分辨率的质谱技术可以满足大部分的定性分析，包括结构判断及一些简单的定量，而对于需要进行分子量精确计算的，则需要分辨率较高的质谱仪，由于质谱技术多种多样，以下我们就目前最常用的几种质谱技术做一简介。

气相色谱 - 质谱联用（gas chromatography-mass spectrometry，GC-MS，简称气质联用）是联合气相色谱和质谱技术，在样品中鉴别不同物质的方法。气质联用是气相色谱用气体作为流动相色谱，根据混合物分子的物理化学性质进行区分和鉴定，将混合物分离为单一组分，质谱技术对每个组分中的质荷比进行检测，可以测定每个组分中的分子量、分子式等，主要在食品卫生、环境分析、火灾或爆炸调查等发挥重要作用。我国 2005 年颁布了通过气质联用进行蔬菜水果中的农药残留量测定的国家标准（GB/T 19648—2005）。GS-MS 对在火灾现场残留助燃剂的分析中也作用巨大，通过对残留物分析可以得到火灾相关信息。

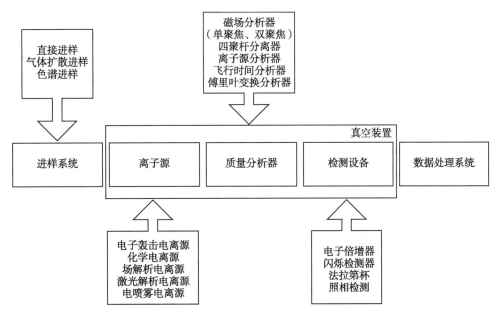

图 13-4 质谱仪工作原理示意图

液相色谱 - 质谱联用技术（liquid chromatography-mass spectrometry，LC-MS），和 GS-MS 不同的是，是使用液相色谱作为分离系统，是以流动相作为溶质，使样品根据各组分的吸附能力、分配系数、离子交换作用或分子尺寸大小的差异分离为单一组分，然后使用质谱技术作为分析检测系统对各组分进行检测分析的过程。和气质联用相比，LC-MS 具有更大的优点，分析范围更广，分离能力更强，分析时间更快，因此 LC-MS 具有更广泛的用途。随着 20 世纪 ESI 技术和大气压化学电离（atmospheric pressure chemical ionization，APCI）技术的出现，LC-MS 更是出现了极大的进步，LC-MS 可以分析更为复杂体系中的组分，在蛋白质分析等领域发挥重要的作用。

电喷雾电离 - 质谱（ESI-MS）是 ESI 联合质谱技术而衍生的重要的技术。电喷雾离子源属于一种软电离源，能使大质量的有机分子生成带电荷的离子，是在喷针针头与施加电压的电极之间形成强电场，利用高电压使质谱进样端的毛细管柱流出的液滴带电，在逆向氮气气流的作用下，液滴溶剂蒸发，表面缩小，表面电荷密度不断增加，液滴爆裂为带电子的液滴，这一过程不断重复使最终的液滴非常细小呈喷雾状，这时液滴表面的电压非常强大，使分析物电离并以单电荷或多电荷离子的形式进入质量分析器。质谱峰显示了此化合物带不同电荷的一系列质荷比峰，经软件计算可以转换为带单电荷的分子离子峰。由于 ESI 属于软电离，因此对于分子量大、稳定性差的化合物也可以进行分析，并且 ESI 可以形成多电荷离子，所以 ESI-MS 适用于极性强的化合物或大分子量的蛋白质。

大气压化学电离 - 质谱（atmospheric pressure chemical ionization-MS，APCI-MS）是使用 APCI 对样品进行电离，使用质谱分析的技术。APCI 属于气相离子化，通过电极高压放电，空气中的中性分子发生电离，产生的带电荷的离子（H_3O^+、N_2^+、O_2^+ 等）使液体样品发生电离，使分析物的分子发生离子化，然后使用质谱技术进行检测的新兴技术。APCI-MS 适用于中等极性或弱极性、小分子化合物的电离和检测，由于 APCI 主要产生的为单电荷离子，所以 APCI 不适用于大分子化合物。

飞行时间质谱（time of flight-MS，TOF-MS）是根据相同能量的带电粒子，由于质量的差异而速度不同，通过相同飞行距离的时间不同，较轻的离子速度快，较早到达检测器，较重的离子较晚到达检测器，飞行时间与质子量呈正比，根据飞行时间转换为质荷比，进而进行数据分析的过程。最初，使用电子轰击的硬电离方法进行离子化，但这种电离方式时间较长，误差较大，所以随着离子化技术的发展，多种新的电离技术被应用到 TOF-MS 中，包括激光解吸（laser desorption，LD）、共振激光离子化（resonance laser，RI）、共振加强单多光子离子化（resonance enhanced single multiphoton ionization，RES/MPI）以及 MALDI。MALDITOF-MS 目前已经广泛应用于生物生化分析等多个领域。MALDI 首先使样品分散于基质分子中，当使用激光照射时，基质分子和样品膨胀变为气相，进入 TOF-MS 中进行检测。MALDITOF-MS 可以进行无碎片离子化，产生单个或几个离子，因此具有极高的灵敏性，同时缩短分析时间，可以减小系统误差。因此，MALDITOF-MS 主要用于多肽、核苷酸、蛋白质和高分子聚合物等生物大分子的分析，目前已广泛应用于生命科学领域。

（四）应用

质谱技术目前已广泛应用于生命科学领域，ESI 和 MALDI 这两项电离技术的出现使质谱技术不仅可以检测小分子物质，还可以对各种复杂结构的大分子化合物进行精确的检测，尤其是对生物大分子可以进行高灵敏性、高通量、高准确性的检测分析。现在在蛋白质组学分析、医学检测、药物成分检测等领域，质谱技术都发挥着重要的作用。

质谱技术最先、最广泛应用的领域是蛋白质检测，和传统的检测方法如渗透压法、聚丙烯酰胺凝胶电泳等相比，质谱技术以灵敏度高、精确度高而广泛应用于生物医学领域。目前通过质谱技术分析确定的蛋白已达数百种之多，蛋白质的亲水性或疏水性、分子量或多肽的氨基酸序列都可以通过质谱技术达到精确的检测。在蛋白质组学水平，质谱技术被用来测定和明确蛋白质序列或肽指纹序列。除了通过 MALDI-MS 或 ESI-MS 外，通过串联质谱技术可以对肽序列的测定进行明确。除了蛋白质领域，质谱技术还广泛应用与核酸研究中，通过 ESI 和 MALDI 对核酸进行分析，可以得到核苷酸单体的分子质量，通过多次对照还可以获得寡核苷酸的序列，从而对核酸序列进行明确。

目前，质谱技术在临床医学中也具有广泛的作用。MALDITOF-MS 已经可以检测人体中多种细胞生长因子的分子量及结构，此外，TOF-MS 已经可以用来检测肿瘤的蛋白质标记物，包括前列腺特异性抗原（prostate-specific antigen，PSA）、癌胚抗原（carcinoembryonic antigen，CEA），糖类抗原 CA125 等。除此之外，质谱技术也在检验医学中发挥重要的作用，可以用来进行体内多种激素水平检测、血药浓度检测、药物代谢及遗传性疾病筛查等方面。质谱技术对蛋白质组学和核酸的检测也被应用于疾病的遗传多态性相关的研究中。因此，随着质谱技术的不断发展，在社会各个领域的应用会越来越广泛。

第四节　存在的问题与展望

虽然传统检测技术目前仍然是肿瘤分子病理诊断的金标准，但是随着精准医学时代的到来，需要检测的基因变异类型与数目越来越多，传统技术在检测敏感性、通量、成本、时效性、样本量等方面均面临着新技术带来的巨大的挑战。

近年来，NGS 技术已应用于临床肿瘤分子病理诊断。与传统分子检测技术比较，NGS 技术的巨大优势在于其能够在较短的时间内用相对较低的成本完成多种突变类型、多个位点、多个目标基因、全外显子组甚至全基因组的同时检测，可以节省样本，且时效性好、性价比高。就现阶段而言，最适合应用于肿瘤临床检测的是包含数个至数百个肿瘤热点基因的 NGS panel 检测。检测样本可以是肿瘤组织样本（包括 FFPE 样本），用于指导治疗（靶向治疗、免疫治疗等）、辅助诊断、判断预后；也可以是外周血、唾液等，用于肿瘤遗传易感性检测（检测前后需进行遗传咨询）。近年来，国内外 NGS 检测实验室出现了井喷式的

增长。然而，NGS 在国内的临床应用仍存在着诸多方面的问题，如核心技术研发、平台与试剂盒的认证、检测/报告规范化、临床意义解读、专业人才培养等方面。国内分子病理学界组织相关专家制定了《临床分子病理实验室 NGS 检测专家共识》《BRCA 数据解读中国专家共识》《基于 NGS 技术的 BRCA 基因检测流程中国专家共识》等一系列共识，期望推动并规范临床肿瘤 NGS 检测的发展。近年来新出现的肿瘤分子病理诊断技术还有数字 PCR（digital PCR）、RNAscope、第三代测序技术等。虽然这些新技术目前主要还停留在科研探索阶段，在检测成本、规范化、质量控制等方面尚存在诸多问题，但是我们应该重视这些新技术的出现与进展，把握发展趋势，在条件允许的情况下积极展开新技术的探索与实践以及相关人才的贮备与培养。这些高通量、高灵敏度分子病理诊断技术的出现给肿瘤分子病理诊断带来前所未有的机遇，预示着分子病理诊断新时代的到来。

液体活检是一项临床应用前景广阔但又富有挑战性的分子病理检测新领域，可以与基于肿瘤组织的分子病理检测互为补充，在肿瘤早期诊断、预后评估、治疗疗效及耐药监测中均具有重要的潜在应用价值，但是目前仍主要处于临床前探索阶段。

需要强调的是，传统的组织病理学仍然是分子病理学诊断的根基，例如，基于肿瘤组织的分子病理诊断必须要先明确肿瘤的病理诊断、组织学分型以及肿瘤含量等信息。越来越多的国内外研究者开始尝试通过信息技术（特别是人工智能技术）将分子病理检测数据与组织病理学信息、临床资料、实验室检查结果、影像学结果等高效整合，实现对患者的精准医疗。另外，各项分子病理检测技术都有自身的优势和不足，不要盲目推崇某项检测技术。传统检测技术目前仍然是肿瘤分子病理诊断的金标准，传统技术与上述新技术在肿瘤临床及科研应用方面可以相互补充、相得益彰，共同推动肿瘤精准诊疗。

（梁智勇　吴焕文　朱明华）

参 考 文 献

[1] Hellmann MD，Ciuleanu TE，Pluzanski A，et al. Nivolumab plus Ipilimumab in Lung Cancer with a High Tumor Mutational Burden. N Engl J Med，2018，378：2093-2104.

[2] Chalmers ZR，Connelly CF，Fabrizio D，et al. Analysis of 100，000 human cancer genomes reveals the landscape of tumor mutational burden. Genome Med，2017，9：34.

[3] Balachandran VP，Luksza M，Zhao JN，et al. Identification of unique neoantigen qualities in long-term survivors of pancreatic cancer. Nature，2017，551：512-516.

[4] Yang W，Lee KW，Srivastava RM，et al. Immunogenic neoantigens derived from gene fusions stimulate T cell responses. Nat Med，2019，25：767-775.

[5] Cristiano S，Leal A，Phallen J，et al. Genome-wide cell-free DNA fragmentation in patients with cancer. Nature，2019，570：385-389.

[6] Shen SY，Singhania R，Fehringer G，et al. Sensitive tumour detection and classification using plasma cell-free DNA methylomes. Nature，2018，563：579.

[7] Poggio M，Hu TY，Pai CC，et al. Suppression of Exosomal PD-L1 Induces Systemic Anti-tumor Immunity and Memory. Cell，2019，177：414.

[8] Chen G，Huang AC，Zhang W，et al. Exosomal PD-L1 contributes to immunosuppression and is associated with anti-PD-1 response. Nature，2018，560：382.

[9] Nabet BY，Qiu Y，Shabason JE，et al. Exosome RNA Unshielding Couples Stromal Activation to Pattern Recognition Receptor Signaling in Cancer. Cell，2017，170：352.

[10] Kamerkar S，LeBleu VS，Sugimoto H，et al. Exosomes facilitate therapeutic targeting of oncogenic KRAS in pancreatic cancer. Nature，2017，546：498-503.

[11] Urbanek MO，Nawrocka AU，Krzyzosiak WJ. Small RNA Detection by in Situ Hybridization Methods. International Journal of Molecular Sciences，2015，16：13259-13286.

[12] Perkins G，Lu H，Garlan F，et al. Droplet-Based Digital PCR：Application in Cancer Research. Advances in Clinical Chemistry，2017，79：43-91.

[13] Karampetsou E，Morrogh D，Chitty L. Microarray Technology for the Diagnosis of Fetal Chromosomal Aberrations：Which Platform Should We Use？ J Clin Med，2014，3：663-678.

[14] Sanger F，Nicklen S，Coulson AR. DNA sequencing with chain-terminating inhibitors. Proc Natl Acad Sci U S A，1977，74：5463-5467.

[15] Goodwin S，McPherson JD，McCombie WR. Coming of age：ten years of next-generation sequencing technologies. Nat Rev Genet，2016，17：333-351.

[16] Gault J，Donlan JA，Liko I，et al. High-resolution mass spectrometry of small molecules bound to membrane proteins. Nat Methods，2016，13：333-336.

[17] Gupta S，Manubhai KP，Kulkarni V，et al. An overview of innovations and industrial solutions in Protein Microarray Technology. Proteomics，2016，16：1297-1308.

第十四章　肿瘤影像诊断新技术与微创介入治疗

医学影像学包括影像诊断学和微创介入治疗学两个部分。前者是指利用某种形式的物理能量来探测人体组织、器官或病变的解剖、功能和分子信息并将其用图像的形式来显示，根据这些图像可以了解组织和器官的解剖、生理状态以及病理变化，从而做出影像诊断；后者是运用影像技术作为导向和监控手段，通过导管操作或穿刺来采集标本和/或治疗疾病。时至今日，医学影像学已成为一个包括X线、CT、MRI和超声医学诊断学，以及核医学诊断与治疗和介入治疗学的涉及诊断和治疗多方面的学科；分子影像诊断以及人工智能等研究应用亦在医学影像学中日趋成熟。医学影像学在肿瘤的早期定位定性诊断、疾病发展预测、疗效观察和疗效预测中起着非常重要的作用。本章重点介绍医学影像学各领域的新的理论、知识和技术并简要讨论今后的发展方向。

第一节　影像学概述与历史回顾

1895年德国物理学家伦琴发现X线后不久即将其用于人体检查，随后形成了X线诊断学，从而奠定了医学影像学的基础。普通X线摄影是指X线穿透路径上将物体（如人体）投影到胶片上形成二维图像的过程。1970年初Hounsfield发明了以X线为信息载体的计算机体层摄影术（computed tomography，CT）。CT成像方法是用高度准直的扇形X线束围绕身体某一部位作一个断面的扫描，穿过人体衰减后剩余的X线被球管对侧的探测器接收，只有被扫描的薄层人体组织接受X线曝光，在被选层面内没有前后的重叠；且用计算机来进行测量、分析和显示断面影像。1972年第一台CT机应用于临床，因其扫描时间长，故仅能用于头部检查。随着计算机技术和机械工艺的发展，CT机扫描速度、功能和获得

的图像质量都不断提高，CT检查的范围也从头部发展到全身。1989年CT滑环技术的出现以及在此基础上产生的螺旋式扫描，将CT技术推上了一个新的水平。近年来，螺旋CT采用较宽的X线束和多排探测器接收的方式对人体组织的扫描信息进行采集，这种探测器在Z轴方向呈多排结构的螺旋CT设备即多排螺旋CT（multi-detector CT，MDCT）。目前医用MDCT设备的探测器最多已达320排，因此可以获得高质量的心脏和冠状动脉造影图像。在探测器不断加宽的同时，另一种双球管装置的CT也能获得快速广覆盖的检查效果，即双源CT（dual source CT），其两套球管和相应的两套多排探测器系统同时工作，进一步提高了时间分辨力，可以获得任何心率下采集的高质量心脏或冠脉图像。近年来，能谱CT成像（spectral CT）作为一种全新的CT扫描技术，可通过单X线球管高低双能（80 kVp和140 kVp）瞬间切换或双X线球管同时高低双能曝光，利用物质在高低不同X线能量下产生的不同吸收率而获得更多的物质影像信息，为CT的诊断和鉴别诊断提供突破性的新思路。

CT检查简便、迅速和安全，可得到横断面的高质量图像，其密度分辨力和空间分辨力高，可显示不同的组织层次；静脉注射对比剂后，血管和器官组织明显强化，可与周围组织增加密度差别，因此可清楚显示病灶与血管及周围组织的关系，因而可提高对病变的发现率和诊断准确率。此外，CT还可作为影像导向手段广泛用于全身各种疾病的穿刺诊断和治疗。

核磁共振（nuclear magnetic resonance，NMR）现象在1946年为美国斯坦福大学的Bloch和哈佛大学的Purcell分别发现。磁矩不为零的原子或原子核（即含有奇数中子或质子的原子核，例如氢原子核）在外加磁场的作用下产生能级分

裂,在受到相应频率的电磁辐射能时,原子或原子核在它们的磁能级之间发生的共振跃迁现象,称作核磁共振。1972年化学家Lauterbur提出应用NMR信号可以建立图像,并在《自然》杂志上发表论文,为NMR成像技术的出现和发展揭开了序幕。此后很多学者对NMR的成像方法进行了广泛的研究。到20世纪80年代初期,磁共振成像(magnetic resonance imaging,MRI)已从实验室进入临床,并作为医学影像学的一个重要部分获得广泛的应用。为了与使用放射性核素的核医学相区别,以及强调这一检查技术不使用电离辐射的优点,1984年美国放射学会正式将核磁共振成像(NMRI)称为磁共振成像(MR成像或MRI)。

磁共振成像的原理不同于其他的影像学技术;与CT相比,其在疾病的诊断上有着独特的优势:MRI没有电离辐射;MRI不使用含碘的对比剂,不存在碘过敏反应的危险;MRI成像参数多,成像方法也多,比CT依靠单一的X线衰减系数成像获得的信息要丰富得多;MRI没有骨伪影的干扰,任意平面成像可以从各种断面上直观地了解病变的部位、起源和侵犯范围;MRI的组织分辨力和空间分辨力高,图像直观易于理解;而且,磁共振波谱分析(magnetic resonance spectroscopy,MRS)为我们提供了一种无创地分析体内组织或病变的多种化学组分和代谢的手段。由于MRI的上述优点,它在肿瘤的发现、定位、定性、手术方案的制订、随访和预后的估计上都有十分重要的意义。

超声医学(以下简称B超)是20世纪50年代才发展起来的、利用超声波探测人体以及诊断疾病的影像医学,经过不断的技术积累、经验沉淀和设备更新,B超已成为临床最常用的四大影像技术之一。超声成像模式大致分为四大种类,即灰阶超声、彩色多普勒超声、声学造影及超声生物力学成像。超声诊断技术以其无创、方便、便宜等优点深受临床医生的欢迎。超声波在肿瘤的诊断、鉴别诊断和引导介入治疗中起着非常重要的作用。

但是,这些常用的传统影像学检查在诊断恶性肿瘤中有着一定的局限性,主要存在假阳性和假阴性或特异性差和灵敏度低等问题;B超、CT、MRI等检查主要是基于疾病的形态学变化,很难在癌变早期尚未有形态变化时提供有诊断价值的信息。

目前诊断恶性肿瘤常用的检查方法是血清学肿瘤标记物检查以及传统影像学检查,存在一定局限性。放射性核素显像作为一种分子功能代谢显像技术,能够在机体出现形态解剖结构改变之前,捕捉基因水平和细胞水平发生生理生化功能代谢改变时的信息,实现早期诊断。同时,靶向放射性核素治疗可以对肿瘤细胞进行持续的内照射杀伤,破坏肿瘤细胞染色体,是一种有效的肿瘤细胞杀伤手段。随着分子功能影像学、生命科学和肿瘤学的发展,如何从分子水平和细胞水平研究肿瘤发生发展的机制,并探讨诊断和治疗肿瘤的有效方法,已成为分子影像学、生物学、核医学和临床医学研究的热点。其中,肿瘤的形成机制和早期检测手段及靶向治疗的研究刚刚起步,很多问题仍在探索之中。

近年来,随着核医学显像仪器的发展和亲肿瘤放射性药物的研制开发和应用,利用放射性核素标记的药物对肿瘤进行显像,在对肿瘤的早期诊断、良恶性鉴别、分期、分级及疗效与预后评估中已显示出其独特优势。此外,核素肿瘤受体显像、反义显像、基因表达显像及治疗等新技术的应用,也给肿瘤患者带来了福音。因此,放射性核素诊治肿瘤越来越受到人们关注,已成为核医学学科领域中的一个重要的独立分支学科——肿瘤核医学。

近十余年来,微创介入治疗技术在肿瘤治疗中亦显现出独特的治疗优势,多种介入治疗技术在临床中得到广泛应用。影像导引下肿瘤微创介入治疗(minimally invasive interventional therapy)是指通过医学影像设备(数字减影血管造影设备、CT、MR、超声等)对肿瘤组织的精准定位和清晰显示,采用细针穿刺、导管血管插管或经腔道置管等技术,将治疗药物、生物材料、介入器材、物理能量等直接引入肿瘤组织或相关组织结构内,对肿瘤进行微创精准治疗的方法。一般来说,肿瘤微创介入治疗可大致分为血管性与非血管性两大类型。

随着分子生物学、细胞生物学、生物材料学等相关学科的快速发展,分子影像学(molecular

imaging）发展迅速，已成为医学影像学科发展中最具潜力的领域之一。尤其是在肿瘤的诊断与治疗领域，分子影像学在肿瘤发生、进展等关键分子靶点的筛选、针对靶点进行定性和定量检测等方面取得了诸多进展。分子影像学是分子生物学、生物材料学、生物成像学等多学科融合交叉产生的一门新兴学科，其可在活体状态下对机体内的细胞和分子水平生物学事件进行直观地、动态地显像，提供分子生物学过程关键事件的定性和定量信息，因此它能够在常规影像学上肿瘤尚无异常形态学变化之前即对肿瘤进行早期诊断。

此外，分子影像还可根据肿瘤生理、病理的特异性分子标志物的特性对肿瘤做出更精准的诊断。更重要的是，分子影像具有无创、实时、可视化检测及监测的优势，能够对肿瘤在发生、发展以及治疗干预过程中其分子生物学的关键事件的变化进行动态监测，以提供治疗方案选择及预后预测的关键分子信息。

随着人工智能（artificial intelligence，AI）相关技术的不断进步，AI 在肿瘤检出、定性诊断、肿瘤表征及肿瘤监测等方面的应用取得了一系列临床研究成果。AI 是指研发用于模拟、延伸和扩展人类智能的理论、方法、技术及应用系统的一门信息科学。20 世纪 60 年代初，人们开始将逻辑和统计模式识别方法应用于医学问题。20 世纪 80 年代，随着计算机的普及，AI 开始逐渐整合到放射科日常工作中，出现了计算机辅助诊断系统等。21 世纪以来，随着影像数据量快速增长，医疗实践中对影像诊断精准度的要求不断增高；伴随着计算机技术的进步，AI 逐渐成为解决医疗领域一系列迫切需求的关键。目前，CT、MRI、B 超以及核医学等影像组学、影像基因组学以及健康大数据与 AI 结合的应用研究进展迅速，这对肿瘤的早期诊断和个性化诊疗决策具有非常重要的临床应用价值。

第二节　CT 影像诊断

一、螺旋 CT 的临床应用

目前，螺旋 CT 多是采用 16 排以上探测器，即 MDCT；其采集数据的方式和图像重建方法与传统 CT 不同，检查床作连续线性运动恒速通过 CT 扫描架，同时 X 线球管连续旋转曝光及对侧多排探测器同步采集数据。这种扫描采集的数据分布在一个连续的空间（容积）内，所以螺旋 CT 扫描亦称容积 CT 扫描（volume CT scanning）。为了满足实时 3D 和 CT 血管造影（CT angiography，CTA）的重建要求，工作站方式被广泛采用，它极大地增加了 MDCT 的并行处理能力。

（一）螺旋 CT 扫描的优点

MDCT 明显地提高了单位时间内对解剖部位的扫描覆盖体积，连续无间隔的容积数据采集方式使其具有以下优点。

1. 扫描速度快　整个解剖部位的扫描可在数秒至十数秒内完成，由此带来以下好处：①可增加单位时间内检查的患者数量；②可在一次屏气状态完成数据采集，因而减少了呼吸运动伪影和小病灶错层遗漏的可能性，最短可在 0.27 秒内完成一次 360° 的扫描，减少了心脏运动的伪影；③可在含峰值浓度对比剂到达靶器官的动脉或静脉内时分别扫描，可分别得到器官的动、静脉期的图像，既可能减少对比剂用量、增加强化效果又可以了解器官或病变的血流动力学改变；④扫描时间短，使患者更易接受或耐受 CT 检查，非常适用于急诊及儿科检查，在患者不能屏气和配合的情况下，可将图像的运动伪影减到最少。

2. 获得容积扫描数据　容积数据有良好的连续性，可以任何方向重建出三维图像。可以利用容积数据以任意层厚及间隔进行图像重建；并可将层面数据重叠重建，可在不增加 X 线剂量的情况下提高 Z 轴上的分辨力，提高小病灶的检出率，并能减少部分容积效应的影响，提高病灶 CT 值测量的准确性。

3. 可进行综合分析　除具备上述两点外，现代 CT 的能谱成像作为一项全新的技术，联合多参数、定量分析等成像特点可对病变进行综合分析，并能较准确地确定病变组织的来源、范围及结构特征，在肿瘤良恶性鉴别诊断、病理类型预判、评估淋巴结转移及疗效评估等方面具有潜在价值。

（二）螺旋 CT 三维成像

随着应用软件的迅速发展，螺旋 CT 扫描获得的容积数据既可以呈现为高质量的横断面图像，还可以运用多种图像后处理技术进行三维再现、血管造影、多平面重组等 CT 三维成像。

三维再现是图像处理技术的一大飞跃。它给人以三维立体印象，能显示复杂结构的完整立体形态。螺旋 CT 三维成像（three-dimensional reconstruction CT，3D-CT）需要一个完整的容积数据作为素材，这些资料输入计算机中，在 3D-CT 的软件支持下重组出直观的立体图像。三维图像可在荧屏上以斑斓的伪彩色的形式显示，也可任意方向地实时旋转，以便医生从不同角度观察病灶及其与周围结构的关系；甚至可选择性地去除某一遮掩病灶的组织或器官，方便医生更深入地观察病灶或进行模拟手术。其中，应用最广泛的三维成像技术包括表面遮盖显示（shaded surface display，SSD）、最大密度投影（maximum intensity projection，MIP）、多平面重组（multiplanar reformations，MPR）和容积再现（volume rendering）等。使用 3D-CT 的立体成像技术来指导制订治疗计划时，不仅放射科医生，外科医生或放射治疗医生也会观察 3D-CT 图像上病灶与周围结构间的三维关系，可帮助他们选择手术入路、预计切口范围、判断肿瘤的可切除性，以及放射治疗的照射野等。

1. 螺旋 CT 血管造影 是经周围静脉高速注入碘对比剂，在靶血管内对比剂浓度达峰值时，用螺旋 CT 对其进行快速容积数据采集，再经各种后处理技术获得三维血管影像。通常采用最大密度投影（MIP）、容积再现（VR）或表面遮盖显示（SSD）成像方法。MIP 对血管的形态、走向、分布和管壁的钙化显示较好。VR 或 SSD 则对显示血管壁的表面、血管的立体走向，以及与邻近结构的空间关系比较直观（图 14-1）。

（1）动脉血管造影（CTA）：能发现小至 2mm 的颅内动脉瘤，还能了解附壁血栓和钙化情况。CTA 快速、微创，无需像常规血管造影一样选择病例，使早期诊断较小的颅内动脉瘤和及时手术成为可能。胸腹部大血管因其管径大而更适合行 CTA 检查，能显示大血管的解剖形态，可靠地显示主动脉 2～4 级分支；对血管畸形、血管狭窄、血管闭塞和血管瘤可以得到与 DSA 血管造影类似的图像；能够精确地测量动脉瘤的大小和与分支动脉开口间的距离，有利于制订外科手术计划。另外，因 CTA 扫描时间短、创伤小，所以即使是急性破裂或接近破裂的不稳定动脉瘤和急性主动脉夹层的患者也能接受该项检查。

CTA 还可用于了解肿瘤与周围血管的关系。应用 SSD 功能来重建，显示肿瘤的位置、形态、血供及其与周围血管和脏器间的关系，使诊断病

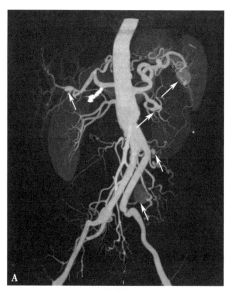
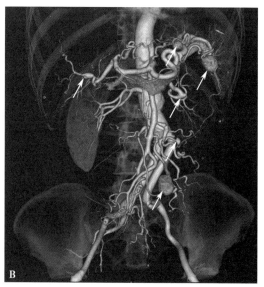

图 14-1 腹主动脉瘤的 CT 检查结果

患者男，32 岁。腹主动脉瘤人工血管置换术后 1 个月。发现腹部肿物及肠梗阻半个月。CTA 发现肠系膜上动脉分支、脾动脉分支多发动脉瘤

A. 最大密度投影（MIP）；B. 容积再现（VR）。MIP 及 VR 图见肠系膜上动脉分支、脾动脉分支多发动脉瘤（箭头示）。腹主动脉至双侧髂总动脉人工血管

变的信息增加，也为制订手术或其他治疗方案提供了直观的立体信息。

CTA 的优点有以下这些：①一次增强扫描就可获得感兴趣区的容积扫描数据，无需额外曝光就能从多个角度重建，立体显示血管病变的位置、形态以及动脉瘤腔和瘤内血栓情况；②便于临床医生术前了解肿瘤与周围血管间的关系，利于更好地制订手术计划；③创伤少、检查时间短、患者无痛苦。

（2）CT 多平面重组：是在对患者身体的某一部分行容积扫描数据采集之后，从已获取的数据中提取出所需部分组合成三维空间中的某个平面的图像。这是一种利用计算机将容积数据中的像素重新排列的技术，重组的平面通常有冠状、矢状、斜面及任意曲面（图 14-2），能从不同平面上更为细致地分析病变的内部结构及与周围组织的关系，因而大大超越了横断面图像的局限性。

（3）肿瘤与周围结构的表面遮盖显示（SSD）是指以表面数学模式进行处理，将超过预设的 CT 阈值的连续性像素进行重建获得图像的技术。

利用 SSD 方法可显示肿瘤的位置、形态、血供及其与周围血管和脏器间的关系，使诊断病变的信息增加，也为外科医生制订手术或其他治疗方案提供了直观的立体信息。

2. 多平面重组（MPR）　主要应用于以下两方面。

（1）发生于解剖临界部位的病变和复杂解剖结构部位：如膈区域、肝肾间等区域的肿块性病变；颅底区、鼻、咽和口腔的解剖结构很复杂，MPR 的冠状、矢状、斜面及曲面重建图像有助于这些区域的显示，对这些区域的疾病诊断特别有意义。

（2）对迂曲走行血管、肠管的显示如主动脉、腔静脉、结肠等，由于无法归属于某一特定的层面，单个的冠状或矢状面图像无法显示血管全程，如采用 MPR 的曲面重建法，可将血管或肠管的整个行程显示在一张图像上，有助于了解肿瘤与大血管的关系。

3. CT 仿真内镜成像　螺旋 CT 容积扫描和计算机仿真技术的结合产生了 CT 仿真内镜成像（CT virtual endoscopy, CTVE）技术。它指的是利

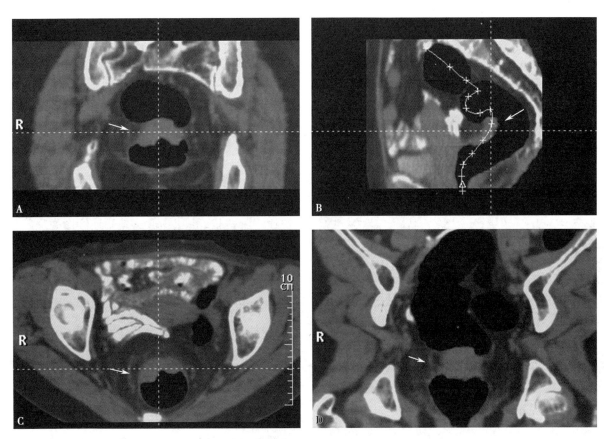

图 14-2　结肠充气造影，螺旋 CT 扫描多平面重组

A. 为冠状；B. 为矢状；C. 为横断；D. 为曲面重建，清楚显示直肠癌病变（箭头示）的位置和形态

用计算机软件功能,将螺旋CT容积扫描获得的图像数据进行后处理,重建出空腔器官内表面、不断靠近观察者和逐渐放大的多幅立体图像,类似纤维内镜所见。目前利用此技术不但已获得鼻腔、鼻窦、喉、气管、支气管、胃、大肠、膀胱等与外界相通的空腔器官的仿真内镜图像,而且也获得了血管腔、关节腔等活体上不与外界相通的腔隙的仿真内镜图像。

(1)鼻腔、鼻窦CTVE:CTVE可虚拟通过鼻腔,进入到各鼻窦内观察,鼻咽侧壁的咽鼓管口、咽鼓管咽皱襞、咽鼓管圆枕和咽隐窝清晰可见;也能够进入到常规纤维内镜无法达到的部位观察,甚至观察腔外的组织,从多个角度显示病变部位及形态。不足的是,CTVE不能进行实际操作,如活检和局部灌洗治疗。

(2)喉部CTVE:喉癌患者可以表现为声门裂不对称、不规则狭窄,真声带增厚或结节状隆起(图14-3)。头端入路CTVE观察,在病变形态和范围上与纤维喉镜描述基本吻合。脚端入路CTVE还能观察真声带下表面的病变,有助于临床医生术前更全面了解病变情况。

(3)气管、支气管CTVE:CTVE技术在气管和支气管中能获得类似纤维内镜所见,肿瘤所致的气道阻塞、气道扭曲或扩张及气道解剖变异均

能显示。另外,调整气管壁的透明度,能透过气管壁观察气管腔外的病变情况。

(4)结肠CTVE:CTVE技术在结肠内可显示正常肠腔内壁和黏膜皱襞。CTVE有利于发现患者结肠内0.5cm以上的隆起息肉。由于结肠息肉直径超过1cm就有潜在恶性的可能,因此,能发现0.5cm息肉的结肠CTVE的临床应用就很有价值。作为非侵入性的方法,结肠CTVE检查安全、快捷、不会给患者带来痛苦。因此,结肠CTVE有望成为结肠、直肠息肉理想的普查工具。对较大的结肠肿瘤,CTVE表现为结肠内菜花状肿物或肠腔不规则狭窄,能够获得类似纤维内镜效果(图14-4)。但对于扁平的结肠息肉用CTVE较难发现。

(5)大血管CTVE:CTVE能显示大血管的内腔,如主动脉的分支开口及肾动脉内腔;可观察到主动脉瘤内腔及主动脉腔壁上的假性动脉瘤破口。对于主动脉夹层,CTVE可显示真、假腔内情况及其间的内膜瓣。

CTVE的临床应用优势有以下这些:①为非侵入性检查,安全,患者无痛苦,尤其适用于不能承受纤维内镜检查的患者;②能从不同角度和从狭窄或阻塞远端观察病灶,这一点对于喉CT的检查尤其重要,因为纤维内镜不能观察声门结构的下表面;③能观察到纤维内镜无法到达的管腔,如血管内腔的情况;④能帮助引导纤维内镜活检及治疗;⑤可改变透明度,透过管腔观察管外情况。

(三)螺旋CT实时图像显示

1. CT透视(CT fluoroscopy) 基于螺旋CT快速连续扫描、快速图像重建和连续图像显示技术的发展,球管旋转60°(1/6圈)就能重建出一幅新图像,每幅图像的重建时间仅0.17秒。当床面不动、以连续方式扫描时,电视监视器上同时显示类似电影的动态CT图像。CT透视可用于非血管性介入放射学。譬如在CT导引下经皮穿刺活检或引流时,应用CT透视技术能在CT扫描的同时观察针的位置方向及与周围器官和病灶的关系,操作者可以实时地快速、准确地调整进针方向,直至命中目标;同时,可及时发现操作过程中的并发症并及时处理。CT透视时所用的单位时间的X线剂量虽远低于一般CT扫描时,但由于

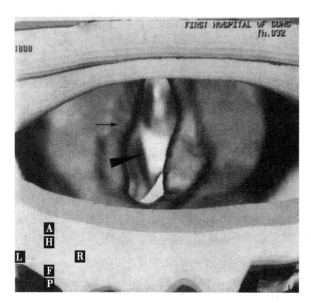

图14-3　左侧喉癌CTVE
从上往下观察,见左侧声带增厚、结节状突起(三角箭头示);箭头示假声带　正常喉部CTVE检查可分辨出会厌、会厌谷、梨状窝、喉室及真、假声带

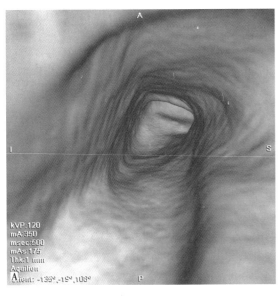
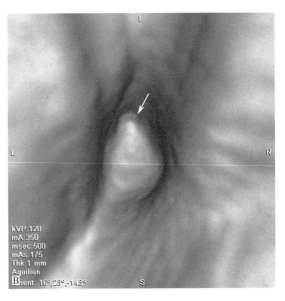

图 14-4　结肠癌 CTVE

A. CTVE 显示类似纤维内镜所见，B. 见肠腔内肿瘤呈菜花样突起（箭头示）

在同一区域多次连续扫描，局部接受的 X 线剂量尚有待今后进一步降低。

2. 实时增强监视　增强扫描时，从开始注射对比剂到不同器官的动脉期和静脉期的时间间隔不同，受到心输出量、对比剂注射流率和总量等很多因素的影响，单纯依据循环时间来决定扫描启动时机是不准确的。实时增强监视（CT smart scan）功能能准确地确定开始扫描的时间。其原理如下：首先在参考层面上设定一个感兴趣区，然后对该区的 CT 值从开始注射对比剂起就进行扫描监视。当对比剂到达该区时，监测到 CT 值突然增加，触发预定的扫描程序而自动启动扫描。这样可以捕捉到理想的扫描期相，而不会受患者的心输出量和心率及其他因素的影响。

（四）高分辨力 CT 扫描

Zerhouni 于 1985 年首次提出采用 1～3mm 的薄层扫描，并作高或极高分辨力算法重建，比标准重建能显示更多的支气管，如 4～5 级的支气管，这项技术被称之为高分辨力 CT（high-resolution CT, HRCT）。HRCT 最适宜于显示肺的微细结构和肺局灶性微小病变以及对骨质的细微结构进行研究。在肺的 CT 扫描中，HRCT 是目前最能详细显示正常肺解剖和病理改变细节的一种影像学手段，有效空间分辨力达到 0.1mm。HRCT 的良好密度分辨提高了肺内病变显示的可能性。HRCT 能观察肺的孤立性实性结节、部分实性磨玻璃结节和纯磨玻璃结节病灶的边缘特征、内部结构、局部细支气管、小叶中央动脉及小叶间隔内肺小静脉的改变和病灶有无钙化等，以期在手术前对病灶的良恶性作出更准确的预测（图 14-5）。HRCT 还能详细地显示肺实质和间质病变。

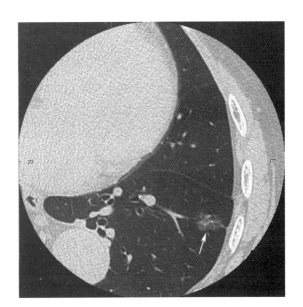

图 14-5　左下肺周围型肺癌，高分辨力 CT 扫描

清楚显示肿瘤（箭头示）呈分叶状、周边见短毛刺

此外，耳部采用 1～3mm 层厚的骨高分辨力算法扫描，可清晰显示外耳、中耳和内耳的细微结构（图 14-6）。颅底、躯干及四肢骨胳采用骨高分辨力扫描易于发现微小的骨破坏灶。

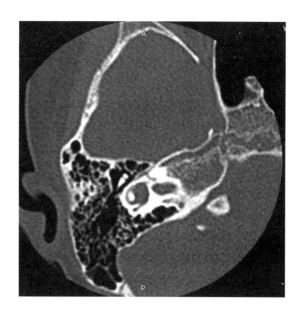

图 14-6 右侧内耳发育不全高分辨力 CT 扫描
清晰显示听骨和发育不良的耳蜗、半规管

高对比分辨力算法在增加肺部和骨的细节的同时，是以牺牲低对比度的软组织分辨力为代价的，这使得纵隔和肌肉结构显示不清。但通过图像混合重建算法，能同时兼顾高对比组织和软组织的分辨力，使 CT 图像上的各种组织都能清楚显示。

二、双源双能量 CT 和能谱 CT

2005 年推出的双源双能量 CT 具有双能量减影功能，使得 CT 能够实现基本的物质分离以及多参数成像。而 2009 年推出的能谱 CT（spectral CT）进一步提供了精确的单能量成像。

（一）双源双能量 CT

双源双能量 CT（dual energy CT，DECT）采用双能量扫描时，2 个球管（双源）的管电压分别为 80kV 和 140kV（即 CT 的 X 线高压发生器 kV 的最小值和最大值），输出的 X 线能量分别为 53.3keV 和 71.0keV。不同密度的组织对 X 线吸收和散射方式不同，高密度物质衰减 X 线光子能量的主要方式是光电吸收效应，与 X 线光子的能量相关，其 CT 值随 X 线能量的变化有明显变化；而软组织内主要是康普顿散射效应，与入射 X 线的能量无关，其 CT 值随 X 线能量的变化不明显。双源双能量 CT 能同时同层进行扫描，获得不存在位置和时间差的低能和高能数据。因此，通过分析不同能量的 X 线下组织相对应的 CT 值变化，能够区分不同成分的组织，例如泌尿系结石中的尿酸盐结石和非尿酸盐结石。另外，碘为高原子序数物质，为最常用 CT 对比剂，其在较低电压（80kV）下表现为更强的增强效应。

目前，双源双能量 CT 的应用包括以下几个方面。

（1）鉴别组织成分，显示特定的组织，为病变诊断提供信息：双能成像上可以区分尿酸结石和其他类型的结石，为治疗方案的确定提供有力依据；双源双能量 CT 可以清晰显示腕部的肌腱；可以有效准确地评价肝脏的脂肪变性、肝脏内铁沉积和 Wilson 病铜的沉积；可以对肺内结节有无钙化进行鉴别。

（2）评价增强 CT 扫描时组织的碘含量及其血流灌注：增强 CT 扫描时，采用双能量扫描及特殊算法，能有效判断增强后碘在组织内的分布差异；非小细胞肺癌原发灶及转移淋巴结的双源双能量 CT 碘衰减值（IRA）与 [18]FDG PET/CT 最大摄取值（SUVmax）之间具有相关性，有望成为肺癌的一种功能成像评价工具。低能量时，碘对比剂对 X 线的衰减显著增加，增加了病变组织和正常组织之间碘密度的差别（提高了对比噪声比）。这种优势有助于检测肝脏动脉期的富血供病变；鉴别胰腺富血供肿瘤（神经内分泌肿瘤）和乏血供肿瘤（胰腺癌）；判断肠道的正常强化以及异常的灌注，有助于肠道炎性或缺血性病变的检出。增强扫描时获得的双能量数据还可利用虚拟平扫软件获得虚拟平扫图像，具有好的影像质量，可满足诊断需要，有望替代真正的常规平扫，减少辐射剂量。80kV 系列的影像有望更好地显示细小的分支血管结构，对肿瘤供血血管的显示有重要临床意义，尤其是对肝癌肝外供血血管的评价。

（3）去除骨、钙化及金属伪影：双源双能量 CT 技术可以有效地去除脊柱、肋骨、牙齿和颅骨，同时也可以去除明显钙化的影响。根据碘的含量特殊算法，更加清晰地显示脑血管、心脏血管，更准确显示血管狭窄的程度。可以有效去除金属相关伪影，改进假体及假体区的影像清晰度。

（4）心脏成像：在心脏扫描时，双源双能 CT 同时使用两套采集系统，可以明显提高时间分辨力，得到高质量的心脏成像。

（二）能谱CT

能谱CT成像在一次扫描中可以获得40～140kV的101个能量图像，通常一般采用80kVp和140kVp图像进行分析。不同病变的能量衰减曲线不同，其物质分离图像和物质含量分布图的表现也不同。对这些能谱特征进行综合分析，有助于对病变进行定位、定性及分级诊断。

任何一种物质都有固定的对X线衰减的特征吸收曲线，并且任何一种物质的吸收系数都可以用两种基物质的吸收系数来表达，这就是CT能谱成像的基本原理。通常选择高低不同的两种已知的物质作为基物质对，其衰减曲线可以模拟被检物质的X线衰减曲线。基物质对中，水和碘是常用的组合，因为它包含了从软组织到含碘对比剂以及医学中常见物质的范围，易于确定被检物质的特征性能谱曲线及化学构成。

能谱成像的临床价值有以下几个方面：①伪影的消除；②小病灶检出率提高；③物质密度定量分析；④物质分离与物质组成分析对肿瘤的定位、定性与分级诊断。

CT能谱技术的一个重要应用就是采用X线球管高低双能（一般采用80kVp和140kVp）获取高分辨力的图像，可以避免对比剂硬化伪影和容积效应造成的遗漏和误诊小病灶，提高小病灶和多发病灶的检出率（图14-7）。

能谱CT技术能够根据X线在物质中的衰减系数转变为相应的图像，这有利于鉴别特异性的组织。不同脏器的肿瘤、同一脏器不同组织起源的肿瘤以及同一种肿瘤不同的病理分级，它们的密度、特征都各不相同。通过对各种病变的CT能谱分析图（散点图、直方图）及能谱谱线对比分析，可以发现一些规律性的特征，对于肿瘤定位、定性和分级方面会起到很好的指导作用。

能谱CT对高危人群进行早期肺癌的筛查，不但能做到和低剂量CT扫描一样的最优化辐射防护，而且能提高图像质量，提升阳性检出率，不失为一种筛查早期肺癌的重要方法。

不过，能谱CT也存在以下不足之处：①物质分离技术是在能谱CT出现后采用的一种全新成像技术，其在临床的实际应用还有待进一步研究和论证；②基物质对的选择目前还处于探索阶段，如何选择合适的基物质对来代表某种特定物质的X线衰减还需要临床进一步探讨。

随着能谱CT在临床的进一步推广应用，有关物质分离和基物质成像技术在定性分析物质成分、判断病变组织的来源和鉴别良恶性病变等方面将会有广阔的应用前景。

三、CT对比剂增强扫描

增强扫描是指经静脉注入水溶性有机碘剂后再进行扫描。血液内含有高密度的碘对比剂时，血管和血供丰富的器官或病变组织密度增高，而血供少的组织则呈相对低密度，从而形成密度差，使得病变显示更为清楚。最后，有机碘对比剂经泌尿系统排泄，使泌尿系统得以强化。

目前CT检查中常规使用的有机碘对比剂是水溶性的，具有较高的安全系数，但仍可发生某些副作用，如皮疹、恶心、呕吐、胸闷、喉头水肿，甚至呼吸、循环衰竭造成死亡。在水溶性对比剂中，非离子型对比剂的渗透压与血液的渗透压相近，不带电荷，因具有较低的心血管毒性和神经毒性，患者容易耐受，因此建议使用非离子型碘对比剂。对高龄和危重患者以及甲亢、糖尿病肾病和肾功能不全的患者，应慎用碘对比剂。

（一）CT动态增强扫描

CT动态增强扫描程序中可先设定开始和终止扫描的位置及其他技术条件，每次扫描的开始时间、间隔和扫描连续时间依研究的对象和目的而异。动态增强扫描主要是研究病灶的增强特征，获取更多病变的鉴别诊断信息，常常应用于肝细胞癌、肝血管瘤、肝内胆管细胞癌以及肺部孤立结节等的诊断与鉴别诊断。肝血管瘤表现为动脉期边缘区域出现结节样增强，其增强的程度与同一层面的主动脉一致，静脉期强化区域进一步扩大，2～5分钟扫描时可见强化范围逐渐向病变中心扩展且强化程度慢慢减低，最后整个病灶呈等密度填充。这些表现高度提示血管瘤（图14-8、14-9）。

螺旋CT扫描速度快，它能完成整个脏器动态增强扫描，可用于肝脏、胰腺和肾脏检查。譬如，肝脏双期扫描是指在肝动脉期扫描全肝，接着在门静脉期再扫描全肝。肝动脉期出现在注射对比剂后15～30秒，门静脉期出现在注射对比剂后60～80秒。这种方法可选择性地应用于富

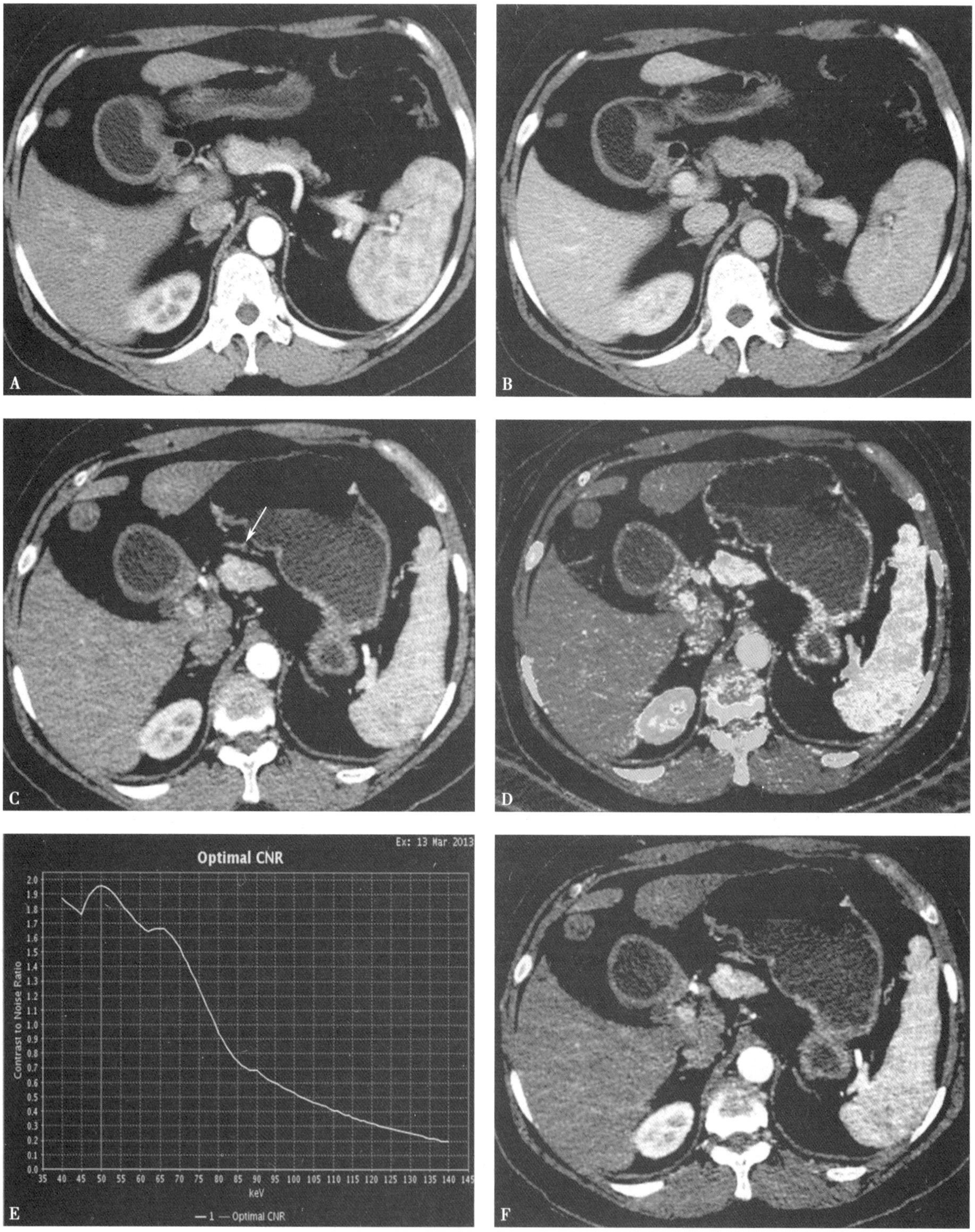

图 14-7 胰颈部胰岛素瘤

A. 常规 CT 动脉期横断面，胰腺未见明显异常密度灶；B. 常规 CT 门脉期横断面，胰腺未见明显异常密度灶；C. 能谱 CT 成像动脉期 68keV 单能量图像，显示胰颈部稍高密度灶（箭头示）；D. 能谱 CT 成像动脉期碘基图像与 68keV 单能量融合图像，显示胰颈部稍高密度灶；E. 能谱 CT 成像动脉期最佳 CNR 分析显示该病灶的最佳单能量为 50keV；F. 能谱 CT 成像动脉期 50keV 单能量图像，显示胰颈部高密度灶

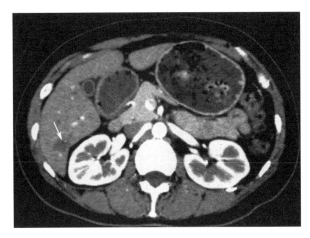

图 14-8　肝血管瘤动态增强扫描动脉期图像
在注射对比剂后 25 秒扫描，肝右叶第Ⅵ段低密度病变周边出现点状强化灶（箭头示）

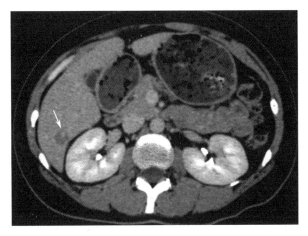

图 14-9　肝血管瘤动态增强扫描延迟期图像
在注射对比剂后 4 分钟扫描，肝右叶第Ⅵ段病灶周边的强化灶向病灶中心扩大（箭头示），而强化程度有所降低

血管性肿瘤的病例，例如肝细胞癌、局灶性结节性增生、肝腺瘤、胰岛细胞瘤、肾癌及乳腺癌肝转移瘤。肝细胞癌往往是整个病灶在动脉期立即强化，强化程度高于周围相对正常的肝脏组织；而门静脉期病灶密度迅速减退，低于周围相对正常的肝组织。这种方法利用了肝脏双重血供和富血供性肿瘤实际上接受肝动脉供血较多的特点，通过团注对比剂，动脉期扫描在病灶周围相对肝脏组织低密度背景下，显示病灶明显强化；而在门静脉期由于正常肝组织的密度迅速增高，病灶又很快变为相对低密度。而乏血供型肿瘤则强化不明显。确定肿瘤属富血供型或是乏血供型，对治疗方案的选择很有帮助。

鼻咽癌放疗后局部复发和纤维化在 CT 常规增强上呈相近的密度，其影像学鉴别困难。观察肿瘤的动态增强曲线高峰值出现的时间和高度，有助于鼻咽癌放疗后局部复发和放疗后炎症、水肿和纤维化的鉴别诊断。

（二）CT 灌注成像

CT 灌注成像（CT perfusion）是经静脉团注对比剂后，在对比剂通过受检组织的整个过程中，对该组织固定层面进行快速扫描（1～3 秒扫一次），获得系列动态增强 CT 图像；再将受检组织强化值与同层内大血管作动态比较，计算出反映该组织各像素血流灌注情况的参数，组成新的数字矩阵，最后可得到灌注图像。CT 灌注成像可间接地了解含对比剂的血液充盈毛细血管床的速度，亦即组织的血流灌注率。CT 灌注成像反映的是生理功能的改变，是一种功能成像。随着 CT 技术的发展，特别是螺旋 CT 的应用，CT 扫描的时间分辨力更高；结合高压注射器团注对比剂，CT 灌注成像更能反映真实的组织血流灌注情况。CT 灌注成像可发现早期脑梗死（1 小时内）和评价脑缺血的程度；评估肿瘤的血管生成情况，进一步推断肿瘤的生物学特性及放疗、化疗后肿瘤存活情况；也可了解器官移植后存活情况等。CT 灌注成像有助于缺血性心肌病的早期诊断。实际上，病变的增强多是不均匀的，病灶内各部位的血流灌注亦不同，因此，CT 灌注成像难免会造成取样误差，此问题有待今后解决。

（三）延迟增强扫描

延迟增强 CT 扫描（delayed contrast CT scan）现常用于肝内小的占位性病变的检查及肝内占位病变的鉴别诊断。正常肝组织和某些病变如局灶性结节样增生（focal nodular hyperplasia，FNH）能摄取水溶性含碘对比剂进入胆管系统，静脉注射对比剂 120～180ml 后或在常规增强或动态增强扫描后 4～6 小时进行 CT 扫描，其 CT 值较平扫时明显增高，反映了肝组织及 FNH 具有较强的摄碘、泌碘、集聚碘的功能；而肝细胞癌、肝血管瘤、肝囊肿不具备摄取碘的功能，两者密度差异增大。平扫和常规增强扫描呈等密度的病灶，可在延迟扫描时表现为相对低密度，因此可提高肝内小病灶的检出率。这个原理同样可以应用于其他系统的检查。

四、CT 在肿瘤分期中的应用

肿瘤临床分期标准是在特定的影像学技术为主的条件下，结合其他因素，为指导肿瘤的治疗和估测预后等所提出的一种较为合理的方案。影像技术的发展带来肿瘤的分期标准的改变。随着影像学技术不断发展及治疗手段变化，特别是 SPECT、PRT、CT、MRI 的出现，可以发现以往难以发现的早期病灶，且对肿瘤与周围组织关系、淋巴道和血道的播散等的判断更加准确及客观。较早期的肿瘤的临床分期，因未能结合新影像学如 CT、MRI 等，已显出相对滞后，如不与时俱进将从总体上制约着肿瘤学的发展。2019 年以来，许多临床诊治指南、规范及专家共识等都相继加入了包括 CT、MRI 在内的影像检查指标。

（一）在肿瘤"T"分期中的应用

CT 影像可显示肿瘤向周围和深部蔓延或超腔生长的情况，在临床上广泛地用作肿瘤的"T"分期标准。螺旋 CT 对显示周围型肺癌的胸膜侵犯、胸膜转移的敏感性可达 92%；CT 显示纵隔肿块侵犯邻近的胸膜、心包或肺，血管和支气管周围间隙变窄或移位，对治疗前判断肿瘤能否切除、模拟手术路径及放射治疗定位很有帮助。Picus 指出，如 CT 显示在肿瘤和主动脉之间存在一个等于或大于 90° 的接触弧，那么很可能有主动脉侵袭；若接触弧小于 45° 则意味着无主动脉侵犯。也有报道认为，食管、主动脉和脊柱之间三角形的脂肪间隙消失是提示主动脉侵犯的可靠征象。CT 对肿瘤局部蔓延的评估取决于纵隔脂肪平面侵犯的显示；不过，消瘦的患者常缺乏脂肪平面。许多肿瘤侵袭的界限并不明确，结直肠癌原发肿瘤和淋巴结转移 CT 分期的准确率仅为 48%～74%，这是由于 CT 不能发现轻度的或镜下浸润的直肠或结肠周围的肿瘤蔓延。在评价直肠癌局部侵犯方面，内镜超声的准确性优于 CT，准确率可达 80%～90%。MRI 虽然在评价直肠癌壁内浸润深度和淋巴结转移方面有同样的局限性，但它的多平面成像具有特殊的价值，能较好地显示直肠肿瘤侵犯盆腔肌肉和骨骼。由于 MRI 能够清楚地显示鼻咽癌病灶沿神经鞘周围蔓延和向颅内侵犯的情况，所以现在 CT 在鼻咽癌 T 分期中的主导地位已严重地受到挑战。MRI 对肺癌分期中的特殊问题如胸壁侵犯、侵犯心包或心血管结构、肺上沟癌向下颈部的侵犯的显示也比 CT 具有优势。

（二）在肿瘤"N"分期中的应用

目前已广泛应用 CT 作为肿瘤 N 分期手段。据有关 CT 检查应用初期的报道，CT 的敏感性和特异性高达 80%～90%；随着经验的积累以及设计的优化，有前瞻性研究表明 CT 的最高准确性仅在 55%～70% 之间。早期淋巴结转移时，淋巴结的大小是 CT 诊断正常或异常的唯一标准，一般是以淋巴结短轴长度大于 10mm 者视为异常。但 CT 不能检出显微镜下和细微异常的淋巴结；淋巴结周围缺乏脂肪对比时，许多淋巴结不能被 CT 发现。尽管淋巴结的最短径 >1cm 时要考虑为转移性的淋巴结肿大，但一些肿大的淋巴结可以没有肿瘤侵犯；手术病理证实，有转移的淋巴结也并不总能在 CT 上诊断。将 CT 诊断淋巴结转移的淋巴结大小的标准降低，可提高敏感性，但同时也降低了特异性。通过测量淋巴结大小，CT 可随访淋巴结肿块对治疗的反应，但不能区别治疗后纤维化残余淋巴结和活动性残余病变。一些研究人员认为，淋巴结增强形式有助于区别良、恶性淋巴结，边缘强化、强化不均的淋巴结提示恶性病变。尽管 CT 在肿瘤 N 分期有一定的局限性，但其操作和评价容易，仍不失为检查淋巴系统最好的影像学方法。

（三）在肿瘤"M"分期中的应用

肿瘤血行转移最常见于脑、肝、肺和骨，其原发病灶多为肺癌、乳癌、前列腺癌、肾癌、黑色素瘤、白血病等。肺癌患者行 CT 扫描时应包括上腹部，因为肺癌通常易转移到肾上腺、肝和上腹部淋巴结。对于易发生肺转移的肿瘤患者，即便胸片正常或仅发现有单个肺结节时，在做治疗计划前，胸部 CT 扫描都是必要的。CT 对位于复杂部位如肺尖、脊柱旁、肋膈角和心旁区等部位的转移病灶的显示特别有帮助。螺旋 CT 能发现更多的小至 1～2mm 的肺内转移性结节，这是由于一次屏气 0.5mm 薄层高分辨力扫描消除扫描间隙的缘故。因此，对胸片正常或仅显示单个结节的患者，建议采用螺旋 CT 高分辨力扫描；若在其容积数据可疑点上再次以小的层距进行多平面重组，更能清楚地显示病灶的特征和肺边缘／胸膜下易被遗漏的病灶。肝转移瘤的大小、数目、形态和血供表现不一，如前所述，肝动态增强扫描能区分富血供和乏血供的肝转移瘤，对治疗起指导作用。MRI 对伴随脑转移瘤的水肿十分敏感，因此比 CT 能发现更多的小的脑转移灶。

肺癌易形成胸腔内播散灶，肝细胞癌的多中心发生的子灶或肝内转移灶，胃肠道肿瘤和卵巢癌易发生腹腔种植，卵巢癌典型的大网膜种植表现为横结肠与前腹壁间或前腹壁后方相当于大网膜部位扁平如饼状软组织肿块；螺旋 CT 薄层增强扫描有利于显示胸、腹腔内小的肿瘤的播散、种植转移灶。但 CT 无法显示胸腹腔内的粟粒样微小播散种植转移灶。

五、存在问题及今后的发展方向

（一）CT 图像存在伪影的问题

CT 在邻近骨质区可见射线硬化伪影（artifacts），高密度结构如枕内粗隆和前颅窝鸡冠等引起放射状或条状高密度和低密度影；在颅骨内板及肋骨内面也常见条状低密度影。MRI 对中枢神经系统病变的诊断有更好的组织之间的对比分辨力，且不会因组织密度之间的差别而产生伪影。因此，在脑皮质、后颅窝、中颅窝、颅底和椎管部位的肿瘤诊断中，MRI 取代了 CT，已起着主导作用。随着大功率 X 线管的应用、能谱 CT 的应用和对融合扫描（fused scan）的深入研究，伪影和噪声的问题可望得到解决。由于吞咽运动和呼吸运动导致喉部和胸、腹部的扫描伪影也常影响 CT 对病变的显示。近年出现的多排螺旋 CT，每 0.27 秒可扫描一次（周），大大提高了扫描速度，每次获数十至数百层图像，可以消除上述的运动伪影，有利于这些部位病变的早期发现。

（二）对胃肠道黏膜早期病变的诊断问题

常规胃肠钡餐造影对黏膜的显示和对黏膜早期病变的诊断比 CT 优越。以往 CT 检查在显示肠系膜的病变时，区分未充盈的肠祥和肿瘤有一定困难。近年来随着 CT 扫描技术的改进，2.5% 等渗甘露醇作为胃肠道对比剂的应用，CT 对发现胃肠道黏膜病变的敏感性得到很大提高。口服大量 2.5% 甘露醇（1 500～2 000ml）充分扩张胃肠道；扫描速度快使胃肠蠕动伪影减少；CT 图像空间分辨力的提高和静脉注射碘对比剂的增强使

胃肠道黏膜对比更清楚；加上 CT 不但可以显示胃肠道黏膜，也可以显示胃肠钡餐或纤维内镜检查时所无法观察到的胃肠壁和壁外情况（图 14-10），因此，CT 成为大多数医院常规用于胃肠道疾病的检查手段，如胃癌、结肠癌、消化道间质瘤和克罗恩病的 CT 造影检查。结肠清洁准备，然后再直肠灌注 2.5% 甘露醇及静脉注射碘对比剂 CT 扫描，可以形成良好的结肠对比，有助于结肠病变的诊断及鉴别诊断。

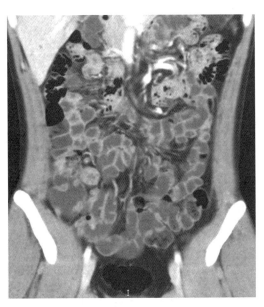

图 14-10 胃肠道 CT 造影检查
小肠充盈 2.5% 等渗甘露醇，增强扫描见小肠充分扩张，肠腔、肠壁及肠壁外结构显示清楚

（三）组织特异性诊断的问题

螺旋 CT 虽然采用了许多新的诊断技术，但由于病变种类繁多，不同疾病组织学类型之间的鉴别相当困难。因此，必须强调的是，CT 在组织学特异性诊断上存在很大的局限性，必须结合临床资料和其他影像手段。特异性对比剂的应用可望改善 CT 组织诊断的特异性。现已研制出了几种特异性的单核 - 巨噬细胞系统 CT 对比剂，如 EOE-13 之类的乳化碘油，已通过动物实验进入到临床应用。网状内皮细胞摄取这类对比剂后，肝、脾的正常组织密度增加，有利于病灶的显示。不过，此类对比剂尚未被普遍接受。目前正力图发展口服碘油类对比剂，以显示肠系膜淋巴结，但成功率极低。以单链抗体为载体的放射免疫导向定位显像诊断法已应用于临床，基因工程制备单链抗体的技术也日趋成熟，CT 具有比核素显像

高的组织和空间分辨力。因此，含碘 CT 对比剂与肿瘤特异性的单克隆抗体偶联或稳定性免疫脂质体包裹含碘 CT 对比剂来特异性地显示特定的靶肿瘤是一个很有发展前景的 CT 检查研究方向。

近年来出现的能谱 CT 及双能量 CT 有望从另一个角度来解决 CT 组织诊断特异性的问题。不同组织对不同能量的 X 线有不同的衰减特性，据此可用以区别不同的组织。目前在用能谱成像及双能量 CT 作能量减影（energy subtraction）得到无骨的软组织图像和纯骨图像上，以及辨识软组织中的尿酸盐诊断痛风性关节炎上已取得可喜的成绩。在过去十年中，另一种新兴 CT 技术，即光电子计数探测器 CT（photon-counting-detector CT，PCD-CT）也取得了巨大进步。PCD-CT 可以降低电子噪声、增加碘对比度、减少辐射、提高空间分辨力、减少金属伪影和分离多个同时成像的对比剂如碘、钆和铋。目前，PCD-CT 的应用已经进行了动物和少数患者的临床前期研究，有望尽快应用于临床。

（四）小的弥漫性病灶诊断的问题

现已知道 CT 不能可靠地发现一些小的弥漫性转移病变，例如 CT 不能显示弥漫性肝、脾、骨髓内的肿瘤侵犯以及胸、腹膜腔内的粟粒样的播散灶，这限制了其在肿瘤分期中的作用。在检出这些小的弥漫性病灶方面，MRI 增强扫描则较 CT 敏感。有人曾提倡用镓 -67（^{67}Ga）核素扫描，以发现隐匿的弥漫性病灶，但效果似乎并不肯定。

（五）鉴别肿瘤的复发与残留的问题

螺旋 CT 能提供较好的扫描层面的重复性，在大多数癌症中心都将 CT 广泛地用作肿瘤（尤其是腹盆部）治疗后随诊观察肿块消长情况的主要手段，但 CT 对局部肿瘤复发和对原发病变分期具有同样的局限性。残余肿块最常见的为肿瘤组织被杀灭后的残留纤维化组织，但也可能其中有存活的肿瘤组织。有研究提示，MRI 可鉴别鼻咽癌放射治疗后的纤维化与残留或复发。在有些医疗中心，已将 MRI 代替 CT 常规用于随访淋巴瘤患者，也用于区分放射后纤维化和淋巴瘤、直肠癌、子宫颈癌的复发等。MR 频谱分析和 FDG PET 能提供肿瘤代谢的独特信息，如治疗导致的早期变化等，将能提高影像诊断的特异性并能评价肿瘤对治疗的早期反应。CT 在鉴别这种治疗后改变与肿瘤复发或残留上常常有困难，鼻咽动态增强曲线有助于对鼻咽癌放疗后局部复发和纤维化的鉴别诊断。采用 CT 影像导向下穿刺活检，迅速准确地取得活检标本，可作为治疗后的纤维化和肿瘤复发鉴别的一种补充手段。

（六）实体肿瘤疗效评估的标准

化疗后实体肿瘤疗效评估可以用影像学观察肿瘤治疗后大小变化来评估，MDCT 是最方便快捷而且是可靠的肿瘤大小影像学检测方法之一。自 1981 年第一个针对肿瘤治疗反应的影像二维测量 WHO 标准出台至今，基于影像评价肿瘤疗效的标准不断改进。2000 年推出实体肿瘤疗效评价标准（response evaluation criteria in solid tumors，RECIST）并于 2009 年进行修订，解决了 WHO 标准的若干缺陷和局限性，至今仍然被广泛使用。随着分子靶向治疗和生物免疫治疗相继进入临床应用，出现部分患者治疗后肿瘤失活与瘤灶大小变化不一致现象，相继出现了其他疗效评价标准，如胃肠道间质瘤的 Choi 标准、肝细胞癌的改良 RECIST（mRECIST）标准、黑色素瘤的免疫相关反应标准和专门针对肿瘤免疫治疗的 iRECIST 标准等。这些标准为更加准确地评价实体肿瘤的非手术治疗效果提供了非常实用的客观指标。

（七）3DCT 和三维重组的前景

3DCT 及 CTA 还存在一些问题有待解决：①空间分辨力较差、失去图像的许多细节，2mm 以下的细小结构和血管显示不理想，组织之间的 CT 值差别不大时，3D 成像难以处理；②扫描、图像重建技术要求较高，处理不当易造成假象；③图像后处理过程需花费较多的时间。近年由于 MDCT 的出现和 CT 技术的改进，球管旋转速度和在 Z 轴上的覆盖速度都有了极大的提高。MDCT 多排探测器中的单个探测器的厚度已经薄至 0.5mm，重建层厚已小于 0.5mm，重建图像的空间分辨力已达亚毫米水平，可以重建各向同性的三维图像，显示亚毫米级的血管。扫描速度和重建速度也可在数秒内完成。今后，如何充分利用 CT 三维技术的优势，更精确、直观地显示病变，以及结合计算机人工智能（artificial intelligence，AI）技术，提高病变诊断的敏感性和特异性以及诊断速度和效率，是我们努力的方向。将 CT 图像与 MR 图像和 PET 图像融合,利用计算机进行模拟手术,很可能会开创影像学的新的应用前景。

(八) CTVE 所存在的问题

虽然 CTVE 有优于纤维内镜的地方,但也有其局限性。首先,CTVE 观察到的毕竟是病变的影像,因此,缺乏组织特异性,且不能进行活检。其次,对扁平病灶的检测敏感性还有待提高。另外,CTVE 不能对管腔内膜的颜色变化及细节情况进行观察,对结肠内残留粪便难以与息肉和肿块区分,肠腔充气不足也造成观察困难。因此,今后采用能谱 CT 和进行纤维内镜的大批病例对照研究,以进一步提高 CTVE 的敏感性及特异性。

(九) 关于低剂量 CT

医疗照射是目前人类所受到的最大的人工电离辐射来源,特别是医用诊断 X 线,其所产生的世界人口年均有效剂量占人工辐射源总年均有效剂量的 95% 以上。电离辐射对人类的有害作用是多方面的,包括组织器官损伤、癌症发病率增高和遗传基因变化等。研究表明,接受过 X 线诊断的人,当受检者超过 75 岁时会增加 0.6% 的癌症发生率。儿童尤其是低龄小儿处于生长发育期,由于细胞分裂更新速度和比例远高于成人,所以对射线的敏感性也远高于成人。医疗照射的危害性不容忽视。由于 CT 图像清晰、成像速度快,适用范围广、设备普及率高,目前还有着其他检查不可替代的作用,但它所产生辐射剂量是不容忽视的。虽然新一代的 CT 通过改进图像重建算法以及提高探测器光电效率使辐射剂量明显降低,但一次常规腹部 CT 扫描的辐射剂量大约仍相当于 30 张普通胸部平片。有资料表明,在美国 CT 使用占所有放射学检查的 13%,但其导致患者接受的辐射剂量却占患者接受全部辐射剂量的 70%。我们医务工作者有减低患者辐射剂量的义务和责任。

要降低患者接受的 CT 辐射剂量应从以下几个方面着手。一是 CT 设备的研发生产单位应开发、生产辐射剂量低的设备,比如研制效率更高的探测器、改进图像数据处理的计算方法(如采用快速的迭代重建算法可以降低 80% 的剂量)、设法进一步降低图像的噪声等;二是放射科医生应在保障诊断质量的前提下尽量减少患者所接受的剂量,放射检查中应该遵循"合理使用低剂量(as low as reasonably achievable,ALARA)"原则,即以最低剂量来获取满足临床需要的诊断性影像的原则;三是要改变观念,在医院的实践中,要降低剂量,依据检查的部位和目的适当地降低 X 线管发出的射线量(毫安秒)或管电压,这样会使图像的噪声有所增加,但如果不影响图像的诊断效果,临床和影像科医生就应当接受它,而不应强一味追求"高质量"的图像。

在一定的范围内,CT 成像的辐射剂量越大,所获得图像的质量就越好。但目前公认的准则是,在得到足够诊断信息前提下,使用最小的辐射剂量。Naidich 等于 1990 年首次提出了低剂量 CT(low-dose CT)的概念,即在其他扫描参数不变的情况下,降低管电流成像亦能达到诊断要求。低剂量 CT 具有以下优点:①大大降低了受检者的 X 线辐射剂量,适用于人群普查和肺癌高危人群的筛查以及孕妇、儿童的肺部检查;②低剂量 CT 肺部扫描虽然图像噪声稍有增加,但所获得的影像信息及图像质量完全可以满足诊断要求,特别是低剂量 CT 全肺薄层扫描明显提高了早期肺癌和非钙化结节的敏感性和特异性;③降低了 X 线球管的损耗,节约了成本。

临床工作中,降低 CT 辐射剂量的具体做法包括两个方面。其一,采用一般方法,减小照射野,增加防护装置的使用;其二,调节扫描参数,包括①降低管电流:因管电流与辐射剂量之间呈线性关系,管电流降低,剂量下降,降低管电流是最常采用、最方便易行的减少辐射剂量方法;②增加螺距:通过适当增加螺距会相应增加扫描范围或减少扫描时间,从而减少照射剂量;③降低管电压:管电压与辐射剂量呈指数关系,辐射剂量下降同时降低 X 线质量,吸收的辐射比例增加,故低剂量 CT 检查中通常不采用降低管电压的方式。

(李子平　孟悛非　余深平)

第三节　MR 影像诊断和定量功能成像

一、磁共振对比剂

为了增加各种组织间或组织与病变间的对比度,除了选择适当的脉冲序列和扫描特性参数外还可以人为地改变组织特性参数，在这方面主要是采用引入某些物质以改变局部磁场来缩短组织的 T_1、T_2 来达到增强的效果。与传统 X 线对比剂的增强机制完全不同，磁共振对比剂本身不产生 MR 信号，只是通过缩短周围质子的 T_1、T_2 达到间接增强的效果，从而更好地反映病变的内部结构、血供水平、生物学特性及组织器官的功能水平，为临床定性、定量诊断提供客观依据。

（一）MRI 对比剂的分类

MRI 对比剂按照增强效果的不同，可以分为阳性对比剂和阴性对比剂；其增强效果取决于对比剂的特性、浓度和成像序列。低浓度顺磁性离子（钆，gadolinium，Gd^{3+}；铁，iron，Fe^{2+}、Fe^{3+}；锰，manganese，Mn^{2+}）在 MRI 表现为 T_1WI 信号增加（阳性增强），高浓度顺磁化合物和较大的超顺磁氧化铁颗粒由于其磁敏感性而在 T_2 或 T^*_2 弛豫显示信号降低（阴性增强）。超顺磁氧化铁颗粒对 T_1 的影响相对较对 T_2 的小；但当氧化铁小颗粒低浓度存在于血管内时，T_1WI 呈现信号增强。

目前，更常用的分类方法是按照 MRI 对比剂在体内的生物学分布特性，将其分为三类。

1. 非特异性细胞外液间隙对比剂 目前使用的都是钆螯合物，其特点是亲水性，分子量小（约 500Da）。它的分布是非特异性的，注入血管后迅速向周围组织间隙分布，并由肾脏排泄。由于游离钆会蓄积在肝、脾、骨骼的单核 - 巨噬细胞系统中，且有毒性，所以必须以螯合物的形式使用。它是经典的顺磁性对比剂，其作用是缩短 T_1 弛豫时间，在 T_1WI 上信号增强。世界上第一个 MR 对比剂——钆 - 二乙三胺五乙酸（Gd-DTPA）于 1983 年开始应用于临床，其浓度为 0.5mol/L，在体内比较稳定，不良反应少，且绝大多数为轻度反应。经静脉注射后，Gd-DTPA 随血流分布于身体各处的血管及细胞间液，5 分钟后血中浓度达高峰，给药后 3 小时 80% 以原形从尿中排出。在成人中应用时，Gd-DTPA 的推荐剂量为 0.1mmol/kg，最大单次剂量为 0.3mmol/kg（成人）或 0.2mmol/kg（儿童）。

目前 Gd-DTPA 广泛应用于各系统组织和器官的增强 MR 检查、灌注成像、动态扫描以及对比增强 MRA。应用 Gd-DTPA 行增强 MR 成像时常采用自旋回波或梯度回波等 T_1 加权成像序列

来显示顺磁性对比剂的最大增强效应。在 T_1 加权像上，脂肪组织和被对比剂增强的组织均表现为高信号，不利于观察；采用脂肪抑制技术，可以大大降低脂肪组织的信号强度并突出对比剂的增强效果。组织（包括病灶）是否增强和增强的程度因其血供的多少及血 - 脑屏障破坏的程度而异；应用对比剂常可获得更多的信息，使诊断和鉴别诊断更加准确。

此类 MRI 对比剂还包括钆特酸葡胺（gadoterate meglumine，Gd-DOTA）、钆双胺（gadodiamide，Gd-DTPA-BMA）、钆特醇（gadoteridol，Gd-HP-DO3A）和钆布醇（gadobutrol，Gd-DO3A-butrol）等。其中钆布醇是新一代的高浓度 MRI 对比剂，其浓度两倍于其他非特异性细胞外液间隙对比剂。钆布醇在高场、超高场 MR 的应用，尤其是快速成像方面，具有一定的优势，特别适用于 MR 血管造影和小的脑转移性肿瘤的检查。

2. 靶肝胆对比剂 靶肝胆对比剂的发展分为以下几个阶段。

（1）铁剂：单核 - 巨噬细胞系统清除的对比剂。直径为 30～5 000nm 的颗粒从血液中清除主要由肝脾的单核 - 巨噬细胞系统进行。40～400nm 直径的超顺磁氧化铁颗粒外层包裹葡聚糖或淀粉可用于肝脏成像。目前用的菲立磁对比剂（ferumoxides，AMI-25）就是一种超顺磁性对比剂，它是用葡聚糖包裹的氧化铁晶体。进入细胞内的 ferumoxides 被输送到分解颗粒处降解，释放的铁质被用于合成血红蛋白。静脉注射 200mol/kg 的 ferumoxides 后 30 分钟至 6 小时可见肝脏信号持续降低。ferumoxides 用来增强 T_2 加权像的对比，以发现和评价与单核 - 巨噬细胞系统改变有关的肝脏病变。ferumoxides 是安全的对比剂，无严重的副作用。轻度副作用率为 10%～15%。目前认为 ferumoxides 不宜快速团注，主张用持续 30 分钟的缓慢滴注降低反应率，但由于其无法提供肝脏动脉、门脉各时相的动态信息，无法提示肝脏病灶的血供特征，故限制了其广泛应用于临床。

另一种是 SHU 555A（resovist，内二显），其包裹物为碳合葡聚糖。它较 ferumoxides 进一步提高了安全性，因此可以快速团注。主要用于肝脾脏的增强，还可用于灌注成像及磁共振血管造影。

（2）锰剂：肝细胞胆汁清除的对比剂。

锰化合物对比剂（Mn-DPDP），属肝细胞胆汁分泌的对比剂；缩短 T_1 弛豫时间，属阳性对比剂。锰主要经胆汁分泌。使用剂量为 5μmol/kg，注射后 15 分钟至 4 小时肝实质呈现最大增强，其作用与目前所说的肝特异性 MRI 对比剂钆塞酸二钠（Gd-EOB-DTPA）类似，但是同样无法提供肝脏占位病变在肝动脉、门脉各时相的血供信息。其副作用有面部潮红，恶心呕吐，血压暂时增高。10～15 分钟缓慢注射，可使副作用发生率降低至 10% 以下。在妊娠鼠类实验中注射 20μmol/kg（四倍临床剂量）游离锰可致胚胎重量下降，骨骼畸形增加。所以本药对妊娠妇女禁用。另外，胆道梗阻致胆汁淤积患者慎用。

（3）钆剂：肝细胞特异性 MRI 对比剂。近年科学家又研制了肝细胞特异性 MRI 对比剂——钆塞酸二钠（Gd-EOB-DTPA）并已经应用于临床。它可以特异性地被肝细胞摄取，通过增加一条亲脂性 EOB 侧链以增加对肝细胞膜有机阴离子转运系统的亲和力，由参与输送胆红素和溴酚酞磺酸钠的有机阴离子载体携带进入肝细胞并经胆汁分泌。这种新型 MRI 对比剂具有高度的肝细胞特异性，其 50% 通过泌尿系统排泄，另 50% 被正常肝细胞摄取再经胆汁排泄，可以明显缩短正常肝细胞和胆道系统的 T_1 弛豫时间，提高正常肝实质的 T_1WI 信号，有效提高肝脏病灶的检出率。Gd-EOB-DTPA 其最突出的特点是既可以像钆喷酸葡胺一样完成包括动脉期、门静脉期及平衡期的肝脏动态期成像，在各时间点表现不同肝脏病变的血供特征，又可以在延迟 20～40 分钟扫描中完成肝细胞特异性增强，区别有功能的肝细胞和病变组织，从而更好地进行肝脏病变的分类（良恶性）和定性，进一步提高肝脏病变检出的敏感性和特异性，尤其适用于发现 <1cm 的肝脏小病灶（图 14-11）。钆塞酸二钠的另一大优点是可以通过肾脏和胆汁双通道排泄，肾脏/胆汁清除比率约为 50/50，并且具有非常短的血清清除半衰期（大约 1 小时）；在肾或肝功能受损的患者，该

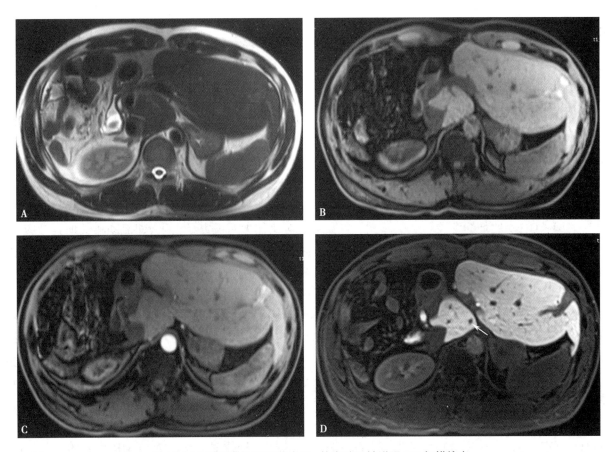

图 14-11　肝右叶肝细胞癌术后，钆塞酸二钠增强 MR 扫描检查
A. T_2WI 尾状叶未见小复发灶；B. T_1WI 尾状叶未见小复发灶；C. 钆塞酸二钠增强 MR 扫描检查动脉期，尾状叶病灶仍然不显示；D. 钆塞酸二钠增强 MR 扫描肝胆期，尾状叶小复发灶清晰可见（箭头示）

比率会向有较好功能的脏器清除途径转移，达到理想的相互代偿的效果。

3. 血池对比剂

（1）大分子性对比剂：Gd-DTPA 经与白蛋白、葡聚糖、多氨基酸或者瀑布状聚合物连接成分子量在 2 000Da 以上的大分子体，可延长其在血管内的滞留时间。大分子体的另一种可能的优点是，其亚单位中钆的分子弛豫比没有结合的螯合物钆的弛豫更大；它可缩短 T_1 弛豫时间，是阳性对比剂。这种对比剂尚未用于人类，因为同时也有相对延长游离钆滞留体内的危险。

大分子性对比剂有 Gd-DTPA-polylysine、Gd-DTPA-cascade-polymer、Gd-DTPA-dextran 和 Gd-DTPA-carboxymethyl-dextran，目前这些对比剂均处于动物实验阶段。

（2）颗粒：颗粒也能用作血池对比剂。ferumoxtran 是葡聚糖包裹的超小顺磁氧化铁颗粒，平均直径为 20～30nm。由于它的颗粒较小，蓄积在淋巴结和骨髓的量比在肝脾单核-巨噬细胞系统的多。它在血液中半衰期延长，可能是因为颗粒小和葡聚糖包裹层厚减少了血浆蛋白与氧化铁颗粒的反应以及减少了调理素作用。在延迟成像时，ferumoxtran 由网状内皮细胞摄入，仅显示缩短 T_2 的作用，属于阴性对比剂。

上述几类对比剂都是通过改变含对比剂组织的 T_1、T_2 弛豫时间来达到强化的目的。另一类对比剂是通过改变质子密度来达到造影目的，如 perfluorocarbon 乳剂，用于口服以增加胃肠道的质子密度。

（二）MRI 对比剂的发展

近年来，对比剂的开发与应用研究主要是对配体的改造，而金属离子一般选择钆离子。配体有线性及大环状两大类，当前主要趋势是对现有配体的基本骨架做化学修饰，以提高选择性与适应性。

目前 MRI 对比剂的发展主要有 3 个方向：①提高稳定性，降低毒副作用，利用大环状配体结构稳定钆离子，从而尽可能减少钆离子在体内的游离而产生生物毒性的风险；②提高选择性，如 Gd-EOB-DTPA，在配合物骨架中引入疏水性基团，增加分子的亲脂性，使其易被肝细胞选择性摄取，从而成为较好的肝特异性对比剂；③提

高浓度，减少剂量，如钆布醇（Gadobutrol），将高浓度和高弛豫性结合，可以有效减少使用剂量，从而在快速、超快速成像中达到更加理想的团注效果。

二、磁共振血管造影

磁共振血管造影（magnetic resonance angiography，MRA）自 20 世纪 80 年代应用于临床以来，由于其无创性、低风险性及不断提高的准确性已渐成为被推荐的血管性疾病的诊断方法。MRA 可以利用流动效应、血液氧合程度的差异及组织弛豫时间的不同等来获得血液与组织的对比。根据所得图像中的血管信号强度的不同，MRA 可大致分为"亮血法"（bright blood）和"黑血法"（black blood）两大类。目前临床应用较为成熟的是"亮血法"，其中又以"时间飞跃法（time of flight，TOF）"和"相位对比法（phase contrast，PC）"最为重要。"黑血法"的应用也正受到关注。

（一）MRA 的基本原理

1. 时间飞跃法　时间飞跃法是 MRA 的主要成像方法之一，它的原理是"流动相关增强效应"。未充分弛豫的自旋质子不能或仅轻度再接受射频脉冲的激励，导致磁共振信号消失或减小，称为"饱和现象"。由于成像质子的这种固有弛豫特性，当对成像层面或容积施加重复而快速的射频脉冲时，静态组织将被饱和而不产生磁共振信号；另一方面，由于血液的流动性，被饱和的血液将不断流出成像层面或容积，流入的血液因未被饱和而可被激励产生磁共振信号，致血管与静态组织对比加大而被突显出来（即流动相关增强效应），产生 MRA 图像。并且，通过设置"预饱和带"的方法，可以选择性地获得单纯动脉或静脉图像。

根据数据或信号获取方式的不同，TOF-MRA 可以分为二维时间飞跃法和三维时间飞跃法（2D-TOF 和 3D-TOF）。前者的数据通过将成像容积分为连续的垂直于血管的层面，一层接一层的分别激发和采集数据后再叠加获得完整的血管造影图像；后者则同时激发成像容积内的层块直接得到完整的血管造影图像。

2. 相位对比法　影响 MR 信号的除了纵向磁化矢量的大小外，还有横向磁化矢量的相位。相位对比法的基础是流动质子的相位效应。在磁

共振现象中，质子和与相应磁场强度呈正比的 RF 脉冲产生共振，此时再施加一个呈梯度变化的磁场，成像层面或容积内各点的质子将呈按梯度变化的频率共振，从而导致共振质子的横向磁化矢量产生与其空间位置相关的相位位移。当再施加同样宽度但方向相反的梯度场后，静止质子的相位位移将被纠正，流动质子的相位位移将不能被纠正而保留下来，从而形成两者间的对比，产生 MRA 图像。由于这种保留下来的相位位移与质子流动的速度矢量相关，因而可以选择性地显示不同流速及方向的血管。

同 TOF 法一样，PC-MRA 也有 2D-PC MRA 和 3D-PC MRA 之分。

3. MRA 各种方法优缺点的比较

（1）2D-TOF 的主要优点：采集时间短；对很大范围的流速均很敏感，可大容积成像，可显示动脉和静脉；对非复杂性慢流较其他方法敏感；对检查对象的移动不敏感，患者有较明显的运动也能获得诊断图像。2D-TOF 可用于大容积筛选成像和检查非复杂性慢流血管。

（2）3D-TOF 的主要优点：信号丢失最少，对复杂血管敏感，空间分辨力高。3D-TOF 用于检查有信号丢失的病变如动脉瘤和血管狭窄。

（3）2D-PC 的主要优点：仅血流呈高信号；采集时间很短。它可用于显示需很短时间内成像的病变，可从一个固定的方向来观察心动周期。

（4）3D-PC 的主要优点：仅血流呈高信号；空间分辨力高；成像容积内信号均匀一致；对很大范围的流速敏感，可显示动脉和静脉；能对血流作定量与定向分析。它可用于分析可疑病变部位的细节。

（二）对比剂在 MRA 中的应用

上述常规 MRA 是利用流动效应来显示血管，其基本成像原理是流动相关效应和相位改变效应。对比剂在 MRA 中的应用（即对比增强磁共振血管造影，contrast-enhanced MRA）是另一种 MR 血管成像方法，现已成为主动脉和腹部血管的常规显像方法，在颈部和头部血管乃至冠状动脉显像中也被广泛应用。

TOF 和 PC 法在血流复杂的区域如狭窄远端、血管弯曲缠绕的部位会有信号丢失；为了得到较高的血管信号需有一定 TE 值，往往使背景抑制不够充分，影响信噪比。Gd 对比剂能够缩短血液的 T_1 弛豫时间（甚至低于脂肪），从而使短 TE 扫描成为可能，有效提高信噪比，对平行于扫描平面的血管、扭曲、分叉的血管和病变的血管均能真实显示。对比增强 MRA 信号无血流依赖性，对慢流血管敏感性提高，使可成像范围扩大，有效增加小血管和静脉的显示，且对运动干扰较非对比增强 MRA 不敏感。但是，对比增强 MRA 要求准确掌握对比剂到达目标血管的时间和在该血管有效浓度的持续时间，以保证仅有目标血管显影（如肾动脉）而没有其他血管（如静脉）的干扰，因此对成像技术要求较高。

（三）临床应用

影像学中除 MRA 外，血管造影的方法还有常规 X 线造影，CTA 和多普勒超声等。MRA 相对于 X 线血管造影和 CTA，其优点有以下这些：①无电离辐射；②常规非增强 MRA 可避免静脉穿刺和碘对比剂的使用，对有出血倾向、肝肾功能不全者及碘过敏者有特别意义，即使是对比增强 MRA 所用的对比剂也相对安全、肾毒性小，不良反应少；③无骨和钙化对图像的影响；④可任意平面扫描得到图像。相对于多普勒超声而言，MRA 图像质量好，可以弥补多普勒超声的不足。

随着 MRA 成像质量的不断提高，MRA 已从早期脑及颈部大血管成像的应用扩展到全身血管系统，并渐成为血管性疾病诊断及治疗方法选择的重要参考。MRA 主要临床应用有下列这些。

1. 血管狭窄 MRA 可以有效诊断主动脉及其主要分支、各主要脏器大血管及段血管有明显血流动力学改变的狭窄性病变，且其结果与 X 线血管造影高度相关（敏感性 >95%，特异性 >90%）。MRA 可以显示狭窄的部位、长度、狭窄后扩张和狭窄局部代偿的侧支循环状况。在血管弯曲、折叠、分叉的部位，血流形式的不规则（如涡流）易造成局部伪影或信号丢失，增加了 MRA 的假阳性率。这种情况在小血管尤为明显。MRA 对于完全性血管闭塞（如肺动脉栓塞、大脑中动脉栓塞、冠状动脉栓塞等）和严重狭窄（血管面积减少大于 70%）性病变的诊断准确率要明显高于轻度狭窄者。高分辨颅内动脉 MRA 可以显示狭窄血管壁粥样硬化斑块的性质和估计颅内动脉瘤的稳定性。

2. **血管畸形** MRA 能显示发生于脑、脊髓、肺等处直径大于 3mm 的动静脉畸形（AVM）（敏感性 >90%），是目前颅内 AVM 诊断的首选方法。由于 AVM 的流入动脉与引流静脉内血流速度的差异，MRA 对 AVM 流入动脉的显示要高于引流静脉，并可对两者加以区分（图 14-12）。此外 MRA 对先天性血管变异（如肺动脉分支的变异）的起源异常、形态异常显示准确，已成为冠状动脉、胸腔大动脉等的先天性畸形常用诊断方法。

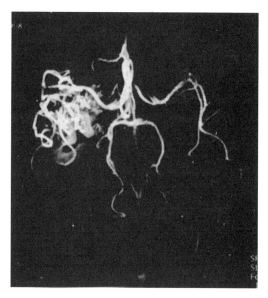

图 14-12 颅内动静脉畸形，3D-TOF 法成像
可见增粗迂曲的供血动脉，迂曲成团的畸形血管以及粗大的引流静脉

3. **动脉瘤和夹层动脉瘤** MRA 是颅内动脉瘤首选诊断方法，对直径大于 3mm 者，其敏感性 >94%，准确性 >90%。对于主动脉及主要分支的夹层动脉瘤诊断准确率很高，且可显示主动脉夹层内膜有无撕裂及撕裂部位。

4. **肿瘤与大血管的关系** MRA 可有效显示体内大血管的位置、形态及走行。对肿瘤患者可了解肿瘤与局部大血管的位置关系、血管有无受压移位、有无管壁侵犯及血管内癌栓等。

5. **静脉疾病** 包括对颅内静脉窦血栓、门静脉血栓、下肢深静脉血栓的诊断。MRA 是颅内静脉窦血栓的首选方法。

6. **血管手术后疗效评价** MRA 可用于了解动脉内支架（非磁敏感性）放置后的位置及开通情况；监测动脉搭桥患者旁路开放情况和有无旁路再梗阻；对动静脉畸形和动脉瘤手术或介入治疗疗效的评价也很准确。

三、磁共振快速成像法

常规的 MR 脉冲序列与 CT 相比有一个明显的缺点即扫描时间长，一般需要几分钟时间。为了缩短扫描时间，长期以来人们做了很多探索。在常规自旋回波脉冲序列中，扫描时间 =TR× 相位编码数 × 采集次数。我们可以采用矩形视野减少相位编码数而频率编码数保持不变（频率编码数不影响扫描时间）；可以采用多层面成像技术在一个 TR 周期内连续对多个层面激励和采样，实行多层面扫描；也可以减少采集次数。这些方法可以在一定程度上节省扫描时间，但图像信噪比却有下降。MR 扫描时间长的主要因素是 TR 太长；缩短 TR 可使扫描时间成比例减少，梯度回波序列可使 TR 大幅度缩短。快速成像包括快速自旋回波（turbo SE，TSE 或 fast SE，FSE）、快速梯度回波（turbo gradient echo，turbo GRE）和平面回波成像（echo-planar imaging，EPI）等。

（一）快速自旋回波脉冲序列

常规自旋回波脉冲序列在每一个 TR 间期内只进行一个相位编码的数据采集，一个 256×256 矩阵的 MR 图像就至少要进行 256 次采集。快速自旋回波脉冲序列（TSE）在一个 90° 脉冲之后以快速连续的多次 180° 脉冲来产生多次回波，回波次数可达 256 次或者更多。每一次回波均采用不同的相位编码梯度，这一系列回波采样后用来形成同一幅图像（图 14-13）。每个 TR 周期中 180° 射频脉冲的次数等于回波次数即回波链长度（echo train length，ETL），亦称快速因子（turbo factor）。TSE 序列的扫描时间可由下式计算：扫描时间 =TR× 相位编码数 × 采集次数 / ETL。HASTE 序列（half-fourier acquisition single-shot turbo spin-echo）的脉冲激发方式同 FSE，但仅采用正向或负向上的相位编码梯度对回波信号编码；K 空间的另一半信号可通过数学上的"共轭对称"获得，其扫描时间减少一半。

（二）梯度回波脉冲序列

在自旋回波序列中，先是 90° 脉冲然后是 180° 脉冲，180° 脉冲的作用是使分散的横向磁化矢量重新聚集从而产生 MR 信号。使用小角度的

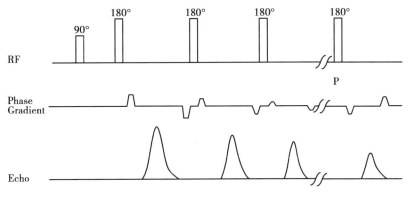

图 14-13　快速自旋回波序列示意图

脉冲序列激励及一个翻转的梯度磁场代替 180°脉冲来产生回波，这样的脉冲序列称为梯度回波脉冲序列（图 14-14），如快速小角度激发成像序列（fast low angle shot，FLASH）。与自旋回波脉冲序列相比，梯度回波序列的最大特点是扫描时间大大缩短，成像时间可短于 1 秒，但仍能保持较好的信噪比，在相同条件下较自旋回波只是略有下降。梯度回波序列对磁敏感效应非常敏感，易造成信号丢失。梯度自旋回波序列（gradient spin-echo，GSE）是 SE 序列与 GRE 序列的结合，又称为 GRASE 序列，该序列恢复了类似自旋回波的磁敏感性特点，又进一步缩短了扫描时间（比 FSE 序列还要快）。

自 20 世纪 80 年代中期以来，梯度回波脉冲序列发展非常快。各磁共振设备生产厂家所推出的梯度回波脉冲序列称谓各不相同，具体程序也不尽一致，如稳态进动快速成像（fast imaging with steady-state procession，FISP）、稳态自由进动成像（steady-state free procession，SSFP）和扰相性稳态回聚回波（spoiled gradient-recalled echoes，SPGR）等。

平面回波成像（echo-planar imaging，EPI）是梯度回波的一种特殊形式，包括单次激发 EPI（single-shot EPI）和多次激发 EPI（multishot EPI）。在一般的梯度回波脉冲序列中，一次激发只产生一个回波，一幅图像要多次激发才能形成。而在单次激发 EPI 中，单个射频脉冲激励后，频率编码梯度反复快速往复切换，产生一系列梯度回波（图 14-15）。这一梯度回波群包含了不同的频率及相位信息，采集后可转换成一幅 MR 图像。也就是说，单次激发 EPI 仅一次激发就能形成一幅图像，因此成像时间大大缩短，可达 50～100 毫秒。多次激发 EPI 用数次激发形成一幅图像，其图像质量优于单次激发 EPI。EPI 成像速度极快，因此能最大限度地避免运动伪影，并能缩短患者的检查时间。EPI 可以结合多种技术（如 SE 和

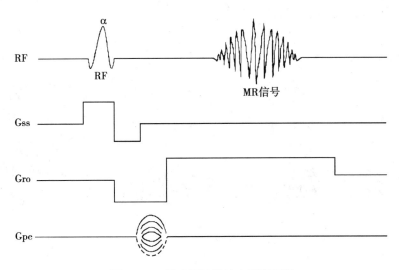

图 14-14　梯度回波脉冲序列示意图

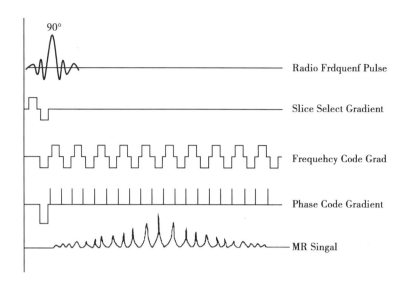

图 14-15　平面回波成像脉冲序列示意图

IR)并运用不同的预脉冲(如预饱和水或脂肪)得到不同程度的 T_1 和 T_2 对比。EPI 还可以同时进行功能和形态学成像,并因三维数据采集和时间分辨力的提高有助于对动态过程的研究。

(三)临床应用

各种快速成像序列扫描所需时间大大缩短,因而能在短时间内得到屏息(breath-hold)扫描图像,从而减少呼吸等运动伪影。TSE 是一种具有真正 SE 对比特征的快速成像技术,也可以得到 T_1、T_2 和质子加权像。与 SE 序列相比,TSE 的扫描时间明显缩短,可以在短时间内得到与 SE 序列质量相同的图像,也可以在 SE 序列成像大致相同的时间内大大提高图像质量(图 14-16)。由于扫描时间短,可以增加采集次数。采集次数增加使薄层和小体素的信噪比得以提高,从而可以用小观察野来得到感兴趣区的细微结构。

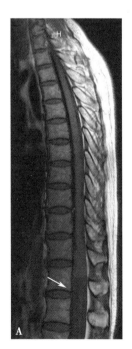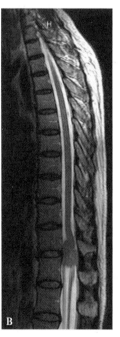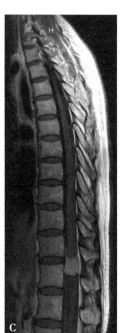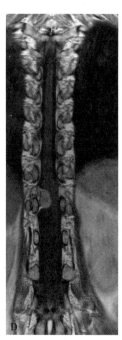

图 14-16　椎管内脊膜瘤

A. 矢状 T_1WI 上椎管内脊膜瘤肿块呈等信号(箭头示);B. 矢状 T_2WI 上呈稍低信号,其内少许稍高信号;
C. 增强矢状 T_1WI 显示肿块均匀强化;D. 增强冠状 T_1WI 显示肿块宽基底位于右侧椎管内硬脊膜上,见硬脊膜尾征

HASTE 序列进一步缩短了扫描时间,所得图像的空间分辨力与 FSE 相同,但信噪比下降。为弥补不足,选择参数时可考虑增加层厚和适当的视野(FOV),使成像的体素增大,提高信噪比。

梯度回波序列所需扫描时间极短,可以用于快速定位及快速动态增强扫描。梯度回波技术对磁敏感效应非常敏感,磁敏感性高的物质如铁磁性物质,可引起局部磁场不均匀而加重这一效应产生信号丢失,因此临床上常用梯度回波序列检测颅内和肝内的出血病灶。它对生理性或病理性的铁沉积也非常敏感。在梯度回波序列中有的序列可以用三维采集,三维采集可使有效层厚薄至 1~2mm 甚至更小,从而使空间分辨力得以提高,这对观察细微结构很有利。各种磁共振血管造影方法和磁共振心脏电影技术也都以梯度回波序列作为成像基础。快速梯度回波技术可用于观察组织和病变内对比剂的动态灌注情况,也可以观察骨关节的运动情况。

EPI 最重要的应用在于弥散加权成像(diffusion-weighted MRI,DWI)、灌注成像(perfusion imaging)以及脑功能成像(functional magnetic resonance imaging of brain),目前这些成像技术在各部位的应用有不少研究。与磁共振血管造影不同的是,MR 灌注成像和弥散加权成像不是观察血液流动这种宏观运动,而是显示分子的流动和扩散的微观运动过程。

弥散加权成像是以图像来显示水分子的微观运动;如果水分子的弥散运动受限或在某个方向上受限,都可以在弥散加权图像上反映。临床上弥散加权成像多用于急性脑缺血和脑梗死的研究,其发现缺血性病变要比常规 MR 早(图 14-17)。在动物的脑梗死实验模型中,在血管阻塞后几分钟,缺血的脑组织弥散系数明显降低而在 DWI 图像上表现为高信号,并可与水肿组织和脑梗死灶区分;而常规 T_2 加权像在血管阻塞后几小时才能显示梗死灶,且难以区分梗死灶和水肿区。弥散加权成像可用于鉴别坏死或囊变、水肿区及肿瘤实质,对早期发现肿瘤、肿瘤的转移和肿瘤良恶性鉴别有一定的帮助,还可用于肿瘤组织的复发与术后组织改变鉴别。由于弥散加权成像可以识别水分子的运动方向,因此能显示脑内神经纤维束的起行,并在外周神经的显示中起重要的作用。

目前最常用的灌注成像是利用血管内注射磁共振对比剂与快速成像序列相结合,用来观察器官、组织和病变内微小血管的循环灌注情况,从而提供常规 MRI 及 MRA 所不能获得的血流动力学方面的信息。快速成像序列可以在数十毫秒至几秒钟内完成一个扫描程序,能够实现对体内微循环这一快速过程进行动态观察,目前主要是用 EPI 来进行灌注成像。灌注成像用于研究组织、器官的血液灌注情况,评价肿瘤的血管结构和脑血管性疾病。常规增强方法只能了解病灶有无增强和增强的程度,而用灌注成像的方法可以详细地了解血流通过毛细血管床的动态过程,这将有助于对病变的定性诊断和肿瘤良恶性的鉴别诊断(图 14-18)。

将 MR 用于脑功能成像进行大脑皮层活动定位是目前神经学研究最活跃的领域之一。一般认为,脑皮层功能区激活时,其血流量增加但耗氧量不增加;含大量氧合血红蛋白的动脉血的 T_2^* 比静脉血长,皮层激活时,动脉血流入静脉床,引起静脉血 T_2^* 延长,在 T_2^* 加权像上信号增强;这一过程持续时间很短,在 fMRI 上主要运用 EPI 技术。很多研究表明,感觉和运动中枢激活时相应区域出现短暂的信号增强。在生理学和心理学的研究中,在脑外科手术前或 MRI 导向的非手术治疗中,脑 fMRI 已显示出重要的临床应用价值。MR 弥散加权像、灌注成像和脑功能成像作为临床生理和病理研究的工具,将有助于我们对正常和病变的人体组织的功能状态有更深入的了解。

四、磁共振波谱分析

磁共振技术在医学上的应用,包括磁共振成像和生化代谢分析即磁共振波谱分析(magnetic resonance spectroscopy,MRS)两方面。两者有类似的基本原理,但又有重要的差别。MRI 主要是显示组织器官的图像信息,而 MRS 主要是提供组织化学组分的数据信息。MRS 是检测体内化学组分唯一的无创性检查手段。1973 年 Moon 和 Richards 首先用 MRS 测定了红细胞的化学组成,1974 年 Hoult 等测定了肌组织的化学组分。20 世纪 80 年代以来,随着 MRI 的推广应用,MRS 已从动物与离体器官的测定阶段进入了临床应用阶段,并取得了一定的经验。

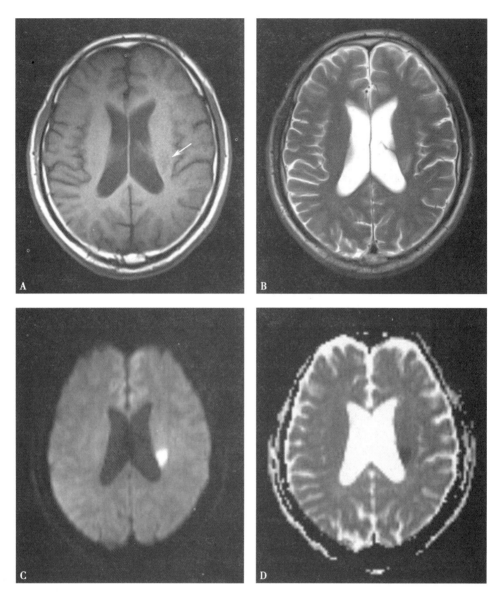

图 14-17　左侧放射冠区脑梗死
A. 横断 T_1WI 显示左侧放射冠区梗死灶呈稍低信号；边界不清（箭头示）；B. 横断 T_2WI 上呈稍高信号；C. 横弥散加权成像（DWI）上呈明显高信号；D. ADC 图上呈低信号，提示病灶弥散受限

（一）MRS 的基本原理

据磁共振的基本原理，原子核在磁场中的进动频率亦即是磁共振信号的频率。据 Larmor 方程 $\omega0=\gamma B0$，磁共振信号的频率决定于两个因素：①旋磁比（γ），它是共振原子核的固有属性；②共振原子核所处位置的磁场强度（B0）。共振原子核所处位置的磁场强度除了所施加的外磁场外也包含其本身周围电子及邻近原子核的周围电子的作用。这些电子与外磁场的相互作用势必改变原子核所处位置的局部磁场强度，这也就使得不同的化学组分中的同种原子核会以略有差异的频率

发生共振，也即是它们发出的磁共振信号的频率会略有不同。因此，在磁共振波谱图上会产生不同的磁共振波峰（图 14-19）。这种因微环境中磁场强度的不同引起共振频率上差异的现象称为化学位移（chemical shift）。化学位移特性使蛋白质的不同质子间、三磷酸腺苷中的不同磷酸盐间、代谢中间产物的不同氢及碳原子间，均可测出不同的磁共振波谱。通常病变组织和正常组织的代谢特征不同，致两者所含化学组分有差异；MRS可以定量或定性的识别这种差异，从而达到识别病变的目的。现在研究和应用较多的是 ^{31}P 和 ^{1}H

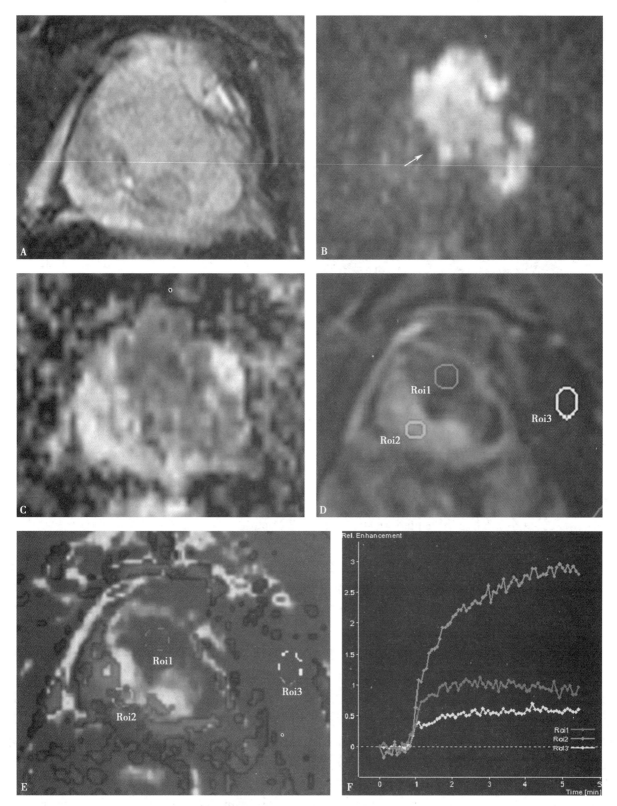

图 14-18 前列腺癌激素治疗后 6 年复查

A. 横断 T_1WI 显示移行带上均匀低信号肿块,轮廓不光整;B. 弥散加权成像(DWI)上肿块呈明显高信号($b=1\,000s/mm^2$)(箭头示);C. ADC 图上肿块呈明显低信号;D. 动态增强显示肿块强化不明显,ROI 1 是位于肿块内的用于测量的感兴趣区;E. 灌注成像的 Ktrans 图,显示激素治疗后肿块 Ktrans 值明显减低;F. 灌注曲线显示 ROI 1(红色曲线)为 B 型曲线,灌注成像可以比 DWI 更准确地评估肿瘤抗血管生成治疗后的反应

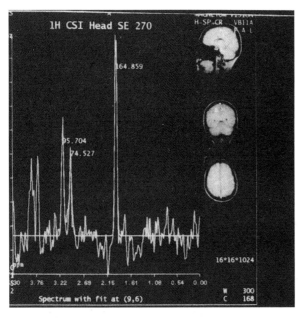

图 14-19　正常脑组织的 ^{1}H 磁共振波谱图

的 MRS，^{23}Na、^{39}K、^{14}N、^{15}N、^{13}C 和 ^{19}F 也都可用于磁共振波谱分析。

磁共振波谱的水平轴代表共振频率。由于同一化合物中的同种原子核在不同局部磁场强度中其共振频率不同，所以横坐标用 ppm 表示（1ppm＝百万分之一），它代表某化合物中某原子的共振频率与零点的偏差。以 ppm 为单位的化学位移向左位移为正，反之为负。零点位置是由特定的化合物中某原子的共振频率来标定的，如 ^{1}H 的磁共振波谱的零点常用四甲基硅烷来标定，在室温条件下水的共振频率近于 4.8ppm。

波谱由一系列较窄的波峰组成，每一波峰代表受检物中的一种化学成分，波峰的面积与其代表的受检成分的浓度呈正比。磁共振波谱分析包括测量计算以下内容：①某个波峰的共振频率中心；②波峰高度；③半峰线宽，代表波峰的尖锐度；④峰域，即波峰包括的总面积，它与受检成分的浓度呈正比；⑤波峰形态，呈洛伦兹分布或高斯分布，或为混合型。波峰可呈对称或不对称形。

随着 MR 成像设备的发展，目前高场强（1.5T 以上）MR 设备中，不少已装有 MRS 谱仪，使 MR 系统既能成像又能进行 MRS 分析。目前应用于临床的是 ^{31}P 和 ^{1}H 的波谱分析。不少生物分子中都含有 ^{31}P，组织中 ^{31}P 的磁共振波谱一般存在 7 条不同的共振峰：磷酸一酯（PME）、无机磷（Pi）、

磷酸二酯（PDE）、磷酸肌酸（PCr）和三磷酸腺苷（ATP）中的 α、β、γ 磷酸盐峰。它们在不同组织、不同代谢状态下出现的峰值高低，不同化合物之间的比值均有差别，可以作为鉴别正常和异常组织以及不同病变的依据。近年来 ^{1}H 的 MRS 发展很快，许多含 ^{1}H 的代谢物质如含胆碱的化合物（choline-containing compounds，Cho）、乳酸（Lac）、肌酸和磷酸肌酸（两者总称为 Cr）、N-乙酰天门冬氨酸（NAA）和谷氨酸等均可用 MRS 来检测。

将 MR 系统获得的成像体素的波谱数据信息处理后，以不同像素间灰阶的高低或颜色的差异来表示，将获得反映组织的代谢信息的图像，这就是磁共振波谱成像（magnetic resonance spectroscopy image，MRSI），也称为化学位移成像（chemical shift image，CSI）。

早期的 MRI/MRSI 一体化设备需要先在二维 MRI 图像上人工定位一个 $1\sim8cm^3$ 的正或长方形解剖区域后，才能进行该区域的 MRS 分析，其对操作人员要求较高（需能准确判断病变或可能发生代谢改变的位置）且空间分辨力低。现在高度自动化的 MRI/MRSI 一体化设备已用于临床，可以自动对感兴趣区行 3D-MRI 和 3D-MRSI，所获得的 MRS 分析的空间分辨力可达到 $0.34\sim0.24mm^3$。

（二）MRS 临床应用

在发现不可逆的形态学改变以前，病变区域往往已有生化代谢方面的功能改变，且功能改变往往是可逆的。现有的影像学检查多以识别形态学的改变来识别病变，MRS/MRSI 则通过测定代谢改变诊断病变，从而可以实现早期诊断、早期治疗，这正是 MRS/MRSI 的前景所在。

随着各机构对人体各器官生化组分正常值的确定和对疾病状态下生化组分的改变的认识，MRS/MRSI 在临床的应用正在深入，^{1}HMRS 要比 ^{31}PMRS 应用更广泛。MRS 的主要应用有以下两个方面。

1. 肿瘤诊断　目前，MRS/MRSI 在前列腺癌、乳腺癌、部分脑肿瘤的早期及定性诊断中的作用已被肯定，可以提供单独 MRI 所没有但重要的诊断信息。在国外一些机构，MRS/MRSI 与 MRI 联合使用已作为前列腺疾病诊断的常规方法。由于前列腺癌变组织中枸橼酸盐含量远低于

正常及良性增生的前列腺组织，胆碱类化合物的含量则高于后者，且改变的程度与癌组织的恶性程度相关。MRS 所提供的枸橼酸盐与胆碱类化合物的绝对或相对的数值改变使前列腺癌的早期诊断率提高。MRS/MRSI 与 MRI 联合对肿瘤化疗、放疗、冷冻治疗的疗效监测，术后残留及治疗后复发的评价价值也在前列腺癌中得到肯定。Yeung 等人发现乳腺癌组织中 Cho 的含量明显高于正常组织；他们用 MRS 检测可疑乳腺结节，以 3.2ppm 为界诊断乳腺癌的敏感性为 92%，特异性为 83%，比单独 MRI 检查要准确得多。

2. 中枢神经系统疾病的诊断　通过对脑组织中 NAA、Cr、Mi 等组分的检测，MRS/MRSI 在癫痫的定位诊断、阿尔茨海默病、精神分裂症、运动神经元病变等的诊断中的地位也正在被肯定。

五、MRI 在分子影像学中的应用

1999 年 Weissleder 等提出了分子影像学的概念。分子生物学与医学影像学的交叉融合形成了分子影像学（molecular imaging），它涉及物理、化学、核医学、影像学、计算机等多门学科，在分子生物学与临床医学之间架起了相互连接的桥梁，是未来医学科学发展中最具有潜力的领域之一。广义的分子影像学是应用影像学技术，在细胞和分子水平上对疾病的发生、发展中病理生理变化进行定性和定量研究。

分子成像技术包括 MRI 分子成像、超声分子成像、光学分子成像和核医学分子成像技术。目前 MRI 的分辨力已达到微米级，可获得解剖及生理信息，这些正是核医学、光子成像的弱点，但是 MRI 敏感性较低，只能达到 μmol 水平，与 PET 的 nmol 水平相比，低数个数量级。因此，分子成像研究尚处于基础与临床前阶段。随着 MRI 技术发展，MRI 分子影像有望成为研究肿瘤的病理机制、基因治疗、评价治疗效果等方面的一种重要手段。

分子探针在医学分子影像过程中作为示踪成分，可以与细胞表面或细胞内的靶点特异性结合，通过分子成像技术可以直接观察此类细胞或分子在体内的活动和反应。例如将肿瘤特异性探针结合在相应的肿瘤组织靶点上，可以实时观察肿瘤细胞的生长与转移；若给予相应的肿瘤治疗药物，则可检测到相应的治疗作用。在 MRI 分子影像中，一般用钆或超顺磁氧化铁微粒作为影像学标记的分子探针，可明显扩增靶向分子的 MRI 信号；这些影像学标记具有明显的缩短 T_1 弛豫时间或 T_2 弛豫时间效应，当探针与靶分子结合后，可产生影像对比，从而达到检测目的。

目前 MRI 分子影像学的研究重点包括以下几个方面：①探讨细胞和特异性代谢、酶、受体及基因表达，在分子水平上了解疾病的发生机制及特征；②肿瘤等疾病的早期诊断和特异性诊断；③靶向治疗药物研究和基因治疗方法研究；④在分子病理学的基础上评价治疗效果和预后；⑤建立分子水平上药物代谢的动力学模型。

六、存在问题与发展方向

MRI 已在临床各科得到广泛的应用，其优越性已得到充分的显示。但它仍有缺点和不足之处使其在某些方面的应用受到一定的限制。

MRI 检查所需时间较长一直是传统 MRI 的公认的遗憾之一。各种磁共振快速成像法的出现使单个序列的成像时间已可以等于或短于 CT 扫描同一部位所需的时间。但快速成像法所获得的图像的信噪比尚达不到标准自旋回波序列所得到的图像，且很多快速扫描序列得到的图像不是标准的 T_1 或 T_2 加权像。为了便于解释图像，一般还要与标准的 T_1、T_2 加权像比较。因为 MRI 可以很方便地直接得到任意方向的切面图像，一般对一个部位都要进行两个或两个以上切面方向的扫描。从不同的切面方向，以不同权重的图像来观察同一部位或病变是 MRI 的特点之一，但这也带来了所需总的检查时间过长的缺点。如果要加做 MRA 和 / 或 MRS 则所需时间更长，甚至有的患者不能耐受，同时这也影响了价值昂贵的 MR 设备单位时间内处理患者的数量。

由于强磁场及射频磁场对铁磁性物质和金属物体的作用和对电子设备的影响，体内有铁磁性异物、心脏起搏器、胰岛素泵、除颤器和带有自动输液器的患者不能进入 MRI 检查室，这在一定程度上限制了 MR 的应用。MR 扫描时间较长，检查室内的磁场环境不允许常规急症患者所需的监护和急救设施进入，这限制了 MR 用于常规急诊患者检查。

胶原纤维因其分子结构或化学成分的原因，其内的氢质子的 T_1 弛豫时间极长而 T_2 弛豫时间极短，使得常规的磁共振成像序列无法捕捉到磁共振信号，骨皮质和肌腱韧带在任何常规序列中都是无信号或低信号的。除了组织内和病变内的较细小骨化难于辨认、常需辅以平片甚至 CT 外，上述组织的灌注成像、弥散成像和波谱分析在通常的磁共振序列下都无法实现。超短 TE 成像序列近年开始应用于临床，用该种序列能接收到 T_2 弛豫时间极短的氢质子的磁共振信号，从而使上述企望成为可能，为磁共振的临床应用开辟了新的前景。

目前还做不到通过肿瘤的磁共振平扫征象或增强所见来确定其组织学来源。所应用的和正在研制的磁共振对比剂除少数用于肝脏的以外均是非特异性对比剂，尚没有对某种病变或肿瘤有选择性强化的对比剂出现。若能研制出能与某种或某类肿瘤细胞表面的受体相结合的特异性对比剂，将为影像学在肿瘤定性和鉴别诊断方面开辟诱人的前景。目前在这方面已有一些初步的工作。

常规 MRA 主要包括 TOF 和 PC 法，它们对于走行于扫描层面的血管，以及扭曲或狭窄的血管或较大的动脉瘤不能真实可靠地显示，这是由于上述情况下血液部分饱和及湍流、涡流造成血液信号降低，致使血管显示差或出现夸大效应。对比剂增强 MRA 这一技术不依赖于 MR 的流动效应，对显示动脉狭窄或闭塞的准确性有较大的提高，尤其对动脉瘤的评估作用及意义更大。MRA 是一种无创性的血管检查方法，其发展前景是很广阔的。随着新技术的发展和完善，必将明显提高 MRA 的成像速度和准确性，完全有可能在许多部位取代 X 线血管造影的地位。目前在冠脉的 MRA 上也取得了一定的成绩。

医学影像设备导向是完成介入性诊疗技术的关键。以往介入性诊疗技术在 X 线、超声或 CT 引导下进行，现在已发展到用 MRI 引导。在所有的成像技术中，MRI 有最好的软组织分辨能力、可以多平面成像、可以描述流动以及对温度敏感，正在成为一种理想的介入导向工具。MRI 作为一种介入导向工具可以大大推动许多介入应用的发展，使介入手术更安全、更精确、更有效，

某些复杂的手术有可能作为常规微创介入手术进行。要实施 MRI 实时导引的介入性诊疗，必须要有开放式磁共振成像系统和磁共振兼容设备，后者是指可以在磁共振扫描室内及扫描手术期间安全使用、不会对磁共振成像系统和这些设备本身造成不良影响的导管、手术器械和各种仪器设备。目前上述设备现在均已有商品供应，MRI 导引的介入性诊疗在国内已有应用；国内也已成功地开发出开放式磁共振成像系统。

MRS 在技术上已经成熟，它可以进行相当于对人体化学组分的"无创性活检"，得到有关人体化学组分的定性和定量信息。在合适的 MRI 设备的基础上进行 MRS，所需增加的投资不多，但要求临床医生具有一定的频谱知识可能是目前推广应用的障碍之一。国外已将 MRS 常规用于诊断脑异常的患者；Haughton 等用 MRS 来区分脑的良恶性肿瘤，患者甚至不用再做活检。有人使用单体素频谱技术来评价十几种化合物的波谱峰，通过测量得到艾滋病痴呆症（AIDS dementia）、阿尔茨海默病等的波谱模式，用这种技术已改变了一些患者的临床诊断方法。MRS 在疾病诊断上的应用有着广阔的前景，不少学者认为磁共振波谱分析是在 21 世纪将获得广泛应用的影像学技术。

分子影像可以在分子水平上对生物有机体的生理和病理变化进行在体、实时、动态、无创的成像，在疾病的治疗、诊断及监测等方面有望发挥重要作用。肿瘤在出现形态改变之前，其基因、分子水平可能已经发生明显改变。早期探测肿瘤特异分子水平的改变，则能早诊断、早治疗，大大提高治疗效果。随着 MRI 技术的飞速发展，MR 分子影像研究将推动特异性分子、基因水平成像发展，探讨酶功能、受体、基因表达等改变，对肿瘤进行更早期诊断和更具特异性诊断。血管生成是肿瘤发生、发展的重要生物学过程，血管生成及抗血管生成治疗已经成为在分子与基因水平研究各肿瘤生物学性状及抗肿瘤治疗的热点，分子影像学可从分子、细胞和蛋白水平研究肿瘤血管生成的成像以及抗肿瘤血管生成治疗效果的评价。因此，分子影像学在未来可能极大地改变肿瘤治疗的现状。

第四节　肿瘤的核医学影像
诊断与治疗

一、肿瘤核医学影像诊断与靶向治疗的主要技术与方法

肿瘤核医学影像诊断与靶向治疗的原理就是放射性核素示踪技术（radionuclide tracer technique）。放射性核素示踪技术是利用放射性核素标记的化学分子或物质（也可称为"探针"）作为放射性药物或显像剂引入生物体内，在体外通过核医学显像设备观察显像剂参与生物体内各种生理、生化或代谢活动的功能信息，从而反映示踪剂在生物体系中的运动规律和疾病发生、发展变化的生物学特征，获得定性、定量及定位结果，为临床疾病诊治提供客观、科学的依据。放射性核素示踪技术原理主要基于放射性示踪剂与被测研究物质具有相同的化学性质（chemical property）和生物学行为（biological behaviour），即同一性（identity）；以及示踪剂在生物体系或外部环境的代谢转化过程中其放射性核素自发衰变放出射线可被探测和记录，即可测性（measurability）。因此，核医学核素示踪体外分析、功能测定、显像及靶向治疗是无创、安全的，且可提供精确的定性、定量和定位信息。实现放射性核素示踪技术最主要的基本条件就是显像设备和放射性药物。

1. 显像设备　单光子发射计算机断层（single photon emission computed tomography，SPECT）是核医学常规的显像设备，在肿瘤诊断和鉴别诊断中仍然起重要作用，锝[^{99m}Tc]-MDP对恶性肿瘤骨转移显像、^{67}Ga淋巴瘤显像、^{99m}Tc-OCT神经内分泌肿瘤显像、^{99m}Tc-MIBI肺肿瘤和乳腺肿瘤显像、^{99m}Tc-（Ⅴ）-DMSA软组织肿瘤显像都具有很好的临床应用价值。近年来，SPECT有了很大的改进，半导体材料、探测器的碘化钠晶体加厚，同时配置符合线路探测技术，在兼顾常规单光子显像的同时可进行氟[^{18}F]正电子显像。另外，在上述正电子显像的SPECT基础上，同机安装定位X射线探测装置，亦称SPECT/CT，可使SPECT在显像的同时获得X射线CT图像，从而得到核医学功能代谢和CT解剖形态的同机融合图像，使

核医学进一步达到肿瘤影像精确定位、定性、定量和早期诊断的要求。这类设备的优点是价格较PET经济，既能进行正电子肿瘤显像，又能完成单光子显像的常规工作。

PET是利用正电子放射性核素在衰变过程中产生的湮没辐射和符合探测原理进行机体成像的计算机断层技术和装置。它是核医学领域最先进的医疗设备，代表了当前核医学影像技术的最高水平。PET和常规SPECT同属于发射计算机断层显像（emission computed tomography，ECT），但是两者所用的放射性核素不同，成像的基本原理不同，其仪器结构组成和性能也有不同。PET显像的最大优势，在于其可以从分子水平检测和识别活体内不同状态下，先于组织器官结构变化而发生的代谢改变。多模态跨尺度生物医学成像技术（multimodality biomedical imaging technology）是分子影像研究的必然趋势，目前较为成熟的多模态成像方法包括PET/CT、PET/MRI、MRI/荧光成像、光声成像（photoacoustic imaging，PAI）等。PET/CT是在PET的基础上同机设置快速螺旋CT、同机数据采集和融合、同时获得PET和CT图像及二者融合图像，弥补了单一PET由于空间分辨率限制不能作出准确解剖定位的缺点。

2. 放射性药物（radiopharmaceutical）　是指含有放射性核素及其标记化合物（labeled compound）分子中含有放射性原子、符合药典要求、直接用于疾病诊断、治疗和科学研究的放射性核素及其标记化合物。某些放射性核素可直接用于临床诊断和治疗，如碘[^{131}I]。大部分临床用放射性药物是利用放射性核素及其标记物同时发挥作用，其中标记物主要起靶向性作用，而核素发挥示踪探测或治疗作用。它既有普通药物的生理学行为，又具有核素的性质和作用。广义地讲，用于研究人体生理、病理和药物体内变化过程的核素标记化合物，都属于放射性药物的范畴。

诊断用放射性药物主要有单光子显像剂（single photon imaging agent）和正电子显像剂（positron imaging agent）。^{99m}Tc标记的各种化合物为最常用的肿瘤单光子显像药物，占目前核医学诊断用药的80%以上。正电子显像药物主要分为代谢型显像剂、血流灌注型显像剂、受体结合型显像剂、基因显像剂及抗体显像剂等，其中应用

最多的是代谢显像剂即 ¹⁸F 标记的氟代脱氧葡萄糖（¹⁸F-fluoro-2-deoxy-D-glucose，¹⁸F-FDG）和放射免疫显像镓[⁶⁸Ga]标记前列腺癌特异膜抗原（⁶⁸Ga-prostate membrane specific antigen，⁶⁸Ga-PMSA）。治疗用放射性药物种类也很多，¹³¹I 仍是治疗最常用的放射性核素；锶[⁸⁹Sr]Cl₂、钐[¹⁵³Sm]-EDTMP 和铼[¹⁸⁸Re]-HEDP 等放射性药物在骨转移癌的缓解疼痛治疗中也取得了较为满意的效果；其他治疗性放射性药物还有 ³²P、钇[⁹⁰Y]、¹³¹I-MIBG、¹²⁵I 或钯[¹⁰³Pd]粒子等。具有我国知识产权的国家 I 类新药 ¹³¹I-美妥昔单抗注射液和 ¹³¹I-chTNT 已被应用于临床。近年来小分子多肽受体放射性核素开始应用于神经内分泌肿瘤的治疗，其中钇[⁹⁰Y]-DOTATOC 和镥[¹⁷⁷Lu]-DOTATOC 是目前最常用的神经内分泌肿瘤靶向治疗药物，其在胰腺神经内分泌肿瘤的治疗中取得了良好的效果。放射免疫治疗未来将在肿瘤治疗中发挥重要的作用。近年来，针对肿瘤特定免疫检查点——程序性死亡分子 1（programmed death 1，PD-1）及其配体（programmed death-ligand 1，PD-L1）的免疫药物，通过重新激活机体免疫系统达到杀灭肿瘤细胞的目的，能显著改善晚期肿瘤患者的总生存率和缓解率。已有研究者设计合成了新型放射免疫分子探针 ¹³¹I-PD-L1 mAb，荷瘤裸鼠在体靶向显像和治疗研究结果表明 ¹³¹I-PD-L1 mAb 有望用于肿瘤的放射免疫显像与治疗。

近年来，肿瘤核医学随着核医学领域中核仪器设备和放射性药物迅速发展而异军突起，获取具有靶向性和特异性的肿瘤诊治分子探针（molecular probe）或放射性药物已成为肿瘤核医学的重要组成部分，也是临床肿瘤学的研究热点内容。

二、肿瘤的核医学影像诊断

（一）SPECT、SPECT/CT

目前，利用 SPECT、SPECT/CT 进行肿瘤显像的单光子核素主要是 ^{99m}Tc 及其标记物。其他较常用的放射性核素有铊[²⁰¹Tl]、⁶⁷Ga 等。较典型的几种显像剂有 ^{99m}Tc-MIBI、²⁰¹Tl、⁶⁷Ga-柠檬酸、^{99m}Tc-（V）-DMSA、^{99m}Tc-MDP。²⁰¹Tl 与 ^{99m}Tc-MIBI 主要用于脑肿瘤、乳腺癌、甲状腺（图 14-20）良、恶性肿物的鉴别诊断，骨肿瘤、肺癌和软组织肿瘤的诊断等。

^{99m}Tc-MDP 主要用于前列腺癌（图 14-21）、肺癌、乳腺癌等肿瘤骨转移的诊断。该类显像剂的

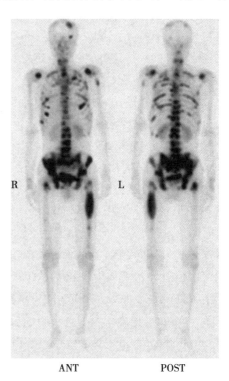

图 14-21　患者男性，前列腺癌去势手术后 3 年复诊，^{99m}Tc-MDP SPECT 全身骨显像可见全身多发骨转移

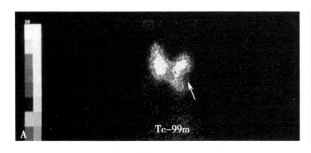
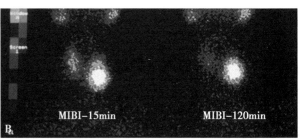

图 14-20　患者女性，左叶甲状腺下极肿物入院术前检查，^{99m}TcO₄⁻ SPECT 显像
A. 可见左叶甲状腺下极"冷结节"，^{99m}Tc-MIBI SPECT 双时相显像；B. 可见明显放射性填充，考虑甲状腺恶性病变可能性大。术后病理证实左叶甲状腺乳头状癌

临床应用瘤谱较广，但由于其在炎症以及其他良性病变中有不同程度聚集，时常出现假阳性，使其对肿瘤诊断的特异性不够理想。

^{67}Ga- 柠檬酸主要用于淋巴瘤、肺癌、肝癌的显像；^{99m}Tc-（V）-DMSA 主要用于甲状腺髓样癌、软组织肿瘤、骨肿瘤、肺癌等肿瘤的诊断。

（二）PET/CT

目前最常用的肿瘤代谢型显像剂为 ^{18}F-FDG。肿瘤细胞的异常增生表现为过度利用葡萄糖，这是所有恶性肿瘤的共同特点，其基本机制是 FDG 作为葡萄糖类似物参与体内糖代谢，FDG 在己糖激酶作用下转化成 6- 磷酸氟代脱氧葡萄糖后不再进一步代谢而滞留在细胞内，从而形成 ^{18}F-FDG 浓聚影，且恶性肿瘤细胞具有较正常组织、良性病变和低度恶性肿瘤明显活跃的糖代谢浓聚灶或"热区"。因此，利用 PET/CT、符合线路 SPECT 成像技术获得的图像所反映的信息是肿瘤组织细胞代谢状态。这几项技术主要应用于对肿瘤良恶性鉴别及恶性程度判断（图 14-22）、肿瘤临床分期和分级（图 14-23）、鉴别肿瘤治疗后或残存组织的性质，即局部病灶已坏死或仍有存活的肿瘤组织以及精细放疗生物靶区定位（图 14-24）、疗效观察和预后判断（图 14-25）及肿瘤转移灶诊断及组织穿刺活检部位的选择（图 14-26）等。

^{18}F-3'-2 脱氧 -3'- 氟代胸腺嘧啶（^{18}F-fluorothymidine，FLT）是反映细胞核酸合成速率的常用的正电子显像剂，可用于肿瘤、慢性炎症的鉴别诊断，同时在精细、适型和调强放疗中对于确定生物靶区具有重要临床意义，但其肝摄取很高，从而限制了其在肝脏肿瘤中的应用。^{11}C- 胆碱、^{18}F- 乙基胆碱和 ^{18}F- 甲基胆碱是反映细胞磷脂代谢的显像剂，可用于肺部、头颈部、结肠、膀胱和前

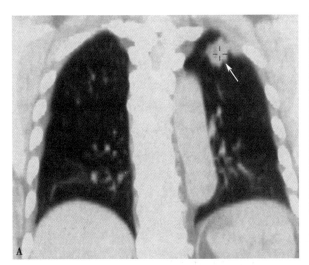

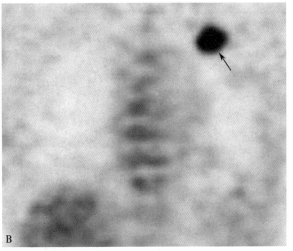

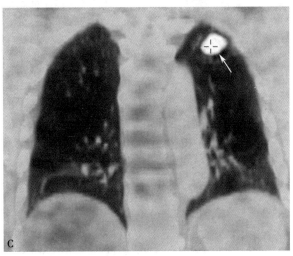

图 14-22　患者男性，65 岁。体检发现左肺占位；PET/CT 示左肺上叶尖后段异常高代谢病灶，病理证实为肺癌

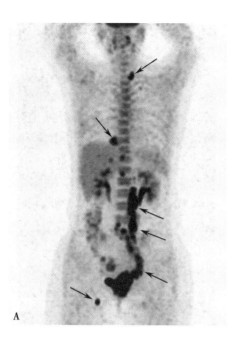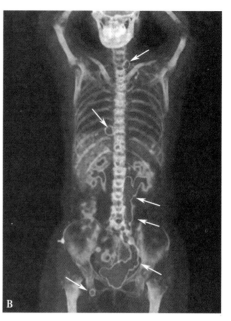

图 14-23　患者女性，43 岁。直肠癌术后 2 年，CEA 升高。PET/CT 示直肠癌术后复发伴淋巴结转移（红色箭头）、肺转移（绿色箭头）

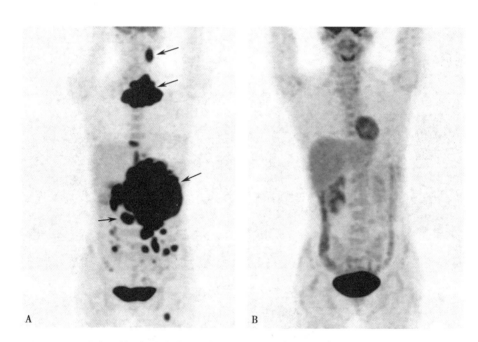

图 14-24　患者男性，鼻咽癌放疗后半年复诊，PET/CT 显示鼻咽癌病灶及转移淋巴结

列腺癌的诊断；18F-DOPA 可用于脑垂体瘤诊断；11C- 醋酸盐（11C-acetate，11C-AC）可用于脑肿瘤显像；11C- 甲基 -L- 蛋氨酸（11C-methyl-L-methionine，11C-MET）是临床上应用最广泛的氨基酸代谢显像剂，可能有助于 18F-FDG 显像受限的某些研究领域，如脑显像及肿瘤与炎症的鉴别诊断。

（三）前哨淋巴结显像

肿瘤区域内淋巴引流的第一站淋巴结称为该肿瘤的前哨淋巴结（sentinel node，SN）。术前明确 SN 内有无肿瘤转移对决定肿瘤的手术方式及淋巴清扫范围有着重要意义，而 SN 的识别与定位又是决定 SN 活检成功与否的关键。肿瘤前哨淋巴结显像的主要方法包括生物染料法、放射性核素淋巴显像与 γ 探测方法和生物染料法联合放射性核素淋巴显像与 γ 探测方法。常用的示踪剂为 99mTc- 硫胶体（99mTc-SC）、99mTc- 硫化锑胶体、

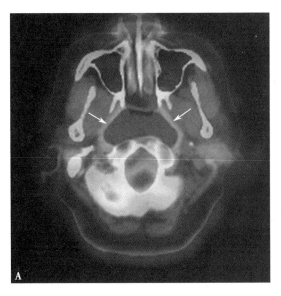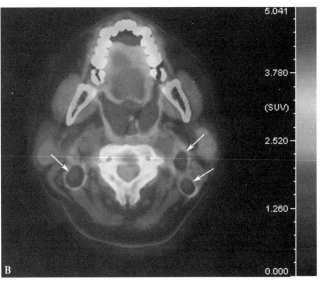

图 14-25　患者女性，35 岁。非霍奇金淋巴瘤

A. 治疗前，全身多处淋巴瘤累及病灶；B. 化疗 4 个疗程后，淋巴瘤病灶消失

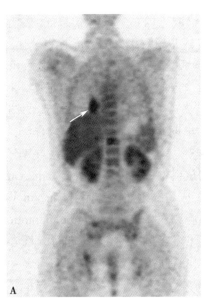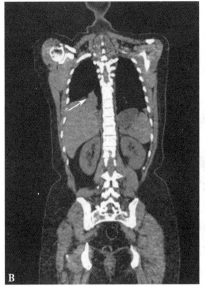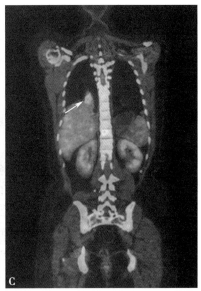

图 14-26　患者女性，41 岁，第 1 胸椎活检示转移瘤，PET/CT 发现原发灶位于右肺门（箭头所示）

^{99m}Tc- 右旋糖酐（^{99m}Tc-DX）和 ^{99m}Tc- 血清白蛋白（^{99m}Tc-HSA）。在肿瘤周围或皮下注射体积小于 1ml 的示踪剂（37MBq），注药后一定时间或即刻进行动态显像探测，即可以区分出哪一个淋巴结（SN）是首先出现、而哪些淋巴结是随后出现而不需切除的，并对首先显影的 SN 进行体表标记。SN 活检前联合应用肿瘤核素显像、局部染料注射或术中应用手提式 γ 探测器进行探测，可大大提高 SN 活检的成功率。

目前，前哨淋巴结显像已应用于乳腺癌、黑色素瘤、宫颈癌、外阴癌、胃癌及结直肠癌等的 SN 检测。大量研究结果表明，核素淋巴结显像及 γ 探测 SN，可大大缩短手术中寻找 SN 的时间，且准确可靠，其灵敏度为 80%～100%，特异性为 60%～92.6%，假阴性率为 0～25%，假阳性率为 0～20%，准确率为 80%～100%，术中 γ 探测前哨淋巴结的检出率为 100%。该技术对肿瘤手术方式的"革新"和指导手术方案实施具有重要的指导意义和临床应用价值。如何减少假阴性和提高诊断准确率，还有待进一步探讨。

（四）放射免疫显像

肿瘤放射免疫显像（radioimmunoimaging，RII）是将肿瘤抗原的特异性抗体经放射性核素标记后，经一定途径引入体内，其将与肿瘤细胞表面的抗原结合，从而特异性地对肿瘤及其转移灶进行定性、定位诊断。目前已有数十种不同核素标记的针对不同肿瘤的抗体试用于临床肿瘤的 RII，其中常用于标记的放射性核素有 ^{131}I、铟［^{111}In］、^{123}I、^{99m}Tc、^{68}Ga、镥［^{177}Lu］等，使用较多的抗肿瘤单克隆抗体（monoclonal antibody，McAb）有抗癌胚抗原单克隆抗体（anticarcinoembryonic antigen monoclonal antibody，antiCEA McAb）、抗甲胎蛋白单克隆抗体（anti alpha-fetoprotein monoclonal antibody，AFP McAb）等，临床适用的肿瘤包括结前列腺癌、直肠癌、膀胱癌、卵巢癌、肺癌、肝癌、乳腺癌、胃癌以及黑色素瘤等。研究表明，肿瘤 RII 既能定性又能定位诊断肿瘤，既能显示原发灶又能探测全身转移灶，特别是能够发现其他诊断技术难于明确的隐匿病灶。

肿瘤 RII 目前尚存在假阴性、图像对比度差以及抗体的鼠源性等问题，研究人员正在试图通过使用组合抗体、抗体片段、生物素 - 亲和素预定位技术、基因工程技术等加以克服。肿瘤放射免疫导向手术（radioimmunoguided surgery，RIGS）是源于 RII 的一项新技术。它是在肿瘤手术前将放射性核素标记的抗肿瘤抗体经一定途径引入体内，该抗体将在肿瘤的原发及转移部位聚集，术中使用手提式 γ 探测器对可疑病灶区域进行探测，即可快速而准确地判断肿瘤浸润及转移范围。

（五）肿瘤核素示踪分子功能显像

1. **肿瘤受体**　肿瘤受体显像（tumor receptor imaging）是利用放射性核素标记的受体配体与肿瘤组织中高表达的受体特异性结合的原理，从而显示肿瘤受体空间分布、密度及亲和力的显像技术。它具有高亲和力与高特异性、血液清除较快、组织穿透能力强等特点，因此能在较短时间内获得高对比度的肿瘤影像，且几乎不存在人体免疫反应。目前临床研究与应用较广泛的是肿瘤神经多肽受体显像，如生长激素释放抑制素（somatostatin，SST）与血管活性肠肽（vasoactiveintestinalpeptide，VIP）受体显像。肿瘤类固醇及 δ 受体显像尚处于研究阶段。由于在肿瘤组织中高度表达的受体在正常组织、炎症或其他良性病变中可有不同程度表达，因此肿瘤受体显像存在假阳性。此外，不同肿瘤中受体表达量、受体分布、受体亚型以及血液循环中生理性配体水平的差异也较大，故肿瘤受体显像同样存在一定的假阴性。

2. **肿瘤多药耐药**　肿瘤细胞同时对许多功能结构各异的细胞毒性化合物表现耐受的现象称为多药耐受（multidrug resistance，MDR），简称多药耐药。肿瘤 MDR 的产生大多是由于 *MDR* 基因编码的一种磷酸糖蛋白（phosphoglycoprotein，P2gp）的过度表达所致。目前肿瘤 MDR 显像主要用于肺癌、乳腺癌以及软组织肿瘤等实体肿瘤患者化疗前 P2gp 的检测，为肿瘤化疗效果的预测及 P2gp 调节剂的合理应用提供客观依据。通常以滞留指数（retention index，RI）> 0 作为 P2gp 阳性的判断标准，肿瘤的靶（target）与非靶（no target）的放射性摄取比（T/N）及 RI 值越低，表明肿瘤 P2gp 表达量越大，其对药物的耐受性也越强。

3. **肿瘤细胞凋亡**　恶性肿瘤的自发凋亡可能涉及导致肿瘤消退的治疗作用。研究证实，肿瘤治疗的一个有效途径就是诱导肿瘤细胞的凋亡。在细胞凋亡早期，由于磷脂酰丝氨酸（phosphatidyl serine，PS）暴露在细胞表面，导致与其有高特异性结合的放射性标记的膜联蛋白（annexin V）的摄取增加。应用放射性核素标记 annexin V 进行体内肿瘤细胞凋亡显像（tumor cell apoptotic imaging）具有无创性、早期性、定量和特异性等特点，将在监测肿瘤的治疗效果、评价肿瘤患者的预后、指导肿瘤患者的治疗方案方面发挥重要的作用，并且极大地推动抗肿瘤新药的研发。

4. **肿瘤新生血管**　肿瘤细胞或肿瘤新生血管内皮细胞通常上调表达许多特异性受体，这些分子有望成为肿瘤的早期诊断和靶向治疗的很好靶点。以往，针对肿瘤组织的特异性显像和治疗，多采用肿瘤细胞的单克隆抗体。但是单克隆抗体分子量大，与肿瘤细胞结合前需要通过内皮细胞层和间质层；肿瘤细胞间的紧密分布及内皮细胞间的紧密连接影响单克隆抗体在肿瘤中的迁移；肿瘤组织中缺乏淋巴管，间质压力高，阻止单抗进入肿瘤中心部位；进入肿瘤组织的单克隆抗体先与周围血管区域的细胞结合，阻止单克隆抗体进一步深入肿瘤组织。这些因素都影响单克隆抗体与肿瘤细胞的结合，因而许多针对肿瘤细胞的单克隆抗体的肿瘤显像和治疗效果都不是非常理想。血管生成是实体瘤生长必要条件，也是肿瘤侵袭、转移的重要途径。与直接以肿瘤细胞为靶点相比，以肿瘤新生血管为靶点的显像和治疗具有以下优势：①内皮细胞能直接与静脉注射进入血液循环的药物结合；②新生血管显像诊断和治疗适用于不同种类的实体瘤；③肿瘤治疗中杀伤肿瘤新生血管内皮细胞可能比直接杀伤肿瘤细胞更为有效。

5. 肿瘤反义及基因表达显像　肿瘤基因显像（gene imaging）包括针对肿瘤癌基因的反义显像（antisense imaging）和针对肿瘤外源导入基因的基因表达显像（gene expression imaging）。前者可用于肿瘤的定性、定位诊断及疗效观察，后者主要用于外源导入基因表达活性的监测。肿瘤的发生是一个多因素参与的多步骤的复杂过程，其中原癌基因的激活与抑癌基因的失活是肿瘤发生的共同分子生物学基础。现已知许多癌基因在肿瘤中均有过度表达。反义显像是将放射性核素标记的人工合成反义寡核苷酸注入受试对象，通过体内核酸杂交而显示特异癌基因过度表达的一种显像方法。目前反义显像尚处于实验研究阶段，已有使用 ^{111}In 标记的癌基因 *c-myc*、*cerbB2* 的反义寡核苷酸对淋巴瘤与乳腺癌进行研究的报道。肿瘤基因表达显像是在药物敏感疗法（又称自杀疗法）的基础上提出的针对标志基因/标志底物体系进行的一种显像。药物敏感疗法是应用药物敏感基因转染肿瘤细胞，提高肿瘤细胞的药物敏感性，从而杀死肿瘤细胞，如常用的 HSV-TK/GCV 体系。真核细胞内的胸腺嘧啶激酶（thymidine kinase，TK）特异性很强，只能催化胸腺嘧啶核苷的磷酸化；而单纯疱疹病毒（herpes simplex virus，HSV）的 TK 特异性较差，可催化丙氧鸟苷（gancyclovir，GCV）等核苷类似物的磷酸化；GCV 对正常细胞没有毒性，但在进入已经转导 *HSV-TK* 基因的肿瘤细胞后，GCV 将被 HSV-TK 磷酸化为三磷酸丙氧鸟苷，该产物可强烈抑制肿瘤细胞内 DNA 聚合酶的活性，并可终止 DNA 的延长，从而杀死肿瘤细胞。使用放射性核素标记的 *HSV-TK* 的标志性底物，通过显像的方法可无创性地观察 *HSV-TK* 在肿瘤细胞内的表达程度及活性。

基因表达显像可以在活体水平上研究转导基因在体内的表达情况，如确定基因表达的部位、数量以及持续时间，因此，该显像在评估及指导肿瘤基因治疗中有着广阔的应用前景。

三、肿瘤核素靶向治疗

放射性核素治疗（radionuclide therapy）已有几十年历史，因其具有方法简便、疗效肯定、实用价值高等优点而被越来越多的患者所接受，近年来也逐渐受到临床医师的关注和重视。放射性核素治疗是利用放射性核素在衰变过程中发射出的射线（主要是 β 射线）的辐射生物效应抑制或破坏病变组织的一种治疗方法。其治疗原理是通过高度选择性聚集在病变部位的放射性核素或放射性核素标记化合物所发射出的射程很短的 β 或 α 粒子，对病变部位进行集中照射，在局部产生足够的电离辐射生物效应，抑制或破坏病变组织。由于病变部位受到大剂量照射，导致局部组织细胞繁殖能力丧失、代谢紊乱、细胞衰老或凋（死）亡，从而达到治疗目的。同时因为 β 粒子和 α 粒子的射程很短，所以对病变周围正常组织损伤较小。

（一）^{131}I 治疗甲状腺癌

分化型甲状腺癌（differentiated thyroid cancer，DTC）包括甲状腺乳头状癌、甲状腺滤泡癌和混合型甲状腺癌（含有乳头状癌和滤泡癌的成分）。甲状腺转移癌的 ^{131}I 治疗主要指 ^{131}I 治疗分化型甲状腺癌。甲状腺癌的恶性程度虽不高，但早期常不易被发现，至确诊时常已发生局部或远处转移。^{131}I 口服后由肠道吸收，随血流到达身体的各个部位，因此，凡有转移灶的部位均可有 ^{131}I 进入；加之增生旺盛的转移灶对射线也特别敏感，这就构成了 ^{131}I 治疗甲状腺癌转移灶的基本条件。

甲状腺癌的 ^{131}I 的治疗通常分两步。首先要摧毁正常的残余甲状腺组织，这些甲状腺组织是在外科手术中，为了避免伤及甲状旁腺、喉返神经或颈部其他器官而有意留下的。用 ^{131}I 去除 DTC 术后残余甲状腺组织，其意义为消除隐匿在残留甲状腺组织中的微小 DTC 病灶，降低 DTC 复发和转移的可能性；残留甲状腺组织完全去除后，由于促甲状腺激素（thyroid stimulating hormone, TSH)升高,有利于通过甲状腺球蛋白(thyroglobulin, Tg)测定和 ^{131}I 显像发现 DTC 转移灶和用 ^{131}I 治疗 DTC 转移灶;给予去除剂量的 ^{131}I 后进行的全身显像,常可发现诊断剂量 ^{131}I 显像未能显示的 DTC 病灶,这对制订患者随访和治疗方案有重要意义。第二步则是 ^{131}I 对甲状腺癌组织或转移癌灶的治疗。

服用 ^{131}I 后,早期可能出现颈部肿胀、恶心、呕吐等消化道症状,可进行对症处理。部分患者早期可能并发唾液腺肿痛,但很少引起远期的功能损害;严重的骨髓功能抑制较少发生。

(二) ^{131}I-间碘苄胍治疗嗜铬细胞瘤

受体介导靶向治疗肿瘤的原理主要是某些肿瘤组织内富含受体,利用受体与配体神经递质、激素、药物或毒素等相互作用的特性,将放射性核素标记的配体即放射性配基引入体内,到达相应高密度的肿瘤受体靶器官,配体与肿瘤细胞受体高特异性、高亲和性结合成放射性受体 - 配体复合物,发出射线并产生电离辐射生物效应以及利用受体 - 配体负载药物进入肿瘤病灶组织发挥药效双向作用,从而达到抑制或杀伤癌细胞的目的。临床上主要用 ^{131}I 标记间碘苄胍(^{131}I-m-iodobenzylguanidine, ^{131}I-MIBG)和 / 或钇[^{90}Y]标记生长抑素受体类似物奥曲肽(^{90}Y-octreotide, ^{90}Y-OCT)治疗神经内分泌肿瘤(嗜铬细胞瘤)、小细胞肺癌、乳腺癌、消化道腺癌。^{131}I-MIBG 对受体密集的肿瘤有较好的疗效,尤其对广泛和散在转移瘤的治疗优于其他方法。

^{131}I-MIBG 与去甲肾上腺素有着相似的吸收和贮存机制,与嗜铬细胞组织有亲和力,和肾上腺素能受体有高度的特异性结合能力。因此,^{131}I-MIBG 引入体内后能被具有神经分泌颗粒的所有肿瘤摄取。利用 ^{131}I-MIBG 产生的 β 射线可以抑制和破坏相应肿瘤组织和细胞的活性,起到治疗的作用。主客观评价 ^{131}I-MIBG 治疗恶性嗜铬细胞瘤的有效率为 50% 以上。疗效的评价主要根据高血压的改善和尿中儿茶酚胺水平的降低。肿瘤的缩小或消失并不多见。

(三) ^{131}I-利卡汀治疗肝癌

放射免疫治疗是近年治疗晚期肝癌的新方法,其利用具有特异导向能力的单克隆抗体(McAb)为载体,偶联放射性核素来杀伤肿瘤细胞。^{131}I-利卡汀(^{131}I- 美妥昔单抗)介入治疗原发性肝癌,是通过亲肝癌抗体片段携带放射性核素 ^{131}I 进行的肝癌导向内照射治疗,是肝癌综合治疗中的新方法。该抗体片段对肝癌细胞有高特异性和高亲和性,是肝癌导向治疗的良好载体。

利卡汀适用于所有肝细胞癌,包括不能手术切除或术后复发的原发性肝癌,以及不适宜作动脉导管化学栓塞(transcatheter arterial chemoem-bolization, TACE)或经 TACE 治疗后无效、复发的晚期肝癌患者。对美妥昔单抗及其成分过敏、人抗鼠抗体反应阳性患者以及不能耐受甲状腺封闭药物的患者是美妥昔单抗治疗的禁忌证。有研究表明,美妥昔单抗对肝癌转移灶也有很好的治疗作用,但其远期疗效有待观察。

(四) ^{131}I-唯美生治疗肺癌

唯美生(碘[^{131}I]标记肿瘤细胞核人鼠嵌合单抗注射液,^{131}I-labeled human-mouse chimeric monoclonal antibody, ^{131}I-chTNT)是我国开发研究生产的全球首个用于肺癌放射免疫治疗的新药。唯美生与肿瘤坏死部位靶抗原结合,单抗 chTNT 上标记的放射性核素 ^{131}I 杀伤坏死区周围有活力的细胞,造成新的坏死,唯美生扩展到新的坏死区,周而复始使肿瘤坏死区不断扩大,由内向外摧毁肿瘤,达到治疗目的。

唯美生适用于所有的晚期实体瘤。由于只有肺癌完全结束了国家规定的临床验证程序,故目前唯美生只用于放化疗不能控制或复发的晚期肺癌的放射免疫治疗。唯美生可以局部给药,也可以全身给药。局部给药指把药物直接注射入肿瘤组织;相同的给药剂量,会有更多的药物浓聚在肿瘤组织,与相应的靶点结合,自然就会取得更突出的疗效。虽然肿瘤组织血供丰富,但由于大部分药物都已经在原位与肿瘤组织中的靶点相结合,进入血液循环的药物会大幅减少,从而也大大减少了循环中药物对重要脏器(如骨髓)的辐射,使不良反应的发生率和严重程度降到了最低。所以,靶向药物的局部给药体现出高效低毒的特点。对于病灶比较弥散、没有明显的包块或发生广泛转移的患者,唯美生可以全身给药。

唯美生主要的不良反应是骨髓抑制,通常用药后 6 周时,骨髓抑制的毒性达到最强;7~8 周后骨髓抑制逐渐减轻,恢复到治疗前水平。

（五）^{177}Lu-PMSA-617 治疗去势抵抗性及转移性前列腺癌

前列腺特异性膜抗原（PSMA）正常表达于前列腺上皮细胞，在唾液腺、肾脏、十二指肠等器官也存在正常表达。研究证实 PSMA 在几乎全部前列腺癌组织中均呈高表达，尤其在去势抵抗性及转移性前列腺癌中过度表达更为明显，因此 PSMA 可成为诊断与治疗前列腺癌的有效靶点。约翰霍普金斯医学院研究团队率先研发出 ^{68}Ga 标记的 PSMA 靶向显像剂并完成了临床前研究。在此基础上，2012 年德国癌症研究中心（海德堡大学附属医院）Eder 等公开发表了目前应用最为广泛的 PSMA 正电子显像剂 ^{68}Ga-PSMA-11 的研究成果。近年来，^{177}Lu-PSMA 用于前列腺癌的放射性靶向治疗（图 14-27），^{111}In-PSMA 用于前列腺癌的放射免疫引导手术，实现了诊疗一体化，同时对去势抵抗性及转移性前列腺癌的分期及危险度分层具有重要临床应用价值。

（六）^{177}Lu-DOTATOC 治疗神经内分泌肿瘤

神经内分泌肿瘤（neuroendocrine neoplasms，NENs）是一类起源于胚胎的神经内分泌细胞、具有神经内分泌标记物，可以产生多肽激素的肿瘤。其中最常见的是胃肠胰神经内分泌肿瘤，占 NENs 的 65%～75%。肽受体放射性核素治疗（peptide receptor radionuclide therapy，PRRT）是一种利用放射性核素标记的多肽类似物对肿瘤细胞进行靶向放射治疗的方法。NENs 细胞表面多表达生长抑素受体（somatostatin receptors，SSTRs）。因此，治疗 NENs 的靶向多肽多使用各类生长抑素类似物。对于局限性的神经内分泌肿瘤，手术是主要的治疗手段，但对于局部无法切除或有远处转移的患者，PRRT 或许可作为一线治疗方案。目前，PRRT 常用的放射性核素主要有 ^{90} 钇（^{90}Y）、^{111} 铟（^{111}In）和 ^{177} 镥（^{177}Lu），其中 ^{177}Lu 标记的 ^{177}Lu-DOTATATE 成为近期临床研究的一个热点。在一项关于 265 例 NENs 患者的 PRRT 相关研究中，40%～70% 的患者生活质量或症状有所改善。利用 ^{177}Lu-DOTATATE 进行 PRRT 可联合 ^{90}Y-DOTATATE 来提高患者的生存率。一项回顾性研究结果显示，在 2 041 例 NENs 患者中，接受 ^{177}Lu-DOTATATE 和 ^{90}Y-DOTATATE 联合治疗组的生存期长于单独使用 ^{177}Lu-DOTATATE 或 ^{90}Y-DOTATATE 治疗组（66.1 个月、47.5 个月和 45.5 个月）。^{177}Lu-DOTATATE 联合化疗药物可进一步提高 PRRT 效果。一项多中心随机临床试验对该种联合治疗进行研究，其结果显示，33 例进展期 NENs 患者疾病控制率达 94%。^{177}Lu-DOTATATE 治疗可作为新辅助化疗应用于初始无法手术的 NENs 患者，使瘤体减小后，手术成为可能。Vliet 等对 29 例初始无法手术的无功能性胰腺 NENs 患者使用 ^{177}Lu-DOTATATE 行 PRRT 后，9 例患者可行手术治疗。术后中位无进展生存时间达 69 个月，未能行手术治疗患者为 49 个月。另有研究表明，存在潜在复发风险

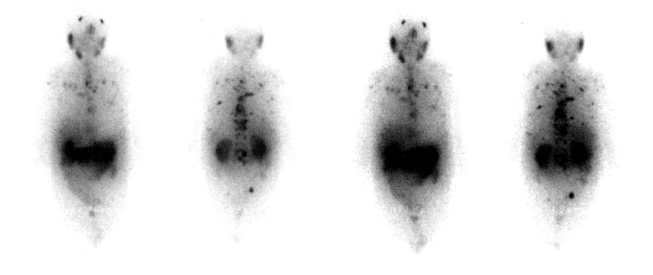

图 14-27　^{177}Lu-PMSA 治疗去势抵抗性及转移性前列腺癌 24 小时后 SPECT 显像

的胰腺 NETs 患者，术前使用 ^{177}Lu-DOTATATE 行 PRRT，与直接手术患者比较，其术后胰瘘发生率和淋巴结转移风险均更低。^{177}Lu-DOTATATE 也可作为 NENs 患者手术后的辅助治疗，防止肿瘤在手术中因手术操作而扩散后的生长，或预防已经存在的微转移的进一步生长。总体来讲，^{177}Lu-DOTATATE 治疗是一种很有价值且很有潜力的 NENs 治疗方法。

（七）^{125}I 粒子植入治疗

^{125}I 放射粒子种植治疗核素穿透力弱，临床应用易于防护。将 ^{125}I 粒子在 B 超、CT 引导下或采用先进的治疗计划系统（treatment planning system，TPS），进行精确的剂量计算和定位，将放射性核素粒子植入到实质性肿瘤组织中，即为 ^{125}I 粒子植入治疗。目前，该方法主要用于治疗前列腺癌、子宫颈癌、卵巢癌、乳腺癌、食管癌、胃癌、胰腺癌、支气管癌及支气管肺癌、脑瘤、眼及鼻部肿瘤和颅咽管肿瘤等。

放射性粒子近距离治疗技术对于提高患者的生存率、疾病的局部控制率以及改善生活质量的作用已得到国内外学者的普遍重视，其抑制肿瘤生长、缓解疼痛、改善生活质量的作用已受到普遍认可。^{125}I 粒子种植近距离治疗肿瘤有疗效好、对正常组织损伤小、靶区组织剂量分布均匀、医护人员安全等优点，因而具有广阔的临床应用前景，尤其对于手术难以切除的以及术后和放、化疗后复发的肿瘤，^{125}I 粒子近距离治疗是更合理、更有效的治疗途径。

（八）锶[^{89}Sr]、^{188}Re-HEDP、钐[^{153}Sm]-EDTMP 治疗骨转移骨痛

恶性肿瘤患者最终发生骨转移的概率较高。发生骨转移后，由于骨内膜和骨外膜受到肿瘤生长产生的张力或压力以及肿瘤直接累及骨膜，临床上常常会出现明显的难以控制的疼痛。长期以来主要使用麻醉药品止痛，但副作用较多，且易成瘾。近年来，放射性核素治疗骨转移肿瘤已成为一种新疗法，目前用于治疗骨转移肿瘤的放射性药物主要有 ^{89}Sr、^{188}Re-HEDP、^{153}Sm-EDTMP，它们均具有趋骨性、静脉注射后骨转移肿瘤病灶呈明显的浓聚，利用这些趋骨性放射性药物发射的 β 射线对肿瘤进行内照射，达到止痛、抑制或破坏骨转移肿瘤病灶。近年来用放射性核素治疗

恶性肿瘤骨转移骨痛已取得满意的疗效。

四、肿瘤核医学影像诊断与治疗的未来发展方向或趋势

近年来由于临床上 PET、PET/CT、PET/MR 及正电子核素的广泛应用，肿瘤的放射性核素显像已经进入分子水平，将以肿瘤代谢、基因、受体等目标为显影对象的显像领域称为肿瘤分子影像学，又称肿瘤分子功能影像学。肿瘤分子核医学（oncologic molecular nuclear medicine）领域是肿瘤分子生物学、肿瘤分子化学、核物理学、放射医学、核医学、计算机科学的交叉研究领域，是近年迅速发展起来的以体内特定肿瘤分子为成像对比度源的医学影像技术。与常规医学影像技术相比，肿瘤分子影像有显著的优越性。在临床诊断中，前者只能反映疾病后期的状况，如病灶的物理性状，而后者则可在无任何临床症状时检测早期肿瘤的生物学特性。分子影像技术使研究活体内整体微环境的肿瘤发生、发展过程成为可能。

除 PET/CT 在临床上广泛应用外，目前已有局部和全身 PET/MR 应用的报道。MR 在显示软组织和骨髓时优于 CT，未来全身的 PET/MR 将在探测脑、肝脏以及骨髓转移瘤方面比 PET/CT 更具优势。同时，PET/MR 能获得功能代谢的信息，如灌注（微血管密度等）、弥散（细胞密度、微结构等）以及代谢（细胞死亡、增殖等）等。

核医学肿瘤显像的发展除了仪器之外，很重要的是依赖于放射性核素标记物的发展。肿瘤正电子放射性药物主要研究方向有以下这些：①高选择性的靶向放射性药物的研制；②适用于 PET 定量分析的正电子放射性药物的研制；③快速高效的放射化学合成方法；④除 ^{18}F、碳[^{11}C]、氮[^{13}N]、氧[^{15}O]等常用的正电子放射性核素外，其他性质优良的正电子放射性核素的制备与应用；⑤从基础研究进入临床应用，严格按照原国家食品药品监督管理局颁布的《PET 药物生产管理条例》实施，研发新药。肿瘤正电子放射性药物是一个具有广阔应用前景、并有待于进一步开发的领域，需要从事化学或放射化学、药学与医学工作者的共同努力，使正电子放射性药物在生化、生理、病理、药学研究与疾病诊治中发挥更大的作用。

第五节　肿瘤的超声诊断与超声介入新技术

利用超声波探测人体、诊断疾病是 20 世纪 50 年代才发展起来的影像医学，其发展迅速，目前已成为临床最常用的四大影像技术之一。经过 60 年的积累、沉淀及发展，超声成像模式大致分为四大种类，即灰阶超声、彩色多普勒超声、声学造影及超声生物力学成像。超声诊断技术以其无创、方便、便宜等优点深受临床医生的欢迎。超声波在肿瘤的诊断、鉴别诊断和引导介入治疗中起着非常重要的作用。

一、超声基本知识

（一）超声成像基本原理

医用超声成像是脉冲回波型成像技术，其原理是利用探头发出的超声波进入人体后，仪器接收和处理载有人体组织或器官结构性质特征信息的回波，经计算机处理、重建回波信号，获得人体器官形态、结构和功能的静、动态声像图。其回波包括来自界面的反射回波和组织的散射回波。

（二）超声检查的特点

与 X 光、CT、MRI 等其他影像技术相比，有自己独特的优点但也有不足之处。超声检查有以下四个方面的优势：①软组织分辨率高：人体组织只要有 1‰ 的声阻抗差异，就能检测出不同的反射回波。目前超声成像已能在近 30cm 的检测深度范围，获取优于 1mm 的图像空间分辨力。②无辐射性：严格控制声辐照剂量在 $0.1W/cm^2$ 内，超声不会引起明显的生物效应，这是放射成像技术不可比的。③连续、动态、实时成像，可重复扫查。④用途广泛，使用方便，费用较低。

超声检查有以下几点不足之处：①当超声遇到含气的脏器（如肺、胃肠道）或骨骼等影响声透射的组织界面时，会产生全反射或衰减，不适用于上述部位的检查；②体型肥胖的受检者会影响图像质量；③超声诊断结果受超声仪器的性能、检查人员的临床知识水平和操作经验影响较大。

（三）超声探头类型、适用范围

用于临床诊断的超声频率范围为 2.0～60MHz：1.5～3.5MHz，用于成人心脏；3.5～5.0MHz 用于腹部成像；7.0～14MHz 用于浅表器官成像，如甲状腺、乳腺、眼球等；20～40MHz 用于皮肤及血管内成像；40～60MHz 用于生物显微镜成像，如眼球内组织显微镜诊断。

超声探头的选择：腹部及妇产科检查使用凸阵探头；浅表器官、外周血管检查使用高频线阵探头；心脏、大血管检查使用扇形探头；腔内检查选用单平面/多平面腔内探头；血管内检查选用导管式探头；术中超声探头可以是"I"或"T"型线阵探头，也可以是特制的小型扇扫探头或凸形探头。超声引导下穿刺活检需使用穿刺探头，包括中央槽沟式或旁进式专用穿刺探头、附加导向器，熟练者也可使用普通小凸阵探头不用导向器。

二、B 型超声影像诊断

不同组织回声类型

B 型超声是采用灰度调制、光点显示人体两维切面图像的超声诊断法。它是通过回声的有无和强弱来反映人体内器官和组织的信息。各种组织在声像图上可表现为以下几种类型。

1. **无回声**　又称暗区，常见于含液体的结构（如血管腔、囊肿和胆囊）和非常均质的实性组织（如淋巴瘤）。

2. **低回声**　见于正常的肝、胰、脾等实质性脏器，以及尚未完全液化的脓肿和含血凝块的血肿。各种类型的肿瘤，如果其回声较周围组织低，也称低回声。

3. **等回声**　肿瘤回声水平与所在脏器相同。

4. **高回声**　见于管壁及包膜的回声；结缔组织增生或脂肪变（如肝硬化，脂肪肝）；肿瘤回声比周围组织高（如肝血管瘤）。

5. **强回声**　表现为强的白亮回声，见于结石、钙化、骨骼及气体的回声，其后方伴有声影。

6. **混合回声**　上述两种或两种以上的回声类型在一个区域内同时出现，其原因是病灶内同时存在变性、坏死、液化、钙化等各种病理改变。

三、彩色多普勒血流图

（一）彩超的基本原理

彩色多普勒血流显像是将利用多普勒原理获得的血流信息叠加在二维黑白图像上，测算出血流的动态信息；并根据红细胞的移动方向、速度、分散情况,分别以红、蓝、绿三种基色显示。彩超常用的参数有血流速度、方向、血管阻力指数、收缩舒张期速度比值、血流形态(层流、湍流)等。

值得注意的是,彩超的红、蓝色并不是代表动、静脉血流,而是人为规定的颜色用来表示血流方向。目前国际通用的显示方式为:朝向超声探头流动的血流为红色,背离超声探头流动的血流为蓝色。

(二)彩超在肿瘤诊断中的应用

彩超能显示肿瘤内部及周围的血管分布。与良性肿瘤相比,恶性肿瘤内部一般血流丰富,血管异常增粗且形态扭曲,并可探及异常的动脉频谱。此外,彩超能用于观察抗肿瘤治疗的疗效。肿瘤在放、化疗过程中,若治疗有效,彩超显示原异常血流丰富区范围变小、血管分布减少、血流阻力逐渐增加。

四、腔内超声诊断

(一)经阴道腔内超声

经阴道腔内超声在子宫、附件和盆底肿瘤检查具有显著优势,但也存在一定的局限性和禁忌证。

经阴道腔内超声诊断的优势有以下三方面:①患者无须充盈膀胱;②检查不受肥胖及盆腔器官位置改变的影响;③腔内探头与盆腔器官接近,能更好地显示子宫、卵巢及盆底肿物等结构,能获得更清晰及准确的图像,尤其提高了血流显示的敏感性,有助于提高诊断率、减少漏诊率。

经阴道腔内超声检查的局限性及禁忌证有两点:①腔内探头频率高,穿透力局限,远场显示欠佳,故体积较大的盆腔肿物应联合腹部超声进行检查;②在处女膜完整女性、月经期、阴道畸形、炎症等情况下应用受到限制。

(二)经直肠腔内超声

经直肠腔内超声常应用于直肠和前列腺肿瘤的诊断,不仅能清晰地显示肠壁层次结构和前列腺内、外腺分区,还可以判断肿瘤浸润深度、周围组织或器官受侵犯的情况以及有无肠旁淋巴结的肿大、盆腔有无转移结节等,对于直肠和前列腺肿瘤术前超声 TNM 分期极有价值,是直肠癌新辅助放化疗疗效判断的重要评价手段。

在直肠腔内超声的引导下,可对直肠壁内和前列腺可疑病灶进行穿刺活检;该方法操作简便、创伤小,可多部位、多点取材,是提高肿瘤检出率的关键。

五、声学造影

(一)声学造影的原理

超声造影又称增强超声成像(contrast enhanced ultrasound,CEUS)。与 CT 和 MRI 的增强原理相似,在普通超声的基础上,经静脉注射超声造影剂,在探头扫查区域可以获得高于普通超声波一千倍的谐波信号,极大地弥补了检查者对于普通超声使用的灰阶信号分辨力的不足。由于超声造影剂仅存在于血管内,故超声造影专用于观察器官和肿瘤的血液灌注和微血管网分布状况。该技术在腹部肿瘤特别是肝脏占位性病灶的成功使用是近年超声医学领域内一个重大的技术突破。

超声造影剂是直径等于或小于红细胞的微小气泡。目前使用的第二代声学造影剂以 SonoVue (声诺维)为代表,由极薄的磷脂包裹气体组成。其单分子层磷脂外壳无蛋白成分,弹性良好,能够耐受超声波所产生的声压,在交变声场中、低机械指数状态下能产生明显的谐波信号。声诺维内含的六氟化硫惰性气体具有高分子量及低水溶性,在血液中存在 7～10 分钟后自行破裂,外壳的碎片由血液内吞噬系统消灭,内部的惰性气体由呼吸系统排出,故其副作用明显小于其他影像学造影剂。

(二)超声造影技术

超声造影技术有多种成像方式,以下两种为目前最基本的方法。

1. **高机械指数爆破成像法** 为了观察造影剂在血管、脏器和组织中的分布信息,通常采用爆破微泡的方式,以获取丰富的谐波和再灌注信息,用于心肌缺血和梗死区域的判断。

2. **低机械指数连续成像** 当发射的超声波其机械指数(代表输出能量)低于 0.20 时,称低机械指数。这种强度的超声波基本不击破微泡,可以连续、实时观察微气泡的路径和到达肿瘤的时间和方式。根据肿瘤的血供来源、丰富程度和造影剂流出肿瘤的时间,可以鉴别肿瘤性质。

(三)声学造影在肿瘤诊断中的应用

1. **肿瘤的诊断** 超声造影与螺旋 CT 或 MRI

造影技术相似，低机械指数的造影技术能实时显示微泡进入肝动脉、门静脉、肝实质灌注直至消退的全过程。多中心临床实验证明，超声造影在肝局灶性占位病灶诊断的敏感性和特异性与增强 CT/MR 比较无统计学差异。在诊断全身其他部位的实体肿瘤如肾脏肿瘤、胆囊胆管肿瘤、胰腺肿瘤及盆腔肿瘤也有明确的临床价值，其探索应用是世界范围内的研究热点。

2. 疗效评价 超声造影能准确地评价肝肿瘤微创治疗疗效。超声造影追踪射频术后肿瘤的残留情况，其敏感性（与三相动态 CT 相比）达 100%。在冷冻、微波、海扶刀等介入治疗中的进针引导和术后疗效评价已广泛应用。在 TACE 术疗效的评价中，由于碘油干扰增强 CT 的判断，使用超声造影更加敏感。另外，超声造影还可评价肿瘤血管生成和抗血管靶向治疗的疗效。由于超声造影剂只存在血管内的特性，使用特殊显像技术可以显示肿瘤粗大的架构血管的空间位置、肿瘤微血管的灌注程序和灌注量，因此，可以通过对比抗血管生成治疗前后的肿瘤架构血管和微血管变化，评价治疗效果。

3. 引导穿刺 灰阶超声及彩超常不能准确判断较大的肿瘤中的坏死区域，可通过穿刺前的超声造影检查，显示肿瘤内部的活性区域，提高穿刺的成功率。

六、介入性超声

介入性超声是在实时超声的引导下，完成各种穿刺活检、抽吸、插管、注药或治疗等操作，部分患者接受超声介入治疗可以达到同类手术治疗的效果。目前，介入性超声发展迅速，并在现代医学中占有重要的地位。

超声引导下粗针穿刺活检定位准确、简便、安全、创伤性小，获得的活检组织标本能保留组织结构特征，有利于病理诊断，并且可做特殊染色或免疫组化染色，已成为现代肿瘤诊断不可缺少的技术。

有出血倾向、大量腹水、嗜铬细胞瘤、动脉瘤和位于肝表面的海绵状血管瘤等，以及胰腺炎急性发作期，应避免穿刺。粗针穿刺活检可能出现肿瘤扩散、出血、感染、胆汁漏、胆汁性腹膜炎、胰腺炎等并发症；但大量临床实践表明，这些并发症的发生率很低，所以超声引导下的粗针穿刺活检是一种安全的技术方法。

此外，在超声引导下还可进行穿刺和置管引流，最常见的是胸腔积液穿刺和置管引流，还有经皮经肝胆管引流、腹部脓肿的超声引导穿刺和置管引流、肾盂穿刺置管引流等。

七、超声研究新进展

（一）肿瘤超声规范化诊断

近 5 年来，肿瘤超声规范化诊断成为超声领域研究的重点，由美国放射学院颁布的影像学词典在世界范围内得到广泛应用并已开始在中国逐步推广。例如，乳腺结节 BI-RADS 分类、甲状腺结节 TI-RADS 分类、乙肝背景下肝局灶性病变 LI-RADS 分类，上述分类的各大影像报告与数据系统，规范了影像词典，改变了过去只对占位性病灶做出可能的疾病诊断的情况，而是对其恶性风险进行分层诊断，并根据相应肿瘤的治疗指南提出与临床医师一致的处置建议。以乳腺结节为例，评估为 BI-RADS 0 类的结节，需进一步结合其他影像学检查；BI-RADS 1 类，恶性风险为 0，一年复查一次；BI-RADS 2 类的结节，几乎不可能为恶性，一年复查一次；BI-RADS 3 类的结节，恶性风险≤2%，6 个月复查一次；BI-RADS 4 类结节，恶性风险 3%～95%，建议穿刺活检；BI-RADS 5 类的结节，恶性风险＞95%，建议穿刺活检；BI-RADS 6 类的结节，经病理证实为恶性。

（二）新技术的探索

1. 弹性成像 在二维解剖学成像基础上，增加了新的维度——硬度成像，引入生物力学的杨氏模量原理，模仿医生触诊，为肿瘤诊断增加新信息。目前已经在超声仪器上使用的有四种弹性成像模式，最有价值的是剪切波成像，用千帕（kPa）或者米/秒（m/s）显示肿瘤硬度。众多临床研究表明，弹性成像目前主要应用于肝脏、乳腺、甲状腺及前列腺等器官，用无创的办法评价肝实质硬度改变；乳腺、甲状腺及前列腺结节良恶性的鉴别诊断，减少不必要的穿刺；通过描绘组织硬度的分布评价组织学信息，有望评价肿瘤新辅助化疗疗效。

2. 三维超声成像 肿瘤的三维成像早已在各种影像学技术使用，但并不作为关键性技术，直至乳腺自动容积三维超声成像技术的出现。该技术彻底解决了手持式超声检查乳腺的最大弊端——操作者依赖性。图像标准化、自动冠状面成像（三维重建）和 DICOM 数据远程传输，使得超声远程会诊成为可能，为乳腺疾病的诊断及筛查提供新的契机。

3. **高分辨率血管成像** 彩色血流成像一直是超声成像的一个重要技术之一。由于超声仪器计算速度的明显提高，使得血流显示的敏感性提高，原来无法显示的微细血管的血流状态得以显示，例如脑、肾皮层血管和肿瘤内微细血管，对于化放疗的早期疗效评估很有帮助。

4. **计算机辅助诊断（CAD）** 2017 年第一个甲状腺超声 CAD 获得 CFDA 批准上市。目前在做大规模临床试用，2019 年会有大样本研究报道出现。CAD 在肝肿瘤、乳腺肿瘤、儿科、肌骨等方面的诊断软件正在研发中。

5. **超声靶向微泡造影剂** 这类微泡造影剂在超声波作用下产生振动爆破，可增加乏血供肿瘤（如胰腺癌）的微血管通透性，使化疗药物和含氧血液进入肿瘤细胞之间，继而增加肿瘤放射或化学治疗的疗效。

第六节 人工智能与影像诊断

近年来，人工智能（artificial intelligence，AI）已广泛应用于医疗领域，随着相关技术的不断进步，AI 在医学影像尤其肿瘤影像领域的应用得到迅速发展，在肿瘤检出、定性诊断、肿瘤表征及肿瘤监测等方面取得了一系列临床研究和应用的成果。

一、AI 的概念及方法

AI 是指研发用于模拟、延伸和扩展人类智能的理论、方法、技术及应用系统的一门信息科学。20 世纪 60 年代初，人们开始提出将逻辑和统计模式识别方法应用于医学问题。20 世纪 80 年代，随着计算机的普及，AI 开始逐渐整合到放射科日常工作中，出现了计算机辅助诊断系统等。进入 21 世纪以来，随着影像数据量快速增长，医疗实践中对影像诊断精准度的要求不断增高，而 AI 伴随着计算机技术的进步，逐渐成为解决医疗领域一系列迫切需求的关键，得到了蓬勃发展。

目前，广泛应用的 AI 方法主要分为两类（图 14-28）。

第一类是人工预定义工程特征结合传统的机器学习方法，如预定义肿瘤的 3D 形状、肿瘤内纹理或像素强度分布（直方图）等特征，再利用支持向量机、随机森林等统计机器学习模型拟合这些可量化的特征，用以识别潜在病变，为临床决策提供更多的信息（图 14-28A）。然而，此方法很大程度上依赖于人工定义的特征，不代表最佳的特征量化方法；此外，预定义的特征通常不能适应成像模态的变化，不具备普适性。

第二类是基于深度学习的方法，可自动从数据中学习层次化的特征表达，从而对物体进行从底层到高层的描述。深度学习作为机器学习的一个分支，其基本方法已存在数十年。近几年，随着计算能力大幅提升以及数据量的快速积累，深度学习得以发挥优势，发展迅猛。卷积神经网络（convolutional neural networks，CNN）是当今医学影像中最普及的深度学习模型。典型的 CNN 结构包括一系列"层"，通过特征学习，将图像输入映射到期望端（图 14-28B）。CNN 结构的"隐藏层"通常包括用于提取特征的卷积层和用于特征分析、降维的池化层。隐藏层描述的特征从底层到高层逐步递增，早期的"层"学习抽象的形状（如线条和阴影），更深的"层"可能会学习整个器官或对象。隐藏层之后是全连接层，用于预测输出值。CNN 通常用于端到端地训练已标记数据，是监督学习中的一种。还有一些其他模型，例如生成对抗网络（generative adversarial networks，GAN），更适合于未标记数据的无监督学习任务。此外，在处理稀缺数据时经常使用迁移学习模型等。由于深度学习是基于数据驱动的方法，无需人类专家事先定义特征，并且允许更抽象的特征定义，因此，它能表达更加丰富的信息，而且泛化能力更强。

二、AI 在肿瘤影像中的应用

AI 可应用于放射科日常工作流程的各个环节（图 14-29），如图像的采集与重建、图像分析及辅助诊断，以及治疗效果评估等。特别是在图像分析与诊断方面，AI 在执行以下三项临床任务

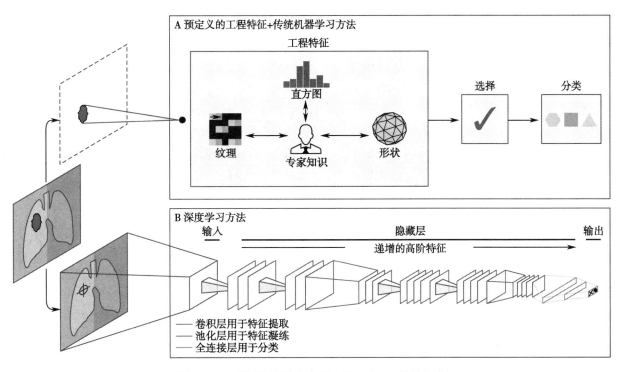

图 14-28 用于肿瘤影像的 AI 方法（以分类任务为例）

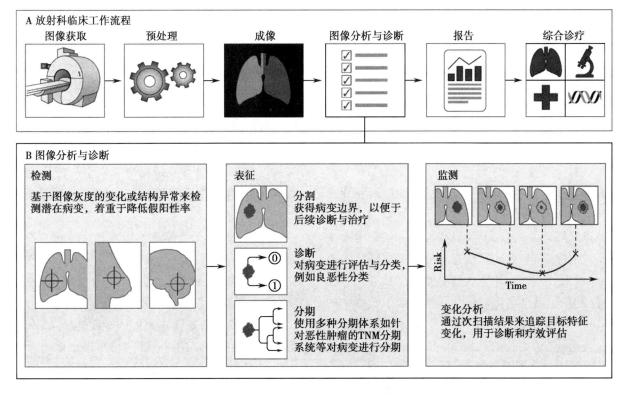

图 14-29 AI 在肿瘤影像中的应用

时展现出较强的实用性，即肿瘤的检测、表征和监测。

　　肿瘤检测，指对机体病变的发现及定位。计算机辅助检测已广泛应用于疾病检查中。基于 AI 的计算机辅助检测工具可以通过预先设定好的模式识别方法，检测出容易被忽视的癌症病变，为医生的诊断提供支持。作为肿瘤检查时的初筛工具，AI 可以有效降低假阳性率和减少过度诊断。

　　肿瘤表征，指通过确定可疑病变的形状、体

积、组织病理学诊断、疾病分期或分子谱来对其进行定性。在定性检查时，常规方法效率较低、可重复性不高。而 AI 可提供大量肿瘤描述算子，以此来捕捉肿瘤内部的异质性和变异性，甚至可以免去分割肿瘤的步骤，从整体上对肿瘤进行定量的分析。AI 在肿瘤表征方面的具体应用表现在以下几个方面：①自动图像分割，不仅可以辅助诊断，还能用于放射治疗中的剂量计算；②根据量化数据区分肿瘤的良性与恶性；③通过检测肿瘤范围或肿瘤多灶性，协助确定分期；④将肿瘤的影像特征与生物特征（包括体细胞突变、基因表达、染色体拷贝数以及其他分子特征）结合起来，能更好地为临床检查提供帮助。

肿瘤监测，指在监测肿瘤发展的过程中，评估预后和治疗效果。AI 在监测肿瘤随时间而发生的变化方面发挥的作用越来越显著。传统的肿瘤监测通常局限于预先定义的指标中（例如肿瘤直径），而 AI 可以捕捉大量的肿瘤特征，从而更好地显示肿瘤的发展、评估治疗效果。此外，AI 与其他诸如液体活检等手段结合，可以更准确评估预后、监测发展，更好地指导治疗。

AI 在肿瘤影像中应用较为成熟的领域包括中枢神经系统肿瘤、肺癌、乳腺癌和前列腺癌，现分别阐述如下。

（一）中枢神经系统肿瘤

中枢神经系统肿瘤有着丰富的影像学和病理学表现，比其他器官肿瘤更加多样化，其鉴别诊断始终是影像诊断中面临的难题。在脑肿瘤的识别和分割方面，自动及半自动检测方法已见于诸多文献报道，半自动算法也可应用于立体定向放射、术后残留体积计算及跟踪肿瘤生长变化等领域；利用机器学习可以解决传统影像学检查中的一些疑难问题，如区分放射性坏死造成的增强扫描强化灶、假脱位等。此外，传统机器学习与深度学习方法在胶质瘤的分级、鉴别胶质瘤复发与治疗后坏死、胶质瘤预后预测以及判断胶质瘤分子生物学改变等方面均取得了一定进展。

（二）肺癌

肺癌是全球发病率较高的恶性肿瘤之一，早期诊断可明显提高患者生存率。AI 在肺癌诊断以及分期应用中表现出良好的临床应用价值。肺癌早期诊断从肺结节筛查开始，不明原因肺结节

样本量大，具备充分训练的数据条件，因此可采用准确率更高的充分训练的深度学习方法。肺癌在临床上有多种表现，计算机辅助结节评估和风险分析工具，可以对结节进行风险分层，从而识别出其中高危亚群。在评估肿瘤内异质性方面，肿瘤的异质性与非小细胞肺癌预后不良息息相关，借助 AI 对肺癌瘤内特征的全面描述，可以为异质性的定性和定量提供帮助。而且，通过 AI 影像来识别肿瘤微环境，可以进一步评价肿瘤的发展。此外，AI 还可用于通过识别与免疫治疗相关的影像生物标志物来评估免疫治疗的效果；通过识别与突变相关的影像表型来对活检结果进行补充，降低因肿瘤异质性导致的耐药和转移的发生率。

（三）乳腺癌

我国乳腺癌发病率位居女性恶性肿瘤首位，已成为危害我国女性健康的重要因素之一。乳腺癌影像筛查是 AI 较早得到应用的领域，目前计算机辅助诊断软件已经较好地融入到乳腺癌影像诊断的工作流程中；通过精准分割乳房与致密腺体组织、量化乳腺密度、客观评估乳腺癌风险，实现精准检测、定位肿块与微钙化簇，提升病灶检出率。最近，深度学习方法已经应用于乳腺钼靶 X 线摄影、超声、MRI 及 X 线断层成像等乳房病变检查以及良恶性肿瘤分析。此外，乳腺影像中的其他 AI 应用可涉及依据影像表型来评估分子亚型、预后和治疗反应等。

（四）前列腺癌

前列腺癌是最为常见的男性恶性肿瘤。多参数 MRI 在前列腺癌的影像检出、定位和分期方面发挥着重要作用，但前列腺多参数 MRI 技术较为复杂，序列较多，结果判读时间较长，难度较大。研究表明，AI 在多参数 MRI 中可以较准确地自动诊断前列腺癌。同时，AI 也可以准确地进行前列腺区域自动分割、肿瘤体积测定以及良恶性肿瘤诊断。然而，目前大部分初期研究仅限于单中心、单算法分析和小数据分析，尚未开展广泛的多中心试验。

此外，也有研究探索了 AI 在肝脏肿瘤、骨肿瘤领域方面的应用，在寻找肝转移瘤的原发灶、预测肝癌栓塞术后的疗效以及脊柱转移瘤的检出方面取得了较好效果。

三、挑战与展望

尽管 AI 在肿瘤影像应用方面已取得了一定进展，但要实现大规模临床应用为时尚早，在实际应用过程中仍存在一定的限制与阻碍。目前，大部分 AI 的准确度仍待提高，且仅可应用于部分常见疾病，主要原因还是可用数据不足。由于数据标准化和隐私限制等客观原因，使得数据的获取和分享受限。除了数据数量之外，数据质量也十分重要，尤其是医疗数据，大多需要训练有素的专家手动标记"金标准"才能提高 AI 的准确性，而这又是一个非常消耗资源的过程。此外，人们对 AI 得出结论背后的原理理解也存在局限性，仍需进一步探索。最后，AI 还面临伦理与监管的问题，例如 AI 影像诊断结果医疗责任问题、AI 相关信息安全问题等。

未来，AI 工程师与临床医生加强合作，建立高质量的结构化数据集和验证集，是提升 AI 模型准确性的前提。同时，开发更适合医学影像数据小样本/大维度特点的 AI 核心技术、开发 AI 可视化解释工具是增强 AI 模型可靠性的核心。此外，如何跳出信息孤岛、整合各方有用数据，进一步提升人工智能的综合诊断能力，例如整合病史、体征以及实验室检查等信息，综合判断以提高诊断准确率以及给出最佳诊疗方案决策，是 AI 未来努力的方向。

第七节　现代影像导引下的肿瘤微创介入治疗

一、微创介入的一般方法

一般来说，肿瘤微创介入治疗可大致分为血管性与非血管性两大类型。

血管性微创介入治疗是在数字减影血管造影设备的导引下经皮动脉血管穿刺进行选择性或超选择性血管插管到靶血管，通过导管将化疗药物或栓塞剂经肿瘤供血动脉直接到达肿瘤组织内，实施肿瘤及肿瘤相关病变的治疗，主要包括经导管动脉灌注化疗（transcatheter arterial infusion chemotherapy，TAI）、经导管动脉栓塞治疗（transcatheter arterial embolization，TAE）和经导管动

脉化疗栓塞（transcatheter arterial chemoembolization，TACE）。载药微球和放射性钇 90（^{90}Y）微球栓塞治疗，是近些年受到广泛关注的栓塞剂；^{90}Y 微球携带放射性物质，在肿瘤组织内发挥持续照射肿瘤组织杀灭肿瘤；通过将导管超选到肿瘤供血动脉内，将载药微球注入到肿瘤组织内，化疗药物以较高浓度较长时间停留于肿瘤内，在栓塞肿瘤血管的同时可增强抗肿瘤作用，并且可降低体循环中的药物浓度，减轻全身化疗毒性作用，达到更好的治疗效果。此外，还可以经皮静脉穿刺通过静脉血管途径插管的血管性介入治疗，例如因上腔或下腔静脉受肿瘤压迫而产生静脉回流受阻的腔静脉阻塞综合征可进行血管扩张成形术及血管内支架植入术、为防止静脉栓子脱落引起肺梗死的腔静脉内滤器置入术以及为防止化疗药物静脉输注时小静脉化学炎症的静脉输液港置管术。

肿瘤非血管性微创介入治疗除数字减影血管造影设备导引下经皮肝胆道引流术（PTCD）、胆道内支架植入术、食管狭窄扩张成形术、经皮胃造瘘术、椎体成形术等传统介入技术外，随着 CT、MR、超声等影像导引设备与消融、放射性粒子治疗设备的普及、细小器械的应用，经皮穿刺肿瘤消融治疗（tumor ablation）和放射性粒子植入组织内照射治疗（radioactive seeds implantation）也得到了快速发展，成为 21 世纪肿瘤治疗领域发展最快的局部治疗技术。

根据肿瘤消融规范化术语标准，肿瘤消融的常用方式分为能量消融和非能量消融。能量消融指各种通过物理能量灭活肿瘤组织的消融方式，也称为物理消融（physical ablation），包括热能消融和非热能消融。热能消融包括射频消融（radiofrequency ablation，RFA）、微波消融（microwave ablation，MWA）、冷冻消融（cryo-ablation）、激光消融（laser ablation，LA）和高强度聚焦超声消融（high-intensive focus ultrasound，HIFU），而不可逆电穿孔消融（irreversible electroporation ablation，IRE ablation）则属于非热能消融。非能量消融即化学消融（chemical ablation），通过向肿瘤内注射化学制剂，依靠消融液在肿瘤组织内的脱水和蛋白凝固作用灭活毁损肿瘤组织。文献报道的化学消融剂有无水乙醇、醋酸和稀盐酸，但以无水乙

醇应用最为普遍和广泛。

放射性粒子植入通过影像导引技术将包埋着放射性物质如碘 -125（^{125}I，主要释放低能量 γ 射线）的细小颗粒通过细针穿刺植入到肿瘤组织内，通过放射性粒子在组织间持续释放射线杀灭肿瘤细胞，达到治疗肿瘤的目的。

由于肿瘤介入治疗近些年发展迅速，涉及的内容多，受篇幅限制，本章节主要介绍几种发展迅速而且疗效明确的肿瘤微创介入治疗的临床应用情况。

二、微创介入治疗的临床应用

（一）肺部肿瘤

肺癌是当前严重危害人类健康和生命的主要疾病之一，发病率已居当今世界各类恶性肿瘤之首，而且多数患者确诊时已属中晚期，失去了手术的最佳时机。微创介入消融技术和放射性粒子植入技术因其损伤小并且能有效灭活肿瘤、改善患者生活质量，在原发和转移性肺癌治疗中的临床应用不断增多，适用于不能接受外科手术的早期肺癌患者和老年患者或者不适合手术者以及术后复发中晚期肺癌患者（图 14-30）、孤立肺转移瘤甚至双肺多个转移瘤患者。肺部肿瘤消融的适应证包括以下这些。

（1）原发性肺癌：①因心肺功能差或高龄不能耐受手术切除者；②拒绝行手术切除者；③术后或放化疗后残留复发病灶。

（2）转移性肺癌：①单侧单发转移瘤，最大直径≤5cm；②单侧肺病灶数目≤3 个（双侧肺≤5 个）；③多发转移瘤，最大直径≤3cm。如双侧肺均有病灶，不建议双侧同时消融，每次只进行单侧消融治疗。肺部肿瘤消融禁忌证有以下这些情况：①病灶周围有活动性炎症；②消融病灶同侧胸腔积液没有控制；③血小板 < 50×10^9/L、凝血功能严重紊乱；④肝、肾、心、肺、脑功能严重不全，有全身感染症状；⑤晚期肿瘤，患者 KPS 评分低于 70 分或 ECOG 评分低于 3 分。

肺部肿瘤消融治疗后 CT 影像学上可有以下 5 种改变。①肺不张型：肿瘤完全消融坏死的同时损伤累及段支气管，导致相应肺段不张；②空洞型：消融导致肿瘤组织汽化或肿瘤组织坏死后经气管排出形成空洞；③纤维化型：消融区域呈

纤维化表现，多出现在完全消融后 3 个月到半年时间；④实性结节型（肺癌消融的局部疗效评估，以消融后 1 个月时的病灶为基线判断疗效）：肿瘤消融区域为实性结节，其大小较治疗前无明显变化，但无增强表现；⑤消散型：消融治疗后肿瘤病灶完全消失。肺部肿瘤消融后的疗效评价标准有以下几个方面。①完全消融（出现下列表现任何一项）：病灶消失；完全形成空洞；病灶纤维化，可为瘢痕（图 14-31）；实性结节缩小或无变化，但 CT 扫描无造影剂强化征象（图 14-32）；原肺不张内的病灶 CT 扫描无增强表现。②不完全消融（出现下列表现任何一项）：空洞形成不全，有部分实性或液性成分，且 CT 扫描有造影剂强化；部分纤维化，病灶部分纤维化仍存有部分实性成分，且实性部分 CT 扫描增强表现；实性结节，大小无变化或增大，CT 扫描有增强表现。

肺部肿瘤消融后 CT 扫描可随时间表现出动态变化，具体表现如下。①早期改变（1 周内）：病灶内可出现蜂窝状或空洞样低密度影，消融肿瘤周边为不同衰减程度的同心圆包围，称为"晕圈"征。②中期（1 周至 3 个月内）：消融区可持续增大，其周边可能出现环绕清晰锐利的强化环，称为"蛋壳"征象（图 14-33）；③后期（3 个月后）：与基线（消融后 1 个月时的 CT）比较，消融区在 3 个月后病灶保持稳定，以后的 CT 随访过程中病灶区域有几种不同的演变模式，如纤维化、空洞、结节、肺不张和消失。肺部肿瘤消融术后 CT 扫描变化规律，通常是消融后 1 个月至 3 个月内病灶增大、3 个月后病灶保持稳定或逐渐缩小，因此一般主张消融术后 3 个月后复查 CT。

（二）腹部肿瘤

腹部肿瘤主要包括原发性肝癌、肝转移瘤、肾癌、胰腺癌和腹部软组织肿瘤。其中，原发性肝癌是全球第六大常见癌症、第四大癌症致死原因。2018 年全球新增大肝癌病例约 84 万例，约有 78 万死亡病例。肝细胞癌是原发性肝癌中最常见的病理类型，占全部原发性肝癌的 75%～85%。由于肝脏解剖位置深，早期肝癌多无特异症状；超过 50% 的肝癌患者发现时已进展至中晚期，常面临着肿瘤大、肝内播散、血管侵犯、远处转移等问题。此外，肝脏功能重要、解剖复杂，各种抗癌措施对正常肝细胞也多有伤害。我国肝癌

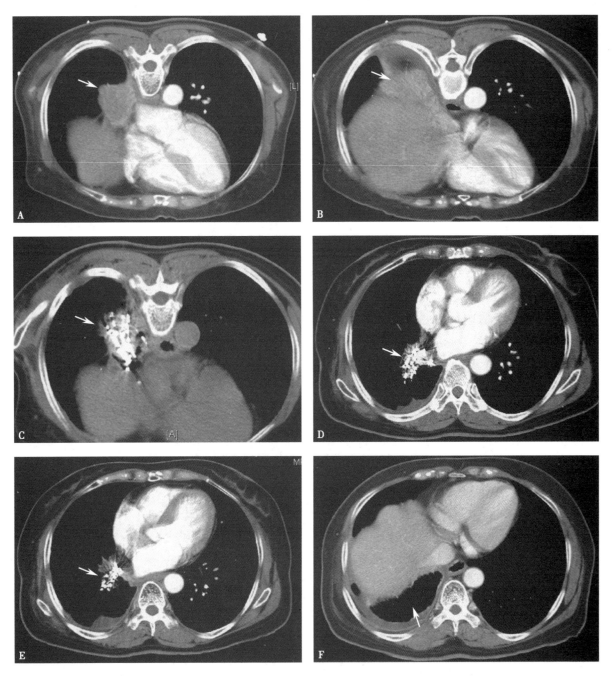

图 14-30　56 岁女性患者右肺腺癌术后 5 年复发

A、B. 术前增强 CT 示右下肺肿块（A 箭头所示）并右下肺不张（B 箭头所示）；C: CT 引导下植入 ^{125}I 放射性粒子（箭头所示）；D、E、F: ^{125}I 放射性粒子植入治疗后 3 个月，增强 CT 示病灶消失、肺内残留粒子影（D、E 箭头所示），右下肺复张（F 箭头所示）

患者 85% 以上合并肝硬化，主要是乙型肝炎相关性肝硬化，不能耐受切除，因此能够获得切除的患者不到 30%，而 70% 的肝癌主要依靠介入治疗技术进行治疗。

　　肝癌介入治疗包括经肝动脉选择性插管治疗和经皮细针穿刺肝肿瘤消融治疗。肝癌经肝动脉选择性插管治疗包括选择性肝动脉灌注化疗、肝动脉栓塞和肝动脉化疗栓塞几种方案。可根据下述情况来选择方案：①肝癌的分期；②肝功能状况及肝硬化程度；③肿瘤大小、部位、浸润范围；④有无肝内外转移；⑤门静脉有无受侵。目前，经肝动脉化疗栓塞（transcatheter arterial chemoembolization，TACE）是中晚期肝癌最有效的治疗办法。TACE 既可显著提高肿瘤组织内药物浓

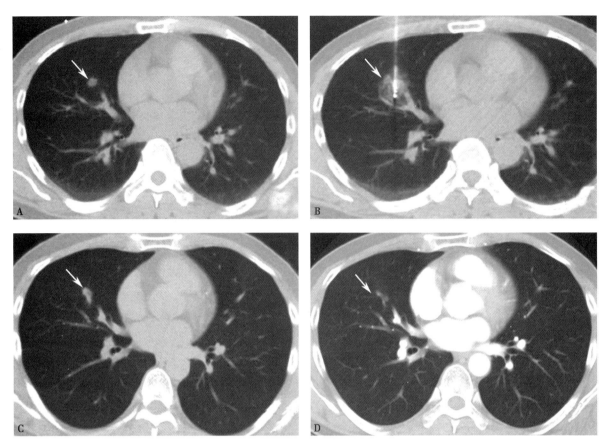

图 14-31 肠癌右肺转移瘤行单针射频消融术

A：术前 CT 示右肺小结节（箭头所示），大小约 1cm×0.9cm；B：射频消融术后即刻的 CT 表现，肿瘤消融周边为不同衰减程度的同心圆包围（箭头所示），称为"帽徽"征象；C：术后 1 个月复查 CT 示肿瘤消融区域为实性结节（箭头所示），其大小较治疗前稍有增大；D：术后 4 个月复查 CT 示肿瘤消融区域为纤维条索影（箭头所示），其大小较治疗前明显缩小。疗效评价为完全缓解

度，又可有效阻断肿瘤血供，两者协同作用可获得更佳疗效。TACE 治疗 HCC 的理论基础是：肝癌主要由肝动脉供血，而正常肝脏接受肝动脉和门静脉双重血供，其中门静脉供血 75%～80%，肝动脉供血量为 20%～25%。肝动脉和门静脉的末梢分支均终于肝窦，两者之间存在着广泛吻合。因此当动脉和门静脉任何一方受阻，另一方血流便会代偿性增加。如果这种代偿机制完好，单纯阻塞两者中的任何一支的近端，所供血的肝组织都不会坏死。所以，常规肝动脉栓塞后，门静脉足以维持肝脏的正常功能。肝癌 90%～95% 的血供来自肝动脉，主要由其所在肝叶动脉供血；但肿瘤血供丰富、跨叶、多发时，常常接受多支血管供血，并可通过侧支吻合或变异途径获取多来源血供。较大的肝肿瘤常常侵犯膈肌或腹壁并通过相应的血管获取血供，属非肝脏的营养血管，也称为寄生性血供或滋养动脉，如膈下动脉、

肋间动脉和肾上腺动脉。对肝动脉进行选择性栓塞，可使肿瘤缺血性坏死缩小以至消失，而正常肝组织由于门静脉血供而不受损。尤其有包膜的肿瘤完全由肝动脉供血，此型肿瘤对 TACE 有高度反应（图 14-34）。然而对于无包膜的浸润型病灶、多发结节型病灶或转移性肝癌，除肝动脉供血外，还在相当大程度上接受周围来自门静脉系统的血供。肝转移性肿瘤主要由门静脉供血，因此在肝动脉造影时，多表现为乏血供性肿瘤。

肝癌消融治疗是在 CT、MR、超声等影像设备导引下，精准定位肿瘤，采用物理或化学方法使肿瘤组织原位毁损灭活。近年来，消融治疗在肝癌治疗中发挥着越来越重要的作用。消融治疗的特点是：技术简单，容易操作，能有效毁损灭活肿瘤组织、疗效明确、重复性强，微创安全，患者所受创伤小、恢复快。射频消融（RFA）和微波消融（MWA）是代表性最强的两种消融技术，已被

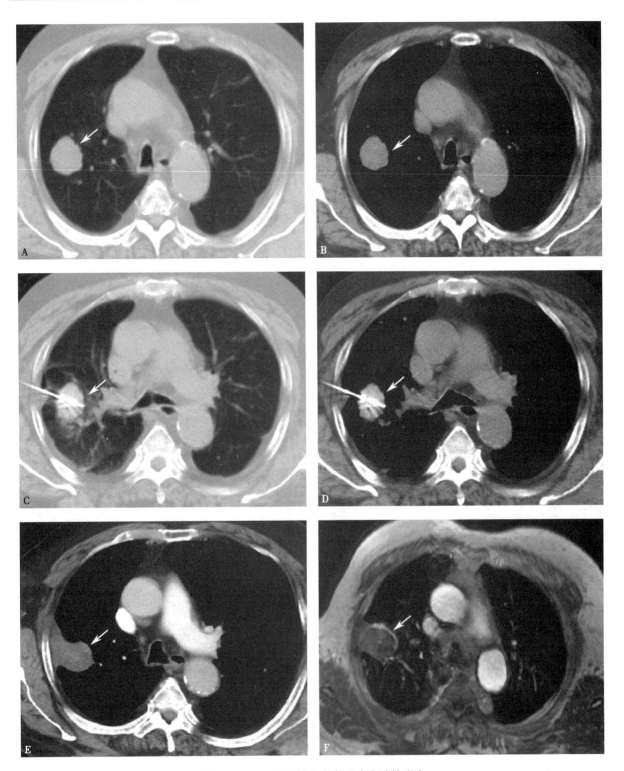

图 14-32　72 岁男性患者鼻咽癌右肺转移瘤

A、B：术前 CT 示右肺病灶，大小约 3cm×2.8cm（箭头所示）；C、D：对病灶行 CT 引导下单针微波消融术（箭头所示）；
E：术后 2 个月增强 CT 示右肺病灶与邻近胸膜粘连，增强未见明显强化，较前稍增大（箭头所示）；F：术后 5 个月增强 MR
示右肺病灶边缘轻度强化，考虑消融术后纤维化改变，疗效评价为完全缓解

国际肝癌治疗指南列为直径 3cm 以下小肝癌的首选治疗方式。无论是早期肝癌还是晚期肝癌，从小肝癌病灶到大的病灶，在没有消融禁忌证的情况下，均可以考虑行消融毁损治疗；但对心肺肾功能差的患者，需要充分重视围手术期管理，采取有效措施避免严重并发症的发生。

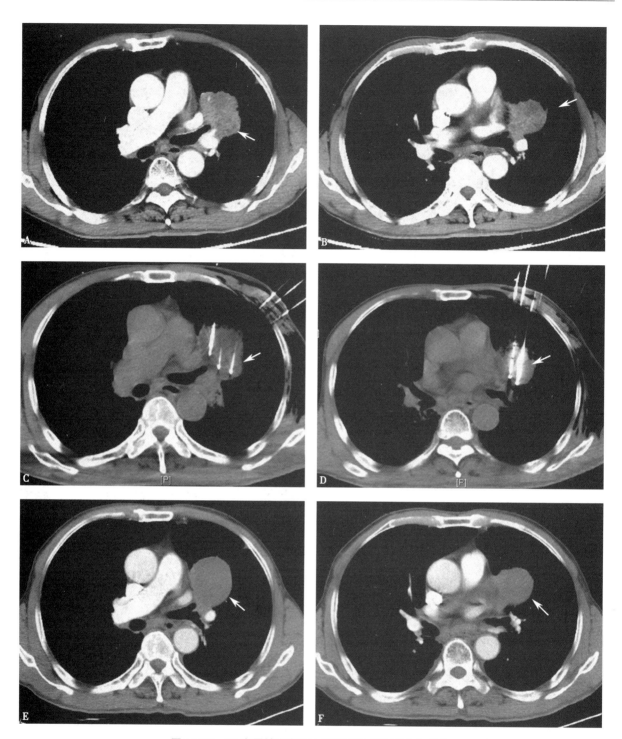

图 14-33 58 岁男性患者左上肺鳞癌放化疗后 2 年复发

A. 术前增强 CT 示左肺上叶肺门肿块（箭头所示），大小约 4.3cm×5.3cm；B. 对病灶行 CT 引导下多针冷冻消融术（箭头所示）；C、D. 术后 3 个月复查增强 CT 示病灶无活性（箭头所示），疗效评价为完全缓解

　　肝脏肿瘤消融治疗的适应证包括以下五种：①肿瘤数目≤3 个，最大直径≤3cm；②单发肿瘤，最大直径≤5cm，肿瘤边界清晰或有包膜；③无血管、胆管或邻近器官侵犯，无远处转移；④ Child-Pugh 评分 A 或 B，或经内科护肝治疗达到该标准；⑤不能手术切除的直径 > 5cm 的单发肿瘤，

局部消融可以作为姑息性综合肿瘤治疗的一种可选择的方法。肝脏肿瘤消融治疗的绝对禁忌证有以下几种情况：①弥漫型肝癌；② Child-Pugh 评分 C 级，经护肝治疗无法改善者；③治疗前 1 个月内有食管胃底静脉曲张破裂出血；④不可纠正的凝血功能障碍和明显的血象异常，具有明显出

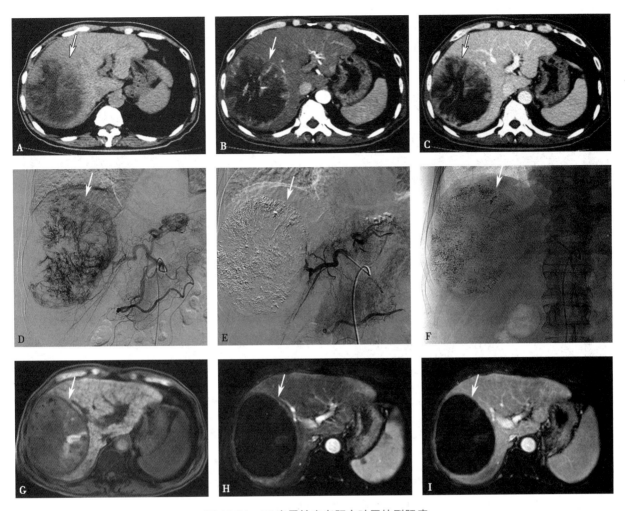

图 14-34　55 岁男性患者肝右叶巨块型肝癌

A～C. 术前 CT 示肝右叶巨大占位，大小约 13cm×12.8cm（箭头所示），动脉期不均匀明显强化，门脉期减退，表现为"快进快出"。D～F. 对病灶行肝动脉栓塞化疗术，术中见病灶肿瘤染色明显，栓塞后造影显示未见明显肿瘤染色（箭头所示）。G～I. 术后 1 个月增强 MRI 示肝右叶病灶完全坏死，未见明显强化。2 个月后行肝肿瘤切除术，病理未见肿瘤活性成分，疗效评价为完全缓解

血倾向者；⑤顽固性大量腹水，恶病质；⑥合并活动性感染；⑦主要脏器功能衰竭；⑧意识障碍或不能配合治疗。肝脏肿瘤消融治疗的相对禁忌证是肿瘤邻近胆囊、胆管、肠管、膈肌等部分，或位于肝包膜下以及第一肝门区肿瘤。某些禁忌消融或相对禁忌消融的患者，通过联合其他的微创治疗方法，如血管介入和粒子植入，或其他治疗手段，如腹水分离技术、放射治疗、靶向治疗和免疫治疗，仍可对肝内病灶进行消融治疗。肝脏肿瘤消融治疗常见并发症包括皮肤灼伤、肝区疼痛、发热、感染、出血、肝功能损伤、胸腔积液、胸膜-胆汁瘘、邻近脏器损伤（膈肌、胃肠道、胆囊等穿孔）、肿瘤种植等。肝癌消融后的疗效评价标准如下：①完全消融，即肿瘤所在区域完全坏死，无

论动脉期、门脉期均未见强化；②肿瘤残留，表现为肿瘤病灶内局部动脉期或者门脉期见有强化；③局部复发，即肿瘤完全消融后，在消融灶的边缘出现新的病灶，新病灶与消融灶相连；④远处复发，表现为肿瘤完全消融后，肝内出现新的病灶，新病灶与原消融灶不相连；⑤远处转移，即出现肝外的转移灶。

　　以上各种消融模式中，化学消融、激光消融、高强度聚焦超声消融和不可逆电穿孔消融因组织消融范围小，且扩大消融范围的技术难以实现，适用于体积小或危险部位的肿瘤，而不用于大肿瘤消融；冷冻消融可以通过多针联合同步消融扩大组织消融范围，消融边界清晰，适用于体积大或危险部位的肿瘤（图 14-35）。目前常用的单针

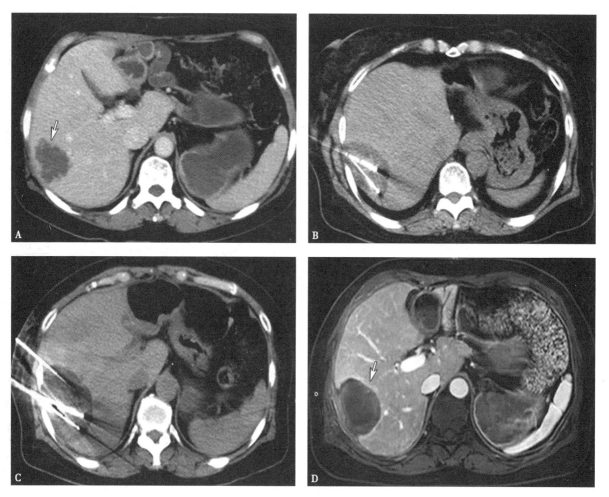

图 14-35 60 岁女性患者肠癌肝转移

A. 术前 MR 示肝右叶肿瘤,大小约 4cm×3cm(箭头所示);B、C. 对病灶行肝肿瘤多针冷冻消融术;D. 术后 1 个月增强 MR 示肝右叶病灶完全坏死,未见明显强化,疗效评价为完全缓解

射频电极或微波天线对组织的最大消融范围在 2～4cm 之间,用于 3cm 以下肝癌消融时,可以对肿瘤进行完全性的毁损灭活。通过多针射频循环消融、10% 稀盐酸单针灌注射频消融、多源微波同步消融等消融技术,即可将组织消融范围从以往的单次 4cm 消融范围扩展到 6cm、8cm、10cm,并有良好的消融安全性(图 14-36)。而多探针联合冷冻消融也可一次消融 8～10cm 范围内的肿瘤。

(三)盆腔肿瘤

盆腔的良恶性肿瘤均可采用血管性与非血管性介入技术进行治疗。血管性介入技术主要是采用经双侧髂内动脉灌注或栓塞技术;采用药物输注系统(药盒导管系统,portalcatheler system,PCS)对盆腔肿瘤进行化疗灌注,便于反复多次经肿瘤供血动脉化疗灌注,而且周期性化疗药物灌注更符合肿瘤细胞周期学与药代动力学的用药原

理。非血管性介入技术包括射频、微波等消融技术和放射性粒子植入治疗等技术。

盆腔恶性肿瘤经血管途径的介入治疗适应证包括以下这些:①妇科的宫颈癌、子宫内膜癌、恶性滋养细胞肿瘤、卵巢癌、阴道癌等;②男性前列腺癌、精原细胞癌等;③膀胱癌、直肠癌、软组织肿瘤等;④盆腔巨大肿瘤手术前的供血动脉的闭塞;⑤盆腔肿瘤大出血的栓塞止血;⑥盆腔恶性肿瘤术前及术后辅助化疗。妇科良性肿瘤中的子宫肌瘤采用双侧子宫动脉微球栓塞技术治疗,既可以造成肌瘤的缺血坏死,又可以避免患者因外科手术带来组织创伤和子宫切除。子宫腺肌症也适合进行子宫动脉栓塞治疗。血管性介入治疗的相对禁忌证有两个方面:一是有严重的心肝、肾功能不全以及全身极度衰竭者,二是对含碘血管造影剂明显过敏者,这两类患者都不宜接受经动

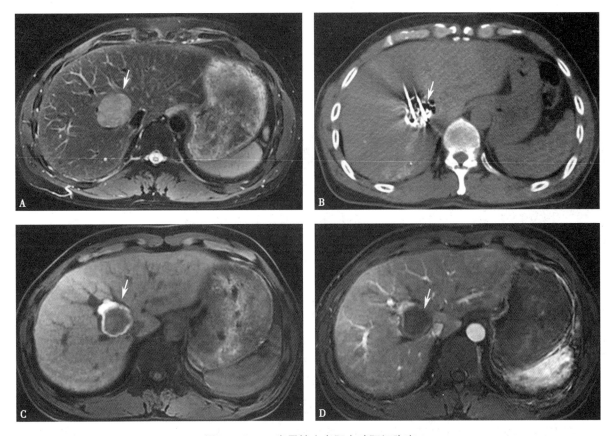

图 14-36　50 岁男性患者肝右叶肝细胞癌

A. 术前 MR 示肝右叶肿瘤，大小约 4.5cm×4cm（箭头所示）；B. 对病灶行肝肿瘤双针微波消融术；C、D. 术后 1 个月增强 MR 示肝右叶病灶完全坏死，未见明显强化，疗效评价为完全缓解

脉途径介入治疗。血管性介入治疗常见并发症有髂内动脉分支破裂、栓塞剂反流造成下肢动脉栓塞、盆腔栓塞过度、盆腔感染、盆壁肌肉神经损伤等。

除前列腺癌和盆腔软组织巨大肿瘤适合冷冻消融外，大多数的盆腔肿瘤并不适合采用包括射频和微波在内的热消融治疗。当盆腔恶性肿瘤转移到肝、肺、肾等实质器官时，可以参照该器官组织的局部消融技术进行消融治疗。不可逆电穿孔消融技术（IRE）也可用于前列腺癌的消融治疗。

碘 -125 粒子植入治疗盆腔恶性肿瘤的适应证包括以下几方面：①腹盆腔淋巴结转移性瘤；②术后复发不宜或不能手术，直径≤5cm 的患者；③外照射效果不佳或失败患者；④化疗效果不佳或失败的患者。其禁忌证有以下这些：①病灶范围广泛；②生存期预计不超过 3 个半衰期（180 天）；③患者出现恶病质、全身衰竭；④肿瘤部位有活动性出血、坏死或溃疡；⑤严重心脑血管疾病、严

重糖尿病；⑥肿瘤侵犯大血管，或压迫血管有血栓形成风险者。

治疗复发性盆腔肿瘤时，碘 -125 放射性粒子植入后肿瘤靶区剂量 D90 为 120～160Gy。如果作为外放射治疗的补充剂量，建议处方剂量为110～140Gy。一般在局部麻醉下于 CT 导引下插入粒子植入针，间距一般为 1cm，避开血管、输尿管、神经等周围重要器官。然后根据术前计划及影像提供的肿瘤活性区域范围调整粒子的分布，既要避免剂量冷点，也要避免粒子植入无活性区域。术后一般不需要作止血和抗感染等特殊处理。植入粒子后要根据术后 CT 影像，使用粒子植入的计划验证系统进行剂量验证，获得 DVH图，分析肿瘤和正常组织所接受的剂量参数，如发现肿瘤剂量不足，术后 1～2 个月可给予补充粒子。复发性盆腔肿瘤放射性粒子植入后的疗效评价主要依靠 CT、MRI 或 PET/CT 等影像学检查（图 14-37、14-38）。近期疗效评价按 WHO 相关肿瘤评定 RECIST1.1 标准。术后随访包括临床

和影像学随访,术后 2 个月、4 个月、6 个月各复查一次,其后每隔 3 个月复查一次,2 年后每隔半年复查;复查时作 CT、MRI 或 PET/CT 检查,了解肿瘤残留、复发、转移情况,并记录疼痛缓解时间及神经功能改善时间。粒子植入治疗常见并发症有局部疼痛、针道出血感染、神经损伤、直肠纤维化、直肠 - 阴道瘘、膀胱 - 阴道瘘、粒子游走和脱落等。

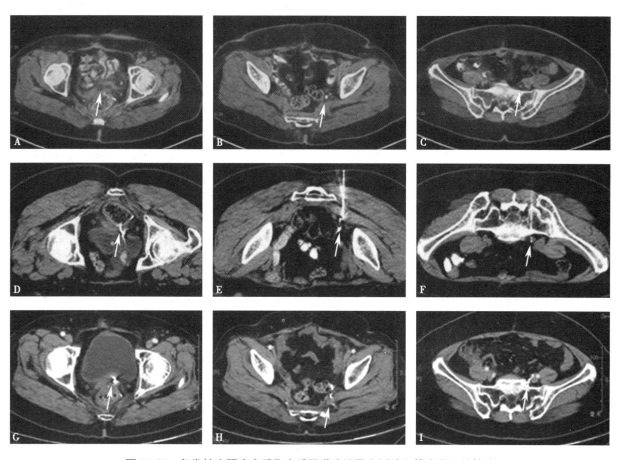

图 14-37 复发性宫颈癌术后化疗后阴道残端及左侧髂血管旁淋巴结转移

女性,59 岁,术前 PET/CT 提示盆底阴道残端,左侧髂血管旁上淋巴结代谢活跃,考虑转移(A、B、C 箭头所示)。行碘 -125 粒子植入术(D、E、F 箭头所示),术后 6 个月增强 CT 示病灶代谢消失,残留粒子影,疗效评价为完全缓解(G、H、I 箭头所示)

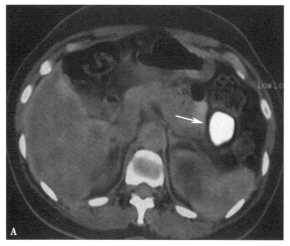
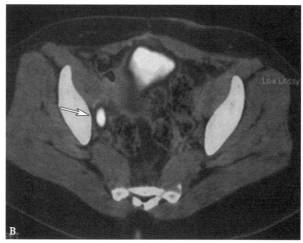

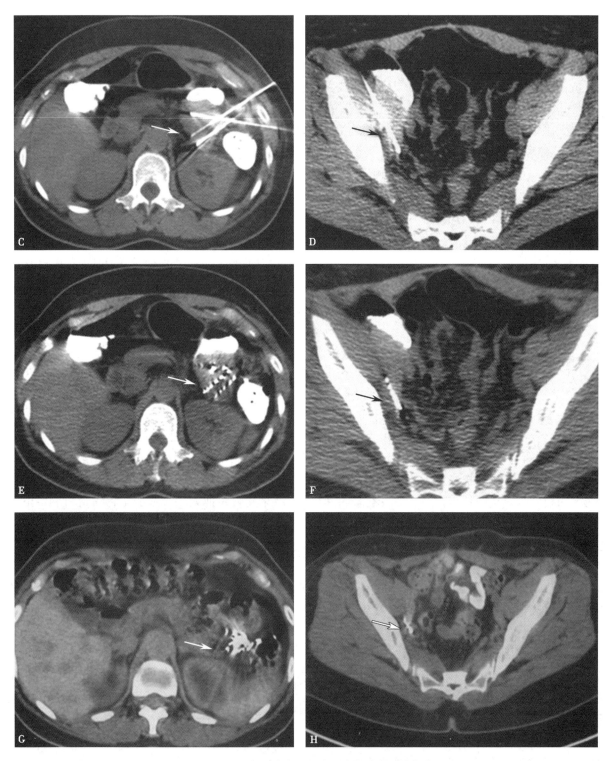

图 14-38　子宫颈癌术后化疗后腹盆腔淋巴结复发

女性，47 岁，术前 PET/CT 提示左上腹腔结肠脾曲内旁肿块代谢活跃，考虑转移；右侧髂血管旁淋巴结代谢活跃，考虑转移（A、B 箭头所示）。行碘 -125 粒子植入（C、D、E、F 箭头所示），5 个月后 PET-CT 示病灶代谢活性消失，疗效评价为完全缓解（G、H 箭头所示）

三、微创介入治疗的发展前景

自 20 世纪 70 年代至今，肿瘤微创介入治疗虽然只有短短 40 余年的发展历史，但其以精准、高效、微创、安全、并发症小、适应证广等突出优点，成为肿瘤治疗中继手术、放疗、化疗后的又一种有效的治疗手段，其治疗理念也逐渐被肿瘤相关专科医生和广大患者所接受，成为传统治疗手段的延伸和有效补充。尽管如此，单纯的微创介入治疗并不能解决肿瘤的所有治疗问题；在最大限度发挥微创介入治疗的优势的同时，需要科学、合理地将微创介入治疗与手术、放疗、化疗以及免疫靶向治疗有机结合。随着现代科学技术的飞速发展，特别是近年来 3D 打印技术、三维可视化、人工智能、大数据、5G 技术、远程医疗的发展，肿瘤微创介入技术也在不断地改进和发展；这些新技术的临床应用，将为肿瘤微创介入治疗提供更加直观、精准、量化的工具，为肿瘤介入技术的普及提供有效的解决方案。

第八节　分子影像诊断

分子影像学（molecular imaging）是分子生物学、生物材料学、生物成像学等多学科融合交叉产生的一门新兴学科，是现代医学影像学发展里程碑式的事件。近年来，在分子生物学、细胞生物学、生物材料学等相关学科快速发展的带动下，分子影像学发展十分迅速，成为医学影像学科发展中最具潜力的领域之一；尤其是在肿瘤的诊断与治疗领域，分子影像学在肿瘤发生、进展等关键分子靶点的筛选、针对靶点进行定性和定量检测等方面取得了诸多进展。相对于传统的影像学技术依靠组织器官形态学和生理学的变化来检测和诊断肿瘤来说，分子影像着眼于细胞基因、分子及蛋白质异常所导致的初始变化的检测和识别，捕捉肿瘤发生、发展的早期异常分子事件，而不是仅仅提供最终的形态学改变方面的信息，因而对肿瘤具有早发现、早诊断的优势。此外，分子影像是以肿瘤生理、病理的特异性分子标志物检测为基础，根据标记物的特性对肿瘤做出更准确的判断，因而对肿瘤的诊断具有精准的特点。更重要的是，分子影像具有无创、实时、可视化检测及监测的优势，能在活体水平检测肿瘤发展及治疗过程中基因、分子和蛋白质水平的细微变化，评估治疗后肿瘤分子水平的干预效果，因而对肿瘤的演进及治疗疗效评估具有更精确、微观的特点。

一、分子影像概述

分子影像能在活体状态下，对机体内的细胞和分子水平生物学事件进行直观地、动态地显像，提供分子生物学过程重要关键事件的定性和定量信息。由于分子影像能对肿瘤的分子生物学过程进行活体检测和监测，因此它能够在常规影像学上肿瘤尚无异常形态学变化之前即对肿瘤进行早期诊断，还能够对肿瘤在发生、发展以及治疗干预过程中其分子生物学的关键事件的变化进行动态监测，以提供治疗方案选择及预后预测的关键分子信息。

分子影像的关键环节为选择分子影像靶点、合成分子影像探针、影像设备检测及图像分析（图 14-39）。分子影像靶点的选择通常需要利用分子生物学和细胞生物学技术筛选和鉴定出能够对肿瘤进行特异性显像的分子靶点，这些靶点可以为肿瘤细胞膜上的抗原、受体等，也可以为细胞内的酶、核酸等。分子影像探针是针对分子靶点，采用天然或人工合成的生物学材料制备出能与这些靶点高特异性结合的配体后，再将配体与能够发出影像信号的显像剂连接，即标记。这些显像剂可以为放射性核素、荧光染料、发光材料、超声微泡、顺磁性或超顺磁性对比剂。分子影像探针引入机体后，在特异性识别分子靶点后借助显像剂产生影像信号，进行活体分子成像。根据分子影像探针携带的显像剂种类，选择相应的影像设备，如单光子发射型计算机断层成像（single photon emission computed tomography，SPECT）、正电子发射型计算机断层成像（positron emission computed tomography，PET）、光学成像（optical imaging，OI）、X 射线计算机断层成像（computed tomography，CT）、磁共振成像（magnetic resonance imaging，MRI）、超声成像（ultrasound imaging，UI）和光声成像（photoacoustic imaging，PAI）进行检测，获得、放大分子影像探针产生的信号，经影像设备进行处理后，提供直观的图像显示机

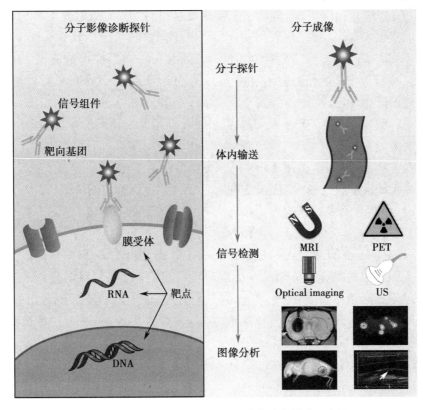

图 14-39 分子影像探针及分子成像诊断模式示意图

体内的相关分子生物学事件的信息及其动态变化，供临床或者基础研究进行分析，从而进行肿瘤的分子影像诊断及治疗干预的分子影像学评估。

分子影像探针的设计及其与分子靶点结合的特异性与灵敏性是分子影像的关键环节。在肿瘤的发生、发展过程中，肿瘤细胞表面受体、信号通路、代谢途径，基因突变均可作为分子影像靶点，在肿瘤发生免疫逃逸、新生血管生成、凋亡受抑、侵袭转移及肿瘤微环境形成中的重要分子也有可能成为分子影像诊断的靶点。分子影像属于交叉学科，分子靶点、分子影像探针及成像模态、图像分析领域的发展都推动和带动了分子影像学的发展。比如，在生物材料领域，很多类型的分子影像探针被合成出来；在生物成像领域，新的成像模式也不断被开发；在图像分析领域，也逐渐有人工智能（artificial intelligence，AI）及影像组学（radiomics）应用于分子影像诊断。这些领域的发展，赋予了分子影像外延宽广、内涵丰富的特色。接下来，本节将从分子影像靶点、分子影像探针、分子影像模态及分子影像在肿瘤中的应用进行介绍。

二、分子影像靶点

分子靶点的选择是分子影像技术成功的首要环节。选择的分子靶点应与肿瘤的的发生、发展、转移等关键过程密切相关，其变化能够敏感地反映肿瘤的发展进程和治疗的效果。同时，针对可能的分子靶点，现有的技术能够合成与其具有特异性和可逆性的结合的分子影像探针。在选择分子靶点时，需注意该靶点分子在肿瘤组织中靶点表达的丰度、靶点在细胞中位置（细胞膜或细胞内）、靶点分子的结构（同型异构体）以及与其他分子结合的情况。

肿瘤的发生与发展受到肿瘤细胞自身与微环境中的一系列网络信号分子的调控；理论上，这些过程中的信号分子均可作为分子影像的靶点，实现肿瘤及其演进的分子影像诊断。自致癌因素引起细胞基因突变开始，细胞基因表达异常，引起细胞中蛋白质和酶谱的变化，细胞信号转导过程发生障碍或异常，继而细胞增殖失控，凋亡减少，诱导肿瘤微环境形成，并获得浸润和转移的能力。对于肿瘤细胞自身来说，在肿瘤细胞增殖的过程中，其生物合成和代谢增加，并伴有肿瘤细胞表面受体的变化，肿瘤细胞这些表面受体可作为肿瘤分子影像诊断的靶点。肿瘤细胞周围由血管、淋巴管、成纤维细胞、免疫细胞及细胞外基质等共同构成肿瘤微环境，对肿瘤的发生和进展产生重要影响。例如，肿瘤细胞产生大量生长因子和蛋白水解酶，以旁分泌的形式诱导微环境中的血管生成和炎症反应，激活微环境中的基质细胞如肿瘤相关成纤维细胞（cancer-associated fibroblasts，CAFs），使其分泌多种细胞因子参与肿瘤的早期转移；同时，募集多种免疫细胞如肿瘤相关巨噬细胞（tumor-associated macrophages，TAMs）和肿瘤相关中性粒细胞（tumor-associated neutrophilss，TANs）至微环境中，这些免疫细胞可高表达多种细胞因子，反作用于肿瘤细胞及微环境中其他成分，参与肿瘤的发生、进展。这些微环境的成分也可作为分子影像靶点。以往肿瘤分子影像诊断主要集中于以肿瘤细胞本身的分子标记物作为分子靶点。近年来，单细胞基因测序等分子生物学技术揭示了肿瘤细胞在基因表型等方面存在着异质性，分子影像诊断逐渐转向以肿瘤微环境中的关键成分作为分子靶点，肿瘤微环境成像成为肿瘤分子影像诊断的新热点。

（一）细胞表面受体

多种肿瘤的细胞表面存在特异性的受体，这些受体数量、密度和亲和力的改变，往往反映了肿瘤的发生和发展。以细胞表面受体为分子靶点，合成分子影像探针，利用配体与受体的特异性结合能力，可在生物体内直接检测生理和病理状态下受体的质与量的变化，从而对肿瘤进行分子影像诊断。例如肿瘤细胞摄取叶酸的能力要比正常细胞强得多，使得叶酸受体在多种肿瘤细胞表面高表达，而在正常组织呈低表达。因此，将显像剂标记的叶酸类复合物制备成分子影像探针，可通过叶酸（配体）与叶酸受体（靶点）的结合引导作用进入肿瘤部位，在较短时间内肿瘤与正常组织产生高对比度的影像信号差异，实现肿瘤的特异性分子影像诊断。

在肿瘤微环境中，新生血管的内皮细胞、TAMs、CAFs 等多种细胞上特异性表达或过度表达的受体同样可以作为分子影像的靶点。以整合素受体 $\alpha_v\beta_3$ 为例，它在肿瘤组织新生血管内皮细胞和部分肿瘤细胞膜上广泛表达，$\alpha_v\beta_3$ 能与配体精氨酸 - 甘氨酸 - 天冬氨酸序列短肽（RGD）特异性结合；将用显像剂标记 RGD 制备的分子影像探针导入患者体内，能够对肿瘤的新生血管进行靶向成像，从而实现较广谱的肿瘤分子影像诊断，并可实时检测治疗过程中肿瘤血管生成的演变情况，从而早期、精准地评估抗血管生成药物的治疗效果。

（二）细胞表面抗原

肿瘤细胞表面表达的一些特异性抗原（IgM 或 IgG）也可作为分子影像靶点。以相应的抗体或抗体片段作为靶向配体，利用抗体分子可变区的抗原结合部与抗原表面的抗原决定簇发生特异性识别和结合的特点，制备出能与肿瘤细胞表面特异性抗原相结合的分子影像探针，通过直接检测体内肿瘤细胞抗原分子的存在及其分布情况，可实现肿瘤的分子影像诊断。近年来，产生了多种基于抗体或抗体片段的分子影像探针。如针对肿瘤细胞表面程序性死亡受体 - 配体 1（PD-L1），制备抗 PD-L1 单克隆抗体，将荧光染料标记单克隆抗体制备出分子影像探针，可在荷瘤动物模型上检测到肿瘤细胞 PD-L1 的高表达；该分子影像探针不仅能对肿瘤进行诊断，还因连接了 PD-L1 单克隆抗体，可通过抗体阻断作用部分恢复 T 细胞功能，发挥免疫杀伤作用，从而达到诊断与治疗一体化的目的。

（三）细胞内特异蛋白

在肿瘤的发生发展过程中，肿瘤细胞内会产生一些特异性或高表达的蛋白质，这些蛋白质也可作为分子影像靶点。利用蛋白质 - 蛋白质相互作用的分子识别特性，通过显像剂标记的蛋白质类配体制备分子影像探针，可进行细胞内蛋白的分子影像诊断，如细胞凋亡成像。凋亡细胞的胞膜脂质外层存在磷脂酰丝氨酸（phosphatidyl-serine，PS），而膜联蛋白 V（annexin V）具有与 PS 特异性及高亲和力结合的特性。将显像剂标记 annexin V 制成分子影像探针，可以对肿瘤细胞的凋亡进行分子影像诊断。

肿瘤细胞产生的一些蛋白质具有酶的活性，其底物结合到酶活性中心的特异结合部位后发挥催化作用。将显像剂标记的具有酶活性的蛋白质底物制成分子影像探针，可对肿瘤细胞的蛋白质酶的活性进行分子影像诊断。如基质金属蛋白酶2（matrix metalloproteinase-2，MMP-2），将显像剂（如荧光基团）标记能与 MMP-2 高亲和性结合的肽段制成分子影像探针；当探针与 MMP-2 结合时，经酶切修饰后显像剂被释放出来，发出强烈的荧光，即可通过荧光成像对过表达 MMP-2 的肿瘤进行分子影像诊断。

（四）细胞内核苷酸

肿瘤细胞内的核苷酸可作为分子靶点。核苷酸链之间通过碱基互补配对可进行分子识别与结合。根据碱基互补配对结合的原则，采用反义单链核糖核酸或反义脱氧核糖核酸作为配体，连接显像剂可制备核苷酸分子影像探针，能分别与肿瘤细胞的 mRNA 和 DNA 靶基因链特异性结合，对癌基因的过度表达进行分子影像诊断。目前最常应用的是放射性核素 ^{99m}Tc 或 ^{111}In 标记的反义核苷酸成像。如原癌基因 c-myc 在血液系统肿瘤、小细胞肺癌、乳腺癌等多种恶性肿瘤中均有高表达。^{111}In 标记 c-myc 反义核苷酸探针，在 c-myc 高表达的小鼠乳腺癌模型中能靶向聚集于肿瘤区域，对乳腺癌的 c-myc 高表达进行分子影像诊断。

三、分子影像探针

分子影像探针应能够与肿瘤内的分子靶点特异性结合，通过携带的显像剂发出可被影像设备检测的影像信号。分子影像探针的性能决定了分子影像诊断的特异性和灵敏度，其基本性能是必须对分子靶点具有高度亲和力和特异性结合能力，以避免脱靶效应；同时，携带的显像剂应可供影像设备敏感地检测而显像。此外，血管内注射使用的分子影像探针，还要考虑到其穿透肿瘤血管、间质、细胞膜等生物屏障到达分子靶点的能力，以及在血液循环内的稳定性、滞留及清除时间。分子影像探针靶向肿瘤的特性可分为主动靶向性和被动靶向性。主动靶向性，即通过分子影像探针上的配体与肿瘤分子靶点能进行特异性、高亲和力结合而引导分子影像探针聚集于肿瘤部位。被动靶向性，指的是肿瘤自身的微组织结构特点，使得分子影像探针聚集于肿瘤部位。正常组织中的微血管内皮间隙致密、结构完整，大分子和脂质颗粒不易透过血管壁；而实体瘤组织中血管丰富、血管壁间隙较宽、结构完整性差、淋巴回流缺失，造成大分子类物质和脂质颗粒具有选择性高通透性和滞留性，这种现象被称作实体瘤组织的高通透性和滞留效应（enhanced permeability and retention effect，简称 EPR 效应）。分子影像探针的被动靶向性，即通过实体瘤的 EPR 效应而更趋向于聚集在肿瘤组织。

分子影像探针近年来发展迅速，数量众多，难以细致地一一分类。一般可根据探针的显像剂成像模式分类，分为核医学分子影像探针、MRI 分子影像探针、光学分子影像探针、光声分子影像探针、超声分子影像探针及多模态影像探针等；也可根据分子影像探针的材料属性进行分类，分为无机分子探针和有机分子探针。例如，硅、金、银、氧化铁、铜、量子点等无机物构成的纳米粒子是目前最常用的无机分子影像探针，而以脂质体、囊泡、胶束、树状大分子等高分子聚合物为载体负载多肽、蛋白、核酸等构成有机分子影像探针（图 14-40）。根据探针的功能效用分类，可分为单纯影像诊断探针和兼具诊断与治疗的诊疗一体化（theranostics）多功能探针（图 14-41）。诊疗一体化分子探针，在显像剂标记靶向配体的同时，将具有治疗作用的药物、蛋白质、抗体、核苷酸等成分连接一起，利用同一靶向配体的特异性结合能力，一方面将携带的显像剂定向输送到肿瘤部位，实现细胞和分子水平肿瘤分子影像诊断；另一方面还可将携带的治疗药物定向输送到肿瘤部位，发挥精准治疗作用。诊疗一体化分子影像探针系统将靶向成像和高效治疗结合在一起，实现肿瘤的分子影像诊断及药物可控释放等多种功能于一体"all-in-one"的综合与协同，避免了针对肿瘤的诊断和治疗需要分别单独设计分子探针及药物载体的不足，也减少了机体内应用多种诊断和治疗试剂的可能的毒副作用。近年来，诊疗一体化分子影像探针已成为分子影像研究领域的新方向。

四、分子影像模态

分子影像依据接受分子影像探针信号进行成像的模式不同，可分为单模态的核医学分子影像、MRI 分子影像、光学分子影像、超声分子影像、光声分子影像等。这些单模态成像手段，都

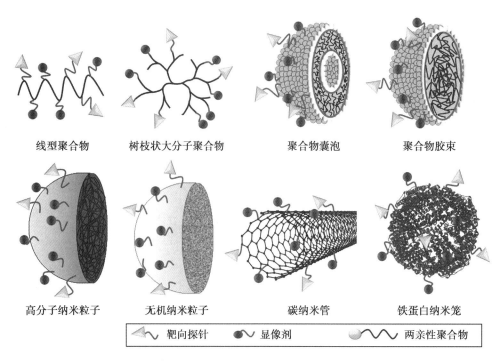

线型聚合物　　　　树枝状大分子聚合物　　　　聚合物囊泡　　　　聚合物胶束

高分子纳米粒子　　　　无机纳米粒子　　　　碳纳米管　　　　铁蛋白纳米笼

靶向探针　　　　显像剂　　　　两亲性聚合物

图 14-40　常见的用于构建分子影像探针的纳米载体示意图

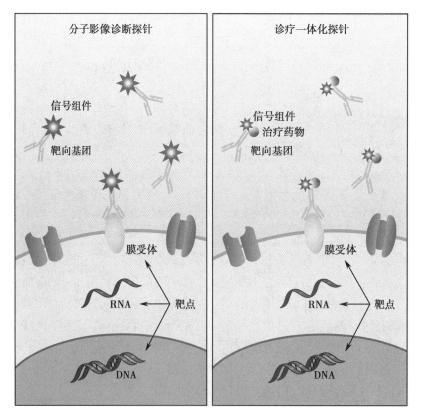

图 14-41　分子影像诊断探针和诊疗一体化探针结构示意图

具有自身的优势和不足。近年来，综合两种或多种成像模式优势、进行信息互补的多模态分子影像成为分子影像学研究领域的热点。

（一）核医学分子影像

核医学是最早应用于分子影像学的成像技术。核医学分子影像是将放射性核素标记的分子影像探针引入体内，探针选择性地聚集在相应部位，通过放射性核素进行 PET、SPECT 成像，对组织或病变进行定性、定量诊断，还可评价组织或器官的功能、代谢情况及某些受体功能，实现在分子水平上对疾病的分子影像诊断及评估。核医学分子影像具有成像敏感性高、可定量成像的优势，且器官组织成像深度大，有较好的噪声背景比，分子影像探针易于转化，适用范围广。其不足之处为受检者会受到电离辐射，成像检测时间窗受到放射性核素半衰期等限制，图像的空间分辨率较低，不能提供组织结构的解剖细节信息。

（二）MRI 分子影像

MRI 分子影像包括广义上的分子影像和狭义上的分子影像。广义的 MRI 分子影像是指一些 MRI 功能成像技术，这些技术能从组织、细胞甚至分子水平上反映组织器官的一些生理信息。如弥散加权成像（diffusion-weighted imaging，DWI）、弥散张量成像（diffusion tensor imaging，DTI）、灌注加权成像（perfusion-weighted imaging，PWI）、磁共振波谱成像（magnetic resonance spectroscopy，MRS）等，属于广义的 MRI 分子成像。DWI 和 DTI 可在活体水平检测肿瘤组织内的水分子扩散运动幅度及方向，从而反映肿瘤组织的细胞密度；PWI 可在活体水平检测肿瘤组织的血流灌注情况，从而反映肿瘤的微血管密度及功能。MRS 可在活体水平检测肿瘤细胞的化合物和代谢物成分，如通过 ^{1}H-MRS 检测胆碱，通过 ^{31}P-MRS 检测三磷酸腺苷（adenosine triphosphate，ATP）、二磷酸腺苷（adenosine diphosphate，ADP）、乳酸等含量，分别反映肿瘤细胞密度、增殖活跃度以及肿瘤的能量代谢情况，用于肿瘤的定性及分级的辅助诊断。

狭义的 MRI 分子影像，与核医学分子影像类似，将靶向配体与钆、铁、锰类显像剂，甚至表达产物能产生 MRI 信号的基因，即报告基因（reporter gene）相结合，制备出能为 MRI 识别的分子影像探针，对肿瘤进行 MRI 分子影像诊断。MRI 分子影像的主要优点是无电离辐射、图像具有极好的空间分辨率和较高的软组织对比、能对深部的器官组织进行成像，并可进行连续、实时的监测，在获取组织器官的生理和解剖细节信息的同时，还能将广义的 MRI 分子影像及功能成像技术结合

在一起，提供组织器官更加丰富、更多维度的信息，用于肿瘤的分子影像诊断及治疗评价。MRI 分子影像的敏感度不及核医学分子影像，往往需要对分子影像探针进行性能优化来提高成像敏感性。目前常用的 MRI 分子影像探针主要为两类，一类是基于钆、锰为代表的顺磁性物质产生 T_1 正性对比成像效应的分子探针，另一类是基于超顺磁性铁纳米粒子产生 T_2 负性对比成像效应的分子探针。

（三）光学分子影像

光学分子影像，是将荧光染料或发光材料标记靶向配体，利用荧光染料或发光材料产生的荧光以红外光或近红外光（near infrared，NIR）进行成像，对组织或病变进行定性、定量诊断。光学成像技术种类繁多，近红外荧光成像、荧光成像、生物发光成像是目前应用于肿瘤研究领域中最多的光学成像方式。光学分子影像的优点有非离子低能量辐射、检测敏感性和特异性较高以及可进行连续和实时监测。但光学成像对组织成像的穿透力有限，为数毫米到数厘米，这使得其难以应用于较大型的生物体，比如大型动物及人体，目前多限于小动物研究。近年来，NIR-Ⅱ型荧光探针的应用增加了光学成像的成像深度，光学成像联合其他成像技术如 MRI 或 PET 进行多模态成像也逐渐增多。

（四）超声分子影像

超声分子影像是将声学造影剂如微泡与靶向配体连接，使得造影剂主动结合至肿瘤靶区，通过肿瘤部位富集的声学造影剂对肿瘤进行成像。声学造影剂还可同时携带或包裹药物分子，与肿瘤内的靶点相结合后，通过聚焦超声击破达到肿瘤部位的造影剂（微泡）而释放出药物分子，达到定点给药的目的，实现肿瘤的超声分子影像诊疗一体化。超声分子影像具有分辨率高、操作简单、使用灵活等优点，但也存在着敏感性低、检测时间窗窄、图像解剖结构分辨率差、操作者主观依赖性强等缺点。超声分子影像与其他分子影像技术和内镜技术的结合是其发展方向之一。

（五）光声分子影像

光声分子影像是将具有光声效应的显像剂标记配体，通过光声成像技术对肿瘤进行成像。光声成像是一种基于生物组织内部光学吸收差异、

以超声作媒介的无损生物光子成像方法；用宽束短脉冲激光辐射生物组织时，组织及其内的显像剂，如酪氨酸、多巴胺等，吸收脉冲光能量从而升温膨胀，产生超声波，位于组织表面的超声检测器件接收到外传的超声波，从而重建组织内光能量吸收分布的超声图像。光声成像结合了光学成像的高对比度特性和超声成像的高穿透深度特性的优点，以超声探测器探测光声波代替光学成像中的光子检测，从原理上避开了光学散射的影响，提高了光学成像的对比度和分辨率。光声成像技术是近年来发展起来的检测组织的结构形态、生理特征、代谢功能、病理特征的新手段，目前在分子影像领域的应用越来越多。

（六）多模态分子影像

由于现有单模态成像都有自己独特的优点和缺点，为弥补单一成像模态的不足，将多种成像技术相互融合的多模态成像已成为分子影像学发展的重要方向之一。多模态分子影像是利用两种或两种以上的分子影像手段对同一物体进行成像，以获得具有互补性、融合性的信息。在临床上，多模态成像已被广泛应用，如 PET/CT、SPECT/CT 技术已被普遍应用于临床，近年来 PET/MRI 也进入临床，PET- 超声 / 光学成像以及三模态成像系统等也在研制当中。多模态成像的优势在于综合了各种单模态的优势，如 PET/CT、SPECT/CT 是将 PET 或者 SPECT 与 CT 整合在同一机架内，同机同时完成核素图像和 CT 图像的采集，并将两种影像进行融合，利用 CT 图像提供解剖信息、SPECT 及 PET 提供功能信息，将功能信息与精细解剖结构信息融合，既可显示靶点的功能状态，又可确定病变部位，克服了两种成像技术单独应用的局限性，最大限度地发挥核素成像和 CT 解剖成像的优势，为肿瘤的诊断及评估提供更全面、准确的信息。

五、分子影像在肿瘤诊断及治疗中的应用

近年来，随着基因测序等分子生物学迅速发展，肿瘤的临床诊断和治疗逐渐迈入精准和个体化时代。这其中，物理、化学和生物特性良好的分子影像探针，如具有肿瘤靶向、理想的药代动力学、高生物安全性以及靶向治疗性质的诊疗一

体化分子影像探针，能对肿瘤细胞进行药物定向递送与释放，满足肿瘤精准诊断和治疗的特定要求。分子影像探针是肿瘤精准诊断和个体化治疗的重要工具。

（一）肿瘤细胞表面受体的分子影像诊断

与正常细胞相比，肿瘤细胞特异性表达或过度表达一些受体，这些受体与肿瘤细胞分化、增殖和死亡等信号转导通路有关。能与这些受体特异结合的分子影像探针，或在受体配体反应后产生特异影像信号的智能型分子影像探针，可实现肿瘤分子影像诊断；同时，针对受体的分子影像探针上还可同时携带阻断这些受体的治疗药物，达到诊疗一体化的目的。

环氧合酶 -2（cyclooxygenase 2，COX-2）在大多数正常细胞中不存在或低表达，但在胃癌、胰腺癌、结肠癌等肿瘤中高表达。目前，一种红色荧光标记的探针（NANQ-IMC6）能检测 COX-2 的表达，可用于肿瘤的分子影像诊断。将 COX-2 底物——化学修饰的吲哚美辛与荧光基团硝基范醌（NANQ）连接，制备成分子影像探针 NANQ-IMC6；组织中 COX-2 的浓度不同，该探针会发射不同波长的荧光。譬如，炎症组织中的 COX-2 水平相对较低（<0.085μg/ml），探针发射红光；而在 COX-2 水平较高（>0.085μg/ml）的肿瘤组织中，探针的荧光发射波长左移，发出蓝色荧光。该探针不仅可以发现肿瘤，还可将肿瘤组织与炎症组织区分开来。

上皮生长因子受体（epidermal growth factor receptor，EGFR）在结肠癌、头颈部肿瘤、非小细胞型肺癌等多种肿瘤中过度表达。西妥昔单抗（cetuximab）等单克隆抗体是以 EGFR 为靶点的分子靶向治疗药物，对高表达 EGFR 的肿瘤具有良好的治疗作用。以有机高分子纳米胶束作为载体，携带荧光基团、超顺磁性铁纳米粒子显像剂，通过表面 EGFR 单克隆抗体修饰，制备的针对 EGFR 高表达肿瘤的靶向分子影像探针，在经静脉注射后很短时间（2 小时）内即可对荷瘤鼠的肝癌进行分子影像诊断；同时，携带了 EGFR 单克隆抗体和 PBOV-siRNA 的分子影像探针可抑制肝癌细胞的干性、增殖和转移，达到肿瘤治疗目的（图 14-42）。

叶酸受体是肿瘤细胞普遍存在的受体。采用聚丙烯酸包裹的上转换纳米颗粒（UCNPs），表面

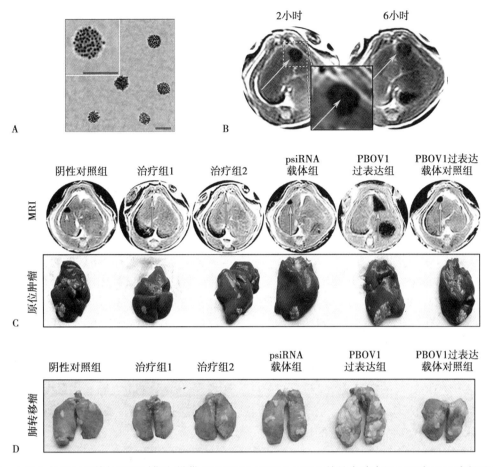

图 14-42 上皮生长因子受体(EGFR)靶向携带 SPION 及 PBOV-siRNA 的纳米胶束用于肝癌 MRI 诊断及联合治疗
A. EGFR 单链抗体修饰的携带 SPION 及 siRNA 的 PEI-PEG 纳米胶束(scAb-EGFR-PEG-g-PEI-SPION)电镜图；
B. 探针经静脉注射后 2 小时即可对荷瘤鼠肝原位肿瘤(箭头)进行 MRI 显像；C. MRI 及 D. 体外大体标本显示探针携带的 EGFR 单克隆抗体和 siRNA 联合治疗肝内原位肿瘤(C,箭头)及肺内转移瘤(D)的效果
(阴性对照组：PBS 组；治疗组 1：携带 EGFR 单链抗体、SPION 及 PBOV1-psiRNA1 的 PEI-PEG 纳米胶束组；治疗组
2：携带 EGFR 单链抗体、SPION 及 PBOV1-psiRNA2 的 PEI-PEG 纳米胶束组；psiRNA 载体组：携带 EGFR 单链抗体、
SPION 及 psiRNA 载体的 PEI-PEG 纳米胶束组；PBOV1 过表达组：携带 EGFR 单链抗体、SPION 及 过表达 PBOV1-
pDNA 的 PEI-PEG 纳米胶束组；PBOV1 过表达载体对照组：携带 EGFR 单链抗体、SPION 及 pDNA 载体的 PEI-PEG
纳米胶束组)

连接叶酸及二氢卟吩 e6(Ce6)修饰的不同长度 DNA 序列制备的分子影像探针，血管内注射后，较长的 DNA 可以保护负载于较短 DNA 上的叶酸、避免其与正常细胞上的叶酸受体结合。到达肿瘤后，在肿瘤的酸性微环境中，富含 C- 碱的长 DNA 形成 C- 四联体，使得叶酸暴露并与肿瘤细胞的叶酸受体结合，实现肿瘤的精准分子影像诊断。同时，Ce6 为一种光敏剂，在近红外光激发下产生单线态氧，可以破坏肿瘤，达到肿瘤的光动力治疗(photodynamic therapy，PDT)的目的。

(二)肿瘤细胞过度增殖的分子影像诊断

肿瘤细胞生长、增殖迅速，并处于乏氧环境中，其糖酵解能力增强，对氨基酸、核苷酸及胆碱的利用较正常组织明显增加。这些差别可用于肿瘤分子影像诊断。采用氟(^{18}F)标记的氟代脱氧葡萄糖(^{18}F-fluorodeoxyglucose，^{18}F-FDG)能检测活体组织葡萄糖代谢水平，通过 PET 代谢成像而对肿瘤进行分子影像诊断与鉴别诊断。^{18}F-FDG-PET 代谢成像能清晰地显示代谢活跃的肿瘤，显示肿瘤的部位、大小、数量及肿瘤内放射性分布，提供肿瘤的良恶性、分级、残留等重要信息，已被广泛用于肿瘤的诊断及分期。此外，还有 ^{11}C、^{18}F 等标记的氨基酸类(^{11}C- 蛋氨酸)、核酸类(^{11}C- 胸腺嘧啶核苷、5-^{18}F- 尿嘧啶)及胆碱类(甲基 -^{11}C- 胆碱)等分子影像探针，可从代谢方面更为敏感、准确地检测肿瘤细胞的增殖情况。

（三）细胞凋亡的分子影像诊断

细胞凋亡异常与肿瘤的发生、发展密切相关。凋亡细胞具有独特形态学特征和生物化学特征，利用此特征进行分子成像可识别肿瘤的细胞凋亡情况。在细胞凋亡机制中，存在一系列控制凋亡发生的家族蛋白和凋亡效应蛋白分子，如磷脂酰丝氨酸（PS）/磷脂酰乙醇胺（phosphatidylethanolamines，PE）和天冬氨酸特异性半胱氨酸蛋白酶 3（caspase 3）是凋亡细胞最特征性的细胞组分改变之一，也是目前选用较多的肿瘤细胞凋亡分子成像的靶点。在细胞凋亡的终末阶段，细胞膜内的 PS 转至细胞膜表面，而膜联蛋白 V 与 PS 具有高度亲和性，显像剂标记的膜联蛋白 V 分子影像探针，如 ^{99m}Tc-HYNIC Annexin V 和 NIR 荧光染料标记的 Annexin V，能对肿瘤细胞的凋亡水平进行分子影像诊断与评价。

（四）肿瘤新生血管形成的分子影像诊断

新生血管形成是肿瘤的特征之一，也是肿瘤浸润生长、转移的病理基础。临床上，已有多种影像学功能技术用于评价肿瘤新生血管的情况。如动态对比增强磁共振成像技术（dynamic contrast agent enhanced MRI，DCE-MRI）、PWI、CT 灌注成像、^{15}O- 水 -PET 成像，在注入显像剂之后，应用这些成像技术通过高时间分辨率快速扫描获得系列图像数据，运用适当的药代动力学数学模型进行数据拟合，计算出灌注参数，用于判断肿瘤微循环血流动力学状态。这些功能成像手段均通过对显像剂在肿瘤组织的聚集、廓清动态过程进行数学拟合，来检测肿瘤微循环的血流灌注状态，不能直接检测与肿瘤血管生成有关的分子事件。

目前，肿瘤血管生成分子影像多采用与肿瘤血管生成密切相关的新生血管内皮细胞标记物作为分子靶点，其中的典型代表是 $\alpha_v\beta_3$ 整合素受体和 VEGF 及其受体。在肿瘤血管的生成过程中，这些特异性标记物水平上调，相应的分子影像探针与这些靶点结合后能进行肿瘤新生血管的分子影像诊断。肿瘤血管生成的分子影像诊断可将新生血管与宿主原有血管区分，定量分析新生血管的结构和功能情况；还可以确定血管生成促进和抑制因子在时间和空间上的分布，对肿瘤的新生血管形成情况进行长期、无创的监测，用于评估抗血管生成药物的治疗效果。

1. 基于 $\alpha_v\beta_3$ 整合素受体的肿瘤血管生成分子影像　$\alpha_v\beta_3$ 整合素受体为细胞黏附受体，在肿瘤组织新生血管内皮细胞和部分肿瘤细胞膜上广泛表达。精氨酸 - 甘氨酸 - 天冬氨酸序列（RGD）短肽可与 $\alpha_v\beta_3$ 特异性结合，可作为靶向配体，通过主动靶向性实现肿瘤新生血管的分子影像诊断。目前已有多种靶向肿瘤血管整合素受体 $\alpha_v\beta_3$ 的分子影像探针，如 ^{18}F 和 ^{64}Cu 放射性核素以及超顺磁性铁纳米颗粒等标记的 RGD 多肽，实现 $\alpha_v\beta_3$ 的 PET 或 MRI 成像，可以检测肿瘤血管生成情况。环状 RGD（cyclic RGD，cRGD）较线性的 RGD 在体内的循环时间更长也更为稳定，将 cRGD 与超顺磁性氧化铁纳米粒子连接制备的分子影像探针用在 4T1 乳腺癌小鼠模型的肝脏转移瘤模型上，能敏感地检测出肝脏的转移瘤。将 NIR 荧光基团（Vivotag 680）与 cRGD 连接在氧化铁纳米粒子上，构建成的链状纳米颗粒作为分子影像探针用在 4T1 乳腺癌小鼠模型的转移瘤模型上，通过肿瘤血管生成能敏感地检测出肝脏及肺部的转移瘤。通过将 cRGD 连接在 UCNPs 表面、将光敏剂负载其内部制备出纳米颗粒，将其作为分子影像探针，不仅对肿瘤血管内皮细胞具有主动靶向性，UCNPs 还可在 NIR 照射下将近红外光转换为可见光，激活分子探针中的光敏剂，进行肿瘤的光动力学治疗，实现分子影像诊断和光动力治疗一体化；并可协同阿霉素脂质体（doxil）治疗肿瘤，提高肿瘤治疗效果。

2. 基于 VEGF 及其受体 VEGFR 的肿瘤血管生成分子影像　VEGF 通过旁分泌机制促进内皮细胞增殖、迁移，诱导血管形成，增加血管内皮的通透性，从而促进肿瘤的生长和转移。目前，临床上已有多种抗 VEGF 的单克隆抗体，如贝伐单抗，可进行肿瘤的抗血管生成治疗。因此，对 VEGF 和 VEGFR 进行靶向成像，可用于评价抗血管生成治疗疗效。采用 VEGF 单链抗体（single-chain VEGF，scVEGF）作为靶向配体，可制备出多种分子影像探针，对肿瘤血管生成进行分子影像诊断，如将荧光染料 Cy5.5 标记的肽段与 scVEGF 结合制成的 NIR 光学分子影像探针，^{99m}Tcb 标记的 scVEGF 制成的 SPECT 分子影像探针以及 ^{64}Cu 标记 scVEGF 制成的 PET 分子成像探针，这些靶向探针与非靶向探针相比，均能选择性地积聚在 4T1 乳腺癌小鼠模型的肿瘤组织中，对肿瘤进行分子影像诊断。其中，Cy5.5-scVEGF 光学成像，肿瘤组织的荧光强度高，其显像可维持 7 天以上。^{99m}Tc 的清除率较高，^{99m}Tc-scVEGF-SPECT 成像中肿瘤对比强度相对较低，且肿瘤的边缘摄取较多，反映了肿瘤边缘血管生成的活跃性。聚乙二醇修饰的 ^{64}Cu-scVEGF 能显示出较长的血液循环时间及肿瘤摄取率，即使在血管内注射后 19 小时，仍有较多的 ^{64}Cu-scVEGF 滞留于肿瘤内，延长了肿瘤血管生成 PET 分子成像的检测时间窗。

（五）肿瘤微环境的分子影像诊断

低 pH 的酸性环境、乏氧等是肿瘤微环境的理化特征性表现，也是导致肿瘤进展、转移、复发及耐药的重要原因。近年来，以肿瘤微环境为成像和治疗靶点，实时监测微环境的变化以及肿瘤细胞与微环境的相互作用的同时，达到治疗的目的，已成为肿瘤分子影像学的新研究热点。

1. 肿瘤酸性微环境分子影像诊断　肿瘤组织由于耗氧量大、低血流灌注及糖酵解增加，肿瘤细胞外的 pH 一般为 6.5～6.8，处于酸性环境。目前已有多种低 pH 刺激响应性的荧光、MRI 分子影像探针被合成，这些探针在酸性环境下显像的"开 - 关"激活，能针对酸性微环境进行分子影像诊断。例如，将 NIR 染料 Cy5.5 与具有酸敏基团的高分子聚合物连接制备成的纳米载体作为分子影像探针，对 pH（4～7.4）的变化非常敏感，在高 pH 环境中，纳米载体内疏水核团形成，使共轭荧光在内核中浓集，导致荧光自熄；在低 pH 环境中纳米载体被分解，荧光基团解聚、释放，可发出明亮的荧光信号，实现肿瘤酸性微环境的特异性、敏感性分子影像诊断。将羰基锰化合物（MnCO）通过疏水作用负载于表面具有介孔的聚多巴胺纳米颗粒而制备成的分子影像探针，具有对低 pH 敏感的特性，在结肠癌动物小鼠模型中，静脉注射后的分子影像探针通过 EPR 效应被动靶向于肿瘤组织后，响应肿瘤的酸性微环境，释放出 MnCO 及聚多巴胺；而 MnCO 在肿瘤酸性环境下，与 H_2O_2 反应，在肿瘤局部释放出一氧化碳（CO）气体和 Mn^{2+}，高浓度的 CO 通过线粒体破坏作用杀死肿瘤细胞，而 Mn^{2+} 用于 MRI 的 T_1 正性成像，实时检测并检测探针在肿瘤内的输送

过程；聚多巴胺还通过光动力学治疗发挥抗肿瘤的协同治疗作用，聚多巴胺也作为光声成像显像剂，对肿瘤进行 MRI- 光声多模态成像检测，达到结肠癌的 MRI/ 光声双模态成像引导下 CO 联合光热疗法协同治疗肿瘤（图 14-43）。

2. 肿瘤乏氧的分子影像诊断　肿瘤细胞快速增殖导致耗氧量增加，肿瘤新生血管供氧不足导致肿瘤微环境中氧含量减低，肿瘤内处于乏氧状态，乏氧继而可导致缺氧诱导因子 -1（hypoxia-inducible factor-1，HIF-1）高表达。乏氧是肿瘤微环境的重要特征之一，与肿瘤治疗抵抗、转移与复发密切相关。目前临床上有 PET 探针进行乏氧分子影像诊断，如 ^{18}F 标记的硝基咪唑（^{18}F-fluoromisonidazole，^{18}F-FMISO）。^{18}F-FMISO 选择性地聚集在肿瘤乏氧区域，在 PET 上肿瘤乏氧组织与正常组织间形成对比，但 ^{8}F-FMISO-PET 检测的敏感性和特异性较低。大分子磷光标记的 NIR 探针（Ir-PVP）能对 H22 肝癌小鼠模型的皮下移植瘤以及 4T1 乳腺癌小鼠模型的肺内转移瘤和远处转移淋巴结进行乏氧荧光成像，该探针在正常组织中被淬灭，在肿瘤低氧环境中发出强烈的近红外磷光，不仅能检测原发肿瘤，也能检测转移瘤，甚至在肿瘤形成的早期，即癌细胞为 10^3 数量级时即可对肿瘤进行成像，其检测肿瘤的敏感性和特异性极高。将二氧化锰（MnO_2）与透明质酸连接制备成的透明质酸 - 二氧化锰（HA-MnO_2）纳米颗粒作为分子影像探针，能适应肿瘤高 H_2O_2、高谷胱甘肽和低 pH 的酸性微环境，且透明质酸具有胶质瘤细胞的主动靶向性，在大鼠颅内胶质瘤中，静脉注射后 HA-MnO_2 靶向聚集到胶质瘤内，与肿瘤内酸性环境及谷胱甘肽、H_2O_2 反应而生成氧气，释放的氧气改善了肿瘤的乏氧，并下调肿瘤细胞 VEGF 和 HIF-1α 的表达；同时，释放出的 Mn^{2+} 用于胶质瘤的 MRI 分子影像诊断，MRI 检测的时间窗长达 3 天（图 14-44）。将多聚电解质 - 白蛋白复合物（polyelectrolyte-albumin complex）与 MnO_2 合成的纳米颗粒（PAC-MnO_2）作为分子影像探针，在小鼠乳腺癌模型中 PAC-MnO_2 达到肿瘤部位后，MnO_2 与肿瘤内 H_2O_2 反应生成氧气，改善肿瘤乏氧微环境；同时，释放出的 Mn^{2+} 用于乳腺癌的 MRI 分子影像诊断；PAC-MnO_2 使肿瘤微环境中氧含量增加 45%，pH 自 6.7 增加至

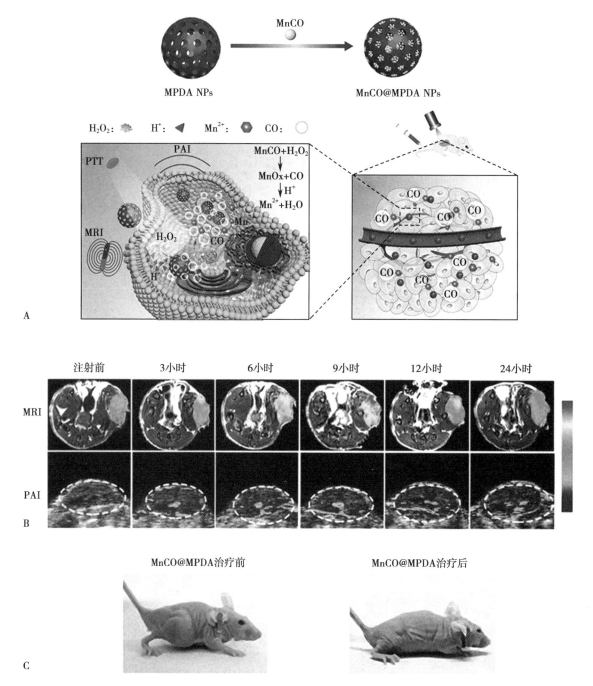

图 14-43 负载羰基锰的介孔聚多巴胺纳米颗粒用于结肠癌 MRI 及光声双模态成像引导下的微环境调节及光动力学协同治疗

7.2，同时导致 HIF-1 和 VEGF 表达明显下调；将 PAC-MnO₂ 与放疗结合，导致肿瘤细胞 DNA 双链断裂增加而死亡，显著增强了放疗的敏感性，明显抑制肿瘤生长。

3. **肿瘤免疫微环境的分子影像诊断** 肿瘤微环境中浸润的免疫细胞及其功能状态，与肿瘤的生长、发展和转移及治疗的抵抗性也密切相关。以牛血清白蛋白（bovine serum albumin，

BSA）作为载体，负载 MnO₂ 及 PI3Kγ 信号通路小分子抑制剂 IPI549，制成的 BSA-MnO₂-IPI549 纳米颗粒作为分子影像探针，在小鼠乳腺癌模型中 BSA-MnO₂-IPI549 到达肿瘤后，MnO₂ 在肿瘤酸性环境下与 H₂O₂ 反应生成氧气和 Mn²⁺，在改善肿瘤乏氧的同时，通过 Mn²⁺ 实现肿瘤 MRI 分子影像诊断；且 MnO₂ 的降解会导致 BSA-MnO₂-IPI549 解体，释放出 IPI549，抑制肿瘤微环境内的髓

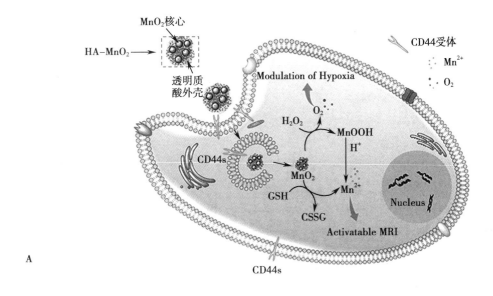

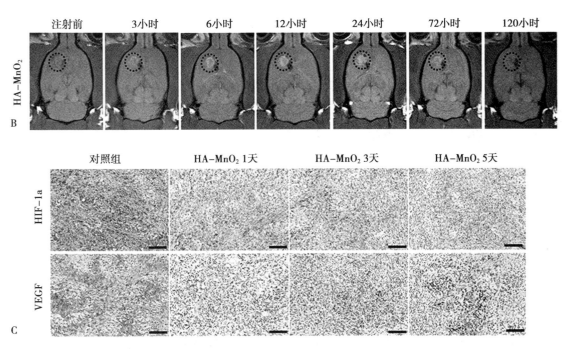

图 14-44　负载二氧化锰的透明质酸纳米颗粒用于胶质瘤的 MRI 诊断及肿瘤乏氧微环境调节

系来源的抑制细胞（myeloid-derived suppressor cells，MDSCs）PI3Kγ 信号通路，下调 PD-L1 表达，促进 TAMs 向 M1 型转化，抑制 Treg 细胞，增强 Th 及 CD8$^+$ 细胞毒性 T 淋巴细胞的浸润，发挥有效的免疫治疗协同作用（图 14-45）。

（六）基因治疗的分子影像诊断

基因治疗是目前肿瘤研究领域的热点之一。治疗性的基因能否通过病毒载体或非病毒载体定向输送到肿瘤组织、能否在肿瘤细胞内表达是其发挥治疗作用的关键。基于报告基因的分子影像可对治疗性基因的表达进行诊断和监测。最常见

的报告基因主要有用于荧光分子影像的绿色和红色荧光蛋白报告基因、用于生物发光成像的荧光素酶报告基因、用于 PET 成像的单纯疱疹病毒 -1 胸苷激酶（herps simplex virus 1 thymidine kinase，HSV1-tk）报告基因、用于 MRI 的铁蛋白（ferritin）与转铁蛋白报告基因、酪氨酸酶报告基因以及化学交换饱和传递效应（chemical exchange saturation transfer，CEST）报告基因。这些报告基因整合在治疗性基因中，可通过报告基因产生的影像信号，对治疗性基因的表达水平进行活体分子影像诊断。如采用铁蛋白重链（ferritin heavy

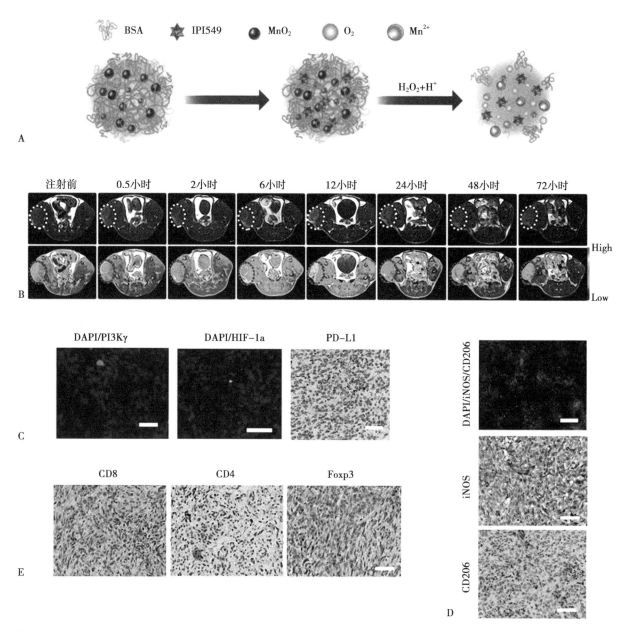

图 14-45　负载二氧化锰及 PIKγ 抑制剂的牛血清白蛋白纳米颗粒用于乳腺癌的 MRI 诊断及肿瘤乏氧及免疫微环境调节协同治疗

chain, FTH)作为 MRI 报告基因标记骨髓间充质干细胞,铁蛋白基因表达产生的铁颗粒在 MRI 上具有 T_2 负性对比成像效果,在大鼠脑内原位胶质瘤模型上,这些细胞经动脉内注射后,通过 MRI 可以观察到向原位胶质瘤聚集,并由肿瘤中央向瘤周逐渐迁移,且在肿瘤内逐渐死亡(图 14-46)。将报告基因与治疗基因结合起来,通过报告基因成像来判断治疗基因的存在、表达情况,可实现肿瘤基因治疗的诊断和治疗一体化。

　　总之,以细胞、分子、基因作为成像对象的分子影像,无论在肿瘤的基础研究(生物学、生物化学、药学等领域)还是在临床应用(诊断、治疗)中均具有广阔的应用前景。它是连接基础医学和临床医学的一座桥梁,不仅可以直观显示肿瘤发生、发展过程中的特定分子事件及病理过程,帮助我们深入理解肿瘤的生物学行为的分子机制,而且其临床转化将会推动肿瘤的早期、精准诊断,并将诊断和治疗多种手段联合起来,实现肿瘤的超敏感诊断和多种治疗模式协同增效的效果,最终为肿瘤的精准治疗、个体化医疗提供有力的工具。

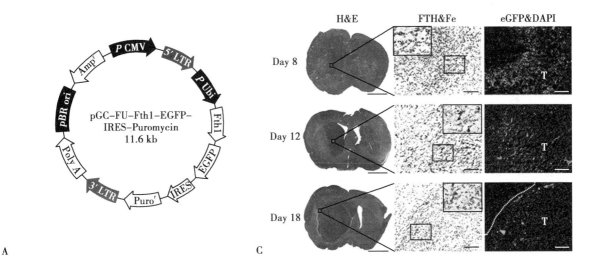

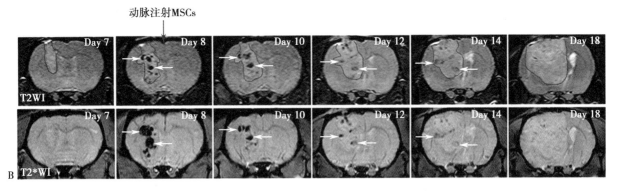

图 14-46　铁蛋白 MRI 报告基因的分子影像诊断

（谢传淼　艾　飞　孟悛非　余深平
李子平　王荣福　李安华　林　僖
沈　君　曹明慧　黄金华　黄职妹）

参 考 文 献

[1] Kroft LJ, Roelofs JJ, Geleijns J. Scan Time and Patient Dose for Thoracic Imaging in Neonates and Small Children Using Axial Volumetric 320-Detector Row CT Compared to Helical 64-, 32-, and 16- Detector Row CT Acquisitions. Pediatr Radiol, 2010, 40: 294.

[2] Sorantin E, Riccabona M, Stücklschweiger G, et al. Experience with Volumetric（320 Rows）Pediatric CT. Eur J Radiol, 2013, 82: 1091.

[3] Oikonomou K, Ventin FC, Paraskevas KI, et al. Early Follow-up after Endovascular Aneurysm Repair: Is the First Postoperative Computed Tomographic Angiography Scan Necessary? J Endovasc Ther, 2012, 19: 151.

[4] Seo JM, Park KB, Kim KH, et al. Clinical and Multidetector CT Follow-up Results of Renal Artery Aneurysms Treated by Detachable Coil Embolization Using 3D Rotational Angiography. Acta Radiol, 2011, 52: 854.

[5] 李子平，许达生，孟悛非. 螺旋 CT 仿真内镜成像技术临床应用的初步探讨. 中华放射学杂志, 1998, 32: 104.

[6] Lv P, Lin XZ, Li J, et al. Differentiation of Small Hepatic Hemangioma from Small Hepatocellular Carcinoma: Recently Introduced Spectral CT Method. Radiology, 2011, 259: 720.

[7] Lee YH, Park KK, Song HT, et al. Metal Artefact Reduction in Gemstone Spectral Imaging Dual-energy CT with and without Metal Artefact Reduction Software. Eur Radiol, 2012, 22: 1331.

[8] Leng S, Bruesewitz M, Tao S, et al. Photon-counting detector CT: System design and clinical applications of an emerging technology. Radiographics, 2019, 39: 729.

[9] Tirkes T，Hollar MA，Tann M，et al. Response Criteria in Oncologic Imaging：Review of Traditional and New Criteria1. RadioGraphics，2013，33：1323.

[10] Seymour L，Bogaerts J，Perrone A，et al. iRECIST：guidelines for response criteria for use in trials testing immunotherapeutics. Lancet Oncol，2017，18：143.

[11] Bang DH，Lim D，Hwang WS，et al. Lateral Topography for Reducing Effective Dose in Low-dose Chest CT. AJR，2013，200：1294.

[12] O'Neill SB，O'Connor OJ，McWilliams SR，et al. Minimization of Radiation Exposure Due to Computed Tomography in Inflammatory Bowel Disease. Clin Res Hepatol Gastroenterol，2011，35：105.

[13] Koh DM，Collins DJ，Wallace T，et al. Combining Diffusion-weighted MRI with Gd-EOB-DTPA-enhanced MRI Improves the Detection of Colorectal Liver Metastases. Br J Radiol，2012，85：980.

[14] Donati OF，Hany TF，Reiner CS，et al. Value of Retrospective Fusion of PET and MR Images in Detection of Hepatic Metastases：Comparison with 18F-FDG PET/CT and Gd-EOB-DTPA-enhanced MRI. J Nucl Med，2010，51：692.

[15] Winterer JT，Blanke P，Schaefer A，et al. Bilateral Contrast-enhanced MR Angiography of the Hand：Diagnostic Image Quality of Accelerated MRI Using Echo Sharing with Interleaved Stochastic Trajectories（TWIST）. Eur Radiol，2011，21：1026.

[16] 马立恒，孟悛非，陈应明，等. MRI 三维超短回波时间双回波脉冲序列在骨与关节成像中的初步应用. 中华放射学杂志，2008，42：752.

[17] Dyvorne HA，Galea N，Nevers T，et al. Diffusion-weighted Imaging of the Liver with Multiple B Values：Effect of Diffusion Gradient Polarity and Breathing Acquisition on Image Quality and Intravoxel Incoherent Motion Parameters—a Pilot Study. Radiology，2013，266：920.

[18] 孟悛非，吕衍春，吕凤华，等. 增强 MR 灌注成像在骨骼 - 软组织肿瘤良恶性鉴别诊断中的价值. 中华放射学杂志，2001，35：578.

[19] Schmieder AH，Winter PM，Williams TA，et al. Molecular MR Imaging of Neovascular Progression in the Vx2 Tumor with αvβ3-Targeted Paramagnetic Nanoparticles. Radiology，2013，268：470.

[20] Tan M，Burden-Gulley SM，Li W，et al. MR Molecular Imaging of Prostate Cancer with a Peptide-targeted Contrast Agent in a Mouse Orthotopic Prostate Cancer Model. Pharm Res，2012，29：953.

[21] Pysz MA，Gambhir SS，Willmann JK. Molecular Imaging：Current Status and Emerging Strategies. Clin Radiol，2010，65：500.

[22] Hellebust A，Richards-Kortum R. Advances in Molecular Imaging：Targeted Optical Contrast Agents for Cancer Diagnostics. Nanomedicine，2012，7：429.

[23] 王荣福，安锐. 核医学. 9 版. 北京：人民卫生出版社，2018.

[24] 王荣福. 核医学. 4 版. 北京：北京大学医学出版社，2018.

[25] 曾益新. 肿瘤学. 3 版. 北京：人民卫生出版社，2012.

[26] 王荣福，李险峰，王强. SPECT/CT 的最新应用进展. CT 理论与应用研究，2012，21（3）：577-582.

[27] 王荣福. PET/CT—分子影像学新技术应用. 北京：北京大学医学出版社，2011.

[28] 申强，王荣福. PET/MRI 新技术应用进展. 中国医学装备杂志，2017，14（4）：7-12.

[29] 杜毓菁，王荣福. 全景 PET/CT 的研究进展及轴向视场的新突破. CT 理论与应用研究，2018，27（5）：675-682.

[30] 廖栩鹤，王荣福，张建华，等. 肿瘤正电子显像的临床应用现状与进展. 肿瘤学，2019，25（40）：364-371.

[31] Zhang Pengcheng，Cui Yonggang，Anderson，et al. Peptide-Based Nanoprobes for Molecular Imaging and Disease Diagnostics. Chem Soc Rew，2018，47（3）：1585-1593.

[32] 庞小溪，霍焱，干荣福. 核素标记小分子多肽靶向诊治肿瘤新生血管的应用研究进展（专家论坛）. 中国肿瘤临床，2017，44（2）：68-72.

[33] Huo Yan，Kang Lei，Pang Xiaoxi，et al. Noninvasive PET Imaging of a Ga-68-Radiolabeled RRL-Derived Peptide in Hepatocarcinoma Murine Models. Molecular Imaging & Bioology，2018，20（3）：1536-1632.

[34] 孙丽昕，王荣福. 分化型甲状腺癌术后 131I 治疗的研究进展—对比 2015 年与 2009 年美国甲状腺协会《成人甲状腺结节与分化型甲状腺癌诊治指南》. 肿瘤学，2016，22（11）：875-879.

[35] 宋刚. 前列腺癌精准诊断与治疗. 北京：人民卫生出版社，2019.

[36] FDA approves new treatment for certain digestive tract cancers. Silver Springs，MD：US Food and Drug Administration；January 26，2018. https://www.fda.gov/News-Events/Newsroom/PressAnnouncements/ucm594043.htm. Accessed January 26，2018.

[37] Strosberg J，El-Haddad G，Wolin E，et al. Phase 3 trial of 177Lu-Dotatate for midgut neuroendocrine tumors. N Engl J Med，2017，376（2）：125-135.

[38] 李小东，王荣福. 多模态影像引导 125I 粒子植入治疗恶性肿瘤的现状与进展. 中国医学装备杂志，2017，

14(4)：21-23.

[39] 庞小溪，霍焱，王荣福. 精准医学的核医学分子时代
（专论）. 标记免疫与临床，2016，23（10）：1119-1122.

[40] 王荣福，吴彩霞. 放射性核素及其标记化合物的临床
应用价值. 同位素，2019，32（3）：195-203.

[41] Weissleder R, Mahmood U. Molecular imaging. Radi-
ology, 2001, 219（2）: 316-333.

[42] Cheng D, Hong G, Wang W, et al. Nonclustered mag-
netite nanoparticle encapsulated biodegradable poly-
meric micelles with enhanced properties for in vivo
tumor imaging. J Mater Chem, 2011, 21, 4796-4804.

[43] Du Y, Liang X, Li Y, et al. Liposomal nanohybrid cera-
somes targeted to PD-L1 enable dual-modality imaging
and improve antitumor treatments. Cancer Lett, 2018,
414: 230-238.

[44] Zhang H, Fan J, Wang J, et al. Fluorescence discrimina-
tion of cancer from inflammation by molecular response
to COX-2 enzymes. J Am Chem Soc, 2013, 135（46）:
17469-17475.

[45] Guo Y, Wu Z, Shen S, et al. Nanomedicines reveal how
PBOV1 promotes hepatocellular carcinoma for effective
gene therapy. Nat Commun, 2018, 9（1）: 3430.

[46] Yu Z, Ge Y, Sun Q, et al. A pre-protective strategy
for precise tumor targeting and efficient photodynamic
therapy with a switchable DNA/upconversion nanocom-
posite. Chem Sci, 2018, 9（14）: 3563-3569.

[47] Peiris PM, Toy R, Doolittle E, et al. Imaging metastasis
using an integrin-targeting chain-shaped nanoparticle.
ACS Nano, 2012, 6（10）: 8783-8795.

[48] Gao W, Wang Z, Lv L, et al. Photodynamic Therapy
Induced Enhancement of Tumor Vasculature Permeabil-
ity Using an Upconversion Nanoconstruct for Improved
Intratumoral Nanoparticle Delivery in Deep Tissues.
Theranostics, 2016, 6（8）: 1131-1144.

[49] Backer MV, Levashova Z, Patel V, et al. Molecular
imaging of VEGF receptors in angiogenic vasculature
with single-chain VEGF-based probes. Nat Med, 2007,
13（4）: 504-509.

[50] Ma X, Wang Y, Zhao T, et al. Ultra-pH-sensitive nano-
probe library with broad pH tunability and fluorescence
emissions. J Am Chem Soc, 2014, 136（31）: 11085-
11092.

[51] Wu D, Duan X, Guan Q, et al. Mesoporous Poly-
dopamine Carrying Manganese Carbonyl Responds to
Tumor Microenvironment for Multimodal Imaging-
Guided Cancer Therapy. Adv Func Mater, https://doi.
org/10.1002/adfm.201900095.

[52] Zheng X, Wang X, Mao H, et al. Hypoxia-specific

ultrasensitive detection of tumours and cancer cells in
vivo. Nat Commun, 2015, 6: 5834.

[53] Fu C, Duan X, Cao M, et al. Targeted Magnetic Reso-
nance Imaging and Modulation of Hypoxia with Mul-
tifunctional Hyaluronic Acid-MnO2 Nanoparticles in
Glioma. Adv Healthcare Mater, https://doi.org/10.1002/
adhm.201900047.

[54] Prasad P, Gordijo CR, Abbasi AZ, et al. Multifunc-
tional albumin-MnO2 nanoparticles modulate solid
tumor microenvironment by attenuating hypoxia, aci-
dosis, vascular endothelial growth factor and enhance
radiation response. ACS Nano, 2014, 8（4）: 3202-3212.

[55] Yu M, Duan X, Cai Y, et al. Multifunctional Nanoregu-
lator Reshapes Immune Microenvironment and Enhances
Immune Memory for Tumor Immunotherapy. Advanced
Science, 2019, 6（16）: 1900037.

[56] Cao M, Mao J, Duan X, et al. In vivo tracking of the tro-
pism of mesenchymal stem cells to malignant gliomas
using reporter gene-based MR imaging. Int J Cancer,
2018, 142（5）: 1033-1046.

[57] 曾毅，刘成林，谭铁牛. 类脑智能研究的回顾与展望.
计算机学报，2016，39（1）：212-222.

[58] Hosny A, Parmar C, Quackenbush J, et al. Artificial
intelligence in radiology. Nature Reviews Cancer, 2018,
18: 500-510.

[59] WL Bi, A Hosny, MB Schabath, et al. Artificial Intel-
ligence in Cancer Imaging: Clinical Challenges and
Applications. CA CANCER J CLIN, 2019, 69: 127-157.

[60] Jha S, Topol EJ. Adapting to Artificial Intelligence:
Radiologists and Pathologists as Information Special-
ists. JAMA, 2016, 316（22）: 2353-2354.

[61] 金征宇. 人工智能在肿瘤影像中的应用研究. 肿瘤影
像学，2018，27（4）：253-255.

[62] Akkus Z, Ali I, Sedlar J, et al. Predicting deletion of
chromosomal arms 1p/19q in low-grade gliomas from
MR images using machine intelligence. J Digit Imag-
ing, 2017, 30（4）: 469-476.

[63] Korfiatis P, Kline TL, Lachance DH, et al. Residual deep
convolutional neural network predicts MGMT methyla-
tion status. J Digit Imaging, 2017, 30（5）: 622-628.

[64] Liu Y, Wang H, Li Q, et al. Radiologic features of
small pulmonary nodules and lung cancer risk in the
National Lung Screening Trial: a nested case-control
study. Radiology, 2018, 286: 298-306.

[65] Hawkins S, Wang H, Liu Y, et al. Predicting malignant
nodules from screening CT scans. J Thorac Oncol,
2016, 11: 2120-2128.

[66] Sun R, Limkin EJ, Vakalopoulou M, et al. A radiom-

ics approach to assess tumor-infiltrating CD8 cells and response to anti-PD-1 or anti-PD-L1 immunotherapy. an imaging biomarker, retrospective multicohort study. Lancet Oncol, 2018, 19: 1180-1191.

[67] Andropova N, Huynh BQ, Giger ML. A deep feature fusion methodology for breast cancer diagnosis demonstrated on three imaging modality datasets. Med Phys, 2017, 44: 5162-5171.

[68] Li H, Giger ML, Huynh BQ, et al. Deep learning in breast cancer risk assessment: evaluation of convolutional neural networks on a clinical dataset of full-field digital mammograms. J Med Imaging, 2017, 4: 041304.

[69] Li H, Zhu Y, Burnside ES, et al. MR imaging radiomics signatures for predicting the risk of breast cancer recurrence as given by research versions of MammaPrint, Oncotype DX, and PAM50 gene assays. Radiology, 2016, 281: 382-391.

[70] Ahmed HU, El-Shater Bosaily A, Brown LC, et al. Diagnostic accuracy of multi-parametric MRI and TRUS biopsy in prostate cancer (PROMIS): a paired validating confirmatory study. Lancet, 2017, 389: 815-822.

[71] Kasivisvanathan V, Rannikko AS, Borghi M, et al. MRI-targeted or standard biopsy for prostate-cancer diagnosis. N Engl J Med, 2018, 378: 1767-1777.

[72] Ben-Cohen A, Klang E, Diamant I, et al. CT image-based decision support system for categorization of liver metastases into primary cancer sites. Acade Radiol, 2017, 24(12): 1501-1509.

[73] Abajian A, Murali N, Savic LJ, et al. Predicting treatment response to intra-arterial therapies for hepatocellular carcinoma with the use of supervised machine learning: An artificial intelligence concept. J Vasc Interv Radiol, 2018, 29(6): 850-857.

[74] Wang J, Fang Z, Lang N, et al. A multi-resolution approach for spinal metastasis detection using deep Siamese neural networks. Comput in Biology and Med, 2017, 84: 137-146.

[75] 刘士远, 萧毅. 基于深度学习的人工智能对医学影像学的挑战和机遇. 中华放射学杂志, 2017, 12: 899-901.

[76] 吴沛宏, 黄金华, 罗鹏飞, 等. 肿瘤介入诊疗学. 北京: 科学出版社, 2005.

[77] 申宝忠, 杨建勇. 介入放射学. 北京: 人民卫生出版社, 2018.

[78] 陈敏华, 梁萍, 王金锐. 中华介入超声学. 北京: 人民卫生出版社, 2017.

[79] 王俊杰, 张福君. 肿瘤放射性粒子治疗规范. 北京: 人民卫生出版社, 2016.

[80] 彼得 R. 米勒, 安德烈亚斯亚当. 肿瘤介入学 - 介入放射医生临床应用指南. 天津: 天津科技翻译出版公司, 2016.

[81] Villanueva A. Hepatocellular Carcinoma. N Engl J Med, 2019, 380(15): 1450-1462.

[82] Forner A, Reig M, Bruix J. Hepatocellular carcinoma. Lancet, 2018, 391(10127): 1301-1314.

[83] Ahmed M, Solbiati L, Brace CL, et al. Image-guided tumor ablation: standardization of terminology and reporting criteria--a 10-year update. Radiology, 2014, 273(1): 241-260.

[84] Weis S, Franke A, Berg T, et al. Percutaneous ethanol injection or percutaneous acetic acid injection for early hepatocellular carcinoma. The Cochrane database of systematic reviews, 2015, 26: CD006745.

[85] 中华人民共和国卫生和计划生育委员会医政医管局. 原发性肝癌诊疗规范 (2017 年版). 中华消化外科杂志, 2017, 16(7): 635-646.

[86] 叶欣, 范卫君. 热消融治疗原发性和转移性肺部肿瘤专家共识 (2017 年版). 中国肺癌杂志, 2017, 20(7): 433-444.

第十五章 抗肿瘤药物发展

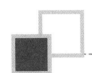

在人们与恶性肿瘤漫长对抗的历史中,针对肿瘤的发生发展提出了许多的理论和学说,可以分为 20 世纪 70 年代的癌基因时代,80 年代的抑癌基因时代,90 年代的多基因时代等。进入 21 世纪以来,人们已不再满足于孤立地研究癌基因或抑癌基因的变化,而是随着生物学技术手段的蓬勃发展,逐渐将肿瘤以蛋白组的形式、基因组的形式、表观调控组的形式等与细胞的重要生命活动联系在一起,从而对其认知有了一系列的重大突破,包括 DNA 损伤修复理论的形成,细胞凋亡自噬理论的发现,细胞周期调控机制的进一步阐明,肿瘤细胞代谢通路的探索,泛素 - 蛋白酶体系统的探查,以及肿瘤免疫调控的研究等,这些研究结果使科学家们在抗肿瘤研究中看到了新的曙光,推动抗肿瘤药物研发突飞猛进,成为了近年新药创制的主力。抗肿瘤药物正从原有的非选择性的细胞毒类药物转向高选择性的分子靶向药物的寻找,在肿瘤免疫治疗方向也取得重大突破,也为肿瘤治疗带来了新的可能。目前已有愈百种分子靶向药物用于临床或正在进行临床研究,为改善肿瘤患者生存状况,延长患者寿命起到了积极推动作用。

第一节 抗肿瘤药物研究发展

时至今日,肿瘤治疗仍主要依靠手术、放疗和化疗这三大手段。化疗是化学药物治疗的简称,是利用化学药物阻止肿瘤细胞的增殖、浸润、转移,直至最终杀灭肿瘤细胞或者抑制其生长的一种治疗方式。与手术治疗和放疗相比,化疗是一种全身性治疗手段,可以作为手术治疗和放射治疗的有效补充,在抑制原位瘤、转移瘤等的生长,延长患者生存期,改善患者症状中发挥重要作用。

但是早先的抗肿瘤药物在取得一定的临床治疗效果的同时,由于选择性差导致的毒副作用大,主要表现在对造血系统、胃肠道器官等自身更新快的组织的毒副作用大,以及容易产生耐药等缺点,限制了肿瘤患者的使用和获益。20 世纪末随着分子肿瘤学、分子药理学研究的飞速进展,恶性肿瘤细胞内的信号转导、细胞与胞外基质的相互作用、肿瘤内新生血管生成、肿瘤细胞与肿瘤微环境的相互作用等各种肿瘤发生发展的基本过程被逐步阐明,研究者发现了一些与肿瘤细胞增殖、运动相关的细胞信号转导通路上的关键酶,并认为可作为抗肿瘤药物靶点去筛选发现选择性作用于这些特定靶点的高活性高特异性的新型抗肿瘤药物,从而高效、低毒地抑制肿瘤生长。这一概念最终取得了成功,这些新型抗肿瘤抑制剂被称为分子靶向药物,研发势头迅猛,在肿瘤治疗中获得重大进展。近几年来,肿瘤药物研发领域又有了新的突破——肿瘤免疫治疗,2013 年被列为十大科学突破之一,2018 年诺贝尔生理学和医学奖更是被授予利用免疫系统攻击癌症的相关发现。获奖者发现具有免疫抑制的相关蛋白分子 CTLA-4 和 PD-1,被称为免疫检查点。抑制这些免疫检查点,则能活化 T 细胞,刺激生物体发挥免疫功能清除肿瘤细胞。基于该疗法的首个药物在 2011 年获批用于肿瘤治疗,迄今已有很多患者接受治疗。2017 年抗肿瘤药物临床试验项目中免疫相关治疗占了一半以上,显示出肿瘤免疫治疗的广阔前景和发展空间。抗肿瘤药物的发展和取得的成效表明药物治疗有可能会成为肿瘤治疗的主要手段,使肿瘤成为一种慢性病。

一、细胞毒类药物

肿瘤的化学药物治疗可以追溯到 20 世纪 40 年代,第一个抗肿瘤药物氮芥的出现。该化合物于 1946 年被批准用于治疗晚期恶性淋巴瘤，自此揭开了抗肿瘤药物发展的历史。随后在其基础上又出现了环磷酰胺、苯丁酸氮芥等同类烷化剂药物。紫杉醇、喜树碱衍生物及维甲类化合物抗肿瘤治疗作用的证实被誉为 20 世纪 90 年代抗癌药物研究的重大发现。目前在临床使用的传统抗肿瘤药达 150 种以上，其中大部分为细胞毒类药物，根据化学结构和来源可分为：烷化剂（氮芥类、乙撑亚胺类、亚硝脲类、甲烷磺酸酯类等），铂类配合物（顺铂、草酸铂、奥沙利铂等），抗代谢物（叶酸、嘧啶、嘌呤类似物等），抗肿瘤抗生素（蒽环类抗生素、丝裂霉素、博来霉素类、放线菌素类等），以及抗肿瘤植物药（长春碱类、喜树碱类、紫杉醇类、三尖杉生物碱类、鬼臼毒素衍生物等）。这些药物如果根据其作用途径则又可分为干扰核酸生物合成的药物（二氢叶酸还原酶抑制药，胸苷酸合成酶抑制药，嘌呤核苷酸互变抑制药，核苷酸还原酶抑制药，DNA 多聚酶抑制药）、直接影响 DNA 结构和功能的药物（烷化剂、破坏 DNA 的铂类化合物、破坏 DNA 的抗生素类、拓扑异构酶抑制剂）、干扰转录过程和阻止 RNA 合成的药物以及抑制蛋白质合成与功能的药物（微管蛋白活性抑制剂、干扰核蛋白体功能的药物等）。在短短几十年的发展过程中，这些药物成为肿瘤治疗的主要方法之一，是肿瘤治疗综合手段的重要组成，至今仍然发挥着重要的作用。

二、靶向治疗药物

（一）酪氨酸激酶通路抑制剂

分子靶向抗肿瘤药物的研发中最标志性的进展是酪氨酸激酶通路抑制剂（tyrosine kinase inhibitor）的出现。在酪氨酸激酶通路抑制剂二十余年的研发过程中，其确定的可成药性和临床安全性使其取得了巨大成功，成为当前抗肿瘤药物研究开发的主要方向。

蛋白酪氨酸激酶是一类具有酪氨酸激酶活性的蛋白，通过催化 ATP，将磷酸基转移到很多具有重要生物学功能的蛋白质的酪氨酸残基上，使它们发生磷酸化而发挥生物学功能。在调控细胞各种生命活动的信号转导通路中，蛋白酪氨酸激酶都占据了十分重要的地位，可以调控细胞的生长、死亡、运动以及分化等一系列过程。现有的

研究表明很多疾病的发生与蛋白酪氨酸激酶功能的异常有关。尤其是在肿瘤的发生发展中，由于超过 50% 的原癌基因和癌基因产物都具有蛋白酪氨酸激酶活性，因此它们的异常活化或过表达将导致细胞的异常增殖，引起肿瘤的发生。还有研究证实，某些酪氨酸激酶参与提高肿瘤细胞的运动能力，可能促进肿瘤的侵袭转移，有些激酶则能促进肿瘤内新生血管的生成，为肿瘤生长提供养料等。自 20 世纪 90 年代起，酪氨酸激酶被国际上很多研发机构、制药集团视为抗肿瘤药物研发的重要靶点，并在短短十多年中取得了巨大的成功，成为分子靶向药物的标杆。

1. 酪氨酸激酶家族的结构及分类 酪氨酸激酶是个大家族，可分为受体酪氨酸激酶和非受体酪氨酸激酶。受体酪氨酸激酶成员通常包括一个大的糖基化的胞外配体结合区，一个跨膜区，以及胞内的酪氨酸激酶催化结构域及调控序列。其家族成员在胞内结构域具有较高的同源性，差异主要存在于胞外配体结合区，根据胞外配体结合区结构的不同，受体酪氨酸激酶与不同配体结合，调控不同信号通路。当配体与受体酪氨酸激酶结合后，会导致受体的二聚化。不同配体诱发的相应受体的二聚化方式包括同二聚化，异二聚化，并进一步引起胞内区的自磷酸化，将胞外的信号传导至胞内。

很多肿瘤中都发现蛋白酪氨酸激酶的活性异常增强，从而使其调控的信号通路持续活化。这种异常通常可由于基因重排（如染色体易位）导致有持续激活激酶活性的融合蛋白的产生，如在慢性髓样细胞白血病中 p210 Bcr/Abl 融合蛋白；此外在受体酪氨酸激酶结合域或胞外结合域功能基因突变或缺失也能引起该激酶的持续活化（如表皮生长因子受体 EGFRVIII 缺失胞外结构域的 6-273 氨基酸突变时持续激活酪氨酸激酶）；另外还可见某些激酶的过表达，如 Her-2 在乳腺癌、卵巢癌、胃癌等中过表达引起活性的增强等。由此，通过特异性抑制剂的研发，抑制这些特定的受体酪氨酸激酶信号通路，最终达到治疗肿瘤的目的。

1998 年，首个靶向 Her2 的人源化单克隆抗体曲妥珠单抗（Trastuzumab）被美国食品药品监督管理局（Food and Drug Administration，FDA）

批准用于治疗转移性乳腺癌。此后，2001 年靶向 Bcr/Abl 酪氨酸激酶的小分子抑制剂伊马替尼也被批准上市用于慢性髓样性白血病的治疗。这些标志着酪氨酸激酶抑制剂研发的成功，也意味着抗肿瘤药物研发的一个巨大转折——新一代靶向性抗肿瘤药物研发的成功，此后这一靶点受到了极大的关注。目前已有 30 余个小分子抑制剂和多个抗体先后上市，同时还有上百个药物仍处于临床研究阶段。在此我们分类介绍一些代表性药物。

2. Bcr-Abl 非受体酪氨酸激酶抑制剂 Bcr-Abl 抑制剂伊马替尼（Imatinib）是全球第一个被批准上市的小分子酪氨酸激酶抑制剂，用于治疗慢性髓细胞性白血病（chronic myelogenous leukemia，CML）。该化合物上市当年就被美国《科学》杂志列入年度十大科技新闻，还被选为纽约《时代》杂志的封面，使人们看到了酪氨酸激酶作为抗肿瘤药物靶点的良好前景。该化合物成功体现了当时抗肿瘤药物研发的新思路，即发现肿瘤发生发展中起决定作用的蛋白，然后以它为靶点发现相应抑制剂成功实现临床治疗。

c-Abl（abelson tyrosine kinase 1，ABL1）是非受体酪氨酸激酶。研究发现它的异常激活与血液系统恶性肿瘤发生发展密切相关，特别是 CML。研究者发现 Bcr-Abl 酪氨酸激酶融合蛋白能促进 CML 患者病情发生和进展。CML 患者体内的 c-Abl 原癌基因位于 9 号染色体长臂末端（9q34），断裂后发生易位，与位于 22 号染色体长臂末端（22q11）的 c-Bcr（break point cluster region）基因的 3′ 端发生融合，形成了融合基因 p210Bcr-Abl，这也就是著名的费城染色体阳性的分子表征。p210Bcr-Abl 融合蛋白具有很强的酪氨酸激酶活性，能激活 Ras/MAPK、Jak/Stat、PI3K/Akt 等通路，使细胞在没有生长因子情况下启动增殖，这是慢性粒细胞性白血病的重要发病原因。大约 95% 的慢性粒细胞性白血病病例都是费城染色体阳性，表达 p210Bcr-Abl，因此它也能作为诊断的依据，用以区别临床表现相似，但费城染色体为阴性的其他血液病。此外，15%～30% 的成人急性淋巴细胞白血病（acute lymphoblastic leukemia，ALL）患者及 5% 的儿童急性淋巴细胞白血病患者也都表达 p210Bcr-Abl。因此，抑制该融合蛋白的活性，显然可以控制 CML、ALL 的发展，起到治疗作用。

伊马替尼属苯胺喹唑啉类化合物，结合于 Abl 激酶区域的 ATP 口袋，阻碍 ATP 与 Abl 的结合，从而抑制 Abl 活化，降低其激酶活性，阻断下游信号转导，是一种针对 Bcr-Abl 的特异性抑制剂。此外该化合物对血小板衍生因子受体（platelet-derived growth factor receptor，PDGFR）和 c-Kit 酪氨酸激酶也有很强的选择性抑制作用。由此，该化合物在 2002 年被批准用于不能手术切除或发生转移的恶性胃肠间质瘤的治疗。

伊马替尼在临床的应用中迅速出现了耐药，主要是由于药物使用后，Bcr-Abl 发生多种突变造成的。此外该化合物相对选择性差，由此也带来多种不良反应，因此人们又致力于寻找能克服上述问题的新的该类抑制剂。目前已有 5 个该类抑制剂陆续上市。

达沙替尼（Dasatinib）是第二个上市的 Bcr-Abl 抑制剂，该化合物对多种伊马替尼耐药相关的 Bcr-Abl 突变有效，在 2006 年被批准用于治疗伊马替尼不耐受或耐药的 CML 患者，但对 T351I 突变无效。此外，该化合物对多种激酶都有较强的抑制作用，不是 Bcr-Abl 的特异性抑制剂，因此其副作用较大，影响了该化合物在临床的应用。

2012 年又一个新的 Bcr-Abl 抑制剂帕纳替尼（Ponatinib）获批上市，它的特点在于对伊马替尼 T351I 耐药突变以及其他突变均非常有效。但该化合物激酶选择性较差，对其他酪氨酸激酶，如 Src、VEGFR、Kit、FGFR 及 PDGFR 等多个激酶具有抑制活性，所以毒副作用相对较大。

上述介绍的这些已上市的 Bcr-Abl 抑制剂均为 ATP 竞争型抑制剂。为改善该类抑制剂的耐药和毒副作用，新的抑制剂开发仍在继续。如正在研发的变构抑制剂 ABL001 正在开展临床试验。由于该化合物通过变构调控的方式抑制 Bcr-Abl 活性，因此理论上它能对临床所有 ATP 竞争型抑制剂耐药突变仍有效。我们期待其临床优势的最终展现。

3. 表皮生长因子受体（epidermal growth factor receptor，EGFR，ErbB）抑制剂 表皮生长因子受体家族又称 ErbB 受体家族，它包括 4 个成员：EGFR（HER1/ErbB-1）、ErbB-2（HER2/neu）、ErbB-3

（HER3）、ErbB-4（HER4）。该受体家族成员都是跨膜受体，由配体结合区、单链跨膜区和胞内的蛋白酪氨酸激酶区三部分共同组成。它们的胞内酪氨酸激酶区具有激酶活性，只有 ErbB-3 缺乏该活性。ErbB 家族成员介导的信号通路能影响细胞的增殖、运动和分化等重要活动。它们不但普遍表达于人表皮细胞和基质细胞中，更在多种恶性肿瘤细胞中高表达，促进肿瘤的发生发展。由此通过干预 ErbB 受体酪氨酸激酶信号转导通路进行肿瘤治疗成为了肿瘤药物研发的热点。

抑制该受体信号通常有以下多种途径，采用特异性的抗体抑制 ErbB 受体功能；发现小分子化合物抑制受体胞内段的酪氨酸激酶活性，阻止信号的级联放大；尝试应用反义核苷酸直接抑制 ErbB 受体表达。前两者在该类抑制剂的研发中取得了巨大的成功，当前已有多个靶向该家族受体酪氨酸激酶的抗体和小分子抑制剂上市并在临床取得了突出的疗效。

该家族成员中最明星的成员应该是 EGFR 酪氨酸激酶抑制剂。Egfr 基因位于人 7 号染色体，是第一个被纯化和克隆出来的 ErbB 受体。当 EGFR 与配体 EGF 结合后，可引发其自磷酸位点磷酸化，随后催化 ATP 上的磷酸基沿信号通路转移激活下游信号蛋白的酪氨酸残基，使整条信号通路活化，促进细胞增殖生长。多种肿瘤中都发现 EGFR 的过度表达，如肺癌、胃肠癌、乳腺癌等，这个过表达的 EGFR 引起下游信号的过度活化，促进肿瘤细胞的增殖、运动、抑制细胞凋亡的发生、改变细胞的黏附能力，最终促进肿瘤的发展。该类抑制剂在临床的成功应用具有标志性的意义，是酪氨酸激酶抑制剂研发应用的典型成功案例。但是该类抑制剂在临床应用中迅速出现耐药，随着耐药机制的阐明，由此也产生了从一代抑制剂迅速发展到现在四代抑制剂的研发历程。

一代 EGFR 抑制剂：吉非替尼（Gefitinib，ZD1839）是首个口服小分子 EGFR 酪氨酸激酶一代抑制剂，也是全球第一个可用于治疗实体瘤的小分子酪氨酸激酶抑制剂。该化合物于 2002 年 7 月首先在日本被批准用于治疗不可手术的或者是复发的非小细胞性肺癌，随后 2003 年在美国被 FDA 批准用于治疗晚期非小细胞肺癌。

该药物通过与 ATP 竞争性结合 EGFR 激酶区，从而特异性地可逆地抑制 EGFR 激酶活性，分子水平实验结果表明其 IC50 为 23～79nM，远远强于对其他酪氨酸激酶和丝／苏氨酸激酶活性的影响。该化合物临床应用结果表明它是一个耐受性良好的 EGFR 抑制剂，与原有的化疗药物不同，应用该抑制剂的患者在服药后通常仅表现出皮疹、腹泻等不良反应，且可逆，患者不容易出现骨髓抑制、神经病变和脱发等化疗药物常引起的不良反应。

吉非替尼为非小细胞肺癌的治疗做出了巨大的贡献，2010 年的全球销售额高达 42 亿美金。该化合物的发展史还提出了另一个重要的理念——在分子靶向药物的使用中需要寻找发现特有的有效人群。该化合物当时在美国早期临床试验效果不佳，濒临失败。但日本的临床试验则进展较好，患者的响应率明显高于美国。此后的回顾性研究结果表明，吉非替尼治疗的有效性和患者的一些临床特点有密切联系，主要有亚洲人种（33%）、女性（33%）、不吸烟（40%）和腺癌（29%）。随后研究人员进一步通过研究确定其敏感机制，证实 EGFR 基因的突变起了决定性的作用。迄今为止发现的 EGFR 基因突变主要发生在外显子 18～21，其中 19 和 21 两外显子突变率可达 90%。19 外显子碱基缺失主要发生在 746～750 位的氨基酸，这是与 ATP 结合的关键部位，该部位的突变使受体 ATP 结合位点的角度发生改变，随后明显增加肿瘤对吉非替尼的敏感性。此外，21 外显子 858 位密码子的亮氨酸点突变为精氨酸，使 EGFR 酶活化环的稳定性提高，也能明显增强肿瘤细胞对吉非替尼的敏感性。而 20 位外显子点突变则导致耐药性的产生。此后非小细胞肺癌患者首先检测其 EGFR 基因状态，从而确定是否可选择 EGFR 抑制剂进行治疗成为肺癌个体化治疗的首要选择。因此，吉非替尼肺癌治疗中成功的另一大意义在于凸显了寻找生物标志物，进行个性化治疗在肿瘤治疗中的重要意义。该理念已越来越得到重视并在抗肿瘤的分子靶向药物的研发中得到贯彻和应用。当今研究机构和药厂在新药临床前研发的同时，也投入大量的人力和物力进行敏感标志物和疗效监控标志物的寻找，且已有越来越多的成功案例。生物标志物的发现和应用不仅能加速临床试验的推进，也能使更多的患者获益，已成为抗肿瘤药物研发的一个新的思路和新的策略。

厄洛替尼（Erlotinib）作为可逆的ATP竞争性EGFR一代抑制剂属苯胺喹唑啉类化合物，于2004年11月在美国首次上市，给晚期EGFR突变的非小细胞肺癌患者带来了显著的生存获益，且有效地改善了患者的生存质量。与吉非替尼类似，厄洛替尼最常见不良反应也为皮疹和腹泻，最严重的毒副作用是间质性肺炎。另外值得一提的一代小分子EGFR抑制剂是埃克替尼（Icotinib），于2011年6月份获原国家食品药品监督管理局批准用于晚期非小细胞肺癌的治疗，这是我国、也是亚洲第一个自主研发成功的EGFR-TKI。该药在中国进行的Ⅲ期临床试验中显示疗效和吉非替尼相当。

尽管一代EGFR抑制剂在EGFR突变敏感的患者疗效明显，但是很遗憾，在平均用药9～14个月后患者就会出现耐药，严重影响了该类抑制剂的继续使用。研究发现在EGFR抑制剂获得性耐药的非小细胞肺癌患者中约有50%的患者出现了EGFR20外显子的点突变，导致EGFR第790位的苏氨酸突变为甲硫氨酸（T790M），于是一代抑制剂与靶点的结合能力显著下降，而EGFR与ATP的亲和力显著提升，抑制剂对靶点的抑制能力显著下降，这应该是一代EGFR抑制剂耐药的重要原因。为了克服T790M造成的一代抑制剂的耐药，人们开始寻找能抑制T790M突变EGFR的活性，基于此又发现了二代EGFR抑制剂，如阿法替尼、HKI-272、BIBW-2993等，这几个化合物都是不可逆抑制剂。它们和一代EGFR抑制剂类似，都是与ATP竞争与EGFR的结合，起到抑制EGFR活性的作用。但和一代抑制剂不同的是，它们主要和EGFR797位共价结合不可逆抑制EGFR及下游信号通路。但该类抑制剂对野生型EGFR和突变型EGFR的抑制活性无明显区别，因此在临床应用中出现了较明显的副作用，影响了它们的临床治疗效果，未能达到令人满意的治疗效果。

随后，药物研究者进一步尝试发现选择性抑制EGFR T790M的小分子抑制剂，并成功得到了以奥西替尼（Osimertinib，AZD9291）为代表的三代EGFR抑制剂。该化合物选择性抑制EGFR的敏感突变和T790M耐药突变，但对野生型EGFR抑制活性有显著下降，因而在临床对发生EGFR T790M突变的非小细胞肺癌患者显示极佳的疗效同时，该化合物仅有较小的副作用。该化合物另一个特点是有较好的透过血脑屏障的能力，对肺癌脑转移的患者也有一定治疗效果。奥西替尼在美国被批准用于携带有EGFR T790M突变的非小细胞肺癌患者的二线治疗以及携带EGFR敏感突变的转移性非小细胞肺癌患者的一线治疗。

在EGFR抑制剂的临床应用过程中一直伴随着与耐药的斗争，其实大部分酪氨酸激酶抑制剂的临床应用过程同样如此。虽然奥西替尼在临床克服一代抑制剂的耐药中展示了极佳的效果，但随着它的使用，耐药再次无可避免地出现了。三代抑制剂的耐药机制似乎更为复杂，其中最主要的是EGFR C797位点的突变。当EGFR的C797S突变与原有的T790M突变呈反式排列的患者同时接受一代和三代EGFR抑制剂治疗时仍能获益。如果患者的T790M和C797S呈顺式排列时，该类患者则对一代、三代抑制剂均无响应。为此，人们又开始了针对C797S突变的四代抑制剂的寻找，并已在临床前的研究中取得了突破，还有待进一步观察。

除了EGFR小分子抑制剂外，研究者也研制了靶向EGFR的抗体，并获得了成功。已上市的该靶点抗体包括西妥昔抗体（Cetuximab）、帕尼单抗（Panitumumab）、耐昔妥珠抗体（Necitumumab）等。西妥昔单抗是一个人鼠嵌合的抗EGFR抗体，用于治疗顺铂治疗后复发和转移的头颈部鳞状细胞癌。后期研究中发现这类抗体的药效与K-RAS基因是否突变密切相关，被批准用于KRAS野生型晚期转移性结直肠癌患者。帕尼单抗则已全人源化，可治疗氟尿嘧啶、奥沙利铂和伊立替康治疗后进展的EGFR高表达的结直肠癌。

4. Her2抑制剂　ErbB-2（HER2/neu）受体酪氨酸激酶是EGFR家族的又一个重要成员，是与EGFR有很大程度同源性的跨膜蛋白酶，同样具有内在酪氨酸激酶活性。ErbB-2在乳腺癌、卵巢癌、肺腺癌等多种人类肿瘤中过度表达，尤其是在乳腺癌中，ErbB-2的扩增和乳腺癌临床预后不良之间有着显著的关系，现在已经成为乳腺癌的一种分子分型的标志。

曲妥珠抗体(Trastuzumab)是针对 ErbB-2 受体设计的人鼠嵌合性抗体。该抗体与 ErbB-2 受体有很强的亲和力,能显著抑制 ErbB-2 过表达的乳腺癌细胞和卵巢癌细胞增殖,且该抗体的单药耐受性和用药依从性良好,毒副作用较少,具有良好的安全性。1998 年曲妥珠被美国 FDA 批准与紫杉醇联用作为一线治疗方案用于 *ErbB-2* 过表达的转移性乳腺癌的治疗,或是作为单药用于治疗至少已经过一个周期化疗的 *ErbB-2* 过表达的转移性乳腺癌。

5. 新生血管生成抑制剂 在实体肿瘤的生长过程中需要营养的支持。但当肿瘤体积超过 $1.0mm^3$ 时,原先利用组织渗透提供的氧气和养料已不能足够支持肿瘤生长,这时肿瘤会调控刺激肿瘤内部形成新生血管为肿瘤的后续生长提供养料和氧气。该理论首先由 Folkman 提出,随后的研究证实调控新生血管生成的酪氨酸激酶成员众多,包括了血管内皮生长因子受体(vascular endothelial growth factor receptor,VEGFR)、成纤维细胞生长因子受体(fibroblast growth factor receptor,FGFR)、血小板源生长因子受体(platelet-derived growth factor receptor,PDGFR)等,并发现抑制肿瘤内新生血管的生成可以阻碍肿瘤生长,现已成为肿瘤治疗的新方法。迄今已有 11 个该类抑制剂,被批准单药或联合用药用于肿瘤治疗,其中有抗体也有小分子抑制剂。由于多个酪氨酸激酶参与调控新生血管的生长,因此该类小分子抑制剂有的选择性强仅针对单一靶点,也有的是同时能抑制多个相关激酶的多靶点抑制剂。

肿瘤细胞能够分泌多种促进血管生长的因子,而这些因子之间存在相互联系和调控,其中作用强劲且有较清楚研究的包括 VEGF、PDFG 和 FGF。研究表明 VEGF 可能是其中活性最强的促血管生成因子,它可以和血管内皮细胞上的酪氨酸激酶受体 VEGFR 发生高亲和力的结合,影响血管的生成同时也涉及多种肿瘤的发展。FGF 是另一个对新生血管生成有重要作用的生长因子,它与 FGFR 特异结合后同样能促进血管的生长。此外,FGFR 还牵涉到一些特定肿瘤的生长,如 FGFR1、FGFR2 在乳腺癌、胃癌等肿瘤中有特别的驱动肿瘤发展的作用;FGFR4 则在肝癌的发生发展中有重要推动作用等。因此它们的特异性

抑制剂在发挥抗新生血管生成之外还能显著抑制对其有依赖的肿瘤的生长。多种细胞能产生分泌 PDGF,与细胞表面其相应受体 PDGFR 结合,发挥广泛的生理活性。PDGFR 主要在成纤维细胞、胶质细胞、平滑肌细胞上有大量表达。很多肿瘤细胞能分泌 PDGF 同时又能表达 PDGFR,这个自分泌刺激环路在肿瘤的发生早期有很重要的作用。此外,实体瘤内存在的内皮细胞和周细胞上也有大量 PDGFR 的表达,可在肿瘤细胞分泌的 PDGF 的刺激下促进肿瘤内血管的生成。而在抗新生血管生成的调控中,这些生长因子互有影响。当其中某条通路被阻断后,其余通路则可能代偿性地过度激活。这也是特异性靶向 VEGF/VEGFR 的抑制效果有限,或者容易出现耐药的可能原因之一。已有实验结果证实,采用 VEGFR2 抗体治疗初期,可以明显看到肿瘤组织内血管密度的下调,表明该抗体的生物学活性的发挥。但随着治疗时间的延长,治疗效果反而减弱,检测发现可能是由于 FGF 家族成员浓度的提升。在靶向 VEGF 的治疗中也有同样的结果。经过一定时间的靶向 VEGF 的治疗后发现血液中 bFGF 的浓度开始增高。这些结果使研究者开始寻找同时抑制多个新生血管生成相关激酶的小分子抑制剂,希望能获得更好的治疗效果。该类多靶点抑制剂索拉非尼(Sorafenib)和舒尼替尼(Sunitinib)的成功上市证实了该研发策略的正确和有效。

贝伐单抗(Bevacizumab)可特异性结合 VEGF 的人源化单克隆抗体,是全球首个抗血管生成类药物,它的上市曾引起很大轰动,标志着 Folkman"抑制血管,饿死肿瘤"学说的成功。该抗体通过在细胞外识别 VEGF 的各种主要亚型,阻断 VEGFR 的激活,发挥持续的抗血管生成效应,包括抑制新生血管的生成,使已经成熟的血管发生退化,使肿瘤内存在的血管正常化等,最终使肿瘤内血管密度下降,发挥"饿死"肿瘤的效应,影响肿瘤的生长。该抗体在和化疗药物的合用中,可以协同提高多种化疗药物的作用,如与 5- 氟尿嘧啶、四氢叶酸和伊立替康联用能改善患者的中位生存期和中位无进展生存时间;与奥沙利铂和四氢叶酸联用能延长晚期、有转移的结直肠癌的中位生存期和中位无进展生存时间。该药物目前

在临床和 5- 氟尿嘧啶合用治疗转移性结肠癌；与肺癌标准化疗合用治疗非小细胞肺癌；或与 α- 干扰素联用治疗转移性肾癌。贝伐单抗还曾被批准用于治疗乳腺癌，但随后的临床结果表明患者接受该治疗的受益未能超过其可能得到的风险，因此 2010 年该适应证被撤销。贝伐单抗的不良反应主要表现为出血、高血压，可能导致胃肠穿孔及心脏病发作或心衰。

索拉非尼（Sorafenib）是口服多靶点新生血管激酶抑制剂，主要靶向 Raf/VEGFR/PDGFR，2005 年被批准上市用与治疗肝细胞癌和晚期肾细胞癌。该产品是第一个被美国食品药品监督管理局批准上市的口服多靶点酪氨酸激酶抑制剂。它的作用靶点较广泛，因此其抗肿瘤作用的发挥也具有多条途径，它可以通过抑制 VEGFR、PDGFR 和 FGFR 而发挥新生血管生成抑制的作用，同时也可以通过靶向 Raf/MEK/ERK 信号转导通路直接抑制肿瘤生长。此前研究者通常认为多靶点抑制剂毒副作用可能过大，因此担心索拉非尼有较强的副作用而影响其应用，但临床应用结果表明该药物临床治疗中耐受性仍较好，最常见的不良反应为高血压，手足综合征，疲乏，腹泻，皮疹，脱发，瘙痒和恶心食欲缺乏等。

舒尼替尼（Sunitinib）是口服多靶点新生血管激酶抑制剂，用于转移性肾癌的一线治疗。该药物的作用靶点与索拉非尼较为相似。它还具有很强的 c-Kit 抑制活性，因此也被批准用于治疗伊马替尼治疗失败或不能耐受的胃肠间质瘤。该药的不良反应也与索拉非尼类似，但报道服药后的高血压发生率低于索拉非尼。

瑞格非尼（Regorafenib）是口服新生血管激酶抑制剂，由于在肝癌二线治疗中能显著改善患者的总生存，因而令世人瞩目。该产品目前用于治疗肝细胞肝癌，而且是索拉非尼治疗失败的肝细胞肝癌，以及转移性结肠癌和胃肠间质瘤。

还有两个需要介绍的该类抑制剂是阿帕替尼（Apatinib）和安罗替尼（Anlotinib）。它们是我国自主研发上市的新生血管生成抑制剂。其中，阿帕替尼选择性作用于 VEGFR2，抑制新生血管生成而发挥抗肿瘤作用。临床结果表明单药治疗明显延长晚期标准化疗失败的胃癌患者的生存期，是全球第一个在晚期胃癌的治疗中被证实

安全且有效的口服小分子 VEGFR 抑制剂。安罗替尼则与索拉非尼等类似，能同时抑制 VEGFRs、PDGFR、FGFR、c-Kit 等，在中国批准单药用于既往至少接受过 2 种系统化疗后出现进展或复发的局部晚期或转移性非小细胞肺癌患者的治疗。对于存在表皮生长因子受体（EGFR）基因突变或间变性淋巴瘤激酶（ALK）阳性的患者，在开始本品治疗前应接受相应的靶向药物治疗后进展、且至少接受过 2 种系统化疗后出现进展或复发。

6. 间变性淋巴瘤激酶抑制剂　间变性淋巴瘤激酶（anaplastic lymphoma kinase，ALK）是酪氨酸激酶家族又一重要成员。目前已在间变性大细胞淋巴瘤、弥漫性大 B 细胞淋巴瘤、非小细胞肺癌等多种肿瘤中发现 Alk 的异常活化，主要是由于发生基因重排、基因扩增和突变等，且主要是基因重排导致的活性增强。在淋巴瘤中的基因重排形式主要包括 NPM-ALK、CLTLC-ALK、TFG-ALK 等，肺癌中的重排活性形式则主要是 EML4-ALK，且通常情况下肺癌中 ALK 融合基因的发生不与 efgr 和 K-ras 基因突变共存。自 1994 年发现 NPM-ALK 异常激活，且阐明了其在肿瘤中的作用后，Alk 抑制剂的研究进展非常顺利和迅速，克唑替尼、色瑞替尼、艾乐替尼、布格替尼和三代抑制剂劳拉替尼先后被批准用于 ALK 阳性肿瘤的临床治疗。和其他酪氨酸激酶抑制剂一样，在临床治疗取得极佳效果的同时，受益患者迅速发生耐药，机制复杂，同样包括耐药突变的发生，如 L1196M、G1202R 等突变的发生，于是出现针对这些耐药突变的二代和三代抑制剂的研发。

克唑替尼（Crizotinib）是 Alk 领域的第一个抑制剂，它是基础研究成果迅速得到转化的一个成功范例。该化合物是小分子口服抑制剂，此前是作为 c-Met 抑制剂开展临床试验。随着 Alk 基因重排被证实是非小细胞肺癌中的又一肿瘤驱动基因，该公司研究团队发现克唑替尼能有效抑制 Alk，因此迅速在临床展开克唑替尼针对 Alk 的临床试验，并取得显著疗效，最终于 2011 年在美国以突破性疗法批准用于治疗 Alk 阳性的局部晚期或转移性的非小细胞肺癌。该化合物对 Ros1 和 c-Met 同样有很强的抑制活性，因此又先后被批准用于 Ros1 基因重排的非小细胞肺癌和 Met 14 外显子缺失突变的非小细胞肺癌的治疗。虽然克

唑替尼在临床显示了极好的疗效，有临床试验结果显示在 119 例 *Alk* 阳性的非小细胞肺癌患者的治疗中临床获益率高达 88%，但是该抑制剂在临床使用中患者同样会迅速出现耐药。其耐药机制主要可归因于 *Alk* 耐药突变的发生以及信号旁路的代偿激活。和 *EGFR* 的耐药突变不同，*Alk* 的耐药突变的发生的种类更多，呈散发状态，其中 L1196M 突变的发生占所有耐药突变的 40% 左右，由此成为二代 *Alk* 抑制剂亟待解决的问题。

色瑞替尼（Ceritinib）是首个第二代 *Alk* 抑制剂。该化合物抑制 *Alk* 的活性显著优于克唑替尼，而且它对 L1196M、G1269A、I1171T 和 S1206Y 等耐药突变同样具有抑制作用，因此具有克服克唑替尼的耐药的能力。此外，该化合物具有一定的穿过血脑屏障的能力，可用于治疗 *Alk* 阳性的脑转移患者。

色瑞替尼之外，已上市的二代 *Alk* 抑制剂还包括了艾乐替尼（Alectinib）和布格替尼（Brigatinibg）。艾乐替尼的选择性较高，同时对耐药突变 L1196M、C1156Y 和 F1174L 有较好的抑制活性，能克服克唑替尼的耐药。布格替尼的选择性相对稍差，除对 *Alk* 以及 *Alk* 的耐药突变 C1156Y、F1174L、L1196M、G1202R 和 R1275Q 有显著抑制外，还能靶向抑制 EGFR、Ros1、Flt3。这两化合物都具有透过血脑屏障的能力，且有较好的安全性。但是二代抑制剂的应用过程中同样在患者中再次出现耐药。当前的研究表明三个二代 Alk 抑制剂高发的耐药突变是 G1202R，由此成为三代 Alk 抑制剂的研发方向。

劳拉替尼（Lorlatinib）是新一代 Alk 抑制剂，用于治疗已接受克唑替尼或至少一种 Alk 抑制剂治疗之后疾病发生进展的，或接受艾乐替尼或色瑞替尼作为第一个 Alk 抑制剂治疗但疾病恶化的 Alk 阳性的转移性非小细胞肺癌患者。该化合物具有很强的活性，能克服多个耐药突变，尤其是 G1202R，同时对 Ros1 也有很好的抑制活性。在一项共纳入 215 名 Alk 阳性转移性非小细胞肺癌患者的临床研究中（其中 57% 的患者接受过不只一种 Alk 抑制剂的治疗），劳拉替尼治疗后的总缓解率达到 48%。这些病患中有 69% 的患者有脑转移，治疗后其颅内缓解率也达到了 60%。

7. 磷脂酰肌醇 3- 激酶(phosphoinositide-3

Kinase，PI3K）抑制剂　　PI3K 在细胞生命活动中是一条重要通路，它能调控细胞的蛋白合成和糖代谢，影响细胞的存活，促进细胞的增殖和运动，因此对发挥正常的细胞活动有着重要的作用。PI3K 是受体酪氨酸激酶和 G 蛋白偶联受体信号的主要转导通路之一。PI3K 家族成员根据其结构、底物和功能的不同通常分为三种类型，I 类研究的最为广泛，通常是异源二聚体，由一个调节亚基和一个催化亚基组成，能够对磷脂酰肌醇 4,5 二磷酸（PIP2）、磷脂酰肌醇 4 磷酸（PIP）或磷脂酰肌醇（PI）的 3-OH 磷酸化，生成 PIP3。调节亚基通常被称为 p85，但随后又发现了其他 5 种调节亚基，催化亚基包括 p110α、p110β、p110δ 和 p110γ，两者结合组成异二聚体。II 类 PI3K 分为 PIK3C2α、PIK3C2β 或 PIK3C2γ 三个亚型，能够磷酸化 PI 和 PIP，生成 PIP2 和磷脂酰肌醇 3 磷酸，主要参与细胞内物质的运输，细胞存活和膜受体蛋白的内化过程。III 类则只有一种亚型即 Vps34（Vacuole Protein-Sorting defective 34），磷酸化 PI，参与高尔基体的囊泡运输过程，同样也有研究证实它在细胞自噬过程扮演重要角色。磷脂酰肌醇磷酸化后对细胞的功能有重要的作用。譬如，单磷酸化的 PI-3- 磷酸能刺激细胞迁移，PI-3,4- 二磷酸可促进细胞的增殖，而 PIP3 则能调节细胞的黏附、生长和存活。

mTOR 是非常保守的丝 / 苏氨酸蛋白激酶，由 2 549 个氨基酸组成的含多个结构域的蛋白。在细胞内通过和不同的蛋白结合，形成 mTORC1 和 mTORC2 两种功能不同的复合体。两种复合体由不同的上游信号激活并调节下游不同的信号通路。TORC1 的活性不完全依赖于 Akt，它能够感应细胞生长因子的信号和细胞营养状况，通过磷酸化底物真核细胞翻译启动因子 4E 结合蛋白 1（eIF4E-binding protein1，4EBP1）和核糖体 S6 蛋白激酶（S6 kinases）即 S6K1 和 S6K2 来调节蛋白的翻译。mTORC2 的调控机制还不是很清楚，能够被细胞内生长因子信号激活，并且 TSC1/2 能抑制 mTORC2 的活性。

PI3K/mTOR 所介导的信号促进细胞运动和加强物质和能量代谢能力，对抗细胞死亡和衰老，促进细胞存活。在多种肿瘤中出现该信号通路的过度激活放大，从而使细胞过度生长和转化形成肿瘤，且可能为更具侵袭性的肿瘤。现有的研究表明多种肿瘤中该信号通路的过度活化表现为编码Ⅰ类PI3K的p110α催化亚基的 *PIK3CA*、*Akt* 和磷脂酰肌醇依赖激酶（phosphoinositide-dependent Kinase 1, *PDK1*）基因发生扩增，或是 *PIK3CA*、*PIK3R1* 和 *Akt* 发生激活性点突变等。此外，*PTEN*（phosphatase and tensin homolog deleted on chromosome ten）作为 *PI3K* 的负向调控因子，它的低表达或者失活性突变显然也可以导致 *PI3K* 的过度活化。由于该通路在肿瘤发生发展中的重要促进作用，靶向阻断该通路的小分子抑制剂在临床前和临床试验中显示出积极的治疗活性。此外，现有研究发现 PI3K/mTOR 通路在调控肿瘤免疫微环境中发挥重要作用，它能抑制肿瘤的免疫效应，因此抑制该通路可增强肿瘤免疫治疗的作用。由此 PI3K/mTOR 通路是目前国际上肿瘤生物学研究和肿瘤分子靶向治疗的热点领域和前沿领域之一。

靶向 PI3K/mTOR 通路的抗肿瘤药物研发已有较长的历史，在近十年得到突破，目前已有 5 个靶向该通路抑制剂被批准用于肿瘤的治疗，数十个抑制剂处于不同阶段的临床试验。这些抑制剂中包括了 PI3K 的泛抑制剂、PI3K 亚型选择性抑制剂、PI3K/mTOR 双重抑制剂、mTOR 激酶抑制剂等不同类型。

（1）PI3K 泛抑制剂：第一代研究的 PI3K 抑制剂通常对 PI3K 所有激酶亚型都有抑制作用，但其临床活性并不令人满意，大部分都在临床研究中终止了。其中最成功的应该是 Copanlisib（Aliqopa，BAY80-6946），在 2017 年获得美国 FDA 批准用于治疗至少已经接受了至少两次系统疗法的成人复发性滤泡型淋巴瘤。这是一个注射型的 PI3K 泛抑制剂，能够同时抑制 PI3Kα，PI3Kδ，PI3Kβ 和 PI3Kγ；对 mTOR 也有较弱的抑制作用。

（2）PI3K 亚型选择性抑制剂：由于 PI3K 四种亚型的组织分布和介导生理功能不同，由此设计发现 PI3K 亚型选择性抑制剂应该在提高治疗的靶向性的同时，可能可以减少毒副作用的产生。

p110δ 是 B 细胞增殖信号中的一个重要组分，对于血液和免疫细胞增殖发挥重要的调控作用。针对 p110δ 的选择性抑制剂首先获得了突破，Idelalisib（Zydelig，CAL-101）是首个获批上市的口服 PI3Kδ 选择性抑制剂，被美国 FDA 批准单药用于滤泡性淋巴瘤和小淋巴细胞性淋巴瘤的治疗，此外还可与利妥昔单抗联合用于复发性慢性淋巴细胞白血病的治疗。该化合物能选择性抑制 p110δ，IC50 为 2.5nM，对其他几个亚型的抑制能力则明显减弱，IC50 在数百个纳摩尔左右。Idelalisib 通过抑制 p110δ，抑制 AKT 的磷酸化，从而可以引起相应肿瘤细胞发生凋亡，而对正常的 T 细胞和 NK 细胞则无凋亡诱导作用。此外，Idelalisib 还能抑制趋化因子 CCL3、CCL17 等的分泌及 CXCL12 和 CXCL14 对慢性淋巴细胞白血病细胞的趋化作用，从而通过抑制肿瘤微环境对肿瘤细胞的作用而发挥抗肿瘤活性。

Duvelisib（Copiktra）是 FDA 在 2018 年批准的又一个选择性 PI3K 抑制剂，用于治疗复发或难治性慢性淋巴细胞白血病（CLL）或小淋巴细胞淋巴瘤（SLL）的成年患者。该化合物能同时抑制 PI3K-δ 和 PI3K-γ。PI3K-δ 和 PI3K-γ 信号通路能促进恶性 B、T 细胞的增殖，同时在肿瘤微环境的形成和维持中也起一定作用。在一项全球性的Ⅲ期随机试验中将 Duvelisib 和奥法木单抗在治疗复发性和难治性 CLL/SLL 中进行了头对头比较。研究结果显示，Duvelisib 将奥法木单抗治疗的 9.9 个月的中位无进展生存期延长到了 13.3 个月，更令人兴奋的是研究结果表明带有高危基因突变以及预后较差的患者也同样获益。

PI3Kα 选择性抑制剂是 PI3K 抑制剂中另一类较为受人关注的抑制剂，其中 Alpelisib（BYL719）应该是研究进展最快的该类选择性抑制剂，此外还有处于Ⅱ期临床研究 TAK-117，以及 HH-CYH33 和 RG6114，后两者正处于Ⅰ期临床阶段。Alpelisib 选择性抑制 PI3Kα 的 IC50 为 5nM，而对其他亚型的抑制活性明显减弱。在治疗携带 *PIK3CA* 突变的 HR+/HER2− 晚期乳腺癌的Ⅲ期临床研究中，Alpelisib 显示了较好的效果。这些患者均为接受芳香酶抑制剂治疗（联用或不联用 CKD4/6 抑制剂）期间或治疗后病情进展，与氟维司群单用相比，Alpelisib 联合氟维司群显著延长了患者的无进展生存期。

（3）雷帕霉素及其衍生物：雷帕霉素是从细菌 streptomyces hygroscopicus 中分离得到的一种大环内酯类抗生素，1997 年被批准作为免疫抑制剂用于肾移植患者。它是最早发现的 mTOR 抑制剂。研究认为雷帕霉素结合 FKBP-12，再特异性与 mTOR 的 FRB 结构域结合，从而抑制 TORC1 的功能。由于雷帕霉素专利到期，同时该化合物在溶液中溶解度和稳定性也较差，因此多个研发单位以它为先导化合物，研发雷帕霉素的衍生物。西罗莫司（Temsirolimus，CCI-779）就是其中较为成功的一个雷帕霉素的衍生物，其水溶性较之雷帕霉素有提高，其给药方式既可以口服又可以静脉给药。临床前研究表明西罗莫司抑制 mTORC1，抑制肿瘤细胞的增殖，同时还具有抑制血管新生的活性。该药于 2007 年在美国和欧洲被批准上市治疗转移性肾细胞癌，随后还被批准用于治疗复发性套细胞淋巴瘤。另一个被批准上市的口服雷帕霉素衍生物是依维莫司（Everolimus，RAD001）。该药主要用于治疗既往接受舒尼替尼或索拉非尼治疗失败的晚期肾细胞癌成人患者；不可切除的、局部晚期或转移性的、分化良好的（中度分化或高度分化）进展期胰腺神经内分泌瘤成人患者；需要治疗干预但不适于手术切除的结节性硬化症相关的室管膜下巨细胞星形细胞瘤患者等。

（4）mTOR 激酶抑制剂：除雷帕霉素及其衍生物以外，研究者也希望发现选择性的 mTOR 激酶抑制剂，即同时抑制 mTORC1 和 mTORC2 的激酶活性。该类抑制剂通过抑制 TORC1，抑制其底物 4EBP1 的磷酸化，也可通过抑制 mTORC2 进而抑制了 Akt 的活化。但迄今尚未有该类抑制剂成功上市，仅有多个抑制剂如 Vistusertib（AZD2014）、MLN0128、CC-223 等陆续进入临床研究。

8. 布鲁顿酪氨酸激酶（ Bruton tyrosine kinase，BTK ）抑制剂 BTK 为非受体酪氨酸激酶，表达于多种造血细胞中，如 B 细胞、肥大细胞、巨核细胞等，在 T 细胞和 NK 细胞中不表达。BTK 是 B 细胞受体信号通路的重要信号分子，可以调控 B 细胞的增殖、分化和成熟。当 B 细胞表面的 B 细胞抗原受体（B cell receptor，BCR）与相应抗原结合后活化 BTK，调控细胞增殖、分化、凋亡、血管生成、抗原表达、细胞因子生成等过程。在多种恶性淋巴瘤细胞中都存在 B 细胞受体信号通路的过度激活，如弥漫性大 B 淋巴瘤、滤泡性淋巴瘤、套细胞淋巴瘤、慢性淋巴细胞白血病等。这种过度的活化促进细胞的异常增殖，抑制 B 细胞的正常分化和凋亡，除引发肿瘤外，对 B 细胞介导的免疫反应中也有很重要的影响。因此，BTK 抑制剂的研发被认为是治疗 B 细胞肿瘤和 B 细胞介导的免疫疾病的一种新的治疗方式。迄今该靶点已有 2 个药物上市，分别为第一代 BTK 抑制剂依鲁替尼（Ibrutinib）和 Acalabrutinib。

依鲁替尼于 2013 年被美国食品药品管理局批准用于治疗套细胞淋巴瘤，随后其适应证不断增加，包括慢性淋巴细胞白血病、华氏巨球蛋白血症、小淋巴细胞性淋巴瘤、边缘区淋巴瘤以及慢性移植物抗宿主病等。它是首个慢性移植物抗宿主病、边缘区淋巴瘤和华氏巨球蛋白血症的治疗药物。

作为小分子 BTK 抑制剂，依鲁替尼不可逆地与 BTK Cys481 位点结合，抑制 BTK 磷酸化的发生，使得过度激活的 B 细胞受体信号通路被阻断。该化合物为共价抑制剂提供了成功范例，研究者常担心不可逆抑制剂对靶点的抑制会引起严重的毒副作用，依鲁替尼的良好效果无疑再次证实共价抑制剂的可行。

第二个上市的 BTK 抑制剂 Acalabrutinib 同样不可逆结合于 BTK Cys481 位点，抑制 BTK 的活性。作为第二代 BTK 抑制剂，它的优势在于更强的药效和更优的选择性，它克服了依鲁替尼由于激酶选择性差造成的相对严重的毒副作用。该化合物对 TEC 家族的 ITK、TXK、BMK 及 TEC 等其他成员作用弱，对 EGFR 也无抑制活性。Acalabrutinib 临床常见不良反应主要是疲倦、头疼、血小板减少等。该化合物于 2017 年被美国食品药品管理局批准用于套细胞淋巴瘤的治疗。针对其他多种血液系统肿瘤及实体瘤的临床试验正在开展中。

（二）细胞周期蛋白依赖性激酶抑制剂

正常的细胞周期包括了细胞间期（G_1、S 和 G_2 期）和有丝分裂期（M 期），机体对其有着精确地调控，主要依赖细胞周期蛋白依赖性激酶（cyclin dependent kinase，CDK）来完成。CDK 属于丝 / 苏氨酸蛋白激酶家族，是调控细胞周期的关键激酶，它能影响细胞增殖、存活等生理过程，还具有调控基因转录的作用。众所周知肿瘤最大的一个特点就是增殖异常，因此人们认为通过阻滞肿瘤细胞的细胞周期进程就能有效抑制肿瘤的生长，达到治疗的目的，而 CDK 确实在多种肿瘤中异常活化，由此更被认为是抗肿瘤药物研发的一个重要靶点，成为各大制药公司关注的宠儿。但历经数十年研究，一直未有化合物获得临床认可。直到 2015 年 2 月帕博西尼（Palbociclib，CDK4/6 抑制剂）成功上市，被批准用于治疗激素受体阳性 Her2 阴性的晚期或转移性乳腺癌。这个化合物的成功完美阐明了 CDK 作为抗肿瘤靶点的可行性，于是也再次激起大家对 CDK 抑制剂的研发热情。目前已有 3 个 CDK 抑制剂获批在临床用于抗肿瘤治疗，另有数十个 CDK 抑制剂正进行临床或临床前研究。

CDK 是个大家族，目前有报道的已达 20 个家族成员。按其生物学作用不同可以分为调控细胞周期的 CDK，成员主要包括了 CDK1、CDK2、CDK4、CDK6 等，和参与转录调节的 CDK，包括了 CDK7、CDK8、CDK9、CDK10、CDK11 等。在哺乳动物细胞中，CDK 通常只有和其特异的调节亚基周期蛋白（cyclin）结合后，才能使其构象改变成活性构象，发挥生物学作用。同一种 CDK 可以和多个 cyclin 结合，而同一个 cyclin 也可以和多个 CDK 结合。多种 CDK-cyclin 复合物其发挥的功能则各不相同。cylin 在细胞周期的不同阶段是一个动态变化过程，有序地结合不同 CDK，精确行使不同功能。同时细胞内还存在有内源性抑制子，可以改变 CDK/cyclin 的活化。CDK 内源抑制子包括 INK4 和 CIP/KIP 两大家族，INK4 家族成员有 $p15^{INKb}$、$p16^{INKa}$、$p18^{INKc}$、$p19^{INKd}$；CIP/KIP 家族成员则是 $p21^{cip1/waf1}$、$p27^{Kip1}$ 和 $p57^{Kip2}$，它们也能结合到 CDK 或者 CDK/cyclin 复合物上，限制其构象改变发挥抑制活性。

CDK 抑制剂研发历史漫长，其中大部分抑制剂均属于 ATP 竞争性 CDK 抑制剂，但临床试验的效果一直不能令人满意，如 Flavopiridol、Roscovitine 等化合物已开展临床试验多年，但进展缓慢。这些抑制剂通常同时抑制多个 CDK 家族成员选择性差，因而在临床使用中常出现较大的毒副作用，限制了其应用。研究者发现该问题后转而寻找选择性更好及活性更高的 CDK 抑制剂，并最终取得了成功，这就是二代 CDK 抑制剂——选择性 CDK4/6 抑制剂，包括了帕博西尼、瑞博西尼（Ribociclib）和 Abemaciclib。CDK4/6 是调控细胞周期的 CDK，它们和细胞内的 cyclin D 形成复合物，磷酸化视网膜母细胞瘤蛋白（RB 蛋白），使细胞从 G_1 期进入 S 期，促进细胞的增殖。因此抑制 CDK4/6，能阻滞细胞于 G_1 期，抑制肿瘤细胞的增殖。

帕博西尼是第一个被批准的 CDK 抑制剂。临床前数据表明在 *RB* 野生型的肿瘤细胞中，帕博西尼能抑制 CDK4/6 活性，抑制 RB 的磷酸化，阻滞肿瘤细胞于 G_1 期，抑制其增殖。目前临床主要和芳香化酶抑制剂合用一线治疗绝经后雌激素依赖的女性乳腺癌，也和氟维司琼（Fulvestrant）联合用于疾病进展乳腺癌的二线治疗方案。

瑞博西尼是第二个上市的 CDK4/6 抑制剂。其临床适应证与帕博西尼相同，用于治疗雌激素依赖、Her2 阴性的晚期或转移的绝经后妇女的乳腺癌。

Abemaciclib 是第三个该类抑制剂。与前两个化合物相比该化合物活性最高，被获批作为单一疗法治疗内分泌治疗无效以及化疗前的激素依赖、Her2 阴性的晚期转移性乳腺癌患者，此外还被批准与氟维司群（Fulvestrant）合用治疗内分泌治疗恶化的激素依赖、HER2 阴性的晚期转移性乳腺癌女性患者。由于 Abemaciclib 具有较好的穿透血脑屏障的能力，因此对脑转移的患者也有较好疗效。

这三个已上市的 CDK4/6 抑制剂结构类似，在激素依赖的乳腺癌患者的治疗中表现出了良好的临床获益。作为第二代选择性 CDK 抑制剂，与第一代抑制剂相比，它们的治疗指数更高，毒副作用相对更小。这三者引起的临床患者的毒性反应也较为相似，常表现为中性粒细胞减少症、血小板减少症、疲劳、腹泻等。

CDK4/6 选择性抑制剂的成功为 CDK 抑制剂的研发指明了道路，其他的选择性 CDK 抑制剂也在探索中，特别是针对转录作用的 CDK 抑制剂的研发，如 CDK7、CDK9、CDK12 的抑制剂的寻找。这些抑制剂最终能否取得成功也依赖于是否能发现合适的患者人群。另外就目前的临床结果而言，CDK4/6 抑制剂联合用药比单药使用具有更好的治疗效果，这也提示我们寻找合理有效的联合用药策略会推动 CDK 抑制剂临床应用的进展。

(三) 表观遗传调控抑制剂

在传统肿瘤学的研究中通常认为肿瘤是由基因突变引起的,但越来越多的证据表明,表观遗传修饰在肿瘤的发生、发展中同样具有非常重要的作用,人们已经认识到表观遗传的异常修饰是肿瘤的又一大特征。在肿瘤患者中广泛存在的表观遗传修饰的异常包括了 DNA 甲基化异常、RNA 甲基化异常、组蛋白修饰异常及它们相互作用造成的非编码 RNA 异常表达和染色体重塑等。虽然现有的研究结果还未明确表观遗传机制的改变是仅仅增加了肿瘤信号转导通路中一些细节的阐明,还是在肿瘤发生发展中起决定性作用,但并不影响将多种调控表观遗传修饰的蛋白酶视为肿瘤治疗的新兴靶点来进行研究,例如组蛋白修饰酶,DNA 甲基化修饰酶等已经成为肿瘤治疗的新的可能,在抗肿瘤新药研发中已成为新的热点。现已有 DNA 甲基转移酶抑制剂和组蛋白去乙酰化酶抑制剂成功上市用于肿瘤治疗。

1. DNA 甲基转移酶(DNA methyltransferase, DNMT)抑制剂　DNA 甲基化是调控基因转录的一种重要方式,DNA 甲基化水平的改变直接影响基因表达。DNA 甲基化是指在 DNA 甲基转移酶的作用下,将甲基转移到 DNA 的腺嘌呤、鸟嘌呤、胞嘧啶和胸腺嘧啶的特殊位点上,其中研究相对更透彻的是胞嘧啶 C5 位的甲基化,这是哺乳动物中最常见的甲基化形式,约 4% 的胞嘧啶是以 5- 甲基胞嘧啶形式存在的,尤其是 CpG 岛区域。DNA 甲基转移酶可以分为从头甲基转移酶,如 DNMT3a 和 DNMT3b,它们在原来没有甲基化的 DNA 双链上引入甲基;另一种 DNA 甲基转移酶是维持性的甲基转移酶,如 DNMT1,它可以根据亲链 DNA 上的甲基化位点,在子链未甲基化的相同位点催化发生甲基化,从而保持子链与亲链的一致。细胞内同时还存在去除 DNA 甲基化的酶 Tet(Tet-eleven translocation proteins, Tet),行使主动去甲基化的功能。这些酶和作用机制的存在使 DNA 甲基化为一个可逆的生物过程,使 DNA 甲基化和去甲基化保持一个动态的平衡。现有的大量研究则证明肿瘤中 DNA 甲基化存在异常。在多种肿瘤中发现基因组 DNA 低甲基化,这种低甲基化的发生导致染色体重排、易位的可能性增大,基因组稳定性下降,还能引起某些原癌基因的激活和印记缺失,引起过度表达等。与此同时,研究还发现肿瘤中还存在有启动子区 CpG 岛高甲基化的状态,导致相关基因表达被抑制,这些基因主要有参与细胞周期调控的基因,凋亡基因,DNA 修复基因等,他们的表达被抑制后将促进肿瘤的发生发展。这些基因有些只在特异性肿瘤中被过甲基化而抑制表达,有些则在很多肿瘤中普遍过甲基化。

肿瘤中 DNA 甲基化的异常显然与调控 DNA 甲基化的酶的异常表达密切相关。同样已有很多研究结果表明在多种肿瘤组织中发现 DNMT1 的异常高表达,在急性髓性白血病中发现了 *DNMT3a* 的突变,Tet 家族蛋白的表达异常等,造成甲基化调控紊乱,引发肿瘤。因此,DNMT、Tet 等 DNA 甲基化调控酶被视为抗肿瘤药物研发的新靶点,并率先在表观遗传抗肿瘤研究中取得突破。DNMT 转移酶抑制剂阿扎胞苷(5-azacytidine)是首个被批准上市的 DNMT 抑制剂,也是表观遗传领域的首个上市药物。它的上市表明调控表观遗传修饰治疗恶性肿瘤的策略的可行,具有深远的意义。目前 FDA 批准用于肿瘤治疗的 DNA 甲基转移酶抑制剂有阿扎胞苷和地西他滨(Decitabine)都是核苷类似物,能够在 DNA 复制过程中掺入 DNA,然后被 DNA 甲基转移酶识别,通过与 DNMT 半胱氨酸残基上的巯基共价结合从而使 DNMT 失活,抑制 DNA 甲基化发生。

阿扎胞苷于 2004 年被美国 FDA 批准用于治疗骨髓异常增生综合征,它对急性非淋巴细胞性白血病也有一定疗效。该化合物选择性差,毒副作用大。

2006 年美国 FDA 又批准了第二个 DNMT 抑制剂地西他滨,是阿扎胞苷脱氧核糖类似物,同样用于治疗骨髓异常增生综合征。与阿扎胞苷相比,该化合物显示更好的抑制 DNA 甲基化的能力和抗肿瘤活性,但总的来说毒副作用仍较大。

2. 组蛋白乙酰化酶抑制剂　表观遗传修饰中另一个重点研究内容是组蛋白的修饰。组蛋白的修饰包括甲基化、乙酰化、泛素化、磷酸化等多种修饰方式,这些修饰是在相应的酶的共同作用下实现的。组蛋白的乙酰化主要依赖两个功能相反的酶调控达到平衡，分别为组蛋白乙酰化酶（histone acetyltransferase，HAT）和组蛋白去乙酰化酶（histone deacetylase，HDAC）。HDACs 主要通过催化去除组蛋白赖氨酸残基上的乙酰化基团发挥下游功能。它也可以催化非组蛋白的去乙酰化过程影响这些蛋白的活性和功能，这些非组蛋白底物包括转录因子、激素受体、伴侣蛋白和 DNA 损伤修复蛋白等。乙酰化和去乙酰化的调节异常，可导致白血病、上皮肿瘤以及一些遗传病的发生。HDACs 家族由多个成员组成，根据它们的活性和细胞定位可以分为四大类，其中 III 类 HDACs 成员的结构完全不同于 I、II 和 IV 类 HDACs，该家族成员需要 NAD$^+$ 作为辅助因子发挥活性。研究表明 HDACs 在很多肿瘤中都处于失调状态。例如，HDAC1 在乳腺癌、胃癌、肺癌、胰腺癌、肝癌和前列腺癌中都高表达，而且这种高表达与肿瘤患者的预后和生存密切相关。HDAC1-3 的高表达也与肾癌和霍奇金淋巴瘤具有相关性。胰腺导管癌和小儿神经母细胞瘤中常出现 HDAC8 的异常表达。HDAC5 和 9 可能作为成神经管细胞瘤危险分层的分子标志，它们的高表达与患者较差的生存状况相关。HDAC6 在乳腺癌、弥漫性大 B 细胞淋巴瘤和外周 T 细胞淋巴瘤中发挥作用等。同样 HDAC 也能作用于 p53，通过改变 p53 的乙酰化水平改变其作为转录因子的活性。总之，这些肿瘤中 HDACs 的异常表达及其与肿瘤相关性的研究为使用 HDAC 抑制剂使肿瘤细胞中基因表达和功能恢复到正常生理模式从而治疗肿瘤提供了理论支撑。抑制 HDAC 的活性，能够引起细胞内乙酰化组蛋白的堆积，激活包括 p21、p53 在内的多种抑癌基因的转录，从而达到抑制肿瘤细胞增殖、诱导细胞分化和凋亡的目的。另外，研究发现 HDAC 抑制剂还能激活主要组织相容性复合物、细胞间黏附分子 ICAM-1、干扰素 I/II 等分子的转录，促进免疫细胞的识别和激活。HDAC 抑制剂能抑制缺氧诱导的 VEGF 表达，抑制新生血管生成等。

当前已有五个 HDAC 抑制剂被批准应用于临床肿瘤治疗，此外还有多个处于临床开发阶段。根据 HDAC 抑制剂的化学结构，它们可分为四类，包括异羟肟酸类（hydroxamates）、苯酰胺类（benzamides）、环肽类（cyclic peptides）和不饱和脂肪酸类（short-chain fatty acids）。

伏立诺他（vorinostat，SAHA）是首个被 FDA 批准的 HDAC 抑制剂，它的临床适应证是皮肤 T 细胞淋巴瘤，在其他肿瘤中的临床治疗作用仍在探索中。该化合物是异羟肟酸类 HDAC 抑制剂的代表，对 HDAC 家族中的多个成员 HDAC1、HDAC2、HDAC3 和 HDAC6 等均有较强的抑制作用，是一个泛 HDAC 抑制剂，临床前模型表明 SAHA 对多种肿瘤的生长有抑制作用。

贝利司他（belinostat，PXD101）是 2014 年被批准上市的泛 HDAC 抑制剂，临床适应证是复发或难治性外周 T 细胞淋巴瘤。另外该药物用于治疗皮肤 T 细胞瘤（CTCL）和非霍奇金淋巴瘤（NHL）的临床研究也在进行中，对急性髓性白血病（AML）的早期临床研究也已经完成。

帕比司他（Panobinostat，LBH589）是新型泛 HDAC 泛抑制剂，被批准联合硼替佐米和地塞米松用于既往接受至少 2 种治疗方案（包括 velcade 和一种免疫调节药物）治疗失败的多发性骨髓瘤，是首个用于治疗多发性骨髓瘤的 HDAC 抑制剂。该化合物的活性比 SAHA 提高很多，但同时需要引起注意的是该化合物被 FDA 批准时带有黑框警告，提示在使用中需注意该药可能引起严重的腹泻和心律失常等风险。

罗米地辛（Romidepsin，FK228）作为环肽类 HDAC 抑制剂的代表，是第二个被批准上市的泛 HDAC 抑制剂。该化合物被批准用于皮肤 T 细胞淋巴瘤（cutaneous t-cell lymphoma，CTCL）和外周 T 细胞淋巴瘤（peripheral T-cell lymphoma，PTCL）的治疗。它对 HDAC1 和 HDAC2 有更强的抑制效果。该药物治疗过程中伴有血小板减少，白细胞减少（中性粒细胞减少和淋巴细胞减少）和贫血等可能，也有引起 Q-T 间期延长的风险，需注意。

西达本胺（Chidamide，HBI-8000）是我国自主研发的第一个 HDAC 抑制剂，2015 年被原中国食品药品监督管理局批准上市，用于治疗复发及难治性外周 T 细胞淋巴瘤。该化合物作为苯甲酰胺类 HDAC 抑制剂显示出更强的靶标特异性和更低的副作用。此外，越来越多的体内、外实验数据表明，HDAC 抑制剂与其他抗肿瘤药物联用能够克服某些肿瘤的耐药性，疗效显著优于单一治疗，且不良反应有所减轻，可以实现疗效协同但毒副作用不相叠加的更为理想的肿瘤药物治疗方式，目前多项联合用药的临床试验正在进行中。

在此我们以 DNMT 抑制剂和 HDAC 抑制剂为例介绍了表观遗传领域在抗肿瘤药物研发中取得的突破。除此以外，还有很多该领域的靶点药物研发在尝试和研究中，如组蛋白甲基转移酶 PRC2 抑制剂、DOT1L 抑制剂以及组蛋白乙酰化的"reader"Brd4 的抑制剂等。随着研究手段的改善和研究的深入，和该类抑制剂在临床作用的展示，表观遗传调控在肿瘤发生、发展中的重要作用不容置疑。但在这些成功中，人们也发现了一些问题，如这类抑制剂目前大多只在血液肿瘤中有效、有些患者能对该类抑制剂有较好应答，但也有患者仅一过性有效甚至毫无效果，因此如何选择有效人群，如何通过联合用药或其他方式在肿瘤治疗中取得更有效的结果仍有待进一步研究。

（四）泛素 - 蛋白酶体抑制剂

蛋白质的泛素化（ubiquitination）是和磷酸化、乙酰化、糖基化一样的蛋白质的翻译后修饰方式，这些修饰改变在影响蛋白质结构和功能上起重要作用。蛋白质泛素化是指在蛋白质的赖氨酸残基上结合小分子泛素，进而改变蛋白质的稳定性，介导蛋白质经蛋白酶体水解，影响蛋白质的功能。这一过程在细胞内是受到精细调控的，有助于维持细胞内正常进行的各项生命活动，如细胞增殖、分化、周期调控、抗原递呈等。它的异常也与各类疾病的发生发展相关。泛素 - 蛋白酶体系统（ubiquitin-proteasome system, UPS）包括蛋白质泛素化和蛋白酶体降解两部分，由泛素、泛素激活酶 E1、泛素结合酶 E2、泛素连接酶 E3、26S 蛋白酶体和去泛素酶等共同组成。通常在 E1 和 ATP 的存在下，泛素被激活，并被转移到 E2 和 E3。E3 泛素连接酶可以特异识别和催化蛋白底物，使目标蛋白被标记上泛素。随后泛素化的蛋白转移到蛋白酶体并被水解成多肽。UPS 是细胞内蛋白降解的一个重要途径。

蛋白质的泛素化可以分为单泛素化 / 寡泛素化以及多聚泛素化。同样，蛋白质的泛素化也是一个动态调控的过程，机体内同时也存在有去泛素化酶随时可以将发生了泛素化的蛋白质上移除泛素，使泛素化和去泛素化保持一定的动态平衡。

蛋白酶体是一个沉降系数达 26S 的桶状复合物，包含一个沉降系数为 20S 的核心颗粒和两个沉降系数为 19S 的调节颗粒，主要发挥水解多聚泛素化标记的蛋白质的作用。蛋白酶体和泛素化体系共同组成一个紧密合作的系统，通过迅速地清楚多余的蛋白、改变蛋白功能，从而参与多种生命活动的调控。

愈来愈多的研究发现很多肿瘤中都存在着泛素化修饰酶和去泛素化酶的突变或表达的异常。例如 E1 在多发性骨髓瘤中就有高表达，E3 在肝癌、胃癌、口腔癌等中都有高表达。机体内很多蛋白都需要经泛素化降解，因此泛素化的异常导致生命活动中的关键蛋白降解的异常，如癌蛋白的聚集、抑癌蛋白的降解等，影响如细胞周期进展、细胞凋亡、血管生成等的改变，导致肿瘤的发生发展。由此，UPS 通路上各组成都被视为抗肿瘤药物的靶标，有相应抑制剂展开临床前和临床的研究，其中进展最为成功的是蛋白酶体抑制剂，已有多个该类抑制剂用于临床治疗，但目前仅在血液系统肿瘤中取得明显作用。

硼替佐米（Bortezomib）是首个获准上市的蛋白酶体抑制剂，于 2003 年被 FDA 批准用于曾接受两种方案治疗后出现进展的多发性骨髓瘤患者，2008 年获准成为该类疾病的一线治疗药物。此外，2006 年该化合物还被批准用于治疗套细胞淋巴瘤。硼替佐米中的硼可以和 20S 蛋白酶体 β-5 发生特异性地可逆结合，从而抑制蛋白酶体的活性，影响多种蛋白的降解，促使肿瘤细胞发生凋亡，抑制生长等，发挥抗肿瘤作用。它的不良反应主要表现为胃肠道反应和疲劳等，还有骨髓抑制引起的中性粒细胞减少和血小板减少等。此外还可能引起外周神经痛及外周神经病变，特别是治疗前就已有神经病变的患者在使用该药物治疗后会更为严重，可能影响患者的日常生活。

卡非佐米（Carfilzomib）是继硼替佐米后第二个被批准用于临床的蛋白酶体抑制剂。硼替佐米使多发性骨髓瘤的治疗获得了突破性的进展，但是患者在该药物治疗时迅速出现的耐药显然限制了该药物的应用，于是研究者在此基础上继续探索能克服耐药的新抑制剂。2012 年，卡非佐米被批准用于治疗之前接受至少 2 种药物（包括硼替佐米和免疫调节剂治疗）失败的多发性骨髓瘤患者。卡非佐米是一个四肽环氧酮类化合物，能不可逆地特异性结合和抑制20S蛋白酶体的糜蛋白样活性，导致肿瘤细胞周期阻滞、发生凋亡，最终抑制肿瘤生长。此外，与硼替佐米相比该化合物引起神经病变的不良作用大大下降。但在使用过程中，患者还是会出现疲劳、胃肠道反应以及心血管不良反应等。

伊沙佐米（Ixazomib）是日本研发的蛋白酶体抑制剂。与硼替佐米和卡非佐米不同，伊沙佐米是第一个口服的蛋白酶体抑制剂，与来那度胺和地塞米松合用于已有一次治疗失败的成人多发性骨髓瘤。与硼替佐米类似该化合物选择性和可逆地抑制20S蛋白酶体亚单位β5活性而发挥抗肿瘤作用。在临床应用中的不良反应主要集中在腹泻、血小板减少、周围神经病变等。

除蛋白酶体抑制剂外，研究者在以泛素化关联酶为分子治疗靶标的药物研究中也有一定突破，E1、E3和去泛素化酶的抗肿瘤抑制剂均有报道，但尚未有成功上市的化合物。

（五）聚腺苷二磷酸核糖聚合酶抑制剂

在肿瘤发生发展过程中，经常会出现由于DNA修复功能的异常而引起的遗传不稳定性，最终引起肿瘤的发生。此外很多传统的抗肿瘤药物，包括烷化剂、DNA嵌入剂、拓扑异构酶抑制剂、抗代谢物等都是通过直接或间接造成不同形式的DNA损伤来实现其抗肿瘤作用的。而肿瘤细胞常常出现的异常激活或缺陷的DNA修复系统，会导致肿瘤细胞DNA免于这些药物的损伤，产生耐药性。因此，特异靶向DNA损伤修复通路中的一些关键分子也成为抗肿瘤药物研发的一个重要方向，显然为抗肿瘤药物的研发提供了新的思路。

聚腺苷二磷酸核糖聚合酶（poly ADP-ribose polymerase，PARP）是一种DNA修复酶，在DNA修复通路中起关键作用。DNA损伤断裂时会激活PARP，它作为DNA损伤的一种分子感受器，具有识别、结合到DNA断裂位置的功能，进而激活、催化受体蛋白的聚ADP核糖基化作用，通过这个催化作用，PARP1募集其他DNA修复蛋白到损伤位点，共同参与DNA的修复过程。PARP抑制剂通过与PARP1或PARP2催化位点的结合，导致PARP蛋白无法从DNA损伤位点上脱

落，导致DNA复制叉停滞和DNA复制无法顺利进行。由此，当PARP抑制剂与其他能造成DNA损伤的药物或者放疗等方法一起使用时，DNA损伤得不到修复，会加剧损伤的效应使肿瘤细胞死亡。2005年，研究人员发现携带BRCA突变的肿瘤细胞对PARP抑制剂的敏感度急剧提高，是携带野生型BRCA基因的肿瘤细胞的1 000倍，这一发现大幅度推进了PARP抑制剂作为新型高选择性抗肿瘤药物的研究开发，使PARP成为近年来备受关注的抗肿瘤药物靶点。当BRCA1、BRCA2等功能受损导致同源重组修复功能失常时，细胞运用其他DNA修复方法通常会引入大规模的基因组重组，从而导致细胞死亡。基于"合成致死"原理，BRCA1/2缺陷已被视作PARP抑制剂的使用标志。在BRCA1缺陷肿瘤中，53BP1缺失将使同源重组修复功能部分恢复，因此有研究认为53BP1可以作为PARP抑制剂的耐药预测标志物。此外，有些肿瘤细胞并未发生BRCA1/2基因突变，但是只要存在同源重组修复缺陷，这些肿瘤细胞也会对PARP抑制剂敏感，这些非BRCA突变的同源重组修复缺陷疗效标志物可能也可以成为相应的标志物，但尚需进一步研究确证。

首个PARP抑制剂奥拉帕尼（Olaparib）于2014年在美国和欧洲同时获批上市，随后卢卡帕尼（Rucaparib）、尼拉帕尼（Niraparib）和Talazoparib相继上市，此外还有多个PARP抑制剂正进行临床试验。

奥拉帕尼是PARP1抑制剂，2014年12月欧洲药物管理局和美国食品药品监督管理局分别批准其单药治疗已接受超过3次化疗的BRCA突变晚期卵巢癌患者。同时批准了伴随诊断试剂盒用以利用血样鉴定卵巢癌患者是否具有BRCA基因突变。随后，FDA又批准其用于铂敏感的复发性卵巢上皮癌、输卵管癌和原发性腹膜癌成人患者的二线维持治疗（不考虑BRCA突变情况）、携带BRCA突变的Her2阴性转移性乳腺癌。

Talazoparib被认为是迄今活性最强的PARP抑制剂，2018年被FDA批准上市，用于治疗BRCA突变的Her2阴性局部晚期或转移性乳腺癌患者。在BRCA 1/2发生突变的乳腺癌患者中开展的Ⅲ期研究表明，接受Talazoparib治疗的患

者与接受化疗的患者相比,无进展生存期显著延长,Talazoparib组中位无进展生存期为8.6个月,化疗组仅为5.6个月。24周时患者的总缓解率和临床获益率均有显著改善。

(六)凋亡诱导剂

细胞凋亡是在基因调控下发生的细胞自杀行为。细胞在各种因素如DNA损伤药物、生长因子撤出等作用下,Bcl-2、p53、c-Myc、p21等细胞凋亡调控基因的表达发生改变,同时引起一系列生化变化,如胞内Ca^{2+}水平升高,pH下降,某些蛋白酶活性增高,最终发生细胞凋亡,已有越来越多的证据表明细胞凋亡与肿瘤的发生、发展、治疗及预后密切相关。多种抗肿瘤药物主要通过诱导细胞凋亡而发挥抗肿瘤作用,其效能与其诱导细胞凋亡的能力密切相关。根据细胞凋亡的分子调控机制,运用基因治疗技术,选择性地诱导肿瘤细胞凋亡,克服抗药性,这方面工作已取得了不少进展。此外,以细胞凋亡调控因子为新的治疗靶点的抗肿瘤研究也得到了许多有意义的结果。

抑制Bcl-2家族中的抗凋亡蛋白也是目前深受关注的一种有效诱导细胞凋亡发生的方法,已有该类抑制剂在临床用于肿瘤治疗。该家族成员众多,既有促进凋亡发生的成员,也有抑制凋亡发生的蛋白,该家族成员在调控细胞走向中发挥关键作用。该家族成员按其结构和功能可分为三类,包括抑制凋亡的Bcl-2,Bcl-x,Bcl-w,及Mcl-1等,和促进凋亡的Bax,Bak,Bok等。此外还有一类是仅具有BH3结构域的促凋亡蛋白,如Bim、Bid、Puma、Noxa、Bmf、Bad、Hrk和Bik。仅具有BH3结构域的这一类蛋白在Bcl-2家族成员促进凋亡的发生中也起着关键的作用,他们通过为该家族的促凋亡蛋白提供结合域,通过直接或间接的方式激活Bax/Bak,进而促进凋亡的发生。

由于BH3结构在Bcl-2家族发挥凋亡调控中的重要作用,BH3类似物成为一类新兴的抗肿瘤药物,如ABT-199(venetoclax)、ABT-263(navitoclax)和ABT-737,他们可抑制抗凋亡蛋白Bcl-2,Bcl-Xl,和Bcl-w活性,诱导肿瘤细胞发生凋亡,在临床试验中展示了较好的对血液系统肿瘤的治疗作用。抵抗凋亡是白血病的一个基本特征,抗凋亡蛋白在白血病中通常过表达,参与白血病

的发生发展及传统化疗药物耐药。由于Bcl-2在多种血液系统恶性肿瘤中扮演了主要的抗凋亡蛋白角色,因此Bcl-2抑制剂在白血病的临床试验中获得了较好的进展。ABT-199单药在复发或耐药CLL中显示较高的反应率,单药完全响应率(complete response,CR)达29%;与Rituximab联用时CR可达39%。因此ABT-199在2015年已被FDA批准为治疗复发或者耐药CLL(17p缺失)的突破性药物。此外,ABT-199还在进行包括针对AML治疗在内的多种Ⅰ临床试验。但是Bcl-2抑制剂的研发道路也并非一片坦途。临床前研究已发现在ABT-737治疗淋巴瘤时,最初敏感的肿瘤细胞在长期治疗后可能通过高表达Mcl-1而对其耐药。在肿瘤样本中常有多个抗凋亡蛋白共同表达,因此单独靶向两者之一的治疗通常会因另一蛋白的功能补偿而导致耐药的产生和治疗的失败,这一结果提示若同时抑制多种抗凋亡蛋白的表达可能会提高治疗效果或延缓耐药的产生。

(七)肿瘤治疗光敏剂

手术、放疗和化疗是肿瘤治疗的三大传统方法,后2种方法在杀伤肿瘤细胞的同时,也不可避免地损伤正常细胞,从而带来一些严重的副作用和并发症。光动力学疗法(photodynamic therapy,PDT)是20世纪70年代发展起来的一种肿瘤新疗法,目前已在美、英、法、德、日等二十几个国家获得政府药监部门的正式批准。光敏剂和与之相匹配的特定波长光构成光动力效应的两个关键因素。当光敏剂(photosensitizer)进入人体后,在一个时间窗里会在肿瘤组织中形成相对高浓度的积聚,此时用特定波长激光照射肿瘤组织,将激活其中的光敏剂分子,在肿瘤组织内引发一系列光化学反应,生成活性很强的单态氧,进而和生物大分子发生氧化反应,产生细胞毒直接杀死肿瘤细胞;同时,光动力反应还广泛破坏肿瘤组织内的微血管,进一步导致病变组织的缺血性坏死。后者在肿瘤治疗过程中常常起着关键性作用。PDT对靶组织具有一定的选择性,同时具有较好的杀伤可控性,因此可在确保肿瘤灭活目标的情况下尽可能减少正常组织的损伤,是一种微侵袭性、低毒性、非产热性的局部治疗手段。作为一种微创疗法,PDT主要用于治疗头颈部、

消化道、呼吸道和泌尿道的癌前病变、早期癌或已失去手术机会的晚期癌。对于浅表性早期癌和癌前病变，PDT 具有根治价值，且可最大限度地减少对靶器官正常组织的损伤和功能破坏；对于进展期癌，PDT 具有姑息治疗价值，可有效地缓解病情，提高生活质量，延长生存期；对于膀胱癌和脑胶质瘤，PDT 可望成为减少术后复发的重要措施之一。近年来，PDT 在肝癌和胰腺癌微创介入治疗上获得的成功，更加展现出这项新技术的广阔应用前景。

光敏药物一直是 PDT 研究的核心问题。目前已有三种光敏药物获得美国 FDA 批准，即 porfimer sodium、verteporfin 和 5-aminolaevulinic acid（即 ALA）。后 2 个主要用于非肿瘤性疾病（老年性眼底黄斑病变、非恶性疾病光化学性角质病）的治疗。photofrin 是迄今为止获美国 FDA 批准可应用于多种实体恶性肿瘤治疗的唯一的光敏药物，其早期试验用品 photofrin 是美国 Roswell Park 癌症研究所于 1984 年以牛血为原料，从制取的血卟啉中分离出的高效组分，该药物在 1993 年首次被加拿大政府批准治疗膀胱癌和晚期食管癌，并于 1996 年和 1997 年先后被美国 FDA 批准治疗食管癌和支气管肺癌，现在该药已相继被日本、法国、荷兰、德国、韩国等批准治疗肺癌、食管癌、宫颈癌、膀胱癌、胃癌等实体肿瘤。俄罗斯生产的血卟啉衍生物 photogem 也被该国药物委员会批准用于皮肤、乳腺、口腔、咽喉、肺和消化道肿瘤的治疗。目前，国际上对光敏剂的研究正在不断向前推进，除了 porfimer sodium 一类的卟啉衍生物外，正在开发的还有中介取代芳基卟吩、叶绿素降解产物衍生物、水溶性金属酞菁和苯并卟啉等。各种光敏剂形成了吸收光谱、光敏特性、靶向特性各异的系列产品，以期满足不同系统不同类型的恶性肿瘤、癌前病变和良性病变的 PDT 临床应用需要。

Photofrin 是一种卟啉类化合物的混合物。使用时根据患者的病情，按 1～2mg/kg 体重的剂量进行静脉注射，2～3 天后病灶部位用 630nm 波长的光照射。虽然 photofrin 有较好的治疗效果，但它存在局限性，因为它在皮肤中会存留 1～2 个月，因此，在这期间患者应避光，否则会引发皮肤的光毒性。

Pheophorbides 和 pyropheophorbides 都是用于肿瘤治疗的光敏剂，它们对荷瘤小鼠均有效。但它们与 Photofrin 不同，不会引起长时间的皮肤光毒性反应。如 HPPH［2-（1-hexyloxyethyl）-2-devinyl pyro-pheophorbide-a］对鼠异体移植肿瘤有较好的抗肿瘤效果，而对皮肤的光敏作用在很短时间内就消退。目前在美国已进入 II 期临床研究，用于治疗基底细胞癌、Barrett 食管重度不典型增生、晚期头颈癌和晚期阻塞性支气管肺癌。

三、免疫治疗药物

肿瘤免疫治疗是指通过影响机体的免疫反应而治疗肿瘤的一种方法。肿瘤细胞的免疫应答很复杂。肿瘤细胞来源于机体，但它和正常细胞又有所不同，正常情况下，在肿瘤萌发阶段，免疫系统通过先天或固有免疫或适应性免疫应该可以识别并清除肿瘤细胞。而肿瘤细胞为了生存和生长也会采取不同策略，如通过抑制免疫系统等手段规避免疫系统对其的清除，从而在抗肿瘤免疫应答的各阶段得以逃避和生存，这一过程被称为肿瘤的免疫逃逸。因此免疫系统和肿瘤细胞之间有一交互作用，最终导致肿瘤细胞被清除或逃逸。

肿瘤免疫治疗不是一个新的概念，一个多世纪以来人们在该领域的努力主要集中在增强人体免疫激活机制，希望通过"免疫增强"实现清除或控制肿瘤的目的，但这种方法似乎疗效有限且频繁出现相关不良反应。直到过去的十余年中，人们通过药物选择性地恢复肿瘤诱导的免疫缺陷从而使免疫相对正常化的肿瘤免疫治疗新理念取得了突破性的进展，该方法在血液肿瘤及黑色素瘤、非小细胞肺癌、肾癌等实体瘤的治疗中显示了强大的作用，且免疫相关不良反应相对以前疗法有很大减少，由此多个该类药物获得美国 FDA 批准进入临床应用，成为现在最热门的肿瘤治疗方法。肿瘤免疫治疗凭借其卓越的疗效在 2013 年被《科学》杂志评为年度最重要科学突破。

目前的肿瘤免疫治疗包括免疫疫苗，过继性免疫细胞治疗，免疫检查点抑制剂，以及细胞因子治疗等，其中免疫检查点抑制剂是当前最为成功的肿瘤免疫治疗方式，在此我们主要对其进行简要介绍。

（一）程序性死亡蛋白 1 和程序性死亡分子配体 -1

针对程序性死亡蛋白 1（programmed death 1，PD-1）和程序性死亡分子配体 -1（programmed death ligand 1，PD-L1）的抗体是目前研究最多、临床发展最快的一种免疫疗法，可以称为肿瘤免疫疗法的明星。PD-1 属于 CD28 家族分子，表达于活化的 T 细胞、B 细胞中，但不表达于静息状态的淋巴细胞中，是调控 T 细胞和 B 细胞的共抑制分子，作为免疫的负调控因子来维持周围免疫的耐受。此外，PD-1 还表达于 NK、DC 及巨噬细胞等，介导免疫抑制性的信号。PD-1 有两个配体，即 PD-L1 和 PD-L2，在免疫反应的效应阶段起作用。PD-L1 分子是 1999 年由陈列平等人发现的，当时被命名为 B7 homologue 1（B7-H1）。2000 年，Tasuku Honjo 也鉴定了 PD-1 的配体 PD-L1，通过序列比对发现 PD-L1 与 B7-H1 属同一分子。PD-L1 除了在淋巴组织中表达之外，还广泛表达于多种肿瘤细胞中，具有调节肿瘤浸润 $CD8^+T$ 细胞的功能。PD-1 的另一配体 PD-L2 的分布相对比较局限，主要表达在抗原提呈细胞表面。PD-L1 或 PD-L2 与 PD-1 结合后，介导 PD-1 下游的负调控信号通路，抑制 T 细胞、B 细胞、DC 及巨噬细胞等活化。PD-1/PD-L1 抑制剂能够特异性地和肿瘤细胞上的 PD-L1 结合来抑制其表达，从而能够使功能受抑制的 T 细胞恢复对肿瘤细胞的识别功能，实现免疫功能的正常化而发挥抗肿瘤作用。正常组织也表达 PD-L1，主要抑制免疫效应细胞对自身组织的免疫攻击，介导免疫耐受。近年来，已有多种 PD-1/PD-L1 单克隆抗体被批准用于肿瘤免疫治疗，包括实体肿瘤，还有很多临床实验在开展中。

纳武单抗（Nivolumab）是人源的 PD-1 单克隆抗体，于 2014 年 7 月在日本首先获批上市，用于治疗晚期黑色素瘤，随后 FDA 也批准上市。截止目前 Nivolumab 的适应证包括黑色素瘤、非小细胞肺癌、肾细胞癌、霍金奇淋巴瘤、头颈部鳞癌、尿路上皮癌、结直肠癌、肝细胞癌等。早期不耐受化疗的癌症患者在使用该抗体后，部分患者能修复遭破坏的免疫系统，生存质量得以提高，生存期得以延长。该抗体的不良反应相比化疗的副作用有所减轻，但还是有患者会出现免疫介导的肺炎、肝炎、肾炎、结肠炎等，个别患者还会出现心脏疾病等。

派姆单抗（Pembrolizumab）同样是人源化的 IgG4 型 PD-1 单克隆抗体，是首个被 FDA 批准的 PD-1 抑制剂，在 2014 年 9 月被批准用于不能手术或转移性黑色素瘤患者的治疗，包括伊匹单抗治疗后或 BRAF 突变接受伊匹单抗和 BRAF 抑制剂治疗后的晚期黑色素瘤患者，随后又陆续获批了非小细胞肺癌、霍奇金淋巴瘤等在内的十多个适应证。在派姆单抗发展过程中最具里程碑意义的应该是该抗体是 FAD 批准的在生物标志物指导下的首个跨肿瘤类型的治疗药物。根据临床研究结果，FDA 认为该抗体可用于治疗存在碱基错配修复或微卫星不稳定性的实体瘤的治疗。

阿特珠抗体（Atezolizumab）是 FDA 于 2016 年批准的首款 PD-L1 抑制剂，它是全人源化的单克隆抗体。该抗体可以与肿瘤细胞和肿瘤微环境中的肿瘤浸润免疫细胞表面的 PD-L1 结合，阻断它与 PD-1 和 B7.1 的相互作用，从而重新激活 T 细胞，发挥抗肿瘤作用。目前该抗体用于治疗尿道上皮癌和在含铂化疗期间或之后病情恶化的转移性非小细胞肺癌。更令人惊喜的是阿特珠抗体在小细胞肺癌中取得的临床结果。小细胞肺癌是一种死亡率极高的疾病，目前一线标准治疗方法产生于 20 世纪 80 年代，是利用卡铂（或顺铂）和依托泊苷联合治疗。虽然该方案的中位生存期只有 10 个月，但目前尚未有更好的方案予以取代。近期不同临床试验结果提示阿特珠单抗在与卡铂和依托泊苷的联合治疗的效果优于单独化疗，且安全性可控，有望成为广泛期小细胞肺癌的一线治疗方案。

阿维单抗（Avelumab）在 2017 年被 FDA 快速通道批准用于治疗成人及 12 岁以上的儿童转移性默克尔细胞癌（Merkel-cell carcinoma）患者，随后还获得了联合阿昔单抗治疗晚期肾细胞癌的突破疗法资格。当前还有非小细胞肺癌、转移性肾细胞癌等多个适应证正开展临床Ⅲ期实验。该抗体结合 PD-L1，阻断 PD-L1 和其受体 PD-1 和 B7.1 间相互作用而发挥抗肿瘤作用。

度伐鲁单抗（Durvalumab）是又一个全人源化 PD-L1 单克隆抗体。2017 年，FDA 快速通道批准了度伐鲁单抗在膀胱癌患者中的使用，针对含铂化疗方案治疗仍疾病进展的局部晚期或转移性尿道上皮癌类型患者。

除上述介绍的被批准上市的 PD-1/PD-L1 抗体外，全球还有大量的 PD-1/PD-L1 抑制剂在临床开发阶段。大部分开展的临床试验是组合疗法试验，可见联合用药是一个重要趋势。随着临床试验的结束，将会有更多的 PD-1/PD-L1 抑制剂上市，用于更多肿瘤的治疗。

（二）细胞毒性 T 淋巴细胞抗原 4 抑制剂

细胞毒性 T 淋巴细胞抗原 4（cytotoxic T-lymphocyte antigen 4，CTLA-4）是表达于活化的 T 细胞表面的一种跨膜蛋白，属于 CD28 家族成员。CTLA-4 作用于免疫反应的启动阶段，是 T 细胞激活的调节器，能抑制早期 T 细胞的活化。此外，它在 Tregs 中高度表达，对 Tregs 的发育和功能也有重要作用。缺乏 CTLA-4 的小鼠常由于 T 细胞异常活化，而在 3 周左右就由于炎症浸润而出现死亡。目前 CTLA-4 抑制剂伊匹单抗（Ipilimumab）已被 FDA 批准用于 III 期黑色素瘤的辅助治疗和晚期黑色素瘤的治疗。另一个靶向 CTLA-4 的单抗是替西木单抗（Tremelimumab）被 FDA 授予治疗恶性间皮瘤的孤儿药地位。伊匹单抗和替西木单抗针对实体瘤如肾癌、前列腺癌、肺癌等的临床研究正在广泛开展。

在临床上也看到这些抗 CTLA-4 的单克隆抗体能诱导自身免疫反应，这些自身免疫反应的出现是由于传统 T 细胞或调节性 T 细胞功能被抑制引起的，还是这两种细胞共同被抑制造成的，目前尚无定论。有研究者认为 CTLA-4 阻断的主要作用可能是由于 Treg 细胞被耗竭所介导的，但该类抗体容易引起自身免疫反应，无疑影响了其临床应用。

（三）免疫检查点抑制剂常见不良反应

在免疫检查点抑制剂的临床试验或应用过程中总的来说耐受良好，治疗出现的最常见不良反应为疲乏、食欲下降、恶心、无力和皮疹等，整体严重不良反应（3/4 级不良反应）发生率不高，大部分不良反应均可逆且可管理。但由于免疫检查点抑制剂治疗是通过解除免疫系统的抑制状态，利用机体自身的免疫系统杀伤肿瘤，因此免疫检查点抑制剂的不良反应有其特点，相关不良事件几乎涉及所有的器官：如皮肤（斑丘疹、白癜风、银屑病等）、胃肠道（小肠结肠炎、胃炎、胰腺炎等）、内分泌器官（甲状腺功能亢进或减低、垂体炎、肾上腺功能不全、糖尿病）、肺（免疫性肺炎、胸膜炎、肺肉瘤）、外周和中枢神经系统（外周神经病变、无菌性脑膜炎、吉兰 - 巴雷综合征、脑神经病变、脊髓炎、脑膜脑炎、肌无力）、肝脏（免疫性肝炎）、肾脏（间质性肾炎、狼疮性肾小球肾炎）、血液系统（溶血性贫血、血小板减少症、粒细胞减少症）、肌肉关节系统（关节炎、肌肉病变）、心脏（心包炎、心肌炎）、眼睛（葡萄膜炎、结膜炎、视网膜炎、脉络膜炎、眼睑炎、眶周肌炎）等。所引发的毒性事件严重程度也不一样，有的症状较轻，易于管理，也有的症状严重，能够危及生命。因此免疫治疗过程中应做好免疫相关不良反应的预防、评估、检查、治疗和监测。

第二节　抗肿瘤药物研发新方向

近年来抗癌药物发展迅速，其研究经过几十年的历程已发展到一个新的阶段，杀伤型细胞毒药物的发展策略已转向针对新靶点，提高选择性，针对实体瘤、克服肿瘤耐药、寻找新型的化学结构和新的作用机制的药物研究，寻找新抗癌药的观念已更新，技术及方法也在总结经验的基础上不断改进，新品种不断出现，为肿瘤治疗起到了积极的推动作用。近年来分子肿瘤学的研究所取得的进展也为肿瘤治疗提供了许多新的、令人感兴趣的肿瘤治疗途径。

一、抗肿瘤药物研发新靶点的发现

随着科学技术手段的不断更新，基因组、蛋白组、表观组等各种计划的实施，研究者对肿瘤信号转导通路、药物分子靶点的认识日益深入，使得具有潜力的新靶点、新机制层出不穷，直接推动抗肿瘤药物的创新。在此仅简单举例予以说明。

（一）肿瘤代谢通路

肿瘤细胞所需的能量主要由葡萄糖的氧化供应，而肿瘤细胞的糖代谢较之相应的正常细胞有很大的差异，其表现的主要特征是糖酵解显著增强，且肿瘤的恶性程度越高，这种趋势就越明显。而造成肿瘤细胞糖酵解增强的主要原因与该细胞的酵解酶的活性增强有关。通过抑制这些酶的活性，阻断糖酵解的进行，使得肿瘤细胞能量供应缺乏，并同时减少合成代谢需要的小分子物质，从而促使肿瘤细胞死亡。近年来有关糖酵解酶类抑制剂的研究已取得突破性的进展，为开发新的抗肿瘤药物的研究提供了方向。

活跃的糖酵解代谢是恶性肿瘤细胞显著的生化特征。即使在有氧条件下，恶性肿瘤细胞糖酵解代谢仍明显活跃，这一特殊生化表型被称为Warburg效应。临床上已利用Warburg效应，通过正电子发射断层显像技术来诊断恶性肿瘤，而探索通过干预糖酵解代谢途径来治疗恶性肿瘤的策略正备受关注。

近年来，探索通过靶向糖酵解代谢途径治疗恶性肿瘤已成为研究的热点。Warburg效应在大多数恶性肿瘤中存在。糖酵解活跃程度与细胞类型和生长状况有关。一些肿瘤细胞通过糖酵解合成的ATP占总量的60%之多。Warburg效应反映的是肿瘤细胞能量代谢特征，即肿瘤细胞在线粒体氧化磷酸化途径供给ATP不足时，将转而更多依赖糖酵解供能来满足其快速生长的需要。与线粒体有氧代谢相比，糖酵解代谢是个相对低效率的产能过程。近期研究还显示，糖酵解酶还具有拮抗细胞凋亡的作用，可导致恶性肿瘤对化放疗等促凋亡作用耐受。

肿瘤细胞糖酵解代谢活跃的机制较为复杂，目前尚未完全阐明。主要包括以下几个方面的因素，线粒体DNA突变和呼吸功能损害，细胞核DNA突变或糖代谢酶表达异常，癌基因及信号转导通路失常以及肿瘤微环境等。大多数恶性肿瘤细胞糖酵解酶表达和活性增加，目前关注较多的糖酵解酶有以下几种，己糖激酶（HK-Ⅱ）、磷酸果糖激酶（phosphofructokinase，PFK）、乳酸脱氢酶（LDH）和磷酸甘油醛脱氢酶（glyceraldehyde 3-phosphate dehydrogenase，GAPDH）等。

HK是糖酵解的第一个限速酶。人类细胞有4种HK亚型，它们有不同的组织和细胞内分布，正常情况下，HK-Ⅱ仅在脂肪、肌肉和心肌组织中微量表达。HK-Ⅱ在许多生长迅速的恶性肿瘤中高表达。HK-Ⅱ与线粒体结合的方式发挥生物学作用，除了酶的催化活性，HK-Ⅱ还可拮抗线粒体途径的细胞凋亡。

肿瘤微环境：乏氧是实体肿瘤细胞常见的微环境。乏氧诱导因子-1α（HIF-1α）是细胞适应乏氧状态的关键调控分子，可促进葡萄糖摄入和糖酵解等基因的活化。近期研究表明，HIF-1α还可通过转录活化丙酮酸脱氢酶激酶（pyruvate dehydrogenase kinase，PDK）来抑制线粒体有氧呼吸，PDK对丙酮酸脱氢酶（pyruvate dehydrogenase，PDH）活性有负性调节作用，可抑制PDH催化丙酮酸生成乙酰辅酶A的作用，从而减少乙酰辅酶A进入三羧酸循环，使细胞糖代谢由线粒体呼吸方式转向糖酵解方式。

尽管肿瘤细胞Warburg效应机制尚未完全阐明，Warburg效应与恶性肿瘤细胞发生和发展的关系存在不同认识，但是，正如肿瘤血管生成一样，Warburg效应为恶性肿瘤细胞生存提供了重要的生物能量基础。因此，抑制恶性肿瘤细胞特异的糖酵解代谢可能与阻断肿瘤血管一样，在恶性肿瘤治疗中占有一席之地。

目前，针对糖酵解途径靶向治疗恶性肿瘤的策略正备受重视，并取得了一些有力的实验证据，研究发现，一些糖酵解酶，如HK-Ⅱ、LDH、PFK和GAPDH，在恶性肿瘤细胞中高表达。这些高表达的糖酵解酶均可能作为靶向糖酵解途径治疗恶性肿瘤的靶点。

HK-Ⅱ是目前研究最多的恶性肿瘤细胞糖酵解酶。动物实验显示HK-Ⅱ药物抑制剂（3-BrPA）局部和全身用药可杀灭大部分肝移植瘤和肺转移瘤，但对癌旁正常组织和其他主要脏器无损害作用。抑制HK-Ⅱ对化疗耐药的肿瘤细胞同样有明显的杀伤作用。

LDH-A是另一个重要的细胞糖酵解酶。Fantin等研究发现，敲除或减低LDH-A可明显抑制肿瘤细胞对乏氧的耐受。动物实验显示，接种敲除或减低LDH-A表达的荷瘤小鼠，80%的生存时间超过4个月，只有2只小鼠分别在接种后16周和第18周死亡，而对照组的荷瘤小鼠生存时间均未超过10周。

（二）组蛋白甲基转移酶

组蛋白甲基化修饰一般发生在组蛋白赖氨酸和精氨酸残基上，分别由组蛋白赖氨酸甲基转移酶（histone lysine methyltransferases，HKMTs）与组蛋白精氨酸甲基转移酶（histone arginine methyltransferases，HRMT）所介导。在组蛋白赖氨酸残基上主要发生单、双、三甲基化修饰，在精氨酸残基上则主要发生单甲基化修饰、对称性双甲基化修饰和不对称性双甲基化修饰。一般来说，组蛋白 H3 第 9 位、20 位、27 位赖氨酸的甲基化修饰与转录抑制相关，而 H3 第 4 位、36 位、79 位的赖氨酸甲基化修饰则与基因的转录激活密切相关。除组蛋白 H3 赖氨酸 79（H3K79）甲基转移酶 DOT1L 外，所有的组蛋白赖氨酸甲基转移酶都含有保守的 Su（var），Enhancer of Zeste，Trithorax（SET）催化结构域，能够催化组蛋白及非组蛋白底物的赖氨酸甲基化。如组蛋白甲基转移酶 SET9 能够催化 p65 第 27 位赖氨酸的单甲基化修饰以及 STAT3 第 140 位赖氨酸的二甲基化修饰；G9a 能够催化 p53 赖氨酸 373 位的二甲基化修饰，从而使抑癌基因 p53 丧失转录活性。而组蛋白精氨酸的甲基化修饰则主要发生在组蛋白 H3 的第 2、8、17、26 位以及组蛋白 H4 的第 3 位精氨酸残基上。根据甲基化形式的不同，精氨酸甲基转移酶主要分为两类：一类为主要催化单甲基化及不对称双甲基化的组蛋白精氨酸甲基转移酶（Ⅰ型），包括 PRMT1-4、PRMT6 和 PRMT8，另一类为主要催化单甲基化修饰及对称性双甲基化修饰的精氨酸甲基转移酶（Ⅱ型），包括 PRMT5、PRMT7 和 PRMT9。除了 PRMT4 外，其他的组蛋白精氨酸甲基转移酶一般以富含甘氨酸和精氨酸的结构域（glycine-and-arginine-rich，GAR）为底物，催化 SAM 上的甲基转移到 GAR 序列上。而 PRMT4 催化甲基化的底物序列一般为富含脯氨酸 - 甘氨酸 - 甲硫氨酸 - 精氨酸（proline-，glycine-，methionine-，and arginine-rich，PGM）的序列。与组蛋白赖氨酸甲基转移酶相似，组蛋白精氨酸甲基转移酶也可以催化非组蛋白底物的精氨酸发生甲基化修饰。如 PRMT1 能够甲基化修饰与 DNA 修复通路相关的蛋白 MRE11、53BP1 等。在精氨酸甲基转移酶中，PRMT1 和 PRMT4 的甲基化修饰与基因的转录激活作用相关，参与肿瘤中的核激素受体和 NF-κB 信号通路的调节；PRMT5 和 PRMT6 的甲基化修饰则与基因的转录抑制作用相关。

组蛋白上的修饰方式大都具有可逆性，如组蛋白的乙酰化、磷酸化修饰等。但是很长一段时间内人们认为组蛋白甲基化修饰是稳定的、不可逆的修饰方式，直到 2004 年第一个组蛋白去甲基化酶 LSD1（lysine-specific demethylase 1）被发现，证实了组蛋白的甲基化修饰也是一个动态的、可逆的过程。LSD1 属于胺氧化酶家族成员，在进化上具有高度保守性，主要去甲基化 H3K4 和 H3K9 的单甲基化及二甲基化修饰，但不能去甲基化组蛋白的三甲基化修饰。随后人们发现了另一类含有 JmjC 结构域的组蛋白去甲基化酶（JmjC-domain-containing- demethylases），该类组蛋白去甲基转移酶能够催化 H3K4、H3K36、H3K9、H3K27 等多个位点的去甲基化。此外，还能催化三甲基化赖氨酸的去甲基化。大量的临床数据表明，组蛋白甲基化修饰的异常与肿瘤的发生密切相关，尤其是在肿瘤中存在多种组蛋白甲基转移酶的异常表达。例如主要催化 H3K27me3 的组蛋白赖氨酸甲基转移酶 EZH2 在前列腺癌、乳腺癌、膀胱癌等很多肿瘤中都高表达，并且已经作为乳腺癌、转移性前列腺癌判断预后的分子标志物，且 EZH2 的突变与淋巴瘤的发生密切相关。组蛋白甲基转移酶 NSD2 能够通过促进 H3K36me2，从而激活骨髓瘤相关的癌基因，促进骨髓瘤的发生。主要介导 H3K9me3 修饰的组蛋白甲基转移酶 Suv39h1 的异常高表达与结肠癌的发生密切相关。组蛋白甲基转移酶 Mll 则主要催化 H3K4me2，其异常与白血病的发生密切相关等。组蛋白精氨酸甲基转移酶也有同样的相关证据。PRMT4 和 PRMT1 在肺癌中存在异常高表达；在白血病、淋巴瘤、胶质瘤、乳腺癌、前列腺癌以及恶性转移性黑色素瘤中则存在 PRMT5 的基因上调；另有报道，PRMT4 在前列腺癌与乳腺癌中存在异常表达。这些异常表达的组蛋白甲基转移酶可通过直接或间接的方法引发基因突变、扩增，或引起某些关键蛋白的表达和失活，最终导致肿瘤的发生。因此，组蛋白甲基转移酶已被视为抗肿瘤药物研发的又一新靶点。多个靶点的相应抑制剂正在开展临床试验。

（三）调控转录的 CDK

在介绍 CDK4/6 抑制剂时，我们已指出 CDK 家族成员除能调控细胞周期以外，还存在有调控转录的 CDK，CDK9 就是其中一员。CDK9 相关通路调节许多细胞功能及多种病毒（如 HIV-1、HIV-2、EBV、HTLV-1 等）的复制。在多种肿瘤和心肌肥大中均有 CDK9 相关通路失调,到目前为止,多个临床和临床前实验显示,CDK9 抑制剂可能能够治疗肿瘤、AIDS、心肌肥大、炎症等疾病。跟大部分参与细胞周期调节的 CDK 不同,CDK9 最主要的功能是其与 cyclin T/K 组成 P-TEFb,通过磷酸化 RNA pol Ⅱ,促进转录延长。此外,它还参与凋亡、DNA 损伤、共转录组蛋白修饰、pre-mRNA 加工、mRNA 输出、HIV 共活化及细胞分化等过程。

虽然有证据显示 CDK9 与 RB 有相互作用,但还没有直接证据显示其参与周期调节,尽管有证据显示有丝分裂过程中,CDK9 聚集到染色体上,但 CDK9 的水平不受周期调节。除了个别Ⅱ类基因和不含内显子的 *H2b* 和 U2 snRNA 基因,CDK9 为大部分基因有效表达所必需。

RNA pol Ⅱ最大亚基的碳端区域(carbon-terminal domain,CTD)包含 52 个七肽(Tyr-Ser-Pro-Thr-Ser-Pro-Ser)重复序列,这些丝氨酸上发生的一系列磷酸化事件在转录调节中起主要作用。转录起始前,RNA pol Ⅱ与启动子结合形成起始前复合物。CDK7/cyclin H 等组成的通用转录延长因子(TFIIH)磷酸化七肽重复序列 Ser5,使 RNA pol Ⅱ离开启动子,起始转录。然而,在启动子下游 20～60 个核苷酸处,RNA pol Ⅱ的活性就被 DSIF(DRB-sensitive- inducing factor)和 NELF(negative elongation factor)共同抑制,转录停止,这是转录的限速步骤。活化的 P-TEFb 能够使 RNA pol Ⅱ CTD Ser2 磷酸化,同时,也能磷酸化 DSIF 的 spt5 亚基和 NELF 的 RD 亚基,磷酸化的 NELF 离开 RNA pol Ⅱ,解除其对 RNA pol Ⅱ的抑制,而 NELF 离开后,磷酸化的 DSIF 转为正向调节转录,转录得以有效进行。这个过程为许多基因的有效表达所必需,其中已经证实且与肿瘤密切相关的异常蛋白包括抗凋亡蛋白如 Bcl-2、Mcl-1、XIAP 等,细胞周期相关调节蛋白如 cyclin D1,p53 途径相关蛋白,NF-κB 途径的某些蛋白和与肿瘤微环境有关的蛋白激酶如 VEGFR,EGFR 等。抵抗凋亡是肿瘤的一个基本特征,肿瘤细胞中常出现抗凋亡蛋白表达的上调,而这需要持续的 RNA pol Ⅱ活性来完成。研究发现 myc 转化的肿瘤中的转录延长由 P-TEFb 富集引起。P-TEFb 活性下调可引起转录抑制,降低许多基因

尤其是半衰期短的基因的表达,主要包括维持增殖异常的 cyclin D 和抗凋亡蛋白如 Bcl-2、Mcl-1、XIAP 等,从而抑制肿瘤生长并促进肿瘤凋亡。

保持基因组完整和精确复制为细胞的存活所必需。复制压力反应(replication stress response,RSR)为 DNA 损伤反应的一种,能帮助细胞应对环境和内在的基因毒性刺激,抵抗基因组不稳定和肿瘤的发生。在细胞发生恶性病变前,异常的 DNA 复制会引起 RSR 活化,导致周期阻滞、DNA 损伤或凋亡,而 RSR 突变会导致基因异常的细胞存活并增殖,最终导致肿瘤的发生。研究发现,CDK9 参与 RSR,维持基因组完整。CDK9 或其调节亚基 cyclin K(不是 cyclin T)缺失会引起细胞从复制压力中恢复速度减慢,自发 DNA 损伤增加。CDK9/cyclin K 还与 ATR(ATM and rad3-related)和其他参与 DNA 损伤感应和修复的蛋白存在相互作用。存在复制压力时,CDK9 聚集到染色质,稳定复制叉,减少单链 DNA 损伤,促进细胞从复制压力中恢复。后来有研究显示,cyclin T1 也参与紫外损伤反应。在 Hela 细胞中,干扰 CDK9$_{55}$ 可诱导细胞发生凋亡和双链 DNA 损伤(double-strand DNA damage,DSBs),而在稳定干扰的细胞中再次高表达 CDK9$_{55}$ 可以减少细胞凋亡和 DSBs,CDK9$_{55}$ 而不是 CDK9$_{42}$ 与 ku70 蛋白结合,参与 DSB 修复。

RNA pol Ⅱ磷酸化的功能之一是能够富集染色质修饰酶。CDK9 通过磷酸化和蛋白相互作用调节多个染色质修饰,主要包括 H3K4me3、H3K36me3、H3K79me3,还调节组蛋白 H2B 120 位赖氨酸的单泛素化(H2Bub1),这些修饰均位于转录活化区域,参与转录调节、mRNA 加工和 DNA 修复等过程,干扰 CDK9 能够下调这些修饰水平。

在多种人类肿瘤如 B/T 细胞淋巴瘤、神经母细胞瘤、原发性神经外胚层肿瘤、横纹肌肉瘤和前列腺癌中均报道有 CDK9/cyclinT1 过表达。在淋巴和髓性白血病中,CDK9 通常通过癌基因融合蛋白(特别是组蛋白甲基转移酶与染色质修饰和转录延长的调节蛋白与 CDK9 形成融合物)异常活化。已证实 CDK9 抑制剂 TG02 在体内外可阻止具有 MLL 重排的急性髓性白血病细胞增殖并诱导凋亡。失调的 CDK9 还可增加抗凋亡蛋白

Mcl-1 的表达,这一结果也在慢性淋巴性白血病(chronic lymphocytic leukemia,CLL)和多发性骨髓瘤患者组织活检中得到确证。这些结果提示,CDK9 可能是一个新的抗肿瘤靶点。虽然也有科学家担忧。由于 CDK9 和 cyclin T/K 组成正性转录延长因子,为大多数基因有效表达所必需,阻断 CDK9 的活性可能会带来很多不可控的不良影响。然而,事实证明,与正常细胞相比,P-TEFb 可能更多地参与到病态细胞过程。正常非转化的细胞具有完整的检查点,对癌基因应激较低,抗凋亡蛋白表达水平低,可能对短暂的 RNA pol Ⅱ 活性抑制比较耐受。而转化细胞或肿瘤细胞更依赖转录延长,需要持续地产生抗凋亡蛋白,因此对转录抑制更敏感,会出现 caspase 依赖的凋亡,这就为转录抑制剂在癌症治疗中提供了可能。

目前已有不少 CDK 抑制剂的研发报道,也有上市的产品,但尚未有特异性的 CDK9 抑制剂上市。好在具有 CDK9 抑制活性的泛 CDK 抑制剂在临床试验中体现的价值,为特异性 CDK9 抑制剂在抗肿瘤中的可能应用提供了充足证据。目前有一个 CDK9 的特异性抑制剂正在开展临床试验。

二、生物标志物与抗肿瘤新药研发同步化

谈及肿瘤,最常见的一个修饰词应该就是"异质性"。肿瘤患者之间存在个体差异,即便是同一个患者其肿瘤的不同部位也普遍存在着差异,正是这些差异的存在导致了不同患者对同种肿瘤治疗方法存在着不同的响应。随着肿瘤研究的深入、临床治疗的推进,研究者们越来越认识到肿瘤的异质性是患者在治疗中对药物响应性有差异,抗肿瘤药物疗效不稳定的重要原因。因此,在治疗过程中如何选择合适的患者,如何监控疗效,成为肿瘤治疗领域亟需解决的问题。研究者希望能提前为特定的治疗方案寻找合适的患者,对肿瘤实现精准治疗,这也就是研究者们所称的生物标志物(biomarker)。早在 20 世纪 60 年代,这个词汇就开始出现在医学文献中。20 世纪 80 年代,它被正式地引入到生物医学领域。2001年,美国国立卫生研究院组织的生物标志物工作组对生物标志物给出的定义是指一种可作为正常

生物学过程、病理过程或治疗干预的药理学反应的客观的特征性的指示因子。生物标志物主要应用在医疗诊断和药物研发等领域,它已成为这些领域的重要主题。生物标志物用途广泛,可概括分为用于疾病诊断、疾病预后、反映药物作用效果、标志药物适合人群以及与药代动力学有关的生物标志物。如果从生物标志物的自然属性的角度则可将其分为核酸(DNA 或 RNA)类、蛋白类、糖及其衍生物类等不同类型。

(一)生物标志物在抗肿瘤新药研究中的应用

随着分子靶向抗肿瘤药物的出现,分子靶向药物的治疗成为生物标志物研究最为活跃和成功获益的领域。如我们前面介绍过的于 20 世纪 80 年代后期被研究人员发现的一种过度表达 Her2 蛋白的侵袭性乳腺癌亚型可使用 1998 年获得 FDA 批准的曲妥珠单抗来进行治疗。曲妥珠单抗就是靶向 Her2 的单克隆抗体,是首个治疗 Her2 过度表达的转移性乳腺癌的靶向治疗药物。而 Her2 即为曲妥珠单抗的敏感生物标志物。此外,在 EGFR 抑制剂的研发中更是深刻体现了生物标志物的重要性。吉非替尼是首个上市的小分子 EGFR 抑制剂其早期临床试验的结果显示,在未进行基因检测随机入组的非小细胞肺癌的治疗中,吉非替尼治疗组患者的总体生存期与安慰剂对照组无显著性差异,回顾性研究结果显示吉非替尼治疗有效率和患者的临床特点有紧密联系:亚洲人种、女性、不吸烟以及腺癌患者临床获益更大。再进一步确定其敏感机制时,研究人员发现 *EGFR* 基因的突变起了决定性的作用。因此 *EGFR* 基因突变是判断是否以吉非替尼、厄洛替尼等为代表的 EGFR 抑制剂一线治疗的重要标志物,检测 NSCLC 患者肿瘤标志中的 *EGFR* 基因状态,并以此为患者选择一线治疗方案已成为肺癌个体化治疗的必然选择。吉非替尼的成功使大家认识到寻找生物标志物的重要性。当今各研究机构及药厂在分子靶向药物研发的同时,尤其是进入临床实验后,也致力于治疗和疗效生物标志物的寻找,这已成为抗肿瘤药物研发的新策略。据统计,如果在肿瘤临床试验中选择了正确的生物标志物,最终可能使药物获得批准的可能性提高 10%~25%。另一个靶向药物 ALK 抑制剂克唑替尼又是一个良好范例,该化合物从临床

试验到上市仅用了 3 年时间,在业界引起了巨大的轰动。克唑替尼的临床研究是选择带有 *EML-ALK* 融合基因的非小细胞肺癌患者开展的,结果表明针对此类型患者,该化合物的临床有效率高达 57%,因此 2011 年美国 FDA 通过加速审批程序准许该药上市,用于该基因类型晚期非小细胞肺癌的治疗。该化合物的临床研究过程充分体现了生物标志物在药物研发中的重要性,合适的生物标志物的发现将大大加速研发进程,提高研发成功率。如今 FDA 批准了多个伴随诊断试剂的肿瘤分子靶向药物,表明 FDA 和药物研发企业已经把生物标志物视为抗肿瘤药物研发和应用的重要基础。

传统研究中,研究者们常根据解剖位置和病理状况进行肿瘤的分类,相应抗肿瘤药物的研发也是针对该种分类的肿瘤类型展开的。但是,肿瘤高度异质性的存在使得相似病理状态的肿瘤在临床药物响应上可能会有完全不同的结果。因此可能需要以基因或蛋白质等作为肿瘤分型的新的标准,这也在抗肿瘤药物的研发中起到了重要的作用。如 2018 年被 FDA 批准的首个靶向原肌球蛋白受体激酶 Trk 的小分子抑制剂 Larotrectinib 用于治疗 *NTRK* 基因融合的晚期实体瘤患者。该药物的临床试验中入选的患者必须带有 *NTRK* 基因的融合突变,但其肿瘤的病理组织类型则无需一致。Larotrectinib 针对 *NTRK* 融合的包括肺癌、甲状腺癌、黑色素瘤、GIST、结肠癌、软组织肉瘤、涎腺肿瘤和婴儿纤维肉瘤等 17 种肿瘤的有效率高达 75%,被称为广谱抗肿瘤药物,引起肿瘤界广泛关注。*TRK* 融合肿瘤的诊断可通过特定的检测方法,包括使用新一代测序技术和荧光原位杂交对 *NTRK* 基因融合进行鉴定,FDA 在批准 Larotrectinib 的同时,也批准了 *NTRK* 的基因检测。

分子靶向药物外,当前肿瘤治疗中备受关注的肿瘤免疫治疗,同样需要寻找生物标志物。被视为肿瘤治疗新星的,在多种肿瘤中显示强劲治疗效果的 PD-1/PD-L1 抑制剂,其临床有效率仅为 20% 左右,再次提示寻找预示敏感人群生物标志物的重要性。PD-1 单克隆抗体派姆单抗是首个被 FDA 批准的 PD-1 抑制剂,同时还是 FDA 批准的在生物标志物指导下的首个跨肿瘤类型的治疗药物。根据临床研究结果,FDA 认为该抗体

可用于治疗存在碱基错配修复(mismatch repair,MMR)缺陷(dMMR)或微卫星不稳定性(microsatellite instability,MSI)的实体瘤的治疗。在这些肿瘤中,由于存在碱基错配修复,导致大量的体细胞基因突变,由此可能产生大量的肿瘤新抗原,启动抗肿瘤免疫反应。一项临床 I 期的试验,招募包括 dMMR 转移性结肠癌患者、非 dMMR 的转移性结肠癌患者,及 dMMR 的其他肿瘤类型患者 41 人,静脉输注 10mg/kg 的派姆单抗(每两周一次),结果显示 dMMR 结肠癌患者的客观响应率和无疾病进展存活率分别为 40%(4/10)和 78%(7/9),而在非 dMMR 的转移性结肠癌患者中分别为 0%(0/18)和 11%(2/18),dMMR 的其他肿瘤类型患者分别为 71%(5/7)和 67%(4/6)。提示 dMMR 可预测肿瘤对 PD-1/PD-L1 抑制剂的反应性。进一步的临床试验招募了 88 名存在 dMMR 的肿瘤患者,涉及 12 种肿瘤类型,静脉输注 10mg/kg 的派姆单抗,结果显示存在 dMMR 的结肠癌患者的客观响应率为 52%,其他来源的肿瘤类型客观响应率为 54%,可见存在 dMMR 的肿瘤对派姆单抗的反应性不受限于肿瘤类型。MSI 肿瘤对免疫抑制剂的敏感性提高被认为可能是与肿瘤细胞突变(tumor mutation burden,TMB)负荷升高,导致新抗原增加有关。TMB 指每百万碱基中被检测出的体细胞基因编码错误、碱基替换、基因插入或缺失的总数,已经作为当前免疫治疗敏感患者筛选的一个重要生物标志物,现认为 TMB > 20 的患者可能会对免疫治疗敏感。

（二）生物标志物研究面临的挑战和希望

生物标志物的研究在医药领域无疑意义重大。现在所提倡的个性化医疗或精准医疗的实施完全依赖于有效的疾病生物标志物、药物使用的敏感标志物的发现。生物标志物的发现和使用将大大缩短新药研发周期,提高药物研发的成功率,增加药物治疗的有效性,节约治疗成本,在给患者带来更好的治疗体验的同时还能减轻社会的负担。在肿瘤新药的研发历程中我们已看到了生物标志物发现的巨大意义,这一切使得药物研发机构投入越来越多的人力物力用于生物标志物的研发。

生物标志物包括有蛋白质、核酸、糖等,因此其研究技术也是非常多样,几乎所有用于研究核

酸、蛋白质、糖类等研究的技术都可应用于生物标志物的研究。21 世纪以来，第二代、第三代测序技术、单细胞测序、生物芯片、液体活检等新技术的快速发展，特别是高通量组学在生物医药领域的广泛应用，极大推动了生物标志物的研究。临床前、临床研究海量数据的解读，使研究者已认识到单一的基因变异分子特征很难作为标志物去代表和反应以高度异质性为特征的肿瘤。如美国在启动"癌症基因图谱"（TCGA）项目时，又启动了一个针对肿瘤蛋白质的项目，要获得肿瘤细胞的蛋白质数据，同时还要把基因组和蛋白质组数据整合共同分析。基因组、蛋白质组、表观组、代谢组学等技术的发展，使得整合发现生物标志物成为可能。

但在巨额投入下展现的另一个事实是，目前真正可用于疾病诊断的敏感而特异的生物标志物仍然不多。检测技术的差异、数据处理方式的不同、数据的挖掘方式、生物样品库和临床数据库的质量等，都影响着生物标志物的发现和应用。但是随着科学家、临床医生有计划有步骤地合作研究，随着检测技术的进步，更准确地挖掘出具有临床意义且经得起临床验证的生物标志物指日可待。

三、新技术推动抗肿瘤新药研发

（一）抗体偶联药物的发展

抗体偶联药物（antibody-drug conjugates, ADC）是指用单克隆抗体与抗肿瘤毒性小分子偶联形成的抗肿瘤药物。这个概念的提出距今已有数十年之久，希望能够融合抗体的靶向作用和小分子药物对肿瘤的强大杀伤能力，成为一种强大的肿瘤治疗药物，降低毒副作用。但是直到 2000 年，首个 ADC 药物 gemtuzumab ozogamicin（Mylotarg）才被批准上市用于治疗首次复发、60 岁以上、CD33$^+$、不适合细胞毒化疗的急性髓性白血病患者。但该药物命运多舛，于 2010 年由于安全隐患及患者获益不显著等原因被撤市，直至 2017 年再次被批准用于新确诊的 CD33$^+$ 成人急性髓性白血病，以及对初始治疗无应答的 2 岁以上儿童的难治性 CD33$^+$AML。

ADC 抗体药物功能的顺利实现通常依赖于抗体、偶联技术、连接体及偶联的抗肿瘤化合物。

抗体靶点的确定决定该 ADC 的选择性高低。为了减少脱靶效应，获得尽可能高的治疗窗口，通常应选择在肿瘤细胞表面特异性高表达，而在正常组织不表达或相对低表达的抗原。其次，偶联毒物的选择上应体现高效、相对亲水性及有合适的位点与抗体完成连接。目前的偶联毒物通常为微管抑制剂或 DNA 损伤剂，如 MMAC、calicheamicin、duocarmycin 等。ADC 药物的稳定性是一个重要的问题，需要依赖特异性位点偶联技术和合适的抗体与化合物的连接体予以解决，减少药物在循环中的释放同时增加药物在目标细胞中的有效释放。

近几年，随着对 ADC 药物结构的充分认识和改进，ADC 抗体药物开始魔力再现，在多个癌症治疗里表现出显著疗效。至今全球已有 4 个 ADC 抗体药物在欧美市场被批准，60 个左右在临床阶段。

Gemtuzumab ozogamicin 是由含有可以靶向 CD33 的单克隆抗体和与之连接的细胞毒素卡奇霉素（Calicheamicin）组成。CD33 是一种细胞表面抗原，在多达 90% 的急性髓性白血病患者中存在。当吉妥单抗与 CD33 抗原结合时，它被吸收进细胞，然后在肿瘤细胞内释放卡其霉素将其杀死。

Trastuzumab emtansine（Kadcyla）含人源化抗 Her2 IgG1 曲妥珠单抗（Trastuzumab）和微管抑制剂 DM1（美登素 maytansine 衍生物），两者通过稳定硫醚连接物共价连接。Kadcyla 结合至 HER2 受体，进行受体介导内化和导致溶酶体降解，使得 DM1 在细胞内释放，发挥其破坏细胞内微管网络的作用，引起细胞周期阻滞和细胞凋亡。该产品用于 Her2$^+$ 转移性乳腺癌患者的治疗。

Brentuximab vedotin（Adcetris）由一种嵌合靶向 CD30 的单克隆抗体（Brentuximab）通过组织蛋白酶可切割连接物（缬氨酸 - 瓜氨酸）与抗核分裂化学治疗剂 MMAE（auristatin E）结合构成。目前 Adcetris 已经在美国收获 6 个适应证。2019 年 2 月 11 日，欧盟委员会批准扩展的适应证为与 AVD（阿霉素、长春碱和达卡巴嗪）联合用于治疗既往未经治疗的 CD30$^+$ Ⅳ期霍奇金淋巴瘤成人患者。这是近几十年来首个针对成人未经治疗的 CD30$^+$ Ⅳ期霍奇金淋巴瘤的新疗法。

Inotuzumab Ozogamicin（Besponsa）是最近

在英国和美国批准用于治疗复发或难治性 B 细胞前体急性淋巴细胞白血病的 ADC。该 ADC 由人源化抗 CD22 单克隆抗体（inotuzumab）通过 4-（4- 乙酰苯氧基）丁酸连接物与细胞毒制剂 N- 乙酰 -γ- 卡奇霉素（N-acetyl-γ-calicheamicin）的细胞毒化合物连接。临床结果显示在复发或难治性 B 细胞急性淋巴细胞白血病患者中，单药治疗的缓解率显著高于标准化疗方法。

（二）基于蛋白水解靶向嵌合分子策略的抗肿瘤新药研发

基于蛋白泛素化降解的分子机制，在新药的研发中近年来出现了一种新的技术——基于蛋白水解靶向嵌合分子（protein proteolysi-targeting chimeras，PROTAC）。这不是传统的酶抑制剂，而是利用细胞内的泛素 - 蛋白酶体系统，通过构建一种双头分子，即其中一部分能与泛素蛋白酶体通路的 E3 连接酶结合，另一部分则能与特定靶蛋白结合，最终引起靶蛋白的特异性降解而发挥生物学作用。近年来，利用该技术发展的高效抑制剂已被广为报道，与传统小分子相比，临床前数据显示其具有更大的有效性和特异性。

这个概念最早提出于 2001 年，最早研发的 PROTAC 是多肽类的 PROTAC，由于分子大会影响其透膜性等，因此降解靶蛋白的能力差，影响其应用开发。随后人们就转而寻找小分子 PROTAC，且在这十多年取得了很大的成功。迄今为止，针对 MDM2，IAP，VHL 和 cereblon 这四种不同的 E3 连接酶特异性小分子配体被发现，并通过连接针对靶蛋白的小分子，最终发挥降解靶蛋白的作用。首个小分子 PROTAC 于 2008 年被报道，该小分子 PROTAC 选择 nutlin 作为 MDM2 的配体，通过聚乙二醇连接非甾体雄激素受体的小分子配体，最终实现特异性降解非甾体雄激素受体。当前已有多个研究组利用 PROTAC 实现了对嗅结构域蛋白 4（BRD4）、BCR-ABL、ERα 等多种癌症相关蛋白的降解，由此这已经成为抗肿瘤药物研发领域的一个新的方向。

（三）靶向 RNA 的药物研发

在过去几十年中，我们对控制肿瘤生长、存活、免疫逃逸和转移的分子事件的理解显著增加。癌症基因组图谱项目的大规模开展，对不同癌症中发生的突变、缺失、高表达等都有了新的认识，并对哪些可能是癌症的驱动因素，哪些可能仅仅是伴随因素予以确认，这为肿瘤治疗提供了确切的靶点。当前药物研发中绝大部分的靶标都是针对蛋白质，基于这个策略我们拥有了大量有效、安全的药品用于治疗，在抗肿瘤领域也是如此。目前已有的针对蛋白质的药物所影响的蛋白质牵涉到的基因低于 700 种，这意味着仅有 0.05% 的人类基因组产物蛋白被用于作为药物靶点治疗疾病。设计靶向蛋白的药物通常需要药物能够和其靶蛋白有特定的较强的结合，但是对于大部分蛋白来说它们可能没有适合药物的结合位点，意味着它们在传统手段中"无法成药（undruggable）"。如果在药物设计时可以靶向 RNA，无疑可扩大治疗靶向人类基因组的比例。如果可以靶向 mRNAs，那些很难被药物靶向的蛋白质或不可吸收的蛋白质就可以通过上调或下调翻译效率或改变 mRNA 的丰度或稳定性进行调控。此外，非编码 RNAs，如 microRNAs，现有的研究结果也认为是可能的有效治疗靶点。当前广泛的可获得性功能基因组工具，如反义技术、小干扰 RNA、短发夹 RNA 载体和最近的 CRISPR 系统，也使靶向 RNA 用于癌症治疗成为可能，特别是对于难以用现有药物治疗的癌症。

小干扰 RNA 和反义寡核苷酸是抑制基因表达最常用的策略。反义核酸是指与靶基因信使 RNA 互补的一段单链 DNA 或 RNA 序列，通常由十几到几十个碱基组成，可以通过化学合成的方式生产。对反义核酸进行某些特定而合适的化学修饰后，通过一定方式进入细胞，能够特异性地调控靶基因的表达。其第一种调控机制是 RNase H 依赖的，此时，反义核酸与靶基因 mRNA 互补匹配后，招募 RNase H，后者将靶 mRNA 剪切，阻断靶基因的蛋白翻译；第二种调控机制是非 RNaseH 依赖的，此时，反义核酸可通过空间位阻效应调控基因的转录，实现 RNA 前体的选择性剪接、蛋白翻译的抑制等功能。因此，反义核酸药物是一类通过碱基互补配对原则识别靶基因 mRNA，调控靶基因表达的化学合成类药物。目前已有多个针对肿瘤的反义寡核苷酸正在开展临床试验，如针对 myc 蛋白的 mRNA。Myc 是 40 年前就发现的一个致癌基因，它编码的转录因子 myc 蛋白在多种人类肿瘤的发生发展中起到重要的作用。该公司希望能找到靶向 myc mRNA 的小分子化合物，通过与 myc mRNA 结合阻止翻译生成 myc 蛋白，发挥抗肿瘤作用。

此外，人们也在探索是否有可能发现针对 RNA 的小分子药物，已发现一些可以改变 RNA 功能的小分子为这一理念提供了令人鼓舞的证据，证明 RNA 靶向的小分子疗法有实现的可能。

第三节　问题及展望

抗肿瘤药物的研发已经有着悠久的历史，尤其是 21 世纪以来分子靶向药物的出现极大地推动和提高了肿瘤药物治疗的效果，但是迄今为止恶性肿瘤仍是严重威胁人类健康的主要公共卫生问题之一。根据 *A Cancer Journal for clinicians* 2019 年的最新报道，在美国，男性一生中患恶性肿瘤的概率为 39.7%，女性则为 37.6%。我国的情况同样不容乐观，2019 年 1 月我国癌症中心发布的最新一期数据显示平均每天超过 1 万人被确证为癌症，每分钟有 7.5 个人被确证为癌症。因此，抗肿瘤药物治疗离成功仍有漫漫长途。目前临床上使用的抗肿瘤药物，均存在着程度不同地产生耐药性、毒副作用较大等问题，严重影响和制约着肿瘤的治疗。

大量临床实践和临床前实验研究均已证明，肿瘤细胞对抗肿瘤药物的耐药，是临床治疗失败的主要原因之一。根据肿瘤耐药涉及的范围，我们可以分为单药耐药和多药耐药。前者是指肿瘤对一种药物或同类药物产生的耐药，而后者顾名思义是指对多种不同结构、不同机制的药物同时耐药。此外，根据肿瘤耐药获得的时间又可分为原发性耐药（primary resistance）和获得性耐药（acquired resistance）。所谓的原发性耐药是指肿瘤对某种药物天然的耐药，而在治疗过程中逐步发生的对该种药物由敏感到不敏感的过程则称为获得性耐药。多药耐药的发生可能是与多药耐药蛋白相关，因此人们也曾针对发现的多药耐药蛋白为靶点寻找耐药逆转剂。虽然其在实验室取得很好的结果，但应用到人体仍没有得到较好疗效，这可能是由于现有发现的多药耐药逆转剂还

不够有效，但更多的是由于肿瘤耐药原因的多样性。在分子靶向抗肿瘤药物的临床应用过程中，我们发现多种耐药的机制。首先如药物靶点用药后发生的突变，第一、二及三代 EGFR 抑制剂的研发和应用是该耐药机制发生及被克服不断循环的最典型示范。其次，肿瘤是一个复杂疾病，其信号通路呈网络状交互，各有分工又有合作。在单纯通过药物治疗抑制某特定信号通路后，会引起整个信号通路的交互补偿，发生信号通路的重编程，通过旁路激活等原因造成耐药。再以 EGFR 抑制剂的应用为例，我们在对一代抑制剂早期敏感的非小细胞患者中发现在连续用药过程中，患者并没有发生 *EGFR* 的突变，但由于肿瘤组织中 *Met* 基因的扩增导致了获得性耐药的出现。由此，针对不同类别抗肿瘤药物所产生的耐药机制寻找抗肿瘤耐药的新型药物或者其他治疗方法任重而道远。

近年来研究表明，癌症治疗失败的原因往往不在于起初治疗的应答，而在于治疗后的复发，在这一过程中，肿瘤干细胞可能起着关键的作用，而肿瘤干细胞又依赖于其微环境及若干生长信号通路，因此，目前所面临的挑战是发现靶向明显有导致癌变和肿瘤复发的位点及改变肿瘤微环境的治疗药物。

除此之外，临床前药效学实验研究中，所采用的人体肿瘤细胞裸鼠异体移植瘤模型所得到的结果，可为临床研究提供一些参考信息，但很有限，尤其对于瘤谱的预测，所能够提供的信息更有限，因此研究和建立能够更好地反映所开发药物治疗肿瘤的动物模型也是非常重要的，可节省更多的人力、物力和财力，以提高效率。

总之，抗肿瘤药物研究已发展到一个全新的水平。概念、理论思路、认识在不断更新，技术手段也在不断进步。抗肿瘤药物的设计与发现将伴随着癌基因组学及蛋白质组学的深入解析和药学技术的进步，针对新的"成药性"和"高选择性"的靶点，不断研制出临床治疗效果好且毒副作用小的新型药物。

（陈　奕　丁　健　朱孝峰　陈晓光）

参 考 文 献

[1] Santos R, Ursu O, Gaulton A, et al. A comprehensive map of molecular drug targets. Nat Rev Drug Discov, 2017, 16: 19-34.

[2] Ferguson FM, Gray NS. Kinase inhibitors: the road ahead. Nat Rev Drug Discov, 2018, 17: 353-377.

[3] Tan CS, Kumarakulasinghe NB, Huang YQ, et al. Third generation EGFR TKIs: current data and future directions. Mol Cancer, 2018, 17: 29.

[4] Gavande NS, VanderVere-Carozza PS, Hinshaw HD, et al. DNA repair targeted therapy: The past or future of cancer treatment? Pharmacol Ther, 2016, 160: 65-83.

[5] Bilter BG, Watson ZL, Wheeler LJ, et al. PARP inhibitors: clinical utility and possibilities of overcoming resistance. Gynercologic Oncology, 2017, 147: 695-704.

[6] Hengel AR, Spies MA, Spies M. Small-molecule inhibitors targeting DNA repair and DNA repair deficiency in research and cancer therapy. Cell Chemical Biology, 2017, 24: 1101-1119.

[7] Kumar B, Singh S, Skvortsova I, et al. Promising targets in anti-cancer drug development: recent updates. Current Medicinal Chemistry, 2017, 24: 4729-4752.

[8] Renfro LA, An M, Mandrekar SJ. Precision oncology: a new era of cancer clinical trials. Canccr Letters, 2017, 387: 121-126.

[9] Sanmamed MF, Chen LP. A paradigm shift in cancer immunotherapy: from enhancement to normalization. Cell 2018, 175, 313-326.

[10] An S, Fu L. Small-molecule PROTACs: an emerging and promising approach for the development of targeted therapy drugs. EBioMedicine 2018; 36: 553-562.

[11] Sharma P, Hu-Lieskovan S, Wargo JA, et al. Primary, adaptive, and acquired resistance to cancer immunotherapy. Cell, 2017, 168: 707-723.

[12] Greuber EK, Smith-Pearson P, Wang J, et al. Role of ABL family kinases in cancer: from leukaemia to solid tumours. Nat Rev Cancer, 2013, 13: 559-571.

[13] Manley P.W. SNJ. Progress in the Discovery of BCR-ABL Kinase Inhibitors for the Treatment of Leukemia.// Topics in Medicinal Chemistry Springer. Berlin: Heidelberg, 2017.

[14] Sharma SV, Bell DW, Settleman J, et al. Epidermal growth factor receptor mutations in lung cancer. Nat Rev Cancer, 2007, 7: 169-181.

[15] Cross DA, Ashton SE, Ghiorghiu S, et al. AZD9291, an irreversible EGFR TKI, overcomes T790M-Mediated resistance to EGFR inhibitors in lung cancer. Cancer Discov, 2014, 4: 1046-1061.

[16] Jia Y, Yun CH, Park E, et al. Overcoming EGFR(T790M) and EGFR(C797S)resistance with mutant-selective allosteric inhibitors. Nature, 2016, 534: 129-132.

[17] Tan CS, Kumarakulasinghe NB, Huang YQ, et al. Third generation EGFR TKIs: current data and future directions. Mol Cancer, 2018, 17: 29.

[18] Schram AM, Chang MT, Jonsson P, Drilon A. Fusions in solid tumours: diagnostic strategies, targeted therapy, and acquired resistance. Nat Rev Clin Oncol, 2017, 14: 735-748.

[19] Zirlin K, Duyster J. Anti-angiogenics: current situation and future perspectives. Oncol Res Treat, 2018, 41: 166-171.

[20] Lorusso P M. Inhibition of the PI3K/AKT/mTOR Pathway in Solid Tumors. J Clin Oncol, 2016, 34: 3803-3815.

[21] Lemmon M, Schlessinger J. Cell signaling by receptor tyrosine kinases. Cell 2010, 141, 1117-1134

[22] Janku F. Phosphoinositide 3-kinase(PI3K)pathway inhibitors in solid tumors: From laboratory to patients. Cancer Treatment Reviews, 2017, 59: 93.

[23] 丁健, 镇学初. 高等药理学. 北京: 科学出版社, 2012.

[24] Bolden JE, Peart MJ, Johnstone RW. Anticancer activities of histone deacetylase inhibitors. Nature Reviews Drug Discovery, 2006, 5(9): 769-784.

[25] Dawson MA. The cancer epigenome: Concepts, challenges, and therapeutic opportunities. Science, 2017, 355: 1147-1152.

[26] Park JE, Miller Z, Jun Y, et al. Next-generation proteasome inhibitors for cancer therapy. Transl Res, 2018, 198: 1-16.

[27] Martinez-Outschoorn UE, Peiris-Pagés M, Pestell RG, et al. Cancer metabolism: a therapeutic perspective. Nat Rev Clin Oncol, 2016, 14: 11-31.

[28] Sharma P, Hu-Lieskovan S, Wargo JA, et al. Primary, Adaptive, and Acquired Resistance to Cancer Immunotherapy. Cell, 2017, 168: 707-723.

[29] Asghar U, Witkiewicz AK, Turner NC, et al. The history and future of targeting cyclin-dependent kinases in cancer therapy. Nat Rev Drug Discov, 2015, 14: 130-146.

第十六章　肿瘤的内科治疗

肿瘤内科学（medical oncology）是一门年轻而发展迅速的学科。近半个世纪来，肿瘤内科治疗已取得很多重大成果，是恶性肿瘤综合治疗中不可缺少的重要手段，并且成为某些特定肿瘤的主要根治方法。现代肿瘤内科学的主要任务包括阐释恶性肿瘤的病因和病理生理机制、合理运用和发展肿瘤化学治疗和靶向治疗、开展抗肿瘤新药的临床研究、诊治恶性肿瘤相关并发症、肿瘤患者的心理治疗、疼痛治疗以及营养支持治疗等。肿瘤内科学的发展与肿瘤外科学、放射治疗学以及病理学的紧密协作将推动肿瘤治疗的不断进步。

第一节　肿瘤化疗的历史及发展概况

1943 年，耶鲁大学 Gilman 等率先将氮芥（nitrogen mustard，NH2）应用于淋巴瘤的治疗，揭开了现代肿瘤化疗的序幕。之后，Farber 于 1948 年成功地应用叶酸类似物氨甲蝶呤（methotrexate，MTX）治疗小儿急性淋巴细胞性白血病获得缓解。Elion 和 Hitchings 在 1952 年发现了 6- 硫鸟嘌呤（6-mercaptopurine，6-MP）的抗癌作用，从而获得了诺贝尔奖。Heichings 合成并发现 5- 氟尿嘧啶（5-fluorouracil，5-FU）在体内可转化为相应的核苷酸抑制胸苷酸合成酶从而阻止肿瘤细胞的 DNA 合成。20 世纪 60 年代肿瘤学家尝试采用联合化疗治疗儿童急性淋巴细胞白血病和霍奇金淋巴瘤获得成功，随之将联合化疗推广应用于实体肿瘤的治疗。20 世纪 70 年代开始，随着肿瘤化疗药物品种的增加以及化学治疗临床研究的不断深入，肿瘤化学治疗开始从姑息性目的向根治性目标迈进。1988 年，上海第二医科大学瑞金医院和上海维 A 酸协作组，首先使用全反式维 A 酸治疗急性早幼粒细胞白细胞（APL），完全缓解率在 80%～91%，使死亡率最高、最凶险的 APL 变为治疗成功率最高的一种肿瘤类型。目前，约 5% 的恶性肿瘤可以通过单纯化疗得以治愈，部分恶性肿瘤，化疗虽不能达到治愈，但可减轻患者症状，提高生活质量并延长其生存时间。

肿瘤化疗常与外科治疗以及放疗等手段相结合组成多学科综合治疗模式，进一步提高了肿瘤治疗疗效。例如，在手术后应用化学治疗（辅助性化疗），由于控制了亚临床的微小病灶，能使部分癌症如乳腺癌、非小细胞肺癌、结肠癌和胃癌的治愈率有所提高。术前化疗（新辅助化疗）或放化疗可以增加局部晚期头颈癌、卵巢癌、直肠癌等多种实体瘤的手术切除机会，同时对减少手术损伤、尽量保存机体的功能起了一定的作用。与此同时，肿瘤生物治疗、基因治疗、靶向治疗和免疫治疗药物的不断开发和应用，也在一定程度上推动肿瘤内科治疗进入新的阶段。例如，靶点治疗药物伊马替尼（Imatinib，STI571），提供了一种新的肿瘤基础临床结合的典型模式，该药物已于 2001 年 5 月和 2002 年 2 月分别被美国 FDA 批准用于干扰素耐药的慢性髓细胞白血病和胃肠间质瘤的治疗。利妥昔单抗（Rituximab）与化疗联合，可显著提高 B 细胞淋巴瘤的治愈率。表皮生长因子受体（EGFR）酪氨酸激酶抑制剂（TKIs）的应用，显著延长了晚期 EGFR 突变肺癌患者的生存期。近年来，免疫治疗药物如 PD-1/PD-L1（程序性死亡受体 1/程序性死亡受体 - 配体 1，programmed cell death-1/ programmed cell death-Ligand 1）抑制剂和 CTLA-4（细胞毒性 T 细胞相关蛋白 -4，cytotoxic T lymphocyte associate protein-4）的出现，更为肿瘤的内科治疗带来了新的突破。随着肿瘤内科治疗的不断发展，其在癌症治疗中的作用也将越来越显著。目前肿瘤内科治疗已证实有价值的肿瘤见表 16-1 所示。

表 16-1 肿瘤内科治疗在肿瘤治疗中的作用

作用的类型	肿瘤种类
根治性化疗可治愈的肿瘤	绒癌
	恶性葡萄胎
	急性淋巴细胞白血病
	霍奇金淋巴瘤
	部分侵袭性和高度侵袭性非霍奇金淋巴瘤
	Wilm 瘤
	胚胎性横纹肌肉瘤
	睾丸癌
	急性髓细胞白血病
	尤因肉瘤
	神经母细胞瘤
	小细胞肺癌
根治性化疗有价值的肿瘤	惰型非霍奇金淋巴瘤
	慢性淋巴细胞性白血病
	慢性髓细胞白血病
	多发性骨髓瘤
辅助性化疗有价值的肿瘤	乳腺癌
	卵巢癌
	大肠癌
	胃癌
	胰腺癌
	非小细胞肺癌
	膀胱癌
	喉癌
	骨肉瘤
	软组织肉瘤
	基底细胞癌
姑息性化疗有价值的肿瘤	大部分局部晚期或转移性的实体肿瘤
	非小细胞肺癌
	大肠癌
	胃癌
	胰腺癌
	食管癌
	乳腺癌

第二节 癌症化疗的药理学基础

一、常用抗癌药物及作用机制概要

癌症化疗药物的不断问世和应用，是肿瘤内科发展的基石。理想的抗癌药物分类方法是根据它们作用机制的不同而进行的。但是，由于不少药物通过几种不同的途径杀灭肿瘤细胞，还有一些药物的作用机制目前尚不完全明确，所以，本章节中仍按传统的方法将抗癌药物分为以下八类。

（一）烷化剂

烷化剂是最早用于肿瘤治疗的化疗药物。第一个烷化剂氮芥，也是第一个肿瘤化疗药物的故事始于 1917 年 7 月 12 日。驻扎在比利时佛兰德斯 Ypres 附近的盟军受到德国人芥子气弹的袭击，一开始只注意到被影响人群的皮肤、眼睛及气管等部位起水疱；两年后，人们认识到芥子气能降低白细胞数量，破坏淋巴组织。芥子气作为生化武器的研究在二战期间继续。1943 年作为盟军主要补给港口的意大利巴里港受到德国的突袭，盟军的 17 艘战舰被袭导致秘密携带的氮芥泄漏，导致 1 000 余名官兵死亡。存活者的白细胞急剧下降，这个事件被称为"巴里灾难"。1946 年战争结束后，耶鲁大学的药理学家 Louise Goodman 和 Alfred Gilman 公开发表氮芥能使癌变的淋巴细胞萎缩，提示它们具有治疗淋巴瘤，特别是霍奇金病的潜能。之后，氮芥在淋巴造血系统肿瘤的治疗中取得了巨大的成功，开启了肿瘤药物治疗的新时代。

虽然烷化剂的结构各异，但都具有活泼的烷化基团，在生理条件下能形成正碳离子的亲电子基团，攻击生物大分子中富电子位点的物质，结果与各种亲核基团包括生物学上有重要功能的氨基、咪唑、羧基、硫基和磷酸基等形成共价键。烷化剂的细胞毒作用主要通过直接与 DNA 分子内鸟嘌呤的 N7 位和腺嘌呤的 N3 形成联结，或在 DNA 和蛋白质之间形成交联，影响 DNA 的修复和转录，导致细胞结构破坏而死亡。

烷化剂根据其功能特点分为两类：一类是单功能烷化剂，如 TMZ（替莫唑胺，temozolomide），只能与单个碱基起作用形成单加合物；另一类为双功能烷化剂，如氮芥，能同时与 DNA 中两个不同的亲核位点反应——如果这两个位点在 DNA 双螺旋结构中的同一条链上，可产生一个链内交联；若两个受作用的碱基位于两条核苷酸链上，则形成了 DNA 的链间交联。链间交联可造成严重的复制叉堵塞。

烷化剂又可以根据其主要结构特征分为氮芥类（氮芥、环磷酰胺、异环磷酰胺、苯丁酸氮芥）、亚硝脲类（卡莫司汀、洛莫司汀）、磺酸酯类（白消安）、氮丙啶类（噻替哌、丝裂霉素）和氮甲基类（达卡巴嗪、丙卡巴肼、替莫唑胺）、铂类等。

铂类作为应用最广泛的抗癌药物，最初被归于金属类抗癌药物，但是之后发现其作用机制与烷化剂相似，也是通过与 DNA 分子结合形成加合物，导致 DNA 双链或单链断裂而发挥抗肿瘤作用，因此将之也归为烷化剂类。铂类与 DNA 结合可表现为单一的加和形式或与单链 DNA 内部形成链内交联，也可表现为一个铂类分子与不同 DNA 链间的结合形成链间交联。铂类药物主要包括顺铂（Cisplatin, DDP）、卡铂（Carboplatin, CBP）、草酸铂（Oxaliplatin, L-OHP）、奈达铂（Nedaplatin）和乐铂（Lobaplatin）。卡铂为第二代铂类抗癌药，与顺铂具有同样的生化特性，主要引起 DNA 链间交叉连接而影响其合成。草酸铂作用于与 DDP 相同的 DNA 位点，通过产生烷化结合物作用于 DNA，形成链内和链间交联，从而抑制 DNA 的合成及复制。草酸铂与 DNA 结合迅速，产生的 DACH 基团 - 铂复合体较顺铂和卡铂产生的复合体有更强的抑制 DNA 合成能力和细胞毒性，它们的抗瘤活性谱也不同。卡铂、草酸铂和乐铂的肾毒性和胃肠道毒性均较顺铂轻。

烷化剂是较为广谱的抗肿瘤药物，对处于增殖期及非增殖期的肿瘤细胞均具有杀伤作用，且杀伤效应与剂量成线性相关，故成为癌症超大剂量化疗（high-dose chemotherapy, HDC）的主要药物。

（二）抗代谢药

抗代谢药是指能与体内代谢物发生特异性结合，从而影响或拮抗代谢功能的药物，通常它们的化学结构与体内的核酸或蛋白质代谢物相似。抗代谢药的作用方式有两种：①两者竞争同一酶系，影响酶与代谢物间的正常生化反应速率，从而减少或取消代谢物的生成；②以"伪"物质身份参与生化反应，生成无生物活性的产物，从而阻断某一代谢，致使该合成路径受阻，干扰核酸、蛋白质的生物合成和利用，导致肿瘤细胞的死亡。目前临床上抗代谢药物主要包括阻止叶酸辅酶形成、核苷酸聚合、嘌呤类核苷酸形成及嘧啶类核苷酸形成等类型药物。

氨甲蝶呤是叶酸的拮抗物，可抑制二氢叶酸还原酶，使四氢叶酸生成障碍，最终抑制 DNA 的合成。临床上在超大剂量 MTX 应用后 6～24 小时内给予醛氢叶酸（CF）救援，可使肿瘤细胞，尤其是中枢神经系统内的肿瘤细胞受到较大杀伤而正常组织得以恢复，这就是大剂量氨甲蝶呤 - 醛氢叶酸（HDMTX-CFR）疗法的原理。5-FU 在体内转化为两种活性物，即氟尿三磷（FUTP）和氟去氧尿一磷（FdUMP）。FUTP 可与肿瘤细胞 RNA 结合并干扰其功能；FdUMP 可抑制胸苷酸合成酶（TS 酶），阻止脱氧尿苷酸（dUMP）向脱氧胸苷酸（dTMP）转变，最终影响 DNA 的合成，这是 5-FU 的主要抗肿瘤机制。生理情况下，dUMP 与 TS 及体内提供的还原型叶酸（$5,10-CH_2FH_4$）形成三联复合物，然后产生 dTMP。当 5-FU 输注后，FdUMP 取代 dUMP 与 TS 及 CH_2FH_4 形成三联复合物，抑制 TS 酶，从而阻止 dTMP 生成。生理状况提供的 CH_2FH_4 少，抑制 TS 弱，外源给予 CF 后，使 CH_2FH_4 量增多，三联结合牢固，抑制 TS 加强，5-FU 增效。这是临床上采用 CF 对 5-FU 进行生化调节的机制。目前已有多种 5-FU 和 CF 联合用药方案应用于结直肠癌、胃癌、胰腺癌等，如 Mayo 方案、Roswell Park 方案、ECF 方案和 FOLFOX6 方案。

5-FU 在体内通过二氢嘧啶脱氢酶（DPD 酶）降解；5-FU 口服后，能被胃肠道内 DPD 酶分解而降低其生物利用度及活性。因此，解决问题的可行方法是开发 5-FU 前体药物或抑制 DPD 酶活性的药物。迄今为止，已有数种 5-FU 的前体药物问世，包括 UFT、S-1（替吉奥）、卡培他滨（Capetabine）等。UFT 是喃氟啶（替加氟，FT207；5-FU 前体药）与尿嘧啶按 1:4 分子比的复方制剂。UFT 口服后在肝脏内产生 5-FU，然后释放入血。由于尿嘧啶与存在于肝脏和肿瘤组织中的 DPD 具有高度亲和性，从而抑制 DPD 活性，减少血中 5-FU 的降解，延长其作用时间而提高抗瘤活性。S-1 是继 UFT 之后的复方制剂，由替加氟、吉美嘧啶（Gimeracil，二羟基吡啶，CDHP）、奥替拉西（Oteracil potassium，氧嗪酸钾，Oxo）组成。CDHP 是 DPD 酶特异性的抑制剂，能够使 5-FU 不被降解，有助于延长血中和肿瘤组织中 5-FU 的有效浓度，从而取得与 5-FU 持续静脉输注类似的疗效。Oxo 在胃肠组织中具有很高的分布浓度，能够选择性抑制乳清酸磷酸核糖转移酶，阻止胃肠道内 5-FU 的磷酸化，减少 5-FU 诱发的腹泻等胃肠道反应。卡培他滨是一种口服氟尿嘧啶制剂，它充分发挥了体内各组织器官的代谢差异，发挥肿瘤靶向作用：卡培他滨口服后在胃肠道内以原形吸收，然后首先在肝脏内经羧酸酯酶转化为 5- 脱氧 5- 氟胞嘧啶，继而在肝脏和肿瘤组织内经胞嘧啶脱氨酶作用转变为 5- 脱氧 5- 氟尿嘧啶，最后在肿瘤组织内经胸腺嘧啶磷酸化酶（TP 酶）转化为 5-FU。由于 TP 酶在肿瘤组织中高表达，因此卡培他滨主要在肿瘤中转化为 5-FU，也被认为有一定程度肿瘤靶向性的治疗药物。

培美曲塞（Pemetrexed）是一种以吡咯嘧啶基团为核心的抗叶酸制剂，通过抑制胸苷酸合成酶、二氢叶酸还原酶和甘氨酰胺核苷酸甲酰转移酶的活性，破坏细胞内叶酸依赖性的正常代谢过程而抑制细胞复制，从而抑制肿瘤生长。阿糖胞苷（cytosine arabinoside，Ara-C）在体内转化为阿糖胞三磷（Ara-CTP）才能发挥抗癌作用。Ara-CTP 的抗癌机制包括它能竞争性抑制 DNA 多聚酶、Ara-CTP 分子嵌入到 DNA 的核苷酸键内及其能阻止 DNA 链的延长和引起链断裂的作用等。核苷类化合物吉西他滨（gemcitabine）是 Ara-C 的同类物，在细胞内受脱氧胞苷激酶催化，变成活化的二磷酸化物 dFdCDP 及三磷酸化物 dFdCTP，掺入细胞的 DNA 结构中，使 DNA 合成中断，进而诱导细胞的凋亡。dFdCDP 亦是核糖核酸还原酶的抑制底物，可阻止核糖核苷酸还原为脱氧核糖核苷酸，使脱氧核糖核苷酸减少，阻滞 DNA 的合成。6- 巯基嘌呤（6-mercaptopurine，6-MP）和 6- 硫鸟嘌呤（6-Thioguanine，6-TG）能分别阻断次黄嘌呤转变为腺嘌呤核苷酸及鸟嘌呤核苷酸而阻断核酸的合成。氟达拉滨（fludarabine）是嘌呤的同类物，通过 5′ 的核苷酸酶脱磷酸化变成 2-fluoro-ara-A 后进入细胞，被细胞内的脱氧胞苷激酶磷酸化成有活性的三磷酸盐的产物抑制 DNA 聚合酶、引物酶、连接酶以及核（糖核）苷酸还原酶，从而抑制 DNA 的合成；此外，还可以部分抑制 RNA 聚合酶Ⅱ的活性，减少蛋白质的合成，从而发挥抗肿瘤作用。奈拉滨（nelarabin）是阿糖鸟苷（Ara-G）的前体，通过嘌呤核苷酸磷酸化酶（PNP）转化为 Ara-G，抑制 DNA 的合成。因 PNP 途径主要存在于 T 细胞急淋白血病（T-ALL），故奈拉滨对 T-ALL 具有高度选择性。三尖杉酯碱（Harringtonine）可抑制蛋白质合成的起步阶段，并使核糖核蛋白体分解。

（三）拓扑异构酶Ⅰ和拓扑异构酶Ⅱ抑制剂

鬼臼毒素类的药物依托泊苷（Etoposide，VP-16）和替尼泊苷（Teniposide，VM-26）主要抑制拓扑异构酶（Topo）Ⅱ的作用，阻止 DNA 的复制。喜树碱类包括我国的羟喜树碱及国外的拓扑替康（Topotecan）、伊立替康（Irinotecan，CPT-11）等则通过抑制 TopoⅠ的活性而阻止 DNA 的复制。喜树碱可使正常解离的 TopoⅠ和 DNA 链的共价化合物保持稳定。随着可裂解复合物的形成，抑制了最初由 TopoⅠ介导的 DNA 裂解和重新链接反应。S 期 DNA 复制时形成的复制叉（replication fork）与已断裂的 DNA 链冲突，造成不可逆的复制叉阻滞、双链 DNA 断裂和可逆的可裂解复合物转变为不可逆的复合物，从而导致细胞死亡。伊立替康（CPT-11）是喜树碱类衍生物之一，在体内经羧酸酯酶裂解转化为 7- 乙基 -10- 羟基喜树碱（SN-38）而发挥作用。SN-38 主要作用于癌细胞的分裂 S 期，抑制 TopoⅠ，使其可断裂复合物稳定化，导致 DNA 单链断裂，不能再度链接，阻碍 DNA 的复制和 RNA 的合成，最终抑制癌细胞的分裂。

蒽环类与放线菌素 D（actinomycin D，Act-D）的作用机制相似，与 DNA 结合后，发生嵌入作用而抑制依赖于 DNA 的 RNA 合成；现发现其同时具有抑制 TopoⅡ的作用。

（四）微管类

长春碱类药物是从植物长春花中分离得到具有抗癌活性的生物碱，包括长春新碱（Vincristine，VCR）、长春碱（Vinblastine，VLB）、长春酰胺（Vindesine，VDS）、长春瑞滨（Vinorelbine，NVB）等，主要与肿瘤细胞核的微管蛋白结合，阻止微管的聚合和形成，令细胞有丝分裂停止于中期，干扰细胞的增殖。长春氟宁（Vinflunine）为第二代长春碱化合物，在母体化合物结构上引入两个氟原子后与微管结合的活性更强。

紫杉醇主要通过抑制微管解聚使肿瘤细胞有丝分裂终止而使细胞死亡，是唯一能促进微管形成而抑制微管蛋白解聚的植物次生代谢产物。紫杉醇可依赖性地、可逆地结合在微管下，诱导和促进微管蛋白的聚合，稳定微管、防止解聚，导致染色体断裂并抑制细胞复制和移动，从而阻止肿瘤细胞复制。多西紫杉醇（Docetaxel，多西他赛）稳定微管的作用更强，对肿瘤敏感性更高，目前临床上常用。脂质体紫杉醇因不含紫杉醇常用的聚氧乙烯蓖麻油、无水乙醇等助溶剂，预处理更方便、激素用量更低，过敏反应、药物毒性均降低，药物半衰期更长。白蛋白紫杉醇（Nanoparticle albumin-bound paclitaxel）是紫杉醇与人血白蛋白经高压震动技术制成的纳米微粒，可增加紫杉醇在肿瘤细胞的分布，提高局部药物浓度，过敏反应发生率更低。卡巴他赛（Cabazitaxel）的作用与特点和多西他赛相似，但对转移性前列腺癌疗效较佳。

依沙匹隆（Ixabepilones）是埃博霉素B（Epothilone B）半合成的衍生物，具有类似紫杉醇微管蛋白聚合和抑制微管解聚活性。由于体内的酯解酶可使大环内酯开环而令紫杉醇失效，使用内酰胺键代替内酯键的依沙匹隆对紫杉醇耐药的肿瘤仍有活性。优替德隆（Utidelone，UTD1）是埃博霉素的类似物，其作用机制与紫杉醇类似，但是与紫杉醇相比，UTD1有较高的水溶性，较低的浓度即可保持很高的抗肿瘤活性。艾立布林（Eribulin）是来源于深海中一种黑色海绵类生物的天然产物软海绵素B（Haichondrin B）的合成衍生物。它属于非紫杉类的微管抑制剂，结合在高亲和性位点形成无功能蛋白聚合物抑制微管生长，可用于治疗接受过至少两种化疗方案的复发性转移性乳腺癌。

（五）杂类

博来霉素（bleomycin，BLM）的作用机制与烷化剂相似，通过直接损害DNA模板，使DNA单链断裂。

门冬酰胺酶（L-asparaginase，L-asp）能够水解门冬酰胺，使肿瘤细胞缺乏该必需氨基酸，从而抑制其蛋白合成，导致瘤细胞死亡。

L-门冬酰胺酶（L-asparaginase）是一种从肠道菌类中提取的酶。肿瘤细胞不能自己合成对生长必要的氨基酸门冬酰胺而必须依赖宿主供给，L-门冬酰胺酶可使门冬酰胺水解为门冬氨酸和氨，使肿瘤细胞缺乏合成蛋白质必需的门冬酰胺，造成蛋白质合成受阻。该药主要用于急性淋巴细胞白血病和结外NK/T细胞淋巴瘤。培门冬酶（pegaspargase）为聚乙二醇（PEG）与天冬酰胺酶（aspara-ginase）的共价结合物，克服了天冬酰胺酶的免疫原性和严重过敏反应活性，其抗原性比天然L-天冬酰胺酶低，并具有更长的半衰期。

三氧化二砷（As$_2$O$_3$）俗称砒霜，对急性早幼粒细胞白血病细胞具有剂量依赖性诱导细胞凋亡和部分分化双重效应。全反式维A酸（all trans retinoic acid，ATRA）是维生素A的衍生物，能选择性结合并激活维A酸类受体，降解PML-RARα融合蛋白，恢复野生型 *RARα* 和 *PML* 基因功能，解除了基因转录抑制，重新诱导肿瘤细胞分化。临床上采用As$_2$O$_3$联合ATRA治疗急性早幼粒细胞白血病。

（六）激素类药物

抗雌激素疗法是雌激素受体依赖型乳腺癌内分泌疗法的重要手段之一，主要通过拮抗雌激素受体和减少雌激素来源发挥作用。雌激素受体拮抗剂可与雌二醇竞争性结合雌激素受体，在细胞质内形成与雌激素受体配体-受体的二聚体复合物，继而进入细胞核内，阻断雌激素依赖的DNA和mRNA的合成和癌细胞增殖。减少雌激素来源的方法也是乳腺癌治疗的一个重要途径，通过抑制下丘脑、垂体、卵巢轴或抑制肾上腺、肝、脂肪包括乳腺癌组织中的芳香化酶，阻止其利用雄烯二酮及睾酮产生雌激素可降低血中雌激素水平，抑制雌激素依赖性癌细胞生长。

雌激素受体拮抗剂包括抗雌激素类的三苯氧胺（Tamoxifen，他莫昔芬），托瑞米芬（Toremifen）和雌激素受体降解药氟维司群（Fulvestront）。芳香化酶抑制剂（aromatase inhibitors，AI）包括非甾体类的氨鲁米特（aminoglutethimide）、福美司坦（Formestane）、来曲唑（Letrozole）、阿那曲唑（Arimidex）和甾体类的依西美坦（Exemestane）等，主要用于晚期乳腺癌的姑息治疗和乳癌根治术后的辅助治疗。

抗雄激素药物也包括雄激素受体拮抗和减少雄激素来源两种作用机制类药物。抗雄激素受体药物是前列腺癌的常用药物，主要通过与睾酮或DTH竞争性结合雄激素受体，进而促进细胞凋亡和抑制前列腺癌（PCa）细胞的生长，包括第一代非甾体 AR 拮抗剂类药物氟他胺(Flutamide)、比卡鲁胺(Bicalutamide)、尼鲁米特(Nilutamide)和第二代非甾体 AR 拮抗剂恩杂鲁胺(Enzaluta-mide),第一代非甾体 AR 拮抗剂类药物除具有拮抗剂作用外,长期使用后还具有部分激动作用,第二代非甾体 AR 拮抗剂恩杂鲁胺是源于氟他胺结构母核优化而得,可竞争性结合 AR 的配体结合域,并抑制 AR 向细胞核转位,同时也能抑制 AR 协同蛋白及 AR 与 DNA 的结合。与第一代 AR 拮抗剂相比,其拮抗作用更强并且无激动剂作用。同类的药物还有阿普鲁胺(Apalutamide,ARN-509)等。雄激素生物合成抑制剂阿比特龙,通过抑制雄激素合成的关键酶 17α- 羟化酶 / C17,20- 裂解酶(CYP17)关键酶,可阻断来自睾丸、肾上腺和前列腺肿瘤组织这三种来源的所有雄激素,从而达到抑制肿瘤进展的目的。

促黄体激素释放素(LH-RH)是由下丘脑分泌的肽类激素,与垂体的 LH-RH 受体结合生成和释放黄体生成素(LH)和促卵泡生成素(FSH)。LH-RH 拮抗剂 / 激动剂能够抑制 FSH 的生成和释放,降低体内雌二醇或睾酮的含量,从而达到治疗乳腺癌、子宫肌瘤、前列腺癌等肿瘤疾病的目的;也可作为乳腺癌和前列腺癌的非手术去势治疗手段。LH-RH 类似物包括戈舍瑞林(Gosere-lin)、利普安(Lupron)和亮丙瑞林(Leuproprelina-cetate)等。

(七)分子靶向药物

详见本章第五节肿瘤靶向治疗。

(八)生物调节剂及其他抗肿瘤辅助药物

生物调节剂是一类具有广泛生物学活性和抗肿瘤活性的生物类抗肿瘤药物。此类药物是通过增强机体免疫发挥抗肿瘤作用。细胞免疫增强剂包括白细胞介素 -2 和胸腺肽等;巨噬细胞增强剂有干扰素和腺病毒 P53 等。

辅助抗肿瘤药物主要包括化疗前止吐药物,集落刺激因子等用于预防或治疗化疗引起的中性粒细胞减少。

二、细胞周期动力学与化疗药物

细胞周期系指亲代细胞有丝分裂的结束到 1 或 2 个子细胞有丝分裂结束之间的间隔。细胞经过一个周期所需要的时间称为细胞周期时间,包括 G_1、S、G_2、M 期。细胞处于不同周期阶段,有着不同的生理活动。G_1 期为 DNA 合成前期,S 期为 DNA 合成期,G_2 期为 DNA 合成后期,M 期为细胞分裂期;通过 M 期,已复制的遗传物质被平均分配到两个子细胞中。另有一些细胞可暂时离开增殖周期,在某些因素的刺激下才重新进入细胞周期,这些细胞称为 G_0 期细胞。G_0 期的细胞与 G_1 期的细胞的区别是前者对正常启动 DNA 合成的信号无反应。处于 G_0 期的细胞继续合成 DNA 和蛋白质,还可以完成某一特殊细胞类型的分化功能。这些细胞可以作为储备细胞,一旦有合适的条件,即可重新进入增殖细胞群中并补充到组织中。

根据肿瘤细胞的分裂周期,可将化疗药物分为两大类:细胞周期性特异性药物(cell cycle spe-cific drugs)与细胞周期非特异性药物(cell cycle non-specific drugs)。周期特异性药物对处于增殖周期的肿瘤细胞有明显的杀伤作用;可仅对增殖周期的某一时相有较强作用,也可同时对其他时相有作用。如 5-FU、MTX、6-MP 和 Ara-C 主要阻碍 DNA 的生物合成,仅作用于 S 期,称为 S 期特异性药物;而 VLB、VCR、VDS 和 paclitaxel 主要损伤纺锤体,使丝状分裂停滞于分裂中期(M 期),故称 M 期特异性药物。周期非特异性药物可直接破坏或损伤 DNA,对增殖周期及 G_0 期的肿瘤细胞均有杀伤作用;代表药物包括烷化剂、丙卡巴肼、顺铂和亚硝脲类(图 16-1)。周期非特异性药物对肿瘤细胞的杀伤力一般较周期特异性的药物强,且随着药物浓度的升高,对肿瘤细胞的杀伤作用越明显;特别是此类药物对 G_0 期的细胞亦有作用,故对增殖比率(generation frac-tion, GF)低的肿瘤也有作用,因此在实体瘤常规化疗和超大剂量化疗方案的组成中经常必不可少。而周期特异性药物仅对某一时相的细胞有杀伤作用,故其作用较弱,单独使用较难达到彻底的抗肿瘤效果。

1. **对数细胞杀伤学说** 对数细胞杀伤理论(log-kill hypothesis)的提出是基于鼠 L1210 白血病细胞系的研究,是指不论目前肿瘤大小如何,抗肿瘤药物均成比例而非一定数量地杀灭肿瘤细胞,药物治疗效果由给药的剂量、治疗的次数和重复频率决定(图 16-2)。

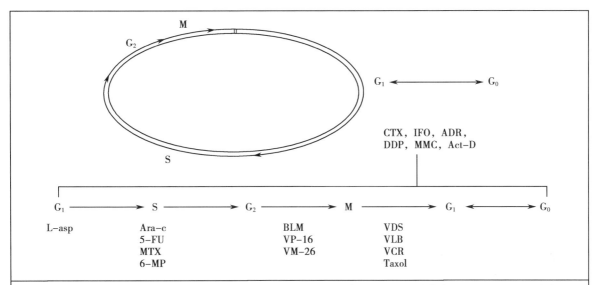

注：CTX：环磷酰胺，IFO：异环磷酰胺，DDP：顺铂，MMC：丝裂霉素；Act-D：放线菌素D，L-asp：门冬酰胺酶，ADR：阿霉素，5-FU：氟尿嘧啶，MTX：甲氨蝶呤，6-MP：6-巯嘌呤，BLM：博来霉素，VP-16：依托泊苷，VM-26：替尼泊苷，VDS：长春地辛，VLB：长春碱，VCR：长春新碱，Taxol：紫杉醇

图 16-1 抗癌药物与细胞周期

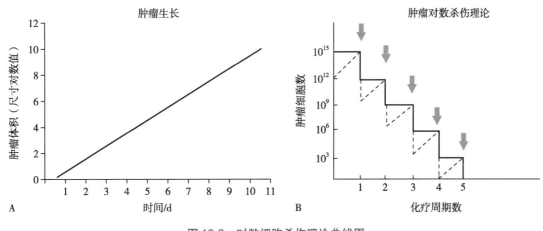

图 16-2 对数细胞杀伤理论曲线图

2. Norton-Simon 剂量密集学说（Gompertzian 模型） 然而，大多数实体瘤生长曲线并不符合 log-kill 假说，而符合 Gompertzian 模型，即肿瘤生长指数并非恒定，而随着时间延长呈指数下降。在细胞生长的初始阶段，处于增殖期的肿瘤细胞多，肿瘤细胞呈指数生长，倍增时间短。但肿瘤的生长指数达到高峰后，随着肿瘤体积增大，受到缺氧缺血、毒性代谢物积累及组织出血坏死等因素影响，生长指数不断下降、倍增时间延长，曲线趋于平坦。因而，肿瘤化疗药物的敏感性取决于化疗时肿瘤所处的生长曲线部位（图 16-3）。

在肿瘤早期，肿瘤负荷较小，生长指数较高，化疗药物反应性好。而在肿瘤晚期，肿瘤负荷大，生长指数低，化疗可杀伤的细胞较少。然而，临床上大多数肿瘤在诊断时已到减速生长阶段。

因此，Norton 和 Simon 根据人肿瘤细胞的 Gompertzian 曲线生长模型，提出剂量密集学说。剂量密集疗法是指每次用药剂量不变，而缩短用药间隔。这是因为在化疗间期初期，由于残留肿瘤细胞数较少，多数细胞处于增殖期，生长速度快，对化疗敏感。当残存的细胞按照 Gompertzian 生长曲线积累时，生长速度变慢，对化疗不敏感

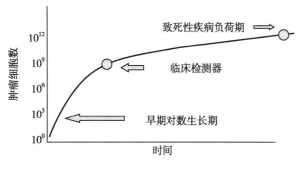

图 16-3　Gompertzian 生长曲线

的细胞逐渐增加。因此，延迟用药不利于有效的治疗。目前，剂量密集的化疗方案已经广泛应用于乳腺癌的新辅助及辅助化疗中。

三、化疗药物的耐药机制

随着肿瘤化疗药物的广泛应用，肿瘤的耐药性问题越来越突出，已成为肿瘤有效治疗的主要障碍之一。临床上，我们经常可以观察到在肿瘤化疗初期疗效较为明显，肿瘤消退；但很快出现复发或增大，提示耐药的出现。影响化疗药物耐药的因素包括多个方面，如宿主解剖学因素、化疗药物代谢动力学因素、肿瘤细胞基因遗传学及细胞周期动力学因素。

首先，人体内存在一些天然的屏障，如血 - 脑屏障、血 - 睾屏障。绝大多数的化疗药物无法通过这些屏障进入相应的组织器官内。因此，隐藏在这里的肿瘤细胞常常成为复发的根源。例如，儿童急淋白血病治疗中，脑膜是复发的常见部位。解决的办法是采用中枢放疗，静脉注射大剂量 MTX，锥管内或脑室内注射化疗药物增加脑内化疗药物的浓度，降低中枢复发的风险。

其次，化疗药物代谢动力学因素包括多个方面，如肿瘤细胞对抗癌药物的摄取减少、药物活化酶的量或活性减低、药物灭活酶含量或活性增加、药物作用靶酶的含量增高或与药物的亲和力改变、肿瘤细胞的 DNA 修复加快、细胞代谢替代途径的建立和细胞对药物的排出增加。解决的途径包括逐渐增加给药剂量、给予药物代谢酶抑制剂如 DPD 酶抑制剂和采用联合化疗，从多个靶点代谢途径打击肿瘤细胞以克服抗药性。

第三，许多研究显示恶性肿瘤细胞基因遗传学是导致化疗药物耐药的重要机制。Goldie 及

Coldman 认为，肿瘤细胞在增殖过程中，有较固定的突变率（约 10^{-5}），每次突变均可导致抗药瘤株的出现。因此，倍增次数愈多（亦即肿瘤愈大），抗药瘤株出现的机会愈大。每次突变，可导致对某种药物发生抗药。因此，为防止抗药性的产生，应尽早在肿瘤负荷最低时给予足量有效的抗癌药，并尽量联合多种不同机制的化疗药物，以便及时充分杀灭敏感的及对个别药物抗药的瘤细胞，防止其增殖形成优势。按照这一理论，20 世纪 70 年代出现了所谓的两种无交叉抗药作用的化疗方案进行交替化疗，如用 MOPP/ABV 方案治疗霍奇金病。

第四，非增殖的 G_0 期对化疗药物不敏感。肿瘤细胞中 G_0 期细胞所占比率愈高，化疗愈不敏感。而防治此类抗药性肿瘤的关键在于尽早治疗，并应用一切手段（包括手术、放疗）减少肿瘤负荷；也有人尝试持续长时间静脉输注抗癌药来克服此类抗药性。

第五，近年来研究发现小 RNA（miRNA）也是肿瘤耐药的重要机制之一。部分 miRNA 能够直接上调肿瘤细胞膜表面的药物转运蛋白如 ABCB 和 ABCG 的表达，导致肿瘤药物外排增加；miRNA 还可以调节多种细胞凋亡因子的表达，从而抑制细胞凋亡。

肿瘤耐药是一个非常复杂的过程，常常同时伴有以上多种因素。近年来发现，肿瘤细胞的多药抗药性是化疗失败的主要原因。

四、多药耐药性

多药抗药性又被称多向抗药性（pleiotropic drug resistance），是近年来肿瘤耐药方面最受关注的话题。多药抗药性是指恶性肿瘤细胞在接触一种抗癌药后，产生了对多种结构不同、作用机制各异的其他抗癌药的抗药性。

能使肿瘤细胞产生多药抗药性的抗癌药多为天然来源的抗癌药，如长春碱类、鬼臼毒素类、紫杉醇类和蒽环类抗生素。抗癌药的共同特点有以下这些：一般为亲脂性的药物，分子量在 300～900Da 之间；药物进入细胞是通过被动扩散的方式；药物在 MDR 细胞中的积聚比敏感细胞少，导致胞内的药物浓度不足而未能发挥细胞毒性作用。MDR 产生的机制是由于细胞膜上多有一种

特殊的蛋白，称 P- 糖蛋白（P-gp），在以上化疗药物的诱导之下，编码 P-gp 蛋白的 *MDR* 基因可出现扩增，导致 P-gp 的过度表达。P-gp 具有膜转运蛋白的许多结构特征，一旦与抗癌药物结合，通过 ATP 提供能量，将药物从胞内泵出胞外，使抗癌药物在胞内的浓度不断下降，其细胞毒性作用因此减弱或消失，导致抗药现象。近年来还发现多药耐药相关蛋白家族（MRPs）和乳腺癌耐药蛋白（BCRP）也是 MDR 细胞中高表达的膜泵蛋白。P-gp、MRPs 和 BCRP 均属于 ATP 结合盒（ATP-binding cassette，ABC）膜转运蛋白超家族。

近年来，人们认识到在肿瘤组织中存在极少量的肿瘤干细胞，抗肿瘤药物仅能杀灭大部分处于不同分化阶段的肿瘤细胞，而不能杀死 CSC，这可能是造成肿瘤耐药和复发的根本原因。CSC 对多种化疗药物耐药的机制主要有以下几方面。

1. CSC 与正常干细胞具有许多相似特征，并且大多处于 G_0 期，导致细胞周期特异性化疗药对其疗效不佳。

2. CSC 的分裂方式之一是不平行分裂，即一个母 CSC 分裂为一个分化细胞和一个子 CSC，在此过程中新合成的 DNA 全部进入分化细胞中，而母 CSC 原有的模板 DNA 全部保留至子 CSC 中。因此，一些作用于 DNA 合成过程的化疗药仅能损伤分化细胞中的 DNA 而对子代 CSC 无效。

3. 相比于分化的肿瘤细胞，在 CSC 中 ABCB1、ABCG2 的表达水平更高，而两者分别编码 P-gp、BCRP 等膜泵蛋白，导致 CSC 对药物的泵出能力增加，从而耐药性更强。

第三节　抗癌药物的合理使用及化学治疗在临床上的应用

随着各种新的抗癌药物的不断出现和治疗方法的不断改进，肿瘤化疗在肿瘤治疗中占有相当重要的地位。肿瘤化疗取得良好的疗效的前提是制订合理的化疗方案，包括用药的时机、药物的选择与配伍、剂量、疗程、间隔时间等。如何合理使用抗癌药物，牵涉到药物的药理作用及其代谢动力学、肿瘤的生物学特征、肿瘤细胞增殖动力学、患者的病期和身体状况等多方面的问题。合理应用细胞毒性药物应考虑肿瘤的生物学特性、

肿瘤临床试验或临床前试验的有效抗癌谱、准备使用药物的药理学和药动学、患者的临床情况（包括营养、感染、身体状况和精神状况）以及患者是否可以承受其不良反应和经济负担等因素。

一、化学治疗与肿瘤细胞增殖动力学

在当下肿瘤精准治疗时代，了解肿瘤细胞增殖动力学特征，对指导肿瘤化学治疗仍具有重要意义。肿瘤细胞在相当时间内是呈指数性生长的。除个别肿瘤外，一般一个肿瘤细胞经 30 次倍增（分裂增殖）后，细胞数可达 10^9，可形成约 1 克的肿瘤（直径约 1cm），成为临床可诊断的肿瘤病灶。这一过程需要数月至数年的时间，视不同肿瘤细胞增殖的速度（倍增时间的长短）不同而定。如再经 10 次倍增，肿瘤细胞负荷可达 10^{12}，约相当于 1kg 重量的肿瘤组织，这时多数患者会因肿瘤消耗而死亡（图 16-4）。因此，若能在肿瘤早期给予有效的根治性治疗，则患者治愈的希望较大。肿瘤的初始治疗包括手术治疗、放射治疗和化学治疗等手段，视具体肿瘤而定。假如初始治疗未能达到治愈，肿瘤细胞只减少到 $10^4 \sim 10^5$ 水平，则一些肿瘤标记物如甲胎蛋白、绒毛膜促性腺激素 β 亚单位和某些分子遗传学标记如 BCL-2 或其他肿瘤基因重排可能异常，此时，即使临床影像学检查未能检查出明显病灶，但出现临床复发的可能性也很高。

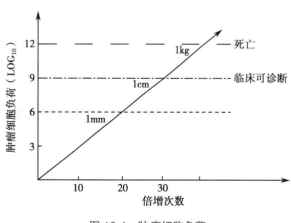

图 16-4　肿瘤细胞负荷

多数化疗药物的剂量与对敏感肿瘤细胞的杀伤效应呈线性关系。抗癌药物杀灭肿瘤细胞遵循"一级动力学"（first order kinetics）的规律，即一定量的抗癌药物杀灭一定比率、而非固定数量的恶

性细胞。这意味着每次化疗只能杀伤一定比例而不是相同数量的肿瘤细胞，需用多疗程化疗才可能杀灭肿瘤。假设在开始化疗时的肿瘤细胞数目为 10^{10}，如果每一疗程的化疗可杀灭 99.9% 的肿瘤细胞，在化疗间隙肿瘤细胞可生长一个对数级，约需 5 个疗程的化疗才能除去最后一个肿瘤细胞。这是假设所有肿瘤细胞均对药物敏感、没有细胞耐药，而且在肿瘤化疗过程中也没有耐药发生的理想情况。在临床实际中，绝大多数肿瘤中均包含部分处于不增殖的 G_0 期的肿瘤细胞，并非按前面提到的肿瘤模式生长，因此需要多疗程化疗才能达到根治的目的。另一方面，化疗药物剂量的高低与肿瘤细胞残存的数目也密切相关。假设治疗前的肿瘤细胞数目为 10^{11}，正常体重的患者用环磷酰胺 1.5g 治疗，残留的肿瘤细胞数约为 5.5×10^7；而如用环磷酰胺的量为 0.75g，则残留的细胞数目为 2.4×10^9，即药物剂量降低 50%，残留细胞增加了 98%。因此在多数可能的情况下，治疗患者时给予足够的剂量和疗程是一个重要的目标。

根治性化学治疗必须杀灭所有的恶性细胞，即所谓完全杀灭（total kill），这一概念正是基于以上理论而产生的。要治愈一例癌症患者，必须清除其体内所有恶性细胞。如体内有残留的恶性细胞，经若干次的增殖，肿瘤亦将复发。因此，有效的根治性化疗应包括诱导缓解化疗阶段和缓解后的巩固与强化治疗阶段。诱导缓解化疗阶段是使肿瘤细胞数降至 10^9 以下，以达到临床完全缓解；而缓解后的巩固与强化治疗阶段使肿瘤细胞继续

受到杀伤，直至全部杀灭。但经反复给药后，肿瘤细胞往往产生抗药性，使治疗敏感性降低。因此，巩固强化期的治疗常常更为困难，需要反复给予比较强烈的多疗程化疗，有时需换用或加用与原诱导方案无交叉抗药性的、新的有效治疗方案才有希望取得真正的治愈。

二、剂量强度

化疗药物的剂量是影响化疗疗效的重要因素。多数化疗药物的剂量疗效曲线是呈陡峭的直线状；部分开始是直线，以后才变成平台型。动物实验证实，按常规剂量的 80% 量给药，完全缓解率明显下降；而且在达到完全缓解后巩固治疗中，将药物剂量降低 20%，复发率显著增高。

如何比较不同药物剂量的治疗效果呢？Hryniuk 等人在分析了大量肿瘤的化疗效果后，在 20 世纪 80 年代提出了剂量强度（dose intensity）的概念，即无论给药途径、用药方案如何，疗程中单位时间内所给药物的剂量，以 $mg/(m^2 \cdot W)$ 表示。相对剂量强度（relative dose intensity）则指实际给药剂量强度与设定标准剂量强度之比。若是联合化疗，则可计算出几种药物的剂量强度及平均相对剂量强度。表 16-2 举例示范剂量强度的计算方法；由于剂量强度是整个疗程中平均每周所接受的剂量，故在临床化疗中减低每次给药剂量或延长间隔时间，均会降低剂量强度。

表 16-3 显示小鼠 Ridgway 骨肉瘤用左旋苯丙氨酸氮芥（L-phenylalanine mustard，L-PAM）及环磷酰胺（cyclophosphamide，CTX）联合化疗时

表 16-2　剂量强度、相对剂量强度和平均剂量强度的计算方法

化疗方案	剂量强度	相对剂量强度
标准方案剂量（每 4 周重复）		
CTX 400mg/(m²·D)，D1	100mg/(m²·W)	
MTX 40mg/(m²·D)，D1，8	20mg/(m²·W)	
5-FU 400mg/(m²·D)，D1，8	200mg/(m²·W)	
实际方案用量（每 4 周重复）		
CTX 400mg/(m²·D)，D1	100mg/(m²·W)	100/100＝1
MTX 36mg/(m²·D)，D1，8	18mg/(m²·W)	18/20＝0.9
5-FU 360mg/(m²·D)，D1，8	180mg/(m²·W)	180/200＝0.9
		平均相对剂量强度 2.8/3＝0.93

注：D，天；W，周

剂量强度对疗效的影响。从表中可见，剂量强度减低时，CR 率及治愈率均明显降低。平均来说，剂量降低 20%，疗效降低 50%。在临床实际工作中，对包括淋巴造血系统肿瘤及实体瘤治疗的化疗研究结果及临床经验均证实化疗剂量强度与治疗效果明显相关，当然，影响疗效的还有其他许多因素。如有文献报导，MOPP 方案治疗霍奇金病的治愈率各有不同，是由于所用药物的相对剂量强度不同所致。对淋巴结阳性的乳癌患者术后辅助性化疗的回顾性分析表明，接受足量化疗的患者，复发机会比给予低剂量的更低。

表 16-3 小鼠 Ridgway 骨肉瘤的治疗实验研究

相对剂量强度			完全缓解率 /%	治愈率 /%
CTX	L-PAM	平均		
0.38	0.82	0.60	100	60
0.75	0.18	0.47	100	44
0.25	0.55	0.44	100	10
0.50	0.12	0.31	10	0
0.17	0.36	0.27	0	0

在临床治疗中，对有治愈可能的患者，应尽可能使用可耐受的最大剂量强度的化疗来保证疗效。近年来，在粒细胞集落刺激因子、自身骨髓移植和 / 或外周血造血干细胞移植的支持下，使用高剂量强度化疗以提高化疗疗效已成为可能。但是，大剂量化疗必然带来更大的毒性作用，故在没有合适的预防治疗化疗的毒性作用的相应措施时，不应该盲目提高剂量强度。

三、联合化疗

肿瘤由许多不同生物学特征的肿瘤细胞构成。通常情况下，只有部分细胞处于活跃增殖状态，其他细胞则处于相对静止的非增殖状态（G_0 期）。活跃增殖细胞占总体细胞数的比率，称为增殖比率（generation fraction，GF）。若将作用于不同时相的药物联合使用，则可望达到一次杀灭大量癌细胞，同时又可促使 G_0 期的细胞进入增殖周期，有助于提高化疗对肿瘤的杀伤作用从而提高临床化疗疗效。

联合化疗方案的组成，应仔细考虑以下几项原则：①构成方案的各药应该是单独使用时证明对该种肿瘤有效的化疗药物；②尽量选择作用机制和耐药机制不同、作用时相各异的药物组成联合化疗方案，以便更好地发挥协同作用；③尽可能选择毒副作用不同的药物联合，以免毒副作用相加；④最重要的是，所设计的联合化疗方案应经严密的临床试验证明其有实用价值。

四、化疗的策略

（一）根据治疗目的的化疗分类

根据不同的治疗目的，可将化学治疗大致分为以下几种：根治性化疗（curative chemotherapy）、辅助化疗（adjuvant chemotherapy）、新辅助化疗（neoadjuvant chemotherapy）、姑息性化疗（palliative chemotherapy）和研究性化疗（investigational chemotherapy）。

1. **根治性化疗** 对化学治疗可能治愈的敏感肿瘤，如急性淋巴性白血病、恶性淋巴瘤、睾丸癌和绒癌，应积极进行全身化疗，力求根治。化疗的近期目标是取得完全缓解（complete response）。根治性化疗最重要的观察指标是无复发生存期（relapse-free survival）或无病生存期（disease-free survival，DFS），表示患者取得治愈的潜在可能性。按照化疗药物杀灭肿瘤细胞遵循的"一级动力学"（即按比率杀灭）的原理，根治性化疗必须由作用机制不同、毒性反应各异而且单药使用有效的药物所组成的联合化疗方案，运用足够的剂量及疗程，间隙期尽量缩短，以求完全杀灭体内的癌细胞。根治性化疗也常需联合其他治疗手段，如睾丸癌需要睾丸原发病灶切除和小细胞肺癌需加用放疗，均是综合治疗的很好例子。

2. **辅助化疗** 辅助化疗是在有效的局部治疗（根治性手术或放疗）后采用的化疗，它是根治性治疗的一部分，其目的主要是针对可能存在的微转移的肿瘤细胞，尽可能降低复发转移的风险。事实上，许多肿瘤在手术（或放疗前）前已经存在超出局部治疗范围外的微小病灶。原发肿瘤去除后，残留的肿瘤生长加速，生长比率增高，对药物的敏感性增加，且肿瘤体积小、更易杀灭，治愈的可能性增加。目前，辅助性化疗对多种实体肿瘤，如乳腺癌、胃癌、大肠癌、非小细胞肺癌、骨肉瘤和软组织肉瘤的价值已得到了高级别的循证医学证据的支持，见表 16-1。我们必须根据肿瘤的类型、病期以及患者的全身情况，在根治性的局部治疗后尽早使用辅助化疗，以尽可能地提高治愈率。辅助治疗的周期一般为 4～6 个月，视不同肿瘤而定。辅助化疗的主要的观察指标也是无复发生存率。

3. **新辅助化疗**　新辅助化疗是指对临床表现局限性的、可能采用局部治疗手段（手术或放疗）的肿瘤，在手术或放疗前先化疗，使局部肿瘤缩小，增加手术切除的几率或减少手术或放疗造成的损伤，以尽可能保留正常器官的功能。另一方面，新辅助化疗可更早期杀灭可能存在的微转移灶，降低远处转移的风险，改善预后。目前，新辅助化疗广泛用于局部晚期乳腺癌、直肠癌、肛管癌、膀胱癌、喉癌、骨肉瘤、软组织肉瘤等的治疗，部分患者经新辅助化疗后甚至达到了病理完全缓解（pCR）。新辅助化疗显著增加了手术切除率及器官或肢体保全率，显著改善了患者的预后及生活质量。

4. **姑息性化疗**　目前，临床最常见的恶性肿瘤，如非小细胞肺癌、肝癌、胃癌、大肠癌、胰腺癌、食管癌、头颈癌的化疗疗效仍不满意。对此类癌症的晚期病例，已失去手术治疗的价值；化疗也仅为姑息性，主要目的是延长生命，减轻患者的痛苦，提高其生活质量。姑息化疗应避免治疗过度而使患者的生活质量下降。除全身性化疗的途径外，经常还使用其他特殊途径的化疗，如胸腔内、腹腔内、心包内给药治疗癌性积液，肝动脉介入化疗治疗晚期肝癌。

5. **研究性化疗**　肿瘤化学治疗是一门发展中的学科；为了不断探索新的药物和新的治疗方案、提高治疗疗效，应积极开展研究性化疗。但临床试验应该有明确的目的、完善的试验计划、详细的观察和评价方法，更重要的是应符合公认的医疗道德标准，应取得患者的知情同意并努力保障受试者的安全。研究性化疗应符合临床药物试验的药物临床试验质量管理规范（good clinical practice，GCP）原则。

（二）依据给药途径的化疗分类

根据给药途径的不同，可将化疗分为肿瘤全身化疗（systemic chemotherapy）和局部化疗（regional chemotherapy）。

局部化疗是将药物直接灌注到肿瘤所在区域。局部化疗的目的是增加该部位与抗肿瘤药物接触的机会，同时减少全身的毒性反应。在临床上具体应用时，局部化疗的形式主要取决于肿瘤所处的部位以及局部肿瘤血供与正常组织血液供应的差异性。局部化疗包括了腔内化疗（intracavitory chemotherapy）、鞘内化疗（intrathecal chemotherapy）以及局部动脉灌注化疗等方式。

1. **腔内化疗**　腔内化疗包括胸、腹膜腔和心包腔内化疗。一般选用可重复使用、局部刺激较小、抗瘤活性好、腔内注药后 AUC（曲线下面积）明显比其血浆 AUC 高的药物（表 16-4）。

表 16-4　常用药物腹腔 / 血浆 AUC 和主要毒性

药物	平均 AUC 比值	主要毒性
博来霉素（bleomycin）	4	腹膜炎、发热
卡铂（carboplatin）	6～10	骨髓抑制
顺铂（DDP）	12	肾毒性
阿霉素（ADM）	400	腹膜炎
紫杉醇（paclitaxel）	996	腹膜炎
IL-2	200～1 000	腹膜硬化

（1）胸腔内化疗：治疗恶性胸腔积液（malignant pleural effusion，MPE）可通过闭合胸腔或在腔内注药直接杀灭肿瘤而达到目的。目前主要选择以下三种。

1）胸膜硬化剂：多项研究显示，滑石粉是最有效的胸膜固定硬化剂。相对非均粒滑石粉，均粒滑石粉可减少胸膜固定术所致低氧血症的风险，应当优先选用。注射滑石粉匀浆或喷洒滑石粉粉末控制 MPE 的疗效相当，每次剂量一般为 2.5～10g。其他可供选择的硬化剂还有短小棒状杆菌、多西环素、四环素等，疗效不一，其作用是导致局部纤维化，胸膜腔闭合。

2）抗肿瘤药物：如 BLM、DDP、Carboplatin、MMC 以及抗血管生成靶向药物主要有贝伐单抗等，这类药物既可引起局部纤维化，又可杀灭肿瘤。控制胸腔积液要求杀灭腔内肿瘤和粘连闭合胸腔，两者同样重要。目前临床应用最多的抗肿瘤药物是 DDP 和 BLM。博来霉素疗效中等，每次剂量一般为 45～60mg，有效率 60%～70%；顺铂每次剂量 40～60mg，有效率 50%～60%。

3）生物免疫调节剂：是近年探索治疗恶性胸腔积液较为成功的方法。IL-2 为调控免疫应答的重要因子，参与抗体反应、造血和肿瘤监视，可通过增强 T 细胞活性，诱导产生细胞毒 T 细胞，发挥抗肿瘤作用，治疗 MPE 疗效显著。IL-2 能诱发化学性胸膜炎反应，促进胸膜粘连、闭锁，降低膜的通透性，减少积液渗出，同时能直接杀伤肿瘤细胞，加强胸腔积液回流，达到消除胸腔积液的目的；其有效率可达 48%～72%。另外，IFNβ、IFNγ 和重组 P53 腺病毒注射药等直接注入胸腔治疗 MPE 及间皮瘤，有效率在 50%～70%。榄香烯榄是从中药温莪术中提取的抗癌有效成分，可降低肿瘤细胞有丝分裂能力，对肿瘤细胞的 DNA、RNA 及蛋白质合成有明显抑制作用，诱发肿瘤细胞凋亡，抑制肿瘤细胞生长；还能直接作用于细胞膜，使肿瘤细胞破裂，可以增强肿瘤细胞的免疫原性，诱发和促进机体对肿瘤细胞的免疫反应。在Ⅱ、Ⅲ期临床研究中，榄香烯榄治疗恶性胸腹腔积液的有效率为 77.6%，对恶性腹腔积液的有效率为 66.1%；如果联合铂类序贯胸腔注入疗法，有效率更高。国内也有学者尝试胸腔内注入金黄色葡萄球菌素或香菇多糖、康莱特等，还有学者试用胸腔局部热灌注治疗 MPE。所有这些方法疗效不一，均未得到多中心大样本 RCT 研究证实，有必要开展严格的临床研究以积累更多可靠的证据。

（2）腹腔内化疗：恶性腹腔积液（malignant pleural ascites，MPA）常见于卵巢癌。腹腔内化疗时一般选择腹腔内化疗药物的浓度与外周血药物浓度曲线下面积的比值（area under the curve ratios，AUS）更大、刺激更少的药物，以免引起腹痛和肠粘连。为了使药物分布更均匀，在大量腹水引流后，注入化疗药物后输入 1 500～2 000ml 等渗溶液注入腹腔。卵巢癌可选 DDP、carboplatin 和紫杉醇等，并且可以进行腔内联合化疗，目前尚不能确定联合化疗比单药好。腹腔内化疗最适合卵巢癌术后残留病灶小或全身化疗获完全缓解但有复发危险的患者；恶性间皮瘤疗效次之，消化道肿瘤疗效较差。有学者提出在腹腔内注射抗癌药的同时，通过静脉给予解毒药，以减少全身毒副作用，即所谓双途径化疗，如腹腔内或胸腔内给 DDP、静脉给硫代硫酸钠。但这些解毒药可能从血液循环中进入腹腔或通过毛细血管进入肿瘤组织，从而影响局部疗效。

卡妥索单抗（catumaxomab）是一种三功能双特异性抗体，可与 EpCAM、T 细胞（CD3$^+$）、Fcγ 受体特异性结合，刺激免疫细胞释放穿孔素、抗体依赖性细胞介导的细胞毒作用、吞噬作用杀伤肿瘤细胞，致靶细胞死亡。该药已在欧洲上市，适应证为恶性腹腔积液。卡妥索单抗应用于卵巢癌、胃癌、结直肠癌等多种实体瘤腹腔积液患者，取得了理想的结果。随着免疫治疗的突破性进展，细胞周期检查点抑制剂、树突状细胞 / 肿瘤抗原疫苗等已显示出治疗恶性腹腔积液的希望。

（3）心包内化疗：恶性心包积液可用心包穿刺、手术心包开窗、心包硬化剂、全身化疗和放射治疗。心包内化疗必须选用药物刺激性小的化疗药物，包括 DDP、carboplatin、BLM 和 IL-2 等。

2. 鞘内化疗 鞘内注射化疗药物成为防治中枢神经性白血病或淋巴瘤最有效的方法之一，主要通过腰椎穿刺或一种埋在头皮下的药泵（Ommaya Reservoir）给药。鞘管与侧脑室相连，可将灌注抗癌药物带到脑脊液中，最终扩散到整个中枢神经系统中。这种方法给药，药物分布均匀，有效率高、复发率低，但操作复杂，亦有相应的并发症，目前比较少用。另外，常规腰椎穿刺注射化疗药物，简单可靠，大部分医疗机构均可实施；患者连续平卧一段时间，可明显改善药物分布。目前鞘内用药仍以 MTX、Ara-C 和皮质激素为主。近年来有报道鞘注脂质体 Ara-C 和利妥昔单抗，这是治疗的新尝试。

MTX 鞘内注射用法（成人急性白血病治疗），5～10mg/m^2（一次最多 15mg），每 3～7 天重复，共 4～6 次，此后每隔 4～6 周重复 1 次。鞘内注射后，MTX 在腰骶部消除比脑室慢，浓度比侧脑室高 4～5 倍。部分患者鞘内注射后可出现急性蛛网膜下腔炎、假性脑膜炎、恶心呕吐、脑脊液淋巴细胞增多等不良反应，严重的还可引起轻瘫、截瘫、脑神经损害、共济失调等，但发生率不高，且大多可逆。

Ara-C 亦是常用药物，鞘内注射剂量为 30～100mg/m^2，每周 1～2 次；侧脑室每次注入 30mg 的 Ara-C，脑脊液浓度达 2mmol，半衰期 3.4 小时。由于脑脊液内胞嘧啶脱氨酶活性低，因此脑脊液 Ara-C 半衰期明显比血浆中长。Ara-C 3g/m^2 静脉滴注 1 或 3 小时，脑脊液中 Ara-C 的浓度分别相当于血浆浓度的 7% 和 12%。有研究发现，脂质体包裹 Ara-C 一次注射后，在脑脊液中可维持 2～3 周，半衰期显著长于普通 Ara-C，并且分别更加均匀和广泛。Ara-C 鞘内注射的毒性反应与 MTX 相似，但发生率明显为少。临床上常联合使用 MTX、Ara-C 和皮质激素鞘内注射治疗中枢神经系统白血病或淋巴瘤中枢侵犯，以使疗效最大化。鞘注亦可与局部放疗结合应用。

利妥昔单抗是治疗 B 细胞非霍奇金淋巴瘤的重要药物，但其基本无法进入中枢神经系统，脑脊液浓度仅占外周血浓度 0.01%。因此，国外学者经过复杂和严格的动物实验和临床试验，通过腰穿或 Ommaya Reservoir 进行鞘内注射该药，获得了不错的疗效。目前，国内外已有多个关于利妥昔单抗鞘内注射治疗中枢神经系统淋巴瘤的临床试验报道，结果多提示鞘内注射利妥昔单抗治疗中枢神经系统淋巴瘤安全有效。中山大学肿瘤医院内科采用利妥昔单抗治疗 B 细胞淋巴瘤合并中枢受累患者，获得较好的疗效；单次鞘注剂量推荐小于 25mg，避免与其他鞘内化疗药物同时应用，最好交替使用，鞘注必须缓慢，最好超过 10 分钟，同时密切注意患者神经根刺激症状，及时对症处理。

3. 动脉内化疗 为了提高抗癌药物在肿瘤局部的有效浓度，可用动脉内化疗（intra-arterial chemotherapy，IACT）。对于浓度依赖性的抗肿瘤药物，局部药物浓度是决定疗效的最关键的因素之一。目前，局部动脉给药的条件有三个：①肿瘤局部以侵犯为主，少远处转移，如 IACT 较适合结肠癌肝转移治疗；②给药动脉主要供应肿瘤而较少供应正常组织；③所用抗肿瘤药物，局部组织摄取快，全身灭活或排泄快，特别是药物第一次通过肿瘤时可被绝大部分吸收。

选择性动脉插管化疗时，进入肿瘤的化疗药物浓度较外周血浓度高 4～22 倍，肿瘤边缘药物浓度是全身化疗药物浓度的 9～68 倍，因此可明显增加局部药物浓度，提高疗效并减少不良反应。目前，动脉化疗最常用于原发性肝癌的治疗。原发性肝癌由于确诊时大部分已为晚期，无法手术切除，而且全身化疗效果欠佳。目前常采用经导管肝动脉栓塞化疗（TAE）和经导管碘油化疗药物栓塞术（TOCE）治疗，使晚期复发性肝癌的治疗有了明显的进步。有报道用 TOCE 治疗

125 例晚期肝癌，2 年生存率达 32.8%（41/125）。动脉化疗亦尝试用于无法手术切除的局部晚期头颈肿瘤的治疗。现阶段，动脉化疗还必须考虑与全身靶向治疗药物联合的可能性。曾有研究报道治疗 60 例不能手术的 III 和 IV 期头颈癌，在放疗期间，每周动脉灌注 DDP 150mg/（m² · W），共 4 次，同时静脉用硫代硫酸钠解毒，结果显示患者的 4 年无病生存率为 29%、总生存率为 50%，局部复发的比例明显下降。此外，动脉化疗在肾癌、盆腔肿瘤、肢体骨及软组织肿瘤等的治疗方面也取得一定的进展。相信随着介入诊疗技术及器材和相关学科的发展和完善，介入治疗在某些肿瘤的治疗中将起到越来越重要的作用。

4. 热灌注化疗 热灌注化疗是化疗和热疗结合应用以治疗肿瘤的一种疗法，其原理是利用物理能量加热热效应好的化疗药物，灌注到肿瘤部位，使肿瘤组织温度上升到有效治疗温度，并维持一定时间，利用正常组织和肿瘤细胞对温度耐受能力的差异，达到能使肿瘤细胞凋亡的同时较少损伤正常组织的治疗目的。一般选择的温度在 40℃～43℃之间，维持 1～2 个小时。常用的灌注药物通常是铂类、紫杉醇、丝裂霉素、阿霉素和吉西他滨等；其中，顺铂最常用。腹腔热灌注化疗最常用于治疗消化道肿瘤、妇科肿瘤合并腹膜转移或者癌性腹水。

在一项局部晚期卵巢癌多中心 III 期临床研究中，所有患者均无法手术或手术后病灶残留。一组患者在新辅助化疗后，接受手术治疗，术后接受化疗巩固治疗；另外一组患者在手术结束后，额外接受一次腹腔热灌注化疗。结果显示，接受热灌注化疗的患者的生存时间延长了近一年（两组的中位总生存时间，分别为 33.9 个月和 45.7 个月）。热灌注化疗技术对肿瘤患者，尤其是合并腹腔转移的消化道、妇科肿瘤患者带来了新希望。

（三）自体造血干细胞移植和异基因造血干细胞移植

造血干细胞移植（henmotapoietic stem cell transplantation，HSCT）是指将同种异体或自体的造血干细胞植入到受者体内，使其造血功能及免疫功能重建，达到治疗某些恶性或非恶性疾病的目的。造血干细胞不仅存在于骨髓，还存在于外周血；脐血亦有造血干细胞存在。

根据造血干细胞来源不同，可分为两种：①自体造血干细胞移植（ASCT），包括自体骨髓（ABMT）和自体外周血造血干细胞移植；②异基因造血干细胞移植（AlloSCT），包括异基因骨髓移植、异基因外周血造血干细胞移植以及脐血造血干细胞移植等。异基因造血干细胞移植又可分为亲缘、非亲缘和单倍体半相合移植，近年根据预处理强度又可分为非清髓性和清髓性异基因移植。

1. **自体造血干细胞移植** 自体造血干细胞移植，实际上是在自体造血干细胞移植的支持下进行超大剂量化疗，试图克服肿瘤耐药性，将肿瘤负荷大幅度降低，最终达到机体免疫功能可以清除的水平，可使相当部分患者长期无病生存。自体造血干细胞是目前临床应用最广泛、安全可靠的造血细胞来源，目前基本采用外周血造血干细胞移植（APBSCT）代替自体骨髓移植（ABMT）。相对于 ABMT，APBSCT 具有下列多方面优点：①患者创伤小，不需麻醉和多处骨髓穿刺；②肿瘤污染少；③回输 APBPC 后，患者造血功能和免疫功能恢复较快；④患者骨髓穿刺部位曾放疗或肿瘤浸润，不适合作骨髓穿刺者，同样可做 APBSCT。APBSCT 在 1985 年开始试用临床，在 20 世纪 90 年代中期已超过并基本取代自体 ABMT。

经过近 40 余年的发展，自体造血干细胞移植已积累了相当丰富的临床经验。大量前瞻性随机对照研究结果表明，自体造血干细胞移植是大部分敏感复发非霍奇金淋巴瘤和霍奇金淋巴瘤、多发性骨髓瘤（MM）、复发精原细胞瘤等疾病的标准治疗手段，采用自体造血干细胞移植巩固治疗效果优于常规化疗。虽然近年来单克隆抗体、小分子靶向药物和免疫治疗等新药的应用显著提高了恶性淋巴瘤、MM 的近期疗效和长期生存，但自体造血干细胞移植因其有比较可靠的安全性和疗效，可以与其他新药或新治疗手段有机结合，所以在整体治疗中仍然具有不可替代的重要地位。

为了提高自体造血细胞移植远期疗效，降低其复发的风险，目前自体造血干细胞移植有多个发展方向：①提高干细胞动员效率，让更多的患者最终有机会接受自体造血干细胞移植。普乐沙福作为新一代的造血干细胞移植动员剂，通过阻断 CXCR4 趋化因子受体，提高造血干细胞释放，可显著提高造血干细胞采集成功率。2018 年 12 月，国家药品监督管理局批准普乐沙福（plerixafor）与粒细胞集落刺激因子联合，适用于 NHL 和 MM 等动员造血干细胞困难的患者。②优化预处理方案。目前除白血病以外，多数淋巴瘤和 MM 采用大剂量化疗，不用 TBI（全身放疗）。目前大剂量的预处理方案以 BEAM 等效果较好，CBV、BEAC 疗效稍差。③减少肿瘤污染。大量临床研究提示，自体造血干细胞移植后复发，主要来源于体内未清除的微小残留病灶，而不是源于收集冻存的干细胞。因此，目前临床并不推荐常规净化，而应尽量在患者获 CR 后做自体造血干细胞移植。④移植后续治疗，如维持治疗。近年来研究发现，MM 接受自体移植后，采用来那度胺维持治疗可延长患者的无进展生存期（PFS）。弥漫大 B 细胞淋巴瘤接受自体移植后，尝试采用 PD-1 单抗维持治疗有助改善 PFS。套细胞淋巴瘤自体造血干细胞移植后，利妥昔单抗维持 2 年治疗生存获益显著。自体移植后的维持治疗是未来研究的主要发展方向之一。

2. **异基因造血细胞移植** 随着移植相关基础学科的不断发展和临床经验的不断积累，异基因造血细胞移植得到了较快的发展。目前，异基因造血细胞移植主要适应证为急性白血病、慢性粒细胞白血病、MDS 等；另外，亦可试用于非恶性血液病，如急性型再生障碍性贫血、地中海贫血和遗传性疾病以及急性放射病。此外，脐带血干细胞移植近年亦得到长足的发展。脐带血中造血干细胞有许多优点，如干细胞增殖能力强、移植后移植物抗宿主病（graft versus host disease，GVHD）轻、来源方便广泛；但因其干细胞数量较少，主要应用于体重为 20~30kg 儿童，近期亦有成功地应用于成人的报道。现阶段异基因移植存在的最主要的问题是如何控制 GVHD。尽管采取多种预防办法，GVHD 发生率仍高达 50%~80%，其中重度者占 30%~40%，导致异基因骨髓移植相关死亡率高达 20%~40%。

目前根据欧美权威机构 EBMT、CIMBTR 的报道，在淋巴瘤治疗中自体移植占主导地位。异基因移植主要应用于以下几种情况：①多次复发、原发耐药和自体移植后复发的恶性淋巴瘤；②17p 缺失或 *TP53* 基因异常突变、氟达拉滨或联合免疫化疗治疗失败（原发耐药或 PFS＜12～24 个月）的慢性淋巴细胞白血病（chronic lymphocytic leukemia, CLL）；③某些高度侵袭性恶性淋巴瘤，如高危 LBL、肝脾 T 细胞淋巴瘤、肠病相关性 T 细胞淋巴瘤Ⅱ型、侵袭性 NK 细胞白血病和成人 T 细胞白血病或淋巴瘤。若无匹配的同胞或无供者，可试验性进行单倍体移植或脐血移植临床试验。

目前，异基因造血干细胞移植绝大多数为配型相同的同胞间、半相合父母与子女间、不全相合同胞间的移植；而随着全世界及我国骨髓库的增加，非血缘供者的异基因造血干细胞移植数量也在不断增加。北京大学黄晓军教授团队创新性采用粒细胞集落刺激因子诱导免疫耐受，并针对单倍型相合移植的多个方面，逐步建立并完善相关技术，形成近年被国际公认的单倍型相合移植技术体系，即"北京方案"。该方案在治疗高危白血病疗效方面优于常规化疗，更实现了单倍型供者代替同胞相合供者，使更多患者都有移植供者。

第四节 化疗的毒副作用及其处理

目前临床使用的抗癌药物均有不同程度的毒副作用，其原因是由于化疗药物对肿瘤细胞和正常细胞缺乏理想的选择作用，而导致在杀伤癌细胞的同时对某些正常的组织也产生了一定的损害。化疗导致的毒副作用是限制化疗使用的重要因素之一。

一、近期毒性

（一）骨髓抑制

骨髓抑制是肿瘤化疗最常见的毒性。除激素类药物、博来霉素和门冬酰胺酶外，大多数抗癌药物均有不同程度的骨髓抑制，可引起不同程度的白细胞数量下降、血小板减少和贫血。蒽环类、氮芥、鬼臼毒素类、异长春花碱、长春碱、长春酰胺、达卡巴嗪、卡铂等可引起Ⅲ级以上骨髓抑制的毒副作用，亚硝脲类、丝裂霉素和丙卡巴肼等药物可出现严重的延迟性骨髓抑制。应用粒细胞集落刺激因子（G-CSF）和粒细胞单核细胞集落刺激因子（GM-CSF）能促进骨髓干细胞的分化、粒细胞的增殖以及促进成熟细胞向外周血释放，减轻化疗引起的粒细胞降低程度及缩短粒细胞减少的持续时间，防止因粒细胞减少而继发的感染。白细胞介素 -11（neumege，IL-11）和血小板生成素（thromboietin，TPO）可用于治疗化疗药物导致的血小板减少。出现严重的血小板减少时，可输注血小板。出现严重的贫血时，可输注红细胞和应用促红细胞生成素（erythropoietin，EPO）。

（二）胃肠道反应

化疗所致恶心呕吐（chemotherapy-induced nausea and vomiting, CINV）是细胞毒化疗药物最常见的胃肠道反应，也是影响化疗依从性的最主要原因。已明确的 CINV 有三种类型：①急性呕吐，最常在化疗开始 1～2 小时内出现，通常在 4～6 小时达到高峰；②迟发性呕吐，化疗后 24 小时之后出现；③预期性呕吐，发生于治疗前，是患者对既往化疗周期中已出现过显著恶心和呕吐的一种条件反射。顺铂、达卡巴嗪、放线菌素 D、伊立替康、氮芥类可引起明显的恶心呕吐，环磷酰胺、亚硝脲、蒽环类、异环磷酰胺、阿糖胞苷等的所致 CINV 程度次之，博来霉素、5- 氟尿嘧啶、长春碱和长春新碱等引起的 CINV 较轻。用于防治 CINV 的药物包括以下五个主要类型：①糖皮质激素（地塞米松）；② 5-HT3 受体拮抗剂（多拉司琼、昂丹司琼、托烷司琼、帕洛诺司琼）；③神经激肽 1 受体（NK1R）拮抗剂（阿瑞匹坦、福沙匹坦），其可增强 5-HT3 受体拮抗剂的止吐作用；④复合型止吐药物奈妥匹坦 - 帕洛诺司琼（NEPA）；⑤奥氮平，一种可阻断 5- 羟色胺（5-HT2）受体和多巴胺（D2）受体的第二代抗精神病药，对预防急性和顺铂等诱导的迟发性恶心呕吐可能尤其有价值。对于高度致吐的化疗，建议联合使用不同作用机制的止吐药物，如联合使用 5-HT3 受体拮抗剂、地塞米松和 NK1R 拮抗剂进行止吐治疗。

化疗药物可影响增殖活跃的黏膜组织，容易引起口腔炎、唇损害、舌炎、食管炎和口腔溃疡。最常引起黏膜炎的药物包括博来霉素、阿糖胞苷、多柔比星、高剂量依托泊苷、5-FU 和氨甲蝶呤等。氨甲蝶呤和 5-FU 引起口腔炎的发生率和严重程度与药物剂量和用法有关。黏膜炎的治疗以局部对症治疗为主。

化疗药物还可以引起腹泻和便秘。常引起腹

泻的化疗药包括氟嘧啶类药物、羟基脲、氨甲蝶呤、伊立替康、阿糖胞苷和放线菌素 D 等，其中氟嘧啶类药物（特别是 5-FU 和卡培他滨）和伊立替康引起腹泻最常见。出现持续腹泻时需要预防和治疗腹泻引起的并发症，必要时使用止泻药。伊立替康可引起急性腹泻和延迟性腹泻。急性腹泻多在使用伊立替康后第 1 个 24 小时内出现，常伴有痉挛性腹痛、流汗、流泪、流涎、瞳孔缩小、视物模糊等症状，可称为急性胆碱能综合征；用药前 30 分钟予以阿托品可预防。延迟性腹泻是伊立替康最常见的不良反应，为剂量限制性毒性，严重时可致命；一般为用药后 3～8 天，高峰时间为用药的第 5 天；其发生机制与其活性代谢产物 SN38 在肠道内蓄积有关。出现迟发性腹泻时给予洛哌丁胺治疗有效，严重腹泻时需静脉补液及静脉用抗生素。伊立替康的毒副作用与 *UGT1A1* 基因多态性高度相关，因此该基因可作为检测毒副作用的重要分子靶标。

长春碱类药可影响肠道的运动功能而产生便秘，严重时可出现麻痹性肠梗阻，在老年患者或剂量较大时更容易发生。因此，在使用长春新碱时，应注意的给药剂量（一般每次最大给药剂量不超过 2mg），增加食物中的纤维含量和水分，并适当使用大便软化剂和轻泻药。

（三）心肺毒性

博来霉素、白消安、亚硝脲类和丝裂霉素等长期使用会引起肺纤维化。除丝裂霉素外，心肺毒性多与药物的使用剂量有关，因此临床应用时应适当控制总剂量。应用皮质类固醇激素对减轻肺毒性有一定的帮助。

化疗药物诱发的心脏毒性包括心肌病、严重心律失常、心包炎、心肌缺血和心肌梗死等。蒽环类药可引起蓄积性心脏毒性。阿霉素单药使用的累积总剂量应不超过 $550mg/m^2$，联合化疗多不超过 $450mg/m^2$；过去接受过放疗的患者，阿霉素的总剂量不应超过 $350mg/m^2$。化疗药物引起的心脏毒性可应用常规的对症治疗。应用铁螯合剂右丙亚胺、维生素 E、辅酶 Q10 等有可能降低蒽环类药物的心脏毒性作用。其他药物如紫杉类药物、曲妥珠单抗也会产生心脏毒性。

（四）肝脏毒性

部分抗癌药物可引起肝脏损害，主要包括肝细胞性功能障碍、药物性肝炎、静脉闭塞性肝病和慢性肝纤维化。容易引起转氨酶异常的药物有门冬酰胺酶、阿糖胞苷、依托泊苷、硫唑嘌呤、6-羟基嘌呤、大剂量氨甲蝶呤等，其中门冬酰胺酶引起的肝脏功能异常最常见。达卡巴嗪、放线菌素 D 和大剂量环磷酰胺等可引起静脉闭塞性肝病，氨甲蝶呤等可引起肝纤维化。化疗药物引起的肝脏毒性应按不同情况对症处理，特别注意化疗所致的潜在的病毒性肝炎的爆发；应用谷胱甘肽等有可能减轻肝脏毒性。

（五）肾和膀胱毒性

大剂量环磷酰胺、异环磷酰胺等可引起出血性膀胱炎，同时应用巯乙磺酸钠可预防出血性膀胱炎的发生。顺铂可损害肾脏近曲小管和远曲小管，大剂量使用时应水化。大剂量氨甲蝶呤从肾脏排泄时可堵塞肾小管，必须同时予水化和碱化治疗，必要时可予利尿，以保证持续的尿液冲刷肾小管，避免药物在肾小管内沉积。对化疗高度敏感性肿瘤如淋巴瘤、神经母细胞瘤等进行化疗时，由于大量的肿瘤细胞崩解导致短时间内大量尿酸形成，可导致尿酸性肾病，应用别嘌醇或非布司他等药物以预防尿酸性肾病的发生。丝裂霉素、亚硝脲类和异环磷酰胺等也有肾毒性的报告，使用时应注意。

（六）神经毒性

长春碱类药物可引起末梢神经病变，表现为跟腱反射消失、全反射消失、肢端对称性感觉异常、肌无力、垂足和肌萎缩；如引起自主神经病变，可出现便秘、麻痹性肠梗阻、阳痿、尿潴留和直立性低血压；另外脑神经病变包括视神经病变、复视和面瘫偶有发生。化疗过程中出现神经毒性时，应停药同时对症治疗。铂类、紫杉类药物、氨甲蝶呤和 5- 氟尿嘧啶偶也可引起一些神经毒性，应用时应注意。

（七）过敏性反应

很多抗癌药物可引起过敏反应，但最常见于门冬酰胺酶、紫杉类药物和博来霉素。门冬酰胺酶过敏反应的发生率为 10%～20%，皮内试验可产生假阴性和假阳性结果，故每次应用时均应做好预防措施，用药后应观察患者 1 小时。紫杉类药物亦可引起严重的过敏反应，甚至出现过敏性休克乃至死亡。紫杉类药物的过敏反应与其溶剂有关；在用紫杉类药物尤其是普通紫杉醇前，给予糖皮质激素和抗组织胺可预防或减轻过敏反应发生，这已成为常规的化疗前用药。使用博来霉素前应用糖皮质激素可预防其过敏反应。此外，利妥昔单抗、西妥昔单抗、贝伐单抗等生物制剂应用中也可能发生过敏反应，需预防和密切监测。

（八）脱发

多种化疗药物可影响毛囊中处于生长的细胞，脱发是很多化疗药物的常见毒副作用，是癌症化疗的一种暂时性且通常可逆的副作用，但会给患者的心理和身体形象带来不良影响。蒽环类、烷化剂、鬼臼毒素类、长春碱类、紫杉类、5-FU、氨甲蝶呤等均可引起不同程度的可逆性脱发，但某些分子靶向药（如西妥昔单抗）引起的脱发可能难以逆转。对患者进行一定的心理辅导，有助于患者的综合治疗。为预防脱发，在化疗时给患者带上冰帽，使头皮冷却、局部血管痉挛，可减少药物到达毛囊的量而减轻脱发。

（九）局部毒性

大多数化疗药刺激性大，如蒽环类、氮芥、长春碱类和丝裂霉素可引起不同程度的血栓性静脉炎；一旦渗漏到血管外，还可导致局部组织坏死。维生素 B_6 局部注射可减轻丝裂霉素外渗引起的组织损伤；对于长春碱类药物外渗，可局部注射透明质酸酶和热敷；硫代硫酸钠可用作氮芥的解毒剂。药物外渗的预防措施最重要。应用中心静脉导管可避免此毒性。

二、远期毒性

化疗药除了产生近期毒性外，还可以引起远期毒性。随着肿瘤化疗的疗效提高，长期生存患者增多，远期毒性将更加受到关注。

（一）致癌作用

现已证实，很多抗癌药特别是烷化剂和亚硝脲类药物，有明显的致癌作用。在用此类药物治疗并获得长期生存的患者中，部分可能发生与化疗相关的第二种恶性肿瘤，主要是急性白血病。因此，在给患者、特别是儿童患者选择合理的治疗方案时，应充分考虑此种因素。

（二）不育和致畸

许多化疗药可影响生殖细胞的活性和内分泌功能，导致不孕、不育及致畸胎作用。环磷酰胺、苯丁酸氮芥、氮芥、丙卡巴肼和亚硝脲类药物可明显地减少睾丸生殖细胞的数量，导致男性不育。特别是联合化疗对精子的影响更显著，如治疗霍奇金淋巴瘤的 MOPP 方案可使近 80% 的患者发生性腺功能障碍，甚至是不可逆的。很多烷化剂也可使女性患者产生永久性卵巢功能功能障碍和闭经。对于要求保留生育功能的患者，可在化疗前予精子或卵子冻存，以尽可能地保留生育功能。

（三）其他

蒽环类药物可产生迟发性心脏毒性，在幼年或青少年期接受治疗、纵隔或心前区接受放疗或者老年特别是有心脏病基础的患者容易发生。对儿童 ALL 和 NHL（特别是曾经接受中枢放射治疗者）长期生存者的观察发现，这类患者容易出现后期精神神经发育异常，如迟发性认知障碍、注意力障碍、短期记忆受损和学业成绩不佳。

第五节　靶向药物治疗

靶向治疗的研究已经有超过百年的历史。早在 1895 年，Hericourt 和 Richet 报道用人类的肿瘤免疫动物后用动物血清治疗该患者，有一定的效果，由此开始了利用抗体进行抗肿瘤靶向治疗的研究。另一种靶向治疗的方式是依靠肿瘤组织器官的特异性达到目的，如 20 世纪 40 年代用碘 -131 治疗甲状腺癌。近年来，随着分子生物学和遗传学技术的发展，已经发现了多种可以作为肿瘤治疗特异靶点的基因突变的产物或伴随的特异蛋白，并成功开发相应的靶向治疗药物用于临床。如今，靶向药物的开发已经成为新药研发的主要方向。

一、抗体

抗体有复杂的抗原结合区和潜在的巨大的结构多样性，对恶性细胞的特异蛋白或碳水化合物有高度的亲和力。IgG 抗体是最普遍用于肿瘤治疗的抗体，通过改造抗体的特异性位点、大小或连接上放射物质或化学物质能提高抗体的治疗效果。已经发现抗体的抗肿瘤作用主要是通过直接激活抗体依赖的细胞毒作用，激活补体途径、抗独特型效果或通过与细胞膜受体结合对抗膜介导的生长控制作用。

（一）抗 c-erbB2 抗体

曲妥珠单抗（Trastuzumab）是一种人源化的抗体，被发现能直接对抗抗 c-erbB2（Her2）受体，下调 Her2 引起的细胞内信号通路从而引起细胞凋亡，属抗体依赖的细胞毒性作用。曲妥珠单抗已被批准用于 Her2 过度表达的乳腺癌的辅助治疗或姑息化疗以及 Her2 阳性进展期胃癌或胃食管结合部癌患者的治疗。

帕妥珠单抗（Pertuzumab）是第一个被称作"Her 二聚化抑制剂"的单克隆抗体。它通过结合 Her2，阻滞了 Her2 与其他 Her 受体的异源二聚体化，从而减缓了肿瘤的生长。2012 年，Perjeta 已获 FDA 批准用于 Her-2 阳性乳腺癌患者的治疗。

Ado-trastuzumab emtansine 别名 T-DM1，是新一代抗体偶联药物（antibody-drug conjugate，ADC），由曲妥珠单抗、DM1 和连接子三部分组成，曲妥珠单抗能够靶向 Her2 的胞外部分；DM1 是美坦辛（maytansine）衍生物，能够与微管长春花位点结合，抑制微管蛋白聚集。T-DM1 在 2013 年被 FDA 批准上市，用于治疗 Her2 阳性的晚期乳腺癌。在完成新辅助治疗后有残留浸润性肿瘤的 Her2 阳性早期乳腺癌患者中，T-DM1 辅助治疗的浸润性乳腺癌复发或死亡风险比曲妥珠单抗单独治疗低 50%。

（二）抗 CD20 和 CD30 抗体

CD20 抗原是一种 B 细胞抗原，在 95% 以上的 B 淋巴细胞型非霍奇金巴瘤中表达。利妥昔单抗为人鼠嵌合型抗 CD20 的单克隆抗体，该抗体与 CD20 抗原特异性结合后通过补体依赖性细胞毒性（CDC）和抗体依赖性细胞的细胞毒性（ADCC）等机制引起 B 细胞溶解。利妥昔单抗是全球第一个被批准用于临床治疗 B 细胞非霍奇金淋巴瘤的单克隆抗体，主要用于 CD20 阳性的低度恶性 B 细胞淋巴瘤及弥漫大 B 细胞性淋巴瘤的治疗。Rituximab 的副作用较低，但肿瘤负荷大的患者应注意肿瘤溶解综合征样的反应。奥法木单抗（Ofatumumab）是全人源化靶向抗 CD20 单克隆抗体，用于氟达拉滨和阿仑珠单抗治疗无效的顽固性慢性淋巴细胞白血病。

ADCETRIS（brentuximab vedotin）是一种 CD30 导向抗体药物结合物（ADC），由以下三个组分组成：①嵌合 IgG1 抗体 cAC10；②微管的破坏剂 MMAE；③一个将 MMAE 共价附着在 cAC10 上的蛋白酶可裂解的连接桥。目前，ADCETRIS 获批主要用于治疗复发性或难治性 CD30 阳性霍奇金淋巴瘤以及复发性或难治性系统性间变性大细胞淋巴瘤。ECHELON-1 研究发现，用 brentuximab vedotin 联合 AVD（阿霉素、长春碱、达卡巴嗪）或 ABVD 方案（阿霉素、博来霉素、长春碱、达卡巴嗪）治疗晚期霍奇金淋巴瘤，患者预后明显改善，但需要在病程早期使用。该治疗方法将有可能改变晚期霍奇金淋巴瘤的一线治疗策略。

将特异抗体联结上放射性核素（如 [131]I- 抗 -CD20 抗体）、毒素（CD19-ricin 抗体）或细胞毒性药物（calicheamicin- 抗 -CD33 抗体），可增强其疗效。目前这类药物部分已经上市，也有部分正在临床试验评价中。

（三）抗 EGFR 抗体

西妥昔单抗（Cetuximab，C225）和帕尼单抗（Panitumumab）分别是人鼠嵌合型和全人源化的抗 EGFR 单克隆抗体，可特异性结合表皮生长因子受体（EGFR）以阻止 EGF 激活受体，抑制下游信号传导从而干扰肿瘤生长、侵袭和转移等。西妥昔单抗和帕尼单抗目前主要用于治疗转移性大肠癌、头颈部鳞癌。多项研究证实，西妥昔单抗联合化疗治疗转移性结直肠癌可提高有效率和/或延长 PFS，其疗效和肿瘤 K-ras 基因突变与否有关，仅野生型患者获益。

（四）抗血管内皮生长因子受体

贝伐珠单抗（Bevacizumab）是重组的人源化单克隆抗体，能与 VEGF-A 结合，抑制其活性，从而促进肿瘤血管正常化，改善肿瘤乏氧，减轻肿瘤组织间隙压力，并进一步增加化放疗以及免疫治疗的敏感性。贝伐珠单抗是美国第一个获得批准上市的抑制肿瘤血管生成的药物，主要用于转移性结直肠癌、非小细胞肺癌、卵巢癌、肾癌等的治疗。同类药物还有雷莫芦单抗（Ramucirumab）和重组人血管内皮抑制素等。

（五）免疫检查点抑制剂

免疫检查点抑制剂（immune checkpoint inhibitor，ICI）是针对机体正常免疫检查点研发的一类单克隆抗体的药物。这些药物与免疫监测点结合可以解除免疫检查点对 T 细胞的抑制，使得被抑制的 T 细胞重新被激活而发挥抗肿瘤作用。检查点包括 T 细胞表面的 PD-1 和 CTLA-4，某些癌细胞和免疫细胞表面的 PDL-1 等几种类型。

靶向 PD-1 的抑制剂有派姆单抗（pembrolizumab）、纳武单抗（nivolumab）和替雷利珠单抗等。靶向 PD-L1 抑制剂有阿妥珠单抗（atezolizumab）、Avelumab 和德瓦鲁单抗（durvalumab）等。靶向 CTLA-4 的单抗有人源化单抗伊匹单抗（ipilimumab）等，这些药物已经在皮肤黑色素瘤、非小细胞肺癌、肾癌、膀胱癌、头颈癌和霍奇金淋巴瘤中获得了适应证，特别在黑色素瘤中显著改善了患者生存。

免疫检查点抑制剂在增强免疫系统功能攻击肿瘤的同时，也可能因免疫功能的过度激活攻击正常组织而导致免疫相关的副作用，常见的副作用有疲劳、皮疹、恶心、食欲不振等，严重者可产生免疫性肺炎、肠炎、肾炎等，甚至危及生命。

二、小分子化合物

（一）酪氨酸激酶抑制剂

酪氨酸激酶是促成蛋白质酪氨酸残基发生磷酸化的一种蛋白激酶，能催化多种底物蛋白质酪氨酸残基磷酸化，在细胞生长、增殖、分化中具有重要作用。酪氨酸激酶抑制剂最早用于慢性粒细胞白血病（CML）的治疗。研究显示，90% 以上的 CML 患者中可检出费城染色体（9;22 染色体易位），易位的结果是 9 号染色体上的原癌基因 *ABL*（abelson）与 *BCR*（breakpoint cluster region）基因共同位于 22 号染色体上并表达酪氨酸激酶 Bcr-Abl。后者编码生成的融合蛋白称 P210，具有增强的酪氨酸蛋白激酶的活性，导致粒细胞转化和增殖。伊马替尼是第一个被批准用于治疗 CML 的靶向性药物，它可以竞争性阻断 Bcr-Abl 融合蛋白与 ATP 的结合，切断 Bcr-Abl 介导的异常信号转导通路、抑制其活性，成为 CML 治疗的一个新途径。第二代、第三代的 Bcr-Abl 抑制剂有更强的酪氨酸激酶抑制活性，如尼罗替尼、达沙替尼，目前主要用于伊马替尼耐药的 CML 的治疗。

除此之外，伊马替尼也可抑制血小板衍化生长因子受体（PDGFR）和 c-Kit 受体的酪氨酸激酶活性，因而也被用于治疗胃肠道间质瘤（几乎所有患者伴有 c-kit 的异常）。

以表皮生长因子受体为靶点的酪氨酸激酶抑制剂（EGFR-TKI）吉非替尼（Gefitinib）、厄洛替尼（Erlotinib）和阿法替尼（AfaTinib）获准用于 EGFR 基因 19、21 外显子突变的晚期非小细胞肺癌的治疗。2011 年，间变性淋巴瘤激酶（ALK）通路的靶向药物克唑替尼（Crizotinib）获准用于 ALK 阳性晚期或转移性非小细胞肺癌的治疗。

多靶点的激酶抑制剂索拉非尼（Sorafenib）和舒尼替尼（Sunitinib）等可抑制多种受体的酪氨酸激酶，具有阻断 VEGF/RAF/MER/ERK 介导的多种信号转导通路和抑制肿瘤新生血管形成的双重抗肿瘤活性，被批准用于晚期转移性肾癌和原发性肝癌的治疗。Lapatinib 可以同时抑制细胞内的 Her-1 和 Her-2 的 ATP 位点，阻止酪氨酸激酶磷酸化活化，阻断细胞内信号转导，被用于治疗对曲妥珠单抗耐药的晚期乳腺癌。

（二）血管生成抑制剂

肿瘤的生长、浸润和转移与血管生成有密切的关系。在正常人的组织中，血管内皮细胞的倍增时间约 1 年；而肿瘤组织中的血管内皮细胞的倍增时间仅 4 天。近年来亦有研究发现，当转移灶的癌细胞处于无血管生成的血管前期时，其增殖速度较慢；当进入血管系统在转移灶内形成的血管期后，肿瘤增长速度明显加快。因此，利用血管生成抑制剂特异性地抑制血管内皮细胞的增殖和活性，理论上有可能抑制肿瘤的生长和转移而不影响其他的宿主细胞。

在肿瘤生长时期，血管的生长速度是正常血管生长的 50～200 倍。血管的新生受多种细胞释放的正、负因子调节。目前，已知正调节因子 10 余种，主要有血管内皮细胞因子（VEGF）、血小板衍生生长因子（PDGF）、碱性成纤维细胞生长因子（FGF）和转化生长因子（TGF）等，这些因子促进血管的新生和生长。而负调节因子是抑制血管生长，包括天然和合成两大类，其中宿主产生的天然因子有血管抑制素（angiostatin）、内皮抑制素（endostatin）、凝血栓蛋白（TSP）和生长激素抑素（somatostatin）等，化学合成的有激素类、金属蛋白酶抑制剂、黏附分子的拮抗剂、烟曲霉素及其衍生物 TNP-470 和紫杉醇等，详见第十章。

除前面提到的抗血管内皮生长因子抗体贝伐珠单抗外，新的抗血管生成药物不断被研发出来。阿柏西普（Ziv-aflibercept）是一种重组人融合蛋白，与循环 VEGF 紧密结合，使其不能与细胞表面受体相互作用。它可抑制 VEGF 的 A 型和 B 型以及胎盘生长因子，比贝伐珠单抗有更广泛抑制血管生成的作用。目前该药获批与 FOLFIRI（亚叶酸 - 氟尿嘧啶 - 伊立替康）联合使用，治疗对含奥沙利铂治疗方案耐药或在完成该方案治疗后病情恶化的结直肠癌患者。

此外，口服的 VEGFR-2 小分子抗血管生成靶向药物阿帕替尼（Apatinib）和多靶点的激酶抑制剂索拉非尼（Sorafenib）、舒尼替尼（Sunitinib）和安罗替尼（Anlotinib）等亦能通过阻断 VEGF/VEGFR 信号通路而发挥抗肿瘤血管生成作用。

（三）细胞分化诱导剂

恶性肿瘤细胞由于基因调控异常，导致成熟分化阻碍。因此，除采用常规手术、放射和抗癌药物等治疗外，细胞分化诱导治疗作为抗肿瘤治疗的新方法，也日益引起人们的兴趣，并成为目前肿瘤学研究的热点之一。现阶段细胞分化诱导剂（differentiating agent）主要有维 A 酸类、细胞因子、抗肿瘤化疗药物以及其他一些分化诱导剂。其中研究最深入、临床疗效最为确定的分化诱导剂是维 A 酸类，包括全反式视黄酸（all-trans retinoic acid，ATRA）、13- 顺式维 A 酸（13-cis retinoic acid，13-CRA）和 9- 顺式维 A 酸（9-CRA）。该类化合物能够激活相应的维 A 酸核受体（RAR）蛋白，核受体蛋白被激活后构象发生改变，具有与基因调控区域上的特定 DNA 序列——维 A 酸应答原件（retinoic acid response elements，RARE）特异性结合的能力，从而调控特定基因的转录活性，产生调节细胞增殖、分化和细胞凋亡的生物学效应。

（四）细胞周期抑制剂

细胞周期失常是肿瘤细胞的主要特征。机体对于细胞周期的调节分为内源性和外源性，外源性调节主要基于一些外界刺激因素，而内源性的调节主要通过细胞周期蛋白 - 细胞周期依赖性蛋白激酶 - 细胞周期蛋白激酶抑制因子（cyclin-CDKs-CKIs）通路。该通路中 CDKs 是一个丝氨酸 / 苏氨酸蛋白激酶家族，对细胞周期调控其关键作用。当细胞周期无法维持稳定，癌细胞过度分裂。因此，靶向于细胞周期过程的药物成为了抗肿瘤的一个重要方向。

基于结合位点的差异，将 CDKs 抑制剂分为 ATP 竞争性 CDK 抑制剂和非 ATP 竞争性抑制剂。由于 ATP 结合口袋中氨基酸链的高度保守性，许多第一代 ATP 竞争性 CDK 抑制剂是泛 CDK 抑制剂。在第一代泛 CDK 抑制剂中，Flavopiridol、R-roscovitine、P276-00 和 SNS-032 是临床试验中测试最多的。这些 CDK 抑制剂最初给予了专家们很大的希望，但它们都没有获得最终批准应用于临床。究其原因依旧与该抑制剂的低特异性有关，低特异性引起的副作用较多。

非 ATP 竞争性抑制剂比 ATP 竞争性化合物更具选择性。目前，下一代相对选择性 CDK 抑制剂（尤其是 CDK4/6 选择性药物）正在广泛地被开发并且进行临床试验。考虑到细胞周期蛋白 D 在肿瘤发生和进展中起重要作用，选择性 CDK4/6 抑制剂一直是开发新型抗癌药物的努力的焦点。目前，在进行临床试验的 CDK4/6 抑制剂至少存在三种，即 Palbociclib（PD-0332991）、Ribociclib（LEE011）和 Abemaciclib（LY2835219）。除了 CDK4 和 CDK6，其他 CDK 家族成员对抑制剂的敏感性要小得多。Rb（视网膜母细胞瘤蛋白）是 CDK4/6 的主要细胞周期靶标，因此 CDK4/6 抑制剂主要在 Rb 磷酸化阳性的肿瘤中被应用。许多早期临床试验发现的结果显示，CDK4/6 抑制剂不仅可导致肿瘤细胞周期停滞进而阻碍细胞生长，还可以增强其他信号通路靶点抑制剂的效力。当与 ER、PI3K/mTOR、MEK、aromatase、FGFR、BTK、RTK 等靶点的抑制剂联合使用，具有很好的临床效果。后来一些研究发现还存在其他机制，CDK4/6 抑制剂不仅使细胞周期停滞，还可以导致细胞衰老，改变细胞的代谢，影响 T 细胞扩增和免疫系统的功能。尽管 CDK4/6 抑制剂目前看来具有强大的潜力，但仍有一些问题待解决。首先，黑色素瘤、结肠直肠癌、三阴性乳腺癌等癌症对 CDK4 和 CDK6 抑制具有抗性。其次，现今仍然缺乏预测标志物以确定适用人群。再有，既然该抑制剂联合其他通路靶向药物具有更好效果，具体如何结合、如何拟定标准均未确定。

CKI 是 CDKs 的特异性抑制蛋白，可以通过与 CDKs 或 cyclin-CDKs 发生特异性结合，发挥抑制活性。在癌症细胞中，*CKI* 基因常发生突变或缺失，从而使其对 CDKs 的负向调控失调。常

发生突变或缺失的 *CKI* 基因包括 *p16*、*p27* 及 *Rb*。另有研究发现,在一些癌症细胞中,CDK4 及 CDK6 的基因常发生突变,导致 CKI 不能与其结合,进而导致抑制作用失调。有研究在结肠癌细胞系中用激酶抑制剂库进行大规模筛选后,选出了一类独特的激酶抑制剂,这些小分子可将靶向 CKIα 和 CDK7/9,稳定 β-catenin 和 p53,下游同时抑制白血病癌基因(如 *Myc*、*Myb* 和 *Mcl1*)的转录关闭相结合,在不同的 AML 小鼠模型中展现了前所未有的良好治疗效果,有希望将进行临床试验。

综上可知,细胞周期失调是肿瘤细胞的主要特征,可造成细胞分化缺乏和细胞过度增殖。因此,细胞周期调节剂也成为了抗肿瘤药物重要的研究和开发方向,并取得了阶段性进展。

(五)其他的靶向治疗药物

mTOR 抑制剂 Temsirolimus 通过抑制 mTOR 激酶活性,阻断细胞周期从 G_1 向 S 期进展,已被批准治疗晚期转移性肾癌、套细胞淋巴瘤及转移性乳腺癌等。同类药物 everlimus 可口服与化疗联合用于治疗非小细胞肺癌、黑色素瘤、直肠癌、胰腺癌等,与甾体类芳香化酶抑制剂联合用于治疗经非甾体类芳香化酶抑制剂治疗失败的激素受体阳性的绝经后转移性乳腺癌。

硼替佐米(Bortezomin)是一种泛素 - 蛋白酶体抑制剂,具有诱导细胞凋亡、化放疗增敏等作用。此药可以用于治疗两个方案失效的多发性骨髓瘤及部分难治性淋巴瘤患者。

达拉非尼(Dabrafenib)和维罗非尼(Vemurafenib)是口服高选择性和强效 BRAF 与 V600E 突变抑制剂;曲美替尼(Trametinib)是 MEK 抑制剂,该药用于治疗不可切除或已经转移的 BRAF V600E 或 V600K 基因突变型黑色素瘤。另外,新药 Encorafenib 和 Binimetinib 均是靶向 MAPK 信号通路中的关键酶。2018 年一项三期临床试验结果发现,对于 BRAF V600 突变黑色素瘤患者,与 Vemurafenib 相比,Encorafenib + Binimetinib 和 Encorafenib 单药治疗能够改善无进展生存期,提高治疗效果;并且,Encorafenib + Binimetinib 与 Encorafenib 或 Vemurafenib 相比,具有较强的耐受性。这些数据表明,Encorafenib 联合 Binimetinib 可能成为 BRAF V600 突变黑色素瘤患者的重要治疗选择。

三、杂类

用碘 -131 治疗甲状腺癌是一个很好的利用肿瘤代谢底物作为靶点的例子。进一步用碘 -131 苯甲基胍(^{131}I-meta-iodobenzylguanidine,MIBG)治疗嗜铬细胞瘤、神经母细胞瘤和其他肿瘤也是相同的机制。使用单克隆抗体偶联放射性核素的靶向药物在 T 细胞淋巴瘤中也有应用。

肿瘤基础研究的发展将有助于发现新的作用靶点。癌基因和抑癌基因及其产物、各种生长因子及受体、信号转导通路、法尼基蛋白转移酶、端粒及端粒酶、DNA 拓扑异构酶等都是可利用的抗癌药物作用靶点。针对新靶点和新作用机制进行研究,将可能发现一些选择性高而副作用低的新型抗癌药物。

第六节　癌症支持治疗

尽管生存和无病生存都是肿瘤内科治疗要考虑的基本因素,但是总体生活质量(quality of life,QoL)对患者来说也是至关重要的。在抗癌治疗的临床试验中,越来越多地使用 QoL 作为高水平的终点。减轻癌症患者痛苦的治疗常被称为姑息治疗。在过去的十年中,以患者为中心的治疗理念越来越深入人心,姑息治疗的概念正在逐步向支持治疗过渡。

癌症支持治疗多国协会(Multinational Association of Supportive Care in Cancer,MASCC)提出支持治疗的定义:"支持治疗是预防和管理癌症及其治疗的副作用。包括从癌症诊断到抗癌治疗再到治疗后护理的整个过程中对身体和心理症状以及副作用的管理。"姑息治疗使用多学科团队方法的支持系统来支持患者及其护理人员,帮助患者尽可能积极地生活及面对死亡。由于姑息治疗一词可能会对患者有消极的影响,因此欧洲肿瘤内科组织(European Society for Medical Oncology,ESMO)建议使用术语"以患者为中心的护理"来涵盖支持性和姑息性治疗。本章中仍然沿用姑息治疗的概念。

一、姑息治疗

姑息治疗(palliative care)一词源于拉丁文

palliare，原意为遮护。2012 年世界卫生组织（WHO）将姑息治疗重新定义为"通过及早确诊、周密评估，治疗对包括疼痛在内的生理、心理以及精神疾患，从而预防与缓解患者及其家庭在面对危及生命的疾病时所遭受的痛苦，改善其生活质量"。肿瘤姑息治疗是临床肿瘤学的重要组成部分，其主要工作目标是改善癌症患者的生活质量。临床证据表明，及早给予系统规范的姑息治疗，可以延长肿瘤患者的生存时间。

经过近半个世纪的发展，现代姑息医学作为肿瘤综合治疗的重要组成部分，已被全球肿瘤学界广泛认同接受。姑息医学（palliative medicine）业已成为一门与多学科交叉的独立临床医疗学科。姑息医学不同于临终关怀（hospice care），其内容适合于所有疾病的整个过程，包括可治愈的疾病、慢性疾病以及终末期疾患。肿瘤姑息治疗需要多学科协作配合，除需联合肿瘤内外科、放疗、药剂、护理、心理等临床医学专家的协作之外，社会工作者，与信仰、宗教有关的专业人员以及其他专业人士在肿瘤姑息治疗过程中也承担着重要的职责和作用（图 16-5）。

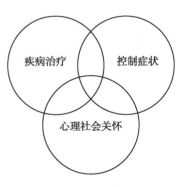

图 16-5 姑息治疗的多学科协作

（一）姑息治疗原则

为癌症患者提供高品质的姑息医疗，需要遵循"三全原则"，即全程、全人、全体三项原则。

全程是指姑息治疗应贯穿肿瘤诊疗的全过程（图 16-6）。姑息治疗应用于肿瘤治疗大致分为三阶段。第一阶段以抗癌治疗为主，姑息治疗作为辅助治疗以缓解癌症及抗癌治疗所致的症状为目的。第二阶段针对积极抗癌治疗可能不再获益的晚期癌症患者，应以姑息性治疗为主，缓解症状，减轻痛苦，改善生活质量。第三阶段为预期生存

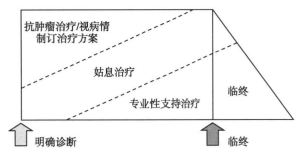

图 16-6 姑息治疗贯穿肿瘤治疗全过程

时间仅几周至几天的终末期癌症患者及其亲属提供临终关怀治疗及善终与居丧服务。全人原则是指姑息治疗应该全面重视和改善患者躯体与心理痛苦。全体原则是指姑息治疗将癌症患者的家属及陪护视为整体，在为患者提供医疗服务的同时，也为患者家属提供相关帮助。

（二）生活质量及其评估

1. **生活质量定义** 生活质量也称为生命质量或生存质量。WHO 对生活质量定义为"不同文化和价值体系中个体对其目标、期望及所关心事情的相关生活状况的体验"。

生活质量的核心内容包括以下这些项目。①躯体感觉：与疾病、治疗有关的体征、症状；②生理功能：精力、体力、生活自理能力等；③日常生活能力；④精神、心理状态；⑤适应社会的能力：指家庭关系（夫妻关系，父母职能等），与亲友或同事的关系以及疾病对于工作、学习和社会活动的影响；⑥职业承受能力；⑦健康的自我认识。在临床疗效评估的同时评估生活质量，有助于全面准确评价治疗方案是否给患者带来益处。

2. **生活质量评估** 生活质量评估量表是量化评价患者生活质量的常用工具。常用的癌症患者生活质量评估量表如下。

（1）KPS 评分又称卡氏评分：Karnofsky 的身体功能状态量表（Karnofsky performance status，KPS）是将癌症患者的生活自理能力及身体活动能力状况进行量化。共分 10 个等级，评分范围 0～100。分值越高，表示机体状态越高，健康状况越好；得分越低，健康状况越差。若低于 60 分，许多有效的抗肿瘤治疗无法实施。该量表简便易行，重复性好，但未包括患者的主观感受（表 16-5）。

（2）ECOG 评分：美国东部肿瘤协作组制定的行为状态评估量表，将正常状态到死亡分为

表 16-5　卡氏评分表（Karnofsky Performance Status, KPS）

分值	临床表现
100	正常，无症状和体征
90	能进行正常活动，有轻微症状和体征
80	勉强可进行正常活动，有一些症状或体征
70	生活可自理，但不能维持正常生活工作
60	生活能大部分自理，但偶尔需要别人帮助
50	常需人照料
40	生活不能自理，需要特别照顾和帮助
30	生活严重不能自理
20	病重，需要住院和积极的支持治疗
10	重危，临近死亡
0	死亡

0～5，分值越高表示机体状态越差。该量表虽然同样简易，临床应用较 KPS 评分更广，但也未包括患者的主观感受（表 16-6）。

（3）QLQ-C30：欧洲癌症研究与治疗组织（European Organization for Research and Treatment of Cancer, EORTC）的生活质量核心量表 QLQ-C30，患者通过 30 项指标自评生活质量。

（4）其他量表：FLIC 量表、CARES 量表和 FACT 量表等。

表 16-6　ECOG 评分表

分值	临床表现
0	正常活动
1	症状轻，生活自在，能从事轻体力活动
2	能耐受肿瘤的症状，生活自理，但白天卧床时间不超过 50%
3	肿瘤症状严重，白天卧床时间超过 50%，但还能起床站立，部分生活自理
4	病重卧床不起
5	死亡

二、癌症疼痛

癌症疼痛（简称癌痛）由癌症本身以及癌症治疗过程中产生的疼痛。癌痛与非恶性肿瘤相关性疼痛的发生机制不同。肿瘤本身可以诱发疼痛，在胰腺癌和头颈部恶性肿瘤等一些肿瘤中癌痛的发生率较高。在抗肿瘤治疗过程中产生的疼痛，最常见的为外周神经痛、放疗诱导的臂神经丛痛、放疗诱导的慢性骨盆痛以及术后疼痛。癌痛从心理、生理、精神以及社会多个方面干扰和破坏患者的生存质量，给患者带来极大痛苦；疼痛治疗有助提高生活质量。癌痛治疗与对肿瘤本身的治疗具有同等重要地位。

（一）癌痛评估

综合地评估癌痛是缓解患者疼痛的首要步骤。良好评估可获得如下信息：①估计疼痛的剧烈程度；②了解疼痛的病因；③决定诊断的方向；④得出一个可行的治疗方案。癌痛的评估包括详细的问诊、体检、检验及影像检查。临床医生也可以借助很多工具对疼痛进行评估，这些工具有一个各具特色的一维 VAS（目测相似分级）和一个表示患者躯体的图形，并在图中指出疼痛所在位置，这使得研究疼痛的程序更加简单、方便。

中国癌症疼痛诊疗规范（2018 年版）中常用的癌痛量化评估方法包括数字分级法（NRS）（图 16-7）、面部表情评估量表法（图 16-8）及主诉疼痛程度分级法（VRS）三种方法。将疼痛程度分别用数字、面部表情状态和患者主诉表示，由患者自己选择一个最能代表自身疼痛程度的数字，或由医护人员根据患者对疼痛的描述选择相应的

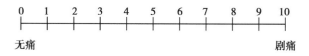

图 16-7　疼痛程度数字评分量表

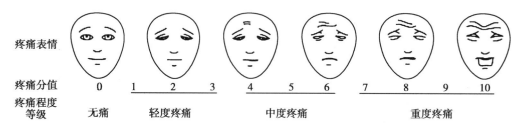

图 16-8　面部表情疼痛评分量表

数字。按照疼痛对应的数字将疼痛程度分为轻、中、重3级。

由于癌痛患者的临床状态不稳定，疼痛程度数字评分量表会因患者体内的恶性肿瘤、治疗手段、对阿片类药物的耐受性以及心理社会因素的不断变化而动态变化，因此对于癌痛评估应当遵循"常规、量化、全面、动态"评估的原则。对于每一种新出现的病因或疼痛程度加重时必须重新诊断确定，要关注止痛药的毒性并对症处理，因为它们是影响患者生活质量的重要环节。

（二）癌痛治疗

有关癌痛治疗的方法很多，以 WHO"三阶梯镇痛原则"为基础的药物治疗是癌痛治疗最基本和最常用的方法。通过药物治疗，80% 以上的癌痛患者可以得到较为满意的缓解；而对于药物治疗效果不满意的患者，可以考虑采用微创介入治疗、放疗、化疗、激素治疗等措施。癌痛治疗已经越来越呈现出"多模式综合镇痛"的趋势。对癌痛的诊治，多学科"综合治疗"是关键。

1. 药物治疗 可分为非阿片类、阿片类和辅助止痛药。世界卫生组织的止痛方案为一般止痛处方提供了大致的框架，提出了三阶梯止痛原则：轻到中度疼痛可选用阿司匹林、对乙酰氨基酚等非甾体类抗炎药。中度以上疼痛可选用可待因、羟氢可待酮、氢可酮。对于顽固或剧烈的疼痛，可以使用羟考酮、吗啡、芬太尼等强力阿片类药物。癌痛药物止痛治疗的五项基本原则是口服给药、按阶梯用药、按时用药、个体化给药和注意具体细节。在药物的选择与使用方面，应当根据癌症患者疼痛的程度、性质、正在接受的治疗、伴随疾病等情况，合理选择止痛药物和辅助药物，个体化调整用药剂量、给药频率，防治不良反应，以期获得最佳止痛效果，减少不良反应发生。

2. 抗肿瘤治疗 抗肿瘤疗法如能缩小肿块、减少或减轻对正常组织的侵袭和压迫，也能产生止痛效果。放疗对大多数因为患者肿瘤进展而造成的局部疼痛有较好的止痛效果，一般用于治疗有症状的骨骼、大脑、硬膜外和神经丛转移的患者。对化疗有效的患者，化疗可起到止痛的作用。由肠梗阻、病理性骨折和阻塞性脑积水造成的疼痛，外科手术有很好的缓解效果。

3. 其他治疗方法 如通过上述常规手段仍

不能很好地控制癌痛，则可尝试采用其他特殊的止痛方法，如可以进行神经阻滞治疗，破坏疼痛传导的通路，有利于控制疼痛。破坏疼痛传导通路的方法包括外科手术阻断或合用某种药物，如苯酚。该类治疗最常用的技术是脊髓前侧、脊髓丘脑前柱切断术。常用经皮脊髓前柱切断术，该治疗在颈段脊髓的前侧象限立体定向放置放射针。

（三）癌症疼痛与姑息治疗存在问题与发展方向

尽管有证据表明，详细的诊断和正确地使用有效疗法，可以很好地缓解几乎 95% 患者的疼痛，但是对疼痛的治疗不足仍广泛存在。

目前国内对癌痛治疗的临床实践存在诸多不甚规范之处，很多问题需要完善和解决。许多地区癌痛治疗处于普及阶段，止痛治疗不充分的现象仍然非常普遍；临床医师对止痛药物认知仍然不足，缺乏足够的使用经验；逐步开始重视个体化治疗，但缺乏可供参考的循证医学证据。为进一步提高我国癌痛规范化治疗水平、改善肿瘤患者生活质量、保障医疗质量和安全，原卫生部医政司发起了在全国范围内创建 150 个"癌痛规范化治疗示范病房"活动。"癌痛规范治疗示范病房"项目重点开展三方面工作：①普及医生和护士的镇痛知识，提高镇痛水平；②加强对患者及家属的宣教；③药品供应部门能提供足量、齐全的止痛药物。确立定期检查、定期考核机制，最终使癌痛患者得到规范治疗，提高患者疼痛控制率，改善患者生活质量。期望通过提高癌痛规范化治疗水平，有效保障医疗质量和医疗安全，改善医疗服务、提高患者生活质量；加强科普宣教癌痛知识、培训专科医护人才，推动肿瘤姑息与支持治疗的不断完善。

第七节 肿瘤内科治疗的发展方向和存在的问题

随着科技创新的突飞猛进和医疗水平的不断提高，肿瘤内科学已经成为肿瘤诊治中发展最迅速的学科之一。肿瘤内科治疗在肿瘤综合治疗中的重要作用也愈加受到关注。它在不断提高患者的治愈率、从不可治愈变为潜在可治愈、明显改善患者的生活质量和延长生命方面，均起着关键的作用。在技术飞速发展的时期，在汲取历史精华和前人经验的基础上，我们正经历着肿瘤治疗理念的全新变革和治疗体系的重建。肿瘤科医生和相关行业工作者，应认识当前肿瘤内科发展的新方向，敏锐发现当前该学科存在的问题，及时更新自身知识和技能，选择有重要科学意义的研究课题，独立思考、大胆假设、小心求证，在完成个人研究培训的基础上，汇聚众人之力一起推动我国抗肿瘤事业的发展。

首先，新型抗肿瘤药物研发仍是肿瘤内科发展的重要方向。2018 年全球抗肿瘤药物花费总额达到近 1 500 亿美元，与 2013 年相比增长近 40%；预测 2022 年全球抗肿瘤药物市场总额将超过 2 000 亿美元，这充分反映出抗肿瘤药物市场规模在不断扩大。1997—2018 年，美国 FDA 共批准 153 个抗肿瘤药物上市，其中分子靶向药物占了近半壁江山；2018 年中国批准 48 个全新药品上市，其中以抗癌药居多，共 18 个，涉及的适应证有多发性骨髓瘤、非小细胞肺癌、宫颈癌、卵巢癌、乳腺癌、黑色素瘤、肝癌、直肠癌、前列腺癌、白血病和淋巴瘤等。另外多个产品与肿瘤适应证相关，比如帕洛诺司琼获批用于治疗化疗引起的呕吐，拉布立海获批用于治疗儿童白血病和控制淋巴瘤患者的尿酸水平。这些产品的上市，将丰富我国癌症治疗选择。在 18 个抗肿瘤药中，有 13 个为进口新药。其中，有的产品因为疗效的巨大优势在短短几年内就发展成了明星药物，比如哌柏西利、纳武利尤单抗和帕博利珠单抗；有的产品在疗效上实现了革命性的进步，如间变性淋巴瘤激酶（ALK）抑制剂阿来替尼可以大幅延长 ALK 阳性 NSCLC 患者的无进展生存期（PFS）、聚 ADP 核糖聚合酶（PARP）抑制剂奥拉帕利可以大幅延长 BRCA 突变卵巢癌患者的无进展生存期。目前，免疫检查点抑制剂、细胞凋亡诱导剂、肿瘤细胞分化诱导剂、生物反应调节剂、癌基因及抑癌基因、生长因子及其受体、蛋白激酶及信号转导通路、法尼基蛋白转移酶、端粒及端粒酶、DNA 拓扑异构酶和微管蛋白等均为开发抗癌药物作用的热门靶点。

近年来随着免疫疗法的深入研究，免疫检查点抑制剂已应用于多达数十种癌症的治疗，如治疗黑色素瘤、膀胱癌、肺癌、肾癌、头颈癌和淋巴瘤。下一代免疫检查点抑制剂有近 300 多个项目正处在各个阶段的临床试验中，包括但不限于 CTLA4、PD-1、PD-L1、IDO、OX40、CCR4、LAG-3 等免疫检查点抑制剂，均有应用于临床的可能。除此之外，其他免疫疗法如肿瘤疫苗、CART 细胞疗法、溶瘤病毒等也不断在各自的领域取得新的突破。抗肿瘤新药的研发，进入了百花齐放的快速发展阶段，必将有广阔的发展空间。

其次，尽管可用的抗肿瘤新药越来越多、不断迭代，但至今还罕见单独一个药物面对癌症时能够独当一面，联合疗法已然成为当下抗癌研究中最热门的方向。如何将各种抗肿瘤药物如传统细胞毒抗肿瘤药物、内分泌激素类药物、分子靶向药物及最新的免疫治疗药物合理地进行联合或序贯应用，改变目前治疗策略，以将当前不可治愈的恶性肿瘤转变为潜在可治愈的疾病，给基础研究者和临床医生提出了太多的问题，也带来了无限的想象及探索空间。譬如以 PD-1 抑制剂为基石的联合治疗，我们可以看到，目前有联合靶向药物、联合细胞毒性化疗药物、联合放疗、联合细胞疗法、联合不同机制免疫抑制剂等多个探索方向，也取得了很多重磅结果，包括 PD1- 抗体 Keytruda 联合仑伐替尼用于晚期肾癌被美国 FDA 授予突破性疗法认定、Keytruda 联合培美曲塞加铂化疗治疗被 FDA 批准一线用于 NSCLC 以及 PD-1 抑制剂联合 CTLA-4 抑制剂用于晚期恶性黑色素瘤的一线治疗，相比单药治疗死亡风险分别下降了近 50%，已被批准用于晚期恶性黑色素瘤的一线治疗。在肿瘤免疫联合疗法领域的不断探索，有望实现临床上的重要问题突破，早日为患者带来新的治疗选择。当然，并非所有组合都能够达到 1＋1＞2 的效果，联合用药可能带来的副作用增加或者疗效相克也是不能忽视的问题；如何减少并避免严重不良反应的发生需要更多临床研究探索。

就如单独一个药物不能包治百病一样，单纯的内科药物治疗也难以治愈所有肿瘤。恶性肿瘤的综合治疗需要肿瘤内科、外科、放疗科、介入科以及各个辅助学科的多方参与。多学科综合治疗协作组（MDT），就是以患者为中心的多学科治疗模式，由多个相关科室相互协作，对患者诊疗决策，通过集体讨论的形式来制订最佳治疗方案。

肿瘤内科医生已能够获得理解和易于接受 MDT 的理念和重要性，但对于如何开展和实施肿瘤的综合治疗却仍是临床工作的难点。新辅助治疗如果能够产生病理完全缓解（PCR），提示长期生存的可能；同期放化疗、放射免疫靶点治疗有可能提高疗效，维持治疗可以进一步改善生存期，这些均为目前努力的方向。专业的偏见和对肿瘤综合治疗内涵理解的差异是影响综合治疗开展的主要因素。克服专业偏见，加强不同学科间沟通、互动和良好协作，才能确保综合治疗的有效运行。在未来的学科发展中，肿瘤内科医生除了关注肿瘤内科专业本身的前沿发展之外，还需要对其他临床治疗科室和辅助科室同行开展更多、更深入的了解和协作，更新知识，以不断改进肿瘤综合治疗的实践现状。

分子标志物在肿瘤治疗及疗效预测的深入研究改变了传统治疗思维。驱动基因在肿瘤发生、发展过程中的作用得到了发现和认识，针对特定驱动基因抑制剂的研发和应用为肿瘤治疗开辟了崭新的天地。随着基因测序技术的不断发展，对于肿瘤产生的新认识将改变肿瘤危险度评估、肿瘤类型划分、治疗决策选择等，越来越多的靶向药物将被用于针对特定驱动基因的研究。正是在过去十年中肿瘤分子靶向治疗和相关领域研究取得的成果基础上，2011 年美国医学界提出了"精准医学"的概念，希望以此"引领一个医学新时代"。值得一提的是，2015 年美国临床肿瘤学会（ASCO）年会宣布了 TAPUR 和 NCI-MATCH 两项致力于扩展精准医疗范畴的临床研究计划。NCI-MATCH 临床试验整合了以特定基因改变为靶点的 20 余种在研药物或药物组合，将患者与针对其肿瘤分子异常的治疗加以匹配，患者将在肿瘤缩小或保持稳定的情况下持续接受靶向药物治疗。以此为起点，今后的肿瘤治疗可能不再以肿瘤类型划分，比如肺癌、食管癌、乳腺癌，而是以基因变化的类型划分，如 *EGFR*、*HER2*、*BRAF*、*NTRK*、*BRCA*、*MSI*。这无疑是一个根本性的转变。最新的研究结果显示，至少 90% 的肿瘤存在基因突变、拷贝数的变化以及基因的融合现象。以现有数据估计，约 40% 的患者可以接受至少一类 FDA 批准的靶向药物治疗；另外有 33% 的患者即使无法利用现有靶向药物进行治疗，也可以选择接受正在临床试验的靶向药物治疗，这使得肿瘤的精准治疗成为可能。有用的分子标志物，可以成为有效的标记，也可以是无效的标识，如免疫治疗的快速进展也可能是产生严重毒性的象征，这些都需要不断的探索验证。

最后，21 世纪是高速发展的信息时代，"互联网 + 医学（肿瘤内科学）"是新兴的发展方向——这并不是简单的两者相加，而是利用信息通信技术以及互联网平台，让互联网与肿瘤内科学进行深度融合，创造新的发展生态。2018 年国务院办公厅《关于印发深化医药卫生体制改革 2018 年下半年重点工作任务的通知》文件也明确指出，"促进"互联网 + 医疗健康"发展，推进健康医疗大数据中心与产业园建设国家试点"。新时代的肿瘤内科工作者，更需要把握这一时代机遇，利用医疗大数据平台，在肿瘤诊治区域协同、辅助诊断、开展多中心临床研究、肿瘤流行病预测、慢性肿瘤管理及个体化治疗等方面，在交叉学科领域培植新的发展方向，推动临床肿瘤学的不断进步。

参 考 文 献

[1] DeVita VT. The evolution of therapeutic research in cancer. N Engl J Med, 1978, 298: 907.

[2] Mauro M, O'Dwyer M, Heinrich MC, et al. STI: 571 A Paradigm of New Agents for Cancer Therapeutics. J of Clin Onco, 2002, 20(1): 325-334.

[3] Bubley GJ, Ogata GK, Dupuis NP, et al. Detection of sequence-specific antitumor alkylating agent DNA damage from cells treated in culture and from a patient. Cancer Res, 1994, 54: 6325.

[4] de Gramont A, Thirion P. Rational for high-dose folinic-acid and 5-fluorouracil in short continuous infusion in colorectal cancer. Continuous Infusion Newsletter, 1994, 2: 8.

[5] Richard Pazdur. New agents for colorectal cancers: oral fluorinated pyrimidines and oxaliplatin. American Society of Clinical Oncology Educational Book Thirty-

Fourth Annual Meeting, 1998, 300.

[6] Manfredi JJ, Horwitz SB. Taxol: an antimitotic agent with a new mechanism of action. Pharmacol Ther, 1984, 25: 83.

[7] Kaye SB. Multidug resistance: clinical relevance in solid tumours and strategies for circumvention. Curr Opin Oncol 1998, 10: 15-19.

[8] Naito M, Tsuruo T. Therapeutic approach to drug resistant tumors. Ther Drug Monit, 1998, 20(5): 577-580.

[9] Hrynick W. Average relative dose intensity and the impact on design of clinical trials. Semin Oncol, 1987, 14: 65.

[10] 管忠震. 粒细胞集落刺激因子（G-CSF）在肿瘤化学治疗中应用的临床研究. 癌症, 1993, 12(6): 514.

[11] Morran C, Smith DC, Anderson DA, et al. Incidence of nausea and vomiting with cytotoxic chemotherapy: a prospecte randomized trial of antiemetics. BMJ, 1979, 1: 1323.

[12] Stillwell TJ, Benson RC Jr, Deremee RA, et al. Cyclophosphamide-induced bladder toxicity in Wegener's granulomatosis. Arthritis Rheum, 1988, 31: 465.

[13] Darrington DL, Vose JM, Anderson JR, et al. Incidence and chracterization of secondary myelodysplastic syndrome and acute myelogenous leukemia following high-dose chemoradiotherapy and autologous stem-cell transplantation for lymphoid malignancies. J Clin Oncol, 1994, 12: 2527.

[14] Pullen J, Boyett J, Shuster J, et al. Extended triple intrathecal chemotherapy trial for prevention of CNS relapse in good-risk patients with B-Progenitor acute lymphoblastic leukemia: a Pediatric Oncology Group study. J Clin Oncol, 1993, 5: 839.

[15] Diane M.F.Savarese, Chung-cheng Hsieh and F.Marc Stewart. Clinical impact of chemotherapy dose escalation in patients with hematologic malignancies and solid tumors. J Clin Oncol, 1997, 15: 2981.

[16] Pettengell R, Gurney H, Radford JA, et al. Granulocyte colony-stimulating factor to prevent dose-limiting neutropenia in non-Hodgkin's lymphoma: A randomized controlled trial. Blood, 1992, 80: 1430.

[17] J.Apperley, E.Gluckman. Blood and Marrow Transplantation. The EBMT Handbook 1998, p58.

[18] 陆道培. 造血干细胞移植的现状与展望. 第一界全国血液肿瘤学术会议论文汇编, 1996, 15.

[19] Maloney DG. IDEC-C2B8（Rituxumab）anti-CD20 monoclone antibody therapy in patients with relapsed low grade non-Hodgkin's lymphoma. Bood, 1997, 90: 2188-2195.

[20] Brem S. Angiogenesis antagonists: current clinical trials. Angiogenesis, 1998, 2: 9 77.

[21] Tallman MS, Anderson J, Schiffer CA. for the ECOG, CALGB, SWOG, CCSG, POG, and NCIC-CTG: Phase III randomized study of all-trans retinoic acid vs daunorubicin and cytosine arabinoside as induction therapy and ATRA vs obserbation as maintenance therapy for patients with previously untreated acute promyelocytic leukemia. Blood, 1995, 86: 125a(abstr).

[22] 陈国强, 仲豪杰, 陈竺, 等. 维 A 酸耐药性的发生机制及其可能对策. 实验血液学杂志, 1995, 3: 245.

[23] 中华人民共和国卫生部. 癌症疼痛诊疗规范（2011 年版）. 中华危重症医学杂志, 2012, 5: 31-38.

[24] 于世英. 癌痛诊疗规范及示范病房的自评标准解读. 中国疼痛医学杂志, 2012, 18: 706-708.

[25] Simon R, Roychowdhury S. Implementing personalized cancer genomics in clinical trials. Nat Rev Drug Discov, 2013, 12: 358-369.

[26] Meric-Bernstam F, Farhangfar C, Mendelsohn J, et al. Building a personalized medicine infrastructure at a major cancer center. J Clin Oncol, 2013, 31(15): 1849-1857.

[27] Awada A, Aftimos PG. Targeted therapies of solid cancers: new options, new challenges. Curr Opin Oncol, 2013, 25: 296-304.

第十七章　肿瘤的外科治疗

外科手术是治疗肿瘤的最古老方法。迄今，尽管治疗肿瘤的手段越来越多，但仍有 60% 以上的肿瘤以手术为主。此外，肿瘤外科对于肿瘤的预防、诊断和分期、重建和康复都起着重要的无可代替的作用。

第一节　肿瘤外科的发展

一、历史回顾和现代肿瘤外科的发展

约在公元前 1600 年，古埃及已有手术切除肿瘤的记载。我国东汉时代华佗首创手术治疗内脏肿瘤，《三国志·华佗传》有载："若病结积在内，针药所不能及，当须刳割者，使饮其麻沸散，须臾便于醉死，无所知，因破取，病若在肠中，便断肠湔洗，缝腹膏摩……"。公元 7 世纪，我国也有切除肿瘤的记载，《晋书》有云："初帝目有瘤疾，使医割之"。

现代外科手术切除肿瘤始于 1809 年，McDowell 为一妇女切除了 10.2kg 重的卵巢肿瘤，术后患者生存了 30 年。1846 年 10 月 16 日 Warren 在美国麻省总医院首次施行乙醚麻醉切除颌下腺。1867 年 Lister 开始推荐消炎药物在外科中应用。由于麻醉和消炎药物的发明，肿瘤外科得到长足的发展。乙醚麻醉应用前，美国麻省总医院总共施行 385 次手术，但在 19 世纪最后 10 年中，该院每年施行手术达 2 万次。值得提出的是 Billroth 在 1860—1890 年间首次施行了胃切除术、喉切除术和食管切除术，为胃癌、喉癌、食管癌根治性切除开辟了新途径；1890 年 Halsted 提出癌瘤整块切除的原则，亦即将原发癌瘤所在器官连同区域淋巴结一并切除。按此原则，他设计了乳腺癌根治术（radical mastectomy），即沿用至今的著名的 Halsted 术式（Halsted operation），其合理

的手术原则和良好的治疗效果对肿瘤外科的发展有很大的促进作用。根据 Halsted 提出的癌瘤根治原则，1904 年 Young 施行了前列腺癌根治术（radical prostatectomy）；1906 年 Wertheim 施行了子宫颈癌根治术（radical resection of cervical cancer）；1908 年 Miles 施行经腹会阴直肠癌切除术（abdominal-perinealresection，APR）；1933 年 Graham 首次成功地施行了全肺切除术（total pneumonectomy）；1935 年 Whipple 报道了胰十二指肠切除术（pancreaticoduodenectomy）；1945 年 Huggins 报道肾上腺切除治疗晚期前列腺癌；1952 年 Lortat-Jacob 施行了肝规则切除术（regular hepatectomy）；1954 年 Murray 施行同卵孪生的肾移植获长期存活；1962 年 Malt & Mckham 施行首例上臂离断再植术成功；1963 年 Starzl 报道肝移植成功；1987 年 Mouret 施行了首例腹腔镜下胆囊切除术（laparoscopic cholecystectomy）（表 17-1）。他们建立的术式很多沿用至今。近三十年来，随着显微外科技术、微创外科技术、麻醉水平提高及抗菌药物的广泛应用，使肿瘤外科有了进一步发展，除了根治性切除外，更有器官移植、重建和康复手术得到广泛应用。

二、肿瘤外科的生物学概念

外科手术治疗肿瘤是最古老最有效和临床应用最普遍的治疗方法之一，其治疗效果已被临床所公认。但是，现在越来越多外科专家认识到，单靠手术刀难以彻底治愈肿瘤。有些肿瘤尽管在早期施行根治术，但术后若干年仍会复发或转移，这很大程度上取决于肿瘤本身的生物学特性和患者机体的免疫功能。

癌细胞的生物学特性（biological characteristics of cancer cells）包括生长的自主性（autonomy）、可移植性（transplantability）、侵袭性（inva-

表 17-1 现代肿瘤外科及其相关技术发展纪要

时间/年	报道者	内容
1809	McDowell	巨大卵巢肿瘤切除
1846	Warren	乙醚麻醉
1867	Lister	消炎抗菌药物的临床应用
1860—1890	Billroth	胃切除、喉切除、食管切除
1878	Volkmann	直肠癌切除
1880s	Kocher	甲状腺切除
1890	Halsted	乳腺癌根治术
1891	Lücke	肝恶性肿瘤切除
1896	Beatson	卵巢切除治疗晚期乳腺癌
1902	Carrel	开创血管直接吻合法
1904	Young	前列腺癌根治术
1906	Wertheim	子宫颈癌根治术
1906	Crile	颈淋巴结清扫术
1908	Miles	经腹、会阴直肠癌切除术
1912	Martin	脊髓侧束切断止痛
1910—1930	Cushing	脑肿瘤手术
1913	Torek	胸段食管癌切除
1927	Divis	肺转移灶切除
1933	Graham	全肺切除术
1933	Ferers	腹腔镜下粘连松解术
1935	Whipple	胰十二指肠切除术
1939	Dixon	直肠低位前切术
1945	Huggins	肾上腺切除治疗晚期前列腺癌
1952	Lortat-Jacob	肝规则性切除术
1954	Murrary	第一例同卵孪生的肾移植成功
1962	Malt & Mckham	上臂离断再植术
1963	Starzl	肝移植术
1987	Philippe Mouret	腹腔镜下胆囊切除术

siveness)和转移性（metastasis）、去分化或异常分化（dedifferentiation）等，其中以侵袭性和转移性最为关键，也是恶性肿瘤的重要标志。临床统计有 80% 以上的肿瘤患者死于侵袭和转移。如果肿瘤没有侵袭和转移，通常预后都较好。如重达几十斤重的卵巢囊肿、脂肪瘤，一经切除，患者就可完全康复，但是一个不足鸭蛋大的肺癌，往往置人于死地，其原因均系侵袭和转移所致。侵袭和转移密切相关，是一个过程的两个阶段，侵袭

为转移的前奏，转移是侵袭的延续和发展。所以当手术时发现肿瘤已侵袭周围，就意味着术后有远处转移的可能，不管手术扩大到何等程度，也难获得满意效果。因此恶性肿瘤的治疗强调多学科协作的综合治疗，除了手术切除肿瘤之外，尚需要施加化疗、放疗、免疫治疗等以控制局部复发和远处转移。

其实人体本身存在抗击肿瘤侵袭的免疫防御机制，这个机制包括细胞免疫系统（cellular immune system）和体液免疫系统（humoral immune system）。前者除 T 细胞和 B 淋巴细胞之外，尚有单核吞噬细胞和第三群淋巴细胞如自然杀伤细胞（NK）、淋巴因子活化的杀伤细胞（LAK）、肿瘤浸润淋巴细胞（TIL）等。体液免疫系统包含了诸多细胞因子。机体的免疫能力与肿瘤的发生发展和治疗效果以及预后均有密切关系。免疫能力简言之就是人体对外来刺激的抵御能力。恶性肿瘤作为机体内一种异常有害的大细胞团，在其整个发生发展过程中随时都受机体免疫能力的影响。当机体的免疫功能健全或良好时，即使有肿瘤细胞存在也不等于就会发生肿瘤；假如体内已发生了肿瘤，只要机体免疫能力强大，肿瘤生长也受到限制，不至于短时间内转移扩散。相反，当机体免疫功能低下，肿瘤则迅速生长和播散。而目前治疗肿瘤的三个主要方法——手术、放疗、化疗，对机体的免疫功能都会产生重大打击。所以，无论是在选择治疗方案或设计外科手术切除范围时，都要注意保护机体免疫功能。以外科手术为例，手术将局部肿瘤及其区域淋巴结切除，取得即时效果，但并不是手术范围越大越好，盲目扩大手术范围就会增加对机体的打击，降低机体应有的免疫能力，肿瘤就容易复发和转移，手术远期效果不好。乳腺癌的手术演变就说明了这个道理。开始人们以为扩大手术范围可以提高疗效，一度曾推崇超扩大根治术，结果并未能改善预后，所以近十几年来手术的范围呈现由大变小甚至保乳的方向发展。

总之，决定对恶性肿瘤治疗效果的优劣因素是多方面的，其中机体自身免疫能力，肿瘤的生物学特性是主要的。无论选择何种治疗方案，都应当把握既最大限度切除或抑制肿瘤，又最大限度保护机体免疫功能的原则，不能顾此失彼。

近年来肿瘤分子生物学的发展，也促使肿瘤外科学进步。肿瘤细胞的克隆、基因的检测，以及"分子分期"，为明确肿瘤特性和侵犯范围以及决定外科手术方案提供了可靠根据。"分子定界"和放射导向手术，使肿瘤外科手术设计更具有目的性和准确性。

第二节　肿瘤外科的作用

肿瘤外科除了用于治疗肿瘤之外，还可以用于肿瘤的预防、诊断、重建与康复。

一、预防作用

某些疾病或先天性病变在发展到一定程度时，可发生恶变。如果能及时将可能发生恶变的病灶切除则可以预防肿瘤的发生。

先天性或家族性结肠息肉病（familial polyposis coli），40 岁以前有 50% 的患者可发展成癌；50 岁时几乎所有患者发生恶变。因此，凡有家族性结肠息肉病的患者最好在 17~20 岁时做预防性切除术。先天性睾丸未降或下降不全，睾丸停留在腹内，常有发生睾丸癌的危险，因此应在青春期发育前及早施行睾丸复位术，以防止癌症发生。

溃疡性结肠炎（ulcerative colitis）有较高的癌变机会，约有 40% 的溃疡性结肠炎演变成结肠癌。儿童的溃疡性结肠炎在 10 岁时有 3% 的几率发展成癌，到 20 岁时则有 20% 的几率发生癌变，因此儿童溃疡性结肠炎亦应及早手术防止癌的发生。

多发性内分泌（腺）肿瘤综合征（multiple endocrine neoplasia）Ⅱ型和Ⅲ型，常伴有发生甲状腺髓样癌的危险。这类患者应该用五肽促胃酸激素刺激试验检查是否存在 C- 细胞增生。如果刺激试验后血清甲状腺降钙素增加，就应该做甲状腺切除术，以防止发生甲状腺髓样癌。

白斑病（leukoderma）常伴随发生鳞状细胞癌的可能，故视之为癌前病变，特别是口腔白斑和外阴白斑更是如此，必要时应作预防性切除术。

乳腺小叶增生（hyperplasia of mammary gland flocculus）有上皮高度增生或不典型增生时可能发生癌变，必须结合临床和其他乳腺癌高危因素综合分析，以决定是否作预防性切除术。

在经常易受摩擦部位的黑痣（pigmented nevus），特别是足底、外阴和指（趾）甲下的黑痣，应及早考虑手术切除，以免发生恶变。

此外，为包茎者及早做包皮环切术，也是预防阴茎癌的好方法；胃息肉也可发生癌变，如能及早发现和切除（或摘除），则可以防止发生胃癌。

二、诊断作用

肿瘤治疗前必须有一个明确的诊断，特别是组织学或细胞学诊断，要获得组织或细胞常需外科手段。常用方法有细针吸取、针穿活检、咬取活检、切取活检及切除活检。

不管使用何种活检方式，都应尽量缩短活检与根治性手术的间隔时间；应注意活检引起肿瘤播散的可能；考虑能否把活检切口或所经组织间隙一并切除。

取得病理诊断后，外科医生还应结合临床检查、实验室检查和影像检查，作出初步的临床肿瘤分期，以便更好制订治疗方案。有时，在手术后才能进行准确分期，例如大肠癌往往在根治切除术后才能作出正确的临床病理分期。

三、治疗作用

正如上述，外科手术是治疗肿瘤的最古老最有效的方法之一。许多类型的良性肿瘤，如皮下脂肪瘤、纤维瘤、甲状腺瘤、胃肠平滑肌瘤、子宫肌瘤、肝腺瘤、乳腺纤维腺瘤等，手术切除则可以获得痊愈。早期的癌瘤，如Ⅰ期的子宫颈癌、乳腺癌、食管癌、胃癌、大肠癌、甲状腺癌、喉癌、舌癌等，根治性切除术后 5 年治愈率都可达 90% 以上。有的进展期癌瘤（Ⅱ~Ⅲ期）通过以手术为主的综合治疗，5 年治愈率也可达 30%~60%。晚期癌瘤（Ⅳ期）亦常需要做姑息性手术、减积手术或减状手术，以作为综合治疗的一部分，达到减轻患者痛苦、延长寿命的目的。

四、重建与康复

外科手术亦常应用于肿瘤患者手术后的重建与康复。肿瘤外科医生不仅要根治性切除肿瘤，还要注意患者生存质量，设法为患者进行重建或康复治疗，使患者外形及功能有所改善，尽可能保持正常的生活质量和社会功能。例如乳腺癌根治术后的乳房再造手术；喉癌根治术后的喉重建；全舌切除术后舌再造；上颌窦癌切除术后的面部整形；腹壁和胸壁巨大肿瘤切除术后的修补等。有些由于既往手术或放疗后所致的功能丧失，特别是肢体，可以通过骨或肌肉的移位而使功能改善。

第三节　肿瘤外科治疗原则

一、良性肿瘤的外科治疗原则

良性肿瘤以局部膨胀性生长为主，其边界清楚，多数有完整的包膜，不会发生淋巴道和血道侵袭和转移，其治疗以手术为主，一般手术切除即可治愈。手术原则是完整切除肿瘤，应包括肿瘤包膜及少量正常组织，禁忌作肿瘤挖出术。例如乳腺纤维腺瘤需作乳腺区段切除；甲状腺瘤要求作肿瘤所在的腺叶或峡部切除；卵巢囊肿则作单侧卵巢切除，并避免术中囊肿破裂。诚然，有些部位特殊，不容大范围切除，如神经纤维瘤、神经鞘瘤、脑膜瘤、垂体瘤等，有时只能剥离肿瘤或大部分切除。

必须强调，切除的肿瘤必须送病理检查，进一步明确病理性质，以避免将恶性肿瘤误诊为良性肿瘤而不再作进一步治疗。一旦发现所切除的"良性肿瘤"实质是恶性肿瘤，则应按恶性肿瘤重新处理。对一些良性肿瘤有可能发生恶性变者，以及交界性肿瘤，切除范围亦应扩大。

二、恶性肿瘤的外科治疗原则

（一）明确诊断

肿瘤外科治疗，尤其是恶性肿瘤的治疗中所采用的各种根治术对机体的破坏性很大，故在决定采用外科治疗前必须明确诊断。没有正确的诊断就不可能有正确的治疗。肿瘤诊断包括病理诊断（pathologic diagnosis）和临床诊断（含分期）。

1. 病理诊断　恶性肿瘤的外科治疗往往创伤大，致残率较高。例如乳腺癌根治术后失去整个乳房；全喉切除术后不能发音且需终生气管造口；直肠癌经腹会阴切除术后失去肛门而要终生肠造口；骨肉瘤截肢术后不能行走；宫颈癌根治术后不能再生育等。因此，肿瘤外科手术，特别

是大手术或易致残手术，术前必须有病理诊断，以免误诊误治，否则会给患者带来严重后果。有些病例在术前难以取得病理诊断，应在术中取组织做冷冻切片检查。另外，同样是恶性肿瘤，由于分类不同，生物学行为也不同，采用术式显然有所区别。例如胃平滑肌肉瘤仅作广泛切除术，不必作淋巴结清扫；但胃癌则应同时作第一、二站至或第三、四站淋巴结清扫。又如骨皮质肉瘤恶性度低可能行保留肢体的手术，而成骨肉瘤则往往要截肢。宫颈原位癌仅作宫颈锥形切除可以达到治愈目的，但浸润癌则需做全子宫及双附件切除加淋巴结清扫。由此可见，病理诊断对肿瘤外科治疗实施是至关重要的前提。

2. 临床诊断和分期　病理诊断往往局限于所取组织的部位，临床诊断则包含原发部位和继发部位以及分期，所以更能反映患者具体情况，有助于外科手术的取舍和决定外科手术范围。例如病理诊断胃癌，并不能表示患者能否施行胃癌根治术。临床医生将全身检查情况综合分析，如果患者已有锁骨上淋巴结肿大，盆底有接种结节或肝、肺有转移，则不应考虑胃癌根治性切除。目前常用的分期方法是国际抗癌联盟制订的 TNM（tumor-node-metastasis）国际分期法（international law for TNM staging），个别癌瘤如大肠癌习惯应用 Dukes 分期法。施治前按临床分期（TNM）制订手术方案；术中医生可根据外科分期（sTNM）相应修改治疗计划；术后的临床病理分期（pTNM）则为术后辅助治疗及预后估计的重要依据。

（二）明确肿瘤外科作用，制订合理治疗方案

恶性肿瘤治疗是否正确，直接影响治疗效果和预后。如果将一个可以完整手术切除的肿瘤仅作挖出术，其术野的肿瘤播散及局部复发将会使患者失去治愈的机会。如果对一个全身情况较差又有多器官转移的晚期癌瘤患者施行局部根治性切除，不仅不会治愈患者，反而会增加患者的痛苦，甚至导致更快死亡。所以外科医生必须明确外科手术在肿瘤治疗中的作用，为患者制订合理的治疗方案。制订治疗方案最重要的依据是肿瘤的病理类型、分化程度、临床分期和患者的体质状况。一般原则是：早期癌瘤，实施根治术或广泛切除术；局部晚期癌瘤，估计难以切除的局部病变，先做术前化疗/放疗，即新辅助治疗

（neoadjuvant therapy），待肿瘤缩小后再行手术；术后病理证实有癌残留或多个淋巴结转移者，需做术后辅助治疗。

（三）全面考虑，选择合理的术式

决定治疗方案后，要根据患者具体情况，全面考虑，选择适当的手术方式。切忌不顾后果，随意试行不成熟的无把握的新术式。例如当乳腺癌决定手术治疗时，选用 Halsted 术式抑或改良根治术还是其他术式？中下段直肠癌的手术，该保留肛门还是做 Miles 手术？喉癌手术治疗时，采用半喉切除抑或全喉切除？肺癌手术治疗时，采用全肺切除抑或肺叶切除？阴茎癌手术时，是否同时作腹股沟淋巴结清扫？肝癌手术时，采用不规则楔形切除还是肝叶切除等，都应全面考虑，综合分析。在选择手术方式时，必须遵循如下几个原则：

1. **必须根据肿瘤生物学特性选择术式**　表皮癌或黏膜癌常伴有淋巴道转移，故手术时要将区域淋巴结清除（原位癌除外）；肉瘤易局部复发而很少发生淋巴道转移，所以应做广泛切除术而不必常规区域淋巴结清除；食管癌、大肠癌等有多中心起源的特点，其切除范围应尽量扩大；原发肌肉肉瘤或软组织肉瘤侵犯肌肉时，肿瘤易沿肌间隙扩散，应将肌肉连同筋膜从起点到止点全部切除；低位直肠癌有逆行浸润的可能，浸润多长尚未定论，一般远端切除距离肿瘤不应小于 2cm，必要时只能作 Miles 手术。

2. **保证足够的切除范围，力争手术治愈**　迄今，对大多数实体瘤而言只有手术切除的治愈希望最大，术式不宜过于保守。切除范围应遵照"两个最大"的原则，即最大限度切除肿瘤和最大限度保护正常组织和功能。两者有矛盾时，应服从前者。当然，若保留正常组织过少会严重影响功能，甚至危及生命时，必须缩小切除范围。例如肺癌手术需作全肺切除才能清除全部肿瘤，但当对侧肺功能较差、难以代偿时，只能放弃全肺切除。又如肝癌伴有中度以上的肝硬化，切除肝脏不宜过 50%，否则术后发生肝功能衰竭，危及生命。有时，术式在手术探查后才能最后抉择，必要时还需作冷冻切片检查帮助决定手术范围。

3. **根据患者年龄、全身状况和伴随疾病选择术式**　罹患恶性肿瘤者以中老年为多，年龄不是

手术的绝对禁忌证，但老年人的手术危险性相对较大，值得重视。如果重要器官如心、肺、肝、肾等，其功能不足或衰竭，则难以承受手术的打击。此外，老年人常伴有高血压、冠心病、糖尿病等，会影响手术的实施，应做好术前治疗并按控制的情况选择术式。一般而言，年龄过大、全身情况较差者不宜做大手术，恶病质的患者视为手术禁忌。当全身情况较差者，通过积极的处理得到改善时也可以施行手术治疗。

此外，选择术式时还应考虑到术者的手术技巧和经验、麻醉和手术室设备。如果条件确实未具备，不要勉强施行大手术。

4. **防止医源性播散（iatrogenic spread）**　肿瘤外科除了要遵循一般外科的无菌操作、术野暴露充分、避免损伤需保留正常组织等原则外，尚要求有严格的无瘤观念。由于癌瘤细胞可因手术操作而脱落播散，引起术后转移或复发，所以施行肿瘤外科手术必须注意下列几点，尽量避免医源性播散。

（1）探查由远及近，动作轻柔：上腹部肿瘤应先探查盆底，然后逐步向上腹部探查，最后才探查肿瘤；下腹部肿瘤探查顺序则相反。其他部位肿瘤亦如此，先探查远处，最后才探查肿瘤。这样可尽量避免将肿瘤细胞带至其他部位，探查动作必须轻柔，切忌大力挤压，以免癌栓脱落播散。

（2）不接触隔离技术（no-touch isolation technique）：对已有破溃的体表肿瘤或已侵犯浆膜表面的内脏肿瘤，应先用纱布覆盖、包裹，避免肿瘤细胞脱落、种植。肠道肿瘤在术时应将肿瘤远近两端的肠管用布带结扎并在瘤段肠腔内注入抗癌药物（如 5-FU），以期减少肿瘤的播散和提高治疗效果。

（3）先阻断结扎肿瘤部位输出静脉，然后结扎处理动脉：减少术中癌细胞进入循环的可能性，减少血道转移。

（4）尽量锐性分离，少用钝性分离，以减少挤压肿瘤，减少肿瘤播散的机会。

（5）先清扫远处淋巴结，然后清扫邻近淋巴结：亦即先从远处开始解剖，堵住癌细胞从淋巴道或血道的播散可能。

（6）遵循连续整块切除的原则：施行根治性手术时要忌将肿瘤和淋巴结分块切出。

（7）肿瘤切除后的冲洗：肿瘤切除后应更换手套，创面用大量无菌蒸馏水（不用生理盐水）冲洗，也有用氮芥溶液泡浸术野5分钟，以消灭可能脱落的肿瘤细胞。

第四节　肿瘤手术的应用

一、诊断性手术

（一）细针吸取

通过用细针头，对可疑肿块进行穿刺做细胞学检查。方法简单易行，诊断准确率因操作技术、病理医生经验和肿块所在部位而异，一般在80%以上。本方法存在一定的假阴性及假阳性，偶见有针道转移的病例。

（二）针穿活检

一般在局部麻醉下应用较粗针头或特殊的穿刺针头（如 True-Cut，Core-Cut），对可疑肿块进行穿刺并获得少许组织作病理切片检查。如果取得足够组织，诊断准确率高；如果取得组织太少，诊断较困难。同时，由于针穿活检亦可造成创伤出血，甚或引起癌细胞播散，针道转移等，因此务必严格掌握适应证。

（三）咬取活检

一般用于表浅的溃疡型肿块，用活检钳咬取组织做病理检查。诊断准确率高。但咬取时应注意咬取部位和防止咬取后大出血。

（四）切取活检

常在局部麻醉下，切取一小块肿瘤组织做病理检查以明确诊断。有时在探查术中，因肿块巨大或侵及周围器官无法切除，为了明确其病理性质，也常作切取活检。施行切取活检时必须注意手术切口及进入途径，要考虑到活检切口及进入间隙必须在以后手术切除时能一并切除，不要造成癌瘤的播散。切取活检与第二次手术切除间隔的时间应越短越好，最好是在准备彻底切除情况下行冷冻切片检查。

（五）切除活检

在可能的情况下，可以切除整个肿瘤送病理检查以明确诊断。这样诊断准确率最高，如果是良性肿瘤也就不必再做第二次手术；如果是恶性肿瘤，也不至于引起太多播散。但是，切除活检常在麻醉下进行，切口较大。所以活检手术切口选择必须考虑到可能行的第二次手术能否将其切除，同时也需十分注意不要污染手术创面，以免造成肿瘤接种。

如果临床上拟诊断为黑色素瘤时，则不应作针穿、咬取或切取活检，应该在准备彻底切除时做切除活检。

此外，还应注意活检切口与进路必须在下一次手术时能整块切除，不要给下次手术造成麻烦，又可以防止切口种植。

二、探查性手术

探查性手术目的一是明确诊断；二是了解肿瘤范围并争取肿瘤切除；三是早期发现复发以便及时作切除术，即所谓二次探查术（second look surgery）。所以它不同于上述的诊断性手术。探查性手术往往是做好大手术的准备，一旦探查明确诊断而又能彻底切除时，即时做肿瘤的治愈性手术（curative surgery），所以术前准备要充分，备有术中冷冻切片检查。探查时动作轻柔，细致解剖，也应遵循由远及近和不接触隔离技术的原则。二次探查术曾一度受到重视，有报道189例胃、大肠癌伴淋巴转移的患者做了270次"二次探查术"，其中94例（50.3%）在第一次再探查时在原发瘤周围发现转移癌而再次切除并取得较好疗效。但此手术半年施行一次，患者难以接受，且目前影像学诊断发展迅速，对腹腔内无症状而已形成肿块的癌瘤提供了早期诊断的方法，不必再盲目二次探查。

三、治愈性手术

治愈性手术是以彻底切除肿瘤为目的，也是实体肿瘤治疗的关键。凡肿瘤局限于原发部位和邻近区域淋巴结，或肿瘤虽已侵犯邻近脏器但尚能与原发灶整块切除者，皆应施行治愈性手术。治愈性手术的最低要求是切缘在肉眼和显微镜下未见肿瘤。

治愈性手术对上皮癌瘤而言为根治术（radical resection）。所谓根治术是指肿瘤所在器官的大部分或全部连同区域淋巴结作整块切除，如癌瘤侵犯其他脏器，则被侵犯的器官亦应做部分或全部切除。例如胃癌侵及胰腺尾部，除做胃次全或全胃切除及胃周围区域淋巴结清除外，尚需切除胰尾。乳腺癌根治术，必须将全乳腺及胸大肌、胸小肌及腋部淋巴脂肪组织连续整块切除。

治愈性手术对肉瘤而言为广泛切除术（extensional resection）。所谓广泛切除术是指广泛整块切除肉瘤所在组织的全部或大部分以及部分邻近深层软组织。例如肢体的横纹肌肉瘤应将受累肌肉的起止点及其深层筋膜一并切除，有时尚需将一组肌肉全部切除，因肉瘤易沿肌间隙扩散。若为骨肉瘤常需超关节截肢。

四、姑息性手术

晚期癌瘤已失去手术治愈的机会，但在许多情况下，为了减轻症状、延长寿命，或为下一步其他治疗创造条件，可采用各种姑息性手术。姑息性手术包括姑息性肿瘤切除术和减状手术。前者是指对原发灶或其转移灶部分或大部分切除，肉眼尚可见肿瘤残留；后者则根本未切除肿瘤而仅仅解除肿瘤引起的症状。例如晚期胃肠道癌瘤虽然不能根治性切除，但为了防止出血、梗阻、穿孔等，常需做胃大部分切除或肠段切除术，术后再配合其他治疗。巨大的卵巢癌、软组织肉瘤等，有时也需切除部分肿瘤，所谓减积手术（debulking operation），减少肿瘤负荷，为放疗 / 化疗创造条件。肺癌、食管癌、上颌窦癌有时也做姑息性切除手术，术后再添加放疗或化疗。

为了解除消化道梗阻、胆道梗阻，临床上常需做食管胃吻合、胃空肠吻合、胆囊空肠吻合、小肠结肠侧侧吻合等内吻合转流术。有时为了解除食管梗阻、肠梗阻、尿道梗阻、喉梗阻需做胃造口、肠造口、膀胱造口、气管造口等。晚期肿瘤可引起大出血，临床常需结扎供应肿瘤部位的动脉以达到止血目的。例如鼻咽癌、口腔癌合并大出血，若填塞无效，则需结扎颈外动脉；恶性葡萄胎、绒毛膜上皮癌、宫体癌、直肠癌合并大出血而肿瘤难以切除，需做髂内动脉结扎。骨肉瘤已有两肺转移，但局部出血、感染或病理性骨折造成患者极大痛苦，亦可考虑截肢去除局部病灶，减轻痛苦。

五、辅助性手术

为了配合其他治疗，需要做辅助性手术，例如喉癌放疗，为了防止放疗中呼吸困难，有时需做放疗前气管切开术；直肠癌放疗有时亦需先做人工肛门术，以免放疗中肠梗阻；乳腺癌和前列腺癌内分泌治疗常需做去势手术。此外，各部位晚期癌瘤局部灌注化疗时常需做动脉插管术。

六、重建与康复手术

为了提高肿瘤患者的生存质量，重建和康复手术越来越受到重视。由于外科技术，特别是显微外科技术的进步，使肿瘤切除后的器官重建有很大的发展。近 20～30 年形成一门新的专科——肿瘤整形外科（oncoplastic surgery）。头面部肿瘤切除术后常用血管皮瓣进行修复；舌再造术、口颊和口底重建使患者生活质量大大提高；乳腺癌根治术后乳房重建、巨大肿瘤切除后胸壁重建、腹壁重建已广泛开展。

七、预防性手术

对于那些有潜在恶性趋向的疾病和癌前病变做相应的切除术，以期防止癌症发生。临床常采用的预防性手术有：家族性腺瘤性息肉病做全结肠切除术；溃疡性结肠炎患者做结肠切除术；隐睾或睾丸下降不良做睾丸复位术；口腔、外阴白斑患者做白斑切除术；易摩擦部位的黑痣切除术；重度乳腺小叶增生伴有乳腺癌高危因素者做乳房切除术。此外，成人的声带乳头状瘤、膀胱乳头状瘤、卵巢皮样囊肿、甲状腺瘤、大肠腺瘤等均有潜在恶变趋势，应做预防切除术。

八、远处转移癌和复发性癌瘤切除术

远处转移癌属于晚期癌瘤，难以手术治愈，但临床上确有部分转移癌患者手术后获得长期生存，因此对转移癌手术不能一概否定。孤立性肺、肝、脑、骨转移，施行切除术后获得良好效果。肺转移癌术后 5 年生存率 15%～44%；肝转移癌术后 5 年生存率 20%～50%；肺癌脑转移术后 5 年生存率 13%。有时多达 3 个转移灶，但局限于一肺叶或一肝叶，仍可以施行切除术，若为皮下多个转移灶，则无手术指征。

复发性癌瘤治疗效果也很差，但配合其他学科治疗，其中手术治疗仍可获得一定疗效。例如皮肤隆突性纤维肉瘤，术后反复复发，但反复切

除，也获得延长寿命的效果；肢体黑色素瘤术后复发可以截肢，挽救部分病者生命；直肠癌保肛手术后复发可以再做 Miles 手术。

不过，转移癌和复发癌手术效果总的来说比较差，必须与其他治疗配合进行，并且严格把握适应证。

第五节　肿瘤手术注意事项

肿瘤的手术治疗往往属于较大的手术，对正常组织和机体的创伤较大，需要在术前进行严格的评估是否符合手术的适应证和禁忌证以及机体的耐受性，充分地准备，方可最大限度的保证手术的安全性和治疗效果。

一、术前注意事项

1. 检查肿瘤时要轻柔，避免挤压和反复多次检查。

2. 避免对肿瘤局部做不适当治疗，如理疗、中草药外敷、热敷、推拿按摩或局部注射药物等。

3. 活检明确诊断后尽早做治愈性治疗。

4. 术前制订好综合治疗方案，必要时请其他学科专家会诊共同制订治疗计划。

5. 对伴有其他疾患如糖尿病、心脑血管疾患的患者，或术前一般情况较差伴有水电解质平衡失调者，应于术前加以治疗及纠正，做好术前准备。

6. 术前必须对患者家属交代有关病情和手术可能出现的问题，特别是致残手术。另外，对患者进行适当的心理治疗，解除病者的心理负担。

二、手术中防止癌瘤扩散

1. 切口选择恰当，以能充分暴露术野为原则，不能因切口过小而过分牵拉或挤压肿瘤。

2. 探查要轻柔、细致，由远及近。

3. 肿瘤要隔离，对破溃的体表肿瘤、侵及浆膜的胃肠肿瘤，均应用纱垫覆盖包裹以免肿瘤细胞脱落引起种植；尽量先结扎肿瘤部位回流的静脉和淋巴管，后扎动脉，以免术中癌细胞进入循环引起远处转移。

4. 肿瘤切除后应更换手套、彻底冲洗术野，用氮芥溶液浸泡伤口，以减少癌细胞种植。

5. 标本切出后应及时检查，看肿瘤是否已全部切除，边缘有无残留。

三、术后处理

肿瘤切除后除外科术后注意事项之外，应考虑术后辅助治疗，亦即按原来制订的综合治疗方案实施。

四、术后密切随访和疗效评价

癌瘤患者要终生定期随访，一般头两年每 3 个月复查一次；3～5 年内每 6 个月复查一次；5 年以后每年复查一次。随访复查应包括体格检查和必要的实验室检查和影像检查。通过定期随访观察，能够及早发现复发和转移病灶，及时治疗。另外，通过长期随访可以对手术治疗和其他治疗方法的效果进行评价，对于提高治疗水平有极大的帮助。

第六节　肿瘤外科治疗发展方向

传统的肿瘤外科是以解剖学、组织学、病理学为基础，通过物理诊断、影像学检查、内镜检查以及组织活检等手段，以明确诊断、确定病变范围等。在此基础上制订手术方案，确定切除范围以及是否进行综合治疗。

近 20 年来随着肿瘤的生物学、遗传学、免疫学、分子生物学等学科的发展，人类对肿瘤发生、发展的机制有了更深入的认识，即从过去的细胞水平过渡到分子水平，认识到基因的改变是肿瘤产生和进行性恶化的分子基础，特别是对癌基因及抑癌基因的作用、细胞信号的转导、细胞周期的调控、细胞凋亡、血管新生、细胞外基质以及肿瘤的浸润和转移的机制有了崭新的了解，加上新的治疗设备、技术、药物的不断问世使得肿瘤治疗概念亦不断更新，更多从肿瘤生物学角度考虑外科治疗，增强整体观念，更强调综合治疗，兼顾根治与功能两方面。由于重组 DNA 和 PCR 技术即聚合酶链反应的发明和广泛应用，分子水平研究由实验室过渡到临床应用，包括各种探针的制备、基因诊断和预测预后以及制备与肿瘤相关的基因片段等。

由于基础研究与诊断的进步，肿瘤外科治疗冲破了传统观念和方法，出现下列明显的趋向。

一、肿瘤外科治疗向细胞分子水平迈进

19 世纪 Billroth 手术成功（1881 年），使外科技术能从体表深入到体腔，另外，外科病理学问世又使得外科理论从大体形态深入到组织形态学、细胞形态学水平；20 世纪中叶开展体外循环和脏器移植使外科治疗几乎达到无所不能的境界；20 世纪后期出现腔镜外科［或称微创外科（minimally invasive surgery）］，理论上兴起了外科细胞分子生物学（molecular cell biology in surgery，MCBS）。外科细胞分子生物学以肿瘤为首要研究对象，以分子机制阐明肿瘤发生发展的规律，并试图用分子手段去诊断、预测、治疗肿瘤，于是出现分子诊断（molecular diagnosis）、分子指征（molecular indications）、分子预后（molecular prognosis）、分子治疗（molecular therapy）（如基因治疗）的概念。肿瘤外科治疗中，"分子分期（molecular staging）""分子定界（molecular bound）""分子预后"已具有临床实用意义。

目前临床上新诊断出来的尚属局部的无远处转移的恶性肿瘤病例中，已有相当数量患者已发生了现有诊断手段未能发现的肿瘤扩散，例如前列腺癌，临床诊断的局灶性病变，实际上 1/3 病例肿瘤已有远处转移，单纯切除前列腺已不能达到治愈目的。应用 RT-PCR 技术检测前列腺癌特异性抗原（PSA）mRNA，能早期发现进入血液的前列腺癌细胞。据报道 80% 已转移的前列腺癌和 40% 的局灶性前列腺癌患者血液中有癌细胞。文献中还报告应用 RT-PCR 技术，诊断乳腺癌腋窝淋巴结转移，在 29 例病理学阴性的病例中，14 例 RT-PCR 断定为微小淋巴结转移，这样就纠正了原来的临床病理分期。这种用分子生物学的技术如 RT-PCR 去确定用常规方法不能发现的淋巴结转移、血道转移、骨髓转移，进行精确的肿瘤分期的方法称为"分子分期"。虽然对此还需要扩大试验及长期的随访，以确定其临床价值，但应用分子生物学的成果和技术在临床肿瘤学中已显示出重要作用。

肿瘤切除是否足够，这就有一个定界问题。Brennan 等用 PCR 技术检测 25 例手术切除的头颈鳞癌标本中切缘组织 p53 突变情况，所有标本均经病理组织学证实其切缘组织中无肿瘤残留，但其中 13 例有 p53 基因突变，术后经 8～27 个月随访观察。p53 阳性的 13 例患者其中 5 例肿瘤复发；而 p53 阴性的 12 例患者无 1 例复发。Hayashi 等用突变等位基因特异扩增法（mutant allele specific amplification，MASA）检测 120 例组织学诊断无区域淋巴结转移的结直肠癌 K-Ras 和 p53 基因的突变情况，发现 71 例原发肿瘤有 K-Ras 和 / 或 p53 突变，其区域淋巴结也有 K-Ras 和 / 或 p53 基因突变者 37 例，其中 27 例 5 年内复发；而另 34 例淋巴结阴性者，则无 1 例复发。这种用分子生物学方法如 PCR 技术检测 p53 突变，发现隐匿癌灶，准确判断肿瘤浸润的边界，称之为"分子定界"。

精确判断患者的预后对设计患者治疗方案极为重要。目前，估计预后主要依据组织病理学和临床分期，如大肠癌的 Dukes 分期，用它判断预后也存在一些未能解决的问题，例如在无临床转移的 Dukes B 期中有 20% 左右的患者最后出现复发转移，因此能否应用现代分子生物学的研究成果，如癌基因、抑癌基因和转移相关的基因等为标记物，用分子生物学的技术如 PCR、基因序列分析、免疫组化等方法来估计肿瘤的恶性程度、转移复发的危险，以补充病理学检查的不足，更精确地判断患者的预后，为进一步积极辅助治疗提供依据，这种"分子预后"已成为当前临床肿瘤研究一个较活跃的领域。

二、肿瘤外科治疗兼顾根治与功能，注重提高生活质量

以往外科治疗肿瘤，由于切除范围太小，术后肿瘤复发多，5 年生存率低。后来手术范围越来越大，结果又导致患者器官功能丧失，生活质量下降，这种情况明显地反映在乳腺癌和直肠癌手术治疗发展过程中。在 100 多年前，乳腺癌的外科治疗只是肿瘤挖出、部分乳腺切除和全乳腺切除，结果复发甚多，1894 年 Halsted 报道了乳腺癌根治术以后乳腺癌的外科治疗经历了根治术、扩大根治术、改良根治术、保留乳房手术四大历程，乳腺癌外科手术的治疗方式一直是临床外科医生争论和研究的热点。20 世纪 80 年代以后，乳腺癌的外科治疗进入了以乳腺癌生物学特性指导乳腺癌手术方式的时代，乳腺癌的外科治疗模

式较以前有了明显的改变，由于大量的临床和实验室研究的资料使经典的 Halsted 理论受到前所未有的挑战，Fisher 的乳腺癌生物学理论不断为人们所接受。患者对生活质量要求不断提高，既要求治愈肿瘤又要保持身体外形美观，综合治疗受到重视，各种术式并存、治愈与生活质量兼顾的个体化的乳腺癌治疗模式业已形成。同样，直肠癌的手术治疗也经历了局部切除、肠段切除和直肠切除阶段，由于手术失败率比较高，至 1908 年 Miles 报道了经腹会阴联合切除直肠的根治术，使治愈率大大提高，但是永久性人工肛门给患者带来生活上的不便。究竟手术切除范围要多大？肿瘤远端直肠应切除多少？侧方淋巴结要一律清除吗？这些问题尚无定论。传统要求切除肿瘤远端直肠 5cm 才可避免复发，但近年来却有人提出切除 2cm 即足够，甚至还有主张切除 1cm。看来，直肠癌的手术选择更具有挑战性，要兼顾根治、肛门功能和生活质量三者。

三、更强调综合治疗

肿瘤的外科治疗经过局部切除、根治术、扩大根治术、个体化治疗，其结果很不理想。外科医生越来越体会到"一把刀"不能治好癌症，必须联合使用其他疗法，才能获得良好效果，如局部进展期乳腺癌（Ⅲ期乳腺癌）单纯手术 5 年生存率仅 10%～20%，而综合治疗则可达到 30%～50%。又如针对胃癌容易引起癌细胞腹腔种植这一特性，国内外许多学者开展腹腔灭癌处理，手术加活性炭丝裂霉素（MMC-CH）腹腔留置，3 年生存率明显高于单纯手术组（70% 比 27%），术中、术后加腹腔热化疗灌注（CHPP）的 4 年生存率比单纯手术组高（60% 比 20%）。中山大学肿瘤医院自 1972 年开始采用 Rousselot 倡导的 5-FU 肠腔化疗（fluctuate chemotherapy）辅助结直肠癌根治术，1981 年回顾分析 253 例结直肠癌手术加或不加肠腔化疗的效果，结果表明结肠癌根治术并用肠腔化疗的 5、8 年生存率远较单纯手术组高（$p < 0.05$），为了进一步证实肠腔化疗的效果，该院从 1982—1984 年对入院行根治术的结、直肠癌进行随机分组的前瞻性研究，结果表明 Dukes C 期患者试验组（加肠腔化疗）5 年生存率为 61.8%，对照组（无加肠腔化疗）仅

27.3%（$p < 0.05$）。另外，试验组肝转移比对照组少得多；此组患者一直随访至 1990 年 12 月统计，Duke C 期患者试验组 8 年生存率为 28.5%，而对照组仅 5.6%（$p < 0.05$），而且肝转移试验组比对照组少得多（11.1% 比 21.6%）。同时，作者还进行了肠腔化疗机制的探索，表明肠腔化疗确实可以提高结直肠癌根治术的效果。

事实上，结直肠癌辅助化疗是肿瘤临床研究最活跃的领域之一，经过半个世纪的探索，公认 5- 氟尿嘧啶（5-FU）加甲酰四氢叶酸（Leucovorin）的方案为 Dukes B 和 C 期结直肠癌术后标准辅助治疗方案，使术后生存率有新提高。近年来新药如奥沙利铂（Oxaliplatin）、伊立替康（Irinotecan）、卡培他滨（Capecitabine）和靶向药物（贝伐单抗、西妥昔单抗等）问世，使结直肠癌化疗效果进一步提高。

由于细胞分子生物学的飞速发展，研究发现肿瘤的发生发展与癌基因、抑癌基因有关，近年来逐步开展了新的基因治疗作为综合治疗的一部分，对黑色素瘤、脑肿瘤的基因治疗已开始应用到临床，对肺癌、大肠癌也有了深入的研究。肿瘤基因治疗是一极有前景的新领域，已引起肿瘤学家重视，基因治疗已经有了一些行之有效的方法：①自杀基因治疗（suicide gene therapy）；②反义基因治疗（antisense gene therapy）；③免疫基因治疗（immune gene therapy）；④放射基因治疗（radiation gene therapy）等。

由基因治疗引入"分子外科"（molecular surgery）的新概念。Roth（1992）认为人们可以在分子水平通过基因操作（如基因置换、基因修正、基因修饰、基因抑制、基因封闭等）来预防、诊断和治疗肿瘤，达到外科治疗的目的，这种治疗方法被称为分子外科。不难想象，随着对肿瘤生物学的基因调控的进一步认识，像外科手术操作，切除致病的基因，然后置换上正常基因，使得患者恢复健康，这种美好的设想会逐渐变为现实的。

四、肿瘤微创外科

回望历史，从 1987 年 Mouret 首例腹腔镜下胆囊切除术，直到今天的腔镜下肿瘤根治术普遍开展，肿瘤领域的微创外科，经历了不同的发展阶段。

首先是技术可行性探讨阶段。1881 年第一例胃切除术后，各国外科医生纷纷开展各自领域的首创手术（first Era），1954 年第一例肾移植成功后，各国外科医生纷纷在自己的领域开展各种移植的首创手术（transplantation first era），1987 年 Mouret 首例腹腔镜下胆囊切除术完成后，也进入了各领域里的腔镜首创手术年代（endo first era）。从胆囊到疝，从结直肠外科，到妇科手术，从肺外科，到胃外科，外科医生无一不涉足。兴奋而短暂的腔镜首创年代，很快就结束了，人们自然将目光投向微创技术是否可以替代开放性手术作为肿瘤根治手段这个关键问题上来，肿瘤领域的微创外科进入了等效性研究探讨阶段。

肿瘤外科根治手术效果来源于两个方面，一是外科学效果或获益，二是肿瘤学效果或获益。由于肿瘤生物学理论和工程技术、设备和器械的进步，使得肿瘤外科迈入了微创外科的年代。对于处于癌前期病或早癌的胃肠肿瘤，人们通过内镜进行黏膜切除（endoscopic mucosal resection，EMR）或黏膜下剥离术（endoscopic submucosal dissection，ESD），对于早期、中期肿瘤可行腹腔镜肿瘤根治术，而对于中、晚期肿瘤，则可考虑开放下的肿瘤根治术。目前，内镜、腔镜手术已在肿瘤外科治疗中越来越广泛应用，通过内镜、腔镜，可以完成消化道、泌尿道、胸部肿瘤切除，其近期效果与传统手术相似，并以恢复快、术后疼痛较轻、早期出院为其突出优点。在技术操作上更是不断改进，由多孔到单孔，再到自然通道（natural orifice transluminal endoscopy surgery，NOTES），达到良好的美容效果。更引人注意的是计算机辅助的手术系统（computer—assisted surgery systems）俗称机器人手术（robotic surgery），也登上了肿瘤外科的舞台。由多种技术手段构成的肿瘤外科格局，已经形成。

正当人们在为微创外科带来的微小的外科损伤及在胃肠肿瘤根治治疗方面取得的良好效果而欢呼时，来自宫颈癌的两个研究报道，给人们头上浇了一大盆冷水。一是来自临床前瞻性随机对照试验，关于早期宫颈癌施行腔镜手术的肿瘤学效果的报道，二是针对早期宫颈癌的来自临床流行病学的回顾性研究。两方面的数据都表明，患者接受微创根治性子宫切除术后，癌症复发率高，无进展存活率明显差。因此，作者不再向患者推荐使用微创技术根治早期宫颈癌。这一报道令全球愕然。

其实，在肿瘤外科研究的历史上，这类出乎意料的研究结果，比比皆是，难以重复、相互矛盾的研究结果，也不少见。最具有代表性的例子，莫过于胃癌外科。在胃癌外科的研究中，人们认为，影响局部进展期胃癌生存率的主要原因是原发灶和胃周淋巴结转移，因此，只要彻底的切除了原发灶和系统的清扫了胃周淋巴结，即可获得预期疗效，淋巴结清扫范围越大，越彻底，预期效果越好，所以，日本学者一贯主张，对进展期胃癌施行 D2 根治术。可是，在全球各地针对胃癌究竟是做 D1，还是做 D2 的多项研究结果相互矛盾。为什么会有这样的高度差异性结果呢？研究对象和干预手段的唯一性不确定可能是导致不一致的主要原因。从干预手段上看，什么是胃癌的 D2 根治术，其概念或定义尚有待确定。一般认为胃癌的 D2 根治术为切除原发灶，并对 D2 范畴内的淋巴结进行清扫。可是，淋巴结清扫的含义是沿着血管进行淋巴结摘除？剔除？剥离？还是什么别的方法呢？虽然肿瘤的外科手术原则要求须进行整块切除，可是整块切除的边界标志又是什么呢？这些问题没澄清，干预手段（如 D2 或 D1）的唯一性就无法保证，研究结果的重复性，也就无从谈起，早期宫颈癌根治术大抵也是如此。要解决上述问题，需要进一步设计严谨的科学研究方法，首先要明确干预手段的唯一性，在研究方向上，还需要结合基础科学的研究，以更加深入的理解和证实这种差异存在的机制。

迄今为止，肿瘤外科手术在肿瘤治疗中，仍占有极其重要地位，但单靠手术治愈肿瘤的观念已经过时了。肿瘤外科医生应该掌握更多肿瘤生物学知识，熟悉机体免疫防御机制，了解其他学科的进展，结合患者具体情况，才能制订出合理的综合治疗方案，运用先进的外科技术如内镜手术、腔镜手术和机器人手术等，更好地发挥外科手术在肿瘤治疗中的作用。

（万德森　龚建平）

参 考 文 献

[1] De Vita VT Jr, Hellman S, Rosenberg SA. Cancer Principle & Practice of Oncology.4th Ed. Philadelphia：J.B.Lppincott Company，1993.

[2] 高进，章静波. 癌的侵袭与转移——基础研究与临床. 北京：科学出版社，2003.

[3] 邹升泉，龚建平. 外科学—前沿与争论. 第 2 版. 北京：人民卫生出版社，2003.

[4] 刘振华. 肿瘤预后学. 北京：科学技术文献出版社，1995.

[5] 郝希山，魏于全. 肿瘤学. 北京：人民卫生出版社，2010.

[6] Pollock R. What's New in Surgical Oncology. J Am Coll Surg，1997，184：157.

[7] Edwards MJ. Surgical Oncology. J Am Coll Surg，1998，186：222.

[8] Cady B. Basic Principles in Surgical Oncology. Arch Surg，1997，132：338.

[9] 唐镇生. 分子外科与基因治疗. 上海：上海医科大学出版社，1999.

[10] 龚建平. 外科细胞分子生物学的现状和趋势. 中国实用外科杂志，1999，19：7.

[11] 夏穗生. 腹腔脏器移植的现状与未来. 中国实用外科杂志，1999，19：9.

[12] Caldas C. Molecular Staging of Cancer: Is It Time? Lancet，1997，350：231.

[13] Brennan A, Mao L, Hruban RH, et al. Molecular Assessment of Histopathological Stating in Squamous-cell Carcinoma of the Head and Neck. N Engl J Med，1995，332：429.

[14] Hayahi N, ItoI, Yanagsawa A, et al. Genetic Diagnosis of Lymph-node Metastasis in Colorectal Cancer. Lancet，1995，345：1257.

[15] 沈镇宙，沈坤炜. 乳腺癌外科治疗的现状和展望. 中国实用外科杂志，1999，18：451.

[16] Andreola S, Leo E, Belli F, et al. Distal Intramural Spread in Adenocarcinoma of the Lower Third of the Rectum Treated with Total Rectal Resection and Colorectal Anastomosis. Dis Colon Rectum，1997，40：25.

[17] Williams NS, Dixon MF, Johnston D, et al. Reapprasial of the 5 Centimeter Rule of Distal Excision for Carcinoma of the Rectum: a Study of Distal Intramural Spread and of Patient's Survival. Br J Surg，1983，70：150.

[18] Shirouzu K, lsomoto H, Kakegawa T, et al. Distal Spread of Rectal Cancer and Optimal Distal Margin of Resection for Sphincter-preserving Surgery. Cancer，1995，76：388.

[19] 吴功倪，赵荣宇. 提高可切除进展期胃癌疗效的策略与措施. 中国实用外科杂志，1998，18：451.

[20] 万德森，李国材，潘甜美. 应用氟尿嘧啶肠腔化疗辅助结直肠癌根治术的评价. 中华肿瘤杂志，1983，5：193.

[21] 万德森，李国材，詹友庆. 应用氟尿嘧啶肠腔化疗辅助结直肠癌根治术的再评价——一项随机对照研究. 中华肿瘤杂志，1988，10：387.

[22] 万德森，李国材，詹友庆，等. 应用氟尿嘧啶肠腔化疗辅助直肠癌根治术的远期效果. 临床外科杂志，1994，2：71.

[23] 万德森，李国材，张亚奇，等. 肠段灌注 5-FU 后肠系膜静脉和周围静脉血药浓度测定——肠腔化疗机制探讨. 癌症，1990，9：189.

[24] 万德森. 结直肠癌. 北京：北京大学医学出版社，2008.

[25] Macdonaid JS, Astrow A. Adjuvant Therapy of Colon Cancer. Seminars in Oncology，2001，28：30-40.

[26] Wolmark N, Colangelo L, Wieand S. National Surgical Adjuvant Breast and Bowel Project Trials in Colon Cancer. Seminars in Oncology，2001，28：9.

[27] 何三光. 浅谈 21 世纪外科的发展. 中国实用外科杂志，1999，19：1.

[28] 罗荣城，韩焕兴. 肿瘤生物治疗学. 北京：人民卫生出版社，2006.

[29] Roth J A. Molecular Surgery for Cancer. Arch Surg，1992，127：1298.

[30] Pedro T, Ramirez. Minimally Invasive versus Abdominal Radical Hysterectomy for Cervical Cancer. N Engl J Med，2018，379（20）：1895-1904.

[31] Alexander Melamed. Survival after Minimally Invasive Radical Hysterectomy for Early-Stage Cervical Cancer. N Engl J Med，2018，379（20）：1905-1914.

[32] Huscher CG, Mingoli A, Sgarzini G, et al. Laparoscopic versus open subtotal gastrectomy for distal gastric cancer: 5-year results of a randomized prospective trial. Ann Surg，2005，241（2）：232-237.

[33] Kim YW, Baik YH, Yun YH, et al. Improved quality of life outcomes after laparoscopy-assisted distal gastrectomy for early gastric cancer: results of a prospective randomized clinical trial. Ann Surg，2008，248（5）：721-727.

[34] Kim YW, Yoon HM, Yun YH, et al. Long-term out-

comes of laparoscopy-assisted distal gastrectomy for early gastric cancer: result of a randomized controlled trial（COACT 0301）. Surg Endosc，2013，27（11）: 4267-4276.

[35] Kim HH，Hyung WJ，Cho GS，et al. Morbidity and mortality of laparoscopic gastrectomy versus open gastrectomy for gastric cancer: an interim report—a phase Ⅲ multicenter，prospective，randomized trial（KLASS trial）. Ann Surg，2010，251（3）: 417-420.

[36] Katai H，Sasako M，Fukuda H，et al. Safety and feasibility of laparoscopy-assisted distal gastrectomy with suprapancreatic nodal dissection for clinical stage I gastric cancer: a multicenter phase Ⅱ trial（JCOG 0703）. Gastric Cancer，2010，13（4）: 238-244.

[37] Nakamura K，Katai H，Mizusawa J，et al. A phase Ⅲ study of laparoscopy-assisted versus open distal gastrectomy with nodal dissection for clinical stage IA/IB gastric cancer（JCOG0912）. Jpn J Clin Oncol，2013，43（3）: 324-327.

[38] 龚建平. 膜解剖的兴起与混淆. 中华胃肠外科杂志，2019，22（5）: 401-405.

第十八章 肿瘤的放射治疗

第一节 肿瘤放疗的发展和作用

一、肿瘤放疗的发展

1895年伦琴发现X射线,1896年居里夫人发现了镭,同年Emil Grubbe应用X射线治疗晚期乳腺癌,放射治疗学科从此开始,至今已有120多年的历史。放射肿瘤学(radiation oncology)为独立学科,包括临床肿瘤学、放射治疗学、放射物理学和放射生物学。20世纪50年代钴-60远距离治疗机研制成功,60年代有了电子直线加速器,70年代建立了镭疗的巴黎系统,80年代发展了现代近距离治疗。近十年来,随着立体定向放射外科(stereotactic radiosurgery,SRS)、三维适形放疗(three-dimensional conformal radiotherapy,3D-CRT)、调强放射治疗(intensity modulated radiotherapy,IMRT)、容积调强放疗(volumetric modulated radiotherapy,VMRT)、质子和重离子放疗等技术的开展,放射治疗技术有了飞跃的发展,从二维放疗时代进入了三维放疗时代。加速器的更新换代,如锥型束CT(cone beam CT,CBCT)的影像引导放疗加速器、自适应放疗的磁共振加速器(MR-LINAC)以及应用>40Gy/秒超高剂量率FLASH技术的加速器,昭示着精准放疗时代的来临。

二、肿瘤放疗的作用

放射治疗可以用于良性疾病或恶性肿瘤的治疗,它与外科治疗、化疗、靶向治疗和免疫治疗构成了恶性肿瘤的主要治疗手段。50%～70%的恶性肿瘤患者需要接受放疗,其中,约有一半的患者为根治性放疗。在所有肿瘤中45%的恶性肿瘤可以治愈,其中手术治愈的比例约22%,放射

治疗治愈约18%,化疗治愈约5%。放疗作为一种局部治疗手段与手术相比具有保留器官的完整性和功能的优势,这也是早期喉癌、中高危前列腺癌等肿瘤采用放疗作为主要治疗手段的原因。放疗的方式包括外照射(光子、电子线、质子、重离子等)和腔内或体表照射(腔内的近距离治疗或放射性核素)。

根据治疗的目的,可以将放疗分为根治性放疗、辅助或新辅助放疗、姑息放疗和挽救性放疗。根治性放疗在多种肿瘤的治疗中发挥了重要作用,其适应证包括:头颈部肿瘤如鼻咽癌、早期喉癌;胸部肿瘤如颈段或胸上段食管癌;不可手术局部晚期食管癌、早期非小细胞肺癌、局部晚期非小细胞肺癌;局限期小细胞肺癌;腹部肿瘤如伴有门脉癌栓的原发性肝癌;不可手术切除的胰腺癌、肝内胆管癌;泌尿系统肿瘤如中高危局部晚期前列腺癌;淋巴瘤如NK/T淋巴瘤、早期霍奇金或弥漫大B细胞淋巴瘤以及妇科肿瘤如不可手术局部晚期宫颈癌等。

辅助放疗则提高了局部控制率、降低了手术的复发风险,可用于高级别胶质细胞瘤的术后放疗、Ⅲa(N2)非小细胞肺癌的术后放疗、胃癌D1根治术后放疗、胰腺癌或前列腺癌的术后放疗等。对于某些消化系统肿瘤,术后辅助放疗已经前移至新辅助放疗,譬如胸段食管癌、食管胃结合部肿瘤、胰腺癌、低位直肠癌的新辅助放化疗。

姑息放疗:放疗可以迅速缓解肿瘤引起的某些症状,如骨转移疼痛、上腔静脉压迫综合征、神经压迫、肿瘤引起的出血、脑转移引起的头痛以及肢体无力或偏瘫,从而改善患者生存质量。除了缓解症状的姑息作用之外,放疗对于部分寡转移患者也有延长生存的作用。SABR-COMET临床试验表明,对于仅存在1～5个寡转移病灶的实体肿瘤,使用立体定向消融放疗(stereotactic ablative radiotherapy，SABR）可使患者总生存率提高 13 个月，使无进展生存率增加 1 倍。

对于术后复发肿瘤，如果不能再次手术，挽救性放疗则起主要的治疗作用。挽救性放疗也是前列腺癌术后生化复发的主要治疗手段。

三、放射肿瘤学科

放射肿瘤学是一门独立的临床学科；放射治疗科是一个临床科室，而非诊断科室或辅助科室；放射肿瘤学家（radiation oncologist）包括临床专科医师和物理师。放射肿瘤医师，首先是一名临床医生，与肿瘤外科医师、肿瘤内科医师一样，需要独立地对患者负责，询问病史、检查患者、分析各种检查资料、阅读影像资料及病理结果，做出临床诊断和分期，参与多学科讨论，再治疗患者，判断其预后和解释病情变化。放射肿瘤医师通过临床检查和诊断资料，结合多学科讨论结果制订出临床治疗方案，随后给患者定位、勾画靶区和危及器官，确定放疗技术类型，制订处方剂量，并确认剂量师制订的放射治疗计划，根据需要给予患者摆位验证及影像引导放疗验证；治疗期间定期观察患者，处理放疗相关毒副作用以及各种急症和并发症，并书写病程记录。放射治疗需要团队共同努力，包括放射肿瘤医师、物理师、剂量师、放疗技师和放射生物学专家相互协作，以高质量地完成放疗计划。

第二节　肿瘤放射治疗原则

临床放射治疗医师在设计放疗方案时，需要把握两个重要原则，即临床剂量学设定的科学性和放射生物学的合理性。除掌握医学专业知识外，临床放射治疗医师还应掌握肿瘤放射临床剂量学基本原则和放射生物学原理。

一、临床剂量学原则

临床剂量学原则是放射物理学的基础，也是放疗医生、放射物理师临床实践中遵循的基本原则。该原则应满足下列 4 项要求：①肿瘤放射剂量要求准确；②治疗的肿瘤区域内，剂量分布要均匀，剂量变化梯度不能超过 ±5%，即要达到 ≥90% 的剂量分布；③设野设计应尽量提高治疗区域内剂量，降低照射区正常组织受量范围；④保护肿瘤周围重要器官免受照射，至少不能使它们接受超过其允许范围的耐受量。

二、放射生物学"4R"原则

放射生物学是临床放疗的基石之一；作为放射治疗医师，必须了解影响分次放射治疗的生物学因素，尤其是临床放射生物学中的"4R"原则。放射生物学"4R"包括再修复（repair）、再氧合（reoxygenation）、再群体化（repopulation）和再分布（redistribution）。

1. 再修复　细胞受到射线照射而导致 DNA 损伤后的修复。放射损伤分为三种类型，即亚致死损伤、潜在致死损伤和致死损伤。亚致死损伤是受照射后 DNA 的单链断裂；该损伤是一种可修复的放射损伤，对细胞死亡影响不大。潜在致死损伤是指细胞被照射后置于适当条件下，由于损伤的修复又可存活的现象。致死损伤是指受照射后细胞完全丧失了分裂增殖能力，是一种不可修复的、不可逆的和不能弥补的损伤。

2. 再氧合　研究表明，直径 <1mm 的肿瘤是充分氧合的，超过 1mm 便会出现乏氧；肿瘤乏氧细胞对放疗不敏感。理论上，当给予肿瘤照射时，肿瘤内氧合好的细胞被杀死；剩下的乏氧细胞因为肿瘤微环境的改变，从乏氧状态向氧合状态发展，这种现象称为再氧合。再氧合对临床放射治疗具有重要意义，分次照射有利于乏氧细胞的再氧合，因此可采用分次放射治疗的方法，使肿瘤细胞不断氧合并逐步杀灭之。

3. 再群体化　细胞受到照射之后，干细胞在机体调节机制的作用下增殖、分化，恢复组织原来形态，这个过程称作再群体化。在常规分割放疗期间，大部分早反应组织会发生快速的再群体化，而晚反应组织则不发生再群体化。头颈部肿瘤在疗程后期（4 周左右）会出现加速再群体化，因此缩短治疗疗程可以减少由于肿瘤内存活的干细胞启动而导致的快速再群体化。

4. 再分布　放射敏感性与细胞周期相关。在分裂周期中，不同时相的细胞（$G_1 \rightarrow S \rightarrow G_2 \rightarrow M$）对放射杀灭的敏感性不一样，其高低顺序是 M $> G_2 > G_1 > S$；其中，处于 M 期/晚 G_2 期的细胞对放疗最敏感，处于晚 S/早 G_2 期的细胞对放疗最抵抗。分次放射治疗中存在着处于放疗相对抵抗时相的细胞向放射敏感时相移动的再分布现象，这有助于提高放射线对肿瘤细胞的杀伤效果；而未能进行有效的细胞周期内时相的再分布，可能是肿瘤细胞放射耐受的机制之一。

三、外照射靶区定义

靶区勾画是肿瘤放疗医生临床实践的关键环节，国际辐射单位及测量委员会（ICRU）第 62 号报告对靶区勾画进行了规定（图 18-1）。

1. **肿瘤区**（gross tumor volume，GTV） 指肿瘤的临床病灶，为现有的诊断手段（包括 CT、MRI、PET/CT）能够诊断出的可见的具有一定形状和大小的恶性病变的范围，包括转移的淋巴结和其他转移的病变。

2. **临床靶区**（clinical target volume，CTV）指目前影像学手段无法发现的亚临床病灶、微浸润以及肿瘤可能侵犯的范围，也包括可能有潜在转移的选择性淋巴结区域。CTV = GTV + 外放（margin），不同类型肿瘤外放不同。

3. **内边界**（internal margin，IM） 用于描述因为器官运动引起的 CTV 外边界运动的范围，如肺肿瘤、肝肿瘤的 CTV 随呼吸运动而变化，下咽肿瘤的 CTV 随吞咽运动而变化，以及食管、胃的蠕动导致其相应部位或邻近器官上肿瘤的 CTV 变化。

4. **内靶区**（internal target volume，ITV）GTV 和 CTV 是根据肿瘤在 CT/MRI/PET 等的静态影像上确定的，没有考虑器官的运动，在 CTV 基础上加入内边界为内靶区，即 ITV = CTV + IM，其确切的范围应使得 CTV 在其内出现的概率最高，以保证 CTV 在分次照射中得到最大可能的处方剂量照射。

5. **摆位误差外放**（setup margin，SM） 即放疗前根据放疗计划应用激光灯、体表摆位点、体表坐标十字进行摆位时，与模拟定位时患者实际位置的误差。不同中心摆位误差不同。随着各种影像引导放疗技术如 CBCT 在线校正、体表光学监测的出现和应用，摆位误差也有所降低。

6. **计划靶区**（planning target volume，PTV） 包括 CTV、IM、摆位误差以及射线半影，即 PTV = CTV + IM + SM。

7. **生物靶区**（biological target volume，BTV） 指由一系列肿瘤生物学因素决定的靶区内放射敏感性不同的区域，这些因素包括乏氧及血供、增殖、凋亡及细胞周期调控、癌基因和抑癌基因改变、浸润及转移特性等；它既包括肿瘤区内的敏感性差异，也考虑正常组织的敏感性差异，而且可通过分子影像学技术进行显示。

8. **危及器官**（organ at risk，OAR） 通常为肿瘤周围重要的正常组织，如脊髓、肾、十二指肠、正常肺组织和肝组织。

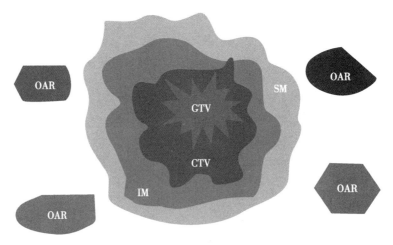

图 18-1 靶区命名图示

GTV = gross tumor volume，肿瘤区；CTV = clinical target volume，临床靶区；IM = internal margin，内边界；SM = setup margin，摆位误差外放；OAR = organ at risk，危及器官

第三节 放射物理学的
发展及临床应用

一、三维放疗计划系统

1973 年，Sterling 等把三维剂量计算和显示方法引入放疗计划系统（treatment planning system，TPS）。在计算机高度发展的今天，该计划系统已被广泛应用。

（一）三维显示技术和计划评价

三维放疗计划系统于 1978 年面世，首次采用了线束视角（beam eye view，BEV）显示。BEV 显示使计划设计者可以通过沿射线束轴方向透视的方式来设置照射野，与在放疗模拟定位机上得到的图像一样。从 20 世纪 80 年代后期起，在计算机断层扫描（computed tomography，CT）和 BEV 显示的基础上，三维治疗计划系统技术迅速发展，相继出现了数字重建影像（digital reconstructedly radiograph，DRR）和可实时以任意旋转视角显示的三维重建影像。这些三维显示工具使得放疗医师和物理师在计划设计中，可以直观地观察射线束经过的路径和涉及的器官，通过选择合适的射束形状和入射方向，进行非共面或非共轴线束照射技术等优化射束的治疗比。在计划的评价工具方面，加入了任意旋转视角三维剂量云图显示、剂量体积直方图（dose-volume histogram，DVH）和生物学评价指标如肿瘤控制概率（tumor control probability，TCP）和正常组织并发症概率（normal tissue complication probability，NTCP）。

（二）剂量分布计算模型

目前使用的三维剂量计算模型大部分根据第一物理原理计算，较以往更少使用由水模测量获得的光子和电子束剂量分布修正数据，而代之以蒙地卡罗模拟的推算。代表性的计算模型有 Mackie 的三维卷积分模型、Mohan 等的微分笔束模型以及其他一些基于第一物理原理和蒙地卡罗模拟数据的各种计算模型，这些模型以三维卷积分方式分别处理原射线（包括由放射设备产生的初始射线和机头、均整器和准直器及其他附件如挡块等产生的原始散射线）的剂量贡献和患者体内散射线（包括二次射线）的剂量贡献，然后再把

两者叠加。这些剂量计算方法的精度有赖于基础剂量学数据的准确性。为减少影响计算模型精度的剂量学数据测量误差，三维剂量计算的最新发展是直接应用蒙地卡罗模拟，基于不同介质中电子和光子与介质相互作用的微分截面概率分布，追踪入射粒子及其沿途产生的各级次级粒子在介质中的全部输运过程，最终的精度优于 1% 的累积剂量分布。但这种运算的工作量非常巨大，人们正积极寻求减少计算时间的方法，包括提高计算机运算速度和使用多级发射模型代替追踪每一个次级粒子的所谓精简算法等。

（三）放疗计划的自动优化

早在三维放疗计划系统出现之前，就已经开展了自动优化治疗计划的研究。在三维放疗计划发展起来以后，治疗计划的自动优化也注入了新的内容。计划的优化可分为两部分，即优化标准和优化算法。

优化标准即所谓的目标得分函数。把计划中的各个需要满足的条件和应作最大或最小限制的参数作综合考虑，计算其得分进行评价。过去主要考虑靶区剂量和周围正常组织受量的限制，目前的评价则更加偏向 DVH、TCP 和 NTCP 项目。优化还可以通过改变各因素的权重来进行。

优化算法有线性方程法或二次函数法、非线性方式和模拟逼近等算法，采用逆向计划方式从要求的吸收剂量分布开始，通过优化计算寻找满足目标条件的最佳射野参数，确定最优化的放疗计划。近年来，优化算法的研究趋向于对不同的临床要求作量化（权重）处理或设置优先级的方法进行多目标的优化，由以往的几个孤立的体积剂量条件限制改为综合了靶区剂量和各个危及器官的剂量分布曲线以及生物效应等的联合优化，以得到更加理想的计划剂量分布。多目标优化对计算量和计算速度的要求大大增加，因此采用图形处理器（graphics processing unit，GPU）进行加速计算的应用研究也是目前研究的热点之一。

（四）图像配准与自动分区技术

现代放疗计划基于体积剂量进行优化设计，因此需要在设计时，对计划图像的感兴趣区域采用人工或借助软件进行分区，勾画治疗靶区（target volume，TV）和周围的 OAR 等。随着影像技术的提高，多模态的影像如磁共振影像（magnetic resonance imaging，MRI）、正电子发射断层影像（positron emission tomography，PET）在放疗计划设计中得到广泛应用，采用多模态影像通过图像形变配准（deformable image registration，DIR）方式辅助分区，已经成为放疗计划系统的标准功能之一。最早发展起来的是基于参考图像或模板图像库的形变配准自动分区（atlas based auto-segmentation，ABAS）技术。近年来随着人工智能和大数据应用技术的兴起，基于既往类似病例 GTV 和 OAR 勾画的经验数据库，利用机器学习（machine learning，ML）、特别是深度学习（deep learning，DL）的人工神经网络技术，可以在不同模态图像（如 PET-CT、MRI-CT）、四维 CT 的不同时相图像或者治疗前和疗程中段的 CT 图像之间自动勾画 TV 和 OAR，从而使得多种影像引导下的快速和精确治疗计划设计成为可能。这种技术在呼吸运动的 ITV 设定、治疗过程中患者解剖结构变化导致的体积剂量分布改变的评估，以及根据这种改变进行疗程中计划修改的自适应放疗中得到越来越多的应用和研究。

（五）全自动计划设计

自 TPS 面世以来，放射治疗计划的优化设计虽然建立了基于临床目标得分函数的逆向自动优化计算模型，但是由于通常难以满足所有临床要求的最优指标，放疗计划的设计仍然需要在不同靶区和 OAR 剂量参数的满意度和计划的执行效率之间进行人工取舍，反复试错、调整剂量限制条件的权重或目标函数，重新进行优化计算才能获得满意的临床治疗计划。这个过程的耗时和计划的质量对计划设计者的经验和技巧高度依赖，治疗计划的设计结果也可能会有较大的差别。近年来，很多学者不断致力于建立基于先验经验的计划设计（knowledge-based planning，KBP）或全自动计划设计（auto-planning）模型以解决上述问题，取得所谓"最大获益"（pareto optimal）的计划。目前这类研究结果已经应用于 TPS 并开始进入临床应用。

目前常见的自动计划设计模型主要通过建立包括既往优选治疗计划的靶区和 OAR 的几何信息如 OAR 距靶区表面的最小距离集合（distance to target histogram，DTH）、辅助计划设计技巧以及计划结果的体积剂量（DVH）参数的数据库，并通过回归分析或机器学习方法建立关联模型，对每一新病例的几何信息进行搜索匹配后，利用该模型作出计划剂量分布参数的预测，从而快速获得较高质量的治疗计划方案。自动计划还可以将辅助计划设计技巧的结果经验集成到优化计算模型，帮助得到最大获益计划。

目前放射治疗计划的自动分区和自动优化设计技术已经进入临床应用，Marrazzot 等在部分乳腺癌加速容积调强照射治疗、Vanderstraeten 等在肺癌立体定向体部放疗（stereotactic body radiotherapy，SBRT）治疗、Hansen 等在头颈肿瘤 IMRT、以及其他学者报道的食管癌、前列腺癌等治疗中，使用自动计划设计均取得了与人工设计相当或优于人工设计的计划质量。自动计划设计大大节省了计划优化设计的时间，并且减少了不同计划设计者之间计划差异，有利于提高放疗计划的同质化和临床试验评估的可靠性。随着深度学习神经网络等人工智能技术研究的广泛深入和应用，放射治疗计划的自动分区和自动优化技术的水平也不断提高，越来越多的商业化 TPS 将会实现高度自动化的治疗计划设计。

二、立体定向外科和立体定向放疗

SRS 最早由 Leksell 于 1949 年报道，仅用于治疗颅内的较小病灶。随着设备和技术上的迅速发展，SRS 的应用日益普遍。近年来，大剂量分割的立体定向放疗（stereotactic radiotherapy，SRT）扩展到了全身各个部位肿瘤的治疗且得到了广泛的应用，该治疗被称为 SBRT。

（一）传统的 SRS/SRT

借助 CT、数字减影血管造影（digital subtraction angiography，DSA）、MRI 和 PET 等多种影像技术，精确确定靶区的位置与范围，并以带有坐标标志的头颅固定器，使用有大量沿球面分布的放射源，对照射靶区实行聚焦照射。如伽马刀，沿头盔球面分布了 201 个钴 -60 放射源作聚焦式照射。实现 SRS/SRT 的另一个方法是由单个放射源以等中心方式作弧形摆动或旋转放疗，即所谓 X 刀，它利用加速器外加小孔径准直器，以机架旋转加上治疗床转动到数个角度作非共面放疗。

SRS/SRT 的特点有如下这些：①用于治疗小于 30cm³ 的小体积球型病灶；②治疗分割次数少

且分次剂量大,生物等效剂量(biological effective dose,BED)高(SRS 一般使用单次大剂量治疗,而 SRT 使用大剂量分割治疗);③需要附加带有坐标的精确定位和固定患者的专用装置(定位框架);④治疗野边缘剂量下降梯度非常陡峭,使靶区外的体积受照剂量很少(靶区和等剂量面的适形程度对靶区外组织受照的程度有极大影响);⑤射线束在体内相交于同一点,即采取所谓聚焦照射。

(二)现代的 SBRT

SBRT 的剂量学特性和要求与 SRS/SRT 类似。颅外的体部立体定向治疗一般采用分次的大剂量分割形式,使用固定形状的圆形准直器或微形多叶准直器(multileaf collimator,MLC)照射;后者可用于体积稍大于 SRS 的靶区。SBRT 可以使用或不使用定位框架;当不使用定位框架或靶区在治疗期间可能存在较大位移时,如胸腹部治疗时靶区与周围器官的呼吸运动,需要采用在线的影像引导或智能机器人加速器追踪聚集照射技术。近年来,随着动态多叶准直器技术和弧形调强技术的发展,利用微形 MLC 进行调强放疗外科(intensity-modulated radiosurgery,IMRS)的技术已经进入临床使用。

(三)SRS/SBRT 计划设计与质量保证

为减少正常组织损伤,SBRT 需要有非常好的剂量适形度和陡峭的靶区边缘剂量下降梯度。因此,SBRT 要求通过现代影像准确确定靶区范围,从模拟定位、计划设计到照射技术全程有严格准确的质量保证。SRS/SRT 的技术应视作三维适形放射治疗的特例。用于治疗较小的靶区体积时,忽略其几何形态的差异而当作一个小的球体,由固定形状的准直器作弧形旋转照射形成球形的高剂量区包裹靶区体积,可以得到边缘剂量梯度很大的适形剂量分布;照射剂量高度集中于靶区体积以内,而周围组织的剂量迅速下降,因而可以采用大剂量分割或者单次大剂量照射,大大缩短了治疗全程的时间。

立体定向放疗计划设计的过程包括:①采用相同体位固定条件的多模态影像对靶区和敏感的正常脏器获取精确的立体影像,如中枢神经的解剖位置准确定位;②模拟计划 CT 应以薄层 CT(1～3mm)扫描获得;③受呼吸运动影响等照射区域需要进行 4D-CT 扫描;④使用更多射野数目和非共面射野分布分散以减少靶区周围剂量,并使用附加准直装置减少射野半影;⑤计算机模拟计划以优化射线束的各种条件,使处方剂量体积与靶区体积一致。SBRT 的处方剂量学定义在相对较低的等剂量线(50%～80%),可利用 VMAT/IMRT 或混合弧形照射(hybrid arc)技术和允许靶区内非均匀剂量分布以获高度适形剂量分布。由于 SBRT 通常采用小射野照射,射线能量越高,组织中次级电子的横向输运导致的半影增加越大,尤其是在肺部等低密度区域这种现象更明显,肺部 SBRT 治疗采用 6MV 光子线可以兼顾深部和半影特性。SBRT 治疗较小靶区时,DVH 的计算受计算网络影响明显,治疗计划的剂量计算应采用 2mm 以下的计算网格,以减少 DVH 误差。SRS/SBRT 治疗的分次剂量高,其相应的 BED 也比常规剂量分割的治疗大得多,计划设计时必须考虑靶区和照射区内正常组织的时间-剂量效应;按分割剂量进行生物等效剂量的换算后进行设计,可以使用 BED 或者换算为相当于 2Gy/F 照射的等效剂量(EQD2)进行计划评估。SRS/SBRT 治疗的单次剂量高、剂量分布梯度陡等特点要求其几何定位必须十分准确,因此要求在每次治疗前,均必须校验系统设备的机械等中心和辐射野的中心是否重合、立体定向装置定位是否准确等。常用的验证方法是体模照片验证法。由于在线的影像引导设备已经逐渐成为常规治疗质量保证手段,SBRT 治疗可以不使用定位框架,但必须使用有效的在线三维影像引导技术。目前使用最为广泛的影像引导技术为加速器机载的 kV-CBCT 和 MVCT,可以同时提供较好的骨性和软组织分辨率。对于体部尤其是腹部靶区和器官,常需要结合在靶区部位植入影像标记进行影像引导;对有呼吸运动的靶区,还需要使用合适的呼吸运动管理技术,如主动呼吸控制、呼吸门控照射、射频发射标记追踪、体表标记和/或实时影像引导的运动追踪照射技术。

(四)SRS/SBRT 的应用

1. SRS　主要用于颅内肿瘤,其适应证有以下这些:①颅内小的、深部的动静脉畸形;②颅内小的(<3cm)良性肿瘤(听神经瘤、垂体瘤、脑膜瘤、颅咽管瘤),且肿瘤与视神经、下丘脑、脑干

等重要结构有足够距离者;③开颅手术未能完全切除的良性肿瘤;④单发脑转移灶,直径≤3.5cm,适合手术切除而患者拒绝,或病灶位置较深难以手术者;⑤颅内多发的、小的、边界清楚的转移瘤,先行全脑照射,后行 SRS 加量照射;⑥恶性肿瘤病灶,直径≤3.5cm,立体形状较规则,适合手术切除而患者拒绝者,或肿瘤位置较深难以手术者;⑦术后肿瘤局部残留或放疗后局部复发者;⑧病灶较小,一般情况尚好的脑干肿瘤者。

SRS/SRT 放疗的禁忌证:①颅内肿瘤伴顽固性严重的颅内压增高;②淋巴瘤;③大脑凸面的脑膜瘤(推荐手术治疗);④四脑室室管膜瘤;⑤高度敏感生殖细胞性肿瘤;⑥髓母细胞瘤。

2. SBRT 该治疗技术的适应证如下:①鼻咽癌放疗后局部复发者或放疗后肿瘤残留者,用 SBRT 进行局部追加剂量;②早期周围型肺癌的根治性放疗,或者常规技术放疗后肿瘤残留的局部用 SBRT 追加剂量;③原发性肝癌、转移性肝癌和门静脉癌栓,病灶小于 5cm,肿瘤边界清楚;④无手术指征的胰腺癌,在常规分割放疗 40~50Gy 后局部追加剂量;⑤病灶较小,边界清楚的腹腔、盆腔孤立性转移肿瘤;⑥肿瘤邻近放射敏感的正常器官,瘤体较小又要求高剂量照射的肿瘤。

SBRT 治疗肿瘤有一定的适应证,不能夸大其适应证和疗效,滥用于患者。临床应用时应根据所使用的 SBRT 系统设备的不同,选择合适的患者进行治疗。临床所见多为中晚期患者,肿瘤体积常较大,而且立体形状不规则,使用圆形准直器的多靶点 SRS/SRT 照射虽可拼凑成一个大体积的不规则剂量分布,然而其剂量分布极不均匀,周围正常组织的受量高,因而是不合适的。

早期非小细胞肺癌(non-small cell lung cancer,NSCLC)是目前临床应用 SBRT 积累资料最多的

病种。对于因内科疾病而无法接受手术或拒绝手术的 I 期 NSCLC 患者,美国国家肿瘤网(National Comprehensive Cancer Network,NCCN)已经推荐 SBRT 作为其标准治疗。表 18-1 中列举的多项研究证实,SBRT 对于无法接受手术或拒绝手术的 I 期 NSCLC 患者,能获得满意的原发肿瘤局部控制率和总生存率;T1 和 T2 病变的 3 年局部控制率均超过 90%,3 年总生存率达到 50%~60%。

关于放疗的剂量,Onishi 等的回顾性研究显示,SBRT 放疗需给予肿瘤高于 100Gy 的 BED,其肿瘤局部控制率和总生存率优于 BED 低于 100Gy 的治疗组。

2010 年 Grutters 等对光子 3D-CRT、光子 SBRT、质子和碳离子四种方法治疗的 NSCLC 的报道进行荟萃分析,发现对于 I 期无法手术的 NSCLC,3D-CRT、SBRT、质子和碳离子治疗的 5 年总生存率分别为 20%、42%、40% 和 42%,SBRT 的疗效明显优于 3D-CRT。对于高龄、合并慢性阻塞性肺病、心肺功能较差的 I 期 NSCLC 患者,SBRT 治疗同样安全有效。对于仅能接受楔形切除而无法耐受肺叶切除的 I 期 NSCLC 患者,Grills 等比较了 SBRT 和楔形切除术治疗的结局,由于两组患者一般状况不均衡,手术组的总生存率高于 SBRT 组,但两组的疾病特异性生存率相似,提示对于不能接受肺叶切除的 I 期 NSCLC 患者,楔形切除和 SBRT 都是有效的治疗手段。对于经过选择的 II 期 NSCLC 病例,如胸壁受侵($T_3N_0M_0$)也可给予 SBRT 治疗。

2017 年 6 月,美国放射肿瘤学学会(American Society Therapeutic Radiation Oncology,ASTRO)对于 SBRT 在治疗 NSCLC 中存在的关键问题进行了文献系统回顾,并形成了循证指南,其主要推荐内容包括:①对于可正常手术的 I 期 NSCLC

表 18-1 非小细胞肺癌 SBRT 放疗的临床报道

年份	作者	病例	分期	不手术原因	年龄/岁	放疗剂量	局部控制	总生存率
2010	Timmerman	59	$T_{1\sim2}N_0M_0$	医学原因不能手术	72	54Gy/3 次	97.6%(3 年)	55.8%(3 年)
2009	Baunnam	57	$T_{1\sim2}N_0M_0$	医学原因不能手术	75	54Gy/3 次	92%(3 年)	60%(3 年)
2009	Onishi H	87	$T_{1\sim2}N_0M_0$	能手术,拒绝手术	74	45~72.5Gy/3~10 次	92%(T1)(3 年)73%(T2)(5 年)	
2007	Kao M	31	$T_{1\sim2}N_0M_0$	20 例医学原因不能手术,11 例拒绝手术	77	45Gy/3 次或60Gy/8 次	77.9%(T1)(5 年)40%(T2)(5 年)	71.7%(3 年)

患者而言，并不推荐将 SBRT 用于临床试验之外的途径；尽管亚肺叶切除术在临床上也是一个选择，但肺叶切除术联合系统评估淋巴结依然是推荐治疗；②推荐将 SBRT 用于高手术风险和不能进行手术的患者，也包括中央型肺癌、肿瘤直径>5cm 的肿瘤、缺少组织学诊断的肿瘤、多原发或多灶性肿瘤、肺叶切除术后第二原发肿瘤、邻近纵隔或与纵隔相关的肿瘤、靠近胸壁的肿瘤或在治疗后复发的肿瘤。需要指出的是，上述情况需要多学科团队的讨论；另外，还应对高风险患者制订个体化的 SBRT。

然而，对中央型病变，由于病灶更为邻近气管、支气管、大血管、神经、食管、脊髓、心脏等正常组织，应用 SBRT 需更为谨慎。Senthi 等对 315 例 NSCLC 患者的 563 个中央型肿块行 SBRT 治疗结果进行荟萃分析，结果显示肿瘤 BED 高于 100Gy 时，局部控制率可达 85%，总的治疗相关死亡率为 2.7%，认为 SBRT 对于中央型的 I 期 NSCLC 同样可以获得良好的疗效。

尽管目前报道的用 SBRT 治疗的 NSCLC 病例中，3～4 度毒副作用发生率仅 5% 左右，高 BED 的 SBRT 治疗仍需考虑其潜在的长期毒性，特别是对邻近的正常器官，如气管、支气管、血管、神经、食管、脊髓、心脏和皮肤。

三、适形调强放疗

虽然 3D-CRT 放疗可以得到较好的剂量体积分布，但是如果病灶与周围正常组织或 OAR 在立体上难以分离，甚至包裹必须保护的正常组织时，对射线束强度的调制是唯一能够对该重要器官提供保护的方法，由此出现了适形调强放疗（IMRT）。目前 IMRT 已经成为临床放疗应用的主流放疗技术。

（一）调强放疗原理与实现方法

IMRT 的基本原理来自 CT 成像的反思维，即由 CT 机的 X 射线管发出强度均匀的 X 射线并穿过人体后，其强度分布与射线路径上经过的组织厚度和组织密度的乘积呈反比，变成了强度不均匀的射线束。因此，如果我们先确定射线照到靶区及正常组织上产生的剂量分布，然后逆向计算各个射野应该贡献的束流强度，根据计算结果设置放射参数后得到的一系列在照射野内强度变化

的射线束进行多野共面或非共面照射，就能得到高剂量区分布形状与治疗靶区的立体形状相一致的适形剂量分布，这种剂量的适形不仅是在高剂量区的轮廓与靶区形状一致，而且靶区内各处的剂量分布高低也与临床治疗所要求的各点剂量相一致。图 18-2 是鼻咽癌的 IMRT 放疗的剂量分布图，显示高剂量的分布和肿瘤靶区的形态基本保持一致，如此能给肿瘤高剂量照射，同时有效地保护了正常组织，譬如腮腺。

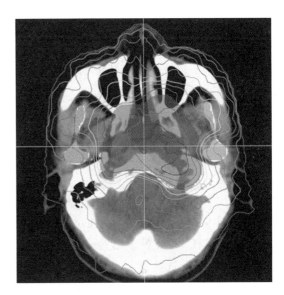

图 18-2　鼻咽癌适形调强放疗的剂量分布图

图 18-2 为鼻咽癌的 CT 横断面图，图中粉色和蓝色覆盖的区域分别为高危和低危临床肿瘤区。粉色、红色和橙色线条分别为 68Gy、60Gy 和 54Gy 的等剂量线。高剂量（68Gy）照射的红色线条区域的几何形状和肿瘤（红色覆盖区域）的形状基本保持一致，而腮腺所受的剂量在 20～27Gy（图中翠绿色和青色的等剂量线）。

目前实现束流调强的方法主要通过控制安装在加速器机头的 MLC 的每个叶片在不同位置的停留时间，实现各点的照射时间的调制，得到要求的不均匀的射野剂量分布。近年来发展起来的旋转调强照射（intensity-modulated arc therapy，IMAT）或 VMAT 技术，采用不间断的旋转方式，在出束照射过程可同时改变加速器的输出剂量率、机架和准直器旋转角度与速度、MLC 叶片位置和运动的速度等条件，与常规 IMRT 仅依靠改变 MLC 的叶片运动调节照射时间相比，VMAT

增加了输出剂量率、机架和准直器角度与速度等调节因子并参与治疗计划的优化计算，大大增强了调强优化的自由度；同时，由于采用了不间断的旋转照射，在更大的角度空间内分配射野剂量，从而使得调强治疗计划的剂量分布更加适形，治疗照射的效率也更高，大幅度减少了单次治疗的照射时间，有效降低了治疗过程中患者体位和解剖结构的位移等不确定因素造成的剂量误差，因此成为了目前得到广泛应用的主要调强放疗技术方法。

（二）IMRT 计划设计与优化算法的发展

与 3D-CRT 放疗计划类似，IMRT 放疗计划过程同样包含了患者信息和图像输入与登记、靶区与周围器官的解剖结构勾画与定义、确定临床处方剂量要求、射野参数确定、计划评估与输出等步骤。与 3D-CRT 设计不同的是，IMRT 计划的射野参数确定通常采用逆向优化方式，即在完成了患者图像资料输入、解剖结构勾画后，以数学方式给出靶区与周围结构的处方剂量要求与各种临床限制条件，转换为计划的目标函数，由计算机采用迭代算法、模拟退火逼近或遗传算法等，经过反复的迭代计算与比较，获得设定目标函数的最优解或接近最优解，形成最终的计划方案。需要注意的是，IMRT 逆向计划设计过程只对加入目标函数的剂量限制条件求解最优化结果，因此在设置计划优化目标时应设置尽可能全面详尽的限制条件，包括靶区外低剂量区域的限制条件，否则优化结果可能会在一些没有限制的区域出现意想不到的较高剂量分布。

在相同的处方剂量条件下，IMRT 计划优化结果的优劣依赖参与优化的射野参数和约束关系的数目，亦即优化的目标函数和约束条件对临床要求的体现程度和自由度的多寡。目前 IMRT 技术的研究方向是探索继续增加优化参数的自由度，在 VMAT 的基础上，再增加非共面的弧形球面分布射野进行动态照射，实现所谓 4π 治疗。

（三）IMRT 的质量保证与质量控制

IMRT 的成功与否，与靶区和 OAR 定位及其轮廓勾画是否精确、计划计算的剂量分布是否准确、治疗执行的几何定位和照射剂量的精度与重复性是否达到要求等密切相关。因此，必须有比常规放疗精度更高的方法进行定位和体位固定，

治疗加速器的机械和剂量学参数控制也应更加精准。美国医学物理师协会（American Association of Physicists in Medicine，AAPM）建议，IMRT 治疗的几何位移误差不应超过 2mm，射野照射剂量误差应不大于 2%。

由于复杂的 IMRT 计划包含成百上千的各种参数及控制点，而计划计算的剂量学模型和治疗加速器的机械与剂量输出参数的精度存在许多不确定因素，可能导致实际治疗照射的剂量分布偏离计划计算结果。在实施 IMRT 之前和治疗期间，需要执行一系列的质量保证（quality assurance，QA）工作，主要包括：①测试各种不同的 IMRT 计划剂量计算模型的精度，可以标准体模测量或独立的第三方剂量计算方法验证，剂量验证的精度一般要求误差在预期剂量的 2%～4% 以内；②验证执行设备的机械和剂量输出准确性，要求几何误差偏离预期位置不超过 2mm，尤其是对动态 IMRT 治疗；③逐项检查、复核治疗计划单，对治疗机运行记录文件进行分析；④针对实际治疗计划的剂量测量验证。其中，基于测量的患者特定的（measurement-based patient-specific，MBPS）的 IMRT QA 方法是目前广泛使用的 IMRT QA 核心工作。此项工作应在 IMRT 计划完成设计并获得放疗医师批准后进行，采用专用体模按实际治疗计划参数执行照射，测量体模中特定点的绝对剂量及照射区内的剂量分布，并与治疗计划在该体模中的计划剂量相比较作验证，依据验证结果和设定的评价标准，批准或拒绝执行治疗。MBPS IMRT QA 常用的验证测量方法为用电离室测量绝对剂量，并以胶片或分辨率足够小的二维或三维探测器阵列测量感兴趣平面的剂量分布。随着 IMRT 计划和执行复杂性不断增加，剂量验证的要求也相应提出新的要求，特别是对新兴的 IMAT/VMAT 等动态调强治疗。基于模体测量的剂量验证可能不足以发现各种复杂的系统运行误差，同时缺少临床关联信息如剂量误差发生的具体解剖位置和范围，以及不能提供计划执行时的体积剂量误差评估，因此，发展新的基于解剖结构和治疗中的实时剂量验证或在体测量技术是目前面临的挑战。利用在线的入射剂量或穿透剂量测量技术，结合加速器机载的在线影像系统得到的患者解剖图像进行治疗剂量重建

的验证方法也开始进入了临床应用。另一方面，MBPS IMRT QA 的结果也用于放射治疗的失败模式分析，并作为各种临床试验项目的重要质控组成部分。

（四）IMRT 的临床应用

IMRT 的临床试验始于 1994 年，已经累积的资料表明，IMRT 明显优于常规放疗技术，主要是提高了肿瘤局部控制率，降低了放射的并发症和后遗症。

1. 前列腺癌　单纯放疗或放疗联合内分泌治疗是局限期前列腺癌的主要治疗手段。目前 NCCN 推荐对低危前列腺癌患者给予 75.6～79.2Gy 放疗，对高危患者给予 81Gy 放疗。前列腺的解剖位置紧邻膀胱、直肠，由于肠道、泌尿道的剂量限制性毒性，常规技术放疗时照射剂量一般难以超过 70Gy。3D-CRT 能够在常规放疗的基础上提高放疗剂量，但直肠反应的发生率与放疗剂量呈正相关；然而 IMRT 技术可以明显改善靶区剂量的适形性，显著降低靶区周围正常组织的受照剂量，在提升靶区剂量的同时却并不显著增加直肠、膀胱的毒性。

2. 头颈部肿瘤　头颈部肿瘤放疗后肿瘤局控率和生存率均较高，然而仍有一部分患者肿瘤局控失败。常规放疗技术给予肿瘤 70Gy 的照射，已超过了正常组织的放射耐受剂量，因此即使患者的肿瘤被控制，也要忍受不同程度的急性和后期放射并发症。现已证实，头颈部肿瘤是 IMRT 最好的适应证。由于剂量的适形性高于常规放疗，NCCN 推荐采用 IMRT 治疗头颈部肿瘤患者。

研究表明 IMRT 的剂量适形能够更好地保护头颈部肿瘤患者的腮腺功能，减少口干发生率。Nutting 等报道了采用 IMRT 治疗头颈部肿瘤患者，放疗结束后 1 年患者 2 级以上的口干发生率为 40%，而常规放疗组发生率为 72%，IMRT 组明显低于常规放疗组。

常规放疗治疗头颈部肿瘤，当肿瘤剂量达到 70Gy 时，双侧颞颌关节的剂量达到 40～50Gy，导致患者放疗后颞颌关节功能障碍引起张口困难。中山大学肿瘤防治中心 Chen 等报道，IMRT 能有效降低双侧颞颌关节的剂量，鼻咽癌患者采用 IMRT 行根治性放疗后 1～2 级张口困难的发生率仅为 5.7%，无 3～4 级张口困难发生，远低于以往文献报道的常规放疗的发生率。

由于 IMRT 剂量的适形性优势和对正常组织的保护，采用 IMRT 技术可以安全提高肿瘤靶区的剂量。中山大学肿瘤防治中心 Lai 等对比了 512 例 IMRT 和 764 例二维常规放疗的鼻咽癌患者的治疗结果，在 5 年的局部无复发生存率、区域无复发生存率、无远处转移生存率和无病生存率上，IMRT 组均优于二维常规技术组，在早期的患者尤为明显。上述结果令人鼓舞，且放疗后遗症明显减轻，证明了 IMRT 在头颈部肿瘤放疗中的优越性，目前已经成为常规使用的放疗技术。

3. 乳腺癌　Kestin 尝试用 IMRT 来改善全乳腺照射时的剂量均匀度，以减少放射并发症。放射野为切线全乳腺照射，总共 6～8 个射野。与常规放疗技术相比，即切线野加楔形滤片，IMRT 产生的"热点"范围更小，最大剂量更低，但仍维持在放疗靶区内的剂量覆盖及均匀度，同时临床实践中未有 RTOG Ⅲ级以上的皮肤损伤。多项研究表明，相比常规切线野照射，IMRT 在保证相同疗效的基础上减少了急性皮肤反应发生率，可明显改善长期美容结果。

2011 年 ASTRO 首次发布了乳腺癌患者保乳手术后全乳大分割调强放疗的共识。中国医学科学院肿瘤医院 Li 等的一项研究进一步表明，在高危乳腺癌患者中，乳房切除术后大分割放疗效果不劣于常规分割放疗，且毒性相似；该研究结果为此类患者临床使用切除术后大分割调强放疗提供了依据。在 2017 年 St Gallen 国际乳腺癌会议上，超过一半的专家投票赞成大分割放疗可以用于所有保乳术后乳腺癌患者。基于此，2018 年 ASTRO 发布新版乳腺癌全乳放疗指南，新版指南最大变化是放宽了全乳大分割放疗的应用指征。

4. 中枢神经系统肿瘤　加拿大 McGill 大学使用加速大分割 IMRT 联合同期替莫唑胺辅助治疗胶质母细胞瘤，入组 35 例，患者的中位生存期为 14.4 个月，中位肿瘤无进展生存期 7.7 个月。日本 Nakamatsu 等应用同时补量照射 IMRT 治疗恶性胶质母细胞瘤 13 例，总剂量 70Gy/28 次，5.6 周，每次剂量 2.5Gy，结果显示，虽然所有患者治疗后肿瘤都复发，但是中位肿瘤无进展生存期为 7.5 个月（3 级胶质瘤）和 8.0 个月（胶质母细胞瘤）；1 年和 2 年生存率分别为 77% 和 31%，患者的生存情况有改善。2016 年，ASTRO 推荐同步放化疗或放疗后辅助化疗为年龄≤70 岁胶质母细胞瘤术后患者的标准治疗，对于 70 岁以下且体能状态较好（Karnofsky 评分≥60）的患者，活检或切除肿瘤后外照射的最佳分割方案为每次 2Gy，总计在 6 周以上的时间内给予 60Gy。

四、图像引导的放疗和自适应放疗

图像引导的放疗（imaging-guided radiation therapy，IGRT）是近十多年来发展起来的一种精确放疗技术，IGRT 可以定义为使用各种现代成像技术引导治疗照射、提高放疗期间靶区和 OAR 的定位以及照射剂量和生物效应准确性的过程。理想的放射治疗照射应该使患者体内的受照剂量分布与治疗计划的设计完全一致，但实际的治疗照射中由于不可避免地存在一定摆位误差、靶区和 OAR 的位置和形态变化、肿瘤消退和体形改变、照射部位组织密度和生物学特性变化等，造成实际治疗照射的剂量分布与计划设计发生偏差。IGRT 技术可以帮助我们发现这些改变和评估其对治疗效果的影响，并作出相应的调整，实现个体化的精确放射治疗。常用的 IGRT 技术包括最早使用的电子射野成像装置（electronic portal image device，EPID）、后来逐渐发展起来的加速器机载 kV 级 X 线成像（on board image，OBI）、kV/MV 级 CBCT、固定安装于治疗机房内的交叉平板 X 线成像、体表影像、植入射频标记实时追踪以及最近进入临床应用的加速器集成磁共振成像（MR-linac）等。最早使用的在线 IGRT 设备是 EPID，它使用与治疗同源的高能 X 线获得治疗摆位条件下的患者解剖 2D 图像，同时也可以用来验证射野的准确性；其缺点是患者接受的成像剂量较高（1～5cGy/ 次），且图像质量较差。在线的 2D X 线 IGRT 可由安装在治疗机两侧天花板和地面的两套 kV 级平板 X 射影像装置完成，两套装置成正交安装或以一定的夹角安装。系统可以在治疗前通过拍摄 X 光照片，确定患者体内的植入标记或解剖结构的三维位置，也可以在治疗过程中以透视方式对靶区和周围器官进行实时监测。由于 kV 级 X 射线与物质的作用以光电吸收为主，比以康普顿效应为主的 MV 级高能 X 射线具有更好的成像对比度和分辨率，在相同影像

质量前提下则可以降低成像剂量。在线 CT 技术由安装在治疗室内的轨道式诊断级 CT 机，或者使用安装在加速器机架上的 CBCT 系统完成。在线 CT 影像可提供 3D 解剖信息和较好的软组织分辨率，并且能够提供准确的组织密度或辐射衰减数据，可用于根据放疗过程的解剖改变进行自适应放射治疗（adaptive radiation therapy，ART）。CBCT 也有很好的 3D 图像质量，具有与诊断 CT 相似的大部分优点，因而已成为目前使用最广泛的 IGRT 技术。由于使用了平板探测器作图像信号采集，CBCT 图像质量受散射剂量影响而产生伪影，不能直接用于 ART 的剂量计算。断层治疗机（tomotherapy）将放射治疗加速器与扇形束螺旋 CT 结合为一体化设备，采用加速器的同源高能 X 射线和气体探测器阵列采集 MV 级的 CT 图像。

IGRT 为提高放射治疗的精度提供了很好的工具；但必须注意到的是，采用 X 射线成像的 IGRT 技术也给患者带来了额外的辐射剂量。这种额外的成像剂量范围常常远大于治疗照射区域，生物有效剂量更高，因而可能带来额外的风险。美国医学物理师协会第 180 号工作组报告指出，采用 MV 级 X 线影像引导，视成像部位不同，即使不采用容积成像的单次 IGRT 图像采集，最大剂量为 0.1～5cGy，在一些特殊条件下的图像采集剂量甚至可达 10cGy/ 次。kV-CBCT 图像采集的剂量尽管比 MV-CBCT 小，在用于盆腔部位的 IGRT 引导时，累积剂量的增加也达到治疗处方剂量的 1%～3%。由于 kV 级 X 射线与人体组织的相互作用主要为光电效应，这种额外的成像剂量对骨组织的效应是软组织的 2～4 倍。由于目前几乎所有的 TPS 都还不能计算成像剂量的影响，在 IGRT 的应用中需要评估成像剂量，平衡 IGRT 的获益与潜在的辐射风险。

为减少 IGRT 带来的额外 X 线剂量，也可采用体表标记光学追踪或射频标记追踪等 IGRT 技术。前者采用红外线或激光摄影装置，对患者治疗部位的体表标记（或形状）进行实时监测，并建立患者体内靶区和器官与体表标记的几何对应关系以进行引导；后者通过在患者靶区部位植入一种微形射频发射标记物，采用专用的射频接收装置进行定位和引导追踪照射，该系统可用于帮助

实时修正摆位误差或进行门控放射治疗。无论采取哪一种 IGRT 技术，关键是必须提供足够的解剖结构特别是软组织的 3D 分辨率和保证在线图像与计划图像配准的精度。目前报道的 3D 图像引导的残余误差为 1～3mm，视不同的解剖部位有所差异。

由于不少肿瘤的解剖位置会在治疗分次之间甚至在单次治疗中发生改变或运动，如头颈部则易发生颈椎弯曲形变，胸、腹和盆腔部位的靶区和危及器官位置可受呼吸运动、肠道和膀胱充盈程度改变等影响发生位移和密度变化。所以放疗前的在线校正对肿瘤放疗的精确性非常重要。IGRT 技术大大提高了放疗的准确性，已成为了目前不可缺少的放疗技术。

为解决在线 CT/CBCT 图像软组织分辨率不足、会给患者带来额外成像剂量以及不能提供实时三维图像等限制 IGRT 应用的问题，近年来已经有集成了在线 MRI 的商用加速器进入临床应用。MRI 用于 IGRT 除可以解决以上问题之外，还可以在治疗照射过程中实时提供更好的软组织分辨率，并且能够提供实时图像进行治疗引导；结合最新发展的拟合 CT 值填充或深度学习方法，可由 MRI 生成所谓伪 CT（pseudo CT）或合成 CT（synthetic CT），还可以支持基于 MRI 的执行剂量计算和误差评估。

肿瘤和正常组织在放疗过程中的不断变化，特别是放疗疗程中肿瘤体积退缩、肿瘤和正常组织以及器官相对解剖位置的改变以及解剖密度的改变等引起的剂量分布误差，常常不能依靠 IGRT 的几何摆位进行修正。如治疗前肺癌伴肺不张、食管癌与周围组织粘连造成食管成角等，在放疗中由于肿瘤退缩而肺部复张、食管恢复到正常位置，解剖位置就不同于放疗前设计放疗计划时的图像。继续使用同样的治疗计划照射已经发生了变化的部位，患者体内接受的放射剂量分布将与原计划设计值发生明显差异，可能造成肿瘤靶区欠剂量而正常组织器官过剂量照射。ART 技术即为解决这类问题而诞生，且目前正在不断发展。利用现代计算机技术和形变配准算法，根据 IGRT 获得的在线图像，ART 可以对治疗中发生改变的靶区和器官的结构形状、密度等进行形变配准和计划修改设计，并支持照射剂量的形变累积计算，实现更精确的治疗。由于放疗过程中亚临床靶区的退缩机制复杂，既存在一致的"中央收缩"，也存在不一致的"分散收缩"等现象，CTV 的形变目前还没能够建立可被证实的模型，因此目前 ART 的临床应用主要还是针对 GTV 和 OAR 位置及密度的改变作计划修正。目前研究报道表明，ART 能够有效减少 OAR 的受照剂量，同时保证肿瘤靶区得到足够的处方剂量覆盖，提高治疗的精确性，是进一步提高放射治疗效果的发展和研究方向。不同治疗部位的 ART 应用模式目前还处于临床研究和试验阶段，有待更多临床实践结果证实。

五、生物适形放疗

生物适形放疗是在 IMRT 技术的基础上发展起来的最新技术，美国纽约纪念医院的 Ling 最早提出多维适形放疗（multi-dimensional conformal radiotherapy，MD-CRT）概念和临床实施的可能性。目前的 3D-CRT 和 IMRT 已经做到了放射物理高剂量的立体分布与肿瘤的立体形态相适合，然而这仅仅考虑到了物理剂量的适形，没有考虑肿瘤内存在不同生物学行为的亚群肿瘤细胞，如有的肿瘤细胞群对放射敏感、增殖能力又差，比较低的剂量就能杀灭，而有的肿瘤细胞群对放射抗拒、又有很强的增殖能力，需要比较大的放射剂量才能控制。因此，对一个肿瘤的所有部位给予相同放射剂量是不合理的。近十余年来，医学影像技术已有了飞速的发展，并介入了生物学、生理学诊断技术，主要包括 MRI、MR 波谱分析、功能性 MRI、单光子放射断层扫描（single-photon emission computed tomography，SPECT）和造影 MRI、PET，核素示踪技术等。上述新的诊断技术已经有能力识别肿瘤和器官组织在三维空间分布的生物学差异，包括放射敏感性、放射抗性、增殖和修复能力的差别等。根据这些手段提供的生物学信息，我们可以确定所谓的 BTV。利用 IMRT 技术的不均匀照射，可以对靶区内各部分按生物学响应实施不同剂量的照射，例如对肿瘤内抗放射性肿瘤细胞亚群给予更高的放射剂量，而对放射敏感的细胞给予相对低剂量照射，由此达到更合理的照射剂量分布。这种放疗在物理剂量的三维适形基础上增加了生物学适形。如果结合

IGRT 和 ART 技术，再加上在放疗过程中动态检测的肿瘤三维解剖位置和生物学信息的改变，不断修正放疗计划，就可能实现真正的 MD-CRT。目前该技术还处于实验研究阶段，未用于常规临床放疗。

六、粒子射线放疗

（一）粒子射线的划分

传统放疗通常使用的是产生于高能电子直线加速器的 X- 射线（光子）和电子线。其他用于临床的放射线粒子有质子、氦离子、碳离子、氖离子、硅离子、铁离子和氩离子等，因为这些粒子比传统使用的放射线粒子质量重，并且带有电荷（与不带电的中子相区别），医学上称这些粒子为重带电粒子（heavy charged particle）。质子是最轻的重带电粒子，临床中曾将比质子重的带电粒子称为重离子（heavy ion）。近年来，医学上将比氖离子轻的重带电粒子称为轻离子（light ion）如氦离子、碳离子和氖离子，比氖离子重的称为重离子（heavy ion）如硅离子和铁离子。

（二）粒子射线放疗的潜在优势

理论上说，放射治疗作为一种局部治疗手段，可以通过提高肿瘤照射剂量来提高局部肿瘤控制率和患者总体 5 年生存率；当肿瘤照射剂量提高 5%～10% 时，肿瘤控制率将提高 10%～30%。

然而，由于肿瘤周围正常组织（如脑、脑干、腮腺、颞颌关节、脊髓、气管、肾脏、膀胱和直肠等）的限制，肿瘤剂量无法有效提高。正常组织超量照射会引起早期和 / 或晚期放疗副作用和并发症，不但严重影响患者生存质量，也使患者不得不付出昂贵医疗费用治疗这些并发症。

近年来，放射治疗技术发展迅速。3D-CRT 技术提高了肿瘤靶区剂量适形度，同时降低了肿瘤周围正常组织高剂量照射体积，但治疗增益比的提高仍然非常有限；IMRT 技术的应用进一步提高了治疗增益比，但造成肿瘤周围大量正常组织受到中、低剂量辐射，可能会引起晚期副作用，尤其是第二原发肿瘤的发生等问题。

与 3D-CRT 和 IMRT 技术相比，粒子治疗可以减少或免除肿瘤周围正常组织的照射剂量，这有很重要的临床意义：①在不增加并发症的同时，安全提高肿瘤照射剂量，提高肿瘤治疗效果；

②并发症减少，可以联合使用更高强度的化疗等综合治疗方案，提高肿瘤治疗效果；③并发症减少，可以提高患者的生存质量，减少家庭和社会的经济负担，对长期存活的肿瘤患者，特别是儿童肿瘤患者尤其重要；④降低由放射线诱导的第二原发肿瘤的风险；⑤临床应用的粒子束，如碳离子的 RBE 值约为 3.0，可以有效杀灭肿瘤中对光子抗拒的细胞群如乏氧肿瘤细胞，以及对光子抗拒的肿瘤如黑色素瘤和软组织肉瘤。

（三）质子和碳离子射线放疗的历史

经过长期的临床和基础研究，质子和碳离子从众多粒子中脱颖而出，成为目前临床应用经验最多、相对成熟的粒子射线放疗技术。

1946 年，Wilson RR 最早提出质子射线放疗（proton therapy）的设想。1954 年 Tobias 等在美国 Lawrence Berkeley 国家实验室进行了首例质子放疗。之后，在欧美、日本等国家相继在核物理研究的粒子加速器上进行质子射线放疗的临床实践。现代的质子放疗始于 1992 年，美国 Loma Linda 大学医学院（LLUMS）建立了世界上首个医用质子放疗加速器，是质子治疗的一个里程碑。根据国际粒子治疗协会（PTCOG）统计数据分析，在 2000 年以前，世界范围内只有 16 个质子治疗中心在运行，共治疗了 28 700 例患者；据 2008 年 1 月公布的材料，已有美国、日本、瑞典、中国等 12 个国家的共 26 个质子治疗中心正在运行，共治疗患者 41 758 余例；到 2018 年 8 月，世界范围内共 70 个质子治疗中心在运行，共治疗了 170 556 例患者（病例数统计截止至 2017 年 12 月）。以上统计结果说明，质子射线放疗在 21 世纪得到了飞速发展，尤其是近十年来运行的质子治疗中心增长一倍以上。目前还有 42 个质子中心正在建设，有 15 个中心在计划建设。到 2023 年，世界范围内将有 130 多个质子治疗中心运行，其中约 50% 集中在美国和日本。目前我国的质子放疗与美国、日本、欧洲相比差距还较大。

相对于质子射线放疗，碳离子射线放疗装置更庞大、技术更复杂、更昂贵，所以到目前为止在世界范围内只有 11 个碳离子治疗中心在运行（日本、中国、德国、意大利、澳大利亚），4 个中心在建设，1 个中心在计划建设。截至 2017 年 12 月用碳离子射线共治疗了 25 702 例患者。

粒子放疗经过了半个多世纪的艰难发展，在最近十年获得了较快速发展。随着质子和重离子射线放疗中心的逐步增多，越来越多的临床数据将证实粒子射线放疗的优势，并将选择出最能获益的患者群体。

（四）质子和碳离子射线的产生及其装置

将质子和碳离子加速到临床所需能量的装置庞大而复杂，其系统各部分由于加速粒子的不同而有不同的技术选择，但是装置的基本结构大致包括加速器、能量选择系统、束流输运系统、治疗室的射野形成系统、患者定位系统、剂量监测系统、中心控制系统等几个部分。

世界上医用质子和碳离子加速器基本上采用直线加速器、回旋加速器和同步加速器三种类型。治疗室配置有不同角度的固定束系统和旋转机架系统。在射野形成技术上有被动散射、磁铁摆动和笔形束扫描等模式。

（五）质子放疗

1. 质子射线的物理和生物学特征

（1）质子射线的物理特征：质子射线和高能X线的主要区别是质子射线在其深度剂量曲线的末端形成Bragg峰。质子射线在射程初始段能量释放较少，在射程末端释放全部能量形成Bragg峰，峰后剂量陡降至零（图18-3）。质子Bragg峰的深度是能量依赖的，通过调节质子射线能量，并且按不同肿瘤大小恰当地扩展峰的宽度，可使质子射线高能量区集中在不同深度和大小的肿瘤部位。近年来，质子放疗采用了光子放疗的图像引导和呼吸门控等技术，逐步发展实现了笔形束扫描和质子调强放射治疗（intensity modulated proton treatment，IMPT）等技术，在提高肿瘤照射剂量和保护肿瘤周围正常组织方面优于被动散射质子治疗技术。

（2）质子射线的生物学特性：质子射线仍然属于低线性能量传递射线（linear energy transfer，LET），在扩展的Bragg峰内RBE均值约为1.1，仅略高于^{60}Co的γ射线和直线加速器产生的高能X线。在放疗临床中，射线物理剂量单位为Gy；质子射线的物理剂量乘以1.1获得生物效应剂量，单位为GyE。然而RBE值的影响因素较多，如细胞和组织类型、照射剂量、终止点、质子射线LET值随射程深度的变化，所以质子射线RBE

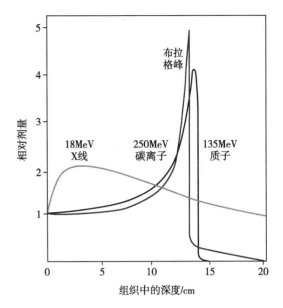

图18-3　18MeV X线，135MeV 质子，250MeV 碳离子射线的深度剂量分布

值存在不确定性，在实际临床应用中需要加以关注。质子射线的氧增强比（oxygen enhancement ratio，OER）为2.5～3.0。

2. 临床应用　质子射线放疗与传统放疗的剂量学对比的文献很多，质子射线放疗在物理剂量分布上的优势已经确立。因此，理论上说但凡需要放射治疗的患者都可以进行质子放疗，但是考虑性价比问题，我们认为质子放疗在某些解剖部位肿瘤有一定的优势（表18-2）。

过去的质子射线放疗的临床证据主要是非随机分组临床实验，质子射线物理剂量优势是否可以转化成临床优势尚需随机临床分组试验来验证。随着质子射线装置的增加，正在进行的随机分组临床试验数量迅速增加，目前在PTCOG网站上公布的临床实验有300多项。质子射线放疗的地位和价值将得到检验。根据近些年发表的临床报道，我们可以部分了解质子射线放疗的价值和优势。

（1）儿童肿瘤：儿童处在生长发育时期，正常器官和组织对放射线照射非常敏感，易造成晚期损伤，包括第二原发肿瘤、生长发育延缓和/或畸形、认知障碍、内分泌疾病等并发症。2015年6月，24个世界领先的儿童肿瘤专家汇聚在瑞典斯德哥尔摩达成共识，确定了儿童肿瘤患者首选质子放疗；除了对高度恶性胶质瘤和肾母细胞瘤意

表 18-2 质子治疗可能有一定优势的解剖部位

肿瘤部位	质子射线放疗的优势
中枢神经（颅内）肿瘤	降低脑组织、脑干、眼、垂体和耳蜗相关放射治疗副作用。便于实施精准治疗，进行剂量升级
眼部肿瘤	适合表浅肿瘤治疗，而且最大限度降低肿瘤外正常眼组织和同侧眼外正常照射
头颈部肿瘤	降低脑、脑干、脊髓、视神经、视交叉、垂体、涎腺、咽缩肌、口腔、后颅窝的呕吐源照射相关副作用
脊柱或脊柱旁肿瘤	可以明显减少甲状腺、心脏、肺、食管、脊髓、肾脏和/或肠道照射剂量
胸部-乳腺/胸壁肿瘤	明显降低心脏照射剂量
胸膜间皮瘤、非小细胞肺癌、胸腺瘤	明显降低心脏、肺、脊髓的照射剂量，利于剂量升级，提高肿瘤控制率
胰腺癌	减少胃、十二指肠（未切除肿瘤）、小肠相关放射治疗反应，可能联合更高强度化疗，对局部晚期肿瘤可能进行剂量升级
肝脏肿瘤	减少正常肝脏组织放射损伤，特别是对于肝脏功能不好的患者更有优势；降低胃肠道照射剂量，如胃、十二指肠和肠道的放疗反应
腹膜后肿瘤	可以进行剂量升级，提高肿瘤控制率
盆腔（前列腺、膀胱和直肠、肛门、盆腔淋巴结）肿瘤	降低骨的吸收剂量，避免照射膀胱、直肠等器官；治疗体积大的肉瘤时，可以不损伤骶丛神经
儿童肿瘤	降低第二原发肿瘤发生和对生长发育的影响
其他情况	肿瘤放疗后复发，需要再程放射治疗；患者伴随内科疾病；联合其他抗肿瘤治疗

见不统一外，一致认为低度恶性胶质瘤、视神经肿瘤、生殖细胞瘤、髓母细胞瘤、室管膜瘤、颅咽管瘤、松果体瘤、脊索瘤/软骨肉瘤、横纹肌肉瘤、尤因肉瘤、神经母细胞瘤、视网膜母细胞瘤、淋巴瘤是质子放疗的绝对适应证。

（2）再程放疗：对于未发生远处转移的局部或区域复发的肿瘤患者，再程放射治疗可能会为患者提供长期存活的机会。质子射线的物理剂量分布适合于再程放疗。有文献报道了局部复发头颈部肿瘤、肺癌和肝癌质子射线放疗（被动散射束和笔形扫描束）的临床研究，结果显示质子射线再程放疗安全有效，IMPT 优于被动散射束，能够给予复发灶更高的局部照射剂量。

（3）颅底肿瘤、头颈部肿瘤和神经系统肿瘤：颅底脊索瘤和软骨肉瘤位置靠近脑神经和重要血管，很难手术切除；放疗剂量超过 74Gy，因此质子射线放疗，尤其 IMPT 是比较合适的选择。头颈部肿瘤，如眼周围、筛窦、上颌窦、唾液腺、扁桃体、口腔、鼻咽和鼻腔部位肿瘤，皮肤癌和黏膜黑色素瘤均由 IMPT 治疗获益，IMPT 可以保护肿瘤周围 OAR。神经系统肿瘤，如胶质瘤和脑膜瘤，可从质子射线放疗中受益。

（4）眼部肿瘤：发病率低，其质子治疗的长期疗效很好，并且保存了眼球和视力。葡萄膜黑色素瘤 10 年存活率和局部控制率分别为 95% 和 96.4%，12.1% 的患者发生青光眼，3% 的患者摘除了眼球。脉络膜黑色素瘤质子治疗后 10 年眼保留率和局部控制率分别为 70.4% 和 87.5%。

（5）肝癌：肝癌患者多伴有慢性肝病，正常肝脏的耐受剂量较低。质子治疗，特别是 IMPT 是比较有前景的治疗选择。质子治疗剂量 66.0～77.0GyE，10～35 次治疗，0/A 期肝癌患者 5 年局部控制率、无病生存率、总体生存率分别为 94%、28% 和 69%；B 期患者分别为 87%、23% 和 66%；C 期患者分别为 75%、9% 和 25%。

（6）非小细胞肺癌、乳腺癌和食管癌、前列腺癌：IMPT 在这些病种的治疗中均显示了剂量学方面的潜在优势，但仍需临床数据的积累对其优势进行验证。

3. **质子治疗目前面临的问题和展望** 质子治疗在临床证据方面仍然有很大的局限性，已发表的文章多数是回顾性分析结果，而前瞻性研究病例数少，现代 IMPT 技术与传统 X 线放射治疗的前瞻性对比研究则更少。目前迫切需要更多的临床证据来证实 IMPT 精准质子束放疗给患者带来的临床获益。

质子束在患者体内的射程受组织密度影响比较大,射程的不确定性主要源于 CT 图像校准、CT 分辨率和 CT HU。采用 MRI- 模拟定位、双能 CT 和质子 CT 可以降低射程误差。

质子束对患者解剖变化很敏感,如患者的器官运动、照射中患者移动、疗程中肿瘤缩小以及空腔脏器的充盈程度的变化都会引起质子束的位置偏差。可以通过 4D-CT、CBCT 等技术来降低这些误差。

总之,质子治疗技术经过几十年的发展,在近十几年迅速提高,有越来越多的临床证据表明质子束放疗的优势。随着 IMPT 技术的发展,结合现代影像技术,质子束放射治疗一定会显示出更大的优势,为更多的患者带来收益。

(六)碳离子放疗

虽然质子放射的物理剂量分布优于高能 X 线和 ^{60}Co 的 γ 线,但它杀灭肿瘤的生物学效应却和它们相似,对抗光子放射的肿瘤细胞的杀灭效应不强。对重离子射线放射物理和生物学研究的结果表明,重离子射线既有质子的物理学特征,又比质子有更强的放射生物效应。在诸多重离子中,碳离子是比较适合临床放疗的重离子射线。

1. 碳离子射线的物理和生物学特征 碳离子有 3 个物理学特征:①高 LET 射线;②进入人体后的剂量分布和质子类似,但在 Bragg 峰远端的剂量要高于质子;③横向散射较少,放射野的半影比较小。

碳离子有 7 个放射生物学特征:①更强的细胞放射损伤效应,表现为在碳离子 Bragg 峰的射线主要产生 DNA 双链断裂,RBE 为 2~4,而在坪区射线的生物学效应和质子相似,RBE 在 1.2~1.5;②杀伤细胞中对氧的依赖性明显减少,对乏氧细胞的杀灭效应更强,OER 为 1.3~2.0;③对固有抗光子放射的肿瘤有更强的杀灭效应,包括 *p53* 基因突变的肿瘤、S 期细胞、抗光子放射的肿瘤(黑色素瘤、软组织肉瘤);④对放射或化放疗诱导的抗治疗的肿瘤有更强的杀灭效应;⑤对肿瘤干细胞(干细胞样肿瘤细胞),比光子有更强的杀灭效应;⑥有抑制肿瘤细胞局部浸润和远处转移的潜能;⑦抑制肿瘤血管的再生。

2. 重离子放疗的临床应用 用碳离子治疗的主要的医院是日本千叶国家放射医学研究所

(NIRS,1994 年)和德国国家重离子研究所(GSI,1997 年)。

(1)肺癌:日本 NIRS 报道了他们用碳离子放疗 I 期 NSCLC 的结果,放疗次数从 18 次(96GyE,6 周治疗)降到 1 次(50GyE),所有患者的局部控制率为 91.5%,T_1 和 T_2 肿瘤分别为 96.3% 和 84.7%。控制率在 T_1 和 T_2 肿瘤间有明显差别,而在鳞状细胞癌和非鳞状细胞癌之间没有显著差别。5 年疾病特异性存活率为 67%(I A,84.4%;I B,43.7%),总存活率为 45.3%(I A,53.9%;I B,34.2%)。在单次治疗研究中,151 例患者 3 年局部控制率为 83.1%,T_1 和 T_2 肿瘤分别为 88.5% 和 75.0%;总存活率为 75.5%。中心型肺癌单纯碳离子放疗 61 例,包括 27 例腺癌、31 例鳞状细胞癌和 3 例大细胞癌;其中 II 期 39 例,III 期 22 例;24 例 N_1,13 例 N_2,24 例 N_0($T_{3\sim4}N_0M_0$)。总剂量 72.0GyE,16 次,共 4 周治疗。3 年总存活率为 41.2%,中位随访时间为 22.8 个月(1.3~145.3 个月)。24 例胸壁侵犯($cT_{3,4}N_0M_0$)患者 3 年疾病存活率 77.9%,中位随访时间 37.1 个月(4.3~141.6 个月)。

(2)前列腺癌:截至 2013 年底,日本 NIRS 用碳离子治疗前列腺癌共 1 773 例,其中 1 479 例接受 63~66GyE/20 次,5 周治疗;之后患者采用 57.6GyE/20 次和 51.6GyE/12 次治疗。全组患者 5 年和 10 年总生存率分别为 95.1% 和 79.6%;5 年和 10 年无生化复发生存率分别为 90.7% 和 83%。

(3)原发性 HCC:日本 NIRS 用碳离子放疗共治疗 HCC 患者 181 例,3 年肿瘤局部控制率为 81%~90%。短疗程 7 天 4 次照射的患者的 3 年局控率为 93%。肿瘤直径 ≤5cm 和 >5cm 的患者 3 年局控率分别是 90% 和 86%。2 天 2 次治疗的 133 例 HCC 患者,高剂量组(45.0GyE)和低剂量组(≤42.8GyE)1 年局部控制率分别为 98% 和 90%,3 年局部控制率分别为 83% 和 76%;1 年总体存活率分别为 95% 和 96%,3 年总体存活率分别为 71% 和 59%。

(4)头颈部肿瘤:日本 NIRS 在 1997 年 4 月至 2012 年 8 月间共治疗了 438 例患者,每个患者接受的总剂量为 57.6~64GyE。按组织类型分类,其中 175 例腺样囊性癌、102 例恶性黏膜黑色素瘤、50 例腺癌和其他不同的诊断。按肿瘤部位分类：其中 119 例位于鼻窦、81 例位于鼻腔、59 例位于大唾液腺、54 例位于口腔、51 例位于喉部、剩余的是位于其他不同部位。5 年局部控制率如下：腺癌为 81%，腺样囊性癌为 74%，恶性黏膜黑色素瘤为 79%；5 年总体存活率腺癌为 57%，腺样囊性癌为 72%，恶性黏膜黑色素瘤为 33%。

上海市质子重离子医院对 75 例复发鼻咽癌重离子再程放疗患者的疗效数据显示，患者的 1 年总生存率高达 98.1%，1 年肿瘤局控率 86.6%。接受重离子再程放疗后，全部患者严重毒副作用的发生率低于 10%，远低于常规光子调强放疗结果。而对 19 例局部复发或放射诱导的头颈部肉瘤患者，采用重离子放射治疗或"重离子＋质子"联合放射治疗，1 年总生存率达到 86.5%，毒性反应明显低于常规光子放射治疗，仅 5% 的患者出现重度反应，治疗效果良好。

（5）颅底肿瘤：日本 NIRS 碳离子放疗的 47 例颅底脊索瘤患者 5 年局部控制率和总体存活率分别为 91% 和 92%，12 例颅底软骨肉瘤的 5 年局部控制率和总体存活率分别为 86% 和 63%。德国的 GSI 用单纯碳离子放疗，共治疗了颅底脊索瘤 96 例和颅底软骨肉瘤 54 例，中位剂量 60GyE；脊索瘤 5 年局部控制率和总体存活率分别为 70.0% 和 88.5%，软骨肉瘤 4 年局部控制率和 5 年总体生存率分别为 89.9% 和 98.2%。

（6）骨和软组织肉瘤：日本 NIRS 新近的研究分析了 307 例骨和软组织肉瘤患者，共 323 个肿瘤，用碳离子放射治疗后其 5 年肿瘤局控率和生存率分别是 80% 和 56%。皮肤和软组织的损伤发生在 3% 的患者，注意保护后下降到 0%。58 例骨盆的软组织瘤患者放疗后的 5 年局控率和生存率分别是 65% 和 29%。103 例骶骨的脊索瘤患者碳离子治疗后的 5 年局控率和生存率分别是 89% 和 83%。美国麻省总院（MGH）用质子放射治疗了 55 例患者（中位年龄 29 岁），其治疗标准是不能切除或部分切除的骨肉瘤患者；术后切缘阳性；术后外科医生认为有影像学显示的肿瘤残留或切除不完全。平均照射剂量 68.4Gy，58.2% 的剂量由质子提供。3 年、5 年的局控率分别是 82%、67%。3～4 级的晚期毒性反应约占患者的 30.1%。NIRS 单独应用碳离子放射治疗最初不适合手术或完全不能手术的进展期的躯干部位的骨

或软组织肉瘤患者，在保留肢体的功能方面也展现了良好的前景：495 例患者的 514 处病变，包括多种组织亚型，2 年、5 年的局部控制率分别为 85%、69%，2 年、5 年的总生存率分别为 79%、59%。

（7）胰腺癌：NIRS 对不能手术的 60 例局部晚期胰腺癌患者用碳离子放射，同步使用吉西他滨治疗，患者中位生存期 19.3 个月，2 年局部控制率和总生存率分别为 26% 和 32%；剂量升级到 45.6GyE 组的 2 年局部控制率和总生存率分别为 58% 和 54%。

第四节　放射生物学的发展及临床应用

一、放疗中的放射生物学基础

（一）放射后细胞的结局

电离性的低 LET 射线对生物体产生包括直接效应和通过电离水而产生的间接效应，使正常细胞和肿瘤细胞受损或死亡。放射损伤的靶主要是 DNA，产生 DNA 的单链断裂或双链断裂。DNA 的损害造成细胞分裂机制的损害，导致分裂失败或细胞损伤，从而造成组织、器官或肿瘤放射损害。放射损伤细胞后，产生以下 6 种结局之一。

（1）凋亡：又称细胞分裂间期死亡，通常细胞凋亡发生在放射后数个小时之内，发生在对放射高度敏感的细胞如淋巴细胞，或在大剂量放射后。

（2）流产分裂：受致死剂量损伤的细胞在进入下一次分裂周期时，由于 DNA 双链断裂，受损 DNA 无法复制，导致分裂失败，细胞死亡。

（3）子代细胞畸变：DNA 的损伤，使细胞在分裂后产生的子代细胞 DNA 突变，造成细胞畸变。

（4）形态上无任何变化，但功能受到损伤：这类细胞包括未进入分裂周期的休止期细胞和已丧失了增殖能力的功能细胞，如神经元；在照射后，它们的 DNA 虽已损害，但由于未进入分裂周期，所以其损伤并不表现，在形态上仍为正常细胞，并具有原有功能，如神经元的传导功能，但其功能受到某种损伤。

（5）有限的分裂后死亡：多数细胞在致死剂量照射后经历这种形式的死亡；虽然它们的 DNA 已双链断裂，但是还能勉强分裂成功；而断裂

DNA 在多次分裂过程中多次复制,这些损伤在子代细胞中累积,最终导致流产分裂而死亡。

(6)生存:在非致死性剂量损伤后,细胞能修复 DNA 损伤,并能正常分裂,在子代细胞中没有或仅留轻微的改变。

(二)细胞存活曲线

放射后细胞生存的情况可用细胞存活曲线来描写。这种曲线可通过体外细胞培养来制作,也可通过体内实验获得。

在体外细胞培养的方法中,用细胞克隆形成率来计算细胞存活率。用不同放射剂量照射细胞后,对它们进行体外培养,经过至少 6 个分裂周期时间的培养后,计数克隆的形成数,与未放射的对照组细胞形成的克隆数相比即获得克隆源性细胞的存活率。以放射剂量(算术坐标)为 X 轴,存活率(对数坐标)为 Y 轴作图便得到细胞存活曲线。有两类细胞存活曲线,如图 18-4 中的 A 和 B。曲线 A 是对射线较敏感细胞的存活曲线,细胞存活率随剂量增大呈指数性下降,用数学模式 $S = e^{-\alpha D}$ 来描述(S 为存活率,D 为放射剂量,α 为直线的斜率),用单靶单击学说来解释,即 DNA 被击中一次即死亡。斜率的大小代表了该细胞的放射敏感性。曲线 B 是多数正常细胞和肿瘤细胞的存活曲线。它的特点是在低剂量照射时,存活曲线有一个"肩区"(用 D_q 来描写),而在大剂量照射时呈直线(用 D_0 来描写),用线性二次模型(linear quadratic modal,L-Q 模型)来描述这一曲线:$S = e^{-(\alpha D + \beta D2)}$($S$ 为存活率,D 为放射剂量,α 为致死性杀灭的参数,β 为包含有修复的杀灭参数)。D_q 用以评价细胞修复放射性损伤的能力,D_0 代表了细胞的放射敏感性。

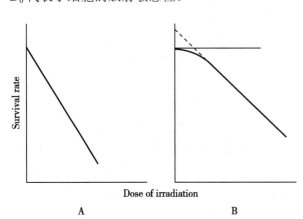

图 18-4 放射后细胞存活曲线

(三)放射损伤的修复

当细胞受到非致死放射剂量照射后,细胞能通过自身修复机制来修复放射损伤。这些非致死性放射损伤包括两种,即潜在致死性放射损伤(potential lethal damage,PLD)和亚致死性放射损伤(sub lethal damage,SLD)。

PLD 后可以有不同的结局,在某种情况下细胞死亡,但在另一些条件下,如处于一个抑制细胞分裂的环境,PLD 能被修复。在较低剂量照射后,产生的损害为 SLD。SLD 在放射后立刻开始修复,也可通过凋亡导致死亡。在肿瘤放疗中,这对矛盾对决定肿瘤的治愈性有重要意义。肿瘤细胞如果有较强的修复 PLD 和 SLD 的能力,丧失了凋亡反应,则不易被杀灭。

(四)分裂周期中不同时相细胞的放射敏感性

体外实验已明确揭示,在分裂周期中不同时相的细胞对放射杀灭的敏感性不一。对放射最敏感的是 M 期细胞,G_2 期细胞也较敏感。G_1 早期细胞相对敏感;随着 G_1 逐步向 S 期发展,放射敏感性也随之降低,至 G_1 后期已呈相对抵抗。S 期细胞对放射呈抵抗性。有较长 G_1 期的细胞在 G_1 的早期便已显示抵抗。体内实验也证实了体外实验结果的正确性。上述不同时相细胞对放射敏感性差异的规律,在肿瘤细胞和正常细胞中表现一致。

(五)放射过程中细胞的增殖

在分割放疗中,放射对正常组织或肿瘤的效应部分决定于在这一阶段中有无细胞的增殖出现。对正常组织而言,细胞的增殖有利于放射损伤的恢复;对肿瘤而言,则产生了更多的肿瘤细胞,需用更大的剂量来杀灭它们。发生增殖的有两种细胞,一种为放射体积内的克隆源性细胞,另一种为从放射体积以外游走入内的克隆源性细胞。这种游走现象见于皮肤、口腔黏膜、消化道黏膜受放射损伤后,放射体积以外的细胞进入放射区并迅速增殖,以修补放射损伤。增殖动力学的研究发现,在放疗疗程中,细胞增殖的速率不一,在某一些时间里会出现细胞的加速增殖现象,常称为加速再增殖(accelerated proliferation)。对正常组织而言,促使细胞增殖的因子是①受放射损伤后死亡的细胞能分泌刺激残存细胞分裂的因子,促使残存细胞分裂;②细胞的死亡使残存细胞间的接触抑制现象消失，分裂加快。正常细胞的加速再增殖有利于急性放射损伤的恢复。如胸部放疗中放射性食管炎出现于放疗开始后 2 周左右，经过不同时间后，食管炎好转，这归功于食管黏膜上皮的加速再增殖，使食管黏膜放射损伤有不同程度的恢复。

然而在肿瘤中发生的加速再增殖现象却不利于肿瘤控制。由于肿瘤血供差，肿瘤细胞缺乏氧和营养，因而仅一部分肿瘤细胞处于分裂周期中。发生加速增殖的基本条件是血供改善。肿瘤被放射杀灭，瘤体积缩小，因而血供改善，增加了氧和营养供应。促使肿瘤再增殖的原因和正常组织相似。虽然肿瘤细胞间的接触抑制现象弱于正常组织，但多数肿瘤仍存在此现象。肿瘤通过下述途径实现加速再增殖：①增加增殖细胞比例；②缩短细胞周期时间；③减少细胞丢失比例；④变非对称性分裂为对称性分裂（子代细胞为 2 个干细胞）。目前已清楚，在常规分割放疗中，不同肿瘤的再增殖动力学不一样；然而，对多数上皮源性肿瘤而言，如头颈部肿瘤、食管癌、肺癌，肿瘤加速再增殖始于放疗开始后的 2~4 周。

现已明了，肿瘤和其来源正常细胞的再增殖能力相比较，正常组织的再增殖能力强于肿瘤。这就是放疗能治愈部分肿瘤的基本原理之一，即放射线既杀灭了肿瘤，也损害了其周围的正常组织；而由于正常组织的恢复能力更强，所以肿瘤被控制；正常组织也受到不同程度的损伤，遗留放射后遗症。

（六）放射生物学在临床肿瘤放疗中的应用和前景

放疗肿瘤的最终目的是消灭肿瘤，但又不对周围正常组织造成严重的急性反应和后期并发症。放射生物学研究旨在了解放射线对肿瘤和正常组织的效应、与放射效应发生有关的因素及其规律、杀灭肿瘤和损伤正常组织的机制等。在对上述这些基本问题的研究中，希望发现和发展更有效的临床放疗方法，以改善肿瘤局控率、减少正常组织损伤。

在放疗前预测个体肿瘤和正常组织的放射敏感性，以制订个体化的合理放疗方法，是目前的一个研究方向，如对肿瘤某些特定基因的检测。2017 年发表在肿瘤学顶级期刊的一项研究建立了以基因组为基础的放疗剂量调整模型（a genome-based model for adjusting radiotherapy dose，GARD），以预测放射治疗的疗效，并指导放射剂量以匹配个体的肿瘤放射敏感性；GARD 的值越高，放疗的疗效则越好。2018 年国际上首个放射性脑损伤的全基因组关联研究发现了放射性脑损伤易感基因，结合临床因素通过发病风险预测筛查放射性脑损伤的高危人群，有助于指导疾病预防和治疗。

从研究放射生物效应和总剂量、分割剂量、分割次数和照射总疗程之间的关系获得的 L-Q 模型是进行非常规分割放疗的理论基础，如一天内多次照射的超分割放疗，特别是大分割剂量、短疗程的立体定向放疗中，用于估算和比较对肿瘤和正常组织的放射生物效应，以减轻放射损伤、提高肿瘤局控率。

放疗过程中肿瘤细胞存在加速再增殖现象，并进一步发现缩短放疗疗程能有效地提高肿瘤的杀灭效应，由此启动了临床加速超分割放疗、缩短疗程的大分割放疗和立体定向放疗；且在肺癌、食管癌和头颈部肿瘤的临床放疗实践中已证实，它们能提高肿瘤的杀灭效应，又不增加放射的副作用和毒性。

放射保护剂的临床应用得益于对放射作用于机体及其影响的基本机制的了解，如巯基保护剂。放化综合治疗已被广泛应用于肿瘤治疗。根据其合用杀灭肿瘤的机制研究，出现了许多与放疗合用的联合化疗方案，把它们与放疗有机结合显著提高了疗效。

放射生物学研究成果中的一部分已应用于临床肿瘤放疗。然而，放射生物学揭示的是放疗中的一些基本规律，要非常谨慎地应用于临床实践；若把从实验中获得的结论直接应用于临床，则可能产生灾难性的后果。目前放射生物学研究的方向包括两方面：第一，在更深层次如分子水平研究放射对肿瘤和正常组织的效应；第二，把已获得的放射生物学知识应用于临床，发展新的治疗方法，以进一步提高肿瘤治疗的疗效。

（七）放射生物学中分子生物学研究的进展

在放射生物学的分子生物学研究领域里有不少进展，但是基本处于研究阶段，还没有应用于临床放疗。然而这是一个研究的方向，值得进一步发展。

1. **共济失调毛细血管扩张症（ataxia telengie-tasia，AT）**　AT 是一种隐性遗传病，临床表现为小脑退行性变、免疫缺陷、高肿瘤发生率，对放射线损害高度敏感。实验已证明，AT 患者的正常细胞对射线极敏感。AT 患者的淋巴细胞在放射后，产生了大量 DNA 链的断裂，且这些断裂不能被修复，因而导致淋巴细胞死于凋亡。进一步的研究发现，AT 患者的高放射敏感性可能归因于 *ATM* 基因。这种基因的氨基酸序列与 DNA 蛋白酶（DNA-PK）相类似，而 DNA-PK 系统与放射造成的 DNA 链断裂有关。因而推测，AT 患者细胞的高放射敏感性是由于 ATM 蛋白促进了放射造成的 DNA 链断裂。DNA 损伤的信息通过某些途径传到一些蛋白，如 p53，以决定受损细胞的结局，修复 DNA 损伤或凋亡。在临床放疗中，总可以发现少数患者的正常组织对放射线高度敏感，约占全部放疗病例的 5%，然而他们不一定有 AT 的临床表现；他们可能是 *ATM* 基因的携带者，即杂合型，在临床上没有 AT 的典型表现，但有较高肿瘤发生率，其正常组织对放射的敏感性也高于正常人。有研究在高度放射敏感的病例中检测 *ATM*，以观察是否 *ATM* 引起了高放射敏感性。在 41 例乳腺癌常规放疗后产生严重放射后遗症的病例中，查到了 1 例 *ATM* 杂合型，但在 39 例无明显放射后遗症的病例中没有发现。上述资料提示 *ATM* 可能是这些患者高放射敏感的原因之一。

2. **放射敏感性与抑癌基因及癌基因**　近年来发现了许多与肿瘤放射敏感性有关的抑癌基因及癌基因，如 *p53*、*p16*、*ras*、*EGFR* 等。了解它们与相关基因的相互作用及其与放射敏感性之间的关系，对于正确制订肿瘤放疗方案、预测疗效和评价预后有重要意义。此外，应用抗癌基因治疗来抑制肿瘤生长、提高肿瘤细胞的放射敏感性、增强患者的抗肿瘤免疫力以辅助放疗的前景也被看好。

很多研究已表明，*p53* 基因突变可引起细胞内源性放射敏感性发生改变。研究 *p53* 基因正常状态与突变状态下功能的差异及其与放射敏感性的关系，对肿瘤放射遗传敏感性的个体差异、放疗疗效的预测以及辐射致癌机制的研究等都有重要价值。电离辐射引起细胞发生 G_1 期延迟已被证实与 p53 功能有关，这一功能称为 G_1 "检查站"，即受到损伤的细胞进入 DNA 合成和复制期前，如果获得充足的时间进行修复，就能保证其遗传稳定性；若修复成功，则细胞存活；反之即修复失败，则细胞凋亡。p53 在控制受照射后 DNA 的损伤修复与凋亡的平衡过程中起调节作用。实验研究已证实，野生型 *p53* 在放射线作用下，易引起细胞凋亡，而突变型 *p53* 则抵抗放射诱导的凋亡过程。将野生型 *p53* 导入肿瘤细胞，或拮抗突变型 *p53*，是 *p53* 基因疗法的基本策略。将这一方法与放疗结合，将进一步诱导癌细胞在放射后的凋亡，提高肿瘤的放射敏感性。

人类肿瘤中常见的 *bcl-2*、*ras*、*myc*、*raf* 基因的过度表达或激活可能会诱导产生放射抵抗性。小鼠成纤维细胞转染 *N-ras* 后放射抵抗性增加。在小鼠横纹肌肉瘤的研究中也发现 *ras* 可诱导放射抵抗性。在对放射抵抗细胞的研究中观察到 *myc* 基因高水平表达的细胞的放射敏感性差。关于 *raf* 基因的研究显示，它的超表达会增加细胞的放射抵抗性。用放射不敏感细胞中获取的 *c-raf* 来转染放射敏感的细胞后，可使其产生放射抵抗性。因此，临床上试图用基因检测来预测肿瘤的放射敏感性。然而，临床研究的结果并不与实验完全一致。许多临床研究结果并不支持某些癌基因的过度表达或激活能预测肿瘤的放射敏感性，仅部分研究获阳性结果。一组子宫颈癌病例在放疗前和放疗结束后测量 *bcl-2* 和 *bax*，结果表明，放疗前 *bcl-2* 和 *bax* 的比例不能预测放疗疗效，但是放疗后 *bcl-2/bax* 的比例与肿瘤局控率和生存率有关：*bax* 阳性者疗效好，*bcl-2* 阳性者预后差。另一组作者研究了一系列放射不敏感的肿瘤，发现 90% 的胰腺癌、50% 的结肠癌和 30% 的 NSCLC 中 *ras* 基因过度表达。虽然用癌基因检测来预测个体化的肿瘤的放射敏感性还处于研究阶段，但它是肿瘤放射生物学和临床放疗中的一个重要研究方向。

3. **基因治疗**　较多的研究着重于提高抗放射肿瘤细胞的放射敏感性。采用基因转染的方法，把提高放射敏感的基因或抗放射的保护基因，如 *ATM*、*Ku80*、*XRCC2* 等转染肿瘤细胞。Freytag 最近发展了一种三联治疗方法，即腺病毒（FGR）介导 *CD/5-FC* 自杀基因，或者 HSV-1 病毒介导

TK 自杀基因，和放射联合治疗肿瘤。体外实验证明，腺病毒和自杀基因能增加肿瘤细胞的放射敏感性，提高放射杀灭效应，而对正常细胞无明显毒性。然而这些研究还处于实验阶段。

二、非常规分割放疗

（一）非常规分割放疗的历史

常规分割放疗（conventional fractionated irradiation）是指每天照射 1 次，每次 1.8～2.0Gy，每周照射 5 天，总剂量为 60～70Gy，照射总时间 6～7 周的放疗方法。这一方法来自于长期的临床经验，已沿用了半个世纪，用于治疗上皮源性癌。然而，常规分割放疗的疗效并不令人满意，即局控率不高，且放射后遗症明显。20 世纪 70 年代以来，放射生物学在研究放射生物效应与照射时间 - 剂量 - 分割因素等方面取得了实质性进展，在此基础上提出了非常规分割放疗（non-conventional fractionated irradiation）的方法。该方法自 20 世纪 80 年代起用于临床实践。临床试验已证实其对部分肿瘤的放疗疗效优于常规分割放疗。

（二）非常规分割放疗放射生物学基础

1. **分割剂量与放射损伤** 根据放射损伤发生的规律，正常组织可分为早期和晚期放射反应组织，肿瘤的放射反应规律类似于早期放射反应组织。分割剂量的大小对正常组织和肿瘤的放射损伤有很大的影响，它们之间的关系可用 L-Q 模型来描述，其中的 α/β 参数值反映了组织修复放射损伤的能力。α/β 值较小的组织修复 SLD 的能力较强，反之则修复能力较弱。在分割剂量变化时，不同 α/β 值的组织达到某一特定生物效应所需的等效总剂量的变化也不同：较低的 α/β 值意味着较大的等效剂量的变化，反之亦然。由于晚期反应组织的 α/β 值较低，早期反应组织 α/β 值较高，因此当分割剂量变小时，晚期反应组织耐受量增加的程度将高于早期反应组织。随着分割剂量变小，晚期反应组织等效总剂量升高的幅度大于早期反应组织。换言之，对于晚期放射反应组织，使用较小的分割剂量有利于保护组织，或者提高放射耐受剂量。

2. **照射间隔时间与亚致死性损伤修复** 使用较小的分割剂量有利于保护晚期反应组织的前提是在照射间隔期内 SLD 得以完全修复。修复

需要时间，如果照射间隔时间过短，SLD 修复不完善，损伤将会累积。Cox 等观察到，肺癌超分割放疗中，两次放疗的间隔时间 <4.5 小时的患者发生晚期放射损伤的比例明显多于间隔时间 ≥4.5 小时的患者。总之，在超分割放疗中，两次照射的间隔时间应足够长，以允许正常组织修复 SLD。

3. **总疗程时间与肿瘤细胞加速再增殖** 如前述，在放疗疗程中存在残留肿瘤的加速再增殖。大量的临床放疗资料的分析表明，延长放疗的总疗程时间、但是不增加放疗的总剂量，会降低肿瘤的局控率。Overgaard 的分析显示，在喉癌放疗中，疗程每延长 1 天需追加 0.5～0.6Gy 的剂量，以抵消这一天中肿瘤的增殖。Withers 对 50% 肿瘤控制剂量（50% tumor control dose，TCD50）与肿瘤局控率的关系作了深入的分析后，提出在放疗开始一段时间后，残存的肿瘤细胞开始加速增殖，疗程每延长 1 天约需追加 0.6Gy 的剂量来杀灭加速增殖出来的肿瘤细胞。陈明等分析了 256 例 NSCLC 放疗患者的疗程时间与胸腔内肿瘤控制率后发现，当放疗总剂量保持不变时，每延长放疗总疗程 7 天，3 年肿瘤局控率下降 9%。延长放疗总疗程时间使肿瘤的放射控制率下降的根本原因是肿瘤在放疗中的加速再增殖，产生了更多的待杀灭的肿瘤细胞。因此，必须尽可能缩短放疗疗程时间，以减少肿瘤加速再增殖的机会；然而，疗程的缩短须以不明显增加正常组织的放射损伤为标准。

4. **放射等效应的数学模型** 由于分割方式的改变，相同的总剂量可产生不同的放射生物效应。Ellis 根据结缔组织耐受量，结合皮肤红斑、鳞癌的等效应曲线，提出了放射等效应数学模型 NSD 公式（nominal standard dose）：$NSD = D \cdot N^{-0.24} \cdot T^{-0.11}$，其中 D 为放疗剂量，N 为分割次数，T 为总疗程时间。但此后的研究表明，该公式仅适用于皮肤，并不适用于所有组织，特别是晚期反应组织。其后，Thames 等提出了 L-Q 模型，其等效应模型能较好地估计不同分割放射方法的临床放射效应，适合于肿瘤、早期反应组织和晚期反应组织。其等效换算基本公式是：$BED = D[1 + d/(\alpha/\beta)]$（BED：生物效应剂量；D：总剂量；d：分割剂量；α：α 杀灭；β：β 杀灭）。加入不完全修复因子

（Hm）和时间因子（T/Tpot）的公式为：BED = D[1 + d/(α/β) + Hm·d/(α/β)] − [(0.693/α)·(T − Tk/Tpot)]。大量的动物实验表明在 1～10Gy 分割剂量范围内，L-Q 模型能较好地反映不同分割方案的等效应关系，目前常被用于大分割照射和立体定向放疗中。

（三）非常规分割放疗的模式

广义的非常规分割放疗包括对常规分割方式中时间-剂量-分割因子的任何修正。非常规分割放疗主要有以下两种类型。

1. 超分割放疗（hyperfractionated radiation therapy，HRT）和加速超分割放疗（hyperfractionated-accelerated radiation therapy，HART）HRT 与常规分割放疗相比，每次照射剂量降低，分割次数增加，总剂量增加，总疗程基本不变。其基本原理是使用小于常规的分割剂量，在不增加后期反应组织损伤的基础上提高总剂量，使肿瘤受到更高生物效应剂量的照射。国内外 20 世纪 90 年代以来发表的超分割放疗临床试验结果表明头颈部鳞癌疗效能因此获益。

HART 照射方法把每次剂量降低，每天照射的分割次数增加到 2～3 次，总疗程时间缩短，总剂量作相应调整。加速超分割放疗的基本原理是缩短总疗程以抑制疗程中肿瘤细胞的加速再增殖，同时降低分割剂量以保护后期反应组织。HART 有 3 种不同的方法。①连续加速超分割放疗：疗程明显缩短，试图在肿瘤加速再增殖尚未开始或程度较轻时结束治疗。②同期小野加量加速超分割放疗：在大野（包括原发灶和淋巴引流区）照射的某一时期加用小野（仅包括临床肿瘤灶）照射，以缩短放射治疗疗程。③后程加速超分割放疗：在放疗开始后 4 周时，进行加速超分割照射，以更有效地抑制肿瘤的加速增殖。临床试验显示上述 HRT 和 HART 放疗提高了头颈部鳞癌、NSCLC、小细胞肺癌和食管癌的疗效。

然而，目前 HRT 和 HART 的放疗方法已较少应用。究其原因在于现代 3D-CRT 和 IMRT 放疗技术的出现，使得肿瘤能获得很高的放射剂量，同时肿瘤周围的正常组织和器官的剂量能被限制在比较低的水平，所以，每天给予肿瘤比较大的剂量，缩短放疗疗程的目标已经能达到。此外，一天多次照射会增加医院的工作量及患者的负担。

2. 大分割放疗（hypofractionated radiation therapy）该放疗方法是，显著增加每次的肿瘤放疗剂量，减少放疗的次数，缩短放疗疗程，使放射生物效应明显提高。用现代的放疗技术，如 SRS，在给予肿瘤大剂量时，能把对正常组织和器官的剂量限制在可耐受的范围。再结合现代 IGRT 放疗技术，保证放疗能有效且安全地进行。典型的大分割放疗是用于早期 NSCLC 的大分割照射，每次照射 12.5Gy，每天 1 次，共照射 4 次，总剂量 50Gy。由于在短疗程中给高的总剂量，放射的生物效应明显提高。大量的临床试验表明，该种大分割短疗程的放疗对早期 NSCLC 可达到和手术相当的疗效（参见本章立体定向外科和立体定向放疗）。

这种大分割放疗也常用于晚期肿瘤的姑息放疗，比如骨转移的放疗，常用 30Gy/10 次。在局部姑息作用方面，大分割与常规分割没有明显的区别。

三、放射化学修饰剂

（一）放射和放射化学修饰剂的联合应用

放射和化学药物联合使用是治疗恶性肿瘤的常用方法。这些化学药物包括两类：一类本身具有抗肿瘤的细胞毒化疗作用，另一类对肿瘤无任何毒性。这两类药物和放射合用都会影响放射对正常组织和肿瘤的效应；从广义上讲，它们都可称为放射化学修饰剂（radiation response modifier）。放射和化学药物联合应用的最终效应表现为以下 5 种形式。

1. 相加效应（additive）假设放射的抗肿瘤（或正常组织放射损伤）效应为 1，化学修饰剂的作用亦为 1，则 1 + 1 = 2。放射和化学修饰剂可作用于肿瘤杀灭的不同环节，其最终抗肿瘤效应相加。如放射和抗代谢类药物合用，放射杀灭对放射较敏感的 G2 + M 期肿瘤细胞，而抗代谢类药物杀灭 S 期细胞。放射和化学修饰剂也可作用于杀灭肿瘤的同一靶细胞，如烷化剂类抗癌药和放射合用，其联合应用的结果也可显示相加效应。

2. 次相加效应（subadditive）放射和化学修饰剂合用，其联合效应小于相加，但大于各自单独使用时，即 1 + 1 < 2，但 > 1。多数的放射和化疗药物联合应用都显现这种次相加效应。

3. 协同效应（synergistic） 联合治疗的作用大于相加效应，即 1+1>2。多数临床上使用的放射增敏剂和放射合用产生协同效应。

4. 增敏效益（sensitization） 化学修饰剂本身无细胞毒作用，但当它和放射合用时能提高放射的杀灭效应，即 0+1>1。这种化学药物才是真正的放射增敏剂。

5. 拮抗效应（antagonistic） 化学修饰剂和放射合用，使放射杀灭细胞的效应降低，即 0+1<1。这类药物有放射保护作用，称为放射保护剂。

（二）放射增敏剂（radiation sensitizer）

局部肿瘤未控制是放疗失败的一个主要原因。放疗不能控制局部肿瘤的原因有以下这些：①肿瘤细胞的固有放射抵抗性；②肿瘤细胞在分割放疗中，出现残存肿瘤细胞的加速再增殖，使待杀灭的肿瘤细胞数明显增加；③肿瘤中存在不同比例的缺氧细胞，这些细胞具有放射抵抗性。由于上述原因，要求给予肿瘤非常高的放射剂量；然而，因为肿瘤周围正常组织放射耐受性的限制，常难以给肿瘤一个较高的根治剂量。使用放射增敏剂的目的是提高抗放射肿瘤细胞的放射敏感性，以增加肿瘤杀灭效应，提高局控率。

在放射增敏剂研究的领域里，有以下几个方面的研究：①嘧啶类衍生物，这类药物能在细胞分裂时被摄入，从而使子代细胞的放射敏感性提高，如 5-FU、BUdR，以氟或溴代尿嘧啶整合入DNA，这种 DNA 易被射线损伤，而且不易修复；②化疗药物，如博来霉素具有抑制放射损伤修复的作用，与放射合用就能增加细胞杀灭效应（详见本节"四、放射和化疗联合应用"）；③乏氧细胞增敏剂。

（三）放射保护剂

肿瘤放疗中使用化学修饰剂的另一方面是放射保护剂。理想的放射保护剂能有效地保护肿瘤周围的正常组织，减少放射损伤，同时不减少放射对肿瘤的杀灭效应。低 LET 射线对生物体的损害主要通过射线产生的自由基引起，其中 60% 是 OH• 对生物大分子的损伤。含巯基化合物（G-SH）被发现有放射保护作用，其机制为清除自由基。阿咪福汀（amifostine）是近年来被临床使用的放射保护剂。一项临床随机对照试验纳入了303 例头颈部癌根治性放疗或术后放疗的患者，

随机分为用或不用阿咪福汀，结果发现，3 度口腔黏膜反应没有改善，但≥2 度的急性和后期口干明显减轻，放疗后 1 年的口腔黏膜反应发生率分别为 34% 和 56%（p=0.002），2 年后分别为 19% 和36%（p=0.05）。阿咪福汀主要的副作用是恶心和呕吐，但≥3 度者 <10%。因此，目前阿咪福汀的主要适应证是对头颈部放疗引起口干的防护。也有人将它试用于放射性肺、食管和肠道放射损伤的防治，但效果不明显。

四、放射和化疗联合应用

放疗的主要目的是控制局部病灶，化疗的主要目的是减少肿瘤细胞和消灭潜在的远处转移。放射和化疗联合应用，既能提高肿瘤局控率，又能降低远处转移率，还能延迟转移和复发等。

（一）放射和化疗合用的生物学基础

放射和化疗合用的生物学基础可以概括为独立毒性、空间合作、正常组织保护和增强细胞毒作用等。

1. 独立毒性 独立毒性是指放疗、化疗可在最大耐受量下联合应用，不会因毒性增加而减少各自的治疗剂量。

2. 空间合作 放疗和化疗各自作用于不同的解剖部位，放疗主要作用于局部肿瘤，可有效控制局部病灶；化疗则作用于全身，对远处微转移灶具有杀灭作用。放疗和化疗联合可互相补充，既能提高局部控制率，同时降低远处转移率。

3. 正常组织保护 放疗前使用化疗能缩小肿瘤，进而缩小照射体积，改善细胞氧合及肿瘤微环境，更多的细胞进入增殖周期，提高肿瘤的放射敏感性，因此，放射剂量可以适当降低，有利于减少放疗的并发症。

4. 细胞毒作用的增强 放射和化疗联合的治疗效应大于单独使用时的效应，即增效作用。这是因为放疗及化疗杀灭肿瘤的效应相互影响，导致协同效应。协同作用的可能机制有：①细胞周期同步化作用：化疗药物可改变肿瘤中各亚细胞群的分布，使肿瘤细胞聚集在放射敏感期（G2/M 期），如紫杉醇；②再氧化作用：乏氧细胞对放疗抵抗，而化疗药物可使乏氧细胞再氧化，从而提高肿瘤细胞的放射敏感性，如顺铂；③直接杀灭乏氧细胞：某些化疗药物可直接杀灭乏氧细

胞，如丝裂霉素；④抑制放射损伤的修复：放疗期间，潜在或亚致死性损伤的修复使放疗效果减弱，而化疗药物能抑制此类修复，如顺铂、博来霉素、多柔比星；⑤抑制放疗致肿瘤细胞的再增殖：放疗期间，肿瘤细胞会发生再增殖现象，化疗能抑制或杀灭增殖的肿瘤细胞。

（二）化疗药物增强放射敏感性的机制

1. 氟尿嘧啶 氟尿嘧啶（5-FU）的放射增敏机制包括三种：①结合到 RNA 中，破坏其功能；②抑制胸苷酸合成酶进而抑制 DNA 的合成；③直接与 DNA 结合。5-FU 的放射增敏作用与应用的时相有关。若 5-FU 在放疗前 48 小时使用，有轻微的放射增敏作用；然而在放疗前 20 小时以内使用，增敏作用反而不明显。放射增敏效应最强的时间在放疗后 5 分钟到 8 小时以内。5-FU 药物代谢动力学的研究表明，它的生物半衰期仅 10 分钟，因而主张使用 96～120 小时持续滴注。

2. 顺铂 顺铂增敏的可能机制包括以下三种：①抑制 DNA 合成；②通过 DNA 链间交联抑制交联转录延伸；③抑制放疗导致的 DNA 损伤修复。

3. 阿霉素 阿霉素（ADM）的增敏机制尚未完全阐明，其可能的作用机制有两种：① ADM 抑制线粒体和肿瘤细胞的呼吸，导致肿瘤外层细胞氧分压减小，而内层缺氧肿瘤细胞的氧分压相对增加，从而增加了这些缺氧细胞的放射敏感性；② ADM 能阻止放射造成的 DNA 单链断裂的修复。

4. 丝裂霉素 丝裂霉素（MMC）具有烷化剂样的作用，对缺氧细胞的毒性比富氧细胞更大些。临床前期研究显示，MMC 在放疗前使用，有协同作用；但是在放疗后使用时，仅有相加作用。由于正常组织内不存在缺氧细胞，所以放疗联合 MMC 理论上不会加重正常组织的放射损伤。临床研究中，MMC 和放射合用增加了肿瘤的局控率，但没有增加正常组织的放射损伤。

5. 紫杉醇 紫杉醇具有抑制微管的作用，阻止细胞分裂，使细胞停滞于 G2/M 期。体外实验已证实紫杉醇能使细胞同步化，产生 G2/M 阻滞，而这一期相的细胞对放疗更敏感。紫杉醇提高了体外培养的卵巢癌、脑胶质瘤、黑色素瘤和乳腺癌细胞的放射敏感性。在放疗前 48 小时使用紫杉醇时，其放射增敏效力最强。紫杉醇作用的其

他机制还包括诱导凋亡、促进肿瘤细胞再氧合等。

6. 拓扑特肯 拓扑特肯（CPT-11）是拓扑异构酶 I 的抑制剂，作用于 S 期细胞，造成 DNA 损伤。实验研究提示，CPT-11 能增强放射的细胞杀灭效应。当在放疗前 2～4 小时给药时增敏效应最强。其增敏作用机制可能有两种：① CPT-11 阻止放射后亚致死性和潜在性放射损伤的修复；②放射导致肿瘤细胞群中 S 期细胞的比例增加，而 CPT-11 杀灭 S 期细胞的作用强，并且能使细胞周期再分布于 G2 期。CPT-11 放射增敏的研究正在进行。

（三）放射和化疗联合应用的方式

与放疗联合的化疗的形式有以下三种：①诱导化疗（induction chemotherapy），又称新辅助化疗（neoadjuvant chemotherapy），即放疗前的化疗；②同期化疗（concurrent chemotherapy）；③放疗后进行的化疗，又称辅助化疗（adjuvant chemotherapy），或巩固化疗。

（四）放射和化疗联合治疗的临床应用

临床研究表明，在不同肿瘤中，放射和化疗联合应用比两者单独使用的疗效更优，可提高局控率，延长生存期。

1. 小细胞肺癌 小细胞肺癌（SCLC）对化疗和放疗均敏感。SCLC 极易发生远处转移，因此化疗是 SCLC 治疗的基石。单纯化疗的有效率可达 50%，但是 3 年生存率仅为 5%～10%。多个荟萃分析结果表明，化疗基础上联合放疗能使肿瘤局控率提高 25%～30%。因此，化疗辅以放疗是 SCLC 治疗的基本策略；在局限期 SCLC 治疗中，在化疗基础上应用胸部放疗，可使 2 年和 3 年生存率均提高 5%，是局限期 SCLC 治疗的标准方案。目前，依托泊苷（VP16）联合 DDP 是 SCLC 的一线化疗方案，该化疗方案和放疗合用后疗效提高，而且毒副作用可接受。在放疗方面，可采用加速超分割放疗，如常用 1.5Gy/ 次，每日 2 次，总剂量 45Gy/（30 次·3 周），2 年和 5 年生存率分别为 47% 和 26%；而常规分割放疗 2 年和 5 年生存率分别为 41% 和 21%。关于局限期 SCLC 放疗参与的时机，临床研究业已证实，胸部放疗尽早参与，可提高疗效。

2. 非小细胞肺癌 对因医学原因不适合手术的 Ⅱ 期、ⅢA 期或无法切除的 ⅢA～C 期非小细

胞肺癌（NSCLC），放、化综合治疗提供了根治的机会，是这类亚群患者的标准治疗模式。放射的目的在于控制或消灭原发肿瘤；化疗的目的不仅在于杀灭远处转移肿瘤，而且能增强放疗对原发肿瘤的局部控制。至于化疗药物，推荐以 DDP 为基础的双药方案。同期放化疗是不可手术切除的局部晚期 NSCLC 的标准治疗，在同期放化疗中，最为常用的是 EP 方案（顺铂 50mg/m²，Day1,8,29,36；VP-16 50mg/m²，Day1～5,29～33）和 PC 方案（紫杉醇 50mg/m²，卡铂 AUC＝2，每周进行）。对于非鳞癌的患者，也可以选用培美曲塞联合顺铂的方案（培美曲塞 500mg/m²，顺铂 75mg/m²，每 21 天为一周期）。

在同步放化疗前给予诱导化疗和同步放化疗后给予巩固化疗，目前的研究并未发现能改善患者生存，不作为标准治疗加以推荐。目前，诱导化疗仅应用于病变体积大、预计放疗相关毒性发生率高的患者，通过诱导化疗缩小病变体积后，进一步行根治性的同期放化疗。

3. 头颈部肿瘤　在头颈部肿瘤的治疗上，放化疗综合治疗有如下 5 种形式。

（1）术前同期放化疗：中国医学科学院肿瘤医院开展的局部晚期头颈鳞癌术前同期放化疗对比术前放疗的结果显示，术前同期放化疗比术前单纯放疗有提高局部区域控制率、总生存率和无瘤生存率的趋势，其中下咽癌/喉癌 5 年生存率达到 60%，保喉率 74.4%。

（2）根治性同期放化疗：三个荟萃分析结果均显示，在常规放疗的基础上联合化疗能给局部晚期的鼻咽癌患者带来生存获益，化疗可以将 Ⅲ/Ⅳb 期鼻咽癌患者的 5 年死亡风险降低 18%，总生存获益 4%～6%；而这些生存上的获益则主要来自同步放化疗，它使 Ⅲ/Ⅳb 期的鼻咽癌患者的死亡风险减少了 40%～52%。随后，中国香港、新加坡和中国广州的Ⅲ期临床试验结果也再次证实了同期化疗的优势。同期放化疗已成为局部区域晚期鼻咽癌的标准治疗模式。

（3）术后同期放化疗：荟萃分析显示，对于颈部淋巴结有包膜外侵、切缘不够或者切缘阳性等具有高危因素的头颈部肿瘤患者，术后应推荐行同期放化疗。

（4）放疗前诱导化疗：诱导化疗不仅可以减少亚临床转移灶，还有可能改善肿瘤局控率，进而提高生存率。此外，诱导化疗还能减少照射范围，有利于正常脏器功能的保护。但是，对鼻咽癌新辅助化疗的前瞻性临床研究显示，诱导化疗可提高局部控制率和降低远处转移率，对无瘤生存率也有一定程度的提高，但未能提高总生存率。

（5）放疗后辅助化疗：以往认为有远处转移倾向的头颈部肿瘤，如鼻咽癌、口腔癌，在根治性放疗后，使用辅助化疗可能有助于减少远处转移的发生；但中山大学肿瘤防治中心的研究发现，局部晚期鼻咽癌患者完成根治性放疗后采用 DDP 加 5-FU 方案行辅助化疗，患者生存期没有显著延长。辅助化疗是否能有效减少部分高危的头颈部肿瘤患者远处转移的几率、进而提高生存率，仍有待进一步的临床研究证实。

4. 乳腺癌　对早期乳腺癌行保乳术后行辅助放化疗，其疗效和根治手术相似。目前的争议在于保乳术后放疗和化疗的顺序。前瞻性的临床研究显示，先化疗组局部复发率高，先放疗组远处转移率高；但长期随访局部复发率、远处转移率和总生存率，两组之间无明显差异。目前的观点是，放疗和化疗均不应过度延迟，临床上可根据患者特点综合考量。

5. 食管癌　对中晚期食管癌，常用术前放化疗后联合手术的综合治疗。多个前瞻性临床研究显示，术前放化疗联合手术与单纯手术相比，能明显改善患者预后。Fiorica 等纳入 6 个Ⅲ期临床随机对照试验进行荟萃分析，结果证明与单纯手术相比，术前同步放化疗后手术可降低分期，显著降低食管癌的 3 年病死率。值得注意的是，对术后并发症应加强重视。

对不可手术的局部晚期的食管癌同步放化疗是标准的治疗方式。RTOG85-01 试验最早将同步放化疗确立为不能手术的局部进展期食管癌的治疗模式。该试验中单纯放疗组剂量为 64Gy/32 次，同期放化疗组为放疗剂量为 50Gy/25 次，同步化疗采用 DDP 加 5-FU 持续静脉滴注，放疗后再行 3 周期的化疗。结果同步放化疗组与单纯放疗组 5 年生存率分别为 26% 与 0，局部失败率分别为 45% 和 68%，局部复发率分别为 25% 与 37%，表明同步化疗能显著提高局部晚期食管癌疗效，可成为不可手术食管癌的标准治疗方法。

但是，大多数老年患者并不能耐受放疗联合含铂双药同步化疗。中国科学院大学附属肿瘤医院（浙江省肿瘤医院）针对老年食管癌患者，设计了替吉奥胶囊同步放疗的系列临床研究。结果显示，该方案在提高疗效的同时毒性反应较小，适用于老年食管癌患者。

（五）放射和化疗联合治疗的毒性

需要注意的是，放射和化疗联合治疗对正常组织的毒性比两者单独使用时增加。化疗对增殖迅速的正常组织毒性较大，如骨髓、小肠，呈现急性毒性，出现骨髓抑制、小肠炎。放疗的毒副作用主要是对增殖较慢的或失去增殖能力组织的损害（后期损害），如肺放射性纤维化以及脑和脊髓的放射性坏死。放疗和化疗合用时的毒性可以相加，甚至大于相加效应。联合治疗的毒性，因累及的脏器、两者联合使用的次序、化疗的给药途径和剂量以及放疗的剂量和分割方法而不同。

联合治疗毒性增加的严重程度常用化疗导致的放射剂量增加因子（chemotherapy-dependent dose-enhancement factor，DEF）来评价。

1. **心脏毒性**　阿霉素的主要毒性是心脏损害，和放疗联合时其心脏的毒性增加，而且联合治疗的毒性大于两者单独使用时的相加毒性。阿霉素直接损害心肌细胞，表现为肌纤维变性、空泡化，对间质的结缔组织和血管没有影响。而放射引起的心脏损伤表现为广泛的间质纤维化和微小血管的减少，从而导致缺血和继发心肌纤维化。上述心脏病理改变表明，阿霉素和放射的毒性作用于心脏不同的靶，因而其联合的毒性大于相加。当放射和化疗使用的间隔时间很长时，前序治疗会加重后继治疗对心脏的毒性。当胸部放疗联合阿霉素化疗时，为了减少心脏毒性，一般建议使用阿霉素持续滴注，可降低心脏毒性，也可降低阿霉素和放射剂量25%～50%。

2. **骨髓毒性**　临床经验已证明，当放化综合治疗时，骨髓抑制的时间延长、恢复慢。当5-FU、CTX等对骨髓原始干细胞毒性稍小的化疗药物和放疗联合时，如果两者使用得当，放射和化疗的剂量可以不降低。

3. **小肠和结肠**　晚期直肠癌术后放疗和辅助化疗表明，小肠的毒性明显，小肠并发症发生率在联合治疗组显著高。在子宫颈癌、子宫内膜癌、直肠癌的放化疗联合治疗中，结肠的损伤较常见，有末梢动脉堵塞、毛细血管扩张、肠壁纤维化和肠腔狭窄。

五、分子靶向治疗和放疗

分子靶向治疗领域发展迅速，包括针对肿瘤驱动基因变异的酪氨酸激酶抑制剂、肿瘤新生血管生长抑制剂、免疫检查点抑制剂等药物的兴起，为癌症患者的治疗提供了更多选择。目前分子靶向药物除单独使用外，与放疗联合应用也成为一个颇具前景的研究方向。近年的多项研究已为这一联合应用策略奠定了一定的基础，但仍需要更进一步前瞻性临床试验加以验证。

（一）上皮生长因子受体酪氨酸激酶抑制剂和放疗合用

1. **EGFR与肿瘤放射敏感性相关的证据**　肿瘤的EGFR状态与肿瘤放射敏感性之间的关系最先从肿瘤放疗临床资料的回顾性研究中发现。在1 113例头颈部癌症患者的放疗资料中，用免疫组织化学技术（IHC）检测了肿瘤标本中EGFR的表达情况后发现，肿瘤EGFR表达高于中位值的患者的局部和区域性肿瘤控制差、复发率高、总生存率低，但是远处转移与其他患者比较没有明显差异。在54例鼻咽癌放疗的资料，用IHC方法检测，肿瘤细胞表达EGFR超过≥25%的患者，5年和10年的局部和区域无复发率生存率分别是60%和48%；而EGFR表达<25%的患者，这两个数值分别是93%和85%（$p=0.026$）。同时5年和10年无复发生存率在EGFR表达≥25%患者分别是36%和30%，而EGFR表达<25%的患者分别是80%和73%（$p=0.007$）。上述两个头颈部肿瘤临床放疗的资料都提示：细胞高表达EGFR的肿瘤放射抵抗性大。肿瘤细胞体外培养和实验动物肿瘤的研究都表明，EGFR高表达的肿瘤细胞株或实体肿瘤放射敏感性差，杀灭高表达EGFR的肿瘤需要更大的放射剂量。

2. **上皮生长因子受体酪氨酸激酶抑制剂（EGFR-TKI）和放疗**

（1）EGFR-TKI和放疗合用：用OSCC口腔鳞癌细胞株进行克隆形成试验，加用吉非替尼的放射后细胞生存曲线的肩区消失，提示放射亚致死性损伤的修复受到抑制。同时细胞生存曲线的斜率减少，表明肿瘤固有的放射敏感性提高。Bianco 用 GEO 结肠癌细胞株的实验研究结果表明，放射的同时用吉非替尼明显延缓肿瘤的生长。关于吉非替尼放射增敏作用的机制，有以下四个：①吉非替尼减少了抗放射的 S 期肿瘤细胞的比例，提高了放射敏感的 G2/M 期细胞比例；②吉非替尼加速肿瘤细胞放射后的凋亡；③吉非替尼抑制肿瘤细胞修复放射诱导的 DNA 损伤；④吉非替尼抑制 EGFR 信号转导系统多个环节的磷酸化，抑制了放疗后肿瘤的增殖。

细胞实验和动物肿瘤实验也都证明了小分子酪氨酸激酶抑制剂（厄洛替尼）和放疗合用增加了放射对肿瘤的杀灭效应。对于厄洛替尼放射增敏作用机制的研究表明，使用该药物后，使更高比例的肿瘤细胞阻滞在放射敏感的 G2/M 期，G1 细胞比例也上升，而抗放射的 S 期细胞比例下降；同时，厄洛替尼促使放射损伤细胞的凋亡，并抑制了 EGFR 的磷酸化和 Rad51 表达，从而抑制了放射后肿瘤的增殖。

初期的临床试验在入组条件方面未设定 EGFR 状态，试验结果令人失望。Gregoire 在 2011 年报道了吉非替尼和放化疗同步治疗 226 例局部晚期头颈鳞癌。患者随机分组为放化疗同步和放化同步加吉非替尼且治疗后吉非替尼维持治疗两个组，结果显示，吉非替尼的毒性患者能耐受；2 年局控率方面，放化疗组为 33.6%，放化疗加吉非替尼为 32.7%（$OR = 0.921$，$p = 0.607$），疗效未见明显改善。

Ⅲ期临床研究 SWOG0023 在不能手术的ⅢA、ⅢB 期 NSCLC 同步放化疗后，以吉非替尼维持。入组始于 2001 年，2005 年的中期分析提示，中位随访时间 27 个月时，吉非替尼组（118 人）和安慰剂组（125 人）的中位生存时间分别为 23 个月与 35 个月（$p = 0.013$），这一结果导致该研究提前中止。由于吉非替尼组毒性相关死亡率仅 2%，研究者认为结局与毒性无关，而未考虑 EGFR 突变状态可能是影响结局的因素之一。

Rigas 在 2009 年 ASCO 上报道了另一项类似的Ⅲ期临床研究，不能手术的Ⅲ期 NSCLC 同步放化疗后，用或不用厄洛替尼维持治疗。入组 253 例患者，同样得到的是阴性结果，厄洛替尼维持并未提高疗效。

美国 M.D. 安德森癌症中心 Komaki 等在 2016 年发布了同步放化疗同期联合厄洛替尼治疗Ⅲ期不可手术 NSCLC 的单臂Ⅱ期临床研究，共 46 位患者完成治疗并可供评估，包括 EGFR 野生型 37 例、突变 4 例、未知 5 例，中位随访时间 37 个月。结果显示，最终客观缓解率达 85%，中位生存期为 36.5 个月，2 年与 5 年生存率分别为 67.4% 与 35.9%，且安全性良好（无 5 级不良事件，4 级 1 例，3 级 11 例），但无进展生存时间仅 14 个月，未达预期。

由于金明院士发起的 RECEL 研究对比厄洛替尼同步放疗与 EP 方案化疗同步放疗治疗ⅢA/ⅢB 期不可手术 NSCLC 患者的疗效，两组分别纳入 12 名与 9 名患者，均伴 EGFR19 或 21 外显子活化突变，结果显示中位无进展生存期分别为 21.3 个月与 6.2 个月，且耐受性良好。遗憾的是，该研究因入组进度慢而提前中止。

（2）TKI 和放疗合用治疗脑转移病灶：TKI 联合放疗控制脑转移病灶也颇具前景，因为 TKI 作为小分子靶向药物可透过血脑屏障，而放疗可打破血脑屏障以提高局部脑脊液内 TKI 的药物浓度。

吴一龙等教授的 BRAIN 研究奠定了 TKI 治疗伴 EGFR 突变多发脑转移 NSCLC 的基石地位。该Ⅲ期临床研究将患者分为埃克替尼组和全脑放疗（whole brain radiotherapy，WBRT）+ 化疗组，结果是前者的颅内无进展生存时间明显高于后者（10 个月比 4.8 个月，$p = 0.014$），且 3 级以上不良事件发生率也明显更低（8% 比 38%）。但两组的总生存却无差异，原因是埃克替尼组 71% 的患者后继需进一步联合 WBRT，而 WRBT 组内 81% 的患者后继需埃克替尼治疗，两组治疗手段的交叉导致了生存的平衡；这也从侧面反映了 TKI 联合放疗控制脑转移的必要性。

2013 年天津市肿瘤医院的一项Ⅱ期前瞻性队列研究对比了在多发脑转移肺腺癌患者中，全脑放疗同步联合厄洛替尼与单纯全脑放疗的疗效。最终入组 54 位患者，联合组和单纯放疗组的颅内客观缓解率分别为 95.65% 和 54.84%（$p = 0.001$），中位局部无进展生存时间分别为 10.6 个月和 6.8 个月（$p = 0.003$），中位总生存时间分别为 10.7 个月和 8.9 个月（$p = 0.020$），且两组内均未出现 4 级及以上的不良事件。

关于放疗介入的时间点，已有研究表明尽早行脑放疗更有益于改善生存。例如，Magnuson等的研究分析了351例EGFR敏感突变的肺腺癌脑转移患者，发现先脑部放疗（1～3个转移灶采用SRS，多转移灶采用WBRT）较延迟脑部放疗（先TKI，待脑转移瘤进展再采用WBRT或SRS）显著延长患者生存，先SRS组、先WBRT组和先TKI组的总生存分别为46个月、30个月和25个月。

对于联合使用放化疗的谨慎源自WBRT对神经认知功能的副作用，但目前尚无WBRT联合TKI导致神经毒性增加的报道。并且随着技术进步，利用螺旋断层放疗技术（TOMO）及VMAT进行海马保护，将进一步降低WBRT对神经认知功能的不良影响。此外，近年的研究显示SRS的适应证也有望扩展至大于3个转移灶，由此多发脑转移患者也有机会获益于SRS精准的优势。

3. 抗EGFR的单克隆抗体和放疗合用

（1）西妥昔单抗与放疗合用：西妥昔单抗是第一个抗EGFR的人源化单克隆抗体。细胞和动物肿瘤放射生物学研究已经证实了西妥昔单抗有放射增敏效应，其机制是使用西妥昔单抗后更多细胞进入了G_0/G_1期，西妥昔单抗抑制EGFR和HER-2的磷酸化，也减少了ERK的磷酸化，因此放射后肿瘤细胞的增殖受到抑制。

最著名的西妥昔单抗和放疗联合应用的临床试验由Bonner报道，这是一个临床前瞻性随机对照试验。把Ⅲ～Ⅳ期头颈部鳞癌患者，随机分为单纯放疗组（加速超分割放疗72Gy/42次，6周）和联合组（同样的放疗加西妥昔单抗，连续给7周）。入组患者中，单放疗组213例，联合组211例。结果显示，两组的中位生存时间分别是29.3个月和49个月；5年生存率分别是36.4%和45.6%。患者的治疗毒副作用，除了使用西妥昔单抗患者发生3～4级皮疹的比例增加外（34%比18%），其他治疗相关毒性和副作用没有明显增加。进一步的分析发现，发生≥2级皮疹患者的总生存率明显好于没有皮疹或皮疹Ⅰ级的患者，因此用药中有无≥2级皮疹可以作为一个预测预后的因子。

英国Dewdney对高危的局部晚期直肠癌进行了前瞻性随机对照试验。165例患者被随机分组。研究组先用CAPOX（卡培他滨＋奥铂）化疗4个疗程，然后卡培他滨同步放疗加同步西妥昔单抗，再手术，手术后再CAPOX化疗4个疗程；对照组（CAPOX）同上，但放疗时不用西妥昔单抗。结果显示，放化疗后的肿瘤全消率，研究组为11%，对照组为9%（$p=1.0$）；放化疗后肿瘤部分消退率，研究组为93%，对照组为75%（$p=0.028$）；总生存率也是研究组比对照组更高（HR 0.27，$p=0.034$）。以上结果提示，西妥昔单抗改善了高危直肠癌诱导化疗后放化疗再手术和手术后辅助化疗的疗效。

在治疗食管癌时，也可把西妥昔单抗联合用于放疗。最近Crosby报道了SCOPE1的随机对照试验结果，258例食管癌被随机分到对照组和治疗组，其中对照组的治疗方案为放疗50Gy/25次，5周，同步化疗（顺铂和卡培他滨）；研究组的方案为放化同步治疗加西妥昔单抗。在治疗后24周时，对照组无失败率76.9%（93/121），而研究组为66.4%（79/119）。中位生存期方面，对照组为25.4个月，研究组为22.1个月（$p=0.035$）。非血液3～4级毒性在研究组的发生率更高（79%），而对照组是63%（$p=0.004$）。因此，该研究没有证明西妥昔单抗同步应用于放化疗治疗食管癌能提高放化疗的疗效。

肺癌方面，RTOG0617在探索Ⅲ期NSCLC放疗剂量的同时，还尝试同步放化疗使用西妥昔单抗改善患者预后，但结果不尽如人意。在中位随访时间18.7个月的条件下，联合西妥昔单抗组与单纯放化疗组的中位无进展生存期分别为10.4个月与10.7个月，中位生存时间分别为23.1个月与23.5个月，18个月的总生存率则分别为60.8%与60.2%。但联合西妥昔单抗组却有更高的总体不良事件发生率（85.2%比69.5%，$p<0.0001$），其中非血液系统的不良事件发生率也明显高于单纯放化疗组（70.5%比50.7%，$p<0.0001$）。

（2）尼妥珠单抗与放疗合用：尼妥珠单抗为我国首个自主研发的人源化单克隆抗体，可特异性封闭EGFR，并能提高肿瘤细胞对电离辐射的敏感性。尼妥珠单抗已在国内获批用于与放疗或放化疗联合治疗EGFR表达阳性的Ⅲ/Ⅳ期鼻咽癌。

2016年厦门市肿瘤医院和复旦大学附属肿瘤医院比较了60例局部晚期鼻咽癌患者在多西

他赛+顺铂方案诱导化疗后，使用放疗联合顺铂或尼妥珠单抗靶向治疗的疗效和不良反应。最终尼妥珠单抗组和化疗组的3年PFS分别为79%和88%（$p=0.352$），3年总生存率分别89%和97%（$p=0.268$）。此外，尼妥珠单抗组的骨髓抑制、重度乏力、恶心呕吐反应均较化疗组轻（$p=0.002$、$p=0.008$、$p=0.001$）。提示放疗联合尼妥珠单抗治疗局部晚期鼻咽癌患者的疗效与化疗相当，且不良反应明显改善。

除鼻咽癌外，尼妥珠单抗联合放疗的策略也在食管癌中初见成效。巴西学者开展的一项Ⅱ期临床研究NICE试验对比了同步放化疗联合或不联合尼妥珠单抗治疗局部晚期食管癌患者的效果，共入组107位患者，中位随访时间14.7个月。最终在未降低生存质量的情况下，尼妥珠单抗组的完全缓解率明显占优（62.3%比37.0%，$p=0.02$），中位生存时间相较对照组亦有改善趋势（15.9个月比11.9个月）。

（二）血管生长抑制剂和放疗联合应用

肿瘤血管的生长在肿瘤的局部生长和浸润、远处转移的形成和发展过程中，起着至关重要的作用。在晚期非鳞癌的NSCLC治疗中已经显示，在用紫杉醇加卡铂的化疗中加入贝伐单抗，提高了疗效，因此贝伐单抗已被用于治疗这类患者。

血管生长抑制剂和放疗合用的实验研究和临床试验较少。血管生长抑制剂（angiostatin）在动物Lewis肺癌、肿瘤细胞系D54、SQ-20B和PC3肿瘤的放疗中有放射增效作用。然而在细胞的克隆形成实验中血管生长抑制剂并没有改变单纯放疗的细胞生存曲线形状，提示它不改变肿瘤细胞固有的放射敏感性。进一步的研究表明，血管生长抑制剂增加了放射后血管内皮细胞的死亡，包括动脉和静脉内膜的上皮细胞，从而抑制了肿瘤新生血管的生成，使放射后肿瘤的再增殖明显减少，抑制了肿瘤的生长。

把放疗和血管生长抑制剂合用的临床试验还不多，美国M.D.安德森肿瘤中心的Crane对局部晚期的胰腺癌使用化疗卡培他滨和放疗50.4Gy同步治疗，同时加用贝伐单抗，共治疗了48例。主要的毒副作用是消化道反应（43%），其中较严重的有十二指肠溃疡出血3例，穿孔1例；另外还有手足综合征（21%）。全组患者的中位随访

6.2个月，部分有效率20%；其中4例有机会接受了胰腺十二指肠切除手术，患者的中位生存期11.6个月，疗效比单纯化放疗似有提高。

2012年美国Lee报告了RTOG0615的初步研究结果，共治疗67例局部晚期鼻咽癌，放疗70Gy，同步使用化疗顺铂和贝伐单抗，患者的治疗耐受性好，2年总生存率、局部无进展生存率和无远处转移率分别是91%、84%和91%。更长期的疗效尚待随访。

旨在尝试贝伐单抗联合放疗治疗局部晚期NSCLC的Ⅰ期临床研究NCT00531076，由于严重的肺部毒性，仅入组6例患者即提前中止。我国自主研发的重组人血管内皮抑制素注射液是在内皮抑素肽链N端加了9个氨基酸，其促进肿瘤血管正常化的作用已被证明。一项关于不可切除Ⅲ期NSCLC持续静脉泵注重组人血管内皮抑制素联合同步放化疗的Ⅱ期多中心临床研究HELPER共入组了73位患者（66%为鳞癌）。在2018年发布的结果中，中位随访时间37.1个月，中位无进展生存时间与总生存时间分别为13.3个月和34.7个月，2年、3年的无进展生存率分别为34.8%和28.2%，对应的总生存率则分别为59.9%和47.7%。39位患者（58.2%）发生3级及以上不良事件，其中大部分为白细胞减少（44.8%），5级不良事件2例。提示重组人血管内皮抑制素泵注给药提高了患者依从性且联合同步放化疗时耐受性良好，与以往单纯同步放化疗的研究相比提供了更好的总生存时间与2年无进展生存率，为放疗联合血管生长抑制剂治疗NSCLC提供了新的希望。

（三）多靶点分子靶向药物和放疗

索拉非尼是一个多靶点的靶向药物，它抑制促使肿瘤细胞增殖的RAF/MEK/ERK通路，同时它抑制血管内皮生长因子（VEGF）和血小板衍生生长因子（PDGF），从而延缓了肿瘤生长。索拉非尼已经被批准用于治疗肾癌；近年来还证实它对不能手术的原发性肝癌有姑息治疗作用，能延长患者无疾病生存期和总生存期。

索拉非尼和放疗合用治疗肿瘤的实验研究有不同的结论。Plastras的细胞和动物肿瘤实验结果提示，索拉非尼能抑制HCT116、SW480和HCT-7T9BG肿瘤细胞生长，但是当它和放射合

用时，并没有发现索拉非尼改变了上述肿瘤细胞株的固有放射敏感性，在动物肿瘤水平的实验也没有显示索拉非尼和放疗同时应用增加放射抑制肿瘤效应；然而如果在放射后使用索拉非尼，肿瘤生长明显受到了抑制，表明索拉非尼和放射有协同抗癌作用。这个结果提示肿瘤杀灭效应与索拉非尼和放射使用的次序有关。但在另一个美国M.D.安德森肿瘤中心进行的实验研究中，却发现索拉非尼对放射抵抗的黑色素瘤细胞株有放射增敏作用，它改变了细胞生存曲线的形状。对于放射增敏机制的进一步研究表明，索拉非尼抑制了PDGF的功能，也抑制RAF/MEK/ERK通路，由此抑制了肿瘤放射杀灭后的增生，也抑制了DNA修复蛋白Ku70，使放射损伤的修复被阻止，从而增加了放射损伤。然而索拉非尼和放射联合使用，不同的肿瘤细胞系研究获得了不同的结果，因此和放疗联合应用，索拉非尼究竟扮演了什么角色，还待进一步研究。

针对索拉非尼和放射的联合使用有系统的实验研究。使用两株肝癌细胞株SMMC-7721和SK-HEP-1进行实验，结果发现用索拉非尼后处理（先用放疗后用索拉非尼）的SMMC-7721细胞的放射敏感性明显增加。对于索拉非尼增加放射效应的机制，研究发现它与放射联用于肝癌细胞，可以抑制放射后残存肿瘤细胞的增殖，增加放射诱导的DNA损伤，抑制两种关键途径的DNA修复机制，同时促进放射诱导的肿瘤细胞凋亡。以上多种机制共同促成了索拉非尼对肝癌细胞的放射增敏作用。在动物移植瘤的研究中发现，索拉非尼与放射联合在肝癌移植瘤中可产生显著的放射增敏效应。

（四）免疫靶向药物和放疗

免疫检查点抑制剂（ICI）作为新兴的免疫治疗药物，其阻断的靶点包括细胞毒T淋巴细胞抗原-4（CTLA-4）和程序性死亡因子-1（PD-1）/程序性死亡因子配体-1（PD-L1）等。在CheckMate017/05、Keynote010/024等研究初步证实ICI应用于转移性NSCLC患者的疗效后，ICI联合放疗的策略也亟待探索。联合治疗的机制包括三个方面：①放疗在损伤肿瘤细胞后可产生原位肿瘤免疫并促进免疫细胞的激活，启动抗肿瘤免疫，这种免疫激活作用在联合ICI时可产生有效的"远隔效应"；②放疗可改变肿瘤细胞表面免疫检查点PD-L1的表达程度，而PD-L1的表达程度与PD-1/PD-L1单抗的疗效密切相关；③ICI激活T细胞后可诱导肿瘤血管正常化，进而通过"氧效应"起到放疗增敏的作用。

KEYNOTE-001的单中心回顾性分析比较了局部晚期、晚期NSCLC患者应用派姆单抗前进行放疗对药物疗效的影响，结果显示，治疗前曾行放疗的患者与未行放疗的患者相比，中位无进展生存时间与中位总生存时间均有提高（HR=0.56，$p=0.019$；HR=0.58，$p=0.026$），且曾接受胸部放疗的患者与未行胸部放疗的患者相比，发生3级及以上肺部不良事件的概率相近（$p=0.58$）。

PACIFIC是一项随机、双盲、安慰剂对照的Ⅲ期临床试验，将713例不可手术的Ⅲ期NSCLC患者在接受标准的同步放化疗后，按2:1的比例随机分为度伐鲁单抗组与安慰剂组维持治疗12个月。最终中位随访时间为25.2个月，度伐鲁单抗组的中位无进展生存时间（17.2个月）较安慰剂组的（5.6个月）提高了11.6个月，并且2年生存率（66.3%与55.6%，$p=0.005$）和客观缓解率（30.0%与17.8%，$p<0.001$）也明显占优。安全性方面，大部分不良事件为1/2级。度伐鲁单抗组与安慰剂组发生3/4级不良事件的概率分别为30.5%与26.1%，其中3/4级肺炎发生率为3.6%与3.0%。提示同步放化疗后应用度伐鲁单抗维持治疗有利且安全性可控，因而也改变了停滞多年的Ⅲ期NSCLC的治疗格局。目前美国M.D.安德森癌症中心已启动PACIFIC2研究，将度伐鲁单抗介入的时间窗前提至与放疗同步，其结果值得关注。

此外，已有基础研究证实大于常规分割的放疗具有更强的免疫激活作用，这也衍生出立体定向放射外科（SABR）联合ICI的尝试。Ⅱ期临床研究PEMBRO-RT对比了SABR联合派姆单抗与单用派姆单抗治疗晚期的NSCLC患者的疗效。两组各纳入32位患者。结果是联合组与单药组在12周时的客观缓解率分别为41%和19%，最终中位无进展生存时间分别为6.4个月与1.8个月；联合组的3级及以上毒性发生率并未高于单药组（17%比22%）。

美国M.D.安德森癌症中心的张玉蛟教授提

出了基于多病灶照射模式的放射外科联合免疫治疗策略，其理由主要有两点：①肿瘤的异质性导致转移灶免疫原性各异，单病灶照射可能无法全面激活抗肿瘤免疫；②即使在免疫原性极相似的病灶内，T 细胞也可能因局部的免疫抑制作用而无法进入肿瘤微环境。目前该模式相关的临床研究尚处起步阶段。

第五节 存在的问题和发展方向

一、如何进一步提高物理剂量分布的精确性

各种放疗设备硬件和软件的进步，主要从物理剂量分布上提高治疗的精确性。目前的发展方向主要有 IGRT 和 ART 的临床应用和质子或重离子放疗的应用。IGRT 和 ART 应视发生肿瘤的部位不同而有所不同。头颈部肿瘤放疗的主要问题是形变问题，包括放疗期间患者身体轮廓的改变，如患者体重减轻、颈部淋巴结体积缩小，这些会影响放射剂量的分布，更多的应该使用 ART。胸部肿瘤的放疗，主要是肿瘤受呼吸、心跳导致的移动，导致放疗不准确，IGRT 更重要。盆腔肿瘤放疗的形变主要来自膀胱、直肠充盈度的变化。针对存在的不同问题，研发相应的整合软件并应用于临床，是今后的发展方向。

质子放疗优于光子放疗的主要原因是它的物理剂量分布可使得对正常组织的剂量显著少于光子。在临床上肿瘤质子放疗已累积 10 万余病例，因此有了较丰富的经验。今后发展的方向包括两个方面：①把在光子放疗中建立的精准放疗技术使用于质子放疗，包括 IGRT、ART 处理靶区运动中的技术；②找到对于不同肿瘤的不同的最佳剂量给予方法，包括每次分割剂量、总放射剂量和放射疗程。但是，总的倾向是采用大分割剂量、高总剂量和短疗程的方法。

在重离子放疗方面，存在以下四个问题，这也是今后研究发展的方向：①在重粒子放射线中，除碳离子外是否有更适合临床放疗的粒子射线；②对碳离子的放射生物效应（对肿瘤和正常组织）还没有深入的了解，特别是它们相对于光子放疗的相对生物效应；③目前重粒子照射设备

还缺乏光子精确照射的技术支持，如何把光子照射的先进技术，加上粒子射线扫描技术结合起来是当前面临的一个重要问题；④重粒子临床放疗的病例数才 1 万余人，临床累积的经验还很有限，也仅有日本和德国少数医院在使用，因此寻找适合重粒子放疗的最佳剂量分割、总剂量和治疗疗程是目前迫切要解决的难题。

二、重视放射治疗的毒副作用

关注放疗可能引起的损伤是放射治疗永恒的主题，未来放疗着重于减少放疗毒性，降低局部失败，进一步提高生存率。随着肿瘤的早诊、早治的进一步开展，各种新的治疗手段如靶向治疗、免疫治疗的不断出现，患者生存时间逐渐延长，肿瘤远期反应也逐渐显露。例如对于霍奇金淋巴瘤患者，给予累及部位照射（ISRT）20～30Gy，85.3% 患者生存超过 5 年，所以第二原发肿瘤的发生风险也随之升高。鼻咽癌放疗后脑坏死、肌肉纤维化、口干等，肺癌放疗之后的放射性肺炎、肺纤维化，消化系统放疗之后的小肠损伤，直肠癌放疗后肠壁纤维化、无功能性肛门等，这些严重的放疗副作用都有待于进一步研究以早期预防或减少其发生。质子放疗能有效保护肿瘤周围的正常组织，是今后临床研究的重要方向。自适应放疗的 MR-LINAC 的出现，＞40Gy/ 秒的超高剂量率的 FLASH 技术的应用，均有潜在保护正常组织的优势。

三、如何选用最佳的放疗联合化疗的综合治疗模式

放化综合治疗适用于大多数中晚期恶性肿瘤，然而其毒副作用明显比单种方法治疗严重，减少这些毒副作用的途径成为一个亟待研究解决的课题。急性毒副作用主要表现为骨髓抑制，使用粒细胞和巨噬细胞集落生长刺激因子和其他积极支持疗法的临床研究正在进行中。后期的并发症主要由放射引起，但化疗的加入使这种损伤更加严重，如肺的放射性纤维化和乳腺的萎缩。另一个严重的并发症是由放化综合治疗诱导产生的第二原发肿瘤，特别在疗效较好且又年轻的患者，如淋巴瘤和霍奇金淋巴瘤。在减少综合治疗后期并发症的研究中，主要着重在减少化疗的剂量或疗

程，降低放射剂量方面。然而要达到既不降低肿瘤控制率和生存率，又能减少后期并发症发生率的目的，两种疗法的剂量各能减多少还需进一步研究。目前从总的疗效而言，放射和化疗的疗效还不尽人意。随着抗肿瘤化疗药物的不断问世，新化疗药物和放疗的合用也成为一个研究方向。

四、分子靶向治疗和放疗的联合应用

分子靶向治疗针对肿瘤中存在的特异性的靶，它们可以是 DNA 损伤后修复通道中各个正负调节因子，包括促进肿瘤生长的各类增殖因子、血管增殖因子，也可以是肿瘤增殖环节中的各个步骤。上述都和肿瘤固有的遗传背景和特征有关，因此寻找个体化患者的这些特征，根据患者的个体特征进行靶向药物的选择能达到最大的治疗效益。当靶向治疗和放疗合用时，也必须注意个体化的问题。另外，还要研究在增加放射杀灭肿瘤效应的同时是否增加了放射对正常组织和器官的毒性和副作用。

五、免疫治疗和放疗的联合应用

放疗是一种局部治疗方式，主要通过对局部肿瘤细胞直接造成 DNA 损伤发挥抗肿瘤作用，它能够促进释放肿瘤相关抗原（TAAs）、促进肿瘤抗原递呈、动员与激活淋巴结内的抗原提呈细胞（APC）和 T 细胞、上调主要组织相容性复合物（MHC）表达及招募免疫细胞，促进机体抗肿瘤免疫反应，与免疫治疗相结合具有协同作用。放疗诱发免疫反应的两大机制：第一是放疗导致的原位疫苗效应、炎性因子释放可能导致免疫毒性；第二是放疗重塑肿瘤微环境，使免疫荒漠型转化为免疫绿洲型。

放疗增强免疫疗效原理主要有以下几方面：①原位疫苗效应增加肿瘤特异性抗原释放并扩大免疫作用；②放大助燃效应增强免疫应答并解除癌细胞对免疫的抑制；③放射远位效应使免疫细胞对野外有同样抗原的癌细胞攻击；④免疫记忆效应使抗原抗体记忆对肿瘤产生特异性排斥杀伤；⑤免疫增敏效应上调癌细胞 PD-L1 等表达使冷肿瘤为热肿瘤；⑥放射归巢效应将免疫细胞吸引至具有同样肿瘤抗原部位；⑦血管修剪效应改善肿瘤乏氧，有利于药物递送到肿瘤部位。随着免疫治疗的飞速发展，免疫检查点抑制剂（ICB）给肿瘤免疫治疗带来了彻底的改革，开启了肿瘤治疗的新篇章，放疗联合免疫治疗也成为重要的研究领域。放疗联合免疫问题与挑战表现在如下几个方面：①联合治疗安全性与毒性；②放疗与免疫联合的顺序；③放疗剂量和分割方式；④照射部位与照射范围；⑤最适合的免疫联合药物；⑥标志物与获益人群筛选。

六、加强放疗相关科研和人才培养储备

放疗理念与技术的不断进步使得肿瘤的治疗时间得以缩短，例如乳腺癌或前列腺癌的大分割放疗使平均放疗疗程缩短了一半。立体定向放疗使早期非小细胞肺癌由常规分割的 5～6 周缩短至 2 周之内，减轻了患者的经济负担和不便。随着患者生存时间的延长和对生活质量要求的提高，对放疗的需要也将逐渐增加。但在全世界范围内，放疗的作用常被忽视，2018 年欧洲放疗协会（ESTRO）发布了癌症基金会白皮书显示，即使在欧洲，至少有四分之一的需要接受放疗的患者未接受放疗，这与放疗相关临床试验和科学研究基金投入较少有关。根据 2015 年中国疗基本情况调查研究，我国大陆有约二分之一本该接受放疗的患者未接受放疗，这可能与放疗设备分布的区域差异、放疗专业技术人员紧缺有关。因此，我国有必要增加对放疗设备的投入和放疗专业技术人员的培养和储备，中国放疗的发展仍然任重道远。

（于金明 蒋国梁 陈 明 马 骏
孙 颖 邓小武 岳金波 穆向魁）

参 考 文 献

[1] Bas Schipaanboord, Djamal Boukerroui, Devis Peressutti, et al. Can Atlas-Based Auto-Segmentation Ever Be Perfect? Insights From Extreme Value Theory. IEEE Transactions on Medical Imaging, 2019, 38 (1): 99-106.

[2] Han X，Hoogeman M S，Levendag P C，et al. Atlas-Based Auto-segmentation of Head and Neck CT Images// International Conference on Medical Image Computing & Computer-assisted Intervention. Springer，Berlin，Heidelberg，2008.

[3] David N. Teguh，Peter C. Levendag，Peter W.J.Voet，et al. Clinical Validation of Atlas-Based Auto-Segmentation of Multiple Target Volumes and Normal Tissue（Swallowing/Mastication）Structures in the Head and Neck. International Journal of Radiation Oncology Biology Physics，2011，81（4）：950-957.

[4] Binbin Wu，Francesco Ricchetti，Giuseppe Sanguineti，et al. Patient geometry-driven information retrieval for IMRT treatment plan quality control. Medical Physics，2009，36（12）：5497.

[5] Vorakarn Chanyavanich，Shiva K Das，William R Lee，et al. Knowledge-based IMRT treatment planning for prostate cancer. Medical Physics，2011，38（5）：2515.

[6] Yibing Wang，Sebastiaan Breedveld，Ben Heijmen，et al. Evaluation of plan quality assurance models for prostate cancer patients based on fully automatically generated Pareto-optimal treatment plans. Physics in Medicine and Biology，2016，61（11）：4268-4282.

[7] Livia Marrazzo，Icro Meattini，Chiara Arilli，et al. Auto-planning for VMAT accelerated partial breast irradiation. Radiotherapy and Oncology，2019，132：85-92.

[8] Barbara Vanderstraeten，Bruno Goddeeris，Katrien Vandecasteele，et al. Automated Instead of Manual Treatment Planning? A Plan Comparison Based on Dose-Volume Statistics and Clinical Preference. International Journal of Radiation Oncology Biology Physics，2018，102（2）：443-450.

[9] Christian Rønn Hansen，Anders Bertelsen，Irene Hazell，et al. Automatic treatment planning improves the clinical quality of head and neck cancer treatment plans. Clinical and Translational Radiation Oncology，2016，1：2-8.

[10] Hua Chen，Hao Wang，Hengle Gu，et al. Study for reducing lung dose of upper thoracic esophageal cancer radiotherapy by auto-planning：volumetric-modulated arc therapy vs intensity-modulated radiation therapy. Medical Dosimetry，2017，，43（2）：243-250.

[11] Yujie Zhang，Tingting Li，Han Xiao，et al. A knowledge-based approach to automated planning for hepatocellular carcinoma. Journal of Applied Clinical Medical Physics，2018，19（1）：50-59.

[12] Kanabu Nawa，Akihiro Haga，Akihiro Nomoto，et al. Evaluation of a commercial automatic treatment planning system for prostate cancers. Medical Dosimetry，2017，42（3）：203-209.

[13] Shuo Wang，Dandan Zheng，Chi Zhang，et al. Automatic planning on hippo campal avoidance whole-brain radiotherapy. 4 Medical Dosimetry，2017，2：63-68.

[14] Stanley H Benedict，Kamil M Yenice，David Followill，et al. Stereotactic body radiation therapy：The report of AAPM Task Group 101. Medical Physics，2010，37（8）：4078-4101.

[15] Linskey ME，Andrews DW，Asher AL，et al. The role of stereotactic radiosurgery in the management of patients with newly diagnosed brain metastases：a systematic review and evidence-based clinical practice guideline. J Neuro oncol，2010，96（1）：45-68.

[16] Yamamoto M，Kawabe T，Sato Y，et al. Stereotactic radiosurgery for patients with multiple brain metastases：a case-matched study comparing treatment results for patients with 2-9 versus 10 or more tumors. J Neuro oncol，2014，121 Suppl：16-25.

[17] Grutters JP，Kessels AG，Pijls-Johannesma M，et al. Comparison of the effectiveness of radiotherapy with photons，protons and carbon-ions for non-small cell lung cancer：a meta-analysis. Radiother Oncol，2010，95（1）：32-40.

[18] Grills IS，Mangona VS，Welsh R，et al. Outcomes after stereotactic lung radiotherapy or wedge resection for stage I non-small-cell lung cancer. J Clin Oncol，2010，28（6）：928-935.

[19] Videtic GMM，Donington J，Giuliani M，et al. Stereotactic body radiation therapy for early-stage non-small cell lung cancer：Executive Summary of an ASTRO Evidence-Based Guideline. Practical Radiation Oncology，2017，7（5）：295-301.

[20] Senthi S，Haasbeek CJ，Slotman BJ，et al. Outcomes of stereotactic ablative radiotherapy for central lung tumors：a systematic review. Radiother Oncol，2013，106（3）：276-82.

[21] James L. Bedford，Alan P. Warrington. Commissioning of Volumetric Modulated Arc Therapy（VMAT）. International Journal of Radiation Oncology Biology Physics，2009，73（2）：537-545.

[22] Chin E，Loewen S K，Nichol A，et al. 4D VMAT，gated VMAT，and 3D VMAT for stereotactic body radiation therapy in lung.. Physics in Medicine & Biology，2013，58（4）：749-770.

[23] Enzhuo M. Quan，Xiaoqiang Li，Yupeng Li，et al. A Comprehensive Comparison of IMRT and VMAT Plan Quality for Prostate Cancer Treatment. International

Journal of Radiation Oncology Biology Physics，2012，83（4）：1169-1178.

[24] Bauman G，Rumble RB，Chen J，et al. Members of the IMRT Indications Expert Panel. Intensity-modulated radiotherapy in the treatment of prostate cancer. Clin Oncol（R Coll Radiol），2012，24（7）：461-473.

[25] Spratt DE，Pei X，Yamada J，et al. Long-term survival and toxicity in patients treated with high-dose intensity modulated radiation therapy for localized prostate cancer. Int J Radiat Oncol Biol Phys，2013，85（3）：686-692.

[26] Hoffman KE，Voong KR，Levy LB，et al. Randomized Trial of Hypofractionated，Dose-Escalated，Intensity-Modulated Radiation Therapy（IMRT）Versus Conventionally Fractionated IMRT for Localized Prostate Cancer. J Clin Oncol，2018，36（29）：2943-2949.

[27] Nutting C，A'Hern R，Rogers MS，et al. First results of a phase Ⅲ multicenter randomized controlled trial of intensity modulated（IMRT）versus conventional radiotherapy（RT）in head and neck cancer（PARSPORT：ISRCTN48243537；CRUK/03/005）. Lancet Oncol，2011，12：127-136.

[28] Chen YY，Zhao C，Wang J，et al. Intensity-modulated radiation therapy reduces radiation-induced trismus in patients with nasopharyngeal carcinoma：a prospective study with＞5 years of follow-up. Cancer，2011，117（13）：2910-2916.

[29] Lai SZ，Li WF，Chen L，et al. How does intensity-modulated radiotherapy versus conventional two-dimensional radiotherapy influence the treatment results in nasopharyngeal carcinoma patients？ Int J Radiat Oncol Biol Phys，2011，80（3）：661-668.

[30] Wang SL，Fang H，Song YW，et al. Hypofractionated versus conventional fractionated postmastectomy radiotherapy for patients with high-risk breast cancer：a randomised，non-inferiority，open-label，phase 3 trial. Lancet Oncol，2019，20（3）：352-360.

[31] George X. Dinga，Parham Alaei，Bruce Curran，et al. Image guidance doses delivered during radiotherapy：Quantification，management，and reduction：Report of the AAPM Therapy Physics Committee Task Group 180. Medical Physics，2018，45（5）：e84-e99.

[32] Michalski A，Atyeo J，Cox J，et al. Inter- and intra-fraction motion dur-ing radiation therapy to the whole breast in the supine position：a systematic review. J Med Imaging Radiat Oncol，2012，56：499-509.

[33] Ling CC，Humm J，Larson S，et al. Towards multidimensional radiotherapy：Biological imaging and biolog-ical conformality. Int J Radiat Oncol Biol Phys，2000，47（3）：551-601.

[34] Jiang GL. Particle therapy for cancers：a new weapon in radiation therapy. Front Med，2012，6（2）：165-172.

[35] www.ptcog.web.psi.ch.

[36] Allen C，Borak TB，Tsujii H，et al. Heavy charged particle radiobiology：Using enhanced biological effectiveness and improved beam focusing to advance cancer therapy. Mutation Research，2011，711：150-157.

[37] Cui X，Oonishi K，Tsujii H，et al. Effects of carbon ion beam on putative colon cancer stem cells and its comparison with X-rays. Cancer Res，2011，71：3676-3687.

[38] Oonishi K，Cui X，Hirakawa H，et al. Different effects of carbon ion beams and X-rays on clonogenic survival and DNA repair in human pancreatic cancer stem-like cells. Radiother Oncol，2012，105（2）：258-265.

[39] Hirohiko Tsujii，Tadashi Kamada，Toshiyuki Shirai，et al. Carbon-Ion Radiotherapy，principles，Practices，and Treatment Planning. Springer Japan，2014.

[40] Scott Jacob G，Berglund Anders，Schell Michael J，et al. A genome-based model for adjusting radiotherapy dose（GARD）：a retrospective，cohort-based study. Lancet Oncol，2017，18：202-211.

[41] Wang Tong-Min，Shen Guo-Ping，Chen Ming-Yuan，et al. Genome-Wide Association Study of Susceptibility Loci for Radiation-Induced Brain Injury. J Natl Cancer Inst，2018，11（6）：620-628.

[42] Chen L，Hu CS，Chen XZ，et al. Concurrent chemoradiotherapy plus adjuvant chemotherapy versus concurrent chemoradiotherapy alone in patients with locoregionally advanced nasopharyngeal carcinoma：a phase 3 multicentre randomised controlled trial. Lancet Oncol，2012，13（2）：163-171.

[43] Ji Y，Qiu G，Sheng L，et al. A phase I dose escalation study of S-1 with concurrent radiotherapy in elderly patients with esophageal cancer. J Thorac Dis，2016，8（3）：451-458.

[44] Ji Y，Du X，Tian Y，et al. A phase Ⅱ study of S-1 with concurrent radiotherapy in elderly patients with esophageal cancer. Oncotarget，2017，8（47）：83022-83029.

[45] Gregoire V，Hamoir M，Chen C，et al. Gefitinib plus cisplatin and radiotherapy in previously untreated head and neck squamous cell carcinoma：a phase Ⅱ，randomized，double-blind，placebo-controlled study. Radiother Oncol，2011，100（1）：62-69.

[46] Kelly K，Chansky K，Gaspar L E，et al. Phase Ⅲ Trial of Maintenance Gefitinib or Placebo After Concurrent Chemoradiotherapy and Docetaxel Consolidation

in Inoperable Stage III Non-Small-Cell Lung Cancer: SWOG S0023. J Clin Oncol, 2008, 26(15): 2450-2456.

[47] Komaki R, Allen P K, Wei X, et al. Adding Erlotinib to Chemoradiation Improves Overall Survival but Not Progression-Free Survival in Stage III Non-Small Cell Lung Cancer. Int J Radiat Oncol Biol Phys, 2015, 92(2): 317-324.

[48] Yang J J, Zhou C, Huang Y, et al. Icotinib versus whole-brain irradiation in patients with EGFR-mutant non-small-cell lung cancer and multiple brain metastases(BRAIN): a multicentre, phase 3, open-label, parallel, randomised controlled trial. Lancet Respir Med, 2017, 5(9): 707-716.

[49] Zhuang H, Yuan Z, Wang J, et al. Phase II study of whole brain radiotherapy with or without erlotinib in patients with multiple brain metastases from lung adenocarcinoma. Drug Des Devel Ther, 2013, 7: 1179-1186.

[50] Magnuson WJ, Lester-Coll NH, Wu AJ, et al. Management of Brain Metastases in Tyrosine Kinase Inhibitor-Naïve Epidermal Growth Factor Receptor-Mutant Non-Small-Cell Lung Cancer: A Retrospective Multi-Institutional Analysis. J Clin Oncol, 2017, 35(10): 1070-1077.

[51] Bonner JA, Harari PM, Cohen RB, et al. Radiatherapy plus cetaximab for locaregionally advanced head and-neck cancer. 5-year survival data form a phase 3 randomised trial, and relation between cetuximab-induced rash and survival. Lancet Oncol, 2010, 11(1): 21-28.

[52] Dewdney A, Cunningham D, Tabernero J, et al. Multicenter randomized phase II clinical trial comparing neoadjuvant oxaliplatin, capecitabine, and preoperative radiotherapy with or without cetuximab followed by total mesorectal excision in patients with high-risk rectal cancer(EXPERT-C). J Clin Oncol, 2012, 30(14): 1620-1627.

[53] Crosby T, Hurt CN, Falk S, et al. Chemoradiotherapy with or without cetuximab in patients with oesophageal cancer(SCOPE1): a multicentre, phase 2/3 randomised trial. Lancet Oncol, 2013, 14(7): 627-637.

[54] Bradley JD, Paulus R, Komaki R, et al. Standard-dose versus high-dose conformal radiotherapy with concurrent and consolidation carboplatin plus paclitaxel with or without cetuximab for patients with stage IIIA or IIIB non-small-cell lung cancer(RTOG 0617): a randomised, two-by-two factorial phase 3 study. Lancet Oncol, 2015, 16(2): 187-199.

[55] 王丽琛, 郑华, 陆嘉德, 等. 局部晚期鼻咽癌放疗联合顺铂或尼妥珠单抗的疗效比较. 中华放射肿瘤学杂志, 2016, 25(12): 1277.

[56] de Castro Junior G, Segalla JG, de Azevedo SJ, et al. A randomised phase II study of chemoradiotherapy with or without nimotuzumab in locally advanced oesophageal cancer: NICE trial. Eur J Cancer, 2018, 88: 21-30.

[57] Zhai Y, Ma H, Hui Z, et al. HELPER study: A phase II trial of continuous infusion of endostar combined with concurrent etoposide plus cisplatin and radiotherapy for treatment of unresectable stage III non-small-cell lung cancer. Radiother Oncol, 2019, 131: 27-34.

[58] Yu W, Gu K, Yu Z, et al. Sorafenib potentiates irradiation effect in hepatocellular carcinoma in vitro and in vivo. Cancer Lett, 2013, 329(1): 109-117.

[59] Shaverdian N, Lisberg A E, Bornazyan K, et al. Previous radiotherapy and the clinical activity and toxicity of pembrolizumab in the treatment of non-small-cell lung cancer: a secondary analysis of the KEYNOTE-001 phase 1 trial. The Lancet Oncology, 2017, 18(7): 895-903.

[60] Antonia S J, Villegas A, Daniel D, et al. Overall Survival with Durvalumab after Chemoradiotherapy in Stage III NSCLC. N Engl J Med, 2018, 379(24): 2342-2350.

[61] Theelen W, Peulen H, Lalezari F, et al. Randomized phase II study of pembrolizumab after stereotactic radiotherapy(SBRT) versus pembrolizumab alone in patients with advanced non-small lung cancer: the PEMBRO-RT study. J Clin Oncol, 2018, 36(15_suppl): 9023.

第十九章 肿瘤免疫治疗

肿瘤常规治疗方法经历了长期的发展后，目前已经处于平台期。常规治疗体系的继续完善与发展无法带来患者生存率的跃变。这种情况下亟待出现新的治疗方法，以及新方法与常规治疗体系的结合，以达到对肿瘤进一步治疗乃至治愈的目的。大量研究表明，人体对肿瘤存在特异性的免疫反应；通过激活人体免疫系统针对肿瘤的免疫反应，能够特异性地杀伤肿瘤细胞，从而有效地清除已扩散转移的肿瘤细胞。近年来，随着肿瘤免疫学的不断发展，免疫疗法在肿瘤治疗上取得了巨大成功。肿瘤免疫治疗已经成为肿瘤综合治疗中除外科治疗、化学治疗和放射治疗以外的第四种模式，越来越受到重视。*Science* 杂志更是将肿瘤免疫治疗评选为 2013 年度的科学突破之首。FDA 也陆续批准了 provenge（前列腺癌治疗性疫苗）、ipilimumab（抗 CTLA-4 单克隆抗体）、keytruda（抗 PD-1 单克隆抗体）、kymriah（Chimeric antigen receptor T Cell，CD19 CAR-T）等免疫治疗新药。同时，抗 PD-L1 单克隆抗体、TIL（肿瘤浸润淋巴细胞过继治疗）和 TCR-T（T cell receptor-T Cell）等正在进行临床试验的药物和治疗方法也表现出了非常好的治疗效果，给无数晚期肿瘤患者带来了被治愈的希望。并且，由于免疫治疗靶向的是身体的免疫系统而不是直接针对肿瘤，因此适用于大部分肿瘤类型，具有非常好的广谱性。抗 PD-L1 抗体等免疫治疗药物在临床上对多种肿瘤所表现出来的治疗效果，充分体现了这一点。总的来说，免疫治疗的特异性、系统性和广谱性，为治疗肿瘤甚至治愈肿瘤提供了有效的方法，是肿瘤治疗最有潜力的发展方向，将有可能成为未来肿瘤治疗的主要手段。

第一节 肿瘤抗原与疫苗治疗

一、肿瘤抗原与抗原呈递

肿瘤抗原是指肿瘤细胞中所表达的能够被免疫系统识别的新生物或表达产物。肿瘤抗原一般可分为两类，即肿瘤相关抗原（tumor-associated antigen，TAA）和肿瘤特异抗原（tumor-specific antigen，TSA）。

肿瘤相关抗原来自于肿瘤细胞中没有发生氨基酸序列改变的自身抗原，是由于肿瘤细胞的基因表达失调，导致一部分组织限制性表达的或在胚胎发育阶段特异性表达的基因在肿瘤中异常表达。肿瘤相关抗原可分为以下三大类：①组织特异性抗原，这些抗原限制性地表达于某些特定的正常组织，但在肿瘤细胞中异常表达。例如特异性表达于男性生殖细胞的 MAGE、NY-ESO-1 等抗原，这些癌/睾抗原在肿瘤细胞中由于启动子的去甲基化导致其表达上调；②过表达抗原，在健康细胞中呈低表达水平，但在肿瘤细胞中表达上调的蛋白，如 Her2/Neu、WT1 和 gGP100；③胚胎抗原，这些抗原特异性表达于胚胎发育阶段，在胚胎发育成熟后停止表达，但是在肿瘤细胞中异常表达，如 CEA 和 AFP。

肿瘤特异抗原是由于肿瘤细胞中基因突变导致的氨基酸序列改变所产生的抗原，因而是肿瘤细胞所特有的。最近的深度测序分析表明，实体瘤中有十到上千个这类体细胞突变，并且这些突变的抗原在同一类型肿瘤的不同患者之间存在很大的差异，共同的突变抗原非常少。

肿瘤抗原可以激活 T 细胞，诱导特异性的抗肿瘤免疫反应，这一过程需要抗原呈递细胞（antigen presenting cell，APC）的参与。APC 能够摄取并处理肿瘤抗原，形成主要组织相容性复合体（major histocompatibility complex，MHC）-肽复合物，表达在细胞膜表面，与 T 细胞表面的 T 细胞受体（T cell receptor，TCR）结合，提供使 T 细胞活化的第一信号。同时，APC 表达协同刺激分子（主要是 B7 家族分子）与 T 细胞的配体（如 CD28 等）结合，提供使 T 细胞活化的第二信号。T 淋巴细胞被双信号有效激活后，能够特异性地识别和杀伤带有相应抗原的肿瘤细胞。

二、肿瘤疫苗的基本策略

肿瘤疫苗的基本原理是利用肿瘤抗原，通过主动免疫方式诱导机体产生针对肿瘤抗原的特异性抗肿瘤免疫应答，达到治疗肿瘤或预防复发的作用。肿瘤疫苗的常规流程如下：首先鉴定候选的抗原或抗原表位肽，然后通过多种不同的方法将抗原导入或负载到抗原呈递细胞中，激发体内针对肿瘤抗原的特异性细胞免疫反应。考虑到大部分肿瘤抗原的弱免疫原性，可以通过添加疫苗佐剂以辅助增强抗原特异性的免疫反应。肿瘤疫苗具有特异性强、不良反应小等优点。根据肿瘤抗原组分性质和输送体系等的不同，肿瘤疫苗可分为细胞疫苗、病毒疫苗、蛋白/多肽疫苗、核酸疫苗、抗独特型疫苗和糖类疫苗等。

三、细胞疫苗

细胞是生命的基本单位，包含了激活机体免疫所需要的大部分基本成分，因此以细胞作为疫苗有着其独特的优势。肿瘤细胞疫苗目前使用较多，具有一定的治疗效果，包括肿瘤细胞疫苗、基因修饰疫苗、树突状细胞疫苗及融合细胞疫苗等。

（一）肿瘤细胞疫苗和基因修饰疫苗

肿瘤细胞疫苗是以肿瘤细胞为载体的肿瘤疫苗。从机体肿瘤组织中分离纯化肿瘤细胞，经灭活处理后使瘤细胞丧失去致瘤性，但仍保持其免疫原性，然后对机体进行主动免疫，接种后保留了完整的细胞表面抗原，可诱导机体产生抗肿瘤免疫应答。全细胞疫苗的优点是细胞上所有的分子，包括一些未知的分子都暴露于免疫系统，机体可产生针对多个抗原的免疫应答。但由于通常肿瘤细胞表达的抗原的免疫原性较弱，并且肿瘤细胞表面的 MHC 分子、共刺激分子（如 B7 等）等

的表达低或缺乏，导致原始的肿瘤细胞疫苗往往不能诱导很强的免疫应答。为改变这一不足，目前较多采用分子技术对肿瘤细胞进行修饰，以提高其免疫原性，诱导更强的免疫应答。常见的肿瘤细胞修饰疫苗有 MHC 分子转基因肿瘤疫苗、共刺激分子转基因肿瘤疫苗、细胞因子转基因肿瘤疫苗、多因素修饰肿瘤疫苗等。例如，粒细胞巨噬细胞集落刺激因子（granulocyte-macrophage colony stimulating factor，GM-CSF）基因转导的自体肿瘤疫苗（GVAX）就是通过将 GM-CSF 基因导入肿瘤细胞获得全肿瘤细胞疫苗；该疫苗通过分泌 GM-CSF 促进抗原呈递细胞的增殖与分化，提高抗原呈递，增强机体对疫苗的反应。

（二）树突状细胞疫苗

抗原的识别、加工、提呈及 T 细胞的致敏、激活和扩增依赖于 APC 的参与；其中，树突状细胞（dendritic cell，DC）是功能最强的专职性 APC。被激活的骨髓来源的 DC 在细胞表面表达高水平的 MHC Ⅰ、MHC Ⅱ、B7 及细胞间黏附分子，因此，以 DC 作为疫苗载体可有效增强特异性的抗肿瘤免疫反应。

DC 疫苗包括肿瘤抗原负载的 DC 疫苗和基因修饰的 DC 疫苗等。前者是通过将不同形式的肿瘤抗原（如蛋白抗原、抗原肽、肿瘤细胞裂解物和肿瘤 RNA）负载到 DC 上，注射到体内后诱导出特异性抗肿瘤免疫反应。后者与转基因肿瘤疫苗类似，修饰 DC 疫苗的基因也包括各种细胞因子基因、肿瘤抗原基因等。2010 年，美国 FDA 批准了将 Provenge（Sipuleucel-T）用于治疗激素无效的无症状或症状轻微的转移性前列腺癌。Provenge 是通过 DC 负载前列腺癌酸性磷酸酶（PAP）与 GM-CSF 的重组融合蛋白（PAP-GM-CSF），继而激活肿瘤特异的 CD8+ T 细胞，诱导抗前列腺癌免疫应答。

（三）DC/肿瘤融合细胞疫苗

肿瘤细胞本身虽然包含了各种肿瘤抗原，但由于 MHC 分子表达较低，并缺乏共刺激信号，不能有效地激活 T 细胞。而 DC 则是专职的 APC，将之与肿瘤细胞融合后能够成为具有异核体的融合细胞。这种 DC/肿瘤融合细胞疫苗是通过完整的肿瘤细胞和 DC 融合来将肿瘤抗原导入 DC，成功融合的细胞既表达 MHC Ⅰ 类和 Ⅱ 类分子和其

他协同刺激因子，也表达肿瘤细胞携带的肿瘤抗原，同时还表达 T 细胞活化所必需的 B7 等共刺激分子以及 ICAM-1 等黏附分子，能够高效地向 CD8$^+$ 及 CD4$^+$ 的 T 细胞呈递肿瘤抗原。从而逆转机体对肿瘤抗原的耐受，诱导产生多克隆的抗肿瘤细胞毒性 T 淋巴细胞。目前，DC/ 肿瘤融合细胞疫苗在治疗恶性胶质瘤、肾癌、黑色素瘤和卵巢癌中已显示良好的临床应用前景。

四、病毒疫苗

病毒载体也是负载肿瘤抗原的有效方法之一。通过消除编码毒力或复制因子的基因，获得适合于疫苗的减毒病毒载体。在插入编码肿瘤抗原或全蛋白的基因后，利用病毒的感染力和免疫原性，在机体形成的较强抗病毒免疫反应过程中，更有效地促进肿瘤抗原呈递，形成抗肿瘤免疫反应。迄今已有以腺病毒（adenovirus，Ad）、单纯疱疹病毒（herpes simplex virus，HSV）、脊髓灰质炎病毒（poliovirus）、痘病毒（poxvirus）、柯萨奇病毒（coxsackie virus）、新城疫病毒（newcastle disease virus）、麻疹病毒（measles virus，MV）、呼肠孤病毒（reovirus）等为载体的疫苗用于临床试验。

溶瘤病毒则代表了另外一类特殊设计的病毒载体；它们可选择性地在肿瘤细胞内大量繁殖，导致肿瘤细胞裂解死亡，在肿瘤内激发免疫反应。溶瘤病毒既可改善肿瘤微环境，同时也可诱导全身性抗肿瘤免疫反应。目前已有两种溶瘤病毒药物 T-Vec 和 H101 获批上市。

五、蛋白 / 多肽疫苗

蛋白 / 多肽疫苗（protein- and peptide-based vaccine）通过接种 TAA 衍生的多肽来激活肿瘤特异性 T 细胞，其中起主要作用的是细胞毒性 T 淋巴细胞（cytotoxic T lymphocyte，CTL）。但 CTL 表面的 TCR 和 CD8 不能直接识别 TAA，TAA 必须在 APC 内降解为 8～10 个氨基酸的短肽，由 APC 表面的 MHC Ⅱ类分子呈递，形成肽 -MHC-TCR 复合物才能被 T 细胞所识别。蛋白 / 多肽疫苗的目的就在于在体内把高剂量的 TAA 输送给 APC 表面空的 MHC 分子。与肿瘤细胞疫苗、基因工程疫苗等传统疫苗相比，多肽疫苗具有特异性高、安全性好、可方便地人工设计和大量合成纯度高、重复性好的多肽等优点。不过，肿瘤特异性抗原肽是受 MHC 限制的，只有 MHC Ⅰ类分子相同的患者才能使用同一种肽。并且由于肿瘤的异质性，某些 TAA 可能会诱导免疫耐受而不是激活免疫。蛋白 / 多肽疫苗常常需要使用钥孔血蓝蛋白（keyhole limpet hemocyanin，KLH）等佐剂以增强免疫效应。

近年来，多项临床研究证实了多种多肽疫苗的安全性和有效性，这些研究中用于构建多肽的 TAA 包括 NY-ESO-1、MAGEA3、TTK、WT1、survivin、EGFRvⅢ、HER2、IDO1 和 TARP 等，涉及诸如黑色素瘤、血液恶性肿瘤、脑肿瘤，非小细胞型肺癌、乳腺癌、前列腺癌、卵巢癌、宫颈癌、肝细胞癌和胆管细胞癌等多种肿瘤。大部分患者耐受性良好，无严重不良反应。多表位疫苗通常比单表位疫苗疗效更佳，近年来的临床研究常常采用同时靶向多个 TAA 的治疗策略。

肿瘤新抗原（tumor neoantigen，TNA）是一种特殊的 TAA，主要来自于肿瘤特异性突变，具有高度免疫原性和个体特异性。制备新抗原疫苗需要对每个患者进行个体化鉴定，且无法用于其他人群，这限制了新抗原疫苗的发展。随着测序技术和生物信息学的改进，TNA 鉴定已经逐渐变得经济可行。2017 年 *Nature* 杂志上发表的两个成功的 Ⅰ 期临床研究显示，接种新抗原疫苗的黑色素瘤术后患者在整个随访期间，有 66.7%（4/6）和 61.5%（8/13）的患者无复发。此外，一些与人类肿瘤的发生发展密切相关的病毒相关抗原也已成为研制多肽疫苗的靶抗原，如 HPV16 和 HPV18 的 E6、E7 蛋白。

六、核酸疫苗

核酸疫苗（nucleic acid vaccine）或称 DNA 疫苗、基因疫苗（gene vaccine），是近年来迅速发展起来的新兴的分子生物学和免疫学相结合的一种技术，与基因治疗密切相关。它是将编码某种 TAA 的外源基因（DNA 或 RNA）直接导入体细胞内，并通过宿主细胞的表达系统合成抗原蛋白，诱导宿主产生对该蛋白的免疫应答。目前用于核酸疫苗临床试验的大多数 TAA 是肿瘤相关病毒，特别是 HPV 抗原。此外还有针对各个器官肿瘤的抗原，如黑色素瘤（tyrosinase、TYRP1/2、gp100）、前列腺癌（PSA、PAP）、结肠癌或肝癌（CEA）和乳腺癌（MGB）。

核酸疫苗主要通过以下几方面的机制来增强其抗肿瘤效应。①增强肿瘤的免疫原性：肿瘤细胞可通过多种机制来逃避免疫系统的监视，其中包括 MHC I 类基因不表达或表达降低、TAA 下调等。因此，将编码相关分子的基因（如 MHC 基因等）转导入肿瘤细胞，使得肿瘤细胞的相应分子高表达，让细胞能够识别肿瘤细胞，提高疫苗的疗效。②提高 T 细胞对肿瘤抗原的反应性：某些外源基因的表达产物可直接作用于免疫细胞，促进免疫细胞的生长、分化从而提高机体的抗肿瘤能力，如使用多种肿瘤细胞因子转染肿瘤细胞。目前研究最多的是细胞因子修饰的肿瘤疫苗，其中白介素（interleukin, IL）-2、4、6、12、15、18 以及 GM-CSF、表皮生长因子（epidermal growth factor, EGF）等基因已转入到多种组织类型和具有不同免疫原性的肿瘤细胞中。如 MAV-MUC1-IL-12 疫苗（TG4010），应用基因转移技术以牛痘病毒为载体携带 MUC1 和 IL-12 的 cDNA，表达 MUC1 抗原和人 IL-2，通过 T 细胞共同刺激因子 B7 来诱导 T 细胞活化，引发机体自身天然的以及获得性的免疫反应。③某些基因产物可以直接杀伤肿瘤细胞：如将干扰素（interferon, IFN）基因导入肿瘤细胞，可使局部持续分泌肿瘤坏死因子（tumor necrosis factor, TNF），从而直接杀伤肿瘤细胞。

核酸疫苗有以下这些优点：①在体内可不断产生抗原以刺激免疫系统，诱导产生特异性的 CTL 和抗体，既可诱导体液免疫又可诱导细胞免疫；②可同时携带多个肿瘤抗原基因，所携带的抗原基因易于修饰；③核酸疫苗不整合到细胞的基因组中，使用安全；④摄入的 DNA 不能使宿主产生抗 DNA 抗体，也不会引起宿主自身免疫病；⑤采用重组 DNA 技术便于大量的工业化生产，可加工成冻干粉，便于常温贮藏和运输。不过，由于核酸疫苗是裸 DNA（null DNA），缺少有效的保护，故只有极少的一部分重组质粒 DNA 能最终进入细胞并表达出相应的蛋白质，表达水平也较低；而长期低水平表达抗原可能引起免疫耐受。

七、抗独特型疫苗

抗独特型疫苗的概念来源于 Jerne 在 1974 年提出的免疫网络学说（immune network theory）。该学说认为，任何抗体分子或淋巴细胞的抗原受体上都存在着独特型（idiotype, Id），它们可被机体内另一些淋巴细胞识别而刺激诱发，产生抗独特型抗体（anti-idiotype antibody）。肿瘤相关抗原刺激机体产生相应抗体 Ab1，Ab1 上的独特型可诱导产生针对 Ab1 的抗独特型抗体 Ab2，而 Ab2 又可诱导产生抗 - 抗独特型的 Ab3，但 Ab3 与最初肿瘤相关抗原所诱导的 Ab1 具有相同的抗原特异性，因此又称为 Ab1。根据功能的不同，Ab2 可分为 Ab2a、Ab2b、Ab2g 和 Ab2d，其中 Ab2b 可识别 Ab1 上与抗原互补的决定簇（epitope），能完全抑制抗原与 Id 的结合。由于 Ab2b 在空间构象上类似于原始的肿瘤抗原决定簇，又被称作肿瘤抗原的"内影像（internal image）"，因此抗独特型抗体 Ab2b 可模拟肿瘤抗原诱导机体产生针对始动抗原的特异性抗体或细胞免疫应答，同时抑制 Ab1 与相应抗原的结合反应。因此，抗独特型抗体 Ab2b 可作为肿瘤疫苗，即抗独特型疫苗，又称为 Ab2 疫苗。

目前，抗独特型疫苗已在黑色素瘤、肺癌、结直肠癌、乳腺癌、卵巢癌等肿瘤中进行临床应用研究。其中，Racotumomab 是一种针对含 NeuGc 的神经节苷脂的抗独特型抗体，III 期临床试验研究证实该疫苗在非小细胞肺癌中能介导针对肿瘤相关抗原的特异性抗体依赖的细胞毒作用（antibody-dependent cell-mediated cytotoxicity, ADCC）应答。目前，该疫苗已在拉丁美洲被批准用于治疗晚期非小细胞肺癌。

抗独特型疫苗除了安全、特异性强、可大量制备等优点外，某些抗独特型抗体还可模拟不能用 DNA 重组技术获得的碳水化合物抗原决定簇，诱导对碳水化合物抗原决定簇特异性的 T 细胞免疫应答。譬如，神经节苷脂（ganglioside）GM2 的抗独特型抗体与微生物佐剂卡介苗（bacillus calmette-guerin, BCG）联合使用治疗恶性黑色素瘤，可提高 14% 的生存率。

八、糖类疫苗

细菌表面的多糖与人的多糖具有非常大的差异，因此具有非常强的免疫原性，它们在细菌的识别、信号传递、黏附、感染及防御等方面发挥着重要作用。其中与致病性相关的包括肺炎链球菌、脑膜炎球菌和 b 型流感嗜血杆菌等表面的荚膜多糖（capsular polysaccharide，CPS）以及革兰阴性菌脂多糖中的 O- 特异性多糖（O-specific polysaccharide，O-PS）等。对大多数致病菌而言，CPS 和 O-PS 具有较强免疫原性，可刺激机体产生保护性抗体，因此可将其制成多糖疫苗。纯化的多糖疫苗进行接种时，产生的效力通常有限，且在婴幼儿中不能诱导有效的免疫保护作用；而多糖蛋白结合疫苗可以部分改善多糖疫苗的缺陷。未来仍需深入了解多糖类疫苗的免疫应答机制，探索新的候选蛋白载体及开发低毒性强效人用佐剂，以进一步解决多糖类疫苗的低效和异常应答问题。

第二节 免疫调节剂治疗

一、细胞因子治疗

细胞因子（cytokine）是由免疫细胞（淋巴细胞、单核巨噬细胞等）及其相关细胞合成分泌的一类低分子蛋白或糖蛋白的大家族。细胞因子的生物作用特点是微量高效，在体内各种细胞因子构成复杂的网络关系，常以自分泌或旁分泌的方式在局部发挥免疫调节作用。细胞因子治疗恶性肿瘤的目的，在于改变免疫微环境中细胞因子的浓度，增强抗肿瘤免疫应答。目前，随着基因工程技术的进步，人们已生产出多种重组细胞因子，以用于科学研究和临床治疗。除直接应用重组细胞因子作用于患者全身或者局部外，还可通过基因工程技术使局部（如肿瘤或其引流淋巴结）高表达细胞因子，达到治疗的目的。细胞因子还被用作肿瘤疫苗的佐剂，增强特异性免疫应答的强度；其所应用的方法已不仅是重组细胞因子和基因工程。细胞因子在体外可影响抗肿瘤免疫细胞的发育、分化与效应功能。体细胞治疗中，抗肿瘤免疫细胞在体外培养时需要加入重组细胞因子，以维持细胞存活，促进细胞扩增和活化，增强其杀伤活性。

（一）IL-2

IL-2 具有多种生物学功能，在免疫调节中起中心作用：①刺激活化的 T 细胞生长和分化，增强 T 细胞的杀伤活性；②刺激单核巨噬细胞的细胞毒活性；③促进 NK 细胞增殖，增强 NK 细胞的杀伤活性；④是扩增和激活淋巴因子激活的杀伤（lymphokine-activated killer cell，LAK）细胞和肿瘤浸润淋巴细胞（tumor-infiltrating lymphocyte，TIL）的必需因子。因此，IL-2 通过激活 CTL 细胞、巨噬细胞、自然杀伤（natural killer，NK）细胞、LAK 细胞和 TIL 的细胞毒作用及诱导效应细胞分泌 TNF 等细胞因子而达到杀伤肿瘤细胞，也可能通过刺激抗体的生成而发挥抗肿瘤作用。

在临床应用方面，IL-2 主要用于转移性肾癌和恶性黑色素瘤的治疗，在转移性肾癌及黑色素瘤中分别有 20% 及 17% 的反应率。IL-2 已在实体瘤中进行了大量临床试验，但其联合化疗治疗实体肿瘤的临床经验尚有争议和不确定性。大剂量的 IL-2 静脉注射可使血清 IL-2 浓度达到纳摩尔级水平，可以激活表达中亲和力 IL-2Rβγ 的细胞（如 NK 细胞、活化的 T 细胞、单核巨噬细胞和活化的 B 细胞）。全身 IL-2Rβγ 的广泛激活可促进促炎细胞因子的释放，导致严重的炎症反应，使毛细血管通透性增加、循环血压下降，造成致命的威胁。中等剂量的 IL-2 可降低高剂量 IL-2 的毒性，其血清浓度仍可达到纳摩尔级水平，疗效与高剂量 IL-2 相当，但其毒性却比高剂量 IL-2 小。低剂量和超低剂量 IL-2 采取皮下注射的给药方式，可选择性激活高亲和力的 IL-2TRαβγ，其血清浓度在皮摩尔级水平。这个浓度足以在体内扩增 NK 细胞，且患者对此剂量的 IL-2 有良好的耐受性。

（二）IFN

IFN 是由细胞对病毒感染或双链 RNA、抗原、丝裂原的刺激起反应而诱导产生的一组蛋白分子，分为 IFN-α、IFN-β、IFN-γ 三类分子。IFN 是第一个进行肿瘤临床治疗的细胞因子，其作用机制包括以下几种：①减缓细胞增殖速度；②细胞毒作用直接杀伤肿瘤细胞；③促进细胞分化，诱导肿瘤细胞向正常分化；④改变肿瘤细胞的表面性质，增加 MHC I 类抗原在肿瘤细胞的表达；⑤活化单核巨噬细胞、T 细胞、NK 细胞，调节抗体生成等。

在临床应用方面，IFN-α 在血液系统肿瘤中取得了很好的疗效，包括毛细胞白血病（hairy cell

leukemia，HCL）和其他淋巴增殖性和骨髓增生性肿瘤；对于实体瘤，IFN-α在黑色素瘤、肾细胞癌和卡波西肉瘤的治疗中取得了较为理想的效果。目前 IFN-α 已被美国 FDA 批准用于黑色素瘤、肾癌、HIV 相关的卡波西肉瘤、毛细胞白血病和慢性粒细胞白血病的治疗。IFN-β 被用于治疗多发性硬化症。IFN-γ 被用于治疗骨硬化症和慢性肉芽肿。IFN 的副作用呈剂量依赖性，主要表现为出现流感样症状、发热、头疼等。

（三）TNF

TNF 具有抗肿瘤、调节免疫效应细胞、调节机体代谢以及诱导细胞分化、刺激细胞生长、诱导细胞抗病毒等多种生物学活性。其作用机制包括以下两种：①通过巨噬细胞、NK 细胞、CTL 和 LAK 细胞的细胞毒作用，对肿瘤细胞杀伤或抑制增殖，引起肿瘤坏死、体积缩小甚至消退；②阻断肿瘤血液供应、促进宿主炎症反应、刺激产生肿瘤特异性细胞毒抗体等。TNF 包括 TNF-α 和 TNF-β 两种；TNF-α 主要由激活的单核 / 巨噬细胞产生，TNF-β 主要由激活的 T 淋巴细胞产生。

在临床应用方面，肿瘤坏死因子家族中应用于肿瘤治疗的主要是 TNF-α。它主要通过与化疗药合用，在耐药乳腺癌、非小细胞肺癌以及软组织肉瘤的治疗中取得了较好的效果。TNF 常见的副作用有流感样症状、寒战、头痛、发热，严重时可出现低血压、肺水肿；这些副作用的产生与细胞因子过量释放相关。

（四）集落刺激因子

集落刺激因子（colony stimulating factor，CSF）是一类调节血细胞生成的高度特异蛋白质，包括粒细胞集落刺激因子（granulocyte colony stimulating factor，G-CSF）、巨噬细胞集落刺激因子（macrophage colony stimulating factor，M-CSF）、GM-CSF 和多能集落刺激因子（multi-colony stimulating factor，multi-CSF，即 IL-3），还包括促红细胞生成素（erythropoietin，EPO）和血小板生成素（thrombopoietin，TPO）等。CSF 具有多方面的功能，但其主要功能是对造血细胞的作用。CSF 对造血细胞具有刺激增殖、诱导分化、增强成熟细胞功能和维持存活等作用。

CSF 与多种恶性肿瘤的发生发展密切相关，如乳腺癌、卵巢癌、结直肠癌、胰腺癌以及霍奇金淋巴瘤。但主要作为预测患者预后及药物疗效的标志物，关于 CSF 在肿瘤治疗方面的临床研究较少。由于 G-CSF 或 GM-CSF 能迅速提高粒细胞数，现如今临床上主要将之用于帮助骨髓从放疗、化疗引起的抑制状态中得到恢复，增强患者的抗感染能力。

（五）IL-12

IL-12 由抗原呈递细胞和 B 细胞产生，是一种异源二聚体形式的前炎症细胞因子，并以这种形式被分泌到细胞外。其作用机制包括以下几种：①IL-12 可刺激活化 T 细胞增殖，促进 Th0 细胞向 Th1 细胞分化；②诱导 CTL 和 NK 细胞的细胞毒活性，促进其分泌 IFN-γ、TNF-α、GM-CSF 等细胞因子；③促进 NK 细胞和 IL-2Rα、TNF 受体及 CD56 分子的表达，增强对肿瘤细胞的 ADCC 效应。

在临床应用方面，IL-12 单独应用时，除皮肤 T 细胞淋巴瘤、AIDS 相关卡波西肉瘤和非霍奇金淋巴瘤之外收效甚微；但作为免疫佐剂或与细胞因子及单克隆抗体联合应用，IL-12 在黑色素瘤、肾癌及移行细胞癌的临床试验中取得了较为理想的疗效。近年来，将 IL-12 用于靶向性更强、毒性更低的基因治疗，在临床前实验中取得了显著进展。

二、溶瘤病毒治疗

溶瘤病毒（oncolytic virus）是指能通过不同的调控机制在肿瘤细胞内复制进而裂解肿瘤细胞，但不影响正常细胞生长状况的一类病毒。首先，溶瘤病毒通过溶瘤作用可直接杀伤已被感染的肿瘤细胞和相关内皮细胞，并通过"旁观者效应"（bystander effect）间接杀伤未被感染的肿瘤细胞，最终达到以细胞凋亡、坏死或自噬等为表现形式的细胞死亡。其次，溶瘤病毒通过抗血管生成作用，导致未被感染的肿瘤细胞凋亡或坏死。最后，经过溶瘤作用可获得大量来自于个体自身的肿瘤抗原，激活固有免疫系统，并活化肿瘤特异性免疫细胞，从而实现抗肿瘤免疫应答。溶瘤病毒往往诱发多种形式的免疫原性细胞死亡，不仅可以向抗原呈递细胞呈递危险信号，也可以促进抗原呈递细胞的成熟，增强肿瘤抗原的交叉呈递，将信号传递给 NK 细胞、T 细胞，进而诱导适应性抗肿瘤免疫应答。

目前应用于肿瘤临床治疗的溶瘤病毒主要分为两大类：一类是非基因编辑病毒，多为天然存在未经基因编辑的病毒；另一类是经过基因编辑改造、能够特异性地在肿瘤细胞中包装复制的病毒。

（一）非基因编辑型溶瘤病毒

非基因编辑病毒主要包括 M1 病毒、呼肠孤病毒和新城疫病毒。这些病毒能够在某些肿瘤细胞中自主复制并裂解细胞，实现特异性溶瘤作用。

1. M1 病毒　在动物实验中，M1 病毒对多种肿瘤有治疗效果。通过尾静脉将 M1 病毒注射到小鼠模型中，发现其颗粒主要集中在肿瘤组织，能有效抑制肿瘤生长。

2. 呼肠孤病毒　这类病毒可以特异地在 Ras 信号通路激活的肿瘤细胞中包装复制，且不影响人体正常细胞；已被用于多种肿瘤的治疗。多个Ⅰ期和Ⅱ期的临床试验结果表明，呼肠孤病毒可以有效地控制肿瘤细胞生长，并且在Ⅱ期临床试验中几乎未观察到 3～4 级不良反应。

3. 新城疫病毒　该病毒是感染禽类神经系统和呼吸系统的病毒，可特异性的在哺乳动物的肿瘤细胞内复制，同时产生抗肿瘤细胞因子而促进肿瘤细胞坏死。由于肿瘤细胞缺乏干扰素介导的抗病毒反应，无法像正常细胞一样清除病毒颗粒，因而新城疫病毒可以特异性地在肿瘤细胞中复制进而裂解肿瘤细胞。目前已经应用于临床试验研究的代表性药物主要有 PV701 和 NDV-HUJ。

（二）基因编辑型溶瘤病毒

腺病毒（adenovirus）、HSV、痘病毒（poxvirus）等可通过基因改造而广泛应用于溶瘤病毒的抗肿瘤治疗。

1. 腺病毒　该病毒作为溶瘤病毒药物具有十分显著的优势：①易于制备和纯化而产生较高的病毒滴度，最高可达到 10^{10}～10^{12}pfu；②基因组长度为 36kb，易于进行基因改造；③腺病毒 DNA 不会整合到感染的细胞基因组中，安全性比较高；④可以感染除血细胞以外的多数哺乳动物细胞。但腺病毒自身免疫原性比较高，人体内存在腺病毒的中和抗体。溶瘤腺病毒只能通过瘤内注射方式治疗肿瘤，这限制了其在临床上的应用。目前应用在临床上的主要是重组溶瘤腺病毒 ONYX-015。

2. 单纯疱疹病毒　作为溶瘤病毒，单纯疱疹病毒有以下几个特征：①可以感染包括血细胞在内的大多数细胞；②不需要很高的感染复数就可以有效杀死肿瘤细胞；③基因组长 152kb，可携带较大片段外源基因。现如今处于不同阶段临床试验的多种溶瘤 HSV 如 T-VEC 被广泛应用于肿瘤治疗中，这些肿瘤包括恶性脑胶质肿瘤、乳腺癌、大肠癌、直肠癌、前列腺癌、头颈癌、膀胱癌、胃癌、卵巢癌、肝癌及恶性黑色素瘤等。

3. 痘病毒　这是一种溶细胞病毒，其抗肿瘤作用主要是通过以下三种不同的机制得以实现。①直接感染肿瘤细胞：痘病毒感染 72 小时内即完成复制周期并直接导致细胞裂解；②免疫介导的细胞死亡：痘病毒感染细胞后，病毒本身可释放病毒死亡信号，而受感染细胞可释放细胞死亡信号及肿瘤相关抗原，这些信号可激发强烈的炎症反应，调动机体的抗肿瘤免疫反应；③诱导肿瘤内血管萎缩：由细胞因子和炎症因子介导的大量中性粒细胞向肿瘤聚集，并在肿瘤血管局部聚集，最终促使血栓形成和血管萎缩，从而加重肿瘤组织的损伤。痘病毒 JX-594 已在临床试验中取得了较为理想的效果。

三、免疫原性凋亡激动剂与治疗

某些化疗、放疗手段能够诱导肿瘤细胞发生凋亡，同时也可能使肿瘤细胞由非免疫原性的细胞转变为具有免疫原性的细胞，并在机体内激发抗肿瘤免疫效应，这个过程称为免疫原性细胞凋亡（immunogenic cell death，ICD）。肿瘤细胞的 ICD 是一个涉及多种信号分子和细胞因子参与的复杂过程，由凋亡细胞产生的损伤相关分子模式（damage-associated molecular patterns，DAMPs）在激活模式识别受体（pattern recognition receptors，PRRs）后启动，涉及的过程包括几个：①未折叠蛋白反应（unfolded protein response，UPR）、钙网蛋白（calreticulin，CALR）和其他内质网分子伴侣在细胞表面的暴露；②自噬的激活和激活后三磷酸腺苷（adenosine triphosphate，ATP）的分泌；③炎症小体信号转导时 IL-1 的释放；④ Toll 样受体 3（Toll-like receptor 3，TLR3）激活Ⅰ型干扰素反应，进而刺激趋化因子（C-X-C 基序）配体 10（chemokine（C-X-C motif）ligand 10，CXCL10）的产生以及高迁移率族蛋白 1（high mobility group box-1 protein，HMGB1）和膜联蛋白 Annexin A1（ANXA1）的释放等。这些分子的细胞定位和表达水平的改变直接影响凋亡的肿瘤细胞与免疫细胞之间的相互作用。近年来大量研究报道 ICD 激动剂在治疗肿瘤治疗方面具有巨大潜力。目前 ICD 激动剂主要包括以下几类。

（一）化疗药物

多种化疗药物，例如多柔比星、米托蒽醌、奥沙利铂和硼替佐米，均能诱导肿瘤细胞发生 ICD。多柔比星和奥沙利铂作用于肿瘤细胞后，细胞表面暴露钙网蛋白（CALR）和其他内质网分子伴侣，分泌 ATP，启动细胞内的 I 型 IFN 反应；反应后的产物在与骨髓或淋巴细胞表面上的同源受体结合后，这些与损伤相关的分子模式可作为强烈的免疫刺激信号刺激 DCs 等 APCs 摄取细胞碎片，最终启动 αβT 和 γδT 细胞的适应性免疫应答，清除化疗残余的肿瘤细胞。

（二）放疗等物理性激动剂

目前主要有三种不同的物理干预可以诱导肿瘤细胞的 ICD，包括放疗、基于金丝桃素的光动力疗法（photodynamic therapy，PDT）和高静水压。

放疗诱导 ICD 的能力主要依赖于 I 型 IFN、自噬引起的 ATP 分泌和 UPR 导致的 CALR 暴露等。此外，放疗引起的 ICD 还伴随着热休克蛋白 70（heat shock protein 70，HSP70）在肿瘤细胞表面的表达、TLR3 信号的转导、HMGB1 的释放和炎性小体激活后 IL-1 的分泌等。虽然这些过程是否为适应性免疫应答所必需尚不清楚，但可以确定的是放疗诱导的 ICD 和肿瘤特异性 CD8+ T 细胞依赖性的免疫应答是造成远隔效应的原因，特别是当放疗与检查点阻断剂如 ipilimumab 联合使用时。值得注意的是，当放疗药物作为 ICD 激动剂使用时，其剂量和作用时间会显著影响肿瘤的免疫原性。研究表明，单剂量放疗不能诱导针对垂死肿瘤细胞的先天免疫，但分次放疗可以产生最佳的免疫刺激作用，这可能是因为分次放疗提高了肿瘤细胞的免疫原性。

金丝桃素 PDT 和高流体静压力化学疗法诱导 ICD 的机制与放疗类似。因此，暴露于基于金丝桃素的 PDT 或高流体静压力的癌细胞，不仅能够上调各种 DC 活化标志物的表达，包括 CD80、CD83、CD86 和 MHC II 类分子，而且还能诱导炎性细胞因子的分泌，如 IL-1、IL-12 和 TNF，导致肿瘤特异性 CD8+ T 细胞的激活。

（三）I 型 IFN

肿瘤细胞发生 ICD 后会释放出一些 RNA，后者可激活 TLR3 进而促进 I 型 IFN 的产生。I 型 IFN 不仅能促进凋亡细胞分泌 CXCL10 招募 T 细胞，还可刺激巨噬细胞、DC 和 NK 细胞的活化。在这种情况下，I 型 IFN 的佐剂作用主要源于癌细胞自发信号转导级联的激活。

第三节　肿瘤免疫细胞治疗

一、肿瘤浸润淋巴细胞治疗

肿瘤浸润淋巴细胞（tumor-infiltrating lymphocyte，TIL）是一类具有抗癌活性的免疫效应细胞。TIL 的细胞来源是肿瘤组织中分离的浸润淋巴细胞。TIL 的表型以 CD4 和 CD8 为主，因此主要是 T 淋巴细胞。新鲜分离出来的 TIL 的抗肿瘤活性低下，而经过 IL-2 体外培养或体内激活后，TIL 细胞可快速增殖并可长期传代培养。所扩增出的 TIL 细胞中 80%～90% 为成熟的 T 细胞，此时的 T 细胞在丝裂原 PHA 的刺激下增殖反应强烈。TIL 细胞富集了识别肿瘤抗原的 T 细胞，因此具有较好的肿瘤特异性，在临床应用上有更好的优势。

TIL 细胞的局限性在于取材要求高，容易污染。而且，并非所有肿瘤患者都可分离得到 TIL 细胞，尤其是在晚期患者中，因此其适用范围较为有限。随着实验手段的不断改进，目前部分肿瘤（如黑色素瘤）患者中 TIL 的 *TCR* 基因已经明确。因此，通过克隆这些特异性的 *TCR* 基因，以病毒介导的方式转导给外周血正常的 T 淋巴细胞，有望解决 TIL 细胞来源的限制，使体外大量多次制备 TIL 成为可能。

在 TIL 的应用方面，1988 年 Rosenberg 等首次应用 TIL 静脉回输并联合 IL-2 和环磷酰胺（cyclophosphamide，CTX）治疗 20 例恶性黑色素瘤，其中 12 例达到部分或完全缓解。从目前的临床试验结果看，TIL 治疗对肾癌、黑色素瘤临床疗效显著，对其他肿瘤（如结肠癌、纤维肉瘤、鳞状细胞癌和肺癌）也有一定疗效。虽然 TIL 过继免疫治疗进展期肿瘤有一定的近期疗效,但远期疗效并不十分理想。为了提高 TIL 的疗效,有学者对 TIL 的治疗方法进行了改进。Labarriere 等用 TIL 治疗Ⅲ期黑色素瘤患者,在回输 TIL 和 IL-2 前,先清除有转移瘤的淋巴结,患者的生存期明显延长;并且用其中一个转移的淋巴结组织分离培养 TIL 治疗,其效果更好。因此,通过挑选恰当的患者和检测特异性的 TIL 细胞群回输给患者,可提高临床疗效。

TIL 与化疗的联合应用或交替应用,在某些进展期肿瘤临床应用方面有很好的前景。最常联用的化疗药物有 CTX 和顺铂(DDP)等,这些化疗药物对 TIL 的疗效有明显的协同促进作用。在 TIL 过继免疫治疗中,CTX 不仅可以直接作用于肿瘤细胞,还可起到肿瘤患者免疫系统调节剂的作用,如去除调节性 T 细胞(regulatory T Cell,Treg)。除在手术切除之前用化疗药物或生物制剂提高肿瘤组织中 TIL 浸润之外,TIL 还应同时与化疗制剂联合应用。TIL 细胞与放疗联合应用很少有报道,但有学者研究表明,TIL 和局部肿瘤放射治疗非小细胞肺癌具有协同作用,因此这也可能是一个发展方向。

此外,国内也有学者研究 TIL 与中药联合应用,利用中药益气活血、祛瘀止病、软坚散结及清热解毒等作用,改善肿瘤患者的微循环及降低血液的高凝状态,有利于提高 TIL 治疗的效果,减少肿瘤复发和转移。目前国内学者研究认为黄芪、丹参、香菇多糖、云芝糖肽和人参皂苷等中药可诱导 TIL 细胞活化扩增,也可协同 TIL 细胞杀伤肿瘤细胞。有研究报道,丹参注射液和人参皂苷可促进体外培养的 TIL 细胞增殖,使其抗瘤活性明显增强;丹参注射液扩增的 TIL 可明显提高荷肝癌小鼠的生存期。

二、基因修饰型 T 细胞治疗

基因修饰型 T 细胞是基于合成生物学与免疫学技术,将识别肿瘤相关抗原的嵌合抗原受体(chimeric antigen receptor,CAR)或 T 细胞受体(T cell receptor,TCR)基因等通过病毒载体、转座子或电穿孔等方法导入 T 细胞,从而获得嵌合抗原受体 T 细胞(CAR-T)和 T 细胞受体修饰 T 细胞(TCR-T)。通常情况下,T 细胞通过其表面的 TCR 受体来识别由靶细胞 MHC 分子呈递的肿瘤抗原肽,这也是 T 细胞功能活化的前提。然而,肿瘤细胞经常通过下调 MHC 分子的表达来逃避 T 细胞的识别,从而诱导肿瘤免疫逃逸。通过将识别肿瘤相关抗原的 CAR 分子或 TCR 分子导入 T 细胞,可大大提高 T 细胞的抗肿瘤作用。

虽然两种修饰型 T 细胞均能特异性识别肿瘤相关抗原,但两者在识别肿瘤抗原种类及方式上仍有差异。CAR-T 细胞对肿瘤抗原的识别不受 MHC 限制,除了能识别蛋白抗原外,还能识别一些多糖类和糖脂类肿瘤抗原,主要以细胞表面的抗原为主。TCR-T 细胞识别肿瘤抗原则具有 MHC 限制性,这使得它在低表达 MHC 分子的肿瘤中的应用受到限制;但 TCR-T 细胞既可以识别细胞表面的抗原,也可以识别细胞内的肿瘤抗原,以及分泌型的肿瘤抗原,因此具有更广泛的应用范围。

目前临床上最成功的基因修饰型 T 细胞免疫治疗是 CD19 CAR-T 细胞免疫治疗。该疗法将 CD19-CAR 转导入 T 细胞,然后将这些经过改造的 T 细胞(即 CD19 CAR-T 细胞)重新回输到人体;CD19 CAR-T 细胞能够特异性识别细胞表面的 CD19 抗原,高效杀伤表达 CD19 的白血病细胞。2017 年 7 月 12 日,美国 FDA 批准了 CD19 CAR-T 细胞疗法 Kymriah 治疗急性 B 淋巴细胞白血病。2017 年 10 月 19 日,美国 FDA 又批准了 CAR-T 疗法 Yescarta 治疗特定类型的大 B 细胞淋巴瘤成人患者;这是美国 FDA 批准的首款针对特定非霍奇金淋巴瘤的 CAR-T 疗法,也是第二款获批的 CAR-T 疗法。继这两个药物在美国上市一年后,它们也被欧盟委员会批准上市。

随着 TALEN、CRISPR/cas9 等新型基因编辑技术的发展,将健康人来源的 T 细胞改造成可以输注给患者使用的通用型 CAR-T 细胞成为重要的发展方向。与自体 CAR-T 疗法比较,通用型 CAR-T 能够以工业级的标准进行提前制备,实现从"个性化订制"到"批量化生产",并且不受患者自身 T 细胞质量的影响。目前已有多项相关的临床试验正在开展。

三、非特异性细胞治疗

非特异性细胞免疫治疗是指通过回输体外培

养扩增的、具有抗肿瘤作用的免疫效应细胞，直接杀伤肿瘤或激发机体抗肿瘤免疫反应的肿瘤治疗方法。

非特异性细胞免疫治疗主要有以下几种优势：①免疫细胞在体外处理，可绕过肿瘤患者体内免疫逃逸的种种机制；②免疫细胞的活化及效应过程往往由一些细胞因子介导，而目前利用生物技术可大规模生产多种细胞因子、肿瘤抗原或多肽，这使体外大量扩增抗肿瘤免疫细胞成为可能；③免疫细胞的体外活化扩增可避免一些生物制剂在体内大量应用而带来的严重毒副作用，如 IL-2、TNF-α、IL-7、IL-12 细胞因子和 CD3 单克隆抗体治疗虽然具有抗肿瘤作用，但这些制剂的作用极其复杂，在体内大量应用可产生严重的副作用，甚至会导致患者死亡。

目前，非特异性细胞免疫治疗已经成为肿瘤免疫治疗的主要方式之一，主要方法有以下几种。

（一）LAK 细胞

1982 年，Grimm 等首先报道，在外周血单个核细胞（PBMC）中加入 IL-2 体外培养 4～6 天，能诱导出一种非特异性的杀伤细胞；Grimm 等将该细胞命名为淋巴因子激活的杀伤（lymphokine-activated killer，LAK）细胞。LAK 细胞是被细胞因子活化的多种免疫细胞群体，并不专属于某个特定的细胞类型。许多实验表明，LAK 细胞的前体细胞是 NK 细胞和 T 细胞，但 LAK 细胞不仅可以杀伤对 NK 细胞及 CTL 敏感的肿瘤细胞，也可以杀伤多种对 NK 细胞或 CTL 不敏感的肿瘤细胞。LAK 无需抗原致敏，且其杀伤作用无 MHC 限制性，可杀伤同基因型、同种异体乃至异种的肿瘤细胞。

LAK 细胞被认为是最早应用于肿瘤免疫治疗的细胞治疗方式。早期的临床应用中，给患者同时回输 IL-2 及 LAK 细胞，对肾癌、黑色素瘤、肝癌、大肠癌及部分淋巴瘤有一定疗效，但对其他肿瘤疗效不够理想。LAK 细胞治疗方式的缺点是，为了维持 LAK 细胞的活性，通常需要给患者同时注射大剂量的 IL-2，导致许多患者会出现较强的毒副作用，如毛细血管渗漏综合征。为了减轻毒副作用，可采用其他激活物质联合刺激的方法，在保证 LAK 细胞活性的同时可大大降低 IL-2 的用量，从而减少不良反应。

（二）CD3AK 细胞

CD3AK 细胞即抗 CD3 单克隆抗体激活的杀伤细胞（anti-CD3 monoclonal-antibody activated killer cell）。20 世纪 80 年代人们就已发现，针对 T 细胞表面分化抗原 CD3 分子的单克隆抗体具有很强的丝裂原作用；将淋巴细胞与 CD3McAb（抗 CD3 单克隆抗体）共育 2～3 天后，可见淋巴细胞被激活而明显增殖，此种激活为一次性完成，淋巴细胞一经激活即无需 CD3McAb 持续存在而发挥作用。与 LAK 细胞相比，CD3AK 细胞增殖周期短、体外存活期长、IL-2 依赖性低、抗癌活性更强，因此 CD3AK 细胞具有很好的临床应用前景。

（三）CIK 细胞

1991 年，美国斯坦福大学 Schmidt Wolf 等发现在多种细胞因子（IFN-γ、IL-1 和 IL-2）的作用下，外周血中的单个核细胞可以被定向诱导并大量增殖成为具有抗肿瘤活性的细胞群。细胞因子活化的杀伤细胞（cytokine-induced killer cell，CIK 细胞）又称自然杀伤样 T 淋巴细胞，具有 NK 细胞的非主要组织相容性复合体限制性杀瘤的特点和 T 淋巴细胞强大的抗瘤活性。CIK 细胞是一异质性细胞群体，多数细胞带有 T 细胞标志，部分带有 NK 细胞标志，其中一群 CD56+ 细胞共表达 CD3+，而这部分 CD3+CD56+ 细胞被证明是 CIK 细胞群中的主要效应细胞。CD3+CD56+ 细胞主要来源于 PBMC 中的 T 细胞（CD3+CD56+），而非 NK 细胞（CD3-CD56+）。

目前的研究显示，CIK 可能通过以下三种途径发挥杀瘤的作用。① CIK 细胞对肿瘤细胞的直接杀伤作用：CIK 细胞可能通过黏附因子 LFA-1/ICAM-1 途径与肿瘤细胞结合后，分泌含大量 BLT 酯酶的颗粒，这些颗粒能穿透靶细胞膜，导致肿瘤细胞的裂解；②进入体内活化的 CIK 细胞可分泌多种细胞因子：这些细胞因子不仅对肿瘤细胞有直接抑制作用，而且还可通过调节免疫系统间接杀伤肿瘤细胞；③诱导肿瘤细胞凋亡及坏死。CIK 细胞能活化肿瘤细胞凋亡基因，使 *Bcl-2*、*Bcl-xL*、*DAD1* 和 *survivin* 基因表达上调。

CIK 细胞是继 LAK、TIL 和 CD3AK 细胞后出现的新型抗肿瘤免疫效应细胞。与其他非特异性细胞免疫治疗细胞相比，CIK 具有增殖速度快、杀伤活性高、肿瘤杀伤谱广、副作用小、对正常骨髓造血影响轻微等优点。尽管 CIK 细胞目前在临床应用上存在诸多问题尚待解决，但是随着技术的不断改进及完善，CIK 细胞将在肿瘤生物治疗上发挥重要作用。

（四）自然杀伤细胞

自然杀伤细胞（natural killer cell，NK 细胞）是除 T 细胞和 B 细胞之外的第三类淋巴细胞。NK 细胞由于细胞质中常含嗜天青颗粒，因此又称为大颗粒淋巴细胞。与 T 淋巴细胞不同，NK 细胞无须识别肿瘤特异性抗原便可以直接杀伤肿瘤细胞，其杀伤活性不受 MHC 限制。

NK 细胞杀伤肿瘤细胞主要通过以下几条途径：①释放穿孔素及颗粒酶诱导靶细胞凋亡；②通过死亡配体（如 TNF-α、FASL 和 Trail）介导靶细胞凋亡；③分泌炎症细胞因子（如 TNF-α 和 IFN-γ）间接调控杀伤作用；④通过 CD16 受体的 ADCC 效应介导靶细胞的杀伤。

过去利用 NK 细胞进行肿瘤免疫治疗的研究，由于受体外扩增技术的限制，往往是直接从淋巴细胞中分离高纯度的 NK 细胞进行使用；这样的操作由于成本过高难以在临床上实现。随着实验技术的进步，目前，通过优化细胞培养、组合细胞因子的方法，能够从外周血单核细胞中大量扩增高纯度的 NK 细胞，完全可以满足临床应用的要求。因此，随着纯化技术及扩增技术的不断改进，NK 细胞有望将成为肿瘤免疫治疗的重要组成部分。

（五）自然杀伤 T 细胞

自然杀伤 T 细胞（natural killer T cell，NKT 细胞）最早是从 C57BLP6 小鼠的胸腺中检测出的一种特殊类型的 T 淋巴细胞。与传统的 T 细胞不同，NKT 细胞不识别由经典的 MHC I 或 MHC II 类分子呈递的肽类抗原，而是识别由非经典的 MHC I 类分子 CD1d 呈递的糖脂类分子抗原，具有迅速分泌大量细胞因子、参与机体先天性免疫和获得性免疫的能力。对 NKT 细胞有结合或刺激作用的配体是类脂多肽。第一个被鉴定的此类多肽是一种从植物中提取的 α2 半乳糖神经酰胺（alpha-galactosylceramide，α-Galcer）。极微量的 α-Galcer 就能介导 NKT 细胞与 CD1d 分子间的结合和刺激作用，使细胞大量扩增及功能活化，迅速分泌大量细胞因子，发挥免疫调节及抗感染、抗肿瘤的作用。

NKT 细胞可以通过两条途径活化：①通过 TCR 激活：α-Galcer 与 CD1 结合后可呈递给 Vα14$^+$ NK1.1$^+$NKT 细胞，合成并分泌大量 Th1 或 Th2 类细胞因子，增强 T 淋巴细胞和 B 淋巴细胞中活化信号的表达，促进肿瘤特异性 CTL 的生成，同时调节机体先天性和获得性免疫反应；②细胞因子和单克隆抗体的活化作用：IL-12 和 IL-18 是两种强有力的 NKT 细胞扩增和活化剂。IL-12 可以显著促进 NKT 细胞在体外对小鼠淋巴瘤细胞系 YAC 细胞的杀伤活性和在体内对 EL24 淋巴瘤肝脏转移灶的清除，并选择性促进 Th1 类细胞因子的合成和分泌；IL-18 可以提高活化 NKT 细胞释放 Th2 类细胞因子的作用。此外，研究表明，NKT 细胞在受到 α-Galcer 及 IL-12 激活后，通过穿孔素介导方式杀伤肿瘤细胞，而杀伤不依赖肿瘤细胞有无表达 MHC 分子，表明 NKT 细胞与 NK 细胞及 CTL 有不同的杀伤机制。

第四节 肿瘤免疫检查点与治疗

一、免疫检查点

T 细胞作为抗肿瘤免疫过程中的核心执行者，需要严密的调控。抗原识别信号和协同刺激分子激活 T 细胞后，由协同抑制分子调节 T 细胞的反应，以维持适度的免疫功能。理想的抗肿瘤免疫反应应该定位于对肿瘤细胞迅速而有效清除的同时，将对正常组织相关炎症损伤缩小在尽量小的范围内；这一病理生理学过程，涉及到对免疫系统抗肿瘤组分、尤其是 T 细胞功能的精确调控。在众多复杂的参与因素中，协同刺激/抑制分子对肿瘤特异性 T 细胞功能的执行起到至关重要的作用。理论上，协同刺激分子激活 T 细胞并执行功能后，协同抑制分子序贯表达，并对活化的免疫系统采取制动措施，防止其过度激活；而肿瘤则利用协同抑制分子回调免疫反应的机制，诱导抗肿瘤 T 细胞的凋亡和耗竭，压制抗肿瘤免疫反应。从而导致机体抗肿瘤免疫被拖入到持久的消耗战——"慢性炎症"。肿瘤具有侵袭性并伴随局部性、系统性乃至全身性的免疫抑制是肿瘤临床表现的生物学基础，而其中肿瘤免疫检查点的角色不容忽视。广义来说，协同刺激分子（如 CD28、4-1BB 和 ICOS）和协同抑制分子（如 CTLA-4 和 PD-1）均属于免疫检查点（immune checkpoint）分子。前者通过激活肿瘤特异性 T 细胞达到自身增殖活化进而清除肿瘤的目的；后者则在激活肿瘤特异性 T 细胞后阻止其增殖，并诱导其耗竭，使机体无法产生有效的抗肿瘤免疫而介导肿瘤逃逸。它们就像免疫系统的"加速器"（油门）和"制动器"（刹车）一样，通过复杂精细的调控来维持体内免疫平衡。通常所说的免疫检查点分子指的是抑制免疫细胞活化的"刹车"蛋白，介导抑制信号，避免 T 细胞的过度激活。通过选择性激活免疫刺激分子或者封闭阻断免疫抑制分子的人为免疫干预过程称之为免疫检查点治疗。

二、免疫检查点阻断治疗

通过阻断免疫检查点通路、释放机体抗肿瘤免疫从而发挥抗肿瘤效果的治疗称为免疫检查点阻断治疗。最经典的免疫检查点阻断治疗方法是应用单克隆抗体，通常被称为免疫检查点抑制剂（immune checkpoint inhibitors，ICIs）。目前最常用的 ICIs 包括 CTLA-4 抑制剂和 PD-1/PD-L1 抑制剂。

（一）CTLA-4 抑制剂

CTLA-4 与活化 T 细胞的第二信号分子 CD28 高度同源，它在 T 细胞激活的后期表达，与 B7 分子结合的亲和力高于 CD28，因此可通过竞争性结合 B7 来对抗 CD28 的协同刺激，下调 T 细胞免疫应答。CTLA-4 单抗通过阻断 CTLA-4 和 B7 之间的相互作用，可以抑制这样一个抑制性免疫信号，从而消除免疫抑制作用以及诱导和增强抗肿瘤免疫反应。由于 CTLA-4 可在 Treg、尤其是肿瘤中的 Treg 表面高表达，CTLA-4 抑制剂的另外一个作用机制是通过 ADCC 清除 Treg，通过释放其对肿瘤免疫反应的抑制，获得治疗效果。2010 年，将 CTLA-4 单抗易普利姆玛（ipilimumab）用于治疗不可切除的转移性黑色素瘤的Ⅲ期临床试验取得重大突破，研究显示患者总体生存率显著提高。2011 年，美国 FDA 批准将 ipilimumab 用于治疗晚期黑色素瘤，这开启了阻断免疫检查点分子治疗肿瘤的先河。

（二）PD-1/PD-L1

抑制剂程序性死亡分子 -1（PD-1）发挥抑制作用的分子机制与 CTLA-4 不同，主要通过干扰 T 细胞抗原受体以及 CD28 分子介导的细胞内信号，诱导 T 细胞进入衰竭乃至凋亡状态。PD-1 主要表达于活化的 CD4 和 CD8 T 细胞，它有两个配体 PD-L1 和 PD-L2。PD-L1 蛋白主要表达于 APCs，也表达于 B 细胞、T 细胞、非造血细胞以及肿瘤细胞。PD-L1 与 PD-1 结合后，激活下游抑制性信号通路，抑制 T 细胞免疫，对机体的免疫应答起负调控作用。PD-1/PD-L1 单抗可以解除 PD-1 对 T 细胞的抑制作用，从而激活肿瘤患者体内免疫效应细胞的杀瘤效应。2014 年至 2017 年间先后有五种 PD-1/PD-L1 抗体（pembrolizumab、nivolumab、atezolizumab、avelumab 和 durvalumab）获 FDA 批准用于黑色素瘤、肺癌、头颈癌、淋巴瘤、尿路上皮癌、乳腺癌及肾癌等的治疗。

目前，CTLA-4 抗体与 PD-1 抗体联合应用也已获 FDA 批准用于黑色素瘤、肠癌等的治疗，显示出比单药治疗更强的抗肿瘤活性。此外，阻断其他免疫共抑制分子如 TIGIT、LAG3 和 TIM3 的抑制剂，也已相继进入临床试验。

三、免疫检查点激动治疗

当免疫检查点抑制剂在临床上应用得如火如荼之际，靶向免疫刺激性检查点如 ICOS、OX40 和 4-1BB 的抗体也正在研发之中，并逐步走向临床试验阶段。其理论基础在于选择性激活尚未被完全抑制、处于一定激活状态的肿瘤特异性 T 细胞，由其释放促肿瘤杀伤性细胞因子，并通过自分泌或旁分泌的方式发挥作用，通过免疫反应的"瀑布式"级联扩大反应，改变乃至逆转肿瘤局部抑制性的免疫微环境，从而达到清除肿瘤的目的。这类刺激性检查点多属于肿瘤坏死因子超家族。例如 OX40，其主要表达于 CTL、NK 细胞、NKT 细胞或是中性粒细胞表面，可与表达于 DC、B 细胞或巨噬细胞表面的配体 OX40L 结合，诱导 CD8$^+$ 杀伤性 T 细胞和 CD4$^+$ 辅助性 T 细胞的增殖与扩增。早期临床前研究显示，OX40 能对肉瘤、黑色素瘤、乳腺癌等病灶中的肿瘤特异性细胞起到激活作用，进而诱导肿瘤免疫。ICOS 是一种诱导性表达于活化 T 细胞表面的协同刺激分子,可与表达于 APC 表面的配体 ICOS-L 特异性结合,促使 T 细胞进一步活化增殖。有研究表明,在黑色素瘤中,ICOS 高表达的患者具有更好的预后。

第五节　肿瘤免疫治疗存在的问题及展望

肿瘤免疫治疗从其理论完善到逐步应用于临床已经经历了一个多世纪。时至今日,采用免疫学方法对肿瘤进行干预治疗的临床试验已经在世界范围内广泛开展,并取得了确定的临床效果。2018 年诺贝尔生理学或医学奖授予了在"抑制免疫负调控用于癌症治疗"方面有卓越贡献的詹姆斯·艾利森(James P. Allison)与本庶佑(Tasuku Honjo),自此肿瘤免疫疗法被推向了一个新的高度。

随着肿瘤免疫学和分子生物学的发展,肿瘤疫苗的研究已从早期的非特异性疫苗发展到了今天的肿瘤抗原特异性疫苗。未来应着眼于对肿瘤抗原的快速鉴定、高效抗原负载与给药体系的建立、疫苗制备流程的优化、个体化疫苗在适用人群的精准应用等。同时,还应探索肿瘤疫苗与其他肿瘤治疗手段的联合策略,以进一步增强体内免疫反应,获得最佳的治疗效果。

肿瘤的细胞因子治疗经过长期的发展,在临床上也展现了一定的疗效。细胞因子治疗的未来发展将致力于提高其靶向性,以及通过提高半衰期降低用药剂量,从而降低不良反应。同时,细胞因子在作为辅助治疗手段与放疗、化疗及其他类型的免疫治疗的联合使用上也具有广阔的应用前景。

溶瘤病毒具有种类多、调控手段多样等特点,并可以作为载体表达不同功能的外源基因,这些都是溶瘤病毒治疗肿瘤的优势。另外,溶瘤病毒可以整合到肿瘤免疫治疗的多个环节,募集肿瘤浸润淋巴细胞以及增强肿瘤新抗原呈递引起的肿瘤特异性免疫反应等,这些特性为溶瘤病毒联用其他疗法奠定了基础。免疫原性细胞凋亡的发生主要取决于适应性免疫,特别是抗原呈递细胞之间的相互作用,由此决定了肿瘤细胞的免疫原性。目前已有大量研究报道 ICD 激动剂在治疗肿瘤领域的巨大潜力,深入研究肿瘤细胞 ICD 的机制可为临床肿瘤的免疫治疗提供新的方法和途径。

免疫细胞是机体对抗肿瘤的主力军。免疫细胞治疗通过借助分子生物学和细胞工程技术,可以给机体补充足够数量且能够识别和杀伤肿瘤的免疫细胞,重新建立抗肿瘤免疫反应,并逆转患者的免疫抑制状态。然而,目前仍存在肿瘤患者对免疫细胞治疗反应不一以及治疗后复发等问题。未来仍需进一步深入研究如何在体外制备高质量的免疫细胞,使其回输体内之后能够保持较强的功能和存续能力。而研究回输后迁移进入肿瘤的能力与分子机制,以及克服肿瘤微环境免疫抑制作用的新方法等,对进一步提高免疫细胞治疗的有效性和持久性同样非常重要。另外,如何将现有的免疫细胞治疗与传统的肿瘤治疗方法相结合,以及将不同的免疫细胞进行结合以达到最好的疗效,是临床迫切需要解决的问题。同时,结合精准医学发展,筛选可以预测疗效的生物标志物,以及建立新的免疫细胞治疗的评价体系等,均对肿瘤的免疫细胞治疗具有非常重要的指导意义。最后,鉴于免疫细胞治疗产品的异质性和制备流程的复杂性等,规模化的标准生产将是未来免疫细胞治疗广泛应用的前提。

免疫检查点阻断疗法彻底改变了一部分晚期肿瘤患者的预后,并从根本上改变了人们看待肿瘤管理的方式。然而,肿瘤患者对 ICIs 治疗反应不一的问题严重影响了其临床应用,因此需要选择潜在对 ICIs 治疗应答的患者。但迄今为止,尚无理想的免疫生物标志物能够在治疗前或治疗早期确切预测临床疗效。对于 ICIs 反应不佳的患者,可以考虑选择合适的联合治疗方法。现已开展的临床试验中有许多免疫检查点抑制剂与放化疗、小分子抑制剂或表观遗传药物联用的策略,其治疗效应及不良反应有待进一步研究证实。此外,免疫检查点调节体内免疫平衡的生物学基础决定了此类治疗不可避免会产生诸如自身免疫反应等相关副作用,因此还需要深入研究 ICIs 治疗引发的副作用及其机制,以降低或避免其毒副作用。

依据免疫治疗的发展趋势和已经被证实的确切临床效果,我们有充足的理由相信,特异性肿瘤免疫干预和治疗的应用将打破常规肿瘤临床治疗的瓶颈,使患者生存达到明显改善。

(夏建川　周鹏辉　王惊华)

参 考 文 献

[1] Topalian S L, Weiner G J, Pardoll D W. Cancer immunotherapy comes of age. J Clin Oncol, 2011, 29(36): 4828-4836.

[2] Lizée Gregory, Overwijk W W, Radvanyi L, et al. Harnessing the power of the immune system to target cancer. Annu Rev Med, 2013, 64(1): 71-90.

[3] Heemskerk B, Kvistborg P, Schumacher TN. The cancer antigenome. EMBO J, 2013, 32: 194-203.

[4] Lawrence MS, Stojanov P, Polak P, et al. Mutational heterogeneity in cancer and the search for new cancer-associated genes. Nature, 2013, 499: 214-218.

[5] Ophir E, Bobisse S, Coukos G, et al. Personalized approaches to active immunotherapy in cancer. Biochim Biophys Acta, 2016, 1865: 72-82.

[6] Dosset M, Godet Y, Vauchy C, et al. Universal cancer peptide-based therapeutic vaccine breaks tolerance against telomerase and eradicates established tumor. Clinical cancer research, 2012, 18(22): 6284-6295.

[7] Bezu L, Kepp O, Cerrato G, et al. Trial watch: Peptide-based vaccines in anticancer therapy. Oncoimmunology, 2018, 7(12): e1511506.

[8] Chu Y, Liu Q, Wei J, et al. Personalized cancer neoantigen vaccines come of age. Theranostics, 2018, 8(15): 4238-4246.

[9] Ott PA, Hu Z, Keskin DB, et al. An immunogenic personal neoantigen vaccine for patients with melanoma. Nature, 2017, 547(7662): 217-221.

[10] Sahin U, Derhovanessian E, Miller M, et al. Personalized RNA mutanome vaccines mobilize poly-specific therapeutic immunity against cancer. Nature, 2017, 547(7662): 222-226.

[11] Myhr, A. I. DNA Vaccines: Regulatory Considerations and Safety Aspects. Curr Issues Mol Biol, 2017, 22: 79-88.

[12] Tiptiri-Kourpeti A, Spyridopoulou K, Pappa A, et al. DNA vaccines to attack cancer: Strategies for improving immunogenicity and efficacy. Pharmacol Ther, 2016, 165: 32-49.

[13] Jerne NK. Towards a network theory of the immune system. Ann Immunol(Paris), 1994, 125C(1-2): 373-389.

[14] Ladjemi MZ. Anti-idiotypic antibodies as cancer vaccines: achievements and future improvements. Front Oncol, 2012, 6(2): 158.

[15] Segatori VI, Cuello HA, Gulino CA, et al. Antibody-dependent cell-mediated cytotoxicity induced by active immunotherapy based on racotumomab in non-small cell lung cancer patients. Cancer immunology immunotherapy, 2018, 67(8): 1285-1296.

[16] Gabri MR, Cacciavillano W, Chantada GL, et al. Racotumomab for treating lung cancer and pediatric refractory malignancies. Expert opinion on biological therapy, 2016, 16(4): 573-578.

[17] 孙燕. 内科肿瘤学. 北京: 人民卫生出版社, 2005.

[18] 汤钊猷. 现代肿瘤学. 3 版. 上海: 上海医科大学出版社, 2011.

[19] 夏建川. 肿瘤生物治疗基础与临床应用. 北京: 科学出版社, 2018, 306: 320.

[20] Parker BS, Rautela J, Hertzog PJ. Antitumour actions of interferons: implications for cancer therapy. Nat Rev Cancer, 2016, 16(3): 131-144.

[21] Balkwill F. Tumour necrosis factor and cancer. Nat Rev Cancer, 2009, 9(5): 361-371.

[22] 杨思源. TNF-α 在 NK/T 细胞淋巴瘤吉西他滨耐药中作用的研究. 郑州: 郑州大学, 2017.

[23] Yan WL. Recent progress in GM-CSF-based cancer immunotherapy. Immunotherapy, 2017, 9(4): 347-360.

[24] 黄慧雅, 陆荫英, 谢震. 溶瘤病毒在肿瘤治疗中的研究进展. 传染病信息, 2019, 32(1): 30-36.

[25] 李丹洋, 唐慧. 基因改造的溶瘤痘病毒在肿瘤治疗中的研究进展. 中国细胞生物学学报, 2016, 38(12): 1523-1534.

[26] Green DR. Immunogenic and tolerogenic cell death. Nat Rev Immunol, 2009, 9(5): 353-363.

[27] Kroemer G. Immunogenic cell death in cancer therapy. Annu Rev Immunol, 2013, 31: 51-72.

[28] Garg AD, Agostinis P. ER stress autophagy and immunogenic cell death in photodynamic therapy-induced anti-cancer immune responses. Photochem Photobiol Sci, 2014, 13(3): 474-487.

[29] Krysko DV. Immunogenic cell death and DAMPs in cancer therapy. Nat Rev Cancer, 2012, 12(12): 860-875.

[30] Dudek AM. Inducers of immunogenic cancer cell death. Cytokine Growth Factor Rev, 2013, 24(4): 319-333.

[31] Obeid M. Calreticulin exposure dictates the immunogenicity of cancer cell death. Nat Med, 2007, 13(1): 54-61.

[32] Galluzzi L. Immunogenic cell death in cancer and infectious disease. Nat Rev Immunol, 2017, 17(2): 97-111.

[33] Fucikova J. High hydrostatic pressure induces immunogenic cell death in human tumor cells. Int J Cancer, 2014, 135 (5): 1165-1177.

[34] Garg AD. Hypericin-based photodynamic therapy induces surface exposure of damage-associated molecular patterns like HSP70 and calreticulin. Cancer Immunol Immunother, 2012, 61 (2): 215-221.

[35] Lim JY. Type I interferons induced by radiation therapy mediate recruitment and effector function of CD8 (+) T cells. Cancer Immunol Immunother, 2014, 63 (3): 259-271.

[36] Bernard J. Ultraviolet radiation damages self noncoding RNA and is detected by TLR3. Nat Med, 2012, 18 (8): 1286-1290.

[37] Dewan MZ. Fractionated but not single-dose radiotherapy induces an immune-mediated abscopal effect when combined with anti-CTLA-4 antibody. Clin Cancer Res, 2009, 15 (17): 5379-5388.

[38] Sistigu A. Cancer cell-autonomous contribution of type I interferon signaling to the efficacy of chemotherapy. Nat Med, 2014, 20 (11): 1301-1309.

[39] Maude SL, Frey N, Shaw PA, et al. Chimeric antigen receptor T cells for sustained remissions in leukemia. N Engl J Med, 2014, 371 (16): 1507-1517.

[40] Gattinoni L, Powell D J, Rosenberg S A, et al. Adoptive immunotherapy for cancer: building on success. Nature reviews. Immunology, 2006, 6 (5): 383-393.

[41] Dranoff, Glenn. Cytokines in cancer pathogenesis and cancer therapy. Nature Reviews Cancer, 2004, 4 (1): 11-22.

[42] Lanier, Lewis L. Up on the tightrope: natural killer cell activation and inhibition. Nature Immunology, 2008, 9 (5): 495-502.

[43] Ambrosino E, Berzofsky J A, Terabe M. Regulation of tumor immunity: the role of NKT cells. Expert Opinion on Biological Therapy, 2008, 8 (6): 725-734.

[44] Cerundolo V, Silk J D, Masri S H, et al. Harnessing invariant NKT cells in vaccination strategies. NATURE REVIEWS IMMUNOLOGY, 2009, 9 (1): 28-38.

[45] Iwai Y, Hamanishi J, Chamoto K, et al. Cancer immunotherapies targeting the PD-1 signaling pathway. J Biomed Sci, 2017, 24 (1): 26.

[46] Postow MA, Chesney J, Pavlick AC, et al. Nivolumab and ipilimumab versus ipilimumab in untreated melanoma. N Engl J Med, 2015, 372 (21): 2006-2017.

[47] Gettinger SN, Horn L, Gandhi L, et al. Overall Survival and Long-Term Safety of Nivolumab (Anti-Programmed Death1 Antibody, BMS-936558, ONO-4538) in Patients WithPreviously Treated Advanced Non-Small-Cell Lung Cancer. J Clin Oncol, 2015, 33 (18): 2004-2012.

[48] Wolchok JD, Kluger H, Callahan MK, et al. Nivolumab plus ipilimumab in advanced melanoma. N Engl J Med, 2013, 369 (2): 122-133.

[49] Larkin J, Chiarion-Sileni V, Gonzalez R, et al. Combined Nivolumab and Ipilimumab or Monotherapy in Untreated Melanoma. N Engl J Med, 2015, 373 (1): 23-34.

[50] Hellmann MD, Rizvi NA, Goldman JW, et al. Nivolumab plus ipilimumab as first-line treatment for advanced non-small-cell lung cancer (CheckMate 012): results of an open-label, phase 1, multicohort study. Lancet Oncol, 2017, 18 (1): 31-41.

[51] McNutt M. Cancer immunotherapy. Science, 2013, 342 (6165): 1417.

[52] Drake CG, Lipson EJ, Brahmer JR. Breathing new life into immunotherapy: review of melanoma, lung and kidney cancer. Nat Rev Clin Oncol, 2014, 11 (1): 24-37.

第二十章 肿瘤的综合治疗和个体化治疗

20世纪80年代，随着生物医学模式向生物-社会-心理医学模式的转变，人们认识到单一治疗手段在恶性肿瘤治疗上存在不足，合理利用多种治疗手段会取得更加显著的治疗效果，由此产生了综合治疗的理念。1995年Abeloff等所著的《临床肿瘤学》，首次专门列出综合治疗章节。日本则将综合治疗称为多学科治疗或集学治疗，即多个学科互相学习、补充、配合以达到更好治疗的目的。国内很早即认识到恶性肿瘤综合治疗的重要性，1976年由孙燕教授主编的《实用肿瘤学》即已对综合治疗的概念作出明确定义。

综合治疗是目前恶性肿瘤治疗的基本原则，体现了多学科的协作与补充，代表了当今恶性肿瘤走向规范化治疗的必然趋向。同时，随着生物医学模式向"生物-心理-社会"的现代医学模式的转变，人的个性属性、社会属性和人与环境的相互作用更加受到重视，对肿瘤异质性（heterogeneity）的认识得到不断深入。尤其是近年来高通量分子检测技术的应用和靶向药物的研发及应用，使基于分子水平的肿瘤个体化治疗得以成功实施。目前，各类肿瘤规范化治疗的临床指南不断完善更新，方案越来越趋合理，早期肿瘤的治愈率明显提高和晚期肿瘤的生存时间相应延长。综合治疗与个体化治疗构成恶性肿瘤治疗的两条主线，相辅相成，相得益彰。

第一节 肿瘤综合治疗的概念及历史演变

1976年由孙燕教授主编的《实用肿瘤学》对综合治疗做了如下定义："根据患者的机体状况，肿瘤的病理类型、侵犯范围（病期）和发展趋向，有计划地、合理地应用现有的治疗手段，以期较大幅度地提高治愈率。"这一定义体现了以人为本，重视患者机体和疾病两个方面，并且不排斥任何有效方法，而且目的明确即"较大幅度提高治愈率"的治疗理念，对于指导临床实践具有重要意义。但是，随着时代的发展，尤其是生物-心理-社会医学模式的出现，学者们普遍认识到综合治疗除了达到提高治愈率，延长患者生存时间，还应重视改善患者的生活质量。因而目前将肿瘤综合治疗的概念定义为：根据患者的机体状况、心理需求、经济条件，肿瘤的部位、病理类型、侵犯范围（分期）、分子特点和发展趋向，有计划地、合理地应用现有的多学科各种有效治疗手段，以最适当的经济费用取得最好的治疗效果，延长生存时间同时最大限度地改善患者的生活质量。

新的定义除更强调患者自身因素外，还增加了能够进一步反映个体差异的分子指标和能够反映成本效益的卫生经济学理念，而且目的更加具体明确，即不仅提高治疗效果，延长生存时间，还要兼顾生活质量，达到延长生存与提高生活质量并重的目标。

恶性肿瘤综合治疗的历史演变

一、不同医学模式下恶性肿瘤治疗理念的历史变革

肿瘤是一古老的疾病，公元前3000年的古埃及木乃伊中即发现存在肿瘤的证据，公元前1660年的埃及纸草文就有关于"乳腺癌"的最早文字记载。追溯人类与肿瘤抗争的历史可以发现，人类应对肿瘤的治疗方法与当时所处时代的医学模式密切相关。医学模式（medical model）是人类对自身健康和疾病总体特征及其本质的高度概括，是指导人类医疗卫生实践活动的总纲。医学模式的核心就是医学观，不同医学模式反映出不同历史阶段医学发展的特征。人类历史上医学模

式经历了五次大的转变，分别是神灵主义医学模式（spiritualistic medical model）、自然哲学医学模式（nature-philosophical medical model）、机械论医学模式（mechanistic medical model）、生物医学模式（ecological/biological model）和生物 - 心理 - 社会医学模式（bio-psycho-social medical model）。

（一）神灵主义医学模式下的肿瘤治疗方法

神灵主义医学模式认为人的生命和健康是上帝神灵的恩赐，认为疾病是邪恶的神灵入侵人体所致。疾病的治疗需求助巫术，可让巫师驱使邪恶的神灵离开或祈求善良的神灵帮助人们战胜邪恶的神灵。这种健康 - 疾病观念出现于 3 800 年前的巴比伦和亚述时期，在希伯来人中一直延续到 3 000 年前。祈祷和驱邪是当时维护健康、治疗疾病的主要手段。考古学中发现古人类头盖骨上的小洞就是当时巫医使用颅骨环钻术为患者驱除邪魔的证据。这一时期人类对肿瘤知之甚少，对肿瘤的治疗可谓束手无策。

（二）自然哲学医学模式下的肿瘤治疗

自然哲学体系中，神灵失去了位置。一切现象都被认为是自然的，而不再被认为由超自然的神灵所操控。自然哲学的观点认为世界是物质的，并将世界归结为某些具体的物质形态如水、火、土、气等，同时认为这些事物是相互联系的。可惜当时对这种相互联系的解释停留在事物表面，且多牵强附会。自然哲学医学模式认为，人体的生理病理现象并非孤立，而是与人们的个性性格及生活方式，并与自然环境和社会环境密切相关。因此在疾病诊疗和预防过程中，应综合考虑多种相关因素对疾病发生发展的影响。这种医学思想虽然还属经验医学范畴，但其包含的朴素唯物论与自然辩证法的哲学思想至今仍在对医疗实践活动产生影响。这一时期以公元 400 年前中国的《黄帝内经》和公元 600 年前古希腊的"四体液"学说为代表。但比较可发现：中医学的整体观与古希腊医学的整体医学观；《黄帝内经》中的阴阳平衡学说与《希波克拉底文集》中的体液平衡学说；源自思想家左丘明的中医五行学说（水、火、木、金、土五元素）与古希腊哲学家恩培多克勒的四元素学说（水、土、气、火）；中医学中的"气"或"元气"与恩培多克勒的"元气"或"灵气"；中医学"治病求本""调整阴阳"和"扶正祛邪"的

治则治法与古希腊医学"通过改变饮食和环境来控制引起体液失衡的原因而达到恢复健康"的治疗原则都有着惊人的相似之处。

古代中国的中医、古希腊医学、古印度医学等，都是当时著名的自然哲学医学模式。被后人称作医学之父的希波克拉底无疑是这一时期的代表人物之一，他把肿瘤分成浅表性生长和隐匿性生长两大类，并认为是由体液中的黑胆汁积聚而成。体表肿瘤通过切除或烧灼可望治愈，但身体内部的肿瘤，即所谓隐匿性生长，无药可医，绝对致命，但可用种种姑息的治疗方法以减轻病痛。公元 200 年开始的盖伦时代，体液学说得到充分发展。盖伦认为体液在体内到处流动，癌症也可以在身体各部分发生。但最常见的是发生在女性乳腺上的肿瘤，治疗上应从纠正"体液失调"入手。当然，盖伦还是认为，只要能把肿瘤去除，外科还是有效的。

盖伦之后，体液学说盛行。在 1 000 多年的时间里，肿瘤治疗以内科为主，人们想尽办法来纠正"体液失调"，应用了各种各样的有机物和无机物，也有植物的提取物和人的排泄物。无机物中砷制剂、锑制剂、汞制剂和铅制剂应用最多，这些药物一般都可引起强烈的消化道反应甚至中毒，但当时认为只有通过这些反应才可以治愈肿瘤。这种以饮食疗法和泻药为主的治癌法，当然难以取得理想效果。所以 14 世纪被认为是英国外科之父的 John 便公开宣称，他"没有看到或听说一个人被治愈过"。

希波克拉底尤其是盖伦之后，对肿瘤的认识逐渐陷入形而上学、烦琐的哲学争辩之中，至中世纪发展至高峰。这段时间，外科被贬至手术匠的地位，空谈、烦琐论证的学术风气则被推为时尚。这样，肿瘤治疗便以内治为主，并且具有繁、多、怪的特点。中世纪的医学仍停留在经验医学阶段，被称为医学史上最黑暗的时代，肿瘤治疗当然也谈不上发展与进步了。

（三）机械论医学模式下的肿瘤治疗

15 世纪欧洲文艺复兴运动带来了工业革命，医学正式成为一个科学门类，从此进入了实验医学时代。这与近代西方自然科学的发展崛起密不可分。1543 年哥白尼的《天体运行》和维萨里的《人体构造》出版，标志着近代自然科学革命的开

始。在力学和天文学等自然科学进步的推动下，机械唯物主义的自然观逐渐成为近代医学的指导思想。这种自然观认为，世界就像一部机器，客观世界的结构和运动过程，以及运行机制与规律，都可用人造机器类比。18世纪法国医生拉美特利的著述《人是机器》甚至认为"人是爬行的机器，是一架会自己发动自己的机器"，"疾病是机器某部分故障失灵，需要修补完善"。然而，正是这种机械唯物主义的观点在当时历史环境下促进了自然科学和医学科学的发展，相继发现了血液循环、创立了器官病理学和细胞病理学说等。但是，这种医学模式忽视了人类机体的生物属性和社会特性，产生了对人体观察的片面性和机械性。

这一时期，维萨里的解剖，哈维的血液循环奠定了近、现代医学的基础。肿瘤治疗更因为显微镜的应用与魏尔啸病理学的建立而获益匪浅。显微镜与魏尔啸病理学对疾病局部的重视，形成这一时期把肿瘤界定为局部性疾病的认识论基础，也是肿瘤外科学得以迅猛发展的基础。可以这样说，假如没有对肿瘤局部改变的认识，便没有 Halsted 的乳腺癌根治术，也就没有以整块切除为特点之一的肿瘤外科学。放射性物质之所以在发现后便能迅速地应用到肿瘤的治疗上，想必也与把肿瘤看成一种局限性疾病的认识观有关。

（四）生物医学模式

随着人类对自然科学认识的提高，在18世纪下半叶到19世纪，人们开始运用生物医学的观点认识生命、健康与疾病，认为健康是宿主（人体）、环境与病因三者之间的动态平衡，如果这种平衡被破坏人便会发生疾病。这种以维持生态平衡为核心思想的医学观所形成的医学模式，即生物医学模式。生物医学模式时代，医学渐渐步入理性医学的阶段。由于这一时期自然科学发展迅速，推动了生物科学的进步。解剖学、组织胚胎学、生理学、细菌学、病理学、生物化学、免疫学及遗传学等生物学体系相继形成，人们开始从生物学的角度重新认识生命、健康与疾病。同时生物医学与实验医学的发展，尤其是显微技术的发展与基础医学的进步，使人们对疾病的认识深入到细胞的水平，传染性疾病的真正病因得以明确。而许多传染性疾病的特异性病原体的存在使人们形成了单因单果的疾病-病因关系模式，认为疾病

具有微观的生物学基础，也具有微观的物理与化学基础，因而对疾病的治疗最终都归结为采用物理与化学的方法进行治疗。

19世纪自然科学的发展，推动了人类对恶性肿瘤的认识，并催生了恶性肿瘤的现代治疗。首先是外科脱胎换骨之后率先投入对癌症的战斗，随之，放射性物质被发现，开辟了抗癌治疗的另一战场。而20世纪初抗癌药物的使用，使古老的内科治疗焕发出新的活力。由于肿瘤局部治疗方法的停滞不前，恶性肿瘤逐渐再次被看成为一种全身性疾病，肿瘤治疗观念发生了明显的转向，化学治疗在这种情势下得以迅猛发展，成为肿瘤治疗研究中极为活跃的领域。至此，手术、放疗、化疗成为恶性肿瘤治疗的三大支柱，肿瘤既是局部又是全身疾病的性质得到深入认识，使用包括手术、放疗、化疗三种手段在内的多学科手段共同治疗恶性肿瘤的综合治疗理念呼之欲出。

自20世纪60年代开始，生命科学互相渗透、互相促进，人类对癌症的分子机制与肿瘤免疫学有了更深层次的认识，一种有别于传统免疫疗法的肿瘤过继性免疫疗法与基因疗法也随之产生，并在此基础上形成了被誉为是继手术、放疗和化疗三大方法之后的第四种肿瘤治疗手段——肿瘤生物治疗。

综上，生物医学模式的出现标志着人类第一次卫生革命的胜利，促进了现代医学的真正发展。无论是在基础医学、临床医学还是在公共卫生方面，生物医学模式对现代医学都做出了巨大贡献。但是，生物医学从纯生物学角度理解疾病和健康，忽视了心理、社会因素对疾病和健康的重要性乃至决定性作用。这也是导致长期以来恶性肿瘤治疗效果难以继续提高的重要原因之一。

（五）生物心理社会医学模式

1977年由美国罗彻斯特大学精神病和内科学教授恩格尔（George L.Engel）首先提出。恩格尔指出："为了理解疾病的决定因素，以及达到合理的治疗和卫生保健模式，医学模式必须考虑到患者、患者生活的环境以及由社会设计来对付疾病破坏作用的补充系统，即医生的作用和卫生保健制度。"这就是说，人们对健康和疾病的了解不仅仅包括对疾病的生理（生物医学）解释，还包括了解患者（心理因素）、患者所处的环境（自然和

社会因素）和帮助治疗疾病的医疗保健体系（社会体系）。这一医学模式对健康与疾病的认识已不再是自然科学的线性因果式，因而有人称之为现代医学模式。对恶性肿瘤而言，其发生发展有生物、心理、社会、生态诸多方面因素，只有使患者处于自然、社会、生理、心理的整体平衡与协调运动中，才能达到真正的治疗。正是这一主线促使恶性肿瘤综合治疗与个体化治疗的理念趋于成熟。

从以上简略的历史回顾可以看出，肿瘤治疗的每一次突破，都是基于医学及医学相关自然科学所取得的发展成果。没有文艺复兴运动之后的实验医学，没有麻醉药的发现及李斯特消毒法的诞生，便没有现代肿瘤外科学；没有对放射性物质的物理、化学特性的认识，便没有肿瘤放射学；没有艾利希对化学治疗的研究，便没有肿瘤化学治疗学的出现；没有华生、克里克的 DNA 双螺旋模型以及免疫学的分子机制、细胞因子的认识，便没有肿瘤的生物治疗。当前只有在医学、分子生物学尤其是系统生物学等诸多领域共同取得突破性进展，才有可能真正攻克肿瘤。

二、恶性肿瘤主要治疗方法及演变

从上述不同时代医学模式对肿瘤治疗方法的演变可以看出，伴随医学模式的进步，肿瘤的治疗方法也在不断改进，经历了以外治法为主的古代阶段，以内治法为主的中世纪阶段，以局部治疗为主的近代阶段，和以综合治疗和个体化治疗为主的现代阶段。当前，手术、放疗和化疗已成为恶性肿瘤治疗的三大支柱。同时，热疗、冷疗、射频消融等其他各种治疗手段不断演进，这些治疗手段的合理应用与组合，促使肿瘤治疗效果不断提高。

（一）肿瘤外科学

1809 年美国 Ephraim McDowell 切除一约 9.9kg 的卵巢肿瘤，术后患者生存 39 年，从此拉开肿瘤外科治疗的序幕。以后随着麻醉学和消毒灭菌方法的出现，肿瘤的手术治疗突飞猛进。1882 年 Halsted 首创的典型乳腺癌根除术，成为外科学发展史上的第一个里程碑事件，不仅奠定了手术治疗乳腺癌的原则，同时也逐步成为外科治疗各种癌肿的共同原则——即完整切除的原

则。这一原则的建立推动了此后外科学的蓬勃发展，至 1935 年最复杂的胰十二指肠切除成功，几乎人体所有重要脏器的恶性肿瘤都可经手术治疗。20 世纪 60 年代，无瘤观念得到重视，肿瘤外科进一步发展成熟并成为一门专门学科。近几十年来，肿瘤外科在较以往更加注重完全性切除肿瘤的基础上，更加注重功能保全及生活质量的提高。例如随着早期诊断技术的发展和对肿瘤生物学特性认识的提高，微创外科得到迅速发展，胸腔镜、腹腔镜甚至机器人手术在临床相继开展。与常规手术相比，微创手术以其微创而不牺牲根治、提高生活质量而不减短生存时间，因此临床备受推崇。同时微创技术在肿瘤活检、肿瘤诊断等方面也在发挥越来越重要作用。

（二）肿瘤放射治疗

放射治疗可追溯到 1895 年伦琴发现 X 线，为放射治疗奠定了物质基础。之后不久将其运用于皮肤癌、淋巴瘤等的治疗，从此揭开了肿瘤放射治疗的序幕。1898 年居里夫妇发现镭，1905 年用于临床，并创立了肿瘤放射治疗的另一方法：组织间插植疗法。1923 年 Gilbert 和 Genf 介绍了霍奇金病和子宫颈癌的组织插植成功经验，被称之为"巴黎方法"。1932 年 Coutard 建立了分割照射法；1933 年发现了磷 -32；1941 年发现了钴 -60，1948 第一次投入临床应用，放疗时间显著缩短，钴 -60 成为放疗最主要的能源之一。此后，由于影像技术、放射物理，特别是电子计算机技术的进展，使放射治疗得到飞速发展。20 世纪 60 年代日本放射治疗学家高桥的原体治疗（适形放射治疗）不仅得到实现，且更进一步达到了调强放射治疗（IMRT）目的。应用这一技术可使靶区高剂量均匀照射，而周围正常组织受到辐射很少。在不增加正常组织损伤的情况下，提高了靶区剂量，进而提高了局部控制率，提高患者的生存率。CT 模拟机及逆向治疗计划设计系统，保证了上述治疗的实施，从而达到精确定位，精确设计治疗计划及精确治疗。立体定向放射治疗（γ刀及 X 刀）在 20 世纪末也得到很大发展，治疗了大量不能手术的、小的良性或低度恶性肿瘤、脑转移瘤。近距离治疗特别是血管内照射已经通过美国政府批准，质子治疗、重离子治疗都有较大进展，因而被称为放射肿瘤学的一次革命。

（三）肿瘤化学治疗

肿瘤化学治疗在三大肿瘤治疗手段中的历史最短，但进展最快。虽然我国三千年前黄帝内经就有类似药物治疗肿瘤的记载，西方1865年Lissauer最早使用化学品亚砷酸溶液治疗白血病，但普遍认为1942年耶鲁大学的Gilman、Goodman、Lindskog等将氮芥试用于淋巴肿瘤并使肿瘤明显缩小，是现代化学治疗肿瘤的开端。20世纪60年代以后，抗癌药物的研究进展迅速，各种化学治疗理论相继建立。1968年Karnofsky正式提出肿瘤内科学（medical oncology）的概念，标志着肿瘤化疗从过去单一寻找新药发展到包括药物治疗、细胞增殖动力学的应用、肿瘤病理学和免疫学在内的新学科。近十余年，分子靶向药物治疗（molecular targeted drug treatment）蓬勃发展，肿瘤内科迎来了发展史上新突破。截至目前，已有越来越多的恶性肿瘤可通过化疗治愈。与此同时，如何克服化疗耐药、减少化疗毒副作用、提高化疗疗效等问题逐渐成为综合治疗过程中医生关注的焦点。

（四）肿瘤生物治疗

20世纪80年代中叶，Rosenberg等建立了现代肿瘤生物治疗的理论和基础。生物治疗是指采用生物工程技术获得的生物产品，可以增强人体正常免疫细胞对肿瘤细胞的识别能力，进而杀灭肿瘤细胞，抑制癌细胞生长增殖。肿瘤生物治疗包括：过继细胞免疫疗法与细胞因子疗法、肿瘤疫苗与树突状细胞、肿瘤分子靶向治疗、放射免疫靶向治疗、肿瘤基因治疗和免疫检查点抑制剂等治疗形式。目前免疫治疗已在多种肿瘤如黑色素瘤，非小细胞肺癌、肾癌和前列腺癌等实体瘤的治疗中展示出了强大的抗肿瘤活性，多个肿瘤免疫治疗药物已经获批上市，应用于临床。

（五）肿瘤介入治疗

肿瘤介入治疗是伴随介入放射学的兴起而产生和发展的一门新兴学科。介入放射学是在医学影像设备的引导下，以影像诊断学和临床诊断学为基础，结合临床治疗学原理，利用导管、导丝等器材通过人体生理腔道，将探针、导管或其他器械置于病变部位进行诊断和治疗。1886年Menetrier即对肺部肿块做穿刺诊断，但因当时设备简陋未能如愿。直至20世纪50年代后期，随着X线（1895年伦琴发现）、CT（1970年初Hounsfield发明）、MRI（80年代初期用于临床）、SPECT、PET、超声等影像设备和影像技术的成熟应用，介入治疗才得以较快发展。1953年瑞典放射学家Seldinger创立的经皮血管穿刺技术奠定了现代介入放射学的基础。1979年日本Nakakuma等将碘油与抗癌药混合后注入肝癌供血动脉，再用可吸收性明胶海绵栓塞肝动脉，使肝癌介入治疗取得突破性进展，成为不能手术切除肝癌和肝癌术后复发的首选治疗方法。

肿瘤介入治疗大致可分为血管性介入治疗与非血管性介入治疗。血管性介入治疗是在诊断性血管造影的基础上，通过导管向病灶供血血管内注射药物或栓塞剂，以达到治疗肿瘤目的的方法，其技术包括经导管动脉灌注化疗及经导管动脉化疗栓塞术。非血管性肿瘤介入治疗方法很多，如穿刺活检、管腔成形术（如食管、胆道等恶性肿瘤引起管腔狭窄支架置入治疗）、引流术、造瘘术、肿瘤局部灭活等。近年来局部灭活治疗备受关注，物理消融治疗（如冷冻、超声聚焦、微波、射频、激光等）、化学消融（如局部注射无水乙醇、细胞毒化学药物等）、放射性粒子及药物粒子组织间植入治疗、光动力治疗等相继用于临床。目前介入治疗在肝癌、肾癌、肺癌、食管癌、甲状腺癌、乳腺癌、前列腺癌等越来越多的实体肿瘤中得到应用并取得良好疗效，以其微创、高效、安全、可重复性强等优点成为肿瘤治疗的重要组成部分。

（六）肿瘤的靶向治疗

近年来，靶向治疗在肿瘤治疗中异军突起，成为最受关注和最有前途的治疗手段之一。肿瘤的靶向治疗是指通过各种"先进导航技术"，把药物、射线等各种能杀灭肿瘤细胞的物质或能量直接作用到肿瘤组织之上，以达到精确有效地消灭肿瘤的目的。广义的靶向治疗包括物理靶向治疗和分子靶向治疗。上述介入治疗即可归入物理靶向治疗，近年来分子靶向治疗进展快速、成果显著，因而当前肿瘤靶向治疗多指分子靶向治疗。

肿瘤分子靶向治疗（molecular targeted therapy）是指在肿瘤分子生物学的基础上，利用肿瘤组织或细胞所具有的特异性（或相对特异的）结构分子作为靶点，使用某些能与这些靶分子特异结合的抗体、配体等达到直接治疗或导向治疗目的的一类疗法。分子靶向药物以某些肿瘤细胞膜上或细胞内特异性表达的分子为作用靶点，能够更加特异性地作用于特定肿瘤细胞，阻断其生长、转移或诱导其凋亡，抑制或杀死肿瘤细胞，达到控制肿瘤的目的。由于肿瘤靶向治疗将治疗作用或药物效应尽量限定在特定的靶细胞、组织或器官内，不影响正常细胞、组织或器官功能，因而疗效更加显著，毒副作用更小。2001 年分子靶向药物伊马替尼（Imatinib）治疗胃肠间质瘤和慢性粒细胞白血病取得奇效，成为肿瘤内科治疗史上里程碑事件。目前分子靶向治疗主要包括促进肿瘤细胞凋亡、干扰细胞信号转导通路、阻断细胞周期及抗血管新生等治疗策略，已经广泛应用于乳腺癌、肺癌、结直肠癌、淋巴瘤、肝癌、肾癌等多种实体肿瘤治疗中（详见第十六章第七节肿瘤靶向治疗）。分子靶向治疗尽管临床应用时间较为短暂，但已成为 21 世纪肿瘤治疗的重点研究方向，如何更好地将分子靶向治疗和其他治疗手段有机结合，进一步提高疗效和改善生存质量（quality of Life，QOL），是今后需要努力的方向。

此外，我国传统的中医中药疗法在肿瘤治疗中的合理应用，可在一定程度上能提高机体免疫状态，减轻放化疗毒副作用，是综合治疗中不可或缺的手段。

三、恶性肿瘤各种治疗手段的优势与不足

纵观恶性肿瘤治疗方法的历史发展与演变，不难看出，肿瘤外科学、肿瘤放射治疗学、肿瘤化学治疗学构成了现代肿瘤治疗学的三大支柱。手术、放疗、化疗三种手段各具特点，互为补充。对于大部分内脏器官的实体肿瘤而言，以手术治疗为主，但某些肿瘤，尤其是解剖位置特殊的肿瘤如鼻咽癌，则放射治疗效果为佳。对于非实体瘤肿瘤如恶性淋巴瘤和白血病，化学治疗则扮演着更为重要的角色。

从治疗效应看，外科手术和放射治疗都为局部治疗的方法。因此，肿瘤外科学家和放射肿瘤学家的肿瘤概念结构极为相似，两者都认为恶性肿瘤发生在局部，侵犯周围组织，经淋巴管、血管或通过自然腔隙外侵转移他处。这样，治疗的重点自然放在局部上，即控制局部生长和局部扩散

特别是淋巴结的转移。化疗则属于全身效应的方法，除了能控制局部肿瘤发展之外，更多着重于防止肿瘤发展和扩散。肿瘤内科对肿瘤治疗的观点为细胞指数杀灭的观点，强调足剂量强度的用药方法，目的是彻底杀灭绝大部分的肿瘤细胞。

表 20-1 列举了人类肿瘤治疗进程中的重要事件。

总体看来，三种治疗手段各有千秋，在肿瘤治疗学中都有无法替代的地位。特别是当代各个专业的肿瘤学家对各种治疗方法的完善，更加把三种方法有机地结合在肿瘤的治疗上，形成了现今肿瘤治疗学中缺一不可的格局。近十年来，细胞分子生物学和生物工程学的发展为生物治疗、分子靶向治疗等新的治疗手段开拓了空间，但这些手段目前均涵盖在手术、放疗和化疗三大传统治疗方式的框架之内，仍在不断完善中。

第一，对大部分恶性可切除的实体肿瘤而言，手术对局部的治疗效果既优于同是局部治疗手段的放射治疗，更优于化学治疗。譬如最常见的呼吸系统与消化系统的肿瘤，外科手术所取得的 5 年生存率达 30% 左右，而放射治疗少有超过 15% 的，化学治疗几乎没有 5 年生存率的报告。这种疗效的差异今后可能还会持续一段时间。因此，就目前而言，对局限性可切除实体肿瘤仍然采纳以外科手术为主的治疗方法。但是，近年来随着放射治疗技术的提高，放射治疗的效果也较前有了明显提高，对部分不能耐受手术的非小细胞肺癌患者，单纯接受放射治疗也有获得长期生存的报道，值得关注。因此，在设计恶性肿瘤的治疗方案时，必须充分考虑到手术与放疗这两种局部治疗手段的差异。

第二，肿瘤化学治疗是一个发展相当迅速的领域。曾有人预计，未来的恶性肿瘤治疗将以肿瘤化学治疗为主。可惜的是，尽管新药不断问世，化疗方法日益增多，监测系统不断完善，但对大多数的实体恶性肿瘤而言，目前单纯根治性化学治疗的效果仍不容乐观。即使是被认为对化疗敏感且能达到根治的小细胞肺癌，近年也倾向将手术有机结合到治疗方案中去。但无可否认，化疗（包括分子靶向治疗）作为一种发展迅速的治疗手段，今后将扮演越来越重要的角色。

第三，20 世纪 80 年代新出现的肿瘤生物治

表 20-1　肿瘤治疗大事记

年代	事件
1809	Mac Dowell 选择性卵巢肿瘤切除术
1846	Warnes 应用乙醚麻醉切除颌下腺
1850—1880	Billroth 首例胃切除、喉切除和食管切除
1865	Lissauer 用亚砷酸钾治疗白血病
1878	Volkmann 直肠癌切除
1879	Kocher 甲状腺外科
1882	Halsted 根治性乳腺癌切除
1895	伦琴发现 X 线
1896	Beatson 乳腺癌卵巢切除
1897	Freund 用 X 线脱毛治疗长毛痣
1898	居里夫妇发现镭，Oudium 发现放疗的副作用
1905	Abbe 用镭进行肿瘤的插植放疗
1908	Mils 直肠癌经腹会阴切除术
1912	Martin 的肿瘤疼痛、脊髓前侧柱切除术
1910—1930	Cushing 发展了脑肿瘤外科
1913	Torek 胸部食管切除术
1923	Gilbert 霍奇金淋巴瘤和子宫颈癌的放疗
1927	Divis 成功切除肺转移癌
1933	Graham 全肺切除术；Frederlc 发现核素
1934	Whipple 胰十二指肠切除术
1941—1948	^{60}Co 的生产和临床应用；Huggins 用雌激素治疗前列腺癌成功，肾上腺切除治疗前列腺癌
1943	Rhoads 烷化剂治疗恶性淋巴瘤
1957	人工合成环磷酰胺和 5-FU
1958	Sullivan 创用动脉内给药方法
1961	李明秋联合化疗治疗睾丸肿瘤
1966	Skipper 用 L1210 模型确立癌症化疗的药物动力学；Bruce 抗癌药物的药理学研究；Djerassi 大剂量化疗方法
1968	Karnotsly 提出肿瘤内科学
1970	细胞动力学
1976	发现了 IL-2
1985	Rosenberg 倡导过继免疫疗法
1991	首例肿瘤（黑色素瘤）基因治疗
1998	抗乳腺癌的单克隆抗体曲妥珠单抗上市
2001	分子靶向性药物伊马替尼问世

疗，不断推出令人眼花缭乱的新疗法，如过继性免疫疗法、细胞因子疗法、基因瘤苗疗法等，不一而足。但这种建立在"改变宿主对肿瘤细胞的生物学应答而起抗瘤效应"基础上的治疗方法，因为目前对"宿主对肿瘤细胞的生物学应答"的机制了解不充分而一度陷入了"理论的巨人、效果的矮子"这一尴尬局面。大多数肿瘤的发生机制复杂，其调控系统是一个复合的、多因素交叉的复杂网络，仅仅应用针对一两个靶点的药物很难达到根治肿瘤的目的。另外，肿瘤在发生、发展的初期可能源于单一基因突变，随着肿瘤细胞的不断增殖，可能发生新的基因突变并产生耐药。随着人们对人体自身免疫系统和肿瘤微环境的更充分地了解，肿瘤的生物治疗进入到免疫检查点抑制剂时代。诸多 PD-1 和 PDL-1 单抗在肾癌、恶性黑色素瘤、非小细胞肺癌、淋巴瘤等实体瘤治疗上取得了卓越成绩。肿瘤生物免疫治疗在更多瘤种上的应用价值仍在探索，免疫相关性副作用的处理仍是有待解决的难题。

第四，当我们把恶性肿瘤的外科治疗效果置于历史发展的背景中进行考察时，可以看出，随着时间的推移，尽管恶性肿瘤外科治疗的经验不断增加，手术技术不断完善，近期疗效和生活质量均有大幅提高，但远期疗效仍难如愿。任何一种治疗方法都有优点和缺点。作为一名肿瘤专科医生，对这些长处与不足必须了然于胸。在单一方法不能达到治愈肿瘤的情况下，应联合使用不同方法以弥补各自的不足。从解剖的角度看，治疗原发部位的肉眼可见肿瘤以外科手术和放射治疗为佳，然而，全身化疗和生物治疗却有可能消灭微转移灶。另外，治疗方法的前后顺序也很重要，在外科完全或姑息切除大的病灶之后，远处的微转移灶或残余肿瘤受到刺激增殖而可能对随后的化疗更为敏感；同时化疗常对放疗起增敏作用；激素治疗则由于其不依赖细胞的增殖而能补充化疗之不足，充分地考虑到这些方方面面，才有可能获得肿瘤治疗的最佳效果。

第二节　肿瘤综合治疗和个体化治疗的生物学基础

预后与疗效预测是恶性肿瘤治疗过程中两个重要参考指标。预后因素是指患者无论接受何种治疗均能代表其临床转归的特征。疗效预测因素则是指接受特定治疗后机体所产生的治疗效应特征。预后因素用于判定治或不治(预后好则可不必添加治疗,不好则必须添加治疗),而预测因素则用于指导如何治(哪种治疗方法更为有效就用哪种治疗)。沿用至今的恶性肿瘤 TNM 分期由于其在预后的估计上已证明有巨大的价值,目前已作为恶性肿瘤治疗的重要参考依据,严格按照 TNM 分期施以不同的治疗手段已为当今临床所广泛接受。但以原发肿瘤(T)、局部淋巴结(N)、远处转移(M)三者组合而成的 TNM 分期是建立在大样本统计学分析基础上的分期系统,是一仍在不断细化和更新的分期系统,本身尚难达到完全准确反映患者预后情况,更无从达到预测抗癌治疗效果的作用。因此,必须继续细化与补充 TNM 分期,同时寻找能预测治疗反应的分子标志物进行配套诊断(companion diagnosis),才有可能真正做到"将最好的治疗在最恰当的时机用于最合适的患者",真正发挥综合治疗与个体化治疗的优势。分子生物学由于其独特的能够从分子水平反映肿瘤生物学特性、帮助临床获得能够提示预后及判定治疗反应的有效分子标志物,因而在恶性肿瘤多学科综合治疗中具有极其重要的作用。同分期、同病理组织学特点的不同恶性肿瘤患者出现预后差异的最根本原因就是在分子生物学水平上存在异质性。恶性肿瘤的这种异质性也是导致当前治疗效果出现差异的根本所在。根据肿瘤异质性将肿瘤进行分子水平的亚分类(分子分期、分子分型),在常规病理诊断的基础上补充分子病理诊断,以此为依据,并结合其他因素对不同肿瘤患者区别对待,有的放矢,才有可能真正取得个体化治疗的最佳效果。

一、常用肿瘤标记物与综合治疗的关系

肿瘤标志物(tumor marker)是肿瘤本身分泌产生或肿瘤与宿主机体相互作用产生的,在于体液、组织或细胞内的标志着新生物出现的物质,是肿瘤异质性的表现形式。理想肿瘤标志物应具备以下特征:①灵敏度高,能早期发现和早期诊断肿瘤;②特异性好,仅肿瘤患者阳性,能对良恶性肿瘤进行鉴别诊断;③能对肿瘤进行定位,具有器官特异性;④与病情严重程度、肿瘤大小或分期有关;⑤能监测肿瘤治疗效果和肿瘤的复发;⑥能预测肿瘤的预后。

目前研究最多、最详细、在制订治疗方案中被认为最有价值的肿瘤标记物为 AFP(α-fetoprotein,甲胎蛋白)、HCG(human chorionic gonadotropin,人类绒毛膜促性腺激素)、CEA(carcinoembryonic antigen,癌胚抗原)、ER(estrogen receptor,雌激素受体)、PR(progesterone receptor,孕激素受体)、EGFR、c-KIT 等。

AFP 在原发性肝癌、卵黄囊和胚胎性肿瘤如睾丸肿瘤等癌症的诊断中有极大的价值。HCG 则见于发生于滋养层细胞的恶性肿瘤如恶性葡萄胎或绒毛膜上皮癌。AFP 和 HCG 不但用于诊断,更被用于肿瘤的分期中。国际抗癌联盟(UICC)的恶性肿瘤 TNM 分期 97 版,首次把血清学中肿瘤标记物水平引入到睾丸肿瘤和滋养层恶性肿瘤的分期中,称为 S 分类或危险因素,并称对治疗决策有影响,也是有用的预后因子。AFP 与腹部超声联合可用于慢性肝炎或患乙肝、丙肝并肝硬化患者的肝癌早期诊断。肝硬化患者 AFP 浓度 >200mg/L,同时合并直径超过 2cm 富含血管的典型实性肿物则符合肝癌诊断。对已诊断肝癌的患者,AFP 配合影像学表现,尤其是无影像学可测量病变时,推荐 AFP 作为肝癌后续治疗的监测指标。

CEA 是一种血清糖蛋白,作为同源细胞间黏附分子而发挥功能的,可见于结肠癌、直肠癌、胃癌、肺癌、乳腺癌、膀胱癌和卵巢癌等。CEA 是一种广谱肿瘤标志物,虽然不能作为诊断某种恶性肿瘤的特异性指标,但在恶性肿瘤的鉴别诊断、病情监测、疗效评价等方面,仍有重要临床价值。若治疗过程中 CEA 持续升高,提示疾病进展、治疗失败,则需更换治疗方案。

ER 和 PR 在指导乳腺癌多学科综合治疗方案的制订上有极为重要的价值。可信度在一到三级的不少研究均提示,不管是绝经前还是绝经后的乳腺癌患者,ER 和 PR 状态有助于选择确定哪些患者最需要辅助性内分泌治疗或哪一些复发转移性乳腺癌的患者可把内分泌治疗作为主要的治疗手段,也可作为预后指标。

其他与肿瘤诊断和治疗相关的标记物还有乳糖系蛋白 CA(cancer antigen)系列(CA19-9、CA15-3、CA125 等),反映细胞增殖的 DNA 指数、S 时相比率、Ki-67、增殖细胞核抗原(PCNA),

组织蛋白酶 D（cathepsin-D）、细胞周期特异蛋白（CyclinD）等。这些标志物作为恶性肿瘤的预后因素或不同治疗手段的预测因素，已经深入参与到现阶段的临床治疗决策中。

二、癌基因和抑癌基因与个体化治疗

癌基因与抑癌基因在恶性肿瘤发生过程中起重要作用，是恶性肿瘤综合治疗的重要生物学基础之一。

癌基因：癌基因的活化促进细胞增殖，通常将其分为生长因子类（hst，int-1，int-2，sis）、受体类（c-erbB2、erb-B、fms、kit、net、ret、ros、trk）、信号转导类（abl、fgr、fps/fcs、fgr、lck、src、yes、H-ras、K-ras、N-ras、gip、gsp、B-raf、cot、pim-1、faf/mil、mos、crk）和转录因子类（ets、fos、jun、myb、L-myc、N-myc、myc、erbA、rel、evi-1、ski、vuv）。列举个别常见癌基因如下：

Ras 基因：*Ras* 基因是 1982 年从膀胱癌细胞株 T24 中克隆出的第一个人癌基因，在人类恶性肿瘤中，*ras* 基因突变频率超过 50% 的有胰腺癌、大肠腺癌和甲状腺癌。*Ras* 编码 p21 蛋白，在细胞增殖和分化方面起重要的信号转导作用。近年几项大型研究（CRYSTAL 研究、OPUS 研究、CELIM 研究）资料表明，*K-ras* 基因状况与 EGFR 单抗（如 cetuximab）疗效显著相关，只有 *K-ras* 基因野生型的患者才能从西妥昔单抗治疗中受益，可作为转移性结直肠癌靶向治疗的治疗前选药依据。

erbB 癌基因：*erbB* 癌基因包括了 *erbB1*、*erbB2*、*erbB3* 和 *erbB4*，其中研究最多而且与多学科综合治疗关系最为密切的是 *erbB2*。*ErbB2* 癌基因又名 *HER2/neu*，位于 17 号染色体长臂，编码跨膜 G 蛋白 p185，具有酪氨酸激酶活性，与表皮生长因子受体密切相关。*ErbB2* 活化的机制主要是基因扩增，常伴有过度表达，可表现为 p185 及其 mRNA 水平的增高。*erbB2*（*HER2*）阳性的乳腺癌患者复发危险性增高，具有较高侵袭性，预后较差，且对化疗敏感性差。1998 年 9 月美国 FDA 批准了针对 *HER2* 的单克隆抗体药物曲妥珠单抗上市，至此，在设计 *HER2* 阳性乳腺癌多学科综合治疗模式时，抗 *HER2* 治疗的应用，大大降低了该型乳腺癌的复发风险和死亡风险，明显改善了预后。

肺腺癌中约 60% 的驱动基因被确定，肺鳞癌驱动基因的检出率也在逐步提高，其中表皮生长因子受体（epidermal growth factor receptor，EGFR）、间变性淋巴瘤激酶（anaplastic lymphoma kinase，ALK）、成纤维细胞生长因子受体 1（fibroblastgrowth factor receptor1，FGFR1）、磷脂酰肌醇 3 激酶催化亚单位 A（phosphatidylinositol 3-kinase catalytic subunit alpha，PIK3CA）等起着重要作用，目前临床上有效的驱动基因靶向治疗主要是针对 EGFR、ALK 等。相对应靶点的酪氨酸激酶抑制剂（TKI）在肺癌多学科综合治疗中的地位越来越受到重视。

抑癌基因：功能是抑制细胞增殖，虽然许多抑癌基因的确切作用机制尚不清楚，但由 Rb 和 TP53 所介导的分子通路在肿瘤形成中发挥重要作用。目前研究较多的抑癌基因有 APC、ATM、BLM、BRCA1、BRCA2、CDK4、E-cadherin、FACC、MEN1、MET、MLH1、MSH1、NF1、NF2、P15、P16/INK-4A、P19/ARF、PTEN、RB1、RET、TP53、VHL、WT1、XPA、XPB、XPD 等。

p53 基因：是一个细胞周期依赖性基因，位于 17 号染色体上，长约 20kb。正常的 p53 基因为野生型，具有明显的抑制细胞转化的作用，为抑癌基因的一种。p53 基因突变后，由于其空间构象发生改变，失去了对细胞生长、凋亡和 DNA 修复的调控作用，p53 基因由抑癌基因转变为癌基因。在结直肠癌、乳腺癌、肺癌等组织中检测到突变的 p53 蛋白，提示可能预后不良。利用腺病毒和人 p53 基因拼装得到的重组病毒，人的 P53 蛋白可对高危癌前病变的 DNA 损伤进行修复，对 DNA 损伤无法修复的细胞，P53 蛋白则诱导其进入冬眠状态或细胞凋亡，从而达到治疗恶性肿瘤目的。

与治疗敏感性预测有关的基因还有很多，如生长因子家族（GF）和多药耐药基因（MDR）。GF 包括了表皮生长因子（EGF）、转化生长因子（TGF）、血管内皮生长因子（VEGF）等成员。多药耐药基因包括 MDR1、MDR2 和 MDR3。MDR1 基因几乎在人类所有肿瘤细胞中均有不同程度表达，通常在化疗不敏感或疗效差的肿瘤中 MDR1 有较高表达。

三、分子分期与综合治疗

近年来有些研究者提出了癌症分子分期(molecular staging)的概念，其目的是在原来的 TNM 分期上，把分子生物学的最新研究结果结合到这一分期系统当中，为肿瘤的预后和治疗决策提供更有力的证据。

肿瘤分期的两条基本原则是同一分期的癌症患者的终点疗效应具有同一性，分期应具有更大的特异性。沿用至今的肿瘤 TNM 分期经过不断的修订，虽仍有这样那样的不足，但已基本满足了上述的原则。因此，任何增加到分期中的新因子，必须经过反复的筛选，证明其有特别的预后意义，才能在分期中占有一席之地。

肺癌是较早也是较多探讨分子分期的主要癌症之一。1996 年西班牙学者 Rosell 等就提出根据 K-ras 突变对非小细胞肺癌进行分子分期的做法。K-ras12 位点突变是独立于 TNM 分期、组织学的不良预后因素，没有突变的 I 期肺癌中位生存时间 41.5 个月，有突变者则为 27 个月。Kwiatkowski 等认为 I 期非小细胞肺癌有 6 个独立的预后因素，其中 3 个是分子生物学的改变，分别是 p53 表达、K-ras12 位点突变和 H-ras p21 表达缺失。具备 1～2 个因素的为 I A（5 年无瘤生存率 87%），3 个因素为 I B（58%），4 个以上因素为 I C（21%）。

其他如乳腺癌、恶性黑色素瘤、转移性神经母细胞瘤等肿瘤均有分子分期的研究报道。一个好的分子分期对指导临床具有极大的价值，在解决肿瘤的异质性、分期的合理性、治疗方案的设计和预后评估的准确性上能提供更好的帮助。但细胞分子生物学研究中方法学的多样性使得分子检测方法的标准化难以实施和普遍推广。另外，分子分期有待更成熟深入的临床研究加以检验。

第三节　恶性肿瘤多学科综合治疗的原则

肿瘤治疗失败的主要大体可归纳为：一是局部治疗控制不理想，如手术切除不完全或放疗未控，部分治疗有效的患者再次出现局部复发；二是发生远处播散；三是机体免疫功能降低给肿瘤

复发播散创造条件。为此，学者们除将手术、放疗和化疗结合使用外，还不断探索新的治疗手段，如生物治疗、介入治疗、热疗、激光治疗、微波治疗、氩氦刀治疗、粒子植入、免疫治疗等。综合治疗实际上就是包括上述在内多种治疗手段的有机结合，但同时综合治疗也绝非是这些治疗手段的简单叠加或轮番使用。使用不当则适得其反，加重患者痛苦甚至加速死亡。为此，综合治疗需要遵循以下原则。

一、局部与全身并重的原则

局部治疗的理论基础是认为肿瘤发生在局部，可侵犯周围组织，也可通过淋巴管、血管或自然腔隙向别处转移。治疗的重点是通过外科手术和 / 或放射治疗控制局部生长和局部扩散特别是淋巴结的转移。为彻底消除病灶，局部治疗强调治疗的彻底性，从而防止局部复发。全身治疗的理论基础是认为肿瘤自一开始即为全身性疾病，治疗上更多是针对肿瘤的扩散和转移，强调多疗程、足剂量的药物治疗方法。有些肿瘤早期通过局部根治性切除即可治愈，而多数需要配合其他局部治疗和全身治疗。局部治疗能够控制局部生长，消除扩散的源头，而全身治疗消灭微转移灶，达到预防复发和防止远处转移的目的。临床有时解决局部病变较解决全身播散更为急迫，如消化道恶性肿瘤导致出血、肠梗阻等急症情况时，以优先切除病灶，解决局部为主，待全身情况改善后再辅以全身治疗。

二、分期治疗的原则

国际抗癌联盟(UICC)制订的"恶性肿瘤 TNM 分类法"2009 年更新至第 7 版，TNM 分期(TNM staging)是当前制订肿瘤综合治疗方案的最主要依据，也是用来评估治疗效果和预后预测的重要指标。对于早期肿瘤患者，治疗的目的是根治，此时需综合应用手术、放疗、化疗等治疗手段，尽量达到根治的目的；对于中、晚期患者，治疗的目的则是控制肿瘤发展，尽量减轻症状，延长生存时间，提高生活质量；对于疾病到达终末期的患者，由于病情已难逆转，多以姑息治疗为主，目的在于减轻患者的痛苦。近年来靶向治疗的出现正在给肿瘤的治疗带来新的格局，部分靶向治疗药

物已被推荐用于早期癌的一线治疗。同时，对部分晚期无法耐受常规化疗的患者也因靶向治疗的副作用小而备受推崇。然而，建立在原发肿瘤、淋巴结转移和远处转移等指标上的 TNM 分期存在不足，还难以达到完全反映肿瘤真实进展情况的程度。这是单纯依据 TNM 分期进行治疗的不足所在。

三、生存时间与生活质量并重的原则

无论不断更新的化疗药物、不断改进的放疗设备及放疗技术，还是切除更加彻底、机体功能得以更好保留的外科手术，无不在于追求肿瘤患者更长的生存时间，更好的生活质量。随着 CT、MRI、DSA、超声内镜等检查设备的改进和各种导航手段的提高，尤其是材料学的飞速发展，各种导管、穿刺管、支架、放射性粒子、栓塞物质以及物理和化学消融技术（包括射频、微波、激光、高强度聚焦超声、光动力等）应用于临床，现代肿瘤微创治疗应运而生。随着高新科技的不断发展和社会医学观念的不断更新，对机体生理功能和人体免疫功能损伤大的破坏性治疗方法将逐渐向微创治疗和生物基因治疗等具有建设性的治疗方向发展。以前治疗肿瘤，多片面追求把患者体内肿瘤细胞全部清除干净以致经常出现"生命不息，化疗不止"和"边治疗，边转移"的情况。事实证明，许多肿瘤要达到完全清除肿瘤细胞不大可能。肿瘤治疗能提高患者生存当然是最好不过，但不能以牺牲其生活质量为代价。实在难以延长其生存时间，应以改善和提高生活质量为主要目的。所以，现在的观点主张"带瘤生存"，即机体与肿瘤"和平共处"，强调姑息治疗，重视临终关怀。2009 年第 45 届美国临床肿瘤学会年会（ASCO 2009）提出的"让患者生存得更长、生活得更好"已经成为当今肿瘤治疗的新理念。

四、遵照循证医学理论获得最佳诊疗证据支持的原则

循证医学（evidence-based medicine，EBM）的创始人 Sackett 教授对循证医学的最新定义为："慎重、准确和明智地应用目前可获取的最佳研究证据，同时结合临床医师个人的专业技能和长期临床经验，考虑患者的价值观和意愿，完美地将

三者结合在一起，制订出具体的治疗方案"。显然，现代循证医学要求临床医师既要努力寻找和获取最佳的研究证据，又要结合个人的专业知识包括疾病发生和演变的病理生理学理论以及个人的临床工作经验，结合他人（包括专家）的意见和研究结果；既要遵循医疗实践的规律和需要，又要根据"患者至上"的原则，尊重患者的个人意愿和实际可能性，然后再作出诊断和治疗上的决策。治疗上应该清楚任何一种治疗方法对该肿瘤的客观疗效、优势和局限性，综合治疗方案的制订必须建立在循证医学研究的证据支持之上，要有针对性地合理组合，取长补短，形成综合治疗方案，最终达到真正的安全有效，真正提高肿瘤的治愈率和提高患者生活质量的目的。当前，临床医学已经完成由经验医学向循证医学的转变，肿瘤治疗越来越强调"循证"，越来越走向规范化。我国目前在恶性肿瘤方面开展的循证医学研究相对较少，与我国有大量可供研究的丰富肿瘤疾病资源优势极为不符。恶性肿瘤研究方面如能充分发挥资源平台优势，严格按照循证医学的要求，加强转化性医学研究，必能在短时间内获得高质量研究证据。

五、个体化治疗的原则

恶性肿瘤个体化治疗（personalized cancer therapy，individualized therapy，individual-based therapy or tailored therapy）是综合治疗的重要组成部分，与综合治疗相辅相成，密不可分，鉴于其近年来发展迅速，成果丰富，本章后续章节将予专门介绍。

六、适度治疗的原则

适度治疗是相对治疗不足与治疗过度而言。临床实践过程中做到适度治疗是很难的，不仅受主观、利益等多方因素影响，而且更多是受限于对肿瘤本身的认识不够深入。适度不仅是指治疗的方案、强度、剂量适度，而且也指持续时间适度。能够手术局部切除达到治疗效果的绝不做扩大切除，如能够行肺袖状切除的不做全肺切除，能够保乳手术的不做全乳根治性切除。放射治疗中的放射强度、放疗次数，化疗方面如化疗药物的剂量、化疗周期数等，都要根据患者的具

体情况合理制订。然而,临床经常面临难以把握"适度"的困惑。例如Ⅰ期肺癌完全性切除术后5年生存率45%~65%,但仍有35%~55%的病例预后不良(5年内出现复发转移)。术后辅助化疗不能进一步提高Ⅰ期患者的5年生存率。因此,NCCN临床指南中对Ⅰ期非小细胞肺癌并不推荐术后辅助化疗。如果对这些患者进行标准方案的术后辅助化疗则属于"过度治疗"。再如,Ⅱ、Ⅲ期的肺癌患者,术后辅助化疗可以明显改善预后,但执行医生因经验不足或顾虑化疗所致副作用等原因未按标准剂量或疗程执行化疗,而是大大减低了化疗的剂量强度,这就是所谓的"治疗不足"。真正要做到适度治疗并不容易,有待包括分子生物学在内各项检测技术的全面突破。另外,适度治疗还需根据肿瘤发展的规律及患者身体的状态而定。若患者病期较晚,一般情况很差,根本无法耐受标准化疗时,则应适当调整方案剂量,辅以支持对症处理为妥,刻板的标准治疗实为过度,只能带来灾难性后果。

七、遵循费效比最优的原则

每项治疗都应符合成本、效益原则,即无论在治疗效果还是治疗费用上,都应符合以最小的代价取得最大的效果这一要求。医务工作者要随时更新知识,加强学习,杜绝使用已经证实无效的、不适当的或可能无益于患者的医疗行为。对患者施行合理的医疗行为,避免医疗资源的浪费。一般来说,成本与效果并重的原则,关键在于对各种治疗方法、各种治疗手段的效果的充分了解。在这一基础上,有几条规律值得遵守:

一是成本最低原则(cost minimization)。假设有多种治疗模式,其临床效果基本是一样的,那么,首选的是经济费用最低的方案。

二是成本效果原则(cost-effectiveness)。其基本含义是单位时间内付出的成本应获得一定量的健康效果。当两种方法比较时,以生存年为分母,以成本为分子。以标准方法和新方法成本的差异和标准方法和新方法生命年的差异之比来计算。结果优于标准方法的新方法可选用。

三是成本效用原则(cost-utility)。这是一种同时考虑生存时间和生存质量的经济分析方法,其衡量单位是质量调整生存年(quality-adjusted life-year,QALY)。在成本同样的情况下,选择在预算内能达到最大质量调整生存年的治疗模式。

四是成本效益原则(cost-benefit)。用货币为单位进行计算。效益大的首选。

事实上,恶性肿瘤治疗过程中要达到费效比最优实非易事。目前不断有新的化疗药物涌现,部分新药价格昂贵。虽然有些药物在提高疗效或延长生存方面并不显著,但其毒副作用较轻,能使患者生活质量较少受到影响。此时,在疗效相同情况下,是沿用毒副作用较多但价格低廉的旧药还是选择毒副作用相对较小而价格昂贵的新药值得思考。总之,遵循费效比最优的原则已成为制订肿瘤综合治疗方案的必须考虑因素,这也是合理利用医疗资源,使更多患者受益的关键所在。

八、中西医结合的原则

中医药在目前的肿瘤综合治疗中处于辅助地位。中医药与手术、放疗、化疗及生物治疗等结合,改善患者机体状况、减轻放化疗毒副作用、提高患者生活质量是其优势所在。

九、肿瘤综合治疗团队组建原则

(一)肿瘤综合治疗的人员构成

多学科综合治疗协作组(multidisciplinary team, MDT)是实现肿瘤个体化综合治疗的有效形式。其基本组成包括:肿瘤外科医生,肿瘤内科医生,肿瘤放疗科医生,病理科医生,放射科医生,肿瘤基础研究人员(肿瘤生物学和分子生物学研究),护士,社会工作者等。甚至有人提出需要更多的参与者,诸如心理学家、物理治疗和语言治疗专家等。

结合Allen S.Lister等提出肿瘤综合治疗团队组成,现代肿瘤综合治疗组应当包括肿瘤学科医生、非肿瘤学科医生和非医学专业的健康服务提供者,如:外科医生(普通外科或肿瘤外科)、肿瘤内科医生、小儿肿瘤科医生、放射治疗科医生、麻醉医生、内科医生/家庭医生、病理科医生(包括分子病理医生)、放射诊断科医生、药剂师、康复医生、精神科医生、护士(肿瘤学科或相关学科)、心理学家职业、物理治疗师、语言治疗专家、社会工作者和营养学家。

（二）肿瘤综合治疗组成员的专业素质要求

临床肿瘤学科专家是肿瘤综合治疗团队的主导成员，包括肿瘤外科专家、肿瘤内科专家和放射治疗科专家。肿瘤学科专家是指经过专门肿瘤学训练，在肿瘤相关的理论及实践方面经过专门训练且有一定经验的人员才能称之为肿瘤学科专家。一个综合医院的外科医师，虽然也可以完成如肺癌、胃癌等的手术治疗，但是，如果没有受过专门的肿瘤学训练，只会切除肿瘤而不了解外科以外的肿瘤处理，就不能称之为肿瘤外科医师。同理，肿瘤内科专家与肿瘤放疗专家也是如此。而作为团队的领导者则应当由针对该肿瘤具有较高学术造诣、具有浓厚的兴趣和一定组织才能的临床肿瘤学科专家胜任。

肿瘤学专家在肿瘤患者首次治疗方案的确立上非常关键，是关系肿瘤患者能否获得根治性治疗的最重要一步。可惜临床接受非正规首次治疗的案例时有发生。例如鼻咽癌首选放疗，只有在放疗未控后进行手术解救。但就有某耳鼻喉科医师给患者先行手术治疗，结果治疗失败，造成患者上颌骨坏死，终身残疾。又如一鼻腔低分化癌病例，也应首选放疗，某医院耳鼻喉科医师却首先经侧鼻切开手术，术后也未补充放疗，错误地以为手术就可根治，结果术后 8 个月复发，同时出现颅内转移。此类惨痛教训举不胜举。可见在肿瘤开始治疗之前，治疗组成员一定需将患者的病理类型、肿瘤的确切范围、最适当的治疗方法和治疗顺序等展开讨论，全面评估后制订出符合规范化诊治标准的治疗方案。外科一般作为首先诊治肿瘤患者的科室，有着获取患者原始信息和肿瘤标本的得天独厚条件。充分利用这些条件，考虑患者的具体情况，可以为患者提供更科学和更个性化的综合治疗方案。

（三）肿瘤综合治疗的组织形式

自 20 世纪 70 年代我国就开展了肿瘤综合治疗模式。实践表明，通过肿瘤综合治疗可使不同科室的医师在同一时间了解患者的全部资料，通过会诊和讨论进一步促进不同学科之间的交流，在治疗前可以更准确地进行分期和临床评估，为患者提供最佳的治疗方案；在治疗过程中可以监测疗效及调整治疗方案，制订合理的术后辅助治疗方案，使患者受益最大。但是由于我国经济发展的地域不平衡性以及医疗资源分配的差异，大部分医疗机构没有条件实施 MDT 模式，这就更要求所有参与肿瘤治疗的医生，一定要有综合治疗的理念以免延误患者病情甚至进行错误的治疗。

当前临床医学已从单一的相对独立的分支学科，完成向多学科相互渗透紧密合作的综合模式转变。不仅纵向表现为专业分工的日益精细，同时还横向表现在各学科之间相互联系的不断加强。过去常以各种诊疗方法的不同建立或发展各学科，现已逐渐转变为以某系统或单病种为主组织学科或发展专业。如影像诊断有以各器官或系统组织专业的趋向，改变了以往以放射、CT、MRI、B 超等传统的设备为主的专业设置模式，治疗科室也逐渐出现了以单病种组织专业的倾向，如乳腺癌中心、肺癌中心等的出现。这种将多学科人才重新组合形成团队来处理一个疾病的模式，已显示出较既往以行政划分科室不可比拟的优势，成为顺利开展恶性肿瘤综合治疗的重要组织形式。为此，建立国家级癌症中心机构，规范肿瘤专科医师培训制度，制订各类恶性肿瘤的诊疗规范，加强继续教育等工作迫在眉睫。

第四节 恶性肿瘤综合治疗的模式

纵观近几十年恶性肿瘤的治疗模式可以发现，综合治疗模式在各类恶性肿瘤中的应用越来越多，各种治疗方法的结合越来越规范合理。表 20-2 列举了常见肿瘤 1960 年和 2002 年的治疗模式对比。

近年来，随着手术、放疗及化疗等各学科的发展，综合治疗的模式也在不断更新，如当前对局部晚期食管癌的治疗强调术前同步化放疗然后手术的治疗模式，效果较前明显提高。因此，肿瘤医生要随时学习，不断更新知识。以下就常用的综合治疗模式分别予以讨论。

一、辅助放化疗

对于比较局限的肿瘤先行手术切除，然后根据手术及术后病理情况甚至分子病理等情况个体化加用放疗和 / 或化疗。放疗可以杀灭手术区域内残存的肿瘤细胞与淋巴结内的微小转移灶，因而可以控制手术后的局部复发，减少局部复发的

表 20-2　肿瘤的治疗进展

肿瘤	1960 年的常规治疗	2002 年的常规治疗	2002 年的新趋向
乳腺癌	根治术（Ⅰ、Ⅱ期）	小手术 + 放疗 + 抗雌激素（Ⅰ）	
		根治术 + 化疗 + 放疗（Ⅱ）	化疗 + 手术 + 放疗（Ⅱ+Ⅰ）+/- 靶向治疗
睾丸恶性肿瘤	手术	手术 + 放疗或化疗	
		化疗 + 手术 + 化疗	
小细胞癌	手术或放疗	手术 + 放疗 + 手术	
非小细胞癌	手术	手术 + 放疗 + 化疗	（ⅢA 期）化疗 + 手术 + 化疗 + 免疫治疗
骨肉瘤	手术	化疗 + 手术 + 化疗 + BRM	
软组织肉瘤	手术	手术 + 放疗 + 化疗	
尤因肉瘤	手术或放疗	放疗 + 化疗	
肾母细胞瘤	手术 + 放疗	手术 + 放疗 + 化疗	
恶性淋巴瘤	放疗或化疗	化疗 + 放疗	化疗 + 放疗 + BRN
脑瘤	手术	化疗 + 放疗	手术 + 放疗 + 化疗
恶性头颈部肿瘤	手术	手术 + 放疗 + 化疗	化疗 + 手术 + 放疗
绒癌	手术 + 化疗	化疗 + BRM	
卵巢癌	手术	手术 + 化疗	化疗 + 手术 + 化疗 +/- 靶向治疗
急性淋巴细胞白血病	化疗	化疗 + BRM	细胞免疫治疗
恶性黑色素瘤	手术	手术 + 化疗	手术 + BRM
肾癌	手术	手术 + 化疗 + BRM	
膀胱癌	手术	手术 + 化疗 + BRM	化疗 + 手术 + 化疗
食管癌	手术	手术 + 放疗	化疗 + 手术 + 化疗 + 免疫治疗
胃癌	手术	手术 + 化疗	化疗 + 手术 + 化疗 + BRM
大肠癌	手术	手术 + 化疗	手术 + 化疗 + 免疫治疗

BRM: biological response modifiers，生物反应调节剂

机会以提高生存率。手术与放疗联合治疗恶性肿瘤的典型例子是乳腺癌，术后胸壁放射治疗可以减少局部复发；乳腺癌行保乳手术切除后联合放射治疗，其生存率与根治手术相似。

外科手术是一种局部治疗，而化疗则是全身性治疗，两者联合应用可以提高单独应用效果不佳患者的疗效。这就是大多数外科病例术后辅助化疗的理论基础，如乳腺癌、肠癌、非小细胞肺癌的术后辅助化疗。辅助化疗主要用于经手术切除后原发肿瘤及其转移淋巴结等肿瘤病灶确已消除，但仍有高危复发风险的患者。如乳腺癌、结肠癌、非小细胞肺癌等恶性肿瘤，即使成功地切除了原发肿瘤及其区域淋巴结，患者仍有较高的复发风险。评价不同肿瘤复发的标准不尽一致，一般而言，原发肿瘤的局部侵犯范围、区域淋巴结转移的部位和程度、肿瘤组织细胞的病理形态

学特点（包括病理类型、分化程度、核分裂象等）以及肿瘤组织的分子生物学特点都是研究复发危险程度的因素。肿瘤一旦复发，化疗常难以治愈，理论上在肿瘤负荷较小时进行有效的辅助化疗可能更为有效，此时肿瘤细胞对化疗最为敏感是由于肿瘤细胞具有较高的增殖比例以及较短的细胞周期，故此期化疗疗效远较治疗大的静止期肿瘤为佳。

手术与化疗最常用的联合方式是根治性切除术后辅助化疗，研究证实乳腺癌患者不论是采用根治手术还是保乳手术，术后辅助化疗较单纯手术治疗可以提高治愈率，TNM 分期为ⅠB 至ⅢA 期的非小细胞肺癌在根治性切除术后，辅助化疗可以显著提高中位生存时间和五年生存率。

选择特定肿瘤的辅助化疗方案时，是根据所观察到的该方案对同类晚期恶性肿瘤患者的客观

有效率所确定的,如选择的化疗方案对晚期恶性肿瘤患者无效,那么期待其在辅助化疗中能有效地预防复发则是不现实的。为证明辅助化疗的有效性,需要在前瞻性的随机对照临床研究中,对比局部治疗后接受辅助化疗的患者(研究组)和局部治疗后未接受辅助化疗的患者(对照组)的总体生存率和无复发生存率,还要对辅助化疗的毒性和花费-疗效比值进行评价。迄今为止,已经证实辅助化疗有效的肿瘤至少包括乳腺癌、结直肠癌、非小细胞肺癌、骨肉瘤等(表20-3、20-4)。

表 20-3 综合治疗的几种模式

1. 传统模式(术后放疗化疗)(adjuvant chemotherapy/radiotherapy)
   乳腺癌 睾丸肿瘤 大肠癌 软组织肉瘤

2. 先化疗/放疗后手术(primary chemotherapy/radiotherapy)
   (保留器官的先化疗及化疗)
   骨肉瘤(各期) 头颈部癌(Ⅱ~Ⅲ期)
   乳腺癌(Ⅲ期) 肺癌(ⅢA期)

3. 不能手术的患者先化疗或放疗后手术(adjuvant surgery)
   卵巢肿瘤 睾丸肿瘤 小细胞肺癌 头颈部癌

4. 放化疗同时进行(Ewing 瘤模式)
   尤因肉瘤 非小细胞肺癌

5. 化放疗加生物治疗
   非霍奇金淋巴瘤 胃癌 乳腺癌

6. 化疗加靶向治疗
   B 细胞淋巴瘤 乳腺癌 头颈部癌 非小细胞肺癌

二、术前放化疗(新辅助治疗)

对于局部肿块较大或已有区域性转移的患者可先作内科治疗或放疗,再行手术治疗。先期化疗是 20 世纪 80 年代由意大利 Bonadonna 提出,也称为新辅助治疗(neoadjuvant therapy)。随后欧美国家对乳腺癌、食管癌、胃癌、大肠癌和非小细胞肺癌开展了随机对比研究,已成为当今热门研究课题之一,在一定程度上代表了一种趋向。

新辅助化疗的出现是由于认识到原发肿瘤在确诊时已存在远处微小转移灶的可能性,在术前进行新辅助化疗,主要是针对原发肿瘤呈明显局限性,但有可能伴有全身播散的肿瘤患者。与常规术后辅助化疗相比,新辅助化疗有以下优点:①术前新辅助化疗使潜在的微转移灶更早地暴露于化疗的作用之下,理论上是治疗微转移的理想方法;②临床经验表明,对原发肿瘤有效的化疗,对远处转移的亚临床病灶同样有效,反之,若术前辅助化疗对原发肿瘤无效,则欲根除远处微转移灶的可能性将明显减小,这为我们尽早选择化疗方案提供机会;③有效的术前辅助化疗可使原发肿瘤明显缩小,便于患者局部治疗的个体化。当肿瘤体积缩小,外科手术将更容易进行,并可考虑保全功能的外科手术或以放疗替代手术治疗。

放疗在术前使用可以缩小肿瘤体积,使原本不能手术切除的肿瘤变为可以手术切除。另外,术前放疗还可达到缩小手术切除范围,从而更好

表 20-4 综合治疗的方案、方式及组成理由

综合手段	方式范例	理由
手术+化疗	①术前化疗	①手术处理局部
	②术后化疗	②化疗照顾全身
	③术中化疗	③化疗可减低肿瘤体积改进手术结果
手术+放疗	①术后放疗	①减低局部和区域复发
	②术前放疗	②降低肿瘤负荷使不能手术的肿瘤成为可以手术
	③术中放疗	③减少切除范围
化疗+放疗	①化疗后放疗	①放疗处理区域性肿瘤化疗照顾全身
	②放疗后化疗	②某些化疗(如顺铂、5FU 羟基脲)有放射增敏作用
	③交替进行	③放射减低肿瘤负荷减低耐药机会
	④同时进行	④放射可治疗巨大肿瘤减低化疗失败
手术+化疗+放疗	安排视情况而定 如可手术一般先手术如不能手术 一般先化疗	三种手段作用不同,手术治疗局部病变,放疗治疗区域病变, 化疗治疗全身病变

保留器官功能及提高生活质量的目的。如乳腺癌的乳房保留手术、四肢软组织肉瘤的非截肢治疗、低位直肠癌的保留肛门手术等。术前放疗主要用于不能手术切除的肿瘤，以期放疗后肿瘤缩小再行根治性手术，比如食管鳞癌。

术前化疗也可使肿瘤体积缩小，减小手术难度、缩小手术范围、减灭肿瘤细胞活性减少术中播散的机会，提高根治切除的可能性，如有纵隔淋巴结转移的非小细胞肺癌的术前诱导化疗。

术前新辅助化疗也确实存在某些潜在的缺点：

1. 在采用术前新辅助化疗的患者中，其中一部分可能仅通过手术就可以治愈，若术前化疗无效，则在此期间可能由于肿瘤进展而导致肿瘤无法切除，将对患者造成更大的伤害。

2. 术前化疗可能改变肿瘤边界或使组织学上阳性的结节转变为阴性结节，从而使肿瘤的病理分期不易评估。而对许多肿瘤而言，不确切的临床分期常使临床医生难以判断患者是否已经治愈，对化疗结果的判断也容易混淆。

3. 如果患者术前辅助化疗的临床疗效较好，可能误导临床医生采取不适当的保守治疗，或因为术前辅助化疗导致患者的全身情况下降，导致临床医生不得不选择保守的治疗方法，以致肿瘤复发将对患者造成难以弥补的损失。迄今为止，已经证实对新辅助化疗有效的肿瘤至少包括软组织肉瘤、骨肉瘤、肛门癌、膀胱癌、喉癌、食管癌、局部进展期乳腺癌、有同侧纵隔淋巴结转移的非小细胞肺癌等。

三、术中放疗

术中放疗是为了保护肿瘤周围对放射敏感的脏器，通过手术将肿瘤与周围脏器隔开，然后用专门的照射仪器进行直接照射肿瘤，特点是一次可以给予较大剂量的治疗。术中放疗也可作为手术无法切除或切除不完全时的补充治疗手段。

四、化疗与放疗的联合

化疗与放疗联合应用治疗肿瘤的理论基础有以下几个方面：①利用化学治疗和放射治疗的互补作用，放疗可以控制局部病变而化疗可以控制全身转移病灶，两者联合使用提高治愈率、延长无瘤生存时间；②某些化疗药物可以增加肿瘤细胞对放射治疗的敏感性，两者联合应用时的效果可以表现为相加或协同作用；③消灭化疗耐药细胞株：理论上讲肿瘤细胞最初对化疗都是敏感的，但随着化疗的进行耐药的细胞株将不断出现并导致全身转移，而放射治疗可以直接、迅速地消灭这类耐药细胞株，降低耐药细胞株远处转移的发生率；④一些对化疗高度敏感的实体肿瘤如淋巴瘤，化疗后常在原发肿瘤部位复发，可能是因为单一疗法很难将原来的巨大肿瘤的残留细胞全部杀灭，而放射治疗可以增加这些特定部位的细胞毒作用。

化疗和放疗联合应用有多种不同的联合方案：

1. **先放疗后化疗** 目的在于迅速控制局部病灶。

2. **先化疗后放疗** 化疗用于控制可能的远处转移，放疗用于处理原发肿瘤。

3. **放疗化疗交替进行** 可以减轻放疗和化疗的毒性反应。例如头颈部恶性肿瘤的治疗，化疗的毒性主要是全血细胞减少，而放疗的主要毒性是黏膜炎症，患者先接受化疗，在血细胞恢复期进行1～2周放疗，当出现黏膜炎症影响继续放疗时，停止放射治疗继续接受另一轮化疗。

4. **同步放化疗** 是经过最近10余年的临床探索而形成的治疗模式。其理论基础是基于两者的空间协同作用，其前提是放疗能够有效地控制局部和区域病变，化疗能够有效地控制亚临床转移灶，从而提高生存率。这种治疗方式在起初开展并不顺利，直到20世纪80年代，随着新的化疗药物不断涌现和放疗设备、放疗技术的改进，肿瘤化疗与放疗的顺序在不断调整，相继出现了诱导化疗（induction chemotherapy）、新辅助化疗（neo-adjuvant chemotherapy）、交替放化疗（alternating chemoradiotherapy）等不同综合治疗形式。总的被称为序贯性放化综合治疗（sequential chemoradiotherapy）。在此基础上开始了对同步放化疗的探讨。同步放化疗的目的：一是应用化疗药物的放射增敏作用增加对局部肿瘤的放疗作用，同时化疗对远处亚临床转移病灶有杀灭作用。二是放化疗的同时应用，治疗强度提高。三是两种治疗形式在治疗的开始同时介入，对局部病变和远处亚临床转移灶均不存在治疗延迟。目前在头颈部恶性肿瘤、非小细胞肺癌和食管癌，同步放化疗优于序贯放化疗已有共识（表 20-5）。

表 20-5　可以增加放疗效果的化疗药物

化疗药物	细胞毒作用机制	与放疗的联合应用
多柔比星	抑制拓扑异构酶 - Ⅱ	抑制 DNA 修复
博来霉素	通过氧自由基导致 DNA 链的降解	抑制 DNA 修复
顺铂	使 DNA 形成铰链状	抑制亚致死或可能致死损伤修复
5- 氟尿嘧啶	通过抑制胸腺嘧啶的合成抑制 DNA 合成	抑制 DNA 修复
氨甲蝶呤	通过抑制二氢叶酸还原酶抑制核苷酸的合成	相加作用
羟基脲	通过抑制核糖核酸还原酶抑制 DNA 合成	可能通过细胞周期作用

五、手术、放疗、化疗三者联合 +/- 靶向治疗

三种方法联合越来越多地用于恶性肿瘤的治疗，理论上讲：手术切除了原发肿瘤、邻近组织和区域淋巴结，放射治疗消灭局部的微小转移灶和区域淋巴结转移灶，化疗消灭全身转移灶。三者的安排顺序可以多种多样。食管癌术前同步放化疗，乳腺癌术后放疗与化疗，进展期乳腺癌先化疗、然后手术切除、术后放射治疗。术前化疗与放疗同时进行，可以改善原发肿瘤的局部控制及全身微转移灶的控制，对诸如食管癌、头颈部肿瘤是一种高效的术前治疗方法。总之，恶性肿瘤的治疗需要综合考虑，究竟哪种组合方案、什么剂量、什么时机开始才能获得最佳效果是肿瘤综合治疗永远探讨的主题。例如头颈部肿瘤，目前的治疗动向是：①对原来要做喉全切除术的Ⅲ期及Ⅳ期病变，先进行化疗及放疗，以期缩小病变，保留喉组织；②对晚期病变，原来手术后要加术后放疗的，改用同步化放疗；③对晚期已经不能手术的病例，进行放化疗治疗，也可依据肿瘤靶点酌情行生物靶向治疗或者免疫治疗。

第五节　恶性肿瘤的个体化治疗

肿瘤的个体化治疗其实就是肿瘤综合治疗的一部分，近年来发展迅速，成果卓著。因此本节予以专门论述。

一、个体化治疗概念的由来及发展

（一）个体化医学

加拿大籍著名医师 William Osler（1849—1919）早在他生存的那个时代即已预计到"个体化医学"的概念。在他看来，"差异性（variability）是生命的法则，世界上不存在两张完全相同的脸，也不存在两个完全相同的身体，更不存在不正常状态即患病后表现还完全相同的个体"。虽然个体化医学的观念越来越得到学者们认可，但一直缺少"个体化医学"的确切定义。1998 年 Jain 在其专著 Textbook of Personalized Medicine 中列举了与个体化医学相关的各种术语（表 20-6）。

表 20-6　个体化医学的各种英文术语表达方式

Customized drug therapy
Genomic medicine or genotype-based therapy
Individualized or indidual-based therapy
Information-based medicine
Integrated healthcare
Omics-based medicine: pharmacogenomics/ pharmacogenetics/ pharmacoproteomics
Predictive medicine
Rational drug selection
Systems medicine
Tailored therapy
Translational medicine

虽然个体化医学的正式概念确立较晚，但其产生过程历时久远，Jain 将个体化医学发展过程中的里程碑事件概括如下（表 20-7）。

由上可见，个体化医学的出现与完善经历了漫长的历史时期，但真正走向成熟还是基于分子生物学的快速发展，目前个体化医学涉及疾病的预防、诊断、预后评估及疗效预测等诸多领域。

（二）恶性肿瘤的个体化治疗

恶性肿瘤的个体化治疗作为个体化医学的主要内容，是伴随个体化医学理念的发展，逐渐发展成熟的。纵观近半个世纪以来，恶性肿瘤的治疗一直是以肿瘤的原发部位、病理类型、分化程度、侵犯范围（分期）、临床特点和机体的功能状态等常规指标而定。然而，即使是身体状况和病变特征完全相似的肿瘤患者，对同一治疗方案的效果也存在明显的个体差异现象，一部分患者

表 20-7 个体化医学发展过程中的里程碑事件

年代 / 年	医学系统 / 概念
10 000 年前	原始医学：魔法、宗教仪式和魔药和触摸的混合
6000—3000BC	美索不达米亚和埃及医学：仪式加天然来源药物，其中一些仍然在使用，有些则是目前使用药品的基础
4000—500BC	阿育吠陀，古印度医学体系冥想和中药的混合体，提供了第一个个性化医疗概念
3000BC	古代中医用草药和针灸，目前仍在使用中
510BC	希腊毕达哥拉斯发现有一些人（现称 G6PD 缺陷）吃下蚕豆有潜在的致命反应
500BC—500AD	希腊仪式和宗教的医药分开。注重临床观察疾病，但很少用药品
500AD—1500AD	中世纪时期的药。医院和大学开始在阿拉伯语药进一步发展希腊的传统
16 世纪—18 世纪	中世纪解剖学和生理学有重大发现，但药理学没有。因缺乏标准治疗而个性化治疗
1789	在德国塞缪尔哈尼曼以"相似疗法"的基础上成立的顺势疗法。顺势疗法的处方是高度个性化的"体质图"，而不是特定疾病
19 世纪后叶	现代医学的开始，克劳德伯纳德（1813—1878）将科学方法引入医学，即基于观察实验证明，同时开始注意危及个体方面的治疗
20 世纪	医学的进步大多是在 20 世纪，包括成像技术、实验室诊断和现代外科技术。此后数十年的重要发展包括：生物技术产品、分子诊断、基因组学、蛋白质组学、生物芯片、反义治疗、基因治疗
20 世纪后半叶	随机、双盲临床试验引入，由于消除了个体对治疗反应的差异，因而与个体化治疗不大相符
1908	威廉约翰森将"gene"（基因）一词引入德语"Gen"，随后又引入"基因型"和"表型"
1920—1950	药理学科学基础在受体概念下产生
1931	出书指出药物反应的个体差异是由于每个人的基因构成差异所致，因而可以预测（Garrod, 1931）
1953	DNA 的双链结构得到识别（Watson and Crick, 1953）
1955	观察到缺乏葡萄糖 -6- 磷酸脱氢酶患者服用抗疟疾药物后高发溶血（Beutler 等, 1955）
1956—1957	药物基因组学概念：认识到对药物的不良反应是由基因决定的酶活性差异所致（Kalow, 1956；Motulsky, 1957）
1959	定义了药理学与遗传学相结合的药物遗传学（Vogel, 1959）
1962	出版第一本药物遗传学专著（Kalow, 1962）
1968	人群筛选原则产生，此后成为应用遗传学进行人群筛查的基础（Wilson and Jungner, 1968）
1980—1990	药理学进一步得到科学发展。与配体结合的受体特性研究；分子生物学开始对药理学产生影响
1985	聚合酶链反应的发现（Mullis 等, 1986）
1986	Rodefick 使用"基因组学"这一组合词作为杂志名称，1987 年开始出版（Kuska, 1998）
1990—2000	基因组学的十年。人类基因组测序；机器人和电脑系统微型化；基因组学技术用于药物研发：药物基因组学；细胞和基因治疗
1993	使用分子纳米技术的概念，根据特定患者生物化学特性进行治疗（Fahy, 1993）
1995	创造了"蛋白质组学"的术语（Wilkins 等, 1995）
1997	"药物基因组学"的术语在文献中开始出现（Marshall, 1997）
1998	第一本标题为个体化医学和药物基因组学专著（Jain, 1998）
2000	人类基因测序完成
2001—2010	后基因组的十年。基因组学与蛋白质组学对药物研发产生影响。个体化医学得到发展，医疗活动中诊断与治疗得到有机整合
2006	美国参议员奥巴马（前美国总统）推行"个体化医疗"法案
2008	美国通过遗传信息非歧视法

的肿瘤得到控制或治愈,而另一部分患者的肿瘤治疗无效甚至进展。究其原因,在于癌症是一高度异质性(heterogeneity)的疾病,相同类型和分期的肿瘤无论在遗传学还是表现形式上均存在差异,也即每一患者都有其独特的"指纹"(fingerprint)特征。而当前基于肿瘤来源、组织学和转移属性的肿瘤分类很难体现肿瘤的这些属性,"one fit to all"的医疗行为肯定存在不足。对此,近年来学者们重点从分子生物学的角度来解释这种个体差异现象,认为个体对治疗的不同反应主要源于外界环境因素的改变和机体本身的遗传改变,其中遗传学因素往往呈决定性作用,根据个体的遗传学特征来优化治疗方案的选择,才能获得更好的治疗效果,由此产生了恶性肿瘤个体化治疗的理念。个体化治疗的产生与当今各项分子生物学技术尤其是系统生物学的发展密不可分。

"个体化治疗"概念的具体出现时间目前尚无定论。东汉末年,祖国医学的医圣张仲景就创立了六经辨证和脏腑辨证的辨证论治体系,可算是开"个体化治疗"之先河。但是,基于当时的诊断和认识水平,还只能算是"个体化治疗"的雏形。检索 Medline 可发现,1937 年 Loeb 在《科学》杂志即提到"The Biological Basis of Individuality",1941 年 Harkins 发表论文讲述有关静脉曲张外科治疗的"individualization"即"个性化"问题,1948 年 Williams 在《科学》杂志再次提到"biochemical individuality",1954 年 Rogoff B 在风湿性关节炎的治疗中首次使用"individualized therapy"一词,1964 年 Glucksmann A 撰文总结了宫颈癌的个体化治疗经验。

20 世纪 90 年代随着人类基因组计划的展开和不断深入,个体基因遗传特性与临床疾病表型紧密相连,尤其是单核苷酸多态性在个体药物反应的预测方面的进步,使得基因检测已经从实验室走向临床,基于生物标志物检测结果合理选择治疗方案成为目前个体化治疗的主要依据。2009 年的美国临床学会(ASCO)年会将"个体化肿瘤治疗"作为当年的年会主题,强调了建立在基因检测基础上的个体化治疗。

同时,个体化治疗在肿瘤的综合治疗中也占有越来越重要的地位。当前基于循证医学基础之上的综合治疗,其治疗方案的形成多为基于大规模前瞻性随机对比试验,是证明某种药物、某种疗法有效性和安全性的最可靠证据,是制订个体化治疗方案的重要依据。但循证医学也有不足,例如临床工作中由于对某些疾病认识有限、某些病症极为罕见等原因,使得短期内难以形成有效循证医学证据。临床工作中需根据患者临床、病理组织学、分子病理等特征,制订科学、合理的个体化治疗方案。总之,综合治疗与个体化治疗相辅相成,并行不悖。

二、个体化治疗的定义

当前对肿瘤个体化治疗的定义为:根据肿瘤患者的个体遗传基因结构和功能差异,尤其是发生变异的遗传基因信息,因人制宜地优化诊疗措施,提高分子诊断的特异性、疗效和预后预测的准确性,确定最合适的治疗时机、治疗强度、治疗疗程,从而提高治疗效果、延长患者的生存时间,减少不必要的治疗,降低不良反应的发生概率,减少患者调整用药的次数和时间,减轻患者的痛苦和经济负担。

这一定义首先反映了在个体化治疗中有关对肿瘤异质性认识的问题。一是从生物学角度出发,认为同一类型的肿瘤,其实在分子水平上存在许多的差异,因而首先需要提高检测水平,发现有效生物标志物;二是从患者功能状态、心理状况乃至社会影响出发,认为不同患者预期寿命、治疗耐受性、期望的生活质量、患者自己的愿望均有不同,这些因素共同作用于肿瘤,会导致肿瘤生物学表现及对各种治疗反应的差异。因此,只有在充分把握这些异质性的前提下才有可能真正从患者的利益出发,制订符合每一患者的最佳个体化治疗方案。

三、个体化治疗的生物学基础

个体化治疗与当今医学的发展尤其是分子生物学领域所取得的成就密切相关,当前我们已经能够从 DNA、RNA、蛋白质乃至代谢的水平精确而完整地了解肿瘤的性质,能够在治疗前对部分肿瘤识别出对某种特定治疗最为适合个体及人群。分子生物学正从以下几个方面成为恶性肿瘤个体化治疗的生物学基础,促进并推动个体化治疗的发展。

（一）分子生物学理论的完善及分子检测技术的快速发展

基因组学、转录组学、蛋白组学和药物基因组学已广泛用于个体化治疗的研究，近年来发展起来的代谢组学，作为系统生物学的一个新的分支，从生物代谢层面，进一步反映体内生物化学过程和状态的变化，并通过体液代谢指纹图谱变化的原因，阐明药物作用的靶点或受体，指导抗肿瘤细胞药物的个体化治疗，在疗效评价和安全性方面有了更进一步的提高。

（二）诊断学的发展及其在个体化治疗中的作用

目前分子诊断学在肿瘤治疗中的作用日益突出，主要体现在以下几个方面：

1. 在病理组织学分类的基础上对肿瘤进行分子水平分析 - 分子病理 随着对肿瘤发病机制的认识深入，越来越多的抗肿瘤药物被开发出来。同一肿瘤不同患者由于基因型不同或基因表达差异，对同一药物的反应也就不同。因此确定靶向治疗前预测不同类型抗肿瘤药物疗效的多种分子指标的鉴定极其重要，近年来许多靶向药物的预测指标得到了初步确定。个体化医学时代，临床医师充分利用已有的组织资源获取形态、遗传学、表观遗传学及蛋白质组改变等多层次的详细信息，就有可能制订科学合理的个体化医疗方案。尤其是病理学工作者需要从肿瘤诊断和分型的角度，在提供组织形态学、免疫组化诊断的基础上进一步提供肿瘤分子分型、分子分期的相关信息。一份完整的分子病理报告至少应当包括对肿瘤进展程度的认识、肿瘤侵袭性、预期生存率、导致恶性肿瘤发生的特殊基因以及信号通路异常的信息等。目前这方面的转化性研究成果颇多，例如利用基因芯片检测技术，可以对同为早期肺腺癌患者，根据其基因表达谱的不同而将其分为预后好与不好两组，从而用于指导后续的治疗。又如通过外周血液循环瘤细胞检测技术，也能对肺癌进行有无微转移进行分类诊断。再如通过对 SNP 的检测分析可能发现一些影响抗癌药物的肿瘤标志物，由此将肿瘤分为治疗敏感型与治疗抵抗型等。虽然目前许多成果尚未能完全应用到临床，但其在个体化治疗中的前景已经初显成效。

2. 对肿瘤进行风险评估和预后判断 预后评估与风险评估是两个不同的概念。预后评估是指肿瘤患者在不接受任何治疗的情况下，疾病自身的转归情况。而风险评估是指对肿瘤进行人为干预如手术、放化疗后发生复发、转移导致预后差别的危险程度评估。目前主要是通过对活检物或外周血标本进行一些肿瘤标志物的检测，然后利用特定软件、数学模型或其他判定系统进行分析预测。检测内容除了蛋白质表达和基因拷贝数量外，还包括基因突变、基因插入、染色体缺失、染色体易位、mRNA 表达、甲基化等多项内容，目前基因芯片、蛋白质芯片、PCR 等检测技术已应用于临床。

3. 指导抗癌新药的研发 已发现恶性肿瘤的发生更多是由于一组基因所介导的信号通路异常所致，如 Ras 和 Myc 通路被激活，则选择针对 Ras 和 Myc 的药物进行治疗。而如果是其他通路则选择其他相应通道的药物。由于肿瘤的发病机制极其复杂，是涉及多基因、多通路异常的复杂网络系统，因此在治疗上既要精准定位活化了的突变通路靶点，又要认识到复杂细胞通路连接可能给治疗造成的障碍。多靶点药物的研发和应用，以及作用于不同靶点的多个靶向药物间的协同作用都是今后个体化治疗的重点与发展方向。

4. 用于指导治疗及预后随访 目前临床已广泛开展针对表皮生长因子受体（EGFR）突变、扩增、蛋白质表达的检测，以便提前预测埃罗替尼（erlotinib）、吉非替尼等靶向药物是否适合某一非小细胞肺癌患者。通过检测 *RRM1* 和 *ERCC1* 基因表达而预测吉西他滨及铂类药物的治疗敏感性。许多分子生物学的检测结果已用于恶性肿瘤预后评估。可见分子生物学的发展正在对药物研发、肿瘤治疗发挥越来越重要作用。

（三）分子影像学在个体化治疗中的作用及地位

分子影像学（molecular imaging）是随着医学影像学与分子生物学等学科的发展和相互融合而形成的新兴研究领域。可广义地定义为在细胞和分子水平上对生物进程的体内描述和测量。与一般的临床影像学相比较，它探测的是疾病基础的分子水平上的异常，即从生理、生物化学水平认识疾病，阐明病变组织生物过程的变化、病变细胞基因表达、代谢活性高低、病变细胞是否存活以及细胞内生物活动的状态等，并以影像的形式从分子水平描绘正常及病变组织结构与功能变化信息。目前分子成像方法包括 CT、SPECT、MR、MR 波谱、正电子体层发射成像（PET）、使用新型对比剂的超声（US），以及其他新的成像方式，如光学成像、电子顺磁成像和增强 MR。其中以 PET、MR 成像研究最多，也最有前途。传统的 CT 及 MRI 等检查均显示的是肿瘤的大体形态，肿瘤治疗后有无缩小一般需要一段时间之后才能检查得到，而新的 MRI 技术、PET/PET-CT 等分子影像则在开始治疗后不久就会显示，如肿瘤组织内药物的分布情况、肿瘤组织内的代谢情况、肿瘤细胞的凋亡情况等均有望通过分子影像技术得以显示。

四、个体化治疗的原则

个体治疗过程要遵循一定的原则。首先，个体化治疗强调医务工作者不能眼中只看到"疾病"、只看到"肿瘤"，而看不到"患者"。要认识到肿瘤的发生是与遗传、环境、营养、免疫等多种因素综合影响的结果，因此应该始终把患者作为治疗的"主体""整体"来看待，治疗方案的制订和实施应随着患者的病情变化及时调整。其次，肿瘤的治疗过程是一个有计划、有步骤、循序渐进的过程，既要根据基于循证医学的普遍原则进行规范化治疗，同时还要考虑到肿瘤的自身特点尤其是分子生物学特征，依据各种临床及实验室化验检测结果，采取针对性治疗。另外还要充分考虑治疗毒副作用给患者所带来的痛苦以及患者在生理、心理、经济等各方面的承受能力，保证患者受益，这就是恶性肿瘤个体化治疗的基本原则。总之，肿瘤的个体化治疗要求在治疗过程中，必须处理好患者与肿瘤、局限与播散、收益与负担这三者之间的关系。

五、个体化治疗的应用及发展

后基因组时代分子生物学技术的突破发展和生物信息学分析技术的出现使人类开始有能力探索肿瘤患者个体及肿瘤本身存在的异质性，在此基础上制订切实有效的个体化治疗方案。例如当前可根据肿瘤标志物的不同将肿瘤分成不同亚型，对不同亚型的肿瘤患者进行预后评估、疗效

甚至治疗相关严重毒性反应预测。

临床广泛应用的靶向治疗是个体化治疗的典范。吉非替尼是一种酪氨酸激酶抑制剂，是目前用于肺癌治疗的重要靶向药物，对晚期非小细胞肺癌（NSCLC）患者中女性、非吸烟者、腺癌且 EGFR 突变者效果尤为突出。不同地域、不同人种的患者，其 EGFR 突变的特点不同。对 EGFR 突变型肿瘤，吉非替尼的有效率高达 80% 以上，而对无突变的野生型肿瘤上述药物基本无效。因此，2009 年的 NCCN 指南，已将 EGFR 表达和突变的测定纳入常规检测项目，作为吉非替尼靶向治疗适应证选择的指标。根据 *EGFR* 基因检测的结果，可将吉非替尼作为晚期 NSCLC 的一线治疗方案。西妥昔单抗是表皮生长因子受体（EGFR）的拮抗剂，其与 EGFR 在细胞表面部分结合，阻断内源性配体与 EGFR 的结合，从而抑制受体蛋白酪氨酸激酶的磷酸化，最终抑制下游信号转导的级联过程，抑制肿瘤生长，70%～80% 的结直肠肿瘤过度表达 EGFR，为西妥昔单抗的抗肿瘤生长机制提供了可靠的理论基础。研究表明，西妥昔单抗联合化疗治疗晚期结直肠癌的有效率高于单纯化疗组，即使是二线、三线化疗治疗失败的结直肠癌患者仍能从西妥昔单抗治疗中获益。多项研究表明 *K-ras* 基因与西妥昔单抗的疗效密切相关，*K-gas* 基因为野生型的患者疗效明显优于突变型，突变型的患者不能从西妥昔单抗治疗中获益。因此，*K-ras* 基因已成为选择西妥昔单抗治疗前的标准检测。另外，伊马替尼在 CD117 阳性的胃肠道间质瘤、贝伐单抗在非小细胞肺癌中，以及曲妥珠单抗在 HER2 阳性的乳腺癌中均已获得确切证据表明能够延长患者生存。

目前国际上出现的有针对性的靶向治疗所使用的药物大部分是针对一个或数个基因的异常。但个体化治疗不能被简单理解为针对某一基因的治疗，而是针对某一个体的系统性综合治疗。例如同为肺腺癌的不同患者，临床所用化疗方案相同，但从分子水平分析，不同患者的肿瘤可能分别源于许多不同的基因突变或信号转导通路的异常，因而其在转移潜能和治疗反应方面可有较大差异，而针对每一种潜在的基因或通路异常可能需要不同的治疗措施，因此需要研发多种不同的药物，分别针对不同分子异常的人群。现代分子

生物学的研究已经表明，肿瘤是一涉及多基因异常改变的复杂分子网络疾病。因此当前肿瘤靶向治疗药物正在向多靶点药物的研发方向发展。目前免疫治疗应用范围在不断扩大，生物标志物如PD-1/PD-L1分子表达、肿瘤微环境浸润T淋巴细胞、肿瘤突变负荷和新生抗原等远远不足，考虑到免疫治疗手段高成本及不容忽视的不良反应，精准筛选受益人群至关重要。

基于以上原因，确定恶性肿瘤个体化治疗的策略是：研发适宜的技术来获取肿瘤患者的标本（活检、淋巴结采样、手术切除获得的肿瘤组织，肿瘤患者的外周血液、皮肤、分泌物等）用于分子生物学分析，然后整合肿瘤患者的临床资料和分子生物学信息，协助诊断、合理选择治疗方法和药物（包括剂量）、判断预后、预测疗效、确定毒副作用的易感性，为每一个患者确定最佳的治疗方案，达到有效、经济和最小的毒副作用的目的。

六、个体化治疗面临的挑战

目前，在肿瘤组织中开展一些分子生物学检测和评估患者的基因组信息已经成为肺癌、乳腺癌和结直肠癌等恶性肿瘤标准治疗决策的组成部分。但是个体化治疗领域也面临着许多挑战，如分子靶向治疗的有效人群比率较低，治疗过程中容易产生耐药、容易出现转移等现象。同时，真正有效的分子标志物发现和鉴定困难、有效靶向治疗药物的研发滞后、机体的自体稳态反馈系统、分子干扰和旁路机制等对治疗结果产生不符合预期效果的影响等，都增加了个体化治疗的难度。我国当前在肿瘤的个体化治疗方面还刚起步，不仅存在机制上缺失，而且还面临严重的专业人员匮乏。以下方面值得引起重视。

（一）制订方案没有统一标准

这使得个体化治疗失去了应有的本质。一方面许多临床病例对照研究结果参差不齐，难以形成共识。另一方面由于人种等原因，国外许多研究结果难于直接用于国内人群。金标准的建立及其及时修正对于恶性肿瘤的个体化治疗来说显得尤为重要。

（二）肿瘤专科医师的缺乏

肿瘤专科医师是主导肿瘤个体化治疗的核心力量，不是所有的医师都能做肿瘤专科医师的工作。例如肿瘤外科医师不仅要掌握外科手术方法，还必须能够熟练运用化疗、放疗、生物治疗等手术以外的治疗方法，并能够根据患者自身情况选择合适的治疗方案。而现在很多医院治疗肿瘤的医师往往就是传统意义上分类的某些专科医师，如消化内科、呼吸内科、泌尿外科等。近年来在综合医院成立的肿瘤科，医师大多以外科为主，没有经过系统的肿瘤学训练，容易忽视手术以外的治疗方法。因此恶性肿瘤的综合治疗与个体化治疗方案的确立应由综合治疗团队制订。

（三）个体化治疗方案的设立需要有效监控

国家应当成立专门的监控机构，对个体化治疗方案开展情况、各医疗机构在实施过程中应用的合理性、治疗效果的有效性等方面深入调查，定期总结，才能不断提高。

总之，个体化治疗方案的优化，在于集中多学科优势和精华，在于不断地探索和发现。开展切实有效的个体化治疗任重道远，但前途光明。

第六节　肿瘤综合治疗与个体化治疗现状和展望

一、存在的问题

（一）受到缺少有效肿瘤标志物的限制

综合治疗中各种手段的合理应用很大程度上依赖于肿瘤标志物所提供的有效信息。近十余年来，随着分子生物学等学科的发展，对癌症生物学特性的认识不断深入。高通量分子水平的检测发现越来越多分子水平的异常表达信息，文献报道可望成为肿瘤标志物的数量呈空前增长态势。但这些文献所报道的潜在肿瘤标志物在后续的临床验证中却常以阴性结果而告失败。因而，当前真正能为临床采用、能够真正用于指导临床治疗的肿瘤标志物还很有限。

（二）规范化治疗不够完善

除手术、放疗、化疗、生物治疗等主要治癌方法，一些新的手段如高温疗法、电化学疗法等，无疑增加了人们对付癌症的武器。正确认识这些方法并做出适当的评价，是恶性肿瘤治疗学中极为重要的问题。只有用理性的、辩证的观点来评价这些方法，才不至于陷入片面的、盲目的沼泽之中。遗憾的是，当临床医生对现有治癌手段的局限性感到不满的时候，新方法的问世极易在少数医生中不加限制不加选择地滥用。不仅可能延误患者根治的机会，甚至造成无可挽回的严重后果。同时，也有不少临床医生在长期的实践中形成了墨守成规的认识观念，不愿去探索新的方法，甚至拒绝新技术、新方法，这种认识观同样不利于肿瘤多学科综合治疗方法的发展。加强对新方法新技术的规范研究，尽快使其成熟并为我所用，才能促进肿瘤多学科综合治疗的发展。

二、发展及展望

（一）尝试建立以病种为学科的新体系

临床医学为一级学科；一般综合性医院设立的外科、内科等为二级学科；心脏（外）科、呼吸（外）科、内分泌（外科）等为三级学科，属于专科范围。随着发展，今后还可分为四级、五级学科。医疗行政上应该明确，恶性肿瘤的治疗学不同于一般二级学科的内科学、外科学等，而应属于三级学科。打破以往以治疗手段分科的体制，尝试建立以病种分科的新体系，邀请多个学科合作，是由肿瘤本身的生物学特性所决定的，是学科发展的必然，也是使恶性肿瘤的综合治疗规范化的体制保障。对无法成立单病种诊治中心的医院，要加强科室间的协作机制，要加强会诊制度，可成立多学科综合治疗协作组。肿瘤患者不管在哪个科室就诊，都应有外科、化疗科、放疗科等相关科室的会诊意见，避免"唯我独尊"。综合性医院内科、外科的划分，较难适应肿瘤多学科综合治疗的需要。肿瘤专科医院虽然也有同样的科室设置，但肿瘤治疗的目标相对一致，科室间联系紧密，且相互合作，联合会诊，弥补了科室行政分割的弊病。有专家提出是否可以将肿瘤医院原有科室以治疗手段分工的模式改为以治疗一定解剖部位的肿瘤来分工。例如脑肿瘤科、头颈肿瘤科、胸部肿瘤科、腹部肿瘤科、妇科肿瘤科、泌尿肿瘤科、骨肿瘤科等。每一科室治疗所属部位肿瘤时，根据肿瘤特性，可以有机地应用所有治疗手段（手术、放射线、化学药物等）。

（二）建立肿瘤专科医生培训制度，提高肿瘤专科医师素质

国家应当建立完善肿瘤专科准入制度。肿瘤专科医师必须接受多学科治疗知识的训练，使其在治疗理念及治疗技术方面达到要求，从而保证医疗质量。同时，还应加强领军人才的培养，因为领军人才是保障一支多学科治疗团队取得成功的关键。目前我国临床医学教育的模式仅局限于专业形式的培养，学科交叉不足，缺乏与真正多学科联合治疗模式相适应的高素质复合型人才。领军人才不仅需要具备多学科管理的理念和经验，团结带领多学科团队，还需要具备打破学科壁垒，将最恰当有效的治疗手段用于最适合的患者并取得最佳治疗效果的勇气和信心。

（三）恶性肿瘤需要集中治疗，建立高水平的肿瘤治疗中心

美国 Johns Hopkins 医院 Cummings 教授提出建立肿瘤中心提高临床水平比实验室探索要迅速有效得多。美国 NCCN 包罗了美国 19 个肿瘤中心。我国从 20 世纪 50 年代开始每一个省市建立一个肿瘤医院及研究所，要不断发挥这些中心的作用，贯彻肿瘤的综合治疗。

（四）克服循证医学证据的滞后性

循证医学的核心思想是在医疗决策中将临床证据、个人经验与患者的实际状况和意愿三者相结合。临床证据主要来自大样本的随机对照临床试验（randomized controlled trial，RCT）和系统性评价（systematic review）或荟萃分析（meta-analysis）。因而要短期获得真正基于循证医学的高可信度证据并非易事。循证医学证据的这种滞后性一定程度上影响恶性肿瘤综合治疗的快速发展。我国人口基数大，可用于开展科学研究的疾病资源异常丰富，对于开展循证医学非常有利。可惜我们未能充分利用这些优势，当前开展大规模多中心的协作研究项目还少，国家正在加紧建设的肿瘤临床研究中心等措施有望打破这一僵局。

（五）改革优化医疗体制、增加社会关注度

僵化的医疗体制不仅阻碍医疗技术的提高，而且危害患者的健康，成为现代恶性肿瘤综合治疗的一大障碍。要解决这个问题，除医疗体制要改革外，有关部门还应组织专家，根据我国国情制定切实可行的各类肿瘤诊疗规范。同时，卫生行政部门应督促临床机构严格按此规范实施。恶性肿瘤的多学科治疗是提高恶性肿瘤疗效的根本途径，它不仅涉及医院多个科室部门的内部有机

合作，同时还涉及医院与医疗保险机构（包括政府机构或商业医疗保险机构）、企业等之间的合作。近年来，国家不断提出医改新政，无疑会给肿瘤的规范化诊治带来好处。

（六）综合治疗要结合我国的实际状况

由于我国创新性研究成果相对较少，因而当前存在照搬国外研究成果，盲目跟从的现象。当前急需建立健全中国人包括流行病学、临床、病理组织学、预后、甚至分子检测结果在内的各类大型数据库，通过数据挖掘等手段探讨最为适合的诊治措施。吉非替尼对东方人种非小细胞肺癌的靶向治疗研究给我们带来很多启发，越来越多的研究成果也正告诉我们：东西方人种的生物学行为存在差异，西方临床研究结果只能借鉴而不能照搬。为此，从事肿瘤临床及基础研究的各级人员务必团结协作，充分利用资源优势，制定适合我国肿瘤患者的治疗指南。

恶性肿瘤多学科综合治疗研究目前呈现几个趋向：①采用循证医学的基本原则，指导多学科综合治疗的临床研究，形成了循证肿瘤学的鲜明特色；②分子生物学尤其是系统生物学的发展促进了人们对肿瘤本质的认识，靶向治疗更广泛使用，免疫治疗方兴未艾；③新技术新方法的应用使综合治疗方案不断完善。如外科手术的精细化和微创化在保证治疗质量的同时，提高了患者的生活质量；新剂型化疗药物毒性更低，疗效更加可靠；新的放射治疗技术如三维立体治疗（three-dimensional conformal therapy）、超分割或加速超分割技术在多手段综合治疗中的应用等。相信随着基础医学和临床医学的不断发展，肿瘤的多学科综合治疗也必将更加成熟。

（赫　捷　徐兵河　王佳玉　邵　康）

参 考 文 献

[1] Abeloff M，Armitage J，Lichter A. Clinical Oncology. New York：Churchill Livingstone，1995.

[2] 万德森. 健康观与医学模式转变. 社区肿瘤学. 北京：科学出版社，2008.

[3] 孙燕. 内科肿瘤学. 北京：人民卫生出版社，2001.

[4] 刘杜先. 肿瘤靶向治疗抗体研究进展. 西南国防医药，2010，20：805.

[5] 陆士新. 肿瘤干细胞及其对肿瘤治疗理念的影响. 中华肿瘤杂志，2010，32：81.

[6] 韩宝惠. 肺癌个体化治疗的新境界：活得更长活得更好——2009 年第 45 届美国临床肿瘤学会年会纪要. 中华结核和呼吸杂志，2009，32：873.

[7] 李文辉. 从"综合乱疗"到"综合治疗"——我国肿瘤诊治现状与 NCCN 肿瘤规范化指南. 肿瘤预防与治疗，2008，21：113.

[8] 张国庆. 肿瘤综合治疗过程中的适度与过度. 循证医学，2008，8：374.

[9] Ou S H，Zell J A，Ziogas A，et al. Prognostic Factors for Survival of Stage I Nonsmall Cell Lung Cancer Patients：a Population-based Analysis of 19，702 Stage I Patients in the California Cancer Registry from 1989 to 2003.Cancer，2007，110：1532.

[10] Desch CH，Gafni A，Gibson GA，et al. Pharmacoeconomics：a Scientific Approach to Resource Allocation at the Bedside. ASCO Education Book，1997.

[11] 吴建民. 免疫检验理论与临床. 北京：人民卫生出版社，2003.

[12] Sobin L，Wittekind C. UICC：TNM Classification of Malignant Tumours.5th ed. New York：Wiley-Liss，1997.

[13] Sturgeon C M，Duffy M J，Hofmann B R，et al. National Academy of Clinical Biochemistry Laboratory Medicine Practice Guidelines for Use of Tumor Markers in Liver，Bladder，Cervical，and Gastric Cancers. Clin Chem，2010，56：e1.

[14] 马丽，韩晓红，石远凯. 非小细胞肺癌中预测疗效和评价预后的分子标志物研究进展. 癌症进展，2010，8：223.

[15] Yamamoto T. Molecular Basis of Cancer：Oncogenes and Tumor Suppressor Genes. Microbiol Immunol，1993，37：11.

[16] Muss H B，Thor A D，Berry D A，et al. c-erbB-2 Expression and Response to Adjuvant Therapy in Women with Node-Positive Early Breast Cancer. N Engl J Med，1994，330：1260.

[17] Dalquen P，Sauter G，Torhorst J，et al. Nuclear p53 Overexpression Is an Independent Prognostic Parameter in Node-negative Non-small Cell Lung Carcinoma. J Pathol，1996，178：53.

[18] Grewal H，Guillem J G，Klimstra D S，et al. p53 Nuclear Overexpression May Not Be an Independent Prognostic

Marker in Early Colorectal Cancer. Dis Colon Rectum, 1995, 38: 1176.

[19] Zeng Z S, Sarkis A S, Zhang Z F, et al. p53 Nuclear Overexpression: an Independent Predictor of Survival in Lymph Node--Positive Colorectal Cancer Patients. J Clin Oncol, 1994, 12: 2043.

[20] Goh A M, Coffill C R, Lane D P. The role of mutant p53 in human cancer. J Pathol, 2011, 223: 116.

[21] Brady C A, Attardi L D. p53 at a Glance. J Cell Sci, 2010, 123: 2527.

[22] Rosell R, Monzo M, Pifarre A, et al. Molecular Staging of Non-small Cell Lung Cancer According toK-ras Genotypes. Clin Cancer Res, 1996, 2: 1083.

[23] Kwiatkowski D J, Harpole D H, JR., Godleski J, et al. Molecular Pathologic Substaging in 244 Stage I Non-small-Cell Lung Cancer Patients: Clinical Implications. J Clin Oncol, 1998, 16: 2468.

[24] 张天泽, 徐光炜. 肿瘤学. 2 版. 天津, 沈阳: 天津科学技术出版社, 辽宁科学技术出版社, 2005.

[25] 王绿化. 肿瘤同步放化疗治疗的研究进展. 中国癌症杂志, 2006, 16: 405.

[26] Hong K W, Oh B. Overview of Personalized Medicine in the Disease Genomic Era. BMB Rep, 2010, 43: 643.

[27] 曹梦苒, 罗荣城. 肿瘤综合治疗中的循证医学和个体化治疗. 肿瘤研究与临床, 2008, 20: 145.

[28] Loeb L. The Biological Basis of Individuality. Science, 1937, 86: 1.

[29] Harkins H N, Schug R. Individualization in the Surgical Treatment of Varicose Veins. Ann Surg, 1941, 113: 1109.

[30] Williams R J. Biochemical approach to individuality. Science, 1948, 107(2784): 459.

[31] Rogoff B. Rheumatoid Arthritis: the Need for Individu-alized Therapy. Mo Med, 1954, 51: 1001.

[32] Glucksmann A, Way S, Cherry C P. The Ten-Year Results of Individualized Treatment of Carcinoma of the Cervix Based on the Analysis of Serial Biopsies. The Journal of Obstetrics and Gynaecology of the British Commonwealth, 1964, 71: 198.

[33] Paez JG, Janne PA, Lee JC, et al. EGFR Mutations in Lung Cancer: Correlation with Clinical Response to Gefitinib Therapy. Science, 2004, 304: 1497.

[34] Oshita F, Matsukuma S, Yoshihara M, et al. Novel Heteroduplex Method Using Small Cytology Specimens with a Remarkably High Success Rate for Analysing EGFR Gene Mutations with a Significant Correlation to Gefitinib Efficacy in Non-small-cell Lung Cancer. Br J Cancer, 2006, 95: 1070.

[35] Sequist L V, Martins R G, Spigel D, et al. First-line Gefitinib in Patients with Advanced Non-small-cell Lung Cancer Harboring Somatic EGFR Mutations. J Clin Oncol, 2008, 26: 2442.

[36] Bokemeyer C, Bondarenko I, Hartmann J T, et al. Efficacy According to Biomarker Status of Cetuximab Plus FOLFOX-4 as First-line Treatment for Metastatic Colorectal Cancer: the OPUS Study. Ann Oncol, 2011.

[37] Sargent D J, Kohne C H, Sanoff H K, et al. Pooled Safety and Efficacy Analysis Examining the Effect of Performance Status on Outcomes in Nine First-line Treatment Trials Using Individual Data from Patients with Metastatic Colorectal Cancer. J Clin Oncol, 2009, 27: 1948.

[38] Swanton C, Caldas C. Molecular Classification of Solid Tumours: towards Pathway-driven Therapeutics. Br J Cancer, 2009, 100: 1517.

第二十一章　癌症预防

癌症是严重威胁人类生存和社会发展的重大疾病,是 21 世纪中国和世界面临的最严重的公共卫生问题之一。癌症控制已成为世界各国政府的卫生战略重点。目前,大多数科学家仍旧认同癌症是一类难以治愈的人类疾病,单纯的临床治疗不可能最终解决癌症的问题,但是癌症是一类可以预防的疾病。世界卫生组织(World Health Organization,WHO)早在 2011 年就已经提出:40% 的癌症是可以预防的;40% 的癌症是可以通过早期发现、早期诊断、早期治疗而治愈的;而另外 20% 的癌症要通过临床姑息治疗来提高患者的生活质量。有效的癌症预防可以大大降低国家卫生经济负担,减轻癌症给个人和家庭带来的危害。

第一节　预防是人类控制癌症的重要策略

一、癌症预防的定义和范畴

据史料记载,人类发现癌症的历史可追溯到公元前 1600 年(古埃及时期),观察和发现引起癌症发生的原因也已有 200 多年的历史(如 1775 年,英国 Percivall Pott 医生观察到扫烟道的工人易患阴囊皮肤癌),而人类真正开始进行癌症控制与预防仅有约 100 年的时间。1913 年,15 名著名的美国医生在纽约成立了美国癌症控制协会(American Society for the Control of Cancer,ASCC),1945 年更名为美国癌症协会(American Cancer Society,ACS),这是人类历史上第一个抗癌组织。1923 年,George Papanicolaou 首先报告的细胞学检查方法(Pap 法),即使用采取阴道及宫颈脱落细胞制成涂片的方法进行子宫颈癌的早期诊断,这是人类第一个用于癌症早期诊断的

方法。但直到 20 世纪 60 年代,此方法才应用于人群筛查。1915 年,德国 Hoffman 发表的世界癌症死亡统计资料成为世界上最早的比较全面的癌症死亡资料。1926 年,在德国汉堡建立了第一个以人群为基础的癌症登记处。1965 年,WHO 在法国里昂建立了专门的国际癌症研究机构(International Agency for Research on Cancer,IARC),负责组织协调全世界癌症基础、临床、预防和控制等方面的研究。1966 年,国际癌症登记处建立,专门负责整理世界各国上报的癌症登记资料,自 1965 年开始每五年一次发布全世界的癌症发病、死亡等流行趋势的信息。目前已发布了十一卷的五大洲癌症发病资料。

癌症预防(cancer prevention)是以人群为对象、以降低癌症发病率和死亡率为目的的肿瘤学分支,是人类抗癌活动的重要组成部分。癌症预防涵盖的范围很广泛,包括某种癌症有针对性的人群预防(如以健康生活模式为主的行为干预和化学干预)、某种癌症的人群筛查(如有针对性的早期发现、早期诊断和早期治疗)、全民范围的健康教育、癌症患者的康复治疗和姑息治疗等;此外,为了控制可能引起癌症的不利因素,癌症预防的范畴还应该包括危险因素评估、癌症发病登记、人群监测、相关法律法规的制定、以及由政府主导的国民健康工程和涉及社会、生产、生活、教育导向、卫生资源等众多癌症控制相关的方方面面。

二、癌症的流行趋势

从世界范围来看,癌症的发病率和死亡率均呈逐年上升趋势,已逐步成为占人类死亡原因首位的疾病。据 IARC 公布的 GLOBOCAN 2018 数据估算显示,全球每年约有 1 808 万癌症新发病例,发病率为 236.9/10 万,世界标准人口标化

发病率为 197.9/10 万；癌症死亡病例约 956 万例，死亡率为 125.2/10 万，世界标准人口标化死亡率为 101.1/10 万。最常见的癌种是肺癌（209.4 万）、乳腺癌（208.9 万）、结直肠癌（185.0 万）、前列腺癌（127.6 万）和胃癌（103.4 万）；癌症中死亡第一位的是肺癌（176.1 万），其次是结直肠癌（88.1 万）、胃癌（78.3 万）、肝癌（78.2 万）和乳腺癌（62.7 万）（表 21-1）。在世界范围内，亚洲癌症发生数量最多，约占 48.4%；欧洲占 23.4%，美洲占 21.0%。亚洲的癌症死亡数约占全球因癌症死亡的 57.3%，欧洲和美洲的癌症死亡数则分别占 20.3% 和 14.4%。

20 世纪 70 年代中国癌症死亡病例数每年约 70 万，到 90 年代死亡人数已增至每年 130 万，20 年间中国癌症死亡人数上升了 86%。据估计，2018 年中国新发癌症病例约 429 万例，约有 287 万例癌症患者死亡，约占全球该年度癌症发病总数的 23.7% 和死亡总数的 30.0%（预计该年中国人口占全球总人口的 18.6%）。从发病例数来看，我国全性别最常见的癌种为肺癌、结直肠癌、胃癌、肝癌及乳腺癌，这五个癌种约占中国所有癌症新发病例的 58.6%。其中，男性最常见的癌种为肺癌、胃癌、结直肠癌、肝癌及食管癌。与全球整体情况相比，男性前五位的癌种标化发病率均高于全球平均水平，其中食管癌的预计发病例数约占全球所有男性食管癌发病总例数的 53.6%。女性最常见的癌种为乳腺癌、肺癌、结直肠癌、甲

状腺癌及胃癌。除乳腺癌外，其余四个癌种的发病率均高于全球平均水平。以死亡例数排序，中国全性别癌症死亡前五位的是肺癌、胃癌、肝癌、食管癌及结直肠癌，约占全国癌症死亡总数的 69.1%（表 21-2）；男性死亡前五位的分别为肺癌、肝癌、胃癌、食管癌及结直肠癌，这五个癌种的标化死亡率均高于全球平均水平；女性死亡前五位的分别为肺癌、胃癌、结直肠癌、乳腺癌及肝癌。同发病情况相似，除乳腺癌外，其余四个癌种的标化死亡率均高于全球平均水平。

三、癌症预防的有效性

癌症是环境因素与遗传因素交互作用的结果，是一个多因素长期作用、多基因损伤和多阶段的病理改变的过程，并非单一因素所致。环境中的化学致癌物进入机体后，除少数化合物可直接损伤生物体内的 DNA、引起基因突变外，大部分化合物需要经过人体内的代谢活化，成为亲电子化合物，攻击人体靶细胞中的 DNA，导致基因突变，进而发生癌变。活化前的化合物称为前致癌物，活化后的化合物称为终致癌物。生物体内的致癌过程一般分为两个阶段，即致癌阶段和促癌阶段。化学致癌物损伤生物体内 DNA 的过程是致癌阶段。此时如不经过第二阶段（促癌阶段）的促进过程，一般还不能发生癌症。而促癌阶段是在具有促癌作用的物质长期重复作用下，进一步引起生物体内细胞基因的损伤，致使遗传信息

表 21-1 2018 年全球前十位癌症发病和死亡情况估计

发病顺位	发病情况			死亡顺位	死亡情况		
	发病数/万	发病率/（1/10万）	世标率/（1/10万）		死亡数/万	死亡率/（1/10万）	世标率/（1/10万）
肺癌	209.4	27.4	22.5	肺癌	176.1	23.1	18.6
乳腺癌	208.9	55.2	46.3	结直肠癌	88.1	11.5	8.9
结直肠癌	185.0	24.2	19.7	胃癌	78.3	10.3	8.2
前列腺癌	127.6	33.1	29.3	肝癌	78.2	10.2	8.5
胃癌	103.4	13.5	11.1	乳腺癌	62.7	16.6	13.0
肝癌	84.1	11.0	9.3	食管癌	50.9	6.7	5.5
食管癌	57.2	7.5	6.3	胰腺癌	43.2	5.7	4.4
宫颈癌	57.0	15.1	13.1	前列腺癌	35.9	9.3	7.6
甲状腺癌	56.7	7.4	6.7	宫颈癌	31.1	8.2	6.9
膀胱癌	54.9	7.2	5.7	白血病	30.9	4.0	3.5

表21-2 2018年中国前十位癌症发病和死亡情况估计

发病顺位	发病情况			死亡顺位	死亡情况		
	发病数/万	发病率/(1/10万)	世标率/(1/10万)		死亡数/万	死亡率/(1/10万)	世标率/(1/10万)
肺癌	77.4	54.4	35.1	肺癌	69.1	48.5	30.9
结直肠癌	52.1	36.6	23.7	胃癌	39.0	27.4	17.5
胃癌	45.6	32.1	20.7	肝癌	36.9	25.9	17.1
肝癌	39.3	27.6	18.3	食管癌	28.3	19.9	12.7
乳腺癌	36.8	53.3	36.1	结直肠癌	24.8	17.4	10.9
食管癌	30.7	21.6	13.9	胰腺癌	11.0	7.8	4.9
甲状腺癌	19.4	13.6	10.1	乳腺癌	9.8	14.2	8.8
胰腺癌	11.6	8.2	5.2	白血病	6.6	4.6	3.5
宫颈癌	10.6	15.4	10.7	脑, CNS	6.4	4.5	3.2
前列腺癌	9.9	13.6	9.1	前列腺癌	5.2	7.1	4.7

CNS: 中枢神经系统

表达传递错误、细胞分化异常进而发生恶变的过程。促癌阶段一般比较漫长，而且可能是一个可逆的过程。根据癌症预防的观点，如果能够有效地抑制或阻断促癌阶段，则有可能有效地预防癌症的发生。

自20世纪80年代以来，通过预防的手段已使部分癌症的发病率和死亡率大幅度下降，子宫颈癌便是一个成功范例。中国作为一个发展中国家，能够利用有限的资金，在全国开展大规模的妇女子宫颈癌普查以及提高诊治水平，使子宫颈癌的标化死亡率在三十年间下降了83%。我国肝癌的预防也取得了显著的效果，随着乙肝的控制及肝炎疫苗的广泛接种，以及针对不同地区肝癌病因开展的"改水、防霉、补硒"等预防措施，使肝癌的发病率在局部地区呈现下降趋势。吸烟是危害公众健康的一大杀手，我国作为烟草消费大国，肺癌的发病率正在急剧上升。以美国为例，通过宣传吸烟危害、减少吸烟、改变饮食结构等措施的实施，在1990—1999年期间，美国十种主要癌症的发病率和死亡率均以年均0.8%的比例下降，男性下降幅度明显大于女性。这些预防措施及癌症早诊早治的实践已充分表明，癌症是可以预防的。

四、癌症预防的社会和经济学意义

癌症是一类致死率较高的疾病，除去社会要花费大量的医疗费用外，也给个人和家庭带来巨大的经济负担和痛苦，"因癌致贫""因癌返贫"的情况屡屡出现。准确地评价癌症预防的社会效益和经济效益，将对政府制定切实可行的癌症防控策略和措施提供依据和支持。

评价癌症预防的社会效益和经济效益，一般从针对癌症病因的一级预防和早诊早治的二级预防所产生的直接或间接效果进行评价，常用的计算方法有以下三种。

（1）成本-效益分析：指分析医疗卫生投资与获得的经济效益的比值，常用货币单位衡量。

（2）成本-效用分析：指分析医疗卫生投资与获得生命质量改善的评价分析，常用调整生命质量年（quality-adjusted life years，QALYs）衡量。

（3）成本-效果分析：指分析医疗卫生投资与获得的生物学效果的评价分析，常用临床指标的改善和生存期的延长等指标衡量。

癌症预防，尤其是一级预防的价值估算比较困难，因为多是花现在的钱，而效果需要数年或数十年后才能得以显现。另外，不同的项目可能使用不同的指标来衡量预防效果，某一分项指标的计算一般相对容易，而总的癌症预防效果和经济学价值估算则相对困难。预防医学追求的最大目标是增加人类的健康预期寿命，因此，总的癌症预防效果最好使用干预后所增加的存活年限来表示。

预防的价值估计＝大致所花费的经费/[(1+ r)× n]

r ＝折扣率(参照系数)

n ＝预防之后患者多存活的年数

相对而言,一些人群癌症筛查项目的经济学价值则相对容易计算。成本-效益分析对于癌症的二级预防的评价可能更为适合。

癌症预防的收益即收获量(yield),指经过癌症一级预防后原有的癌症发病率有所下降,以及经过癌症二级预防后能使原来未发现的患者得到及时诊断和治疗。一般来说,癌症预防是需要政府投入较大费用、且短期内不容易显效的。为了提高癌症预防的收益,应尽可能使患癌人群数量减少和从人群中更多地发现无症状患者。癌症预防通常需要开展以下三方面的工作:①选择患病率较高的人群(即高危人群)开展有针对性的预防;②选用有效的预防措施或应用联合预防措施,甚至可以开展多种慢性病的综合防治;③选用高灵敏度的人群筛检方法,以便更多地发现早期患者。

目前公认适合开展癌症预防的高危险人群有以下这些:①具有不良生活和饮食习惯的高危人群,如吸烟、重度饮酒、经常嚼烟草和槟榔者;②职业上暴露于已知致癌物的工人,如电镀、石棉和制革业从业者;③某些病毒的健康携带者,如乙型肝炎病毒、EB病毒携带者;④具有遗传史的高癌家族,如家族性结肠息肉病的人群;⑤患有癌前病变的人群,如异型性增生、口腔黏膜白斑患者;⑥原发癌患者中有高度再发生癌的可能或容易发生第二种肿瘤的长期生存癌症患者;⑦经过化疗或放疗后长期存活的癌症患者。

五、癌症的归因风险和预防的特点

归因分数(attributable fraction,AF),又称人群归因危险度百分比(population attributable risk proportion),是流行病学中的一个重要概念。不同著者对归因分数有不同的称谓,如病因分数、归因危险性百分数、可预防分数、人群归因危险度百分比。最常用的定义是Rothma在1998年提出的,即对于可预防的危险因素,计算不暴露于该危险因素所有可能不发生的病例占的比例(包括暴露的和不暴露的);如果该比例乘以100,称

为人群归因危险度百分比。评估癌症的归因风险可对癌症防控策略的制定提供一定的数据支持。

1. 人群归因危险度百分比估计方法　根据暴露因素与疾病发生的联系强度 RR 、人群暴露率 P 计算 AF 值,公式如下:

$$AF = \frac{P \times (RR-1)}{[P \times (RR-1)]+1}$$

该计算公式只适用于暴露因素为两个水平的情况,其中 P 为总人群的暴露率, RR 为相对危险度。 P 一般来自代表性的横断面调查或前瞻性队列研究的数据。在回顾性调查中,一般以对照组的暴露率代替人群暴露率 P 。 RR 值一般来自可靠的大样本流行病学研究或荟萃分析。 P 和 RR 的来源不同, AF 计算结果也不同。

2. 癌症相关危险因素间 AF 的联合作用　当与癌症发生有关的各个危险因素的效应相加时, AF 值可以超过100%。估计癌症发生相关危险因素的 AF 值时,应考虑各个危险因素间的联合作用。因此,对于某个特定癌症而言,考虑了危险因素间的联合效应的 AF 值小于各个危险因素 AF 值的总和。癌症危险因素间联合作用的提出,对癌症预防提供一定的理论依据。预防癌症某一危险因素(如吸烟),也能减少其他危险因素(如饮酒)所导致的癌症的发生率。癌症发生相关危险因素的人群归因危险度百分比估计方法的难点是危险因素之间交互作用的 AF 估计。由于危险因素之间的交互作用比较复杂,有关癌症相关危险因素之间交互作用的 AF 未列出相应的计算公式。此外, RR 值、人群暴露率和癌症发病和死亡数据的来源直接影响癌症发生相关危险因素的人群归因危险度百分比的正确估计。

3. 中国人群癌症归因风险研究　2008年,中国医学科学院肿瘤医院与WHO/IARC合作开展了中国人群癌症归因风险研究。该研究综合评价了主要环境和行为危险因素对癌症发病和死亡的归因风险,估计我国癌症发病和死亡的疾病负担及可预防性,为我国癌症的预防和控制提供定量的科学依据。研究评价的主要行为和环境危险因素包括以下这些。

(1)慢性感染:与癌症发生相关的感染因素包括:乙型肝炎病毒(HBV,肝癌)、丙型肝炎病毒(HCV,肝癌和非霍奇金淋巴瘤)、幽门螺杆菌

（Hp，胃癌）、人乳头瘤病毒（HPV，子宫颈癌、口腔癌、口咽癌和肛门癌）、EB 病毒（EBV，鼻咽癌、霍奇金病和伯基特淋巴瘤）。根据我国人群的感染率以及感染与癌症的关联程度，计算发现中国人群中 29.4% 的癌症死亡归因于慢性感染。男性和女性慢性感染导致癌症死亡的比例分别为 31.7% 和 25.3%。

（2）吸烟：吸烟与癌症的因果关系非常明确，中国人群中 21.0% 的癌症死亡归因于吸烟。吸烟是男性人群中主要的癌症死因，约占 32.7%。而女性人群中吸烟导致的癌症死亡约占 5.0%，相对较少，但女性的被动吸烟不容忽视。非吸烟女性中，11.1% 的肺癌死亡归因于被动吸烟。

（3）饮食：蔬菜和水果摄入不足。世界癌症基金会和美国癌症研究所（WCRF/AICR）研究表明蔬菜和水果摄入不足可增加口腔癌、喉癌、咽癌、食管癌、胃癌和肺癌的发病和死亡风险。我国居民蔬菜和水果平均摄入量较低。我国的研究数据发现水果摄入不足导致 13.0% 的癌症死亡，其中男性为 13.7%，女性为 11.7%。蔬菜摄入不足可引起 3.6% 的癌症死亡，其中男性为 3.9%，女性为 3.1%。

（4）饮酒：饮酒与部分癌症的因果关联明确，如口腔癌、食管癌、肝癌和喉癌等。我国研究发现约 4.4% 的癌症死亡由饮酒引起，其中男性为 6.7%，女性为 0.4%。如果以 2002 年的饮酒率估算未来 15 年的饮酒对癌症的归因风险，那么饮酒导致癌症死亡的人群归因危险度百分比将会增加（男性为 7.4%，女性为 0.7%）。

（5）职业因素：WHO/IARC 确认的职业性致癌因素超过 30 种。中国的癌症归因风险研究纳入的职业性致癌因素，包括石棉（肺癌和间皮瘤）、联苯胺（膀胱癌）、苯（白血病）、氯甲甲醚（肺癌）、硅（肺癌）、砷（肺癌）、焦炉逸散物（肺癌）、铬酸盐（肺癌）、木屑和皮革粉尘（鼻腔鼻窦癌）和橡胶工业（白血病和膀胱癌）。中国人群职业性致癌因素引起 2.7% 的癌症死亡，其中男性为 3.1%，女性为 2.1%。由于不能获得某些职业性致癌因素的数据，加上部分居民烹调和取暖使用煤炭和木材等生物质燃料、室内外空气污染严重，这些职业和环境污染引起的癌症负担目前尚无法估计，因此该比例可能是低估的。

（6）超重、肥胖和体力活动缺乏：2002 年 WHO 把体力活动缺乏归为导致发达国家人口死亡的十大原因之一。由于人们生活方式的改变，我国人群体力活动缺乏暴露率明显增加。超重和肥胖可导致结直肠癌、胰腺癌、绝经期乳腺癌、子宫内膜癌和肾癌，体力活动缺乏可引起结肠癌。中国的研究发现，这些癌症死亡归因于超重和肥胖、体力活动缺乏的比例较小，均为 0.3% 左右。如果以 2002 年的超重和肥胖率计算，未来 15 年癌症死亡归因于超重和肥胖的比例将增加两倍。

（7）生殖因素、激素替代治疗和口服避孕药：生殖因素、绝经期后激素替代治疗和口服避孕药与乳腺癌或卵巢癌的发生关联明确。中国的癌症归因风险研究中包括的生殖因素有未经产、经产次数、母亲首次经产的年龄、母乳喂养的时间。激素替代疗法有雌激素和孕激素替代疗法，而我国绝经期妇女多采用雌激素替代疗法。我国约 6.7% 的绝经期妇女采用雌激素替代疗法，1.7% 的生育妇女采用口服避孕药避孕。分析发现，生殖因素、绝经期后激素替代治疗和口服避孕药引起癌症死亡的比例很低，低于 0.2%。

综上所述，中国人群中约 60% 的癌症是可避免的，但仍有部分癌症发生相关危险因素的人群归因危险度百分比不甚清楚，需要更多的基础和流行病学研究来确认其他的危险因素和遗传因素。我国人群中约 52.0% 的癌症死亡归因于慢性感染和吸烟，需要加强预防慢性感染和控制吸烟，以降低我国癌症的疾病负担。同时，也不能忽视饮食、饮酒、职业性致癌因素和环境污染的影响。

4. 癌症预防的特点

（1）癌症预防更多地研究环境因素对人群的健康和癌症发生的影响，从环境因素与遗传因素的交互作用，阐述癌症发生发展的规律，从而发现控制癌症的有效措施。

（2）在许多方面，癌症预防与癌症临床工作是相互交叉的，例如癌症的早期诊断、化学治疗与化学预防、癌症的姑息治疗等，只是面对的对象稍有不同。癌症预防更侧重于高危险人群和无症状患者，临床工作则更侧重于癌症患者的诊断和治疗。

（3）癌症预防是面向整体人群和个体的，既重视健康人群的癌症预防，也要重视个体的预防。

（4）癌症预防研究仍然需要运用基础医学、临床医学和预防医学等现代医学的知识和手段，但更多地需要流行病学、病因学、医学统计学、社会医学等人群研究方法，是实验室 - 临床 - 人群研究相互交叉的研究领域。

六、癌症的三级预防

癌症预防涉及社会和居民健康等众多方面，WHO 将其划分为三级预防：一级预防为病因学预防，防止癌症的发生；二级预防为早期发现、早期诊断、早期治疗，以阻止或减缓疾病的发展；三级预防为临床（期）预防或康复性预防，防止病情恶化，防止残疾。

1. 癌症一级预防 癌症一级预防（primary prevention）通常是指癌症的病因学预防。人类癌症的发生是环境致癌因素与机体长期作用的结果，针对消除这些致癌因素所采取的措施均属于一级预防。

对一些已知的致癌因素，如职业致癌因素（石棉、橡胶、制革、氯气等）和环境污染（粉尘、灰尘、重金属污染等），要严格管理和限制，用立法手段严格控制或消除这些已知的致癌因素。日常生活中，吸烟、不良的饮食和生活习惯、体重超重、缺乏体育锻炼等均与某些癌症的高发密切相关。改变不良的生活方式和行为干预在癌症预防中占有很重要的位置，其中运动、营养、饮食和禁烟都是最重要的防癌措施。

吸烟是一个重要的致癌因素，它的致癌作用比许多环境致癌因素都强。吸烟与 80% 的肺癌发生有关，并与口腔癌、咽癌、喉癌、胰腺癌、食管癌、膀胱癌的发生有密切关系。全世界每年有上百万的肺癌新发病例，其中有三分之一以上发生在发展中国家。中国是烟草大国，吸烟人数、烟草消费量和每年的烟草进口量均为世界第一；此外，越来越多的青少年吸烟已成为日趋严重的社会问题。如果不改变这一状况，中国每年将会有大量人死于肺癌或与吸烟有关的疾病，给社会、家庭和个人带来巨大的损失。

癌症是一类十分复杂的疾病，其发生与环境和生活因素密切相关，因此通过改变某些生活方式能够预防部分癌症的发生。此外，如果采取某些预防癌症的措施，不仅可使机体患癌的危险性降低，还能降低高血压、心脏病、糖尿病等慢性疾病的危险性，全面提高人类的健康水平。

2. 癌症二级预防 癌症二级预防（secondary prevention）即通过人群筛查和常规健康体检发现早期癌症，抓住癌症治疗的最佳时期，使癌症患者得到及时治疗而康复痊愈。二级预防的重要意义在于对癌症患者进行早期发现、早期诊断、早期治疗，从而降低癌症的病死率。目前，确实能通过早期发现和及时治疗而明显提高患者的生存期和治愈率的癌症包括子宫颈癌、乳腺癌、肺癌、胃癌、食管癌、结直肠癌等常见癌症。

癌症的早期发现、早期诊断是通过人群筛查和常规体检来完成的。人群筛查通常是在高危险人群或癌症高发区中有针对地进行某种癌症检查。例如，在有慢性乙肝病史或乙肝表面抗原阳性人群中进行肝癌筛查，检出率较一般人群高34.5 倍；胃溃疡、慢性萎缩性胃炎、恶性贫血和胃大部切除者都应视为胃癌的高危险对象。家族性结肠息肉的家族成员和有乳腺癌家族病史的中年妇女都属于患癌高危人群。

人群筛查的方法要求简单、方便、容易接受，可反复检查。人群筛查是一个大规模的人群流行病学工作，应由经过专业培训的人员来完成，同时需要有周密的设计方案，并投入大量人力和物力。常规体检包括定期健康体检、个人经常性的自我体检以及对一些癌前病变患者的长期临床随访。国内外早已提出一些预示癌症发生的危险信号，如无原因的无痛性出血、持续性咳嗽或长期感染不愈，重视这些危险症状和经常性地自我检查有助于癌症的早期发现。患有癌前病变或某些癌症家族史的人群要定期接受专业的临床检查，以达到早期发现的目的。

3. 癌症三级预防 癌症三级预防（tertiary prevention）包括提高癌症患者的生存率、生活质量和促进患者康复的临床措施。患者一旦患上癌症，首先需要接受临床治疗，包括手术治疗、化学治疗、放射治疗、免疫治疗及综合治疗等。对早、中期癌症患者要尽量采取手术根治，以提高癌症的治愈率。对晚期癌症患者要进行综合治疗，正确有效地实行姑息治疗和康复治疗，延长患者的生存期和提高患者的生活质量，防止癌症的复发和转移。

尽管世界范围内对于癌症的临床诊断、治疗、预后、转归等方面投入了大量的人力物力，也耗费了大量的社会资源，但在有效治疗癌症和提高患者生存率等方面均未取得明显的突破。面对这一事实，对癌症的预防，特别是人为采取某些干预措施以降低癌症的发病率、提高生存率的呼声与日俱增。对人类癌症进行预防已不仅仅是一种愿望，而且是建立在真实的科学基础之上的一门科学。

第二节　癌症的免疫预防

世界范围内，感染被认为是一类最重要的肿瘤致病因素。2012 年，全球估计有 15.4%（220万）新发癌症病例归因于各种感染因素。这些感染因素在总致癌病因中的比例为：幽门螺杆菌（helicobacter pylori，Hp）占 35.4%，人乳头瘤病毒（human papillomavirus，HPV）占 29.5%，乙型肝炎病毒（hepatitis B virus，HBV）占 19.2%，丙型肝炎病毒（hepatitis C virus，HCV）占 7.8%，EB 病毒（Epstein-Barr virus，EBV）占 5.5%，人类疱疹病毒8 型（human herpes virus-8，HHV-8）占 2.0%；相对次要的感染因素还有血吸虫占 0.3%，人类 T 细胞淋巴病毒 I 型占 0.1%。感染因素对不同器官肿瘤的归因危险度差别较大，从 100%（HPV 与子宫颈癌）到 0.4%（肝吸虫与肝癌）不等。如果全球预防感染因素，每年可减少发展中国家 26.3%（150万）和发达国家 7.7%（39 万）的癌症新发病例。本节重点介绍经国际癌症研究总署（International Agency for Research on Cancer，IARC）确认有充分证据的三类生物致癌因素 HPV、HBV/HCV 和Hp 及其分别所致主要癌症子宫颈癌、肝癌和胃癌。

一、HPV 感染与子宫颈癌及 HPV 预防性疫苗

大量流行病学研究结合实验室的证据都强有力地证实了 HPV 感染与子宫颈癌之间的因果关系，其归因危险度百分比达 100%，是迄今为止所研究的人类肿瘤致病因素中的最高归因分数。这一病因学的确定极大地促进了 HPV 和子宫颈癌的相关研究，子宫颈癌快速筛查技术和预防性疫苗的成功研制揭开了人类全面防治子宫颈癌的新篇章。首次提出两者病因关系的德国科学家豪森

教授（Harald zur Hausen）因他在 HPV 研究方面极富创造力的工作获得了 2008 年诺贝尔生理学 /医学奖。

HPV 是一种球形无包膜的双链脱氧核糖核酸（DNA）病毒，具有高度宿主细胞特异性，可引起人类多种增殖性上皮病变，包括乳头状瘤（疣）和瘤样病变。诱发的恶性病变包括宫颈、阴道、女性外阴、阴茎和肛门的癌症及某些类型的头颈部肿瘤等。迄今为止已鉴定出 200 多种 HPV 型别，根据致癌潜力 HPV 分为高危型和低危型。WHO 国际癌症研究机构最新定义高危型 HPV包括 12 种与人类癌症明确相关的型别（HPV16、18、31、33、35、39、45、51、52、56、58、59）和其他致癌性证据有限的型别（如 HPV66、68、73）。高危型 HPV 持续感染导致几乎所有的子宫颈癌、88% 的肛门癌、78% 的阴道癌、15%～48% 的外阴癌、51% 的阴茎癌和 13%～60% 的口咽癌。在以上肿瘤中，HPV16 都是最主要的感染型别，而且在全球范围内，HPV16、18 型引起约 71% 的子宫颈癌。自此基础上增加 5 种高危型别 HPV45、31、33、52、58，累积可引起约 90% 的子宫颈癌。低危型 HPV 主要包括 HPV6、11、30、42、43、44、61 等，其中 HPV6、11 型感染可引起 90% 的生殖器疣。在我国，HPV 感染导致 5.4% 的女性肿瘤和 0.5% 的男性肿瘤，其中子宫颈癌占 82.7%。我国宫颈鳞癌患者中 HPV16 型最常见（76.6%），其次是 HPV18（7.9%）、31（3.2%）、52（2.2%）和 58（2.2%）型；子宫颈腺癌患者中 HPV16、18 型的感染率分别是 35.1% 和 30.6%。

HPV 在人群中的流行状况及型别的分布对于子宫颈癌的筛查和疫苗防治工作具有重要的指导意义。HPV 疫苗研制分“预防性疫苗”和“治疗性疫苗”两类。目前已研究成功的是 HPV 预防性疫苗。HPV 病毒其基因组为一闭环双链 DNA，可分为长控区（long control region，LCR）、早期区（early region，ER）和晚期区（late region，LR）。长控区包含复制起始区和转录控制元件，早期区包含 6 个不同的开放阅读框（E1，E2，E4，E5，E6 和E7），晚期区（L1 和 L2）编码病毒的衣壳蛋白。迄今为止，对 HPV 预防性疫苗的研究主要针对病毒衣壳蛋白 L1 和 L2，HPV L1 蛋白具有明显的抗原性并且是免疫细胞清除 HPV 的主要攻击位

点，以其作为靶抗原的预防性疫苗已经取得了巨大的成功。重组表达的 L1 蛋白作为 HPV 的主要衣壳蛋白，通过自组装形成空的病毒衣壳，即病毒样颗粒（VLP）。L1 蛋白形成的 VLP 在形态学和抗原性方面均与真正的乳头瘤病毒属相似，但不具有感染性，并能够产生抗病毒的保护能力。疫苗诱发保护力的确切机制尚未阐明，可能涉及细胞免疫和中和抗体。当有病毒侵入时，中和抗体结合 HPV 的衣壳，阻止 HPV 感染基底层细胞。HPV 疫苗仅供预防使用，它们并不能清除已有的 HPV 感染或治疗 HPV 相关疾病。虽然超过 85% 的 L1 氨基酸存在于高度同源的 HPV 类型中，但是由于 HPV16 和 HPV18 型之间无交叉反应或交叉中和作用，基于 HPV VLP 的疫苗的交叉保护作用可能有限，保护作用可能只是类型特异性的。因此，为预防子宫颈癌所研发的、基于 VLP 的最佳疫苗至少应包含 HPV16 和 HPV18 VLP 组分。HPV L2 蛋白对衣壳的形成不是必须的，仅仅起到协同作用，但 L2 可以促进 HPV VLP 的高效组装和核定位，利于病毒的感染。与型别特异性的 L1 中和表位相比，L2 全长或 L2 N 端高度保守的表位均能够诱发产生广泛的交叉保护作用的中和抗体，这个特点使得 L2 成为有价值的第二代预防性疫苗的研究靶点。目前，在世界范围内已有三种 HPV 预防性疫苗研制成功，并于 2006 年、2007 年及 2014 年相继上市。一种是针对 HPV16、18、6、11 型的四价疫苗，该疫苗可用来预防由 HPV16 和 18 型引起的子宫颈癌及癌前病变和 HPV6 和 11 型引起的生殖器疣。另一种是针对 HPV16 和 18 型的二价疫苗，该疫苗采用了新型佐剂系统（AS04），可以增强机体的免疫应答，产生高水平的保护性抗体，延长针对致癌型病毒的保护时间，主要是预防 HPV16 和 18 型导致的子宫颈癌前病变及子宫颈癌。还有一种是针对 HPV6、11、16、18、31、33、45、52、58 型的九价疫苗，该疫苗用于预防所含的 HPV 型别引起的子宫颈癌、癌前病变、不典型病变及感染。这三种 HPV 疫苗均是经肌内注射。

针对以上三种疫苗开展的大规模的双盲、随机、有安慰剂对照的 II/III 期临床试验及其随后的随访研究正在许多国家进行。总体上讲，HPV VLP 疫苗有很好的耐受性，高度免疫原性，能够诱导高的抗体滴度，可以有效降低持续性 HPV 感染和 HPV 相关临床疾病。三种疫苗的保护效力在其各自的观察期中持续存在，目前，二价、四价和九价疫苗的最长随访报道分别是 9.4 年、10 年和 5.6 年，模型研究预测高抗体滴度可以持续几十年。有关疫苗接种的卫生经济学效果已经开始在一些国家进行评价，初步结果显示疫苗接种可以降低 HPV 相关疾病负担、改善人们的生存和生活质量，具有较好的成本效益。

过去半个多世纪，主要是依靠二级预防不断地筛查和治疗患者来控制子宫颈癌。现在实现了用 HPV 疫苗来消除子宫颈癌的一级预防，从源头上"遏制"住子宫颈癌发生。与此同时，HPV 疫苗还可能降低与 HPV 相关的肛门癌、阴道癌、外阴癌和阴茎癌等癌症的发病率和死亡率。因此将 HPV 疫苗纳入国家免疫计划，其长期目标不仅可消除宫颈癌同时可降低与 HPV 相关的癌症的发病率和死亡率。目前 HPV 疫苗可达到的短期目标是降低筛查异常妇女的比例，降低需要接受阴道镜检查、活检、癌前病变及癌症治疗的妇女的比例。然而，考虑到很多妇女可能在疫苗应用之前就感染了 HPV16 或 18 型，或者感染了其他可导致子宫颈癌而又未纳入疫苗的 HPV 型别，子宫颈癌筛查还将持续很多年。

WHO 高度重视 HPV 疫苗的应用，建议可以率先在具备以下条件的国家中引入 HPV 疫苗常规接种计划：①预防子宫颈癌和其他 HPV 相关疾病（或两者）已成为公共卫生领域重点任务；②引进 HPV 疫苗在规划方面是可行的；③有持续的资金来源；④对 HPV 疫苗在本国接种策略的成本效益进行过评估；⑤ HPV 疫苗的引进工作已作为预防子宫颈癌和其他 HPV 相关疾病策略的一部分（该策略还应包括教育女性减少获得 HPV 感染的高危行为、宣传子宫颈癌前病变和子宫颈癌诊治知识）；⑥引进 HPV 疫苗不会对行之有效的子宫颈癌筛查规划造成负面影响。尽管科学界对 HPV 疫苗充满期待，但仍有以下几个关键问题尚未解决，需继续研究：疫苗长期安全性的评价、长期有效性、接种方案的优化、目标年龄组、抗体滴度与疫苗保护之间的关联、对其他 HPV 型别的交叉保护、疫苗对男性人群的保护作用和提高各界人士对接种 HPV 疫苗的认识等。未来理想的疫苗将具备以下特点：具有治疗潜能、成本更低、HPV 型别覆盖更广、可针对不同年龄组人群以及更简便的使用。HPV 疫苗让我们看到了希望，但依然任重道远。子宫颈癌有望成为人类通过注射疫苗、筛查和早诊早治被消除的第一个恶性肿瘤。

二、HBV/HCV 感染与肝癌及 HBV 疫苗

据 WHO 估计，世界范围内约 20 亿人有血清学证据显示其过去或现在感染 HBV，有 2.57 亿的 HBV 慢性感染者。HBV 感染会造成急性肝衰竭、肝硬化和肝癌等严重后果，因此其是全球范围内严重的公共卫生问题。据 GLOBALCAN 2018 数据显示，肝癌为第六位常见恶性肿瘤，估计 2018 年全球新发肝癌病例约 84.1 万，死亡病例约 78.2 万。肝癌预后较差，其死亡率排第四位。据预测，未来 15 年，全球肝癌的发病率和死亡率还将继续上升，特别是在 65 岁以上的老年人中。其中，尤以中国老年人口的迅速增加对全球肝癌发病和死亡的影响最大。

HBV 慢性感染在肝癌发生中的作用已经明确。IARC 总结了世界范围内 15 个前瞻性队列研究和 65 个病例 - 对照研究的结果，验证了 HBV 表面抗原（HBsAg）血清阳性与肝癌的相关性。前瞻性队列研究显示，HBsAg 血清阳性者肝癌的相对危险度为 5.3～148.0；大部分病例 - 对照研究结果显示其相对危险度为 3～30。有些研究还强调了黄曲霉毒素、HCV 的感染、饮酒和吸烟等因素对肝癌的潜在作用。中国台湾一项大型人群队列研究显示，肝癌发病率增加与血清中 HBV DNA 水平增加相关，这进一步支持了 HBV 的致癌作用。IARC 总体评价 HBV 是致癌性病毒。HBV 的现患率可以通过调查 HBsAg 携带率得到。总体上，2018 年全球肝癌新发病例 66 万例，其中由于 HBV 感染造成的为 36 万例，占所有肝癌新发病例的 54.5%。HCV 在肝癌中的病因学作用是在 1989 年有了特定检测 HCV 抗体的试验后才明确的。1993 年 IARC 将 HCV 定为致癌性病毒。但在 HCV 慢性感染的患者中肝癌的发病机制尚不清楚。荟萃分析结果显示，在 HBsAg 阴性的对象中 HCV 的相对危险性为 17.3，而在中国其危险性为 8.7。在正常人群中 HBV 和 HCV 的双重

感染较少见，因此其联合作用很难估计。荟萃分析结果还显示，两种病毒同时感染的联合危险度为 165（95% CI: 80～374），中国的荟萃分析结果为 35.7（95% CI: 26.2～48.5）。在西欧、北美、日本、巴基斯坦、蒙古和埃及，大多数肝癌与 HCV 相关；相反，在亚洲和非洲国家，大多数肝癌主要归因于 HBV。

HBV 是嗜肝脱氧核糖核酸病毒属家族中的一类小型 DNA 病毒，人类是已知的唯一宿主。HBV 通过血液进入肝脏，病毒的复制仅发生在肝组织。完整的具有传染性的病毒直径是 42～47nm，在血液中循环浓度可高达每毫升 10^8 个病毒粒子。病毒的内部中心包括 HBV 核心抗原、HBVe 抗原（HBeAg）、部分双链 3 200 个核苷酸 DNA 分子和带有转录功能的 DNA 聚合酶。HBV 表面抗原（HBsAg）在病毒表面和自我组装的非感染性球型或管状病毒粒子中均可以发现。HBV 可以通过以下几种途径进行传播：①垂直传播；②儿童或家庭内部成员的亲密接触；③接触污染的血液或血液制品；④性行为。在亚洲和非洲，前两项是主要传播途径；在发达国家的低发区通常是后两种途径。根据一般人群血清中 HBV 抗原（HBAg）阳性率，分为高流行区（≥8%）、中等流行区（2%～7%）、低流行区（<2%）。高流行区包括非洲区域和西太平洋区域。

HCV 是黄病毒属家族中的单链 RNA 病毒，该病毒家族还包括黄热病和登革热病毒。HCV 传播通常是发生在未经检查的输血或污染器械的侵入性医疗过程。HCV 的急性感染通常是轻微的，80% 的病例是无症状的，但是 75% 的急性感染者会转为持续 HCV 感染。在慢性感染 20 年后，5%～20% 的患者会发展成肝硬化，其发生概率主要取决于感染时的年龄，在 40 年后这个比例会达到 20%～40%。

尽管还有大量的 HBV 感染人群，但是预防和控制 HBV 的工作也取得了实质性进展，而且有希望在将来大大降低疾病的负担，这主要归功于 HBV 疫苗的研制和广泛应用。HBV 疫苗的研发始于 20 世纪 70 年代后期，1981 年在美国首先上市。最初的疫苗是血浆源的纯化 HBV 抗原，目前疫苗均采用重组 DNA 技术。连续接种 3 剂疫苗对于预防 HBV 的传播及 HBV 相关的肝癌有

很高的免疫源性和有效性。已经证明 HBV 疫苗在接种者中对预防慢性携带和肝癌是有效的。中国台湾是肝炎高发地区,1984 年,中国台湾开始对新生儿进行疫苗接种,通过长期的儿童广泛接种,肝癌发病率和死亡率在儿童和青少年中明显下降,疾病负担显著降低。但遗憾的是,目前尚没有可使用的 HCV 疫苗。

1991 年起 HBV 疫苗接种被纳入 WHO 的扩大免疫计划。WHO 推荐所有国家把 HBV 纳入常规免疫服务中,旨在控制和预防全球的肝炎病毒感染。较早接受婴儿广泛接种计划的国家或地区包括中国台湾(1984 年)、以色列(1989 年)、马来西亚(1990 年)、冈比亚(1990 年)、意大利、西班牙和美国(1991 年)。在这些国家或地区中,疫苗接种覆盖率均超过 80%。目前 HBV 疫苗已经在全球 179 个国家或地区中成为儿童的常规免疫项目,疫苗覆盖率从 1996 年的 15% 增加到 2015 年的 84%。但仍然有 45% 的人口居住在慢性 HBV 感染的流行区,如大部分亚洲和太平洋岛国、非洲和中东。HBV 疫苗接种策略各国之间有所不同,主要是依据 HBV 的流行状况、主要的传播模式、感染的年龄和卫生资源状况而定。HBV 免疫接种的主要目标是预防慢性感染,从而防止肝硬化和肝癌。因为 HBV 相关的肝硬化和肝癌都是发生在儿童期感染的成年人中,因此疫苗接种的益处在十几年甚至几十年后才能看到,这就给监测 HBV 疫苗接种的效果带来了挑战。短期的效果是通过监测新发感染的急性(症状)HBV 感染间接评价,而长期的效果要依据肿瘤登记和监测系统完善的国家对 HBV 相关的肝癌的发病率和死亡率的变化来评价。

慢性 HBV 感染的人应该接受定期的医学检查,一些权威机构推荐采用甲胎蛋白或超声检查来定期筛查肝癌。最近批准的用于治疗慢性乙型肝炎的核苷类药物,在一些患者中可以达到持续抑制 HBV 复制和缓解肝脏疾病的效果,但是该治疗引起的副作用、花费、抗病毒的耐药性和HBsAg 的低清除率对于很多慢性感染患者来说都是接受该治疗的障碍。治疗性疫苗对于临床治疗慢性乙型肝炎的有效性极其有限,仍需要克服很多困难才能达到免疫性治疗在临床实践中的应用。

过去二十多年里,人类在预防和控制 HBV 方面做了大量的努力和工作,为未来降低肝癌和肝硬化的疾病负担奠定了基础,尤其是随着免疫接种的出生队列比例的增加,其效果会日益显著。但为了保证 HBV 免疫接种的进一步成功,仍需继续评估免疫接种的长期效果和探讨影响其成功的因素,如评估 HBV 的变异、定期评价免疫队列中加强免疫的效果。

三、Hp 感染与胃癌及人类大规模根除 Hp 的预防研究

1982 年,Marshall 和 Warren 首先从慢性胃炎患者胃黏膜中分离出幽门螺杆菌(Hp),两人因此获得诺贝尔奖。到目前为止,科学家一致认为 Hp 感染能引起人类的胃十二指肠溃疡、功能性消化不良和 MALT 淋巴瘤。1994 年,IARC 将 Hp 感染定为人类 I 类(即肯定的)致癌原,因缺少 Hp 致癌的直接证据,这一结论引起了广泛争议。尽管证据不足,大多数科学家认同 Hp 感染能引起人类胃癌和癌前病变,Hp 是胃癌发生的启动因子之一。

Hp 是一种螺旋形的革兰阴性细菌,在人类间传播,缺乏抗菌治疗的情况下侵袭胃上皮。在过去的几十年里,发达国家卫生设施和卫生状况的改善已经使 Hp 的传播显著下降,Hp 的流行状况呈传统的出生队列模式:年龄大的人感染率高,儿童感染率低。目前有关 Hp 感染与胃癌的关系的实验室研究和人群流行病学研究很多。1998 年 Watanabe 用 Hp 菌液直接诱发实验动物蒙古沙鼠发生胃癌,但 Hp 对其他动物种属的癌发生仅有协同作用。实验室研究证实,Hp 感染可引起胃黏膜慢性炎症,而此炎症有基因毒性作用。Hp 能使胃黏膜萎缩并能刺激上皮细胞增生活跃,使某些癌基因激活及抑癌基因失活等。一些人群流行病学证据支持 Hp 感染可导致胃癌,如胃癌高、低发区人群 Hp 感染率与胃癌发生相关;Hp 感染与胃癌发生有明显的时间序贯性;Hp 感染与胃癌癌前病变的发生有密切关系;胃癌患者既往 Hp 感染率高;胃癌患者与胃癌高发区居民 Hp 感染者中有毒菌株感染率高等。综合相关研究,结果显示 Hp 对胃癌的相对危险度约为 3。Hp 的血清抗体在晚期患者中往往是消失的,因此认为

用胃癌发生前几年测量 Hp 抗体的结果计算出的相对危险度是可靠的。然而，最近的分子生物学研究表明，在高度癌前病变的患者组织标本中 Hp DNA 和细胞内 Hp 病毒基因的表达仍可以检测到。未来敏感的分子生物学技术的使用可能会有助于更好地估计 Hp 感染患者的癌症危险性。导致胃癌的协同因素还有吸烟、高盐饮食、新鲜水果和蔬菜的低摄入等。但是，目前也有很多不支持 Hp 感染导致胃癌的证据，例如，在动物致癌实验中 Hp 仅在蒙古沙鼠引起胃癌，而蒙古沙鼠的基因性状和遗传背景并不十分清楚；许多遗传背景比较清楚的动物均不能直接诱发胃部肿瘤，而仅有促癌作用。人群研究资料也表明，有很多胃癌低发区、尤其是发展中国家的居民 Hp 感染率也很高，而胃癌发生率并不高。

20 世纪 80 年代开始，全世界开展了许多癌症干预研究，其中根除 Hp 感染、预防胃癌的化学干预研究有四项。Correa 在哥伦比亚进行的一项干预试验，应用抗 Hp 三联疗法以及维生素 C 和 β 胡萝卜素治疗，经过 6 年随访后发现，与对照组相比，干预因素均可促进胃黏膜病变的逆转。随访 12 年后结果表明，基线时接受 Hp 感染治疗可显著降低组织病理学严重性，而 β 胡萝卜素或维生素 C 治疗并未发现有保护作用。北京大学临床肿瘤学院与美国 NCI 合作在山东省临朐县开展"胃癌多因素随机化化学干预研究"，共有 3 411 名研究对象依据 Hp 感染状况进行随机分组，分别接受抗 Hp 治疗、维生素和矿物质、大蒜素制剂等干预药物。治疗 8 年后进行胃镜检查，结果发现萎缩性胃炎、肠上皮化生、异型增生和胃癌的联合发生风险降低了 40%（$OR=0.60$，95% CI：$0.47\sim0.75$）。抗 Hp 治疗组的 1 139 名研究对象中共发生 19 例胃癌，而对照组的 1 128 名研究对象中共发生 27 例胃癌。香港大学王振宇等在福建省长乐县胃癌高发区进行了清除 Hp 治疗的人群干预研究，结果发现 Hp 清除以后，胃黏膜活动性炎症减少，慢性萎缩性胃炎和肠上皮化生病变减缓，胃窦部肠上皮化生有所控制，但胃黏膜不典型增生病变未受影响。香港中文大学沈祖尧等在山东的另一个现场也进行了类似研究。Fuccio 等汇总了目前六项胃癌干预研究结果，荟萃分析发现治疗组的胃癌发病频率为 0.011（37/3 388），

而安慰剂组为 0.017（57/3 307），相应的相对危险度为 0.65（95% CI：$0.43\sim0.98$）。尽管每项研究均无统计学意义，但这一合并的相对危险度显示，根除 Hp 似乎有预防胃癌的保护作用。胃淋巴瘤在胃癌中仅占 6%，较为少见，但研究表明其与 Hp 有较大的相关性，根除 Hp 可以使 60%～100% 的低度 MALT 胃淋巴瘤患者和 60% 早期高度恶性胃淋巴瘤患者持续逆转。

尽管对 Hp 与胃癌的关系存在许多争议，但目前科学家达成了以下这些比较一致的认识：①胃癌发病与多因素有关，其中饮食是主要因素，包括高盐饮食、霉变食物、高硝酸盐食物的摄入、吸烟，缺乏新鲜蔬菜、水果等，Hp 是其中一个重要的生物学因素；② Hp 感染与肠型和弥漫型胃癌有关而与胃贲门癌无关；③胃癌是一个多阶段的发展过程，Hp 感染作用在胃癌发生的早期；④全人类或大面积人群清除 Hp 可能是不必要的，但为治疗胃溃疡、预防胃癌、预防淋巴瘤等有选择性地清除 Hp 是有必要的。

第三节 癌症的行为干预

一、控烟与癌症预防

（一）吸烟的危害

自 20 世纪以来，全世界大量流行病学研究证明吸烟是引起肺癌的最重要的危险因素，肺癌病例中有 80%～90% 是由吸烟引起的。烟草或纸烟在燃烧过程中可产生 60 多种致癌物质，其中包括多环芳烃类化合物、一氧化碳、烟焦油、亚硝基化合物、砷、丙烯、和烟碱（尼古丁）等，这些致癌物质可以通过不同的机制导致肺癌发生。大量人群研究证明，吸烟引起肺癌的发生与多种因素有关，例如吸烟量、吸烟的年限、初始吸烟的年龄以及烟草的种类。一般来说，吸烟量越大、吸烟时间越长，患肺癌的危险度越高。Doll 对英国医生的肺癌队列研究结果表明，每天吸烟 5～14 支、15～24 支、25～49 支者，其肺癌的相对危险度分别为 7.5、9.5 和 16.6；在吸烟量固定情况下，吸烟年限分别为 15 年、30 年、45 年时，肺癌超额发病率之比约为 1∶20∶100。美国癌症协会的队列研究表明，初始吸烟年龄低于 15 岁、15～19 岁、20～

24 岁和 25 岁以上者,其肺癌的相对危险度分别为 15.10、12.81、9.72 和 3.21。不同烟草类别中,长期吸香烟者危险性最高,其相对危险度可达 9.0;而仅抽雪茄或烟斗者危险度较低,吸带过滤嘴的香烟可减少焦油的暴露。西欧国家随着妇女吸烟者增多,女性肺癌的发病率也明显升高。研究资料表明,吸烟妇女患子宫颈癌和卵巢癌的相对危险度同样增高,前者为不吸烟妇女的 4.4 倍,后者为 2.8 倍。吸烟 20 年以上妇女患乳腺癌的危险度增加 30%,吸烟 30 年以上者这一危险增加 60%。吸烟者癌症发病比不吸烟者早 8 年。吸烟不仅引起肺癌,还与喉癌、口腔癌、食管癌、膀胱癌、胰腺癌和肾癌等多种癌症发生有密切关系(表 21-3)。初步估计,在全部致癌因素中,吸烟大约占 30%。除此以外,吸烟还会引起大量冠心病、脑血栓、脑卒中等心脑血管疾病和支气管炎、肺气肿等呼吸系统疾病的发生。据 GBD 2017 研究报道,在全球范围导致早死和残疾的危险因素中,吸烟在男性位于第 1 位,女性位于第 8 位;由烟草引起的癌症死亡为 2 283 万,肺癌为 1 190 万。

表 21-3　吸烟与人类患各种癌症的关系

癌症种类	吸烟数量与方式	危险度
鼻腔癌和鼻窦癌		2 倍
口腔癌症(口/唇/舌唾液腺和咽)		3~12 倍
喉癌		14 倍
食管癌		7 倍
肺癌	10 支/d	10 倍
	≥20 支/d	30~40 倍
	被动吸烟	20%~40%
肝癌		2~4 倍
胃癌		40%~60%
胰腺癌	一般吸烟	2 倍
	≥40 支/d	5 倍
肾癌		2 倍
急性髓系白血病(AML)		30%~50%
膀胱癌和尿道癌	≥20 支/d	2~5 倍
子宫颈癌		2 倍
结肠癌和直肠癌		1.38 和 1.21 倍

在中国吸烟问题十分严重,中国是世界上最大的烟草生产国和最大的烟草消费国。2015 年全国吸烟行为流行病学调查结果显示,中国 15 岁及以上现在吸烟者为 3.16 亿,约占全球烟民总数的三分之一;其中全国 15 岁以上成人现在吸烟率为 27.7%,男性 52.1%,女性 2.7%。

近年来,我国吸烟的情况更加严重,并呈现低龄化趋势。青少年现有吸烟人数为 1.3 亿;同 20 世纪 80 年代相比,初始吸烟的平均年龄由 22.4 岁降至 19.7 岁。对 31 个省市 155 117 名初中生调查显示,初中男生现在烟草使用率高达 11.2%,可见青少年吸烟已经成为严重的社会问题。

(二)二手烟的危害

吸烟不仅危害吸烟者本人健康,还会对周围的非吸烟者产生更严重的危害。香烟或烟草在燃烧时会产生大量环境烟草烟雾(ETS),这些烟雾由侧流烟雾和主流烟雾组成,侧流烟雾比主流烟雾中含致癌化合物的水平更高,而侧流烟雾主要为周围非吸烟者被动吸入。例如吸一支香烟,主流烟雾中的强致癌物 N-亚硝胺为 4.1~31.1mg,而侧流烟雾却高达 597~735mg。据 GBD 2017 研究报道,2017 年二手烟可以引起癌症死亡病例为 115 万,其中肺癌病例为 100 万。Blot 将多项有关被动吸烟与肺癌关系的研究进行了综合分析,发现非吸烟者的妻子因丈夫吸烟而患肺癌的危险性增加 30%($RR = 1.30$);一些与吸烟者共同生活的女性,患肺癌几率比常人高 6 倍。Hirayama 等分析日本 91 540 名不吸烟已婚妇女的死亡情况后发现,丈夫不吸烟的妇女肺癌标化死亡率为 8.7/10 万;丈夫每日吸烟 1~19 支的妇女肺癌标化死亡率为 14/10 万,$RR = 1.61$;丈夫每日吸烟 20 支及以上的妇女肺癌标化死亡率为 18/10 万,$RR = 2.08$。高玉堂等研究上海市女性肺癌发病原因后发现,妻子不吸烟而丈夫吸烟、由于被动吸烟引起肺癌的相对危险随共同生活时间的增加而上升,共同生活 40 年以上者 $RR = 1.7$,其中发生鳞癌和小细胞肺癌的相对危险度更高。家庭中被动吸烟的妇女较无被动吸烟妇女发生子宫颈癌的相对危险度高 2.5 倍。我国青少年遭受二手烟雾的危害较重,据统计 72.9% 的学生在家、室内、室外公共场所以及交通场所暴露于二手烟。

（三）控烟的效果

吸烟者在戒烟后身体会发生很多有益的变化。与持续吸烟相比，戒烟后患肺癌、胰腺癌、头颈部癌、胃癌、结直肠癌、子宫颈癌和膀胱癌的风险降低，戒烟可以明显降低吸烟相关疾病的发病与死亡的风险。IRAC 和对日本人群的 Pool 分析均证实，戒烟后患癌风险减少的速度因癌症部位而异，其中戒烟后收益较大、出现较早的人群是吸烟强度较大和／或吸烟时间较长（≥20 包／年）的戒烟者；长期戒烟但后来又复吸的吸烟者往往比从未戒烟者的患癌风险更高。大量流行病学研究表明，与持续吸烟者相比，戒烟者的死亡风险明显降低。美国癌症协会在 100 万美国人中开展的 Ⅰ 期癌症预防研究（ACS CPS-I）发现，吸烟少于每日 20 支的吸烟者在戒烟 10 年后，死亡风险将降至与从不吸烟者相同的水平。ACS CPS-Ⅱ 期研究也发现，无论是男性还是女性，吸烟量越少，戒烟时间越长，死亡风险降低越多。50 岁以下的吸烟者在戒烟 15 年后，死亡风险较持续吸烟者降低 50%。如果吸烟人数逐年下降，在若干年后，癌症特别是肺癌的发生率和死亡率就会随之下降。例如，美国政府通过立法和全社会的长期努力，从 1991 年至 2006 年，成年人吸烟比例减少了 12%，高中生吸烟比例从 39%（1997 年）下降至 23%（2005 年）。美国无烟工作环境明显增加，从 40%（1992 年）提高至 78%（2003 年）；非吸烟者暴露二手烟的机会也明显减少。1950 年美国的男性吸烟率达到顶峰为 55%，之后采取禁烟措施后大幅下降，男性肺癌死亡率从 1990 年每 10 万人死亡 50 人的高峰下降到 2010 年每 10 万人中约有 30 人死亡，可见肺癌死亡率大幅下降。最重要的一点是，美国肺癌的高发趋势已经基本得到遏制，其肺癌的发病率已经开始下降。控制吸烟不仅能降低肺癌的死亡率，同时可以降低与烟草相关的疾病的发生率。戒烟可以降低肺癌、喉癌、口咽癌、食管癌、肝癌等多种恶性肿瘤以及冠心病、脑卒中、周围动脉疾病、慢性阻塞性肺疾病等慢性疾病的发病和死亡风险，并可改善疾病的预后，有利于疾病的治疗。戒烟 10 年后，戒烟者患肺癌的发病风险降为持续吸烟者的 30%～50%；如果继续戒烟，风险会进一步降低。戒烟是慢性阻塞性肺疾病等呼吸系统疾病预防与治疗

的关键措施之一。戒烟后肺功能下降的速度可恢复至从不吸烟者的水平。如果伴肺功能下降的中年吸烟者戒烟，有可能避免严重或致死性慢性阻塞性肺疾病的发生。

WHO 提出最有效的控烟措施为以下六种：监测烟草流行和预防政策（Monitor，M）；保护人群免受烟草烟雾危害（Protect，P）；提供戒烟帮助（Offer，O）；警示烟草危害（Warn，W）；确保禁止烟草广告、促销和赞助（Enforce，E）；提高烟税（Raise，R）。从世界各国的经验来看，立法是最有效的控烟措施。中国作为《烟草控制框架公约》的缔约国，正在努力实践这部国际法。在中国部分城市实行禁烟令后，中国城市人口的肺癌死亡率开始略有下降。

二、饮食、营养与癌症预防

（一）新鲜蔬菜、水果和豆类食品

中国膳食指南建议，人群每天摄入蔬菜 300～500g、水果为 200～350g 才能满足人体对营养素的需求。据 GBD 2017 研究发现，蔬菜和水果摄入不足引起癌症死亡的人数是 299 万；普通的水果和蔬菜可以非常有效地阻止潜在的致癌物对人体的影响，因为蔬菜和水果中含有大量胡萝卜素、红色素、次胡萝卜素、叶酸、叶黄素、黄色素和膳食纤维等。WHO 建议，每天至少摄入 600g 水果和蔬菜会使肺癌、胃癌以及食管癌分别减少 12%、19% 和 20%，才能预防癌症和其他慢性疾病。大量研究证明，增加每天的蔬菜和水果摄入量可降低人类癌症发生的危险性。如果每人每天蔬菜摄入量从 150g 增加到 400g，患肺癌的危险性就可减低 50%；每人每天蔬菜摄入量从 100g 增加到 350g，患胃癌的危险性就可减低 60%；每人每天水果摄入量从 50g 增加到 300g，患胃癌的危险性就可减低 50%。日本对 26 万成人的饮食前瞻性研究发现，平日食用黄绿色蔬菜量与胃癌死亡率也呈负相关，经常食用黄绿色蔬菜者患胃癌危险性明显较小。对我国食管癌的高发区河南省林县 40～69 岁共 8 862 名男性吸烟人群随访 32 年的研究结果证实，新鲜水果的摄入可以降低食管癌的死亡风险；且随着新鲜水果摄入频率的增加，食管癌的死亡风险呈下降趋势；与不食用新鲜水果的受试者相比，每月吃一次、

1～3 次 / 周、4～6 次 / 周和每天吃一次的受试者食管癌的死亡风险分别降低 27%、39%、49% 和 49%。在调整年龄、性别、地区、体重指数、教育水平、吸烟史和饮酒史及干预因素后，每周摄入新鲜水果 1 次以上仍可以降低食管癌的死亡风险（$HR = 0.87$，95% CI：$0.76\sim1.00$），且这种现象在平原地区（$HR = 0.78$，95% CI：$0.63\sim0.96$）和具有饮酒史（$HR = 0.82$，95% CI：$0.68\sim1.00$）的人群中尤为明显。

大蒜是一种有效的抗癌食物，游伟程等最早证明大蒜有预防胃癌的作用。在山东省临朐县对 564 名胃癌患者进行病例对照研究证明，多吃大蒜、大葱和韭菜能降低胃癌发生的危险性；与不吃大蒜者比较，每年吃大蒜 1.5kg 以上者患胃癌的风险降低一半（$OR = 0.5$，95% CI：$0.4\sim1.0$），并发现吃葱蒜类蔬菜的总量与胃癌发病风险呈负相关。Buiatti 在意大利的一项研究发现，大蒜摄入最高三分位者的胃癌危险性只有最低三分位者的 40%（$p < 0.01$）。大蒜中含有二硫化烯丙基和三硫化烯丙基化合物等活性物质。含有活性硫化合物较多的食物还有大葱、韭菜、卷心菜、甘蓝、西蓝花、菜花、芥菜等。大豆食品具有预防乳腺癌的作用，其主要活性成分是大豆异黄酮（isoflavone）。舒晓鸥等研究了 5 042 名上海乳腺癌患者的存活情况，发现患病后多食豆类食品能明显减少乳腺癌的死亡率和复发率。豆类食品高摄入组的死亡和复发的风险分别是 0.71（95% CI：$0.54\sim0.92$）和 0.68（95% CI：$0.54\sim0.87$）；豆类食品高摄入组与低摄入组比较，多因素调整后 4 年死亡率分别为 7.4% 和 10.3%，4 年复发率分别为 8.0% 和 11.2%。

（二）膳食纤维

食物纤维在体内主要有三方面作用：①吸水和膨胀作用；②防扩散作用，可抑制其他成分扩散；③吸附作用和刺激肠蠕动作用。肠道中食物纤维可直接影响粪便量、粪便含水量以及粪便在肠内的存留时间。摄入适量食物纤维，可减少致癌物质在肠内的存留及吸收，降低患多种癌症的风险，如结直肠癌、乳腺癌、胰腺癌、乳腺癌及子宫内膜癌；还可以预防心脑血管病、高脂血症、便秘等非传染性慢性疾病的发生。

20 世纪 90 年代初，陈君石与美国康奈尔大学等进行的中国 65 个县市的营养与癌症死亡率调查发现，膳食纤维摄入量与大肠癌（结肠癌和直肠癌）死亡率呈负相关，大肠癌的死亡率与膳食纤维的各组分摄入量有负相关关系。对北美和欧洲 13 项队列研究的汇总分析报告证实，纤维摄入量低的情况下患结直肠癌的风险增加 18%（<10g/ 日）。

（三）维生素类营养素

维生素 A、β 胡萝卜素和番茄红素的作用见本章第五节中叙述的具有抗氧化功能的维生素和微量元素。

B 族维生素缺乏可以引起贫血、神经精神类疾病等；每日摄入 2～5μg，可以使机体有效吸收、运输和转化，并保持健康；但摄入过多也可能会增加癌症的发病风险（包括乳腺癌和结直肠癌）。目前维生素 B 的致癌作用机制尚不清楚，可能与维生素 B 干扰核苷酸的生物合成、DNA 的复制、甲基化以及细胞的生长和修复等有关，从而促进癌症的发展。动物实验证明，维生素 B_2 缺乏可以增强化学致癌物的致癌作用但有关机制还不十分清楚。有人用维生素 B_2 缺乏的饲料使小鼠体内缺乏维生素 B_2，然后局部用 DMBA 和巴豆油涂抹小鼠皮肤，可以引起皮肤乳头瘤；皮肤肿瘤不仅发生早，而且数量多。此外，维生素 B_2 缺乏的小鼠用偶氮染料引起肝肿瘤时，肿瘤发生率高、生长速度快；小鼠肝中维生素 B_2 浓度显著低于正常，且肿瘤发生率与肝中维生素 B_2 浓度呈反比。

哈佛大学医学院的 Zhang 等在 5 442 名美国妇女中开展了长期服用叶酸、维生素 B_6 和维生素 B_{12} 预防癌症的随机对照研究，受试者服药 7.3 年以后未发现三种维生素联合对乳腺癌及所有癌症发生有关联。Lajous 等研究了 542 名墨西哥乳腺癌病例的叶酸、维生素 B_{12} 摄入与乳腺癌发生风险，发现高叶酸和高维生素 B_{12} 摄入均可明显降低乳腺癌的发病风险（$OR = 0.64$，95% CI：$0.45\sim0.90$ 和 $OR = 0.32$，95% CI：$0.22\sim0.49$），并与乳腺癌发病率存在负相关关系；叶酸和维生素 B_{12} 这一预防作用在绝经后妇女中较绝经前妇女更加明显。Larsson 等用 meta 分析的方法系统研究了维生素 B_6 水平与结直肠癌的相关关系，在综合 8 个维生素 B_6 摄入水平和 4 个维生素 B_6 血清水平的研究后发现，提高维生素 B_6 摄入和血清

维生素 B_6 水平增加均可使结直肠癌危险性下降（$RR=0.8$，95% CI：$0.69\sim0.92$ 和 $RR=0.52$，95% CI：$0.38\sim0.71$）；同时发现，血清中 5′-磷酸吡哆醇（维生素 B_6 活性物质）每增加 100pmol/ml，结直肠癌的危险性减少 49%。1998—2014 年在丹麦进行的人群研究中发现，与维生素 B_{12} 正常含量（$200\sim600$pmol/L）的癌症患者相比，癌症患者血清维生素 B_{12} 含量越高，其生存率越低，即癌症患者中维生素 B_{12} 含量分别为 $200\sim600$pmol/L、$601\sim800$pmol/L 和 >800pmol/L 者其 1 年生存率分别为 69.3%、49.6% 和 35.8%；累积发病率随维生素 B_{12} 含量增加而增加，维生素 B_{12} 含量为 $601\sim800$pmol/L 和 >800pmol/L 1 年累积发病率分别为 3.44/10 万和 6.27/10 万。有系统评价研究结果证实，补充维生素 B 对癌症发生率（RR：1.04）、癌症死亡（RR：1.05）和总死亡率（RR：1.00）几乎没有影响。然而一项关于 B 族维生素与食管癌的剂量反应的系统评价结果显示，叶酸摄入量每增加 100μg/d，食管癌风险降低 12%；维生素 B_6 摄入量每增加 1mg/d，风险降低 16%。而维生素 B_{12} 摄入量每增加 1μg/d，食管腺癌的风险增加 2%，尤其是在美国和欧洲人群中比较明显，表明 B 族维生素可能存在地理和组织学上的差异。关于维生素 B_2 摄入量（1mg/d）的一项系统评价显示，饮食中摄入维生素 B_2 与乳腺癌发病风险的关系很弱。

有关维生素 C 和维生素 E 的内容见本章第五节中具有抗氧化功能的维生素和微量元素。

（四）微量元素

微量元素如硒（Se）、铁（Fe）、锌（Zn）、锰（Mn）、铜（Cu）、铬（Cr）、钴（Co）、碘（I）和钼（Mo）对维护人类健康生活至关重要。硒和碘是具有防癌作用的微量元素。硒能清除体内的过氧化自由基，抵抗过氧化自由基对生物膜及脂质的损伤，过氧化自由基被认为是人类衰老和肿瘤发生的原因。硒还能加强维生素 E 的抗氧化功能，是谷胱甘肽过氧化物酶的必需成分，当还原型的谷胱甘肽转变为氧化型谷胱甘肽时，有害的过氧化物可被还原成无害的羟基化合物而使过氧化氢分解，保护细胞膜的结构和功能。硒还可以加强机体的免疫功能，有抗肿瘤的作用。高浓度硒可以抑制多种化学致癌物引起动物肝癌、皮肤癌和淋巴肉瘤的作用，用硒胱氨酸治疗白血病患者取得理想

的疗效。流行病学研究表明，土壤和植物中的硒含量、人群中硒的摄入量、血清硒水平与人类各种癌症（胃癌、肺癌，食管癌、肝癌、肠癌、乳腺癌等）的死亡率都呈负相关。消化道癌症患者血清硒水平明显低于健康人，血清硒含量与肿瘤死亡率呈负相关。美国、英国等国家调查也发现，不同地区农作物硒含量与消化系统和泌尿系统肿瘤死亡率呈明显的负相关。如中国医学科学院肿瘤医院和美国国家癌症研究所 1985 年在河南林县开展了随机双盲安慰剂对照试验，选取 $40\sim69$ 岁居民 29 584 名，补充硒、维生素 E 和胡萝卜素，营养干预 5 年（从 1986 年 3 月持续至 1991 年 5 月），在干预结束后 10 年内有效降低了上消化道肿瘤死亡率，随后该干预措施的保护作用减弱甚至消失，但对胃癌死亡率的降低作用可持续至第 27 年。

膳食和饮水中含碘量低时，可引起单纯性甲状腺肿，甲状腺肿易转化为甲状腺肿瘤。在甲状腺肿流行地区，甲状腺癌的发病率较高。其机制可能是甲状腺功能低下时，通过反馈机制可使垂体促甲状腺激素不断分泌，结果导致甲状腺组织增生及肿瘤发生。低碘饮食还会促进与激素有关的乳腺癌、子宫内膜癌和卵巢癌的发生。有资料表明，乳腺癌发病率的高低与甲状腺肿瘤发病率平行。

三、肥胖、体力活动与癌症预防

（一）肥胖

现代生活中体重超重已经是急待解决的公共卫生问题，肥胖容易引起人体的多种疾病。WHO 推荐的体重指数（body mass index，BMI）分类标准：BMI <18.5kg/m^2 为体重过低，18.5kg/m$^2\leq$ BMI <24.9kg/m^2 为正常范围，25kg/m$^2\leq$BMI <29.9kg/m^2 为超重，BMI≥30kg/m^2 为肥胖。中国人群的分类标准：BMI <18.5kg/m^2 为体重过低，18.5kg/m$^2\leq$BMI <24kg/m^2 为正常范围，24.0kg/m$^2\leq$ BMI <27.9kg/m^2 为超重，BMI≥28.0kg/m^2 为肥胖。关于肥胖增加癌症发生的机制，一般认为身体脂肪会影响体内激素水平的不平衡。有研究表明，人体脂肪细胞会释放某些激素（如雌激素），尤其是储存在腰部的脂肪会刺激身体分泌生长激素，进而增加人体患某些癌症的危险性。目前比较认同的观点是，体重超重或肥胖能够增加人

类患某些癌症的风险，包括乳腺癌（绝经后）、结肠和直肠癌、子宫体（子宫内膜）癌、食管癌（腺癌）、胆囊癌、肾癌、肝癌、脑膜瘤、多发性骨髓瘤、卵巢癌、胰腺癌、胃（贲门）癌和甲状腺癌共 13 种癌症。

据估计，在全球范围内，成年人中有 3.6%（481 000 例）癌症病例可归因于体重指数过高，其中男性人群归因风险 PAF（population attribute fraction，PAF）为 1.9%（136 000 例），女性人群 PAF 为 5.4%（345 000 例），位于致癌危险因素中第 9 位。Calle 等研究初始 BMI 与癌症发病的关系后发现，对于高 BMI（>40kg/m²）者患各种癌症的危险，男性提高 52%（$RR = 1.52$, 95% CI: $1.13\sim2.05$），女性提高 62%（$RR = 1.62$, 95% CI: $1.40\sim1.87$），其中男性胃癌、前列腺癌和女性乳腺癌、子宫癌、卵巢癌等发病率随 BMI 增加有明显的升高趋势。李东辉等对 841 名胰腺癌患者和 754 名健康个体的病例对照研究发现，年龄在 14~39 岁、体重超重（BMI 为 25~29.9kg/m²）人群患胰腺癌的危险性是正常人的 1.67 倍（95% CI: $1.20\sim2.34$），20~49 岁肥胖（BMI≥30kg/m²）人群的危险性为 2.58 倍（95% CI: $1.70\sim3.90$）；在体重超重或肥胖人群中患胰腺癌危险性的增加，男性较女性更明显（$OR = 1.80$ 和 $OR = 1.32$）。

（二）体力活动

体力活动（physical activity，PA）是肌肉收缩引起的导致能量消耗的身体运动。体育锻炼是有组织、有计划和重复进行的，旨在保持和提高身体适应能力或健康水平的活动。体育锻炼是体力活动的组成部分，而不是体力活动的全部。

2007 年，世界癌症基金会提出，针对个人预防癌症的建议中，将体力活动作为第二条建议提出，建议我们每天至少要有 30 分钟中等程度体力活动，每周要有 2 次以上的 >1 小时的有氧（出汗）锻炼，尽量避免在电脑、电视前久坐不动。2011 年，WHO 出版的体力活动中明确给出不同年龄段的推荐活动量。

（1）5~17 岁组：每天应积累至少 60 分钟的中等至剧烈强度的体力活动，日常体力活动应以有氧运动为主，每周至少 3 次高强度运动包括加强肌肉和骨骼的活动；若为了增加健康效益，该年龄段每天 60 分钟以上的体力活动；肌肉强化活

动每周至少 3 次的有氧运动为主，包括加强肌肉和骨骼的活动；

（2）18~64 岁组：每周至少进行 150 分钟的中等强度有氧运动，或每周至少进行 75 分钟的高强度有氧运动，或中等强度和高强度运动的等效组合；有氧运动至少 10 分钟；若为了增加健康效益，该年龄段中等强度有氧运动应增加到每周 300 分钟，或每周进行 150 分钟的高强度有氧运动，或中等强度和高强度运动的等效组合；肌肉强化活动应在每周 2 天或 2 天以上进行；

（3）65 岁以上年龄组：应每周进行至少 150 分钟的中等强度有氧运动，或每周至少进行 75 分钟的高强度有氧运动，或中等强度和高强度运动的等效组合；为了增加健康效益，65 岁及以上的成年人应将中等强度有氧运动增加到每周 300 分钟，或每周进行 150 分钟的高强度有氧运动，或中等强度和高强度运动的等效组合；肌肉强化活动应在每周 2 天或 2 天以上进行，如果该年龄段人健康状况不佳不能进行推荐量的体力活动，可依据自身状况进行适当的体力活动。在此基础上，2017 年 WHO 对体力活动缺乏的定义是指一个人没有达到 WHO 推荐的关于增进健康的最低建议，即每周中等强度的体力活动至少 2.5 小时，或每周高强度的运动 1.25 小时，否则被视为体力活动缺乏。

体力活动在癌症预防中的作用是近几年重要的研究成果。现代生活中，人类的体力活动越来越少，而电视、电脑给人带来的是长时间的久坐不动、运动减少和肥胖，随之而来的是高血脂、高血糖、心脑血管疾病和癌症等慢性病的高发。体力活动可能预防癌症的原因有以下几个方面：①经常体力活动有助于身体内的激素维持在正常水平；②有规律的运动（特别是有氧运动）会强化机体的免疫系统，提高身体抗病、抗癌的能力；③体力活动能维持胃肠功能的健康。目前比较明确的是进行有规律的体力活动能够预防结直肠癌、乳腺癌（绝经后）、子宫内膜癌、肺癌、胰腺癌、乳腺癌（绝经前）的发生。全球主要慢性病疾病负担研究也证实，高水平的总体力活动与体力活动可以显著降低发生疾病的风险，例如与未充分体力活动的个体[总活动度 <600 代谢当量（MET）分钟 / 周]相比，高活动组（≥8 000MET 分钟 / 周）的

乳腺癌发病风险降低 14%（$OR=0.863$），结肠癌发病风险降低 21%（$OR=0.789$）。

第四节 癌症的二级预防

癌症的二级预防，是指在特定的高风险人群筛检癌前病变或早期肿瘤病例，从而进行早期发现，早期诊断和早期治疗。其主要措施包括筛查和干预。WHO 早在 1968 年就提出了制订筛查计划的一些原则和条件：筛查的疾病应该是当地重要的健康问题，疾病后果严重；筛查的疾病自然史清楚，具有可识别的临床前期；具有合乎伦理、顺应性好、安全有效的筛查方法，可发现病变于足够早的阶段，以便于干预；对早期病变有行之有效的治疗手段；具有行政主管部门强有力的支持，能获得足够资源进行以人群为基础的筛查、诊断及治疗；开展筛查、诊断及治疗应促进卫生系统及整个社会的发展，应与初级卫生保健的原则相一致；筛查、诊断及治疗的成本应符合成本效益原则；疾病的筛查应该是一个持续性的过程。

实践证明，对于癌症等病因复杂的慢性非传染性疾病，筛查不仅可以通过早期发现、早期治疗提高癌症的生存率，而且可以有效地降低某些癌症的死亡率。20 世纪 70 年代至 21 世纪初，美国主要癌症 5 年生存率的提高主要归功于早期诊断和早期治疗的效果；如果排除早诊早治的效果，30 多年来，尽管投资巨大，但其主要癌症的生存率并没有多大改善。因此，通过大规模筛查而早期发现癌症患者，在癌症控制方面具有重要的公共卫生意义。

一、子宫颈癌的人群筛查

宫颈癌是全球女性第二大恶性肿瘤。我国宫颈癌的疾病负担与发达国家相比较重，最新肿瘤登记数据显示，我国宫颈癌的发病率为 15.30/10 万，死亡率为 4.57/10 万；每年约有 10.2 万新发病例，3.0 万死亡病例；子宫颈癌的发病和死亡主要集中在中西部和农村地区。

子宫颈癌的筛查技术包括醋酸染色后肉眼观察（VIA）和碘染色后肉眼观察（VILI）、巴氏涂片（PAP）、薄层液基细胞学技术以及 HPV DNA 检测技术。从 20 世纪 50 年代开始，以美国为主的发达国家采用巴氏涂片的方法显著降低了宫颈癌的发病率和死亡率。与此同时，发达国家也建立起了完善的细胞学筛查体系，保证了宫颈癌筛查策略能够持续有效地开展。但是，该技术除需建立高标准的细胞学室并培养专业的细胞学技术人员外，其准确性还受取材方法、涂片制作、染色技巧、读片水平等诸多因素的影响，结果假阴性较高，灵敏度差异较大。实验条件和技术水平均较高的发达国家，其灵敏度高达 80%～90%，但在条件落后的发展中国家或地区，有些仅为 30%～40%。针对传统巴氏涂片在标本收集和制片中的问题，薄层液基细胞学技术应运而生并于 1996 年获得美国 FDA 批准进入临床使用。与传统巴氏涂片相比，薄层液基细胞学技术提高了样本的保存率和满意率，并提高了发现宫颈病变的灵敏度。

随着宫颈癌病因学研究的进展和 HPV DNA 检测技术的成熟，以 HPV DNA 为基础的筛查方法正在逐步改变发达国家以细胞学为主的宫颈癌筛查策略。HPV DNA 检测最初被作为细胞学诊断为非典型鳞状细胞（ASC-US）人群的分流方法使用，2014 年美国 FDA 批准将其作为宫颈癌的一种初筛方法使用。HPV DNA 检测在宫颈癌筛查的实践中发挥着越来越重要的作用。目前，我国 HPV 体外诊断试剂行业正在蓬勃发展，HPV DNA 检测技术是最活跃的发展领域之一，许多快速、简易、价廉的 HPV DNA 检测技术正在涌现出来，对于 HPV DNA 检测技术的推广起到了很大的促进作用。2018 年，我国科学家研发的 careHPV 检测技术获得 WHO 的资格认证，该技术在保证筛查准确度的前提下，对实验设施要求较为简单、操作容易、快速、费用低廉，可以作为贫困地区子宫颈癌初筛的方法。

美国癌症协会（ACS）2018 年最新癌症筛查指南推荐，对 21 岁以上有性生活史的女性进行筛查。年龄在 21～29 岁之间的女性，筛查方法可采取传统巴氏涂片或液基细胞学，每 3 年进行一次；年龄在 30～65 岁之间的女性，采用 HPV 与巴氏涂片相结合的方法进行筛查，每 5 年进行一次，或每 3 年采用巴氏涂片筛查一次；年龄大于 65 岁的女性，若过去 3 次巴氏涂片结果正常、或过去 10 年内两次 HPV 与巴氏涂片结果均正常者，可以停止宫颈癌筛查。此外，行子宫全切术的女性可终止子宫颈癌筛查。欧美发达国家中，大约50%的妇女至少每5年做一次巴氏涂片检查，超过85%的妇女一生中至少进行过一次巴氏涂片检查，这些国家子宫颈癌的发病率和死亡率均已明显下降。

根据资源条件及人群风险度，我国专家推荐以下3种初筛方案。第一种也是最佳筛查方案，是采用高危型HPV检测结合细胞学（联合筛查）。HPV检测阴性、同时细胞学正常或者ASC-US者的发病风险很低，筛查间隔可延长至5年；细胞学结果为ASC-US且HPV16/18阳性者，应立即转诊阴道镜；除HPV16/18外的高危型HPV阳性且细胞学结果为ASC-US者，建议每1年随访一次；细胞学为非典型鳞状细胞亦不排除高度病变（ASC-H）或低度鳞状上皮内病变（LSIL）或以上者，不论HPV检测结果如何，均应进行阴道镜检查，病理结果若是高度病变或癌时，应做相应处理；若病理结果是正常或低度病变，则每年随访一次。第二种筛查方案是采用HPV DNA检测作为初筛方法，细胞学进行分流。与单纯巴氏涂片相比，HPV DNA检测漏诊率明显降低，该方案适宜于我国中等发达地区。第三种方案是采用细胞学作为初筛方法，细胞学正常者每3年进行一次筛查，非典型鳞状细胞（ASC-US）及以上病变者立即转诊阴道镜，该方法为当前我国两癌筛查中普遍使用的方法。由于VIA/VILI作为筛查方法的效果欠佳，目前在我国筛查方案的制订中已不做推荐，仅限于医疗资源极度匮乏的贫困地区使用。

2018年，世界卫生组织总干事倡导在全球范围内消除宫颈癌，筛查与早诊早治是其中的一个关键环节。目前，我国政府已投入专项资金进行大规模的子宫颈癌筛查工作。尽管HPV疫苗在我国已经批准上市，但疫苗的价格较昂贵，人群覆盖率较低。因此，依靠筛查和早诊早治仍是预防和控制宫颈癌的主要手段。

二、乳腺癌的人群筛查

乳腺癌是严重威胁女性健康的最常见恶性肿瘤之一。我国乳腺癌发病率近年来迅速升高并呈现年轻化趋势。目前，我国乳腺癌发病率居我国女性恶性肿瘤第一位（41.82/10万），死亡率居第五位（9.9/10万）；每年大约有27.9万新发病例，6.6万死亡病例。

在发达国家，乳腺癌筛查早在20世纪60年代便已广泛开展。美国妇女自2001年开始乳腺癌死亡率逐渐下降的趋势主要归功于有效的早期筛查和治疗。7项随机对照试验（病例总数超过50万）结果也显示，对50岁以上女性进行筛查可使乳腺癌死亡率降低20%～30%。众多国际组织（WHO、UICC、ACS等）的评价结果都认为乳腺癌筛查计划是有效的，值得各国家推行。目前，美国、澳大利亚、韩国等国家已将乳腺癌筛查作为一项国民政策并持续开展。

乳腺癌筛查技术包括乳房自我检查（BSE）、乳房临床检查（CBE）、乳腺X线钼靶摄片（MAM）、乳腺超声和MRI检查。BSE因其无创性、易操作、低费用等特点过去较受推崇。但目前已有大规模的随机对照试验发现BSE对降低10年后的乳腺癌死亡率没有益处，并且因为假阳性发现而实施的活检的例数增加近一倍，甚至发生过度诊断，造成过多的乳房良性病变被手术切除。ACS已不建议妇女每月1次乳腺自我检查，但强调告知妇女BSE的优缺点和及时向健康专家报告任何新的乳腺状况的重要性；至于是否定期做BSE，由妇女自主决定。

有关单独使用CBE并探讨其效果的随机临床试验较少。有研究发现，单独采用CBE进行筛查不会显著影响乳腺癌的死亡率和10年生存率；而一项采用微观模拟模型的研究表明，在印度单独采用CBE每5年或每2年对50～60岁妇女进行一次筛查，可使乳腺癌死亡率分别下降8.2%和16.3%。

作为乳腺癌筛查方法，MAM已被推荐数十年，对10个国家乳腺癌筛查数据进行的荟萃分析显示，采用MAM进行乳腺癌筛查可使乳腺癌死亡率下降24%～48%。MAM筛查对降低乳腺癌死亡率的作用已得到广泛认可。与前几种方法相比，MRI的灵敏度较高（71%），但其花费较高，多用于乳腺癌高危人群；而乳腺超声检查通常用于MAM发现乳腺组织致密的女性或乳腺癌高危人群。

ACS 2018年修订的乳腺癌筛查指南指出：①对于一般女性，45岁起应定期接受MAM，建议年龄为 45～54 岁的女性每年进行 1 次乳腺 X 线摄影检查；年龄为 40～44 岁的女性在充分告知的情况下，基于经济水平、个人意愿和健康史等因素进行个体化决策，且应有机会接受乳腺癌筛查；年龄≥55 岁的女性应每两年接受 1 次乳腺 X 线摄影筛查，如有需要，可继续每年接受 1 次筛查；高龄女性若身体健康且预期寿命≥10 年者也应继续接受乳腺 X 线摄影筛查。②对乳腺癌高危人群（*BRCA1/2* 基因突变者、一级亲属中有 *BRCA1/2* 基因突变者以及通过模型预测其乳腺癌发病风险较一般妇女高出 20%～25% 者），建议其在 30 岁后每年进行一次乳腺磁共振成像（MRI）和乳腺超声检查。该指南不再建议 20 岁以上的女性每月进行一次 BSE，而是强调了使女性意识到乳腺癌早期筛查的重要性。2018 年新修订的筛查指南认为：①对于一般女性应接受常规乳腺 X 线摄影筛查，不建议任何年龄段的女性将临床乳腺检查作为乳腺癌筛查方法；②对于达到初始筛查年龄者，根据女性的意愿考虑是否将 MAM 作为常规检查；③乳腺断层摄影（DBT）用于乳腺癌检查的证据仍不充分，不能确定其有效性，且对致密性乳腺组织使用超声、MRI、DBT 等方式用于乳腺 X 线摄影检查结果阴性患者辅助诊断的证据不足。

结合我国女性乳腺癌发病特点，中国抗癌协会 2015 版的《乳腺癌诊治指南与规范》推荐：①对于一般妇女，40～49 岁女性每年进行 1 次乳腺 X 线摄影检查，50～69 岁女性每 1～2 年进行 1 次乳腺 X 线摄影检查，≥70 岁女性每两年进行 1 次乳腺 X 线摄影检查；对于上述人群均推荐结合 CBE，对于致密型乳腺推荐进行 B 超联合检查；②对于高危人群和有明显的乳腺癌遗传倾向者、*BRCA1/2* 基因突变携带者以及曾有组织学诊断的乳腺不典型增生和小叶原位癌患者，不论年龄都建议在专业医师指导下，进行每年 1 次的 MAM 及乳腺超声检查，必要时可缩短 MAM 筛查的间隔时间，并增加乳腺 MRI 检查。

WHO 已经确认，乳腺癌是继子宫颈癌之后，可通过筛查降低死亡率的癌症。经过多年实践，发达国家在乳腺癌筛查方面已经取得了很多成绩和经验，有效降低了死亡率。从 2008 年起，我国已经开始采用中央财政转移支付的形式，在城乡不同地区开展妇女乳腺癌筛查研究工作，逐步探索和优化与我国妇女乳腺癌流行特点和国情相适应的乳腺癌筛查模式。今后，我们积极评价不同筛查技术在我国乳腺癌人群筛查中的作用，并根据各地的人群患病率、卫生服务能力与资源，选择适宜的筛查技术积极开展乳腺癌防治工作，以降低其对我国广大妇女的危害。

三、食管癌、胃癌的人群筛查与早期诊断

食管癌是常见恶性肿瘤之一。2018 年估计全球食管癌新发病例 57.2 万人，死亡病例 50.9 万人，其中 85% 左右的食管癌新发病例和死亡病例均分布在发展中国家。2018 年中国食管癌估计发病数为 30.7 万人，死亡人数为 28.3 万人，分别占全球食管癌新发病例和死亡病例的 53.7% 和 55.6%，发病率和死亡率分别为 21.6/10 万和 19/10 万，是世界上食管癌发病数和死亡数最多、发病率与死亡率最高的国家。

从 20 世纪 50 年代末开始，我国在食管癌高发现场开展了食管癌的人群综合防治研究，在世界上产生了很大的影响。1961 年河南医科大学沈琼教授发明了"双腔管带网气囊"（食管拉网）进行食管脱落细胞学检查，以期早期发现、早期诊断食管癌。1961—1990 年我国在食管癌高发地区推广应用该项技术共进行食管细胞学普查 278 208 人，检出食管癌和贲门癌 3 693 例（1.33%），其中早期癌 1 499 例（40.59%），一大批早期食管癌患者被发现并得到根治，这为食管癌的二级预防实践与研究奠定了坚实基础。20 世纪 80 年代以后，随着纤维内镜、电子内镜和染色方法的应用与推广，观察到拉网细胞学筛查的敏感性和特异性均低、漏诊率较高，而采用内镜下碘染色及多点活检作为筛查方法能明显提高人群食管癌筛查的灵敏度和特异性。在食管癌高发现场应用纤维内镜筛查的长期实践与研究的基础上，我国于 2005 年启动了中央财政补助地方公共卫生专项资金开展食管癌的人群筛查项目工作，由起初的河南林州、河北磁县两个项目点逐步扩展到 2018 年的 194 个项目点，覆盖了全国除北京、上海、台湾、香港和澳门以外的 29 省市自治区。2006 年 1 月至 2018 年 6 月，我国农村上消化道癌筛查项目共筛查了无症状人群 1 658 656 人，

发现食管重度异型增生及以上病变病例 13 406 人,病变检出率为 0.81%,其中早期病变(包括食管重度异型增生、原位癌及无淋巴结转移证据的食管黏膜内癌和黏膜下癌)占 80% 左右,85% 的病例得到了有效治疗。我国多年的大样本人群食管癌筛查实践结果显示,内镜下碘染色及可疑部位活检病理检查定位准确、组织病理诊断明确,明显提高了人群食管癌的筛查功效。河北磁县及河南林州的研究结果显示,应用内镜加指示性活检进行食管癌筛查可明显提高筛查人群生存率,降低死亡率。我国食管癌高发地区人群筛查的卫生经济学评价研究也显示了内镜下碘染色指示性活检的筛查方案具有较高的成本效益。我国在城市癌症早诊早治和淮河流域癌症防治项目中采用高危人群评估加内镜筛查方案,目前该筛查方案效果评估仍在进行中。

目前,国际上尚无成型的食管癌筛查和早诊早治技术规范推荐方案。我国高发现场大量的筛查实践及随访观察支持在食管癌高发区及高危人群中开展食管癌的筛查。根据我国长期食管癌筛查实践与研究结果,食管癌的筛查工作适宜在农村食管癌高发区和城市的高危人群中进行,目前我国高危人群定义为:①年龄在 40 岁以上;②有食管癌家族史;③食管异型增生(轻、中度)。根据我国不同地区的卫生资源和经济水平,推荐以下两种筛查方案。①直接应用内镜下碘染色加指示性活检技术组合进行筛查。这种方法敏感度高、特异性强、技术要求较高,但效果好,可同时完成筛查及诊断,可以查出不同程度的癌前病变和早期食管癌,灵敏度为 90%。该方案的主要不足是设备昂贵,检查较痛苦,人群顺应性低。此外,内镜检查是技术性较强的操作,掌握及培训需要时日,筛查方案的实施则需要内镜、病理等多学科协作。该方案已在我国农村上消化道癌症早诊早治项目中实施了 10 多年,取得了显著效果。②高危人群初筛 + 内镜检测相结合的方案。首先开展高危人群评估,对评估出的高危人群再做内镜检查。实施两步法,可降低筛查成本,在一定程度上浓缩高危个体,减少了筛查的潜在危害。我国是食管癌高发国家,其危害在农村高发地区尤甚。由于食管癌出现症状后才就诊者多属中晚期,而中晚期的治疗花费大、效果差。提高

食管癌控制效果,其关键是早期发现、早期诊断和早期治疗,因此人群筛查和早诊早治是食管癌防控的重要策略。

2018 年全球胃癌的发病在全部恶性肿瘤发病中居第 5 位(1 033 700 名新发病例),死亡居恶性肿瘤死因第 3 位(782 700 名死亡病例)。胃癌的分布具有明显的地区差异,2018 年全球有 44% 的胃癌新病例发生在我国。近年来,我国胃癌的发病率与死亡率均呈下降趋势,但仍居恶性肿瘤发病的第二位,癌症死因的第三位。

胃癌早诊筛查技术包括 X 线上消化道造影、气钡双重对比造影、血清学检查(血清胃蛋白酶原试验、胃泌素 -17 检测以及血清胃饥饿素检测)以及胃镜 - 活检检查。自 20 世纪 60 年代以来,日本采用 X 线双重对比造影结合内镜检查方法广泛开展胃癌早诊筛查研究,并建立起完善的胃癌筛查体系:对 40 岁以上人群,以常规 X 线上消化道造影作为初筛,对可疑病变做气钡双重对比造影检查,对可疑病例进一步通过纤维胃癌活检进行最后确诊。2006 年,日本消化系统癌症检查诊断学会进行了胃镜检查诊断标准化研究,完成了胃镜检查诊断手册,对胃镜检查中的并发症及对策、检查精度等方面进行了详细的要求。标准要求,规范的胃镜检查需对交界线、贲门、贲门脊根、脊体尾、胃体上部小弯、胃体上部前壁等位置,拍摄共 40～50 张内镜照片,这是目前最详尽的胃镜检查指南。近年来,日本结合胃癌高发区人群 Hp 检测与治疗的一级预防措施提出了以危险因素(Hp 感染)分层为基础,一、二级预防相结合的胃癌预防控制策略。

我国从 20 世纪 80 年代开始在国内多个胃癌高发地区全面开展了胃癌的病因学和流行病学研究,20 世纪 90 年代后一些高发现场相继开展了胃癌二级预防实践与研究。2006 年起我国启动癌症早诊早治项目,目的是要通过人群筛查,早期发现、早期诊断并早期治疗早期病变病例,有效阻断胃癌的自然病程,降低人群胃癌发病率与死亡率。我国 2011 年的胃癌筛查方案中推荐采用两种筛查方案。一是血清胃蛋白酶原初筛加高危人群的筛查方案,二是直接胃镜筛查方案。2014 年我国上消化道癌症筛查及早诊早治项目技术方案中推荐采用直接胃镜筛查方案对 40～

69 岁居民进行胃癌筛查。2006 年 1 月至 2018 年 6 月，我国农村上消化道癌筛查项目共筛查了无症状人群 1 658 656 人，发现胃高级别上皮内肿瘤及以上病变病例 14 010 人，病变检出率 0.84%，其中早期病变（包括胃高级别上皮内肿瘤、胃黏膜内癌和黏膜下癌）占 70% 左右，85% 的病例得到了有效治疗。此外，在我国实施的其他癌症早诊早治项目中，胃癌筛查方案采用高危人群筛选加胃镜检查方法，如城市癌症早诊早治和淮河流域癌症综合防治项目。我国山东临朐胃癌高发现场血清胃蛋白酶原加高危人群胃镜检查与直接胃镜筛查方案效果比较研究结果显示，直接胃镜检查方案能明显提高病变检出率，推荐在我国农村胃癌高发地区应用直接胃镜检查开展人群胃癌筛查。前期筛查方案的成本效果、成本效益及成本效用研究结果显示在胃癌高发地区进行人群胃癌筛查是可行的。我国河南林州高发现场的病例对照研究结果显示筛查可以降低 28% 的胃癌死亡率。

用胃镜检查开展人群筛查，需要内镜专业的专业技术人员具有识别早期病变的能力与水平，内镜医生的专业技术培训是关键环节。同时，参加筛查人群的依从性影响筛查效果，所以筛查人群的有效组织和健康教育宣传也是保证筛查获益的重要措施之一。

全球各国家与地区的胃癌流行程度以及各地区社会经济发展水平和文化背景也存在较大的差异，各国在制订及实施癌症控制的优先策略与方案方面有着不同的重点和措施。目前，国际上针对采用以筛查为主的胃癌二级预防策略大体有三类情况：一类是在国家层面上推荐全民胃癌筛查项目，如日本和韩国；第二类是在国家的高发地区和人群中实施胃癌筛查工作，如中国和新加坡等；第三类是不推荐实施胃癌筛查项目，主要是一些胃癌发病与死亡率较低的国家和地区，如美国和西欧地区的一些国家。

目前，我国实施了多项大人群的胃癌早诊早治项目，同时也开展着多项筛查方法与方案的前瞻队列研究项目，以期研究开发出适应我国胃癌流行状况与社会经济发展水平的人群筛查方案。未来仍应研究、开发有效的非创伤性筛查方法，加强对内镜专业人员的技术培训，提高对癌前病变及早期胃癌的发现、诊断与治疗的技能，系统地评估胃癌筛查方法的有效性和筛查方案的功效，最大限度地降低我国胃癌的发病率与死亡率，全面减轻胃癌疾病负担。

四、肝癌、鼻咽癌的人群筛查与早期诊断

原发性肝癌（简称肝癌）是消化系统常见的恶性肿瘤，根据 GLOBOCAN 2018 显示，肝癌发病和死亡率分别位居全部恶性肿瘤的第六位和第四位；2018 年全球估计肝癌新发病例 841 080 例，死亡病例达到 781 631 例，其中 47% 的肝癌病例发生在我国。近 30 年来，我国肝癌发病率呈下降趋势，但是死亡率一直呈上升趋势，目前肝癌发病率居我国恶性肿瘤第四位（26.92/10 万），死亡率居第二位（23.72/10 万）。

肝癌常用的筛查方法包括血清甲胎蛋白（AFP）检查和超声检查。AFP 是目前公认的最特异的肝癌标记物，现在普遍采用 ELISA 试剂盒进行血清 AFP 检测，方法简便且价格低廉。血清 AFP 检测对于早期肝癌患者的灵敏度较低，而且我国约有 30%～40% 肝癌患者的 AFP 阴性，其阴性比例在早期肝癌患者中更高。因此，单独采用 AFP 筛查会遗漏这部分患者。因此，我国用血清 AFP 检测和超声检查进行肝癌联合筛查。与其他影像学检查相比，超声检查具有容易操作、无创伤性、重复性强和成本低等特点。日本一项研究证实了超声能检测小肝癌，有的学者甚至认为其价值超过 AFP。单独采用超声检查进行肝癌筛查的灵敏度为 84%，特异性为 97.1%，阳性预测值为 6.6%；联合血清 AFP 检测和超声检查，筛查的灵敏度提高到 92%，特异性为 92.5%，阳性预测值为 3%。

自 20 世纪 70 年代至今，我国肝癌筛查以江苏启东为代表，大致经历了 4 个发展阶段。20 世纪 70 年代，采用 AFP 检测方法对启东近 180 万自然人群进行普查，检出肝癌 1 000 多例，其中早期病例（Ⅰ期）达到 35%，初步证实 AFP 应用于人群筛查的可行性。20 世纪 80 年代，考虑到筛查的成本效益，首先提出了选择特定的高危人群进行肝癌筛查的概念，并明确 HBsAg 阳性的 30～59 岁男性为启东肝癌高危人群。此期间，为了避免 AFP 阴性患者被漏诊，还应用 AFP-B 超联合检查。20 世纪 90 年代，肝癌筛查又从非固定的

高危人群随机筛查发展到对高危人群队列进行定期筛查,并对启东40万人群中的肝癌高危人群进行周期性的筛查实践,以探索肝癌高危人群筛查模式。2004年以来,卫生部疾病预防控制局和中国癌症基金会根据《中国癌症预防与控制规划纲要》(2004—2010年)的要求,制订癌症"三早"计划并组织实施,2005年起,中央财政补助地方专项资金支持包括肝癌在内的8种癌症筛查。江苏启东与广西扶绥作为全国肝癌早诊早治示范基地,自2007年起开展了以肝癌的早诊早治为主要目的的肝癌筛查工作。

目前我国现行的肝癌筛查方案为:对当地35~64岁男性居民和45~64岁女性居民,采用血清HBsAg作初筛;阳性者联合应用血清AFP和B超作进一步检查。2007年以来上海启东地区共筛查目标人群38 016人,检出率为1.12%,肝癌早诊率为80.11%。上海启东的筛查实践也证实,通过对肝癌高风险人群开展每年2次的筛查,可以提高肝癌的检出率、早诊率,通过积极的治疗,可以提高患者的生存率,提高肝癌筛查的效果。上海的一项随机对照试验结果发现,肝癌筛查组的生存率明显高于对照组,并可使肝癌死亡率下降37%。但另一项上海启东的随机对照试验发现,筛查能发现早期肝癌患者,但由于缺乏有效的治疗手段,筛查对生存率基本没有影响。筛查对人群肝癌死亡率及生存率的影响有待长期观察。

鼻咽癌是世界上发病率相对较低的恶性肿瘤之一,根据GLOBOCAN 2018显示,世界鼻咽癌标化发病率为1.5/10万,2018年有129 079新发病例,在全部肿瘤发病中仅占0.7%。中国较世界其他国家的鼻咽癌负担重,全世界约47%的鼻咽癌发生在中国。在中国,南方地区为鼻咽癌的高发地区,以广东和广西两省为最高。

鼻咽腔位置隐蔽,鼻咽癌症状无特异性,超过三分之二的患者确诊时已属晚期,其5年生存率仅为11%,而早期鼻咽癌患者的5年生存率可超过75%。由于鼻咽癌病因学尚未完全清楚,截止目前,仍无切实可行的I级预防措施。因此,筛查及早诊早治是目前防治鼻咽癌的最主要措施。常见的鼻咽癌筛查方法主要有颈部淋巴结触诊、血清EB病毒抗体检测、唾液EB病毒IgA抗体检测、间接鼻咽镜检查、血浆或血清EB病毒DNA检测、鼻咽纤维镜检查、鼻咽活体组织检查等。

鼻咽癌颈部淋巴结转移率高且出现较早,在高发区,颈部淋巴结肿大者中约51%为鼻咽癌。颈部淋巴结触诊方法简便有效,能为诊断提供重要信息,因而在筛查中应对每个筛查对象进行此项检查。

血清EB病毒抗体检测是目前应用最为广泛的鼻咽癌筛查方法,主要包括血清EB病毒VCA(壳抗原)/IgA检测、血清EB病毒EA(早期抗原)/IgA检测、血清EB病毒EA/IgG检测、血清EB病毒DNA酶活性成分检测。其中,免疫酶法检测EB病毒VCA/IgA,其灵敏度较高,但特异度较低(当VCA/IgA≥1:80时,灵敏度为95.2%,特异性为50.9%),目前广泛用于高发区的人群初筛。EA/IgA检测鼻咽癌的特异性高(97.7%~100%),但灵敏度很低(0~20.8%),在大规模人群筛查中,因其高漏诊率而不能单独作为一项初筛指标,应结合其他指标同时使用。而ELISA法检测血清EA/IgG对鼻咽癌诊断的灵敏度达89.2%,特异性为97.7%,可代替EA/IgA在筛查中的应用,且与VCA/IgA免疫酶法合用可显著提高鼻咽癌筛查的有效性。EB病毒DNA酶活性成分中抑制DNA酶活性抗体(EDAb)的含量高低反映了病毒复制的活跃程度,EDAb诊断鼻咽癌的灵敏度和特异性随抗体水平的不同而差异明显,当EDAb≥60%时,其灵敏度和特异性分别为61.9%和96.4%。

ELISA法检测唾液中ED/IgA和EA-D/IgA,筛查成本低,被筛查人群的依从性和复查率较高,其灵敏度和特异性分别为41.0%和90.8%,可作为经济欠发达地区的人群初筛方法。

间接鼻咽镜检查具有费用低、操作简便、无创性的特点,易被受检人群接受,且可以直接窥视鼻咽腔,对诊断鼻咽癌和发现早期黏膜病变具有重要意义。也有学者建议在对健康体检人群进行鼻咽癌筛查时首选间接鼻咽镜检查。

血清EB病毒DNA检测、鼻咽纤维镜检查的费用较高,主要用于初筛后的进一步检查。而鼻咽活体组织检查的病理检测结果,是最终确诊依据。此外,影像学检查(CT扫描、MRI扫描)在鼻咽癌的早诊过程中也发挥着重要的作用。对于筛查中出现的"阳性"者，后续鼻咽纤维镜检查不满意但又怀疑鼻咽部有异常病变等情况下，可选择影像学检查协助诊断。

基于上述鼻咽癌早诊筛查方法，中国预防医学科学院病毒学研究所应用血清学方法在广西苍梧县对 148 029 人进行筛查，检出 VCA-IgA 抗体阳性 1 700 人，经临床及组织活检确诊鼻咽癌 46 例。后对广西梧州市 40 岁以上 20 726 人普查，检出鼻咽癌 18 例，早期 16 例，早诊率为 88.8%。20 世纪 80~90 年代，中山医科大学在广东中山、四会、广州进行了 10 万人群鼻咽癌早诊筛查，结果证明筛查能明显提高鼻咽癌早诊率和 5 年生存率。在过去的 30 多年里，我国开展了大量鼻咽癌现场筛查工作，取得了较好的效果，鼻咽癌的生存率明显提高而死亡率明显下降。鼻咽癌普查的早诊率和 5 年生存率可达到 80% 以上，而高发现场鼻咽癌标化死亡率下降 32%~44%。基于前期鼻咽癌二级预防的显著成绩，开发探索更经济、简便、有效的鼻咽癌筛查早诊技术和策略将成为鼻咽癌防控的发展方向和工作重点。

五、癌症二级预防的卫生经济学评价

世界各国的大量研究均已证实，癌症通过筛查早期发现、早期治疗，能有效地提高生存率和降低死亡率。单从筛查的疾病防治效果考虑，癌症筛查已得到广泛认可。但是，效果最好的筛查技术或方案，并不一定是最优的方案；在卫生资源有限的情况下，如何科学确定筛查起始年龄、和筛查间隔、根据当地卫生资源选择适宜的筛查方案以及重点干预的癌症以便使有限的卫生资源得到最大程度的利用，则必须从卫生经济学的角度，分析和比较不同方案之间的投入产出，最终选择既有好的疾病防治效果、又符合成本效果原则的筛查方案。

以子宫颈癌的卫生经济学评价为例，加拿大目前采用的子宫颈癌筛查方案为 PAP 检查，每年检测一次，对检出的≥30 岁 ASCUS 不进行 HPV-DAN 检测，对于检出的 <30 岁的 ASCUS 和全部 LSIL 患者于 6 个月内再次进行 PAP 检测，对于检出的≥ASCH 患者进行阴道镜检和组织学活检。但是，PAP 和 HPV-DNA 检测的费用与实施条件要求较高，显然不适合在经济欠发达的地区

应用。在卫生资源欠缺的地区，较多选用醋酸染色检查（VIA）筛查方法，该方法费用低廉、技术培训简单，经严格质量控制和培训可克服一定漏诊及误诊率；对 VIA 技术的前期卫生经济学研究结果总体显示，在多数发展中国家进行 VIA 终生 1~2 次和规律性筛查都可能有较好的效果，尤以终生一次筛查方案为优。

可见，对于同一癌症，在不同的地区，推荐采用的筛查技术和筛查方案均不相同；即使采用相同的筛查技术进行筛查，其卫生经济学效果也会因筛查间隔、随访策略等的不同而出现较大差异。因此，不同地区癌症的筛查除了考虑筛查技术的可行性之外，还应综合考虑当地卫生资源情况、技术队伍的水平等因素的影响。

卫生经济学评价可从成本效果分析、成本效用分析和成本效益分析三个方面进行。成本效果分析指研究实施筛查计划投入的费用及其获得的生物学效果；通过估计平均每个病例的筛查成本及在健康改善方面所取得的效果，计算成本效果的比率。成本效用分析研究实施筛查计划投入的成本与取得的生命质量改善之间的关系。成本效益分析研究实施筛查投入的成本及其获得的经济效益比值；投入费用和经济效益均以货币单位衡量。在癌症筛查项目的成本效果分析中，"筛查出的病例数""挽救的生命年"等是较常用的结果指标；该评价仅考虑了筛查对生存时间的影响，而忽略了筛查也影响生命质量。成本效用分析同时将生命数量和质量的变化结合在一起，常用的效用评价指标包括 QALY 和伤残调整生命年（DALY）。与前两种分析方法不同，成本效益分析要求用货币单位表示筛查项目的结果，这样可以比较具有不同健康结果指标的筛查项目之间的经济学效果。

成本的准确测量是影响卫生经济学评价结果的至关重要的因素。对于癌症二级预防，WHO-CHOICE 将其成本划分为项目成本和患者成本。前者包括项目管理、培训、组织实施的费用等，后者分为直接成本和间接成本。直接成本又分为直接医疗成本和直接非医疗成本。在癌症筛查早诊中，直接医疗成本指筛检费、阳性结果的进一步确诊费用、定期检查及随访费用、确诊后的治疗费用、康复费用等；直接非医疗成本指参与筛查

者和陪护亲友在筛查和早诊期间发生的交通费、伙食费、住宿费等；间接成本指因病、伤残以及死亡所致有效工时的减少引起的社会、家庭以及本人目前价值和将来价值的损失。大量卫生经济学研究的敏感性分析均显示，成本数据是影响方案选择最直接的因素之一。总的来说，项目成本和筛检成本越低，早期患者治疗成本较晚期患者降低越多，筛查早诊方案的经济学效果越好。需要强调的是，项目成本、直接非医疗成本、间接成本在总成本中占的比重较大，而很多研究却忽略了其中某一项或几项成本的计算。因此，决策者应在清楚研究中所采用成本的具体含义的前提下，参考卫生经济学评价信息进行最优方案的选择和资源配置。

卫生经济学评价指标方面，国际上较常用的指标有每挽救1个生命年、每获得一个质量调整生命年（quality-adjusted life year，QALY）、每避免一个伤残调整生命年（disability-adjusted life years，DALY）的成本效果比及其对应的增量成本效果比（incremental cost-effectiveness ratio，ICER）等。以与空白对照组相比的ICER为评价指标，参考WHO卫生经济学评价标准，若ICER＜人均GDP为非常经济有效；人均GDP＜ICER＜3倍人均GDP为经济有效；ICER＞3倍人均GDP为不经济有效。

癌症早诊筛查方案的卫生经济学结果还受目标人群发病率、筛查参与率、筛查技术、筛查间隔、随访策略、早期治疗疗效等多种因素的影响。一般而言，目标人群发病率、筛查参与率、筛查技术的灵敏度/特异性、早期治疗疗效越高，筛查早诊方案的经济学效果越好；而筛查间隔和随访策略对经济学效果的影响在不同癌症间各有不同。以肝癌筛查为例，在发病率只有（50～80)/10万的女性人群中进行筛查，用于肝癌防治上的人均成本超过对照组1倍以上，但效果却不理想，每10万人群中筛查只延长116.7个生命年；同样的筛查在发病率超过300/10万的男性人群中筛查时，用于肝癌防治的人均成本少于对照组，每10万人群中筛查可延长700多个生命年。

总之，在综合考虑前述多种影响因素的前提下，通过卫生经济学评价，可以从众多筛查方案中筛选出具有经济效益的方案。而卫生经济学效果最好的方案不一定最优，在进行卫生资源分配决策时，除考虑成本效果等卫生经济学指标外，尚需根据当地的经济水平、卫生服务的公平性和可及性、人群参与支付意愿等因素，在诸多经济学推荐方案中选择适合当地实际情况的经济高效的筛查方案。

（张韶凯　贾卫华　孙喜斌）

第五节　癌症的化学干预

一、癌症化学干预的概念、策略和应用范围

化学干预（intervention）是癌症预防的一个重要组成部分。美国学者Wattenberg在1985年首先提出癌症化学预防（cancer chemoprevention）的概念，即在人类或动物的食物中加入微量化合物可以抑制某些癌症的发生。人群化学干预是癌症预防的重要手段，即在实验室和理论研究的基础上，利用某些天然的或人工合成的化合物对人群癌症发生的过程进行抑制、逆转或预防的研究，并将明确的研究成果在健康人群中推广应用，最终达到降低某一地区或国家癌症病死率的目的。

癌症是一大类疾病，癌症的治疗需要药物，而其预防同样需要药物。前者所涉及的药物是用于治疗癌症的（chemotherapy），而后者所及的药物是用于预防癌症和治疗癌前病变的（chemoprevention）；但也有一些药物既有治疗癌症的作用又有预防癌症的作用，例如维生素A类化合物和三苯氧胺类化合物。

二、肿瘤化学干预药物的种类和特点

由于化学干预剂是为了预防癌症而不是治疗癌症，服用对象大多属正常人群或高危险人群，且需长期服用，故癌症化学干预剂和化学治疗药有明显的不同。理想的癌症化学干预剂应具备以下特点：①无毒或毒、副作用极小；②高效；③方便口服；④防癌机制明确；⑤价格低廉。

到目前为止，真正用于人群化学干预研究的药物并不多。已知化学干预机制的药物有以下几类。

1. **抑制致癌物内源性合成的物质**　如维生

素 C 和维生素 E 能阻断 N- 亚硝基化合物的体内合成。

2. 减少或降低化学致癌物吸收（速率和数量）的物质　如食物纤维能与脂肪酸或胆汁酸结合而减少、减缓吸收。

3. 能改变致癌物代谢或减少自由基、活性氧生成的物质　如十字花科蔬菜中的异硫氰酸盐、维生素 A 类化合物和 β 胡萝卜素、番茄红素。

4. 能抑制致癌物与 DNA 结合的化合物　如蔬菜水果中存在的黄酮类化合物。

5. 某些抑制肿瘤形成的食物成分　如大蒜、洋葱中的巯基化合物、各种蛋白酶抑制剂及绿茶中的多酚物质。

6. 某些抑制促癌过程或细胞增殖的化合物　如雌激素受体拮抗剂等。

三、化学预防的药物与评价

（一）非甾体抗炎药

以阿司匹林为代表的非甾体抗炎药（non-steroidal anti-inflammatory drugs，NSAID）是有效的解热、镇痛、抗炎药，常用于治疗发热、感冒及各种疼痛，临床上也常用于消炎止痛和手术期镇痛等。许多风湿性或类风湿性关节炎患者长期使用，甚至终生使用 NSAID 治疗疼痛和消炎。此外，NSAID 可以防止血栓形成，预防性服用阿司匹林可明显降低心肌梗死的危险性。研究表明，阿司匹林可能能够阻断血小板的肿瘤促进作用，并明确揭示了阿司匹林具有作为结直肠癌和其他癌症的更加有效和安全的化学预防剂的潜在用途，对老年痴呆患者也有保护作用。近年来，研究者研发了一系列新型的阿司匹林的派生物来提升其水溶性和抗癌作用，如磷酸阿司匹林、糖合阿司匹林、磷脂阿司匹林，并在动物实验中发现其在结直肠癌、乳腺癌和胰腺癌方面具有较好的化学预防作用。

环氧化酶（cyclooxygenase，Cox）是体内花生四烯酸合成为前列腺素的重要代谢酶。人体的环氧化酶有两种主要异构体，即 Cox-1 和 Cox-2；两种 Cox 异构体的代谢底物和生成物是相同的。Cox-1 合成基本的前列腺素，以维持细胞的正常生理功能。Cox-2 是一种可诱导酶，正常情况下 Cox-2 在多数组织细胞不表达或低表达，炎症、内

毒素、低氧、药物、致癌剂等多种因素可刺激其高表达。

NSAID 主要是通过抑制 Cox-2 活性，减少全身或局部的前列腺素合成，降低细胞内的氧化磷酸化过程，抑制炎性因子的趋附作用，减轻炎症反应，进而发挥其抗感染、解热、镇痛的作用。

1. Cox-2 与肿瘤发生　人群研究最早明确 Cox-2 与肿瘤的关系，发现长期口服阿司匹林可降低人群结肠癌的发病率。此后，大量的动物实验和人群研究均证明 Cox-2 与某些恶性肿瘤发生有密切关系。主要证据简述如下。

人和动物的恶性肿瘤组织中 Cox-2 表达明显高于正常组织，Sano 等用免疫组化方法测定 15 例结肠癌手术切除标本的 Cox-1 和 Cox-2 的水平，发现正常结肠黏膜中 Cox-1 和 Cox-2 均有轻度表达，但在癌组织中 Cox-2 的水平明显升高，而 Cox-1 几乎没有变化。Eberhart 等发现结肠腺瘤的活检组织中，有 43% 的患者有 Cox-2 mRNA 水平升高；结肠腺瘤是结肠癌的癌前病变，提示 Cox-2 高表达与正常细胞的恶性转化有关，是结肠癌的早期事件。

Oshima 等使用 APC（adenomatous polyposis coli）基因缺失的小鼠来诱导家族性腺瘤性息肉病，建立 APC$^{\triangle 716+}$ 小鼠模型；再通过杂交突变使 Cox-2 基因缺失，结果该小鼠的息肉数目和大小均显著降低。这项研究直接证明 Cox-2 活性提高是结肠癌发生过程中的一个重要环节。

2. NSAID 预防肿瘤的研究

（1）结肠癌：Jacoby 等用 APC 模型的 Min 小鼠诱发腺瘤息肉，并于小鼠出生早期和中期使用塞来昔布预防腺瘤发生，结果发现在生命早期给药能使腺瘤数降至 29%，肿瘤缩小至阳性对照的 17%，且预防作用有剂量 - 效应关系；而在生命的中期给药，APC 小鼠的腺瘤已基本形成，但塞来昔布也有逆转作用，使腺瘤数和大小均减少 50%。家族性腺瘤样息肉病是一种常染色体显性异常的疾病，有的患者结肠中可能发生数百个腺瘤进而恶变为结肠癌。Giardiello 等给 22 名这类患者做随机双盲试验，给 11 例患者服 Sulindac（舒林酸，150mg，每天两次），另 11 例患者给安慰剂，服药 9 个月，每 3 个月做一次内镜检查。结果发现，服用 Sulindac 后腺瘤数量减少 56%，腺

瘤大小缩小 65%，同对照组比较有显著意义。然而停药 3 个月后（第 12 个月时），内镜检查发现腺瘤的数量又增多、形状增大。Giovannucci 等研究发现妇女中规律使用阿司匹林者，随使用年限延长，患结肠癌的危险性显著逐渐下降。Andrew 等的一项纳入了近 3 000 名患者的荟萃分析表明，阿司匹林可以降低 28% 的结肠癌的复发率。

（2）乳腺癌：Harris 等用 7,12- 二甲基苯蒽诱发 SD 大鼠乳腺癌，用塞来昔布和异洛芬（Ibuprofen）饮水干预，发现两组乳腺癌发生率分别下降 68% 和 40%，乳腺癌数量和大小也有明显减少。Coogan 等研究了 6 558 例乳腺癌患者和 3 296 例子宫颈癌、卵巢癌患者，并以 2 925 例非癌患者做对照，发现有规律使用 NSAID 妇女（1 年以上），乳腺癌危险性（OR）为 0.7（95% CI: 0.6～0.9），其他癌的危险性为 0.8（95% CI: 0.7～1.0）。在使用 NSAID 妇女中，预防乳腺癌有剂量 - 效应关系，使用时间越长作用越明显。有关乳腺癌的人群流行病学研究结果并不一致，有些结果肯定 NSAID 有预防乳腺癌的作用，如两个病例对照研究发现 NSAID 能降低乳腺癌危险性的 30%～40%，其他人群队列研究结果也支持这一结论。但也有研究认为阿司匹林对乳腺癌没有预防作用。最近，苏格兰的一项纳入了 15 000 余名新确诊的乳腺癌患者的研究表明，相比于未服用阿司匹林的患者，低剂量的阿司匹林摄入反而会轻度增加乳腺癌患者的死亡率。

（3）膀胱癌：Castelao 等在美国加州进行了膀胱癌病例对照研究，在 1 514 名膀胱癌患者和同等数量的对照中，有规律地使用 NSAID 药物的人膀胱癌危险性明显下降，$OR = 0.81$（95% CI: 0.68～0.96），并且有较好的剂量 - 效应关系。

有关 NSAID 预防膀胱癌的动物试验结果不完全一致。Murasaki 等用 5 000ppm 的阿司匹林干预大鼠致癌试验，结果阿司匹林组（共 27 只）有 10 只大鼠患膀胱癌，而致癌物组（共 21 只）有 18 只患膀胱癌。Klan 等给予大鼠 1 000ppm 的阿司匹林，能明显减少膀胱癌的发生（每组 29 只大鼠中，干预组和对照组发生膀胱癌的大鼠分别为 1 只和 8 只）。而 Rao 和 Cohen 分别用 800ppm 和 5 000ppm 的阿司匹林做试验，未能观察到膀胱癌发生有显著性差异。

（4）对全癌种发病率的影响：Gridley 等对瑞典长期使用阿司匹林的风湿性关节炎患者中进行癌症发病率的研究，研究地点为瑞典乌普萨拉地区的 6 个县，总人口 1.2 万～1.3 万。从 1965—1983 年期间住院患者及 1984 年以后登记的患者中，4 218 名男性和 8 787 名女性被诊断为风湿性关节炎（部分数据不完整的病例被删除），最终有效病历 11 683 例（男 3 750 例，女 7 933 例）。最多随访 20 年，总计 101 000 人年，平均随访时间 8.6 年。至 1986 年，该人群中共有 840 例癌症患者出现。与正常人群的癌症发病率比较，经常服用 NSAID 的这一人群的消化道肿瘤危险性下降 30%，其中胃癌、结肠癌危险性下降 37%，乳腺癌、膀胱癌的危险性下降 20% 以上；而肺癌、肾癌、血液淋巴肿瘤的危险性升高。该研究结果提示，在一个需要经常服用 NSAID 的特定人群中，不同恶性肿瘤的发生率有不同的改变；尽管总癌症发病率只有轻微下降（低于标准癌症发病率 5%），胃癌、结肠癌、乳腺癌和膀胱癌的发病率有明显下降，肺癌、肾癌和血液淋巴肿瘤的危险性却有明显上升。

近几十年来，大量的研究证明了阿司匹林在预防癌症，特别是预防结直肠癌的潜力，基于阿司匹林建立的化学预防策略在临床上得到了更广泛的推荐。然而，鉴于长期服用阿司匹林的危害，大规模的阿司匹林化学预防策略需要加强个体化识别，从而实现其对使用人群的保护作用大于危害；通过进一步探索阿司匹林的作用机制，会加速实现这种阿司匹林的精确预防作用。

3. NSAID 预防肿瘤的可能机制　NSAID 预防肿瘤的作用机制目前尚不十分清楚，但主要作用与抑制 Cox-2 有关，而 Cox-2 可能的致癌作用有以下几个方面。

（1）体内活化前致癌物形成终致癌物：肝组织中混合功能氧化酶 P450 是药物和致癌物代谢活化的主要酶；但在肝外组织中，Cox 在氧化代谢中起重要作用。许多化学致癌物或前体物，如多环芳香化合物的衍生物、芳香胺和杂环胺等均可被 Cox 活化。

（2）Cox 是合成前列腺素的关键酶：前列腺素通过调节腺苷酸环化酶生成 cAMP 来调节细胞的代谢。前列腺素可促进正常细胞的 DNA 合成与细胞增殖，也可促进肿瘤细胞增殖。前列腺素（PGE2）能激活癌基因 bcl-2、产生抗凋亡作用，并可以诱导肿瘤血管生成。实验观察到，Cox-2 高表达的肿瘤组织内，血管内皮细胞迁移速度增加 8 倍，内皮细胞更易形成索状，多种血管生成因子水平升高；而 NSAID 能抑制血管生成因子的表达及内皮细胞形成索状。PGE2 还可抑制机体抗肿瘤的免疫应答，降低淋巴细胞和巨噬细胞的免疫功能。PGE2 可以抑制 NK 细胞、CTL 和 LAK 细胞活化，并抑制效应细胞表面 IL-2 受体及 IFN-γ 受体的表达。Cox-2 表达阳性的肿瘤组织较 Cox-2 表达阴性的肿瘤具有更强的转移倾向，临床预后比较差。

（3）非 Cox-2 依赖的作用：NSAID 主要是通过抑制 Cox-2 而预防癌症发生；尽管 Cox-2 是众所周知的阿司匹林靶点，但最近的研究揭示了阿司匹林及其代谢产物的其他靶点，如 AMP 活化蛋白激酶、细胞周期蛋白依赖性激酶、乙酰肝素酶和组蛋白。此外，还发现其可以通过抑制细胞生长周期和引起细胞凋亡来抑制癌细胞生长，这是一种非 Cox-2 依赖的预防肿瘤方式。

（二）具有抗氧化功能的维生素和微量元素

食品中具有抗氧化功能的物质包括维生素 C、维生素 E、维生素 A、β 胡萝卜素、番茄红素等抗氧化维生素和微量元素硒。这些物质在体内具有保护或修复细胞及 DNA 的功能，尤其保护细胞膜和 DNA，免受致癌物的损伤。大多数科学家都认为，抗氧化维生素和具有抗氧化功能的食物成分，尤其是天然存在的，具有一定的防癌作用。

1. 维生素 C 维生素 C（VC）是人体内最活跃的抗氧化物质，VC 可以捕获体内自由基和活性氧分子，阻止细胞脂质过氧化，并能在胃内分解亚硝酸盐，阻止致癌性 N- 亚硝胺的合成，防止致癌物攻击 DNA 等生物大分子。1982 年美国国家研究委员会已经做出关于大量的 VC 和 β 胡萝卜素有降低肿瘤危险性的结论，但不推荐作为肿瘤的常用治疗方法。人群研究的证据表明，经常摄入富含 VC 的新鲜蔬菜、水果具有预防癌症的效果。例如，在山东省临朐县开展的一项人群研究表明，血清高水平 VC 和 β 胡萝卜素有保护胃黏膜、预防胃黏膜癌前病变的作用。

VC 对肿瘤抑制作用的机制是多方面的：①促进机体胶原蛋白合成，维持细胞间质的正常结构，增强正常组织对癌细胞侵袭的防御能力；②增强细胞免疫和体液免疫；③ VC 能激活腺苷酸环化酶活性，增加细胞内 cAMP 浓度，后者有抑制细胞增殖的作用。体外实验证明，提高细胞内 cAMP 含量能使癌细胞逆转或抑制其生长。

2. 维生素 A 类化合物 维生素 A 类化合物是预防人类癌症的重要营养素。流行病学研究表明，癌症患者血清中的维生素 A（VA）含量比正常对照组低；吸烟人群中 VA 摄入量越少，肺癌发生率越高。

VA 对上皮细胞的分化起重要作用，如 VA 能抑制支气管上皮 DNA 的过度合成和基底细胞增生，使之保持良好的分化状态。若缺乏 VA，气管上皮中 DNA 合成增多、有丝分裂增加，基底细胞不是分化成黏液细胞和柱状纤毛细胞，而是分化成鳞状细胞。动物实验证实，VA 缺乏的动物易被化学致癌物引起黏膜、皮肤和腺体肿瘤。VA 可抑制化学致癌物引起的动物肿瘤形成；饲料中加入 VA 棕榈酸盐，能抑制三甲基苯蒽或苯并芘引起地鼠前胃和小肠肿瘤；其他人工合成的 VA 类化合物也可抑制大鼠和地鼠的子宫颈癌、皮肤癌及膀胱肿瘤形成。VA 对动物肿瘤的抑制作用提示其防治人类肿瘤的可能性。在临床上，局部使用 VA 酸可治疗光敏性角化病、基底细胞癌，获得了较好疗效。口服 VA 酸对膀胱乳头状瘤有治疗作用。中国医学科学院和药物研究所合作研制的维甲酰胺类药物对肿瘤有明显的抑制作用，已试用于食管癌、鼻咽癌、肺癌和白血病的防治中。VA 类化合物的抗癌机制如下：①抑制 DNA 合成，诱导细胞正常分化；②使细胞表面糖蛋白增加，抑制细胞增生；③抗促癌作用，维 A 酸有抑制天然促癌剂 TPA 的作用；④提高机体的免疫力，激活 T 细胞和提高 B 细胞介导的作用；⑤使溶酶体膜不稳定、溶酶体水解释放，使肿瘤细胞死亡；⑥抑制癌基因的表达。

β 胡萝卜素也是一种有效的化学防癌剂，其防癌作用不仅是在体内能转化为 VA，而且本身是一种能清除氧自由基的抗氧化剂。β 胡萝卜素无毒性，大量服用不会引起中毒。它具有脂溶性，能被胃肠道很快吸收，容易进入组织细胞，是一种细胞抗氧化剂，尤其在低氧分压下为最有效的抗氧化剂。有些类胡萝卜素虽无 VA 的活性，却有抗氧化能力，能提高免疫功能，有直接抗诱变和抗癌的作用，还能保护放射和紫外线所致的损伤。β 胡萝卜素对化学致癌的启动和促癌的两个阶段均有抑制作用。

β 胡萝卜素广泛存在于蔬菜和水果中。流行病学研究表明，饮食和血浆中 β 胡萝卜素含量和某些肿瘤发生率呈负相关，即 β 胡萝卜素对肺癌、宫颈癌、卵巢癌、食管癌、口腔癌等的发生有抑制作用。在一些动物实验中，也观察到 β 胡萝卜素可以抑制癌变。

但采用人工合成的 β 胡萝卜素预防肿瘤的人群试验结果并不理想。一项研究包括年龄为 50～69 岁的芬兰男性吸烟者（平均每天一包，持续约 36 年）共 29 133 人，经 5～8 年服用 β 胡萝卜素，其肺癌发病率比未服药的对照组增加 18%，总死亡率增加 8%，但对其他肿瘤发病率无明显影响。另一项是对接触石棉的工人和吸烟者肺癌预防的研究，中期报告表明服用上述药物人群肺癌发生率比对照组增加 28%。但肺癌增加只是发生在近期还在吸烟的人群，而不发生在原来吸烟但后来戒烟的人群中。还有一项研究在 22 071 名美国男性医生中进行，实验组每天服用 50mg 的 β 胡萝卜素，经过 12 年观察，未发现对肿瘤或心血管疾病有明显影响；然而，这一组人群中当时还吸烟的人只占 11%。β 胡萝卜素为什么会增加吸烟者肺癌发病率还不很清楚。尽管目前还不能对 β 胡萝卜素的应用下最后结论，但对于重度吸烟者或营养良好的人群，不提倡过量补充人工合成的 β 胡萝卜素来预防肺癌。

番茄红素也是一种具有抗氧化功能的类胡萝卜素。Gann 等检测了美国 578 例前列腺癌患者与 1 294 例对照人群 13 年前血清中多种维生素的水平，发现患病前血清番茄红素水平最高组与最低组相比较，患前列腺癌的危险性下降 44%（$OR = 0.56, 95\% \ CI: 0.34～0.92$）；血清维生素 E 高水平也有预防前列腺癌的趋势（$OR = 0.64, 95\% \ CI: 0.38～1.07$）。

3. 维生素 E 维生素 E（VE）也是一种抗氧化剂，其作用机制包括以下这些：①对抗氧自由基反应，保护 DNA 等大分子物质免受致突变物的攻击；②同时抑制致癌性 N- 亚硝基化合物的体内合成；③促进微粒体酶蛋白合成，加强混合功能氧化酶的活性，改变致癌物的代谢途径；④ VE 与硒协同作用共同捕捉自由基，保护细胞膜免受损伤，维持细胞膜的正常结构；⑤ VE 还能提高机体的免疫功能。

动物实验表明，VE 可以抑制致癌物引起多部位肿瘤的发生，包括乳腺、结肠、肝脏等。流行病学研究也观察到，血清 VE 水平低的人群更容易在胃、膀胱、肺和胰腺发生肿瘤。人群调查发现，低水平 VE 的人群发生肿瘤的危险性较高。美国进行的一个病例对照研究显示，给居民每天补充 100IU 的 VE，2 年后他们发生口腔癌和咽部肿瘤的危险性下降 50%；每天补充 VE 还可降低肠癌发生的危险性。在芬兰进行的肺癌人群研究发现，非吸烟者 VE 摄入水平低可使肺癌发生的危险性增加 3.3 倍，但在吸烟者中没有这样的关系。中国医学科学院肿瘤研究所和美国 NCI 合作，对河南林县食管癌高发区人群进行营养干预研究，研究对象为 40～69 岁的普通人群，实验组人群服用 VE（30mg/d）、硒（50μg/d）和 β 胡萝卜素（15mg/d）。5 年之后与对照组人群相比，试验组人群总癌死亡率下降 13%，食管癌死亡率下降 4%，胃癌死亡率下降 21%。而该研究的最新结果显示，经过 25 年的随访，营养素干预对该人群的总体癌症死亡率没有显著影响；而对于干预起始年龄大于 55 岁的人群，VC 和钼、硒、VE 和 β 胡萝卜素可能使其食管癌的发病风险增加。所以，人工合成营养素对人群的长期干预效果需要更多的、大样本量的人群队列研究加以证实。

4. 硒（见本章第三节中第二部分"营养、饮食与癌症预防"）

5. 对抗氧化维生素和微量元素的认识 20 世纪 70～80 年代以后，欧美国家相继开展了几个大规模的抗氧化补充剂的人群干预试验，并在中国等一些发展中国家相继开展了针对某些高发肿瘤的人群干预研究，有些试验结果显示其有保护作用，而另一些研究则未发现其保护效果，甚至有些相互矛盾的结果。2007 年，Bjelakovic 等用荟萃分析的方法系统综述了到 2005 年为止全世界总计 23 万名受试对象的 68 个随机试验结果，发现补充抗氧化剂对人类的死亡率没有任何作用（$RR = 1.02$，95% CI：$0.98 \sim 1.06$），这说明人类用来预防癌症或其他慢性疾病而补充的人工合成抗氧化剂并不能降低人类的死亡。2009 年，Lippman 等报告在美国、加拿大、波多黎各开展的有 35 533 名相对健康男性参加的预防前列腺肿瘤和其他肿瘤的人群试验，服用硒和 / 或 VE 近 3 年并随访 7 年，未发现有预防前列腺癌或其他肿瘤的作用。

总之，VC、VE 及硒等抗氧化剂从生物学机制上具有预防癌症的作用，但人群研究的结果并不十分理想，其原因可能是人群预防研究中均使用的是人工合成的抗氧化剂。目前倾向于认为人类在癌症预防中应该使用天然的维生素和抗氧化物质，或者说应该更多的从食物中获取这些抗氧化成分。这种做法也许对成人健康更有益，而对于生长发育的儿童、青少年来说，经常补充抗氧化维生素等营养素会更有利于身体健康。人类通过补充抗氧化剂能否预防癌症目前尚无定论。

（三）钙制剂

钙是人体重要组成成分之一。流行病学研究表明，饮食中摄入较多钙的人群，其结肠癌发生和死亡率较低。由于钙和脂肪产物相结合产生不溶性的钙皂物，从而阻止游离胆酸和脂肪酸刺激结肠上皮增生，达到抑制癌变的效果。此外，钙对细胞分化、凋亡也有重要影响，有明显的抗癌作用。动物研究也表明，钙可以抑制结肠癌变、抑制氧化偶氮甲烷诱发的大鼠或小鼠结肠癌、抑制 N- 甲基 -N- 亚硝基脲诱发的大鼠乳腺癌。由于钙制剂毒性很低，目前美国 NCI 正在资助几项临床 II 期和 III 期试验，包括碳酸钙（calcium carbonate）对结肠息肉的作用，研究尚未结束。中国食管癌高发区，曾用碳酸钙预防食管癌癌前病变（基底细胞增生、不典型增生），经过 11 个月的服用钙治疗，30% 患者的病变有所改善；而对照组为 20%，两者统计学上无显著差异。对于钙制剂的预防结肠癌复发的作用，丹麦的一项试验结果表明，持续 3 年的钙制剂摄入对于降低结肠癌的复发率没有作用，并在 2010 年 10 月停止了该项试验。

（四）三苯氧胺类化合物

三苯氧胺是一类选择性雌激素受体拮抗剂，有预防乳腺癌转移和对早期乳腺癌有辅助治疗的作用。Tamoxifen（他莫昔芬）是三苯氧胺类化合物的主要代表，也是乳腺癌内分泌治疗中应用最广泛的药物，其抑制乳腺癌细胞增生的机制尚不十分清楚，可能是竞争性地与雌激素受体结合而阻断雌激素的生理作用。Tamoxifen 与雌激素受体的结合速度较雌激素快 4 倍，而与受体解离的速度慢 100 倍，并有促进雌激素降解的作用。根据临床 5 300 余例晚期乳腺癌患者的治疗结果，Tamoxifen 的有效率为 34%；而 3 万例随机试验观察，治疗组的复发率、生存率及预防对侧乳腺癌作用均明显优于对照组。目前 Tamoxifen 已从乳腺癌的辅助治疗药物变成乳腺癌的化学预防药物，在各种临床试验中均已观察到 Tamoxifen 治疗可以降低乳腺导管原位癌（DCIS）和非浸润性乳腺癌复发的危险性，而且明显减少对侧乳腺发生癌变的危险性。Levine 等总结了加拿大的一项 13 388 名妇女参加的乳腺癌预防研究，与对照组相比，每天服用 20mg Tamoxifen 5 年，可以使妇女患浸润性乳腺癌和非浸润性乳腺癌的危险性分别下降 49% 和 50%（$p < 0.002$）；其中患雌激素受体阳性乳腺癌的危险性下降 69%，但与患受体阴性的妇女发生肿瘤的危险性与对照组比较无显著性差异。而另外两个小型人群研究的结果中，Tamoxifen 降低乳腺癌发病率的作用则不明显。Raloxifene（雷洛昔芬）是另一种选择性雌激素受体抑制剂，但其对雌激素有协同和抑制的双重作用，可用于治疗和预防绝经期妇女的骨质疏松。此外，动物实验发现 Raloxifene 有抑制乳腺癌生长和预防复发的作用。STAR（他莫昔芬和雷洛昔芬研究）最新的结果显示，对于绝经后的妇女，Tamoxifen 和 Raloxifene 均有很好的预防乳腺癌效果，而且 Tamoxifen 和 Raloxifene 均可以降低全体女性骨折的发生率，但是相比于 Raloxifene 组，Tamoxifen 组的妇女发生血栓栓塞、子宫内膜癌和白内障事件的概率略有升高，但无统计学意义。综上所述，Tamoxifen 和 Raloxifene 均可降低女性浸润性乳腺癌的发生率，但两者均有一定的毒性，如引起潮热、盗汗、关节疼痛等短期不良反应，也可使血栓栓塞、子宫内膜癌和白内障事件发生的概率升高，从而引起服用者的很大顾虑。

以目前的三苯氧胺类药物对乳腺癌的化学预防研究现状来看，对化学预防的对象进行精准识别，才能扩大其预防效果并减少不良反应和降低远期风险。以预防为目的使用 Tamoxifen 和 Raloxifene 应在医生监督下服用，尚不推荐用于临床治疗以外的预防性用药。

（五）分子靶点的化学预防

近年来，随着肿瘤发病机制研究的深入，已有越来越多的特异性分子靶点被发现，有些针对这些靶点的药物已经或即将进入临床实践，为癌症的化学预防提供了更多可能。

1. **环氧化酶Ⅱ** 见本节（一）非甾体抗炎药（NSAID）。

2. **雌激素受体** 见本节（四）三苯氧胺类化合物。

3. **β-羟-β-甲基戊二酸单酰辅酶 A 还原酶（HMG-CoA 还原酶）** 他汀类药物是一种 HMG-CoA 还原酶抑制剂，主要抑制甲羟戊酸通路（MVA）中的 HMG-CoA 还原酶，减少甲羟戊酸的生成。MVA 代谢通路是细胞生长和分化的基础，如细胞膜的形成及 GTP 酶的异戊二烯化。异戊二烯化是许多蛋白定位在细胞膜上借以发挥各种作用的关键，异戊二烯化后的信号蛋白更易于靶向定位到细胞膜上，而细胞膜上的 G 蛋白（Ras 与 Rho 等）是信号转导活动的关键。活化的 Ras 和 Rho GTP 酶与效应分子的相互作用，对细胞膜的完整性、细胞黏附、细胞运动、细胞信号转导、血管生成、氧化应激等起重要作用，这些与肿瘤的形成与进展关系密切。由于他汀类药物对异戊二烯化的抑制作用减弱了 GTP 结合蛋白的功能，从而影响细胞进程，进而影响肿瘤的形成。

有研究表明他汀类药物能降低乳腺癌复发率。丹麦一项 18 769 例的大型临床研究显示，服用亲脂性他汀类药物的乳腺癌患者与未服用者相比，复发率降低，但服用亲水性他汀类药物者复发率与未服用者类似。一项荟萃分析显示，11 项临床研究共 5 581 例胃癌患者中，服用他汀类药物可减少 32% 的胃癌风险，他汀类药物的肿瘤预防作用在亚洲人群与西方人群中均有效。但就临床实践角度而言，目前推荐他汀类药物用于肿瘤预防的证据仍不充分。

4. **诱导型一氧化氮合酶（iNOS）** iNOS 是一氧化氮（NO）合成的关键酶，NO 可导致氧氮自由基的形成并使胺硝化成亚硝胺，诱发 DNA 突变从而引发肿瘤。iNOS 过表达可发生于结肠癌前病变和肠腺瘤。抑制 iNOS 不仅能抑制表达内源性 iNOS 的结肠癌细胞的生长，还能减轻动物实验中氧化偶氮甲烷诱导的结肠癌及 APC- 突变型个体中肿瘤的发生。结肠癌模型的临床前实验表明，通过抑制 iNOS 而下调 NO 能起到化学预防作用。Vakkala 等研究表明，iNOS 高表达能提高乳腺原位导管癌分级，加强浸润性损伤，并且与肿瘤血管形成及凋亡指数相关。对于注入胃癌细胞的移植瘤模型小鼠，iNOS 抑制剂氨基胍可减少细胞增殖、增加细胞凋亡，从而降低肿瘤发生几率。进一步研究 NO 在肿瘤早期的生物学作用不仅能提高对 NO 信号功能的了解，还能为发现预防各种肿瘤的药物带来希望。

5. **PD-1/PD-L1 抑制剂** 近年来，免疫检查点抑制剂的发展在癌症的免疫治疗方面取得了重大突破，尤其是以 PD-1/PD-L1 抑制剂为代表的抗肿瘤药物在提高肿瘤患者的无进展生存期和总生存期方面表现出前所未有的临床疗效，包括黑色素瘤、非小细胞肺癌（NSCLC）、肾细胞癌、膀胱癌和霍奇金淋巴瘤等。

PD-1 主要在激活的 T 细胞中表达，抑制细胞的激活，但肿瘤微环境会诱导浸润的 T 细胞高表达 PD-1 分子，肿瘤细胞会高表达 PD-1 的配体 PD-L1 和 PD-L2，导致肿瘤微环境中 PD-1 通路持续激活，T 细胞功能被抑制，无法杀伤肿瘤细胞。PD-1 抑制剂可以阻断这一通路，部分恢复 T 细胞的功能，使这些细胞能够继续杀伤肿瘤细胞，从而达到治疗肿瘤的目的。

来自 7 项 RCT 的共 3 450 名患者被纳入荟萃分析，其中 4 项 nivolumab 试验、2 项 pembrolizumab 试验和 1 项 atezolizumab 试验。与传统化疗药物相比，PD-1/PD-L1 抑制剂具有显著降低化疗副作用的作用。然而，在肿瘤患者获得疗效的同时，免疫治疗的抵抗现象也日益突出。在某些肿瘤中，高达 60% 的患者具有抵抗作用。越来越明显的是，在一些初始反应良好的患者中，肿瘤可以通过获得性抵抗（或称为获得性耐药）导致疾病复发。目前大量关于 PD-1/PD-L1 抑制剂的安全性和耐受性研究正在进行，以期充分阐明抗 PD-1/PD-L1 治疗的作用机制，并了解其抵抗机制。如何通过联合其他治疗提高抗 PD-1/PD-L1

治疗的反应率也有待研究。此外，接受 PD-1/PD-L1 抑制剂治疗的患者中，出现皮疹、结肠炎、转铁蛋白升高、甲状腺功能异常的风险增加。临床医生应该意识到这些不良事件的风险，因为它们可能对患者的生活质量和生存结果产生潜在的负面影响。

6. 抗幽门螺杆菌药物 自 20 世纪 80 年代初幽门螺杆菌（*helicobacter pylori*，Hp）被发现以来，越来越多的证据表明，感染 Hp 可能导致胃溃疡、胃黏膜的慢性炎症，并增加患胃癌的风险。高达 40%～60% 的胃癌发生可以归因为 Hp 感染，WHO 在 1994 年将 Hp 感染定为 I 类致癌因素，因此抗 Hp 感染是胃癌一级预防的关键策略，特别是在高风险人群中。2015 年的《京都全球共识》明确建议，对于 Hp 感染者都应进行根除治疗，除非有抗衡因素（高龄、基础疾病、再感染率等）。Hp 的全球感染率高达 50% 左右，而我国感染率为 40%～90%，平均感染率为 59%。

目前治疗 Hp 感染的药物主要包括质子泵抑制剂（PPI）、铋剂和抗生素（克拉霉素、左氧氟沙星、甲硝唑、阿莫西林）等。以上述药物为基础的对于 Hp 感染的主要治疗方案包括含克拉霉素的标准"三联疗法"（PPI + 克拉霉素 + 阿莫西林 / 甲硝唑）、不含铋剂四联疗法 - 序贯疗法及伴同疗法、左氧氟沙星三联方案、铋剂四联疗法等。上述几种方案由于不同人群的 Hp 根除率和耐药性不同等原因，其适用国家和地区范围也有明显差异。而对于 Hp 感染治疗失败的原因，有荟萃分析表明，主要是 Hp 的耐药率升高。目前联合益生菌微生态制剂、联合中医中药等治疗有一定效果，为 Hp 根除治疗开辟了新的路径，Hp 口服重组疫苗的研究为 Hp 感染防控带来了新的曙光。

第六节　如何开展癌症预防的研究

一、开展癌症预防研究的条件和方法

（一）干预性癌症预防研究的设计基础

1. 干预性癌症预防研究的必要性 癌症预防的范畴较为宽泛，但从降低癌症发病率和死亡率为目的癌症预防的角度出发，开展癌症的三级预防仍是关键。在三级预防研究中，拟验证某措施是否可以直接降低癌症发病率或死亡率，则需开展该措施的干预性研究。目前在循证医学的系统评价中，单个研究的质量分级中质量评价好的 I 级证据，要求至少从一个设计良好的随机对照临床试验中获得的证据。虽然目前美国预防医学工作组和其他的一些学者均提出，设计良好的队列研究结论可与设计或实施略差的随机对照研究结论相当，但是设计严格的随机对照研究提供的循证医学证据仍最为可靠。

2. 癌症预防干预措施来源及条件 能够具有癌症预防的化合物或干预措施必须具有清楚的生物学机制和明确的流行病学病因学关联的证据。因此，确定一个化合物或干预措施是否有效，需要经过一系列的研究，包括实验室研究、临床试验和长期的人群干预研究，证明其预防癌症的有效性和长期服用的安全性，才可能最终用于人类的癌症预防。例如，多项实验室研究和流行病学研究证实吸烟与各种癌症尤其是肺癌存在明显的因果关联，故可以设计开展控烟措施的干预性研究，观察其对肺癌或其他癌的预防效果。

3. 干预性癌症预防研究目的 评价干预措施应用于癌症预防时的有效性为主要评价目的，评价一种癌症预防措施或几种干预措施与对照之间在预防某种恶性肿瘤的效果是否存在差异，即这种预防措施能否改变某种恶性肿瘤的发病率、死亡率或生存率。除此之外，癌症预防研究还可能回答一些其他的问题。①人群适用性：何种职业暴露人群、哪个年龄组和性别人群应该接受某些干预措施？②安全性：该干预药物或措施是否安全？存在哪些毒副作用？③经济学评价：人群接受某些预防措施可能带来的直接效益和它的社会 - 经济效益？（本节不涉及，具体可参考专业书籍）

（二）癌症预防研究的常见方法

在癌症预防的干预性研究中，常见的研究类型包括现场试验、社区试验和临床试验。本节将主要介绍基于现场试验和社区试验的癌症预防研究（临床试验将在下一章节介绍）；根据干预措施性质的不同，将常见干预性癌症预防研究分成了 3 个方面。

1. 行为干预研究 对已知明确的高危险致癌因素，可开展相应的行为干预研究来证明去除该因素能明显降低某类癌症发病率，最终通过行为干预、社区预防、全民健康教育以至国家立法等措施来消除危险因素，达到减少某种癌症发病的预防目的。例如，美国禁烟运动与肺癌预防的效果评价研究，在加州的三个社区中进行的一个干预试验，第一个社区的居民中开展群众性禁止吸烟，第二个社区的居民中仅劝阻吸烟，而第三个社区的居民中不采取任何措施，通过不同干预措施来比较戒烟的效果与肺癌发病的关系。此后，美国自 20 世纪 60 年代开始大规模的禁烟运动，并取得了显而易见的成果：成人吸烟率自 1965 年的 42% 降至 2012 年的 18%，相对应的从 1965 年到 2012 年美国男性肺癌的死亡率降低了 13%。实践证明，对某些危险因素比较明确的肿瘤，开展行为干预，通过健康教育和行政手段的干预降低人群对于致癌物的暴露，是非常有效的癌症预防措施。

2. 化学干预研究 在某种癌症高危险人群中主动添加某种化学物，检验某一化学干预剂或数种化学干预剂是否有降低某种癌症发病率和死亡率的作用。目前化学干预剂主要包括疫苗制剂、营养素或饮食营养因素和化学药物（包括激素）。本章前述各节中也分别介绍了多个不同化学干预剂的研究实例。基于多个化学干预剂随机对照研究的结果，不同国家已经制订或实施了相应的癌症预防措施。例如，与对照组相比，HBV 疫苗注射组的乙肝相关性肝癌发病率显著降低。我国在 1992 年开始在全国范围内开展接种 HBV 疫苗，2000 年后实施了对新生儿的免费接种免疫计划；现在，我国与乙肝相关的肝癌的发病率和死亡率已经开始下降。另外，多个三苯氧胺（tamoxifen）的随机对照研究显示，干预组的乳腺癌患者复发率等均低于对照组；该药成为美国食品和药品管理局批准的第一个癌症化学预防药物，主要用于预防癌症复发和二次肿瘤发生。

3. 基于筛查的干预性研究 癌症筛查是使用某种检查技术（与其始发、促进和进展相关的分子标志物检测或影像学检查），在表面健康或某种癌症的高危人群中检出癌前病变或癌，进而通过早诊早治来阻断癌症进展，实现癌症死亡率的下降。所以，筛查也属于干预性质的癌症预防的常见方法。筛查技术在应用到大规模的特定人群筛查前，仍需要开展针对相应筛查技术的随机对照研究，通过比较筛查组与对照组某种癌症死亡率、生存率和安全性等，确定筛查技术的有效性、安全性等。目前，钼靶筛查乳腺癌、结直肠镜筛查结直肠癌的随机对照研究较多。结直肠镜检查可用于结直肠癌筛查的证据较为充分，但钼靶筛查乳腺癌效果仍存在争议。随着技术发展，目前基于 CT 技术的肺癌筛查的随机对照研究也在进行中。发达国家已经开展了大规模的乳腺癌和结直肠癌的筛查计划，英国和美国等国家的相应癌的死亡率已经开始大幅度下降。

二、癌症预防研究的试验设计

（一）癌症预防研究的人群选择

1. 人群来源 根据干预措施在癌症预防中作用的不同，开展干预性研究时选择的人群亦所有不同。行为干预研究中，针对健康人群或社区人群中开展的社区预防和健康教育是较多采用的形式，也可以是针对已患癌患者群体进行高危行为干预。基于筛查的癌症二级预防研究常在健康人群或高危人群中开展。而癌症的化学干预研究则根据目的的不同，受试者人群的针对性较强。如通过补充抗癌营养素预防癌症的研究，一般选择在缺乏相应营养素的癌症高危人群或健康人群中进行；预防癌症复发的化学干预剂研究，则需选择某癌症治疗后的人群。由于各种癌症在种族、地理分布、年龄、性别等因素上存在有很大差别，故在选择受试者人群时尚需多方面的考虑。

2. 受试者的纳入和排除标准 确定符合研究要求的入组标准和排除标准，是研究设计中首先需要确定的内容。干预试验的入组标准（及排除标准）不仅对正确选择受试人群、减少人群选择偏倚和确保人群代表性有着直接影响，而且很大程度地影响试验的设计及执行。

一般来说，入组标准与试验目的、受试者的安全和试验设计有直接关系，确定入组标准（及排除标准）时应注意以下问题：①能通过干预试验获得益处的人群才应确定为受试人群；②选择受试人群不应只局限于某一局部或研究者的工作对象，而应从所有可能发生某种癌症并可能被干预的人群中去选择；③许多干预药物可能存在进一步的药理作用，可能是对受试者有益或轻微有害的,研究者在评价试验可行性时要高度注意权衡其利弊;④对于存在其他高危险疾病的人员,应尽量排除在受试人群外,以确保干预试验的安全性。

试验人群即实际参加化学干预试验的人群,同时应符合以下要求:①受试人群应具有较好的代表性,即研究人群在理论上应该具有干预意义,一旦干预试验成功,研究成果可以在这一类人群中应用;②试验人群能满足试验样本大小;③在一定时期内能产生足够数量的结果,使试验组和对照组之间发生有意义的差异。

(二)随机、对照和盲法原则

干预性研究中应尽量采用随机、对照和盲法原则。

1. **随机化**　采用随机化(randomization)方法将受试对象分入对照组或干预组。随机化能克服研究者的主观随意性及受试者的个体差异和主观意识对研究的影响。在随机状态下,对照组与干预组之间的潜在影响疾病结局的因素或其他特征基本上是均衡可比的,减少选择偏倚和其他混杂偏倚。

在干预性的癌症预防研究中,为最大化控制偏倚,一般推荐个体化随机;但是有时基于现实问题而无法实现个体随机化,也可采用社区或一个群组作为随机的抽样单位。大多数的健康行为干预试验均以社区或群组作为随机化的最小单位。例如,1989 年在美国开展的吸烟的干预研究中,社区作为随机分配的单位被分配到干预组和对照组。随机的分组方法有多种,如简单随机化、区组随机化、分层随机化、分层区组随机化等(各种随机方法的详细介绍,可参考其他相关专业书籍)。由于癌症干预研究的人群的样本量较大(可以从数千人到数万人),一般推荐采用分层随机化或区组随机化设计。区组随机化分组保证了在整个试验期间各组间研究对象数基本相等,不仅可提高统计学分析效率,也保证了组间分配率不受时间趋势的影响。当某些因素(如年龄、性别)对干预效果影响较大时,可根据影响因素的不同类别先分为若干层,然后在层内随机分配受试者进入干预组或对照组,使组间具有相同分布的影响因素,提高其可比性。较为简单的随机化可使用随机数字表分配法完成,通常对于大规

模人群癌症干预研究的随机化需要计算机辅助完成。

2. **设立对照**　为了鉴别干预性措施在试验过程中的真实效应,需要设立对照措施,通过进一步比较干预性措施与对照措施作用于同质受试者的差别来评估其真实效应。根据对照组处理措施,分为标准对照、空白对照和安慰剂对照。干预性研究中一般至少有一个对照组。在选择对照时,如果存在干预效果较好的某癌的干预措施,可以认为标准的方法;对照措施最好选标准对照。对于大部分化学干预剂或活性成分的物质,可以选择安慰剂作为对照(要求安慰剂在外观、形态、颜色、质地和味觉上与化学干预剂尽量一致,使研究者和受试者很难区分他们),也可以选择标准对照或空白对照;而大部分的健康教育的行为干预研究中,是无法选择安慰剂作为对照的。在癌症的筛查中,对照组可以选择现存的传统的筛查方法、其他癌的筛查方法作为对照组或空白对照,具体需要综合考虑伦理学和试验目标等方面的问题。

3. **盲法**　为了避免在资料收集和评价试验结果中产生的信息偏倚或测量偏倚,干预性试验的设计中需要采用盲法。通常采用的方法有以下几种。

(1)非盲法或公开的试验:指研究者与受试者均了解分组状况,某些研究只能采用本法,如像饮食习惯、锻炼或吸烟等干预试验。采用非盲的公开试验必须具备两点理由:①其他条件基本相等,所干预的因素十分简单明确(如吸烟);②研究人员可以决定研究终点(如决定是否继续进行试验)。非盲试验的主要缺点是可能会增加试验的偏倚。

(2)单盲试验:是指研究者知道每个受试者接受何种干预措施。这种方法的优点与非盲法相似,该法的实施较双盲法更简单些,并能锻炼研究者的判断能力。其主要缺点亦与非盲法相近,但不如其显著。研究者能避免受试者在自我报告中带来的偏倚,但研究者本人容易受主观的影响而产生偏倚。

(3)双盲试验:是指研究者和受试者均不了解试验分组,这种设计最常用于化学干预研究。一个完好的设计和正确实施的双盲试验,可很大

程度减少选择偏倚和信息测量偏倚。单盲试验或双盲试验均要设立对照组和使用安慰剂,有关安慰剂使用的伦理问题一直有争议。

(三)确定评价终点和随访时间

1. 有效性研究的评价终点 大多数癌症预防研究均以某种癌症(或总癌症)的发病率和死亡率下降作为研究终点(end point),即比较干预组和对照组之间的癌症发病率和死亡率是否存在显著性差别。例如,中国医学科学院肿瘤所与美国 NCI 合作在河南省林县进行的食管癌/胃癌的化学干预研究,将九种维生素或微量元素组成四种组合进行人群干预,观察到 β 胡萝卜素、维生素 E 和硒的干预剂组合使胃癌的死亡率下降 21%,与其他组比较具有显著性差异。在评价筛查效果的评估中,筛查组肿瘤归因死亡率的下降是最有说服力的指标,它综合反映了筛查方法发现早期癌的能力和治疗的有效性。观察到死亡率的下降需要长时间的随访,故可选用其他近期终点指标,包括对应的癌症检出率、检出癌症中早期癌比例、病例的生存率或生存年,但使用这些指标时,需要注意过度诊断偏倚、领先时间偏倚和病程偏倚的影响。

2. 替代性终点标记物 为了缩短随访期限,也可选择癌症发生过程中的某一机制或生物大分子的改变以及癌前病变的逆转作为中间替代性指标来评价化学干预剂的干预效果。这些生物标记的改变多发生在癌变早期,并与癌的浸润转移密切相关,可以用于判断癌变的进展与否。由于这些生物标记物有很高的精确性和较低的个体差异,因此所研究的人群数量可以减少。目前正在研究中的生物标记包括染色体异常、基因的异常及细胞增殖分化、细胞凋亡等。尽管这些替代性终点指标的评估可以在较短时间内获得,但不能最终说明对恶性肿瘤干预的效果。

3. 随访时间 除了预防癌症复发的干预研究外,其他的癌症干预性研究均在表面健康或高危人群中进行。这些人群中癌症发生属于罕见事件,故拟观察到某种癌症的发病率或/和死亡率的变化、尤其是死亡率的下降,通常需要较长时间的随访,短至几年,长达几十年,而具体情况需要按照癌症的类型、干预性研究的类型和受试人群进行具体判断。

(四)样本量估计

在干预试验中,样本数量足够大才能保证资料的可比性和差异的统计学检验。一般样本量的估计从两种方式出发:①研究需要足够的检验效能,即对确实存在的效应大小能检出统计学差异的能力。因此,样本量估计的时候需要确保研究终点的统计学差异;在试验完成时,应能保证试验组与对照组之间的肿瘤发病率或死亡率可能获得显著性差异所需要的最少观察人数。②根据拟获得的干预效应的精度来估计样本量,即研究中将抽样误差水平控制到最小。

当不清楚某种新的干预措施的干预效果时,可以基于检验效能来进行样本量估计;如果已经有研究证实干预措施对研究结局的干预效果时,开展的研究应该尽可能确认干预效应的大小,该情况下,应该基于精确度进行样本量估计。譬如在一个乳腺癌的临床试验中,拟评估新的干预措施与标准的方法改善乳腺癌的 1 年生存率的差异,估计样本量的时候,拟使得该研究有足够的把握度检验组间的 1 年生存率的统计学差异时,设定检验效能为 95%,显著性水平为 5%,预期组间 1 年存活率差为 10%,按照组间 1:1 的比例,每组的样本量为 480 例,该样本量情况下,获得两组率差的 95% 可信区间为(4.6%,15.4%);而考虑到效应差精度时,拟获得的率差的可信区间的宽度限定到 5%(±2.5%)时,每组的样本量就需要 2 256 例,研究将获得的两组率差的可信区间宽度会缩小,为(7.5%,12.5%)。

在研究设计的样本量估计时,应该给出不同的情境下的样本量大小。例如,同一个研究中,可根据不同的检验效能/精确度、估计的不同的效果大小等计算各场景所需的样本量,为研究者提供更多的选择范围。样本量估计时候还需要考虑其他方面的问题,如几种不同干预措施的情况、失访人群的比例、混杂因素和校正的因素、研究经费、可用的资源等。研究者需要权衡研究成本和研究效能之后来决定研究的样本量。

(五)伦理学考虑

在癌症预防研究中,因为需要对健康人或高危人群给予干预措施,所以比其他类型的干预研究需要考虑更多的伦理学问题。尤其是在不确定一种新的措施对受试人群带来的好处和坏处时,癌症预防性研究需要更加慎重。开展癌症预防前，研究者需要提供足够的证据，比如实验室或动物研究结果，或其他观察性研究的流行病学研究结果，以满足伦理学上的合理性。判断一个研究是否符合伦理学的要求，还需要结合文化氛围和时代背景进行判断，该过程具有主观性。伦理学的结论可能根据不同的社会背景和时代而有所不同。

（六）癌症预防试验的常见设计类型

1. 平行对照设计　将干预措施和对照措施按照随机分配的方法分配到不同的组内，其他组间的内容均应该是一致的，这种设计也是目前干预性研究中最常用的研究设计类型。配对设计一般用于人群规模小、入组容易控制的干预性研究中，而在大规模的现场的干预性研究中，很难完成不同干预措施间的受试者个体的配对设计。

2. 析因设计　在一个癌症预防研究中可以检测一种干预剂也可以检测多种干预剂。析因设计是一种多因素交叉分组的试验设计，可用于显示两因素或多因素不同水平间有无协同或拮抗作用，Byar等认为在大型人群干预中使用析因设计（factorial design）方法检测两种或两种以上的干预剂是最经济和实用的，目前在化学干预性癌症预防研究中应用较多。

在一个 2×2 的析因设计中，受试者首先被随机分入A干预组或B干预组中以检验某一干预因素；然后每个干预组又随机分为α干预组或β干预组以验证第二个干预因素。例如美国的医师健康研究中使用 2×2 的析因设计以评价两个基本问题：①每两天口服一次阿司匹林（325mg）能否减少心血管疾病的死亡率；②每两天交替服用一次β胡萝卜素（50mg）能否减少癌症发生率。所有受试者先被随机分为两个组，分别接受阿司匹林和安慰剂；每个组再随机分为两个组分别接受β胡萝卜素和安慰剂。这样所有受试者将有四种可能：单独阿司匹林、单独β胡萝卜素、阿司匹林+β胡萝卜素和两种安慰剂。

析因设计的主要优点在于：只要增加少量研究经费便能在一个单一研究中回答两个或更多的问题。20世纪70年代末在医师健康研究设计阶段，就已有足够的实验室研究和流行病学观察以及二级预防试验的证据支持阿司匹林能有效预防心血管疾病的假说；而在当时，β胡萝卜素预防癌症的假说尚不成熟，还需要大规模的人群干预资料来证明，故用析因设计的方法正好在一个试验中解决这两个研究问题，并且不降低试验的灵敏度和不大量增加经费。

其他筛查中常见随机对照类型：1995年Etzioni总结了在经典模型（筛查中的随机对照研究）上扩展的随机对照研究的类型，包括多组筛查组设计、多种干预对照设计、交叉对照设计、短期筛查后终止设计、分半筛查设计等。

（七）依从性和安全性监测

1. 依从性　依从性是任何一个干预性试验均需考虑的重要问题，而癌症预防研究可能需要较长时间的随访才可能获得疾病结局，故依从性的问题就变得格外重要。在大部分试验开始后，一些受试者会以许多理由拒绝试验安排，如，发生干预后的副作用，主观不愿意再接受干预措施，有新的社会活动干扰等。上述这些情况均会严重影响研究的依从率（compliance），因为低依从性将导致不同干预组间的干预措施分布接近，会降低区分研究中拟评价干预措施真实效果的能力。但在不影响效果评估的前提下，一定程度的不依从是可以接受的也是不可避免的。

2. 增加依从性　有许多提高试验依从率的办法，第一个重要的方法就是在随机化之前进行"试运行阶段（run-in phase）"，选择一个对癌症干预试验感兴趣并可信的人群。例如美国的医师健康研究中入组的医生人群。另一类增加依从率的方法是增加与受试者取得联系的方式或密度，如家访、电话访问或信访等。通过短信或其他科技技术规律提醒患者自觉服从干预措施，也有人不规律的访问受试者并进行体检，评价他的健康状况以鼓励其继续认真服药等。另外，可以在研究设计阶段减少组间干预"污染"的可能性，例如，在社区开展评价戒烟行为对癌症结局的影响研究中，可首先选择群组（如，社区或乡镇等）作为随机分组的最小单位，且干预人群和对照人群属于较为稳定、少迁入或迁出的人群，群组所处的地理位置有一定的距离，减少群组人群的移动造成的"污染"。

3. 依从率监测　在癌症预防研究中，因为依从率是直接影响评估真实干预效果的统计学效能，故依从率的监测显得尤为重要。目前有三种方式估计依从率，包括受试者自我报告的形式、返回剩余药物或活性成分干预剂。如北京大学临床肿瘤学院（即北京市肿瘤防治研究所）与美国国立癌症研究所（NCI）合作在山东省临朐县开展"胃癌多因素随机化化学干预研究"中，在胃癌高发现场建立了一支百余人的发药网络和十余人的监督系统，每两周一次家访受试者观察服药情况，并每月底回收药瓶检查漏服情况和计算依从率；另一种方式是可以利用实验室手段对人群服药依从性进行监测，即随机收取受试者血液或尿液样品，分析其中干预药物或代谢物成分，比较干预组与对照组之间是否因服干预剂不同而存在差别，以客观评价受试人群服药的依从性。例如，在"胃癌多因素随机化化学干预研究"中，研究者在每个季度随机抽取 60～80 名受试者血清样品，分析其血清中脂溶性维生素和大蒜素的水平，如果干预组与对照组之间始终存在明显差别，表示服药依从性良好。

4. 不依从的处理　对于试验中出现的不依从的人群，建议仍按照原方案的随访时间进行后续的随访，并获得研究结局的相关信息，以增加整个人群的随访依从性，方便后续进行整体评估。每个随机化后的受试者均应纳入干预性研究的整体分析中，在后续亚组分析中，进一步评估不依从对试验结果的影响。

5. 安全性监测　监测试验中出现的任何副作用也是非常重要的。在副作用的监测机制中，应该允许发生严重副作用时启动揭盲，确认是干预组或是对照组的受试者，以决定是否试验可以继续开展，尤其是在新药物的化学干预研究中。副作用的监测不仅保护了受试者的安全，另一方面也可以帮助评估该干预措施的真实的受益和风险。如北京大学临床肿瘤学院与 NCI 开展"胃癌多因素随机化化学干预研究"中，建立的监督系统的另一个重要职能是及时发现服药的副作用，以便及时处理和上报，确保研究的安全。

（八）人群癌症干预试验的设计提纲

在开展人群癌症干预研究前需要根据研究目的和研究内容进行周密的试验设计，研究者可以参考以下的试验设计提纲。

1. 研究背景　描述干预实验在何种背景下开展，具体介绍当前癌症防控领域内存在哪些难点与疑点，干预实验能够解决什么具体问题。

2. 研究目的

（1）某一干预措施能否抑制某种癌症或癌前病变的发生，进而减少某种癌症的发病率和死亡率？

（2）该干预措施是否存在其他临床作用，如毒副作用或对其他器官或系统有益的功能？

（3）该干预措施的开发前景（经济效益和社会效益）。

3. 研究设计

（1）研究人群：①确定入组标准及排除标准；②进行样本估计及确定随机化原则。

（2）受试者的登记：①签署知情同意书；②完成试验前的基本检查以确定是否符合入组标准；③随机分组。

（3）进行干预试验的安排：①干预措施（药物）的选择；②干预时间安排；③依从率的监测。

（4）随访内容及安排。

（5）试验数据收集及质控：①工作人员培训计划；②资料收集程序；③监测手段与质控程序；④如何进行资料分析。

4. 研究人员的组织形式

（1）主要负责人及工作分工。

（2）研究人员及工作流程图。

（3）研究管理机构：①管理委员会及管理小组；②安全政策及资料监督委员会。

除研究设计方案之外，还需要制订"现场工作手册"以统一现场工作方法和工作标准等，以确保整个研究按照方案严格实施。

三、预防效果的评价

（一）资料分析的数据集

在干预性研究中，根据受试者是否按照原有随机方案接受了干预措施，在资料分析的时候将分析人群分为两种，一种是在按照随机分组的人群（无论是否实际上按照原来的方案进行干预）中进行意向性分析（intention to treatment），另一种是按照随机分组的结果在实际上接收了干预的人群（on randomized treatment）中进行分析。但是在后一种分析中实际上剔除了不符合方案的人群，会破坏随机化，产生选择性偏倚；故经常进行意向性分析,但是大比例的不依从人群,会降低该干预措施的真实效果。

(二)过程数据分析

在试验开展过程中的数据总结分析是监测试验进程的重要方式。从受试者入组开始,每天或每周统计入组的受试者的例数、各个现场点或社区等入组例数均是试验实施过程的质量控制的环节。通常在大型的干预性试验中设立独立的数据监查中心,对随机化编码过程和定期的试验结果进行监查。在该过程中,如果发现干预措施超过了预期的危险度或干预措施对受试者明显有益,应及时报告该结果到相应机构,中止或终止该研究。比如,1983年开展一项多中心、随机双盲的化学干预性研究中,拟评估β胡萝卜素和维生素A对于肺癌的预防效果,入组了14 254例重度吸烟者和4 060例有石棉接触史的工人,随机分组后,计划随访到1997年后半年;但随访至1996年1月,发现与对照组相比,干预组的肺癌发生率增加了28%,故提前终止了该研究。

(三)最终数据分析

一般包括三方面的数据评估。

1. **基线资料的均衡性** 某些基线的特征或因素(例如年龄、性别、吸烟、职业暴露、是否存在癌前病变)很可能影响某些癌症的干预效果。因此在癌症干预试验评估中,第一个步骤要比较以上特征在干预组和对照组是否存在统计学差异,评价各组间的特征分布是否均衡。基线资料均衡性分析应呈现在总结报告的第一个部分内容中。

2. **干预的有效性** 评价癌症预防研究的真实效果需在干预组和对照组基线均衡可比的基础上,通过计算干预组与对照组之间癌症危险性或某一结果发生率的差异来评估。癌症危险性可以通过计算相对危险度及95%可信区间来进行评估;疫苗的干预效果评估,一般需要计算保护率(干预组和对照组结局发生率的率差与对照组结局发生率的比)及可信区间予以描述。需要注意的是,在大多数的干预性研究中,随访时间因受试者入组时间而变化。大型的人群干预研究中,一般入组时间可能会较长,可能持续几年,而截止时间是确定的某一个时间点,故造成了随访时间的差异,故一般需要计算感兴趣疾病结局的人年发生率。当基线特征在组间不均衡的时候,应

该采用多因素分析或分层分析等校正混杂后评估有效性。

3. **安全性评估** 一般评估试验结果的时候,应按照试验方案设计定义的不良事件和严重不良事件来进行。通过比较干预组和对照组之间不良反应发生是否有差别,来判断干预措施是否对受试人群存在潜在的危害。

(四)预防效果的评价和总结报告

癌症预防试验的最后一步是干预效果的评价和撰写总结报告。发现真实的答案是每个科学研究追求的最终目标,因此,研究者必须客观地总结自己的研究结果,避免过分解释。在客观地总结干预效果及其他发现后,研究者必须将所有重要数据和信息完全发表,以便读者们能客观评价该研究的结果。

干预试验的总结报告与其他实验室或临床研究报告相同,应该文字流畅、内容清晰、表格和图表被精心设计、基本假说和相关问题被解释清楚。研究中各种指标的选择及测定、是否进行质量控制等均要作出说明并科学地分析整理。应该说明研究对象的来源,并仔细描述入组标准和排除标准;说明有关受试者登记和分组的信息,有助于恰当地评价试验方法及结果。研究报告中还要说明干预剂的性质、干预实施程序及随访时间,对一些试验设计的关键步骤应予以特殊说明,例如如何进行试验设计、分组是否随机化、是否采用双盲法、如何计算样本大小和统计学功效。除此以外,研究报告中还要回答一些特殊问题,譬如,该干预试验是否按计划执行了?该研究发现是否能与其他研究结果相比较?如何解释或评价该研究结果?总之,一般的癌症预防试验周期都很长,值得总结的信息也很多,希望研究者能多查阅有关文章,参照前人的经验和模式,科学地、客观地总结和评价自己的研究结果。

第七节 问题与展望

癌症是影响人类健康的重大公共卫生问题。人类在近代百年的抗击癌症疾病斗争中已取得了巨大的成就,在癌症发生、发病学、病因学、预防学及临床诊疗学领域积累了丰富的知识与经验。尽管全球癌症发病率、死亡率仍呈上升趋势,但

一些发达国家癌症死亡率及部分癌肿的发病率已出现了明显的下降，这为人类征服癌症疾病展现了希望。

随着全球科学与技术的进步以及社会经济的发展，居民期望寿命的不断增长，癌症疾病的变化和对其认知的深入，人类抗争癌症的道路仍很漫长。目前癌症预防控制方面仍存在着一些有待认知与解决的问题，尤其在大部分发展中国家和地区。由于地区经济和卫生资源的限制，大部分发展国家和地区缺少完整、有效的癌症预防控制基础信息系统（癌症发病、死亡登记及危险因素监测），极大地影响了癌症控制规划、预防措施制订、实施以及效果评价的功效。近10多年来，我国人群肿瘤登记系统得到长足的发展并取得了巨大的成就，在我国癌症防控领域中发挥着越来越重要的作用。但是，我国以医院为基础的肿瘤登记系统尚在建设完善中，尚不能系统地提供有效、可靠的医疗机构层面上癌症患者诊疗状况及结果的基础数据。相比国际上发达国家和地区，我国人群肿瘤登记系统的人群覆盖率和登记质量还存在较大的地区差异，这影响了癌症控制行动执行的均衡性和公平性，降低了我国癌症预防控制的整体功效。由于以医院为基础的登记系统不够完善，我国癌症登记系统中一些项目变量，如癌症分期（TNM）、治疗方法、随访结局的信息缺乏完整性和有效性，影响癌症预防控制效果度量指标的产生和利用。未来应进一步加强癌症预防基础信息系统建设，推行国际标准编码系统，利用信息科学技术，在保证信息安全的基础上，消除各类数据信息源的链接屏障，为癌症控制提供完整、有效、可比的系统数据。

以早诊早治为核心的二级预防在我国癌症防控中发挥着至关重要的作用。二级预防是在癌症病因不明、一级预防措施缺少或不足的情况下减少发病，降低死亡率，减轻癌症疾病负担的有效策略。目前，基于证据上确认有效的筛查癌症部位有限，我国常见的癌症部位与欧美等发达国家和地区存在较大的差别，部分常见癌种的主要病理类型和生理特征也存在差异，在国际其他国家与地区的癌症预防控制实践经验和研究结果基础上，需结合基础实验结果，研究、论证经济、便捷、有效的非创伤性筛查方法，设计、开发出适合我国癌症流行特征和生物学特性的预防策略。深入理解筛查癌种的自然病程与转归，科学评估包括过度诊断、过度治疗等筛查的副作用，合理估计各类筛查偏倚，优化筛查方案。重点加强对基层医疗机构筛查专业人员的技术培训，提高对癌前病变及早期癌的发现、诊断与治疗的技能。同时，加强癌症预防知识宣传普及工作，全面提升人民群众的健康素养，提高民众参加癌症预防行动的依从性，提高筛查功效，最大限度地降低我国癌症发病率与死亡率，全面减轻癌症疾病负担。

我国的癌症预防控制资源配置存在明显的不足与不平衡，地区差异明显；加强中西部地区癌症防控体系建设与资源配置，将提高我国癌症控制的整体成效。同时，包括基础医学、临床医学、预防医学、信息科学等多学科的交叉参与和融合也是肿瘤防治研究与实践的重要环节。借鉴国际上部分国家癌症控制的历程和成功经验，我国的肿瘤防治实践与研究需要在以下6个方面开展工作：①健全、完善癌症控制基础信息系统；②继续进行癌症病因学研究；③推进一、二级预防措施，评估干预效果；④加强防癌健康宣教，减少危险因素暴露；⑤大力发展防癌、抗癌新药的研发与转化；⑥持续培养肿瘤专科医生。

目前我国开展的医疗卫生改革为肿瘤防治提供了极好的机会。我们要把肿瘤防治工作整合到一个综合完整的卫生服务体系框架中，将肿瘤防治关口前移和重心下移。我们应当创造条件让世界上所有能预防的肿瘤不再发生；让大多数早期癌症患者能通过筛查得到治愈；所有癌症患者能得到适宜的医疗照顾。宫颈癌将成为通过注射疫苗、筛查和早诊早治来预防以致消除的第一个恶性肿瘤，是人类癌症预防研究的典范。肿瘤防治工作者有责任和全世界肿瘤患者以及他们的家庭共同面对这一挑战。人类最终必将消除由肿瘤造成的死亡和危害。

（张　希　潘凯枫　王　岩　赵方辉
余艳琴　邹小农　张韶凯　贾卫华
孙喜斌　魏文强　冯瑞梅　曹素梅
乔友林）

参 考 文 献

[1] Bray F, Ferlay J, Soerjomataram I, et al. Global cancer statistics 2018: GLOBOCAN estimates of incidence and mortality worldwide for 36 cancers in 185 countries. CA: A Cancer Journal for Clinicians, 2018, 68: 394.

[2] Plummer M, de Martel C, Vignat J, et al. Global burden of cancers attributable to infections in 2012: a synthetic analysis. The Lancet Global health, 2016, 4: 609.

[3] Qiao YL, Sellors JW, Eder PS, et al. A new HPV-DNA test for cervical-cancer screening in developing regions: a cross-sectional study of clinical accuracy in rural China. The Lancet Oncology, 2008, 9: 929.

[4] Chen W, Molijn A, Enqi W, et al. The variable clinicopathological categories and role of human papillomavirus in cervical adenocarcinoma: A hospital based nation-wide multi-center retrospective study across China. International journal of cancer, 2016, 139: 2687.

[5] Bray F, Ferlay J, Soerjomataram I, et al. Global cancer statistics 2018: GLOBOCAN estimates of incidence and mortality worldwide for 36 cancers in 185 countries. CA: a cancer journal for clinicians, 2018, 68: 394.

[6] GBD 2017 Risk Factor Collaborators. Global, regional, and national comparative risk assessment of 84 behavioural, environmental and occupational, and metabolic risks or clusters of risks for 195 countries and territories, 1990-2017: a systematic analysis for the Global Burden of Disease Study 2017.Lancet, 2018, 392: 1923.

[7] Blot WJ, Fraumeni JF Jr. Passive smoking and lung cancer. J Natl Cancer Inst, 1986, 77: 993.

[8] GBD 2015 Tobacco Collaborators.Smoking prevalence and attributable disease burden in 195 countries and territories, 1990-2015: a systematic analysis from the Global Burden of Disease Study 2015. Lancet, 2017, 389: 1885.

[9] Shimazu T, Wakai K, Tamakoshi A, et al. Association of vegetable and fruit intake with gastric cancer risk among Japanese: a pooled analysis of four cohort studies. Ann Oncol, 2014, 25: 1228.

[10] Theodoratou E, Timofeeva M, Li X, et al. Nature, Nurture, and Cancer Risks: Genetic and Nutritional Contributions to Cancer. Annu Rev Nutr, 2017, 37: 293.

[11] Vineis P, Wild CP. Global cancer patterns: causes and prevention. Lancet, 2014, 383: 549.

[12] Sung H, Siegel RL, Torre LA, et al. Global patterns in excess body weight and the associated cancer burden. CA Cancer J Clin, 2019, 69: 88.

[13] Arnold M, Pandeya N, Byrnes G, et al. Global burden of cancer attributable to high body-mass index in 2012: a population-based study. Lancet Oncol, 2015, 16: 36.

[14] Wang J, Zhang W, Sun L, et al. Dietary energy density is positively associated with risk of pancreatic cancer in urban Shanghai Chinese. J Nutr, 2013, 143: 1626.

[15] Zhao F, Qiao Y. Cervical cancer prevention in China: a key to cancer control. Lancet, 2019, 393: 969.

[16] Smith RA, Andrews KS, Brooks D, et al. Cancer Screening in the United States, 2018: A Review of Current American Cancer Society Guidelines and Current Issues in Cancer Screening. CA Cancer J Clin, 2018, 68: 297.

[17] Smith RA, Andrews KS, Brooks D, et al. Cancer screening in the United States, 2018: A review of current American Cancer Society guidelines and current issues in cancer screening. CA Cancer J Clin, 2018, 68: 297.

[18] Wei WQ, Chen ZF, He YT, et al. Long-Term Follow-Up of a Community Assignment, One-Time Endoscopic Screening Study of Esophageal Cancer in China. J Clin Oncol, 2015, 33: 1951.

[19] 郑荣寿, 孙可欣, 张思维, 等. 2015 年中国恶性肿瘤流行情况分析. 中华肿瘤杂志, 2019, 41: 198.

[20] Lippman SM, Benner SE, Hong WK. Cancer chemoprovention. J Clin Oncol, 1994, 12: 851.

[21] Lichtenberger L M, Fang D, Bick R J, et al. Unlocking Aspirin's Chemopreventive Activity: Role of Irreversibly Inhibiting Platelet Cyclooxygenase-1. Cancer Prevention Research, 2017, 10: 142.

[22] Chan A T, Arber N, Burn J, et al. Aspirin in the Chemoprevention of Colorectal Neoplasia: An Overview. Cancer Prevention Research, 2012, 5: 164.

[23] Mc Menamin, úna C, Cardwell C R, Hughes C M, et al. Low-dose aspirin use and survival in breast cancer patients: A nationwide cohort study. Cancer Epidemiology, 2017, 47: 20.

[24] Gridley G, Mclaughlin J K, Ekbom A, et al. Incidence of Cancer Among Patients with Rheumatoid Arthritis. JNCI Journal of the National Cancer Institute, 1993, 85: 307.

[25] Drew D A, Cao Y, Chan A T. Aspirin and colorectal cancer: the promise of precision chemoprevention.

Nature Reviews Cancer，2016，16：173.

[26] Lichtenberger L M，Fang D，Bick R J，et al. Unlocking Aspirin's Chemopreventive Activity：Role of Irreversibly Inhibiting Platelet Cyclooxygenase-1. Cancer Prevention Research，2017，10：142.

[27] Susanna C. Larsson，Nicola Orsini，Alicja Wolk. Vitamin B6 and Risk of Colorectal Cancer A Meta-analysis of Prospective Studies. JAMA，2010，303：1077.

[28] Gann P H，Deaton R J，Rueter E E，et al. A Phase Ⅱ Randomized Trial of Lycopene-Rich Tomato Extract Among Men with High-Grade Prostatic Intraepithelial Neoplasia. Nutrition and Cancer，2015，67：1104.

[29] Wang SM，Taylor PR，Fan JH，et al. Effects of Nutrition Intervention on Total and Cancer Mortality：25-Year Post-trial Follow-up of the 5.25-Year Linxian Nutrition Intervention Trial. J Natl Cancer Inst，2018，110：1229.

[30] Chen W，Zheng R，Baade P D，et al. Cancer statistics in China，2015. CA：A Cancer Journal for Clinicians，2016，66：115.

第二十二章 肿瘤研究方法学

随着循证医学、转化医学和个体化医学的发展，临床医生逐渐意识到需要运用临床研究方法学、肿瘤多组学研究手段、生物信息学等方法开展科学研究工作，为疾病的病因、诊断、治疗、预后和预防提供循证医学证据，更好地指导临床决策。本章第一节主要介绍肿瘤临床研究的一些特点，包括相关法规与指导原则、肿瘤临床研究设计方面的内容。第二节主要介绍肿瘤基础研究的相关方法，包括多组学、生物信息学、动物模型和CRISPR技术等方面的内容。

第一节 肿瘤临床研究的特点

临床研究是以患者（或健康人群）为研究对象，以疾病的病因、诊断、治疗、预后和预防为主要研究内容，科学运用临床科研设计、测量和评价的方法，由多学科人员共同参与组织的科学研究活动。鉴于肿瘤临床研究的专业特殊性，除遵循一般药物临床研究的指导原则外，还需要参考肿瘤临床试验相关的技术指导原则。

一、法规与指导原则

（一）国际临床试验相关政策

1. **赫尔辛基宣言** 1964 年，第 18 届世界医学联合大会颁布《赫尔辛基宣言》，该宣言制定了涉及人体受试者的医学研究伦理道德原则，是关于人体试验的第二个国际文件，比《纽伦堡法典》更加全面、具体和完善。作为一项涉及人类受试者的医学研究伦理准则，以医生为对象，同时也鼓励参与涉及人类受试者的医学研究的其他人遵守这些准则。至今，《赫尔辛基宣言》已经过 9 次修订。目前，国际上最新的版本为第 64 届世界医学联合大会修订后的 2013 版，对内容进行了进一步的完善，对研究者提出更高的要求，进一步加

强对受试者的保护，同时明确参与医学研究各方的义务。2013 版《赫尔辛基宣言》共包括序言、一般原则、风险负担和获益、弱势群体和个人、科学要求和研究方案、伦理委员会、隐私和保密、知情同意、安慰剂的使用、试验后规定、研究注册发表和结果发布、临床试验中未经证明的干预措施共12 个部分。

2. **ICH 指导原则** 国际人用药品注册技术要求协调会（International Conference on Harmonization of Technical Requirements for the Registration of Pharmaceuticals for Human Use，ICH）是欧盟、美国和日本 1990 年在比利时布鲁塞尔成立的，旨在促进制药公司与管理当局进行对话和合作，尽量减少试验动物的使用，减少成员国之间重复进行临床试验，缩短药物研发和上市时间，节省研究费用。2012 年，ICH 开始改革，希望由美、欧、日三方的封闭机制转变成更具代表性和包容性的国际性机制。2015 年 10 月，新的 ICH 按照瑞士民法正式注册，成为一个非营利、非政府的国际性组织。ICH 是国际权威的药物技术研究组织，在全球范围内通过各个专家组工作协调制定关于药品质量、安全性和有效性的指导原则，从而推动各个成员国药品注册技术要求的一致性和科学性。

目前，ICH 指导原则由质量（quality guidelines，Q 系列）、安全性（safety guidelines，S 系列）、有效性（efficacy guidelines，E 系列）、多学科（multidisciplinary guidelines，M 系列）四个类别组成。1996 年 5 月颁布被各成员国接受的药物临床试验管理规范（good clinical practice，GCP），即为ICH E6。1997 年，美、欧、日三方均以立法形式要求以药品注册为目的进行的临床试验，都必须按照 ICH E6 的要求进行。自此，ICH E6 逐渐成为制药发达国家开展临床试验的统一标准。ICH

E6 由前言、ICH GCP 的原则、机构评审委员会 / 独立伦理委员会、研究者、申办者、临床试验方案和方案修改、研究者手册、临床试验必须文件 8 部分组成。随着全球化推进、创新普及和项目复杂性增加,ICH 于 2016 年 12 月份推出 ICH E6 修订版,即 ICH E6(R2)。ICH E6(R2)在框架上与 ICH E6 保持一致,总体上做了两方面的改动:①强调质量风险的管理,与 ICH Q9(质量风险管理)呼应;②强调在新信息化技术下基于风险管理的中心化监察应用。

(二)中国临床研究相关法规与指导原则

1. 药品注册相关法规 在我国,药品注册相关的法规主要有《药品注册管理办法》和《药品注册管理办法实施条例》。《药品注册管理办法(试行)》于 2002 年实施,2007 年修订,凡是在中华人民共和国境内申请药物临床试验、药品生产和药品进口,以及进行药品审批、注册检验和监督管理,都适用此办法。为适应新形势下药品研发与注册的需求,原国家食品药品监督管理总局分别于 2016 年和 2017 年向社会公开征求修订稿意见,2017 年修订稿主要变化包括临床试验改革、上市许可改革、药用辅料与包材关联审评和审评审批方式改革。

2. 药物临床试验质量管理规范 2003 年,原国家食品药品监督管理总局审议通过并发布了《药物临床试验质量管理规范》,是临床试验全过程的标准操作规程,内容涵盖方案设计、组织实施、监查、稽查、记录、分析总结和报告。凡进行各期临床试验、人体生物利用度或生物等效性试验,均需要按照此规范执行。国家药监管理部门分别于 2016 年和 2018 年发布了《药物临床试验质量管理规范(修订稿)》。2018 年的修订稿以 ICH E6(R2)为蓝本,篇幅更长,内容更丰富,进一步细化了临床试验全过程的操作规定,可操作性更强。

3. 伦理相关法规

(1)涉及人的生物医学研究伦理审查办法:2007 年,原卫生部发布了《涉及人的生物医学研究伦理审查办法(试行)》,目的在于规范涉及人的生物医学研究和相关技术的应用,保护人的生命和健康,维护人的尊严,尊重和保护人类受试者的合法权益。2014 年原国家卫生计生委发布

《涉及人的生物医学研究伦理审查办法(征求意见稿)》公开征求意见,于 2016 年 10 月公布了新版《涉及人的生物医学研究伦理审查办法》。该审查办法明确了涉及人的生物医学研究活动适用范畴,完善了对伦理委员会和伦理审查的要求,同时新增了知情同意、监督管理和法律责任三个章节,更充分地保护了受试者权益。该办法是目前我国生物医学研究领域开展伦理审查工作的主要依据,具有重要指导意义。

(2)药物临床试验伦理审查工作指导原则:2010 年,原国家食品药品监督管理总局发布了《药物临床试验伦理审查工作指导原则》,以加强药物临床试验质量管理和受试者保护,规范和指导伦理委员会的药物临床试验伦理审查工作,保证药物临床试验符合科学和伦理要求。在符合国家相关规定的基础上,该指导原则对伦理委员会的组织管理与职责要求、伦理审查的全过程、伦理审查文件的管理等做了更全面和细致的规定。

4. 人类遗传资源管理要求 1998 年,科技部、原卫生部制定了我国第一个全面管理人类遗传资源的规范性文件《人类遗传资源管理暂行办法》,对我国人类遗传资源的管理体制、利用我国人类遗传资源开展国际合作和出境活动的审批程序做出了规定,成为我国人类遗传资源管理的重要依据。为贯彻落实《国务院关于规范国务院部门行政审批行为改进行政审批有关工作的通知》和《中共中央办公厅、国务院办公厅印发〈关于深化审评审批制度改革鼓励药品医疗器械创新的意见〉的通知》精神,科技部办公厅于 2017 年 12 月发布了《关于优化人类遗传资源行政审批流程的通知》,研究制定了针对为获得相关药品和医疗器械在我国上市许可、利用我国人类遗传资源开展国际合作临床试验的优化审批流程。新的审批流程中优化的内容主要包括:鼓励多中心临床研究设立组长单位,一次性申报;临床试验成员单位认可组长单位的伦理审查结论,不再重复审查;具有法人资格的合作双方共同申请;调整提交伦理审查批件、食品药品监督管理总局出具的临床试验批件的时间,由原来的在线预申报时提交延后至正式受理时提交;取消省级科技行政部门或国务院有关部门科技主管单位盖章环节等方面。2019 年 5 月 28 日,国务院发布第 717 号令《中华

人民共和国人类遗传资源管理条例》，并于 2019 年 7 月 1 日起施行。该条例的颁布对保护我国人类遗传标本和资源，合理使用、规范相关科研行为，加强违规的惩处力度和优化监管服务等方面进行了规定。

5. 肿瘤免疫细胞治疗类临床研究管理办法
针对患者自身免疫系统的免疫疗法一直被认为是"治愈"肿瘤的新希望。近年来，美国、日本、德国等医疗水平领先的国家，都在肿瘤的细胞免疫治疗方面取得了突破性的进展。为适应新技术发展的需要，我国在肿瘤免疫细胞治疗方面也不断地完善相关政策，引导该领域临床研究的规范开展。

1993 年，原卫生部颁布《人的体细胞治疗及基因治疗临床研究质控要点》，首次将体细胞制剂纳入药品管理。1999 年新成立的国家药监局颁布《新生物制品审批办法》，重申人的体细胞治疗按新药注册。2009 年，原卫生部颁布《医疗技术临床应用管理办法》，将细胞治疗又归为第三类医疗技术。2016 年 12 月，药审中心对《细胞制品研究与评价技术指导原则》征求意见。

国家卫健委于 2019 年 3 月 29 日发布关于《体细胞治疗临床研究和转化应用管理办法（试行）》征求意见稿，明确有条件的医疗机构可以通过"备案制"的方式开展体细胞临床研究，完成研究后经过备案可开展收费细胞治疗项目，与之前国家食药监局颁布的《细胞治疗产品研究与评价技术指导原则（试行）》规定人体细胞产品按照药品准入程序构成了"双轨制"。此次《办法》征求意见，再次引发关于细胞治疗究竟是"技术"还是"药品"的激烈争论，有待颁布正式的管理办法后予以明晰。

（三）临床试验指导原则

原国家药品监督管理局根据新药研发需要制订了一系列新药研发相关技术指导原则，与临床试验相关的技术指导原则已超过 80 项，包括以下四类：①化学药物；②中药、天然药物；③生物制品；④综合学科。其中，既有普适性的指导原则，例如《药物临床试验的一般考虑指导原则》《新药Ⅰ期临床试验申请技术指南》《药物临床试验数据管理与统计分析的计划和报告指导原则》《国际多中心药物临床试验指南（试行）》等；也有针对特定疾病临床试验或某一类药物的指导原则，例如《抗精神病药物的临床试验技术指导原则》《生物类似药研发与评价技术指导原则（试行）》等。

在抗肿瘤药物的风险效益评估中，医护人员和患者可能愿意承受相对较大的安全性风险，所以抗肿瘤药物的临床研究除遵循一般药物临床研究原则外，还应考虑其特殊性。由于肿瘤生物学研究的进展，一些新的作用机制、作用靶点的抗肿瘤药物不断涌现，呈现出不同于以往传统细胞毒类药物的安全性和有效性特点；肿瘤疾病的药物治疗也从以往的单纯追求肿瘤缩小向延长患者的生存期、提高生存质量转变，这些改变使抗肿瘤药物临床疗效评价终点指标也出现较大改变。传统的抗肿瘤药物开发模式已经变得不适宜，需要更多地探索能加快和促进开发进程的临床研究策略，因此，国家药品监管部门发布了针对肿瘤临床试验的指导原则，为申请人和研究者制定药物整体研发策略提供技术指导。

1. 抗肿瘤药物临床试验技术指导原则 《抗肿瘤药物临床试验技术指导原则》于 2012 年 5 月印发，介绍了抗肿瘤药物临床研究的一般考虑，并重点阐述在不同临床研究阶段需要重点关注的问题，为抗肿瘤药物临床研究的设计、实施和评价提供方法学指导。指导原则主要适用于抗肿瘤新化合物的临床研究，抗肿瘤生物制品也可参考部分内容，不适用于中药制剂；药物类别上主要针对细胞毒类抗肿瘤药物临床研究。此外，该指导原则还阐述了非细胞毒类药物（如信号转导抑制剂、生物反应调节剂、激素类）临床研究的不同之处。

2. 抗肿瘤药物临床试验终点技术指导原则
在肿瘤领域，生存期改善被认为是评估某种药物临床获益的合理标准。《抗肿瘤药物临床试验终点技术指导原则》为申请人开展抗肿瘤药物临床试验终点指标的选择提供参考，以使其符合某种药物上市申请的有效性评价要求。该指导原则主要适用于国内外均未上市的抗肿瘤新化合物的临床试验研究，新生物制品也可参考部分内容。

3. 抗肿瘤药物上市申请临床数据收集技术指导原则 数据收集取决于药物开发的阶段、探索的适应证以及临床试验的设计。《抗肿瘤药物上市申请临床数据收集技术指导原则》对肿瘤临床试验实施全过程的数据收集给出了建议，包括以下 11 个方面：①人口统计学数据，②病史，③肿瘤的诊断及分期，④肿瘤治疗史，⑤实验室检查，⑥体检，⑦有效性数据及肿瘤测量，⑧抗肿瘤药物给药剂量，⑨毒性反应，⑩伴随用药，⑪进一步的抗肿瘤治疗。鉴于抗肿瘤药物研发过程的复杂性，申请人应对药物开发计划做出评估，参考该指导原则可以减少不必要的数据收集，并提高所收集数据的质量。

4. 已上市抗肿瘤药物增加新适应证技术指导原则　已上市抗肿瘤化学药物和生物制品增加肿瘤领域的新适应证可根据《已上市抗肿瘤药物增加新适应症技术指导原则》进行规划申请，该指导原则于 2012 年 5 月印发。增加新适应证的申请包括 5 种情况：①增加新瘤种；②增加新给药方案；③增加早期或晚期用药；④增加三 / 二 / 一线用药；⑤增加单药或联合用药。申请新适应证所提供的临床研究数据可以来源于两部分，一部分为制药企业发起的临床研究，另一部分为研究者发起的临床研究（investigator initiated trial，IIT）。对 IIT 提供的数据有如下要求：临床研究机构应具有国家有关 GCP 法规要求的相应资质并有丰富的临床研究经验；主要研究者（principal investigator，PI）也应具有国家有关 GCP 法规要求的相应资质和丰富的临床研究经验，并在同行评议中获得较高学术地位；提供的资料应包括伦理委员会批件、详细的方案、研究数据（如病例记录表、CRF）、临床研究报告和统计分析报告；该研究应有严格、规范的质量管理体系，监查、稽查程序和记录。

二、肿瘤临床试验设计的特点

临床试验的质量源于科学严谨的设计，不仅要严格遵循上述法律法规和指导原则，还需要遵循设计（design）、测量（measurement）与评价（design）等方法学的基本原则。

（一）临床试验分期

临床试验有其严谨性和目的性，在药品的开发、研究、审评审批中具有特殊的地位。如何使临床试验获得科学、准确、可靠的结论，同时又能最大限度地保护受试者，是临床试验需要权衡的问题。根据药品研发所处的阶段，临床试验可分为 I、II、III、IV 期。

I 期临床试验是初步的临床药理学及人体安全性评价试验，包括人体耐受性试验和药代动力学研究，也包括为 II 期临床试验确定合适的给药剂量，为给药间隔和疗程方案提供依据。药代动力学旨在了解药物的生物利用度、药物生物转化、血浆清除和排泄等。耐受性试验旨在确定受试者对药物的最大耐受剂量（maximal tolerance dose，MTD）和剂量限制性毒性（dose-limited toxicity，DLT）。I 期临床试验的受试者多为健康志愿者。对于肿瘤 I 期临床试验，可以是少部分肿瘤患者。

II 期临床试验是治疗作用的初步评价阶段，其目的是初步评价药物对目标适应证患者的治疗作用和安全性，也包括为 III 期临床试验研究设计和给药方案的确定提供依据。此阶段的研究设计可以根据研究目的，采用多种形式——可以是单臂试验，如 Simon 二阶段单臂试验；也可以是随机对照试验（RCT）等。

III 期临床试验是治疗作用的确证阶段，旨在进一步验证药物对目标适应证患者的疗效和安全性，评价获益与风险关系，为药品注册审查申请提供充分依据。III 期临床试验一般应为有足够样本量的随机对照试验（randomized controlled trial，RCT）。试验组一般不少于 300 例。

IV 期临床试验为新药上市后由申请人自主进行的应用研究阶段，其主要目的是考察在广泛使用条件下（使用人群、使用周期）药物的疗效和不良反应（罕见），评价在普通或者特殊人群中使用的利益与风险关系以及改进给药剂量等。进行上市后研究的另一个目的是进一步拓展药品的适应证范围。

（二）常用设计类型

根据研究目的，肿瘤临床试验可以采用不同的设计类型。

1. 单臂设计　在肿瘤 II 期临床试验中常采用单臂设计。单臂设计即仅有一个研究组，没有为试验组设立专门的对照组。Simon 二阶段单臂设计（Simon two-stage design）是肿瘤 II 期临床试验中应用比较广泛的一种单臂设计类型，多以客观缓解率（objective response rate，ORR）作为主要评价指标。Simon 二阶段单臂设计的基本原理如

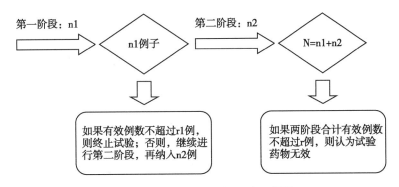

图 22-1 Simon 二阶段设计示意图

图 22-1：研究分为两个阶段，第一阶段先纳入 n_1 例受试者，如果有效例数不超过 r_1 例，则终止研究；否则，进入第二阶段，再纳入 n_2 例受试者，如果两个阶段总的 n_1+n_2 例受试者中，总有效例数（包括第一阶段的有效例）不超过 r 例，则说明试验药物无效；否则，试验药物可进入下一期临床试验。采用 Simon 二阶段设计的样本量计算，需要给出 α、β、P_0 和 P_1。其中 P_0 为不良有效率，如果试验方法的有效率处于不良水平，则说明试验方法无效；P_1 为试验方法的期望有效率，如果有效率处于期望水平，则可以认为试验方法有效。P_0 和 P_1 的具体取值由研究者根据预试验或前期研究结果确定。根据 α、β、P_0 和 P_1 的具体取值，通过样本量计算软件（如 PASS）即可计算得到具体的 n_1、r_1 及 n_2 和 r。其中，$P_0<P_1$，$r_1<r$。

例如，欲评价某联合治疗方法对某种肿瘤的疗效和安全性，预期联合治疗方法的有效率可达 40%（P_1），若有效率低于 20%（P_0），则认为联合治疗无效。采用 Simon 二阶段最优化设计，$\alpha=0.05$，$\beta=0.20$，经过样本量计算，第一阶段需要入组 13 例患者（n_1），如果有效例数不超过 3 例（r_1），则终止试验；否则，进入第二阶段，继续入组至 43 例（n_1+n_2，其中 $n_2=43-13=30$），如果有效例数超过 12 例（r），则有 80% 的把握认为联合治疗有效。

2. 随机对照试验 随机对照试验是常用的临床试验设计类型，是指将受试者随机分配进入试验或对照组，接受不同的干预措施，比较分析两组治疗效果的差异（图 22-2）。

随机分组应该是在患者符合筛选条件，签署知情同意书后进行的。如果是多家医院合作，建议采用中央随机化分组方法对患者统一实施随机化分组。如果某个（或某些）因素可能是影响预后的重要因素，可根据这些因素采用分层随机化分组方法。

3. 交叉设计 交叉设计（cross-over design）是将自身对照设计和平行对照设计综合应用的一种设计方法。最简单的交叉设计是 2×2 交叉设计，即 2 种处理 2 个试验阶段的交叉设计，如图 22-3。将研究对象随机分入两个不同的试验顺序组，分入第一个试验顺序组的受试者先接受 A 治疗，后接受 B 治疗；分入第二个试验顺序组的受试者先接受 B 治疗，后接受 A 治疗。交叉设计包括四个阶段：准备阶段、第一试验阶段、洗脱期、第二试验阶段。每个试验阶段后均需要安排足够长的洗脱期，以消除该阶段对后一阶段处理的延滞效应。交叉设计可以控制个体间的差异，减少受试者人数。

4. 篮子设计 篮子设计（basket trial）是指把具有相同靶基因的不同肿瘤患者放进一个"篮子"内进行研究，而针对这个基因靶点的药物就是一个"篮子"。篮子设计的本质是研究某种靶点明确的药物对具有相同靶基因的不同肿瘤的疗效。

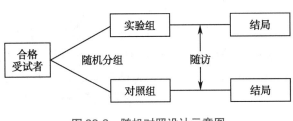

图 22-2 随机对照设计示意图

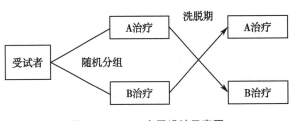

图 22-3 2×2 交叉设计示意图

例如，BRAF V600E 突变不仅是黑色素瘤的驱动基因，也是其他恶性肿瘤的驱动基因。研究者因此设计了一项篮子试验，纳入 122 名具有 BRAF V600E 突变的不同肿瘤患者（包括肺癌、结直肠癌、甲状腺癌、胆管癌、卵巢癌、肉瘤等），研究口服激素酶抑制剂维罗非尼（主要用于治疗黑色素瘤）对 BRAF V600E 突变肿瘤患者的治疗效果。

5. 雨伞设计 雨伞设计（umbrella trial）是把具有不同驱动基因（如肺癌的 KRAS、EGFR、ALK 等）的同一种肿瘤患者，聚拢在同一把"雨伞"下研究。这把大伞就是将不同的靶点检测在同一时间内完成，然后根据不同的靶基因分配不同的精准靶向药物。雨伞设计的最大优势在于将非常"少见"的基因突变事件集中起来，变"少见"事件为"常见"事件，对于加速少见病的临床试验和针对个体的精准治疗都有重要的意义。例如，美国 NCI 发起的 MASTER 试验，就是典型的雨伞设计试验，针对鳞癌患者，按照不同的生物标志物分为 4 组，分别给予针对这 4 种生物标志物相应的药物治疗。

6. 事件驱动设计 在肿瘤临床试验中，多采用时间相关指标（如死亡、复发）作为研究终点，研究的检验效能依赖于观察到的终点事件数。肿瘤临床试验过程中观察到所有受试者都出现终点事件并不可行，此种情况下，依据研究方案，在观察到规定数量的终点事件数后，即可进行统计分析，可以较快得出分析结果，此类设计即为事件驱动设计（event-driven design）。

7. 适应性设计（adaptive design） 适应性设计（adaptive design）是指预先在研究方案中计划的利用累积到的试验数据，在不影响试验的完整性和合理性的前提下，对试验设计的一个或多个方面（例如样本量、研究期限、试验组数、受试者分配）进行修改的一种试验设计。

采用适应性设计需要注意以下几个方面：

（1）充分控制 I 类错误，避免 α 膨胀的问题；

（2）在研究方案中预先计划好控制偏倚的有效方法，保证治疗效果的无偏估计；

（3）适应性设计的所有内容需要事先在研究方案中明确详细地说明，所有适应性决策均应按计划执行；

（4）在试验过程中，确保试验的完整性，严格限制可以接触期中分析数据的人员。

常见的适应性设计包括以下几种：

（1）适应性随机化（adaptive randomization design）；

（2）成组序贯设计（group sequential design）；

（3）样本量再估计（sample size re-estimation）；

（4）治疗组选择（adaptation to treatment arm selection）；

（5）富集设计（adaptive enrichment）；

（6）受试者分配（adaptation to patient allocation）；

（7）II/III 期无缝设计等。

8. 析因设计 析因设计（factorial design）是指通过研究因素不同水平的组合，对两个或多个研究因素同时进行评价。最简单的析因设计是 2×2 析因设计，即两个处理因素，每个处理因素有两个水平，两个因素的不同水平组合即有四个处理组；将符合条件的受试者随机分配到其中的一个处理组。析因设计不仅可以检验各因素不同水平（如试验药品不同剂量）间的差异，而且可以检验不同试验因素之间的交互作用，或探索两种药物不同剂量的最佳组合。在临床试验中，评价联合用药的效应时，可以考虑采用析因设计。

例如，研究药物剂量（高剂量 6mg、低剂量 3mg）和给药方式（口服、肌注）对治疗效果的影响，通过给药剂量和给药方式的不同组合，即得到析因设计的四种处理方式：6mg + 口服、6mg + 肌注、3mg + 口服、3mg + 肌注。

（三）常用评价指标与分析

在临床试验设计阶段，需要根据研究目的明确评价指标，包括疗效评价指标和安全性评价指标。主要评价指标应能直接反映受试者的临床获益和临床意义，也是估计样本量、选择统计方法、质量管理和做出研究结论的依据。主要评价指标不宜太多，一般以 1 个为宜。

肿瘤临床研究中常用的疗效评价指标有以下这些。

（1）固定时间点的指标，如治愈率、缓解率等。肿瘤缓解的评估及标准可参考《实体肿瘤的疗效评价标准（1.1 版本）》《RECIST 标准》。针对这类指标，多采用 χ^2 检验、logistic 回归等分析方法。

（2）时间 - 事件相关指标（time-to-event）：针

对肿瘤复发、肿瘤转移、死亡等结局事件的无复发生存时间（recurrence-free survival）、无转移生存时间（metastatic-free survival）、总生存时间（overall survival）等。对于时间-事件相关指标，需要同时考虑是否出现结局事件和出现结局事件所经历的时间，此类指标的统计分析不宜采用 t 检验、Logistic 回归等分析方法，需要采用生存分析方法，包括 Kaplan-Meier 法、寿命表法、生存曲线比较的 Log-rank 检验、多因素 Cox 回归模型等。

（3）生活质量（quality of life）等软指标，例如欧洲癌症研究与治疗组织（EORTC）开发的面向所有肿瘤患者的 QLQ-C30 核心量表、头颈部肿瘤特异性的 QLQ-H&N35 量表等。此类指标的组间比较，多采用 t 检验、方差分析等方法。

某些情况下，采用临床获益指标存在技术、可行性或伦理方面的限制，可考虑采用替代指标。但选用替代指标时需要注意以下几个方面：

（1）替代指标与临床获益指标呈高度相关；

（2）替代指标能真实反映受试者的获益；

（3）替代指标能被准确测量/评价；

（4）受试者的权益、安全不受额外的损害；

（5）替代指标被同行专家所接受并认可。

除主要评价指标外，研究者可设置次要研究指标。次要研究指标是与次要研究目的相关的效应指标，或与试验主要目的相关的支持性指标，如生活质量、实验室检测指标。根据需要，可设置多个次要研究指标。

（四）结果解释与报告

结果解释与报告需谨慎。一方面，要正确描述和解释统计分析结果，关注不同数据集之间分析结果的一致性，必要时对疗效评价指标进行敏感性分析。另一方面，需要正确理解"统计学结论（p < 0.05）"与"专业结论"，切不可完全依赖统计分析结果。有统计学意义，不代表一定有临床意义，需要结合专业背景解释。例如，对于高血压干预效果的临床研究，如果样本量足够大，收缩压从 150mmHg 降低到 140mmHg，差异可能有统计学意义（即 p < 0.05），但临床意义有限，因此，统计学结果的解释需结合临床专业知识。另一方面，差异无统计学意义，可能是两组真实的效应确实差别不大，也可能是由于样本量太小、检验效能不足导致的假阴性。

研究者在结果报告及撰写论文时，应参阅对应研究类型的结果报告准则，全面、完整、透明化地报告研究结果。表 22-1 列出了主要研究类型结果报告规范，各报告规范的全文可在 http://www.equator-network.org/ 网址获得。

三、存在问题和发展方向

近年来，随着分子生物学技术的发展，出现了一系列新的检测技术，以及大量研制成功的生物靶向治疗药物。如果新的药物和检测技术没有进行临床验证直接用于临床，将会耽误患者的诊断与治疗，对患者造成一定的伤害。

目前，临床研究中存在的问题很多，例如，①没有采用随机、盲法；②没有正确选择对照组；③没有采用公认可靠的金标准诊断疾病；④没有样本量估计的详细过程。样本量不足会导致统计结果的不稳定，缺乏说服力；而样本量过大会导致人力、财力、物力的浪费。

随着抗癌新药的试验性治疗和肿瘤筛查与诊断试验的大量增加，时有侵犯受试者权益的事件发生。各医学研究机构应加强伦理委员会的作用，严格监督审查涉及人类受试者的医学研究项目和知情同意书，提供更适合和完善的知情同意书来保护受试者。生物医学和行为研究中的伦

表 22-1　主要研究类型的报告规范

研究类型	报告规范
随机对照试验	CONSORT: consolidated standards of reporting trial
非随机对照试验	TREND: transparent reporting of evaluations with nonrandomized designs
观察性研究	STROBE: strengthening the reporting of observational studies in epidemiology
诊断/预后研究	STARD: standards for reporting of diagnosis accuracy
预测建模	TRIPOD: transparent reporting of a multivariable prediction model for individual prognosis or diagnosis
系统评价/荟萃分析	PRISMA: preferred reporting items for systematic reviews and meta-analyses

理学问题将在今后的肿瘤临床研究中变得越来越重要。

随着中国加入ICH，成为ICH管理委员会成员，我国临床试验监管也朝着国际接轨的方向和目标迈进。但是，国内部分法规和指导原则相对滞后，例如，我国现行的《药物临床试验质量管理规范》仍是2013版，需要进一步的修订，以适应药品研发、注册的全球化趋势，进一步加快肿瘤治疗药物的研发和临床验证的速度，加快药品的审评审批，助推国际创新药品早日进入中国市场，以满足国内肿瘤患者临床用药需求。

我们应该根据科学和伦理标准去设计和开展临床研究，尽快地将符合循证医学标准的医药科学研究的最新结果转化为造福于社会的产品，让广大肿瘤患者和癌前期人群受益。

第二节　肿瘤基础研究的方法

一、肿瘤基因组学、蛋白质组学和代谢组学

（一）肿瘤基因组研究

1. **基因组学与人类基因组计划**　基因组（genome）指单倍体细胞中包括编码序列和非编码序列在内的全部DNA分子。基因组有两层意义，一是代表各生物体保持繁衍又各有差异的所有遗传信息，二是存在于每个生物体中所有细胞里DNA分子是几乎相同的。基因组概念的提出以及它的DNA序列测定是生物科学革命性的成就。从一定意义上说，基因组学规定和指导了当今生物科学研究的走向。

基因组的概念起始于20世纪80年代，但真正的基因组革命得益于人类基因组计划（Human Genome Project，HGP）的实施。HGP的目标在于测定人类基因组大约32亿DNA碱基对的所有序列，发现所有人类基因并阐明其在染色体上的位置，从而在整体上破译人类遗传信息。2000年春天，经美、英、日、法、德、中共6个测序中心共同努力，完成了HGP工作草图。全部人类基因组约有2.91Gb，约有20 000多个基因。

在HGP完成后，科学家们进一步合作开展了单倍型图谱计划（Haplotype Map Project，HapMap）。

不同种族、不同个体之间的基因组序列大约99.9%都具有一致性，而剩余0.1%的差异决定了人类的遗传多态性，即人与人之间的个体差异。HapMap就是解析这0.1%差异的排列顺序。单核苷酸多态性（single nucleotide polymorphism，SNP）占已知多态性的90%以上，主要是指在基因组水平上由单个核苷酸的变异所引起的DNA序列多态性。2005年公布的HapMap建立了第一张人类全基因组遗传多态图谱，它为群体遗传学的研究提供数据，为遗传性疾病致病基因在基因组上的定位提供高密度的SNP位点。

2. **肿瘤基因组及研究策略**　传统的基因组观念认为基因组是恒定不变的。但是，在肿瘤细胞中还存在一些与其母系受精卵基因组完全不同的DNA片段；这些片段有别于生殖细胞传代过程中发生的突变，故称之为体细胞突变（somatic mutation）。这些改变绝大部分对于肿瘤都是中性的，即伴随突变（passenger mutation）；但是也存在部分促进肿瘤发生发展的改变，称为驱动突变（driver mutation）。肿瘤基因组是相当复杂的，在乳腺癌、胰腺癌、结肠癌等实体肿瘤中，平均每位患者的肿瘤细胞中含有33~66个体细胞突变；而在恶性黑色素瘤和肺癌中，其平均数目接近200个。不过，如果仅仅考虑到癌症与生物功能通路的关系，这种复杂程度就会大大下降。例如，大约只有12条生物功能通路在胰腺癌细胞中失控。在开展肿瘤基因组研究之前，肿瘤相关基因的鉴定基本依赖于检测它们在肿瘤病患中的表达丰度；而肿瘤基因组测序则完全改变了这种判断标准，它可以精确地检测基因突变位点及其在基因组中所出现的频率。

肿瘤细胞基因组上的基因突变是一个逐渐积累的过程。当正常细胞的DNA持续地受到外源或内源诱变剂攻击而被损伤时，大多数DNA损伤是可以被修复的，只有极少数损伤会转变为永久化的突变，并进入到细胞传代增殖的过程之中。肿瘤细胞的体细胞突变包括若干种性质迥异的DNA序列变异，例如单碱基突变、DNA片段的插入或删除（InDel）、DNA片段的重排、基因拷贝数量变化（copy number variation，CNV）。肿瘤细胞基因组还可能含有全新的DNA序列，它们来自于能够引发肿瘤发生的病毒。例如EB病

毒、肝炎病毒、人嗜 T 淋巴细胞病毒都可引起一种或多种肿瘤的发生。此外，肿瘤基因组还表现出了明显的表观基因的变化，包括染色质结构、基因表达状态、DNA 中胞嘧啶的甲基化等。

当今基因组科学和精准医学是两个密不可分的概念和学科，高通量的 DNA 序列分析极大地推动了疾病相关基因的研究。通过挖掘个体基因组中遗传获得的疾病相关 SNP 位点，以及比较疾病状态下生殖细胞和体细胞的基因组变化，是开展肿瘤基因组研究的两个基本策略。该策略有可能较为准确地预测个体患病的风险和对药物敏感的程度。从这个意义上说，解析个人的基因组将为肿瘤的诊断和预后干预带来希望。

3. **基因组研究的主要技术**　在 2007 年之前，Sanger 测序方法是基因组测序的金标准。但是，由于高额费用以及测序速度限制，该方法在精准医学和大数据时代已经显得力不从心。为了实现个人基因组的测定，新的测序方法即所谓的第二代测序仪在实验费用和耗时方面有了革命性改变。尽管第二代测序仪在 DNA 片段的测序长度方面存在一定的不足，但是它带来 Sanger 方法不可比拟的优点。首先，新技术可以定量检测 DNA 拷贝数和转录本丰度的改变；其次，它所采用双端（paired-end）测序策略能够直接用于鉴定基因组结构的改变；再次，它能够在同一个样本中同时测定包括细胞自身、线粒体和病毒的基因组；最后，它极大地提高了基因组的测序通量，并且降低了测序成本。目前，第三代测序仪也已经问世，该仪器无需 PCR 扩增、单次测序的平均读长可以达到 10kb，有效弥补了二代测序技术的不足，在发现大片段基因重排、病毒基因组整合和融合基因等方面有独特的优势。而且，由于三代测序技术可以直接读取多种核酸表观遗传修饰信息，我们可以期待其未来在肿瘤表观基因组检测方面的创新性应用。然而需要指出的是，由于三代测序技术成本高昂，目前二代测序技术依然是肿瘤基因组研究的主流。

一个生物体的基因组测序过程大致可分为三个相互独立而又密切联系的技术环节。首先，从具体的生物材料中制备基因组 DNA，以此建立基因组文库（genomic library）；然后，将扩增的基因组 DNA 片段送入测序仪；最后，用生物信息学处理大规模的 DNA 序列数据。除结构基因组外，测序技术还广泛应用于转录组、基因组甲基化图谱和 DNA 结合蛋白质的染色质免疫沉淀测序（chromatin immunoprecipitation sequence，ChIP-Seq）等功能基因组的研究；它们的技术流程基本相同，其区别主要存在于文库建立前的 DNA/cDNA 样本的制备过程。图 22-4 表明了第一代、第二代和第三代测序仪的基本工作流程图。

第一步：基因组文库的建立。传统测序方法采用鸟枪克隆，即将基因组 DNA 断裂产生的随机片段克隆入质粒载体，并通过转化大肠埃希菌 E.coli 建立基因组文库；第二代测序方法是通过向基因组 DNA 片段上连接通用线性接头分子，从而直接构建基因组文库；而 SMRT 测序方法则是向基因组 DNA 片段上连接具有茎环结构的接头分子，构建哑铃状基因组文库。

第二步：DNA 测序。Sanger 测序法通过对文库中单克隆质粒 DNA 进行分离和循环扩增，产生一组长度相差一个碱基、以荧光染料标记的 ddNTP 终止的核苷酸扩增产物，并利用串联有 96 或 384 毛细管的测序仪对来自不同克隆质粒的扩增产物进行高通量电泳分离和测序。由于用不同种类的荧光染料分别标记四种不同的 ddNTP，当毛细管电泳分离的一系列离散分布的荧光标记片段通过检测器时，测序仪就可以通过其发射光谱读取核苷酸序列。在利用第二代循环矩阵技术进行测序时，首先将具有接头的基因组文库 DNA 集成为具有海量 PCR 克隆的矩阵，也称为 Polony 矩阵；然后通过基于荧光图像采集的探测方法，以及循环进行的矩阵上 PCR 克隆的酶学延伸和成像，使测序仪对矩阵上所有克隆位点的序列信息同时进行顺序读取。在利用 SMRT 技术测序时，直接将构建好的 SMRTbell 文库加载至 SMRT 芯片上，每条 DNA 分子进入到一个 ZMW 孔中；在底部偶联的 DNA 聚合酶的作用下，采用荧光信号采集的方法，对每个 ZMW 孔中的 DNA 分子进行边合成边测序。

第三步：基因组序列数据的拼接和组装。

（1）基因组文库的建立

1）鸟枪法（shotgun cloning）制备基因组文库：利用限制性内切酶或超声法产生基因组 DNA 随机片段，并将其作为模板克隆入细菌载体中，建立基因组文库（图 22-4A）。高度随机、插入片段大小为 2kb 左右的基因组文库是基因组测序的理想文库，其容量要求经末端测序的克隆片段的碱基总数应达到基因组 5 倍以上。

2）DNA Index 文库：第二代测序技术的常用建库方法。将基因组或大片段 DNA 随机打断成 <700bp 的小片段，加上特定接头（adaptor）做成 DNA 文库后直接对 DNA 片段进行单末端（single-end）或者双末端（paired-end）测序，不需要克隆到细菌中（图 22-4A）。建库时通过 PCR 将一个由 6 碱基组成的 Index 序列标签引入接头序列中，对未知 DNA 序列和已知的 Index 标签一并测序，通

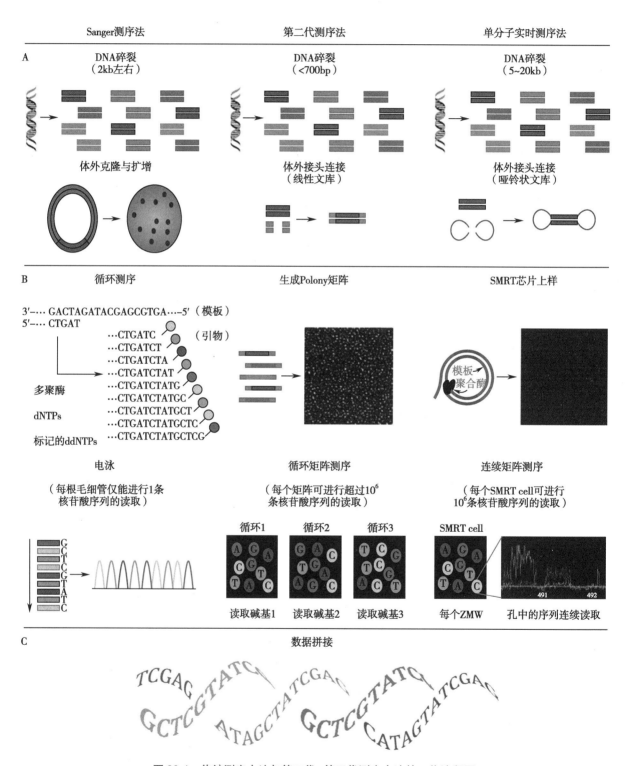

图 22-4　传统测序方法与第二代、第三代测序方法的工作流程图

过不同的样品对应不同的标签序列来实现多个 DNA 样品的混合测序。目前通过 DNA Index 文库可将 2～12 个不同的 DNA 样本混合测序，所以是一种非常经济的测序策略。该方法特别适合于小基因组测序、BAC 文库测序、长片段 PCR 产物测序等。

3）DNA Mate-pair 文库：同样为第二代测序技术的常用建库方法。首先将基因组 DNA 随机打断到特定大小（2～10kb 范围可选）；然后经末端修复，生物素标记和环化等实验步骤后，再把环化后的 DNA 分子打断成 400～600bp 的片段，并通过带有链霉亲和素的磁珠把带有生物素标记的片段捕获。这些捕获的片段再经末端修饰和加接头后建成大片段文库，不需要克隆到细菌中，直接进行双端测序。DNA Mate-pair 文库可以从较大跨度两端获取 DNA 序列，这对于大基因组或者复杂基因组的组装和基因组结构变异发掘具有非常重要的意义，而且适合于新基因组测序项目。

4）SMRTbell 文库：为了应用单分子实时（single molecule real-time，SMRT）测序技术，配套开发的基因组文库。其建立文库的方法与 DNA Index 文库类似，也需要进行 DNA 打断、末端修复和接头连接等几个步骤。区别是，为了充分体现单分子实时测序技术的超长读长（平均 10kb）优势，根据需要将 DNA 碎片大小控制在 5～20kb 范围内；而且 SMRTbell 文库为哑铃型，需要在 DNA 碎片两端连接上具有茎环结构的接头（图 22-4A）。哑铃型结构使其在测序开始后 DNA 模板解链，形成正/负链首尾相顾的环状分子；当文库插入片段小于聚合酶读长时，酶的活性足以支撑它读完整个片段后还可以继续沿着环形文库循环读下去，实现对插入片段的反复测序，从而获得高准确度的单分子测序结果。该方法一定程度上结合了 DNA Index 文库和 DNA Mate-pair 文库的优点，适用于未知基因组或者复杂基因组的组装、基因组结构变异分析和 DNA 修饰检测。

（2）DNA 测序方法

1）Sanger 测序技术：即"双脱氧链末端终止法"，是最早投入到自动化测序仪的经典分析方法。它采用单引物 PCR 对基因组文库进行扩增，并利用限量的四色荧光染料标记的双脱氧核苷三磷酸（ddNTP）终止聚合反应，因此得到一组 3′ 末端为 4 种不同荧光染料的、长度相差 1 个碱基的单链 DNA 混合物。采用毛细管电泳技术，使得荧光标记的测序 PCR 产物可在一根毛细管内电泳。由于分子大小不同，在毛细管电泳中的迁移率也不同，所以通过激光检测器对毛细电泳中的 PCR 产物进行扫描，即可分析出 DNA 的碱基序列（图 22-4B）。

2）合成法测序技术：第二代测序技术主要包括合成法测序技术（sequencing by synthesis，SBS）、焦磷酸测序技术（pyrosequencing）和连接法测序技术（sequencing by ligation，SBL）。其中，合成法测序技术的应用最为广泛，是目前第二代测序仪所采用的主流技术。它基于专有的可逆终止化学反应原理。测序时将 DNA 片段附着到光学透明的玻璃表面（即 flow cell），这些 DNA 片段经过桥式扩增后，在 flow cell 上形成了数以亿计的 DNA 簇（DNA cluster），每一簇均具有数千份的相同模板。利用带荧光基团的四种特殊脱氧核糖核苷酸，通过可逆性终止的"边合成、边测序"技术对待测的模板 DNA 进行测序（图 22-4B）。这种新方法确保了高精确度和真实的一个碱基接一个碱基的测序，排除序列方面的特殊错误，为同聚物和重复序列的测序提供了一个很好的解决方案。

3）SMRT 测序技术：目前最成熟的三代测序技术。不同于将荧光分子连接到核苷酸碱基上的二代测序技术，SMRT 技术采用了将荧光分子标记到核苷酸的磷酸链上。这种新型核苷酸标记方法避免了荧光染料对 DNA 聚合酶活性的影响，避免了 DNA 聚合反应的提前终止，为真正意义上"边合成、边测序"的实现提供了生化基础。SMRT 测序是在 SMRT 芯片上完成的，上面带有 15 万至 100 万个、直径约几十纳米的零模式波导孔（zero-mode waveguides，ZMW），每个 ZMW 孔仅允许单分子 DNA 进入。在 ZMW 孔的底部设有荧光信号检测区，并锚定有 DNA 聚合酶。聚合反应开始后，被不同荧光标记的核苷酸会在荧光检测区中被聚合酶滞留数十毫秒，让测序仪读取核苷酸类型；而随着反应的完成，磷酸链上的荧光标记会被切除而弥散出 ZMW 小孔（图 22-4B）。因为聚合酶通过模板 DNA 上修饰核苷酸的时间明显滞后，所以可以通过分析荧光信号的脉冲间持续时间(interpulse duration,IPD),判断核苷酸的修饰类型。

(3)基因组的生物信息学分析

1)基因组的拼接与组装:基因组研究的首要目标是获得生物体的整套遗传密码,而生物信息学的首要工作和首要难题就是把成千上万的DNA测序片段重新拼接成一个完整的基因组,即基因组序列的拼接和组装。其困难不仅来自它的海量数据,而且在于它含有高度重复的序列。为此,这一过程特别需要把实验设计和信息分析时刻联系在一起;并且必须按照不同步骤的要求,发展适当的算法及相应的软件,以应对各种复杂的问题。对于已测序物种(如人、小鼠等)进行再测序,则只需要把测序读取的DNA片段与已知的基因组框架序列进行比对即可。

2)全基因组关联分析(genome-wide association study,GWAS):是指通过在全基因组水平上对生物群体中的普通遗传变异进行统计学分析,从而得到某特定性状相关变异的研究策略;是分析疾病相关基因组多态性的常用方法之一。例如,通过比较疾病人群和健康人群的DNA序列,发现某些遗传变异在疾病人群的出现频率明显增加,即认为它们与疾病相关;而这些变异被认为可能标记了增加疾病危险性的基因组区域,包括基因编码区和它们的调控区域。GWAS的研究对象为可稳定遗传的基因组变异,不包括肿瘤进程中引入的突变。

GWAS根据用于研究的临床资料特征可以分为以下四类:①二分类型资料(binary outcomes),也称为疾病对照型(case-control phenotype)资料,如对是否患病进行关联分析;②连续型资料(continuous outcomes),如对发病年龄进行关联分析;③无序分类型资料(unordered categorical outcomes),如对多种不同的肿瘤病理类型进行关联分析;④有序分类型资料(ordered categorical outcomes),如对结肠癌的浸润深度(黏膜层、黏膜下层、肌层和浆膜层)进行关联分析等。根据分析策略,也可以将GWAS分为关注单一遗传变异效应的单位点分析和关注遗传变异联合效应的多位点分析。相较于基于疾病家系的遗传连锁分析,GWAS发现弱遗传效应的效率更高,也更适合研究包括肿瘤在内的复杂疾病的遗传易感性;

此外,它也广泛应用于药物敏感性与耐药性的研究中。人们希望在此基础上对个体的患病风险进行评估,并据此制订个体化医疗方案。

(二)肿瘤蛋白质组学研究

1. 蛋白质组学的概念 蛋白质组学(proteomics)是21世纪初兴起的一门新型学科。1994年,澳大利亚Macquarie大学的Wilkins和Williams首先提出蛋白质组(proteome)的概念。他们的原始想法十分简单,只是找到一个与基因组相对应的描写蛋白质的科学词汇。因此,蛋白质组曾经被定义为"一个细胞或一个组织基因组所表达的全部蛋白质"。根据中心法则,蛋白质是基因的翻译产物,而基因翻译是典型的动态过程,它在空间和时间上持续变化。同一生物体的基因组在其不同的组织、不同的细胞中的表达情况各不相同;即使是同一细胞,在不同的发育阶段、不同的生理条件甚至不同的环境影响下,其蛋白质的存在状态也不尽相同。蛋白质组学正是系统研究在一定生理条件下组织或细胞内蛋白质存在状态的一门学问。

蛋白质组学与基因组学有着密不可分的传承和逻辑联系。从生物学特征来讲,蛋白质是基因功能的携带和执行者;从研究方法来讲,两者都建立在大规模的数据生产的基础之上,都需要强有力的计算科学的支持。蛋白质组学与基因组学又有显著的不同之处,蛋白质组携带着一些基因组所没有的生物学信息。蛋白质的丰度高低及其修饰状态是其功能能否得以表现的重要指标;蛋白质之间的相互作用构成了生物体内蛋白质分子之间的通信方式。研究蛋白质组学必须建立在基因组学的基础之上,同时必须充分考虑蛋白质分子具体的生物化学特征。

2. 蛋白质组学研究领域 按蛋白质的生物功能来区分当今蛋白质组学研究的主要领域,大致可分为如下四个大方向。

(1)蛋白质表达谱:研究在组织、细胞、亚细胞水平上蛋白质表达的状态,构建蛋白质表达谱。

(2)差异蛋白质组:采用定量或半定量方法,研究待分析对象之间蛋白质组丰度的差异。

(3)修饰蛋白质组:研究蛋白质修饰形式的测定以及修饰蛋白质的功能。

(4)相互作用蛋白质组:研究蛋白质相互作

用和可能形成的复合物。

3. 肿瘤蛋白质组 随着肿瘤的发生和发展，组织或细胞的功能发生畸变，具体体现功能的蛋白质分子当然会发生变异。在长期研究中，人们已经发现大量的肿瘤相关的蛋白质改变。例如，PSA蛋白质在前列腺癌患者血清中的丰度会显著升高，而p53蛋白质中氨基酸的突变与细胞癌变过程密切相关。然而，在相当长的时期内，肿瘤相关蛋白质的研究还停留于单个蛋白质或蛋白质家族的探索之上，缺乏对于癌变细胞整体基因表达状态的了解，无法深入探索病理条件下蛋白质网络变化的分子机制。无论从理论还是技术角度而言，蛋白质组学为肿瘤研究创造了新的可能和独特的视角。肿瘤蛋白质组的研究领域大体集中于以下三个方面。

（1）肿瘤组织或细胞的蛋白质表达谱研究：这是蛋白质组技术在肿瘤研究中最为直接的应用，也是典型的差异蛋白质组研究。通过采取患者的癌组织和癌旁组织，或者培养癌细胞和正常细胞，提取它们的蛋白质并进行蛋白质组的比较分析，以发现癌组织或细胞中蛋白质表达量或修饰形式的改变。

（2）肿瘤细胞信号通路蛋白质组研究：信号通路的激活或抑制是肿瘤细胞发展或恶化的典型特征，尤其表现在蛋白质的磷酸化和去磷酸化的调控之上。在蛋白质组分析中，一般采取磷酸化肽段或蛋白质的亲和层析技术将组织或细胞的磷酸化蛋白质富集下来，运用质谱仪进一步鉴定磷酸化蛋白质和磷酸化的位点，然后在所鉴定的磷酸化蛋白质的基础上构建肿瘤细胞信号通路的模型。

（3）肿瘤蛋白质生物标记物研究：肿瘤基础研究的一个重要方向是发掘可用于临床检验的生物标志物。蛋白质组技术的高通量分析模式比较适合于蛋白质生物标志物的筛选。蛋白质组在探索肿瘤标志物的应用上，并不局限于某一种组织或细胞，还包括体液蛋白质组分析，尤其是血清的蛋白质组分析，是当前肿瘤蛋白质标志物研究的主要内容。血清蛋白质组在两个技术环节尤其具有独特之处。首先，血清中高丰度蛋白质（例如血清白蛋白和免疫球蛋白）占有相当高的比例，所以去除高丰度蛋白质是发现低丰度蛋白质标志物的关键技术；其次，大部分血清蛋白质都处在糖基化修饰状态下，糖苷的种类和糖基化的程度是血清肿瘤蛋白标志物的特征之一。

4. 蛋白质组学研究的主要技术 蛋白质组核心技术与蛋白质分析化学的三个基本问题密切联系在一起：如何有效地从组织或细胞中提取蛋白质？如何较为完全地分离蛋白质或肽段？如何准确地鉴定蛋白质或肽段？图22-5表明了蛋白质组分析的基本流程图。

在利用蛋白质水解酶对单一蛋白质或复杂蛋白质混合物进行水解后，用质谱仪检测蛋白酶解肽段的质谱信号，并将其同来自蛋白质数据库的理论计算质谱数据相匹配。

（1）蛋白质组的样品制备：从组织和细胞中提取蛋白质是蛋白质组研究中最为关键的一步，这一步处理的好坏将直接影响蛋白的产率、生物活性和特定目的蛋白结构的完整性。根据研究的目的和具体蛋白质组分析技术，同一个生物样本可以采用不同的制备手段。尽管目前并没有一个适用于所有生物样本的通用制备方法，但是不论制备方法如何各有特色，它们所遵循的蛋白质制备的基本原则是一致的：①应使所有待分析的蛋白样品全部处于溶解状态（包括多数疏水性蛋白）；②防止蛋白质在分析过程中发生聚集和沉淀；③防止在样品制备过程中发生蛋白质的非生物性化学修饰；④尽可能去除样品中的核酸和某些干扰物质；⑤防止高丰度蛋白质对蛋白质分析的干扰。

样品制备的第一步是组织或细胞的破碎，其基本原则就是最小限度地减少蛋白水解和其他形式的蛋白降解，包括循环冻融法、渗透法、去污剂法、酶裂解法、超声波法、高压法、液氮研磨法、机械匀浆法和玻璃珠破碎法等。为了确保在用这些方法处理的过程中减少热量的产生，可以在低温（冰浴或者液氮）下操作；并且，在破碎过程中会产生蛋白酶，使蛋白水解，因此也要注意在含有蛋白酶抑制剂的裂解液中进行。

组织或细胞破碎之后，应采用裂解缓冲液从中提取蛋白质。裂解缓冲液的成分往往取决于不同的蛋白质组分析方法。以双向凝胶电泳为例，裂解液中包括离液剂（chaotropes，也称变性剂）、表面活性剂（sufactants）、还原剂（reducing agents）

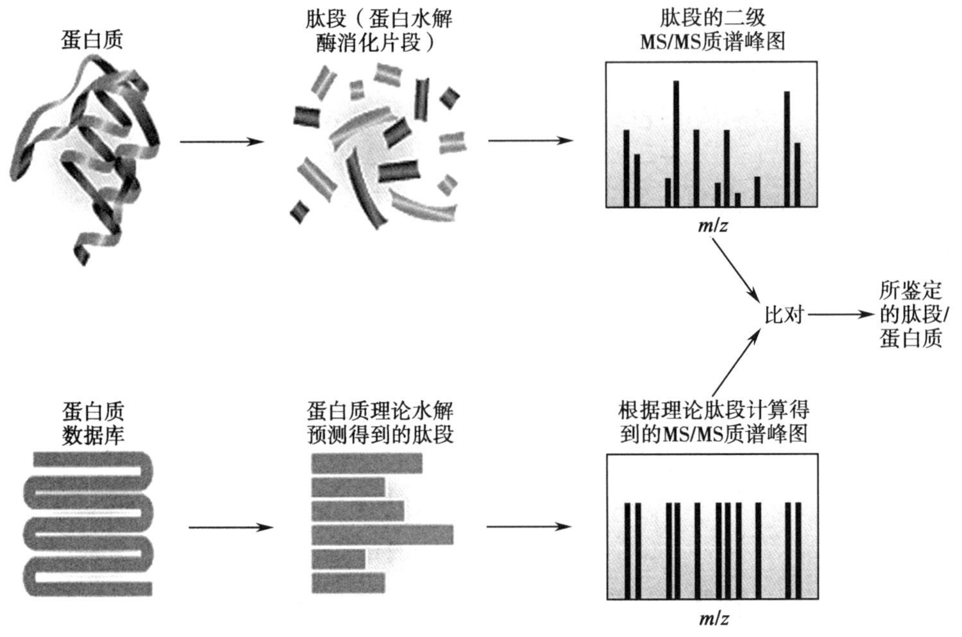

图 22-5 以肽段为中心的 MS 技术用于复杂混合物中蛋白质鉴定的一般方法
（引自 Mark W Duncan，Ruedi Aebersold，Richard M Caprioli. The pros and cons of peptide-centric proteomics. Nat Biotechnol，2010，28（7）：659-664.）

和两性电解质溶液或缓冲液四种基本成分；并应选择性地加入蛋白酶抑制剂以及核酸酶，以达到防止蛋白质降解和去除污染物的目的。

（2）蛋白质分离：一个组织或细胞中含有数以万计的蛋白质及其各种修饰形式。如果没有蛋白质的有效分离是很难准确鉴定蛋白质组的。当今的蛋白质分离技术主要依赖于两种技术，即电泳和液相色谱法。

1）电泳法分离蛋白质：电泳技术在蛋白质分离上的应用主要在两个方面，即 SDS-PAGE 电泳和双向凝胶电泳（two-dimensional gel electrophoresis，2DE）。SDS-PAGE 是利用了变性的线性蛋白质分子的长度大小来实现蛋白质分子的分离。2DE 的原理是第一向基于蛋白质的等电点不同用等电聚焦（iso-electric focusing，IEF）分离；第二向则根据蛋白质分子量的不同用 SDS-PAGE 分离，把复杂蛋白混合物中的蛋白质在二维平面上分开。2DE 利用固相 pH 梯度（immobilized pH gradient，IPG）等电聚焦技术，大大克服了载体两性蛋白质引起的聚焦时间过长、pH 梯度不稳定、操作繁琐、阴极漂移等问题，改善了 2DE 的分辨率、重复性和上样量。2DE 能根据蛋白质斑点染色的强弱半定量地估算蛋白质丰度的变化，根据同一蛋白质所表现的不同斑点位置判断该蛋白质

的异构体或翻译后修饰的状态。然而，对于低丰度蛋白质、极酸（pI < 3）或极碱（pI > 10）蛋白质、极大（MW > 200kD）或极小（MW < 10kD）蛋白质，2DE 技术分离其仍较困难。

2）液相色谱分离蛋白质：液相色谱是利用流动相中的蛋白质分子与固相中的树脂相互作用，形成柱滞留时间差异，达到蛋白质或肽段分子分离的技术。在蛋白质组分析中，常用的液相色谱有离子交换色谱（包括阳离子交换色谱 SCX 和阴离子交换色谱 SAX）、反相色谱（RP）和亲和色谱。就完整蛋白质的分离而言，SAX 和亲和色谱较为常用；而针对肽段分离而言，SCX 和反相色谱则更为常见。由于组织或细胞内的蛋白质成分极为复杂，如果采用一种液相色谱方法是无法有效地分离其中的蛋白质成分的。更多的时候研究者采用的是多重色谱相结合的方式。例如对于磷酸化蛋白质，可先采用亲和色谱富集磷酸化蛋白质，同时去除其他的蛋白质，然后运用 SAX 进一步分离蛋白质，最后再在反相色谱上分离待鉴定的肽段。基于肽段分离目的的二维液相色谱是当前蛋白质组分析的关键技术之一：第一相往往采用 SCX，第二相则运用反相色谱分离肽段。相对于 2DE 而言，液相色谱具有操作自动化高、数据重复性好和技术组合性强等优点，因此它是目前

大规模蛋白质组分析的首选技术。然而，液相色谱对完整蛋白质的分离远远不能取得像 2DE 那么高的分辨率。因此，电泳和液相色谱可以集合在一起使用，以获取更高的蛋白质分辨率。

（3）利用质谱技术鉴定蛋白质：蛋白质的鉴定是蛋白质组学研究中的关键一环。在生物质谱技术发展起来之前，最常用的蛋白质鉴定技术是采用 Edman 降解法进行的 N 末端测序以及采用羧肽酶法或化学法进行的 C 末端测序，但是它的鉴定灵敏度和准确性远不能达到生物测定的要求。近年来，生物质谱已经成为蛋白质鉴定的主流技术，是蛋白质组学研究中的重要支撑。

1）生物质谱技术：就是将质谱技术运用于生物大分子的测定。质谱技术最初一直是用于有机小分子的结构分析；由于其质量检测范围和电离技术的限制，无法应用于生物大分子如蛋白质、多肽、核酸的检测。20 世纪 80 年代末，Karas 和 Fenn 等先后发明的基质辅助的激光解析电离技术和电喷雾离子化技术，启动了质谱技术在生物大分子检测中的大规模应用，进而诞生了生物质谱这一新名词。

2）生物质谱技术鉴定蛋白质的原理：首先将肽段在离子源中离子化成不同质量的单电荷或多电荷的分子离子和碎片离子，然后根据不同离子的质荷比（m/z）的差异将它们分离开，最后经过质量分析系统检测到不同质荷比的谱线，根据分子离子或碎片离子的质量即可确定蛋白质的种类，见图 22-5。目前，生物质谱技术鉴定蛋白质的策略有四种：第一种策略是根据肽质量指纹图谱（peptide mass fingerprinting，PMF），即首先将样品酶解成肽段，然后用质谱测定样品中多个肽段的分了量，最后根据分了量信息从数据库中搜索匹配的蛋白。分子量测定精度越高，鉴定结果就越可靠。第二种策略是根据肽段氨基酸序列鉴定蛋白，即首先将样品酶解成肽段，然后用串联质谱（MS/MS）解析多个肽段的序列，进而根据肽段序列进行数据库搜索，确定蛋白质种类。一般将第一种和第二种方法联用，将肽段的质量信息和序列信息结合，可大大增加蛋白质鉴定的准确性。第三种是根据肽段序列标签，即当根据串联质谱数据不能解析出肽段的全部序列、而只能解析出其中的几个氨基酸时，根据肽段的部分序列和肽段剩余部分的质量来进行数据库搜索，寻找匹配蛋白质。以上三种策略都被称为 bottom-up（自下而上）的鉴定策略，即从所鉴定的肽段信息中推导整体蛋白质的存在。第四种策略称之为 up-down（自上而下）策略，它从整个蛋白入手，通过整个蛋白质的气相解离来直接获取一级序列信息，而无需预先进行分离或酶解。离子化后带多个电荷的完整蛋白质可在质谱仪中直接分离和裂解，产生碎片离子，通过分析碎片离子即可鉴定蛋白质。这种方法与前面的蛋白质鉴定策略相对应，可以避免大量冗余序列的鉴定。

3）生物质谱仪：质谱仪的主要组成部分是离子源和质量检测器。

用于生物大分子检测的离子源目前主要有两种。

①基质辅助激光解析离子化（matrix-assisted laser desorption ionization，MALDI）：是在基质的帮助下，由激光束轰击分散在基质中的样品而引发的电离。激光是能量的来源；基质的作用是强烈吸收激光中的能量并带动其包裹的样品分子气化，然后将能量转移到样品分子，使样品分子发生电离。如果没有基质，激光能量则直接作用于样品分子，产生大量分子碎片，而不易得到分子离子，所以基质还具有保护作用，避免了激光对样品分子结构的破坏。目前分析蛋白质和肽段常用的基质有芥子酸（SA）、α- 氰基 -4- 羟基肉桂酸（CHCA）和 2,5- 羟基苯甲酸（DHB），其中 CHCA 适合于分子量较小的蛋白质和多肽的测定，SA 则一般用于分子量较大的蛋白质的测定。

②电喷雾离子化（electron spray ionization，ESI）：其基本原理是在毛细管的出口处施加一个高电压，所产生的高电场使从毛细管流出的液体雾化成细小的带电液滴，在高温作用下，溶剂迅速蒸发，使液滴表面的电荷强度迅速增大而崩解为大量带一个或多个电荷的离子，致使分析物以单电荷或多电荷离子的形式进入气相。溶液的浓度、溶液的流速、溶液的电阻系数、溶液的表面张力、毛细管的好坏等会影响液滴喷雾的形成情况。电喷雾离子化的最大特点是产生多电荷离子，使离子荷质比降低到多数质量分析仪器都可以检测的范围，因而大大扩展了分子量的分析范围。ESI 的电离过程比 MALDI 更温和，可以使肽

段、蛋白质的修饰信息不被破坏，因此将 ESI 与 CID、ETD 等碎裂技术联用，既可以进行串联质谱分析，又在蛋白质翻译后修饰的研究方面具有明显优势。

生物质谱仪的质量检测器主要有飞行时间检测器、三级四极杆检测器和离子阱检测器。不同离子源及不同检测器具有不同的特点，可适用于分析不同的肽段，因此就产生了离子源和质量检测器之间不同组合的生物质谱仪，如基质辅助激光解析 - 飞行时间质谱（MALDI-TOF MS）、电喷雾 - 三级四极杆质谱（ESI-Q3 MS）、电喷雾 - 四极杆离子阱质谱（ESI-iTrap MS）、基质辅助激光解析 - 离子阱质谱（MALDI-iTrap MS）、电喷雾 - 四极杆 - 飞行时间质谱（ESI-Q3-TOF MS）和傅里叶回旋共振质谱仪（ESI/MALDI-FT MS）。

（4）基于质谱技术的定量蛋白质组学方法：基于质谱技术的定量蛋白质组学方法主要分为非标记定量方法和稳定核素标记的定量方法。

1）非标记定量蛋白质组学技术：非标记定量法（label-free quantification）是通过比较质谱分析次数或质谱峰强度，来分析不同来源样品蛋白质在数量上的变化情况。在目前广泛使用的 LC-MS/MS 分析技术中，多肽的质谱分析次数与蛋白的丰度具有相关性，包括蛋白的肽段序列覆盖率（sequence coverage）、肽段匹配数（peptide hits）、肽段匹配打分加和（peptide match score summation，PMSS）模型、emPAI（exponentially modified PAI）等参数模型。

2）稳定核素标记的定量蛋白质组学技术：是基于不同稳定核素分子标记的相同肽段，具有不同质核比，但在色谱分离时具有相同的理化性质，从而实现在质谱水平进行比较分析和相对定量。这类定量方法可根据稳定核素标记的策略不同分为代谢水平标记、化学反应标记和酶标记等。

①代谢水平标记法：细胞培养氨基酸稳定核素标记（stable isotope labeling with amino acids in cell culture，SILAC），这种方法首先是在 2002 年由丹麦 Mann 实验室的 Ong 等在氨基酸质量标签（amino acid coded-mass tagging，AACT）技术上改进而来，并首次应用于定量蛋白质组研究，为全面、系统地定性和定量分析复杂哺乳动物细胞蛋白质组提供了有效的方案。

SILAC 的基本原理是分别用天然核素（轻型）或稳定核素（重型）标记的必需氨基酸取代细胞培养基中相应的氨基酸，细胞经 5～6 个倍增周期后，稳定核素标记的氨基酸完全掺入到细胞新合成的蛋白质中替代了原有氨基酸。不同标记细胞的裂解蛋白质按细胞数或蛋白量等比例混合，经分离、纯化后进行质谱鉴定。由于标记有重和轻氨基酸的多肽在化学性质上是完全相同的，因此这两种多肽在反相柱洗脱时是同时洗脱的，能够在 MS 分析中同时检测到两种多肽。然后就可以利用来自于每种蛋白的核素标记的多肽的相对峰强度来确定处理后的样品的蛋白丰度的变化。

②化学反应标记法：此方法的策略是用一对核素标签分别结合到待测样品的肽段和合成的氨基酸序列相同的肽段上，这样就形成了物理化学性质相同而相对分子量不同的核素标签化合物标记的一对肽段，经质谱检测即可对所测定样品中的蛋白进行相对定量。这类方法中，以核素亲和标签（isotope coded affinity tags，ICAT）和核素标记相对和绝对定量（isobaric tags for relative and absolute quantification，iTRAQ）为代表。

ICAT 技术利用核素亲和标签试剂选择性地标记含半胱氨酸的肽段，分离纯化标记的肽段利用质谱进行鉴定。根据质谱图上不同 ICAT 试剂标记的一对肽段的强度比例，定量分析该肽段对应的蛋白质在不同样品中的相对丰度。ICAT 试剂主要由三部分组成：专一的化学反应基团（与半胱氨酸的巯基专一反应）、连接基团（带有稳定的核素）和亲和反应基团（生物素亲和标签，能与生物素结合选择性分离 ICAT 标记的多肽）。ICAT 试剂有两种形式：重型（连接基团含有 8 个氘原子）和轻型（连接基团含有 8 个氢原子）。两种 ICAT 试剂标记不同生物样本后，不同生物样本中相同肽段的质量相差 8Da。

iTRAQ 技术采用 8 种核素的标签，通过特异性标记多肽的氨基基团后进行串联质谱分析，可同时比较 8 种不同样品中蛋白质的相对含量或绝对含量。iTRAQ 试剂由三部分组成，分别是报告基团（相对分子质量为 113～121）、质量平衡基团（与报告基团构成总分子质量为 305）和肽反应标记试剂基团。肽反应基团将 iTRAQ 标签与肽段的 N- 端基团和每个赖氨酸侧链相连，可标记所有酶解肽段。在一级质谱图中，任何一种 iTRAQ 试剂标记的不同样本中的同一肽段表现为相同的质荷比。在串联质谱中，报告基团、质量平衡基团和多肽反应基团之间的键断裂，质量平衡基团丢失，带不同核素标签的同一肽段产生质量为 113、114、115、116、117、118、119、120 和 121Da 的报告离子，根据报告离子的丰度可获得样品间相同肽段的定量信息，再经过软件处理得到蛋白质的定量信息。

③酶标记法：此方法是通过酶促反应将稳定核素掺入肽段的标记方法。常用的酶标记法为 ^{18}O 标记法，即将不同来源的蛋白质样品分别在 ^{16}O 和 ^{18}O 的水中进行酶解，然后将酶解得到的肽段等体积混合，经 LC-MS/MS 进行肽段的定性检测和相对定量，从而得到肽段相应蛋白质在不同样品中的丰度信息。^{18}O 标记定量的原理是蛋白

质样品在发生胰蛋白酶酶解反应时，水中的氧原子与肽段 C 端的两个氧原子发生交换反应，这样分别在 ^{16}O 和 ^{18}O 的水中酶解得到的不同样品中的对应肽段在分子量上会相差 4Da。这种分子量的差异不会明显地影响肽段在液相中的保留时间，在一级质谱图中相应标记和非标记肽段会一前一后出现，通过比较肽段峰强度或峰面积，实现肽段的相对定量。

上述各种基于质谱的定量蛋白质组学方法具有各自的优势和不足，总结于表 22-2 中。依据待分析的生物样本及拟解决的科学问题，合理选择研究方法或多种分析方法的联合应用。

（三）肿瘤代谢组学研究

1. 代谢组学的概念 代谢组学是继基因学和蛋白质组学之后发展起来的新兴组学技术。它与基因组学、蛋白质组学、转录组学共同构成

表 22-2 基于质谱的标记定量蛋白质组学方法的比较

基于质谱的标记定量蛋白质组学方法	样品类型	标记后分离	标记靶标	优点	不足
SILAC	哺乳动物培养细胞、低等有机体（酵母、细菌等）和植物细胞	蛋白质分离，如：SDS-PAGE、LC	蛋白质（稳定放射性核素标记的氨基酸）	体内标记，标记效果稳定、效率高，可达 100%；多个样品混合后同时进行分离、酶切和鉴定，降低实验操作和仪器设备产生的误差；样本需求量少	仅能应用于体外培养的细胞，不能对人（或动物）的体液和组织标本进行分析；一次实验最多对三个样本进行定量分析
iTRAQ	各类蛋白质样品	肽段分离（仅在肽段水平标记），如 HPLC	肽段（N 端氨基、赖氨酸侧链的 e- 氨基）	可同时进行 8 种样品的定量分析；MS 具备高灵敏度、检测极限低，定性结果可靠；可标记修饰后的氨基酸，可对翻译后修饰的蛋白质进行定性定量研究	iTRAQ 试剂昂贵；体外的化学标记，不同样品的标记效率可能不同
ICAT	各类蛋白质样品	肽段分离（仅在肽段水平标记），如 HPLC	肽段（半胱氨酸）	广泛的兼容性；可对低丰度蛋白质、尤其是膜蛋白等疏水性蛋白等进行定性和定量鉴定	没有半胱氨酸或其巯基被修饰的蛋白不会被标记和鉴定；标记效率较低，80% 左右；不同标记的多肽有可能在不同的时间洗脱，导致定量误差
^{18}O 标记法	各类蛋白质样品	蛋白质分离，如：SDS-PAGE、LC 肽段分离，如 HPLC	蛋白质（酶切后肽段 C 端的氧原子）	标记反应条件温和；标记前后肽段的理化性质不发生改变；能和肽段的其他分离分析方法兼容	反应条件极难控制；反应后标记产物不稳定

了"系统生物学"，是系统生物学的重要组成部分。Stephen G. Oliver 于 1997 年最早描述了代谢组学的理念。直到 1999 年，英国伦敦大学帝国学院的 Jeremy K. Nicholson 教授才提出代谢组学（metabonomics）的概念，指出代谢组学是对病理生理刺激或遗传修饰所产生的动态、多指标代谢响应的定量测定。而在 2000 年，Oliver Fiehn 提出了代谢组学的另一种表述——代谢物组学（metabolomics），意指全面定量分析生物体系中所有代谢物的代谢组。代谢组学强调对生物系统进行的整体和动态的认识，主要是采用磁共振技术对动物的健康与疾病代谢物变化进行研究。而代谢物组学关注静态的代谢物检测和定量，更强调数据分析的作用，主要采用色谱和质谱联用等分析技术对植物和微生物代谢物进行定量研究。事实上，这两种代谢组的研究对象都是代谢物，并没有本质区别，它们都可称为代谢组学。

代谢组学主要是对生物体内所有小分子代谢物进行定性定量分析，并寻找代谢物与生理病理变化的相对关系的研究方式，其研究对象大都是分子量 1 000 以内的小分子物质。这些小分子物质是在生物体内各种酶作用下生成或转变而成的，包括各种具有生物活性的小肽、糖类、脂类、核苷酸、氨基酸、维生素、激素、生物碱等。代谢组学在疾病研究、药物开发及毒性评价、微生物代谢组学、植物育种和作物质量评估、毒理学、环境科学等研究领域都有所应用。据统计，近年来中国的代谢组学和脂质组学研究呈现较大的增长趋势，2018 年发表的文章数量已经与美国持平；而具体到以质谱技术为手段的代谢组学和脂质组学研究，2017 年中国发表的文章数量已经追平美国，2018 年实现了反超。

2. **代谢组学研究分类** 根据使用技术、研究方法和对象等可将代谢组学进行不同的分类。目前常用的两种代谢组学分析技术是磁共振（NMR）和质谱（MS）。NMR 是最早用于全面测量生物样品中代谢物的技术。这种技术具有可靠的重复性、较高的选择性和非破坏性，只需最少的样品制备。而在代谢物的结构解析方面，它是公认的"金标准"。与 MS 相比，NMR 的缺点是它的灵敏度相对较低。NMR 是一个有用的工具，可用来测量糖酵解或 TCA 循环中的亲水性代谢物。基于磁共振的代谢组学已经成功地应用于多种癌症的生物标志物发掘。而基于 MS 的代谢组学可实现代谢物鉴定以及高选择性和灵敏度的代谢物定量分析。与 NMR 相比，质谱分析通常需要一个样品制备步骤，主要包括蛋白质沉淀和固相或液相萃取。对于代谢组学而言，通常在对代谢物进行质谱检测之前应先进行分离，以降低所获得图谱的复杂性，并提供更多有关代谢物的理化性质的信息。代谢组学研究中常用的分离技术包括液相色谱（LC）、气相色谱（GC）和毛细管电泳（CE）。Fiehn 等根据代谢组学的研究方法不同，将其划分为 4 类：一是代谢物靶向分析，对一个或几个特定组分进行分析；二是代谢轮廓分析，针对预设的少量代谢产物进行定量分析；三是代谢物组学分析，针对特定条件下样品中的所有代谢产物进行定性和定量研究；四是代谢物指纹分析，无需分离鉴定样品的具体组分，只进行快速识别分类或判别分析。另外，代谢组学按研究对象的不同分为非靶向代谢组学分析和靶向代谢组学分析两种。非靶向代谢组学是通过分析尽量多的代谢物、寻找具有统计学意义的特征标记物来反映生物状态的一种研究方法；靶向代谢组学则是预先提出假设，对样品进行选择性提取、去除无关代谢物的干扰，针对特定的标记物进行研究并验证假设的一种研究方法。

3. **代谢组学研究的主要技术和流程** 如上所述，代谢组学研究的主要技术目前有两种，磁共振（NMR）和质谱（MS）技术。迄今为止，基于 NMR 的代谢组学已经成功地应用于多种肿瘤（前列腺癌、胃癌、肾癌、宫颈癌、口腔癌、肺癌）生物标志物的搜索、癌症风险预测、早期诊断和分期、已知和潜在的抗癌药物、化疗抵抗机制或治疗效果的研究。以质谱技术为手段的代谢组学研究根据质谱检测中代谢物离子化方式的不同可以分为电喷雾电离（ESI）和基质辅助激光解吸电离（MALDI）质谱检测。ESI-MS 检测中根据质谱检测前分离技术的不同，又可以分为 LC-MS、GC-MS 和 CE-MS，分别适用于不同的分析物质。GC-MS 适用于挥发性和热稳定性分析物，而 CE-MS 适用于极性和带电分子。LC-MS 是最通用的技术，使用适当的色谱柱（非极性色谱柱或极性色谱柱），可以检测到大量的代谢物。

LC-MS 已被用于研究肺癌、胆道癌、胃癌、膀胱和其他泌尿生殖系统癌症，以及肉瘤、肝细胞癌、B 细胞恶性肿瘤和肾细胞癌。基于 LC-MS 的代谢组学也被用于研究急性淋巴细胞白血病和前列腺癌患者的治疗效果。虽然 GC-MS 代谢组学样品制备相当简单，通常同时进行蛋白质沉淀和代谢物液体提取，但 GC-MS 需要复杂而耗时的样品衍生化过程，以使代谢物具有挥发性。GC-MS 作为一种独立的技术已经应用于研究肝细胞癌和胶质瘤以及肺癌、结直肠癌、膀胱癌、乳腺癌、胃癌、食管癌和甲状腺癌。与 GC-MS 相比，CE-MS 不需要任何化学衍生程序，样品制备程序简单、快速，具有快速分析和有效分解离子代谢物的潜力，从而检测出许多参与中心代谢途径的代谢物。但是，由于样品基质和环境中的温度差异，每种化合物的迁移时间通常不可再现，因此 CE-MS 并不像其他代谢组学平台那样经常用于癌症代谢组学研究。除结肠癌外，仅被报道用于肝细胞癌、胃癌、肺癌和前列腺癌组织的代谢组学研究。

另一种分析肿瘤样本的方法是基质辅助激光解吸电离质谱成像（MALDI-MS imaging）。尽管该分析平台更适合用于分析较大分子，如蛋白质和核酸大分子，但在样品制备和操作方法上进行一些修改之后，它也可用于测量小分子，包括脂质、碳水化合物、激素、核苷酸/核苷以及药物和药物代谢产物。利用这项技术，可以在不破坏组织或使用特异性分子标记试剂的情况下测量组织切片中不同分子的分布。MALDI-MS 成像在肿瘤学中最流行的应用是药物分布分析。通过使用 MALDI-MS，已证明在小鼠肿瘤组织表面检测到口服药物化合物。高分辨率质谱成像显著改善了药物代谢产物的定位，因此，该技术对研究药物的药代动力学和药效学具有重要意义。已经报道的包括他莫昔芬（tamoxifen）在人类乳腺癌组织中的分布研究、阿来西尼在小鼠大脑中的分布研究以及舒尼替尼（sunitinib）及其代谢物产物在荷瘤小鼠体内的分布研究。在药理学研究之外，MALDI-MS 也被用于测量内源性代谢产物，如以 9- 氨基吖啶（9-AA）为基质的 MALDI-MS 成像被用来比较对照肝脏和转移性结肠癌病灶的肝脏之间的代谢情况。在所研究的组织中观察到核苷酸、脂类和几种氨基糖的差异。转移性人结肠癌

异种移植物在体内表现出 UDP-N- 乙酰己糖胺和谷胱甘肽的显著积累。

代谢组学的研究流程包含实验设计、样品采集、样本制备、数据采集、数据处理和分析 6 个基本步骤。生物体内代谢物相对于蛋白质来说变化比较快速，个体差异较大。而代谢组学的分析本身很依赖于统计学数据处理，对数据采集的稳定性要求也十分严格，因此在实验设计时，为了能真实体现群体的代谢特征，每组中样本个数越多越好。在植物样本代谢组学分析中，每组的生物学重复数建议不少于 6 个；而对于肿瘤代谢组学研究来说，最好每组多于 30 个样本。样本采集时的临床信息对于数据分析非常重要，因此要有严格的记录。对于血样样本来说，最好是同一时间点空腹采集；而对于组织样本来说，采集时应尽量去除其内外部血液的干扰，以免血中代谢物影响组织代谢物的检测。收集的样本，应尽快冻存。样本中代谢物的提取是样本制备中最关键的一步，需确保代谢物尽可能被彻底提取，提取过程尽量避免由于操作而引起代谢物的变化与修饰。根据目标代谢物性质不同，可以选用不同性质的有机溶剂进行提取。对于常规代谢组研究，预冷的甲醇常被用于代谢物的提取；而在脂质组研究中，考虑到脂质分子的疏水性以及操作的高通量，预冷的异丙醇常被选为提取试剂，这些试剂在提取代谢物分子时，也可以通过沉淀去除蛋白质。考虑到代谢组学研究通常样本数量多、实验流程时间较长，因此在数据采集时，为获得可信赖的数据，从提取阶段就应进行制备质控、随后也应进行 LC-MS 质控及采集完毕后的数据质控。提取单个样本代谢物后，同时制备质控（QC）样本（取等量制备好的实验样本混合而成），先用 10 个 QC 样本来评估数据采集系统（监测液相色谱 - 质谱检测过程中仪器的状态），接下来一般情况下每 5～10 个检测样本穿插一个 QC 样本，最后采集三个 QC 样本结束实验（图 22-6）。这种多次 QC 设计可以评估样本数据的采集质量，对实验进行有效监控。

在获得下机数据（原始数据 raw data）后，依次根据信息分析流程步骤对下机数据进行处理。首先对质谱下机原始数据进行预处理，主要包括对原始数据进行提取、峰对齐、去噪、比对、标度

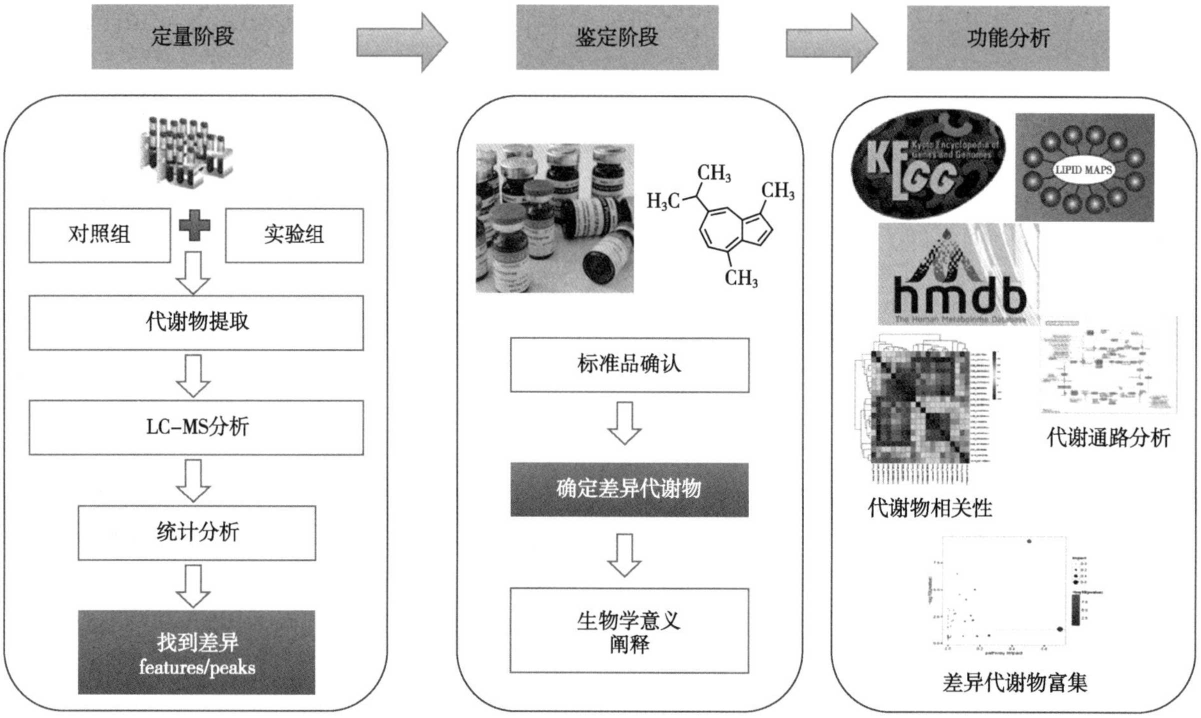

图 22-6　常规 LC-MS 代谢组学研究方案

和归一化等处理；其次，通过一系列的统计数据分析，找出不同处理条件下的差异代谢物，包括无监督分析和有监督分析两种。无监督分析能够在未知样品信息的情况下将样品进行聚类分组，包括多变量数据分析（multivariate data analysis，MADA）、主成分分析（Principal Components Analysis，PCA）和聚类分析（hierarchical cluster analysis，HCA）等。无监督分析方法对组内误差容忍性低，且太关注细节、忽视整体性规律，不适合组间差异的鉴别和差异化合物的筛选。有监督分析方法能够减少组内随机误差、突出组间系统误差、弥补无监督模型的缺陷，主要包括偏最小二乘法 - 判别分析（partial least squares-discriminant analysis，PLS-DA）、正交偏最小二乘法 - 判别分析（orthogonal signal correction partial least squares-discriminant analysis，OPLS-DA）和支持向量模型分析（support vector machine，SVM）等。最后，通过订购标准品对代谢物及差异代谢物进行鉴定和验证，并进行功能和通路分析（图 22-7）。

4. 肿瘤代谢组学　早在 20 世纪 30 年代，Otto Warburg 首次证明了肿瘤细胞和正常细胞之间在中心碳代谢方面存在显著差异。到了 20 世纪 50 年代，Warburg 又证明了肿瘤细胞即使在有氧的情况下也优先使用糖酵解而不是氧化磷酸化。在肿瘤细胞中，癌基因（PTEN、RAS、ERK 等）和癌转录因子（p53、c-MYC、HIF 等）通过对多种代谢酶的调控从而改变肿瘤细胞的代谢水平，更重要的是细胞内的不同变化会引起下游相似的代谢效应，这证明了代谢在肿瘤细胞中的重要性。因此，几十年来，与癌症表型最相关的癌细胞代谢一直是研究的焦点。由于代谢组学能够同时检测多种代谢产物的变化，且在该领域无需预先提出研究假设，因此它目前是肿瘤研究中发展最快的学科之一；自然而然地，肿瘤的代谢组学研究也成为了代谢组学中最大的分支学科之一。在过去十年里，有超过 2 000 篇肿瘤相关的代谢组学研究文章发表（科学网），其中涉及到一系列肿瘤患者的不同类型样本（细胞、组织、体液等）。仅在 2015 年，就有近 400 篇与肿瘤相关的代谢组学原创研究文章发表。自从代谢组学成为一个研究领域以来，与肿瘤相关的研究数量不断增加，尤其是在过去的 5 年中，肿瘤相关的代谢组学原创研究文章和引文数量急剧增加，以至于可以形成一个独立的学科——肿瘤代谢组学。而肿瘤代谢组学研究的应用主要集中在发现生物标记物、疗效评估和精准医学等方面。

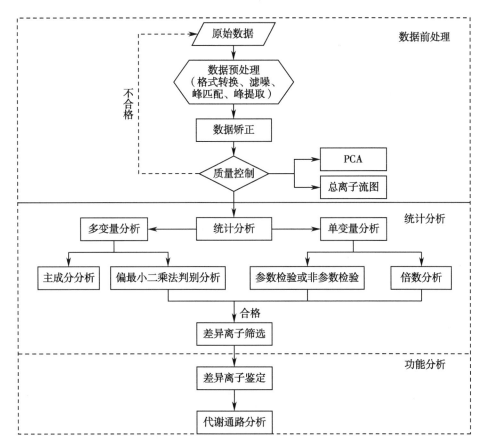

图 22-7 代谢组信息分析流程

（1）肿瘤代谢生物标志物研究：代谢组学在癌症研究中的主要应用之一是改善疾病的诊断/预后。这往往涉及到生物标志物的发现及对其敏感性和选择性的评估，通常是通过比较对照组和癌症组或癌症发病前后或不同阶段（为了研究进展）的样本中代谢物的变化来实现的。同样，生物标志物也可以通过对比治疗前和治疗后、已知复发或不复发的患者样本的代谢特征变化，寻找患者复发或存在复发风险的代谢物标志物。另外，肿瘤生物标志物可以通过突变或敲除调控潜在标志物的基因后，观察肿瘤细胞的表型变化进行进一步的验证。对照组和癌症组的样本可以是细胞、组织，也可以是体液。例如，采用 GC-ESI-MS 比较人类乳腺癌细胞系与正常人乳腺细胞培养基中挥发性代谢特征，可根据癌细胞释放的特征气味进行分类，其成分可作为疾病标志物。比较乳腺癌肿瘤组织和癌旁组织的代谢物差异也可以获得癌症的候选生物标志物，这些标记物具有80% 的特异性和94% 的灵敏度。Leichtle 等使用 ESI-MS/MS 对近 60 对结直肠癌患者和对照者的

血清中 26 个氨基酸浓度以直接注射进样方式进行定量时，发现 11 个氨基酸在癌症和对照组之间存在显著差异。在这 11 个氨基酸中，10 个氨基酸是通过不同的分析方法获得的、已经报道过的潜在结直肠癌生物标志物。在一篇关于早期卵巢癌检测的文章中，用 LC-MS 检测和定量癌症患者及与其年龄匹配的对照者的血清代谢组分，成功建立了一个包含 16 个诊断代谢物的线性支持向量模型。这个与脂质相关的诊断模型对卵巢癌患者队列的预测准确率为 100%，表明脂质和脂肪酸代谢在卵巢癌中的重要性。

在采用代谢组学针对疾病的起始、进展、复发的研究中，通常使用的临床样本是患者血浆或血清。一个典型的例子是利用 GC-MS 和 NMR 监测复发性乳腺癌的代谢谱，其结果于 2010 年发表在《癌症研究》杂志上。该研究分析了 56 个已经确诊并进行手术治疗的乳腺癌患者的不同时期的 257 个回顾性血清样品的代谢物谱，其中 116 个来自 20 例手术后复发性乳腺癌患者，141 个样本来自 36 例手术后 6 年内没有复发临床症

状的患者。使用 logistic 回归法筛选出 11 个代谢标记物，在其他临床诊断方法可确认的复发前 12 个月，这些标记物具有 85% 左右的特异性和敏感度，对复发的预测准确率达 55%。

2013 年，Alberice 等人发表了一项关于膀胱癌复发的前瞻性研究。作者对 48 例诊断为尿路上皮性膀胱癌的患者治疗后的尿液样本进行非靶向 LC-MS 和 CE-MS 的代谢组学数据采集。数据采集后，通过医院病理追踪表对患者进行随访，以确定疾病是否复发、何时复发；根据可能的风险（取决于原始肿瘤等级、阶段）和最终结果（癌症复发与否）对患者进行分类，并根据这一分类对数据进行分析。作者共发现了 27 种可区分以上不同类型患者的代谢产物，其中一些已经报道与膀胱癌有关，但与疾病的进展或复发无关，提示这些候选生物标记物可用于膀胱癌的诊断，也可用于疾病分期的预测。此外，基于治疗后的代谢谱数据分析，这些信息可用于预测治疗结果或选择哪种治疗方法最适合降低复发风险。

（2）肿瘤治疗评估代谢组学研究：代谢组学在癌症研究中的另一个主要应用是确定治疗的有效性以及探索药物的作用机制。这方面的研究会发现潜在的治疗新目标，也有助于改进治疗方案。

代谢组学研究对二甲双胍的疗效已经进行了广泛的评估。2014 年，对 20 名患有子宫内膜癌的肥胖妇女在手术前每天用 850mg 二甲双胍进行 4 周的治疗。对治疗前后收集的血清样品和匹配的肿瘤样品进行 LC-MS 代谢组分析后发现，与无阳性应答的患者相比，有阳性应答的患者对血清中二甲双胍诱导的脂解作用很敏感，与之对应的，在匹配的肿瘤样本中也发现了脂肪酸氧化和糖原代谢的增加。从这项研究中可以看出，二甲双胍可以引起阳性应答者血清和肿瘤中脂质和糖原代谢的明显变化，因此很可能成为治疗子宫内膜癌的有效方法，至少在肥胖个体中是可行的。

二甲双胍的作用机制也已经有不少的代谢组学研究报道。2015 年，He 等通过代谢组学与转录组学相结合的方法对二甲双胍的治疗机制进行了研究。在使用二甲双胍处理人源性 LoVo 细胞不同时长后（暴露后 8 小时、24 小时和 48 小时），发现对照组和处理组细胞之间的碳水化合物、脂类、氨基酸、维生素和核苷酸代谢途径中有 40 多

种不同的代谢物发生了明显的变化：在处理 8 小时时表现出整体上调，而在处理 24 小时时表现出了整体下调。转录组数据显示二甲双胍处理后，每个时间点至少有数百个涉及癌症信号转导和细胞能量代谢机制的基因表达发生变化。由此可以看出，二甲双胍可以在转录和代谢水平通过调节细胞能量代谢来抑制 LoVo 细胞的增殖。

免疫治疗是癌症治疗中的另一个"热门话题"，癌症代谢组学在发现其功效和缺陷方面一直很有用。在 Wettersten 等人最近的一项研究中，研究了肾细胞癌中发生的代谢改变，揭示了免疫疗法（如 IFNγ）治疗无效的可能机制。从原发性肾肿瘤和正常肾组织中发现了 200 多种代谢差异，得出谷氨酰胺不是优先促进脂肪酸合成，而是主要被代谢成谷胱甘肽，以减弱氧化作用；同时，色氨酸代谢在肾癌中上调，导致随后 Kynurenine（一种免疫抑制代谢物）的增加。后者解释了免疫疗法的无效性的可能机制。

癌症代谢组学不仅有助于促进药物治疗方面的研究，也有助于促进营养学方面的研究。总的来说，营养化合物在对抗疾病方面的效用越来越有利，代谢组学在阐明这些化合物的价值，特别是在癌症治疗中发挥了重要作用。

（3）肿瘤精准用药代谢组学研究：代谢组学被描述为"精准医学的快速路线"。药物代谢的个体化被认为是癌症治疗处方中的一个重要考量因素。代谢的个体差异会导致癌症患者在采用同一种治疗时在疗效方面存在巨大差异。典型的例子是他莫昔芬和伊立替康，在具有不同 CYP2D6 多态性（体现将他莫昔芬代谢为生物活性代谢物的能力）的患者中他莫昔芬疗效有明显差异。而在不同患者中由于 UGT1A1 编码的葡萄糖醛酸转移酶代谢伊立替康的能力不同，其疗效差别也很大。

目前，在精准癌症医学领域，有许多使用代谢组学的研究实例。例如，2014 年 Navarette 等人发表了用丝裂霉素 C 成功治疗了对其他治疗有拮抗的胰腺癌患者的精准治疗的案例。这项研究的动机是丝裂霉素 C 比雷帕霉素甚至两者的结合更成功。基于小鼠异种移植瘤模型（从患者中提取的胰腺腺癌细胞移植到小鼠）的实验，丝裂霉素 C 才被选择作为该患者的单一治疗方案。这一选择得益于代谢组学研究揭示了丝裂霉素 C

成功治疗的机制。使用 GC-MS 和 LC-MS 的非靶向代谢组学研究发现，丝裂霉素 C 除了引起许多脂质和氨基酸的显著变化外，对 TCA 循环、嘌呤代谢和脂肪酸生物合成的干扰明显优于其他治疗手段。

癌症治疗计划通常是基于"总生存率"的预测来制订的。例如，结直肠癌的总生存率通常是根据 K-ras 突变的存在与否、血细胞计数、血清乳酸脱氢酶等血清蛋白质和胆红素等代谢产物来预测的。但是，我们也知道这些标记物在预测总生存率方面并不总是可靠的。例如，Bertini 等人对 153 例转移性结肠直肠癌患者和 139 名健康对照者的血清样本的研究中发现，癌症患者除了出现明显的炎症反应外，还会发生能量代谢紊乱，这种代谢变化被证明比 ECOG 或 K-ras 突变在统计学上与结直肠癌相关更加密切。

（四）存在问题与发展方向

肿瘤基因组的快速发展在很大程度上取决于第二代测序仪及其相关的技术革命。随着肿瘤基因组的研究日增，人们意识到肿瘤基因组存在明显的个体差异性，病理表现相近的肿瘤也往往可能是由于不同的基因组变异引起的。而且，肿瘤基因组也并不是一成不变的，每个实体肿瘤的形成都是一个基因组变异不断累积的结果。此外，每个人的遗传背景不同，也决定了人们对于不同化疗药物的敏感性不同。这些发现都推动了肿瘤治疗向个体化治疗和精准医疗方向快速发展，而针对肿瘤组织和细胞的基因组测序是开展肿瘤精准医疗的基础。可以想象一下，开展个人和不同肿瘤组织或细胞的基因组测序将是一个巨大的工作量。未来的肿瘤基因组的首要挑战就是来自对测序仪更快、更准确及更廉价的要求。

虽然目前已经有多种新型第三代测序仪问世，但是其测序成本高昂、准确性不足等问题，尚不能满足临床检测的需求。第二代测序仪依然是肿瘤基因组研究与临床应用的首选。随着技术革新，人类基因组的重测序成本相较于 2010 年已经下降了超过 5 倍，控制在万元以内，这使得个体化的肿瘤基因组测序成为可能。相信在不久的将来，测序成本会进一步下降，肿瘤基因组个体化动态监测的时代会逐步到来。然而，依然有很多问题摆在人们面前。如何从繁杂的基因组突变中

筛选出驱动突变，为肿瘤的精准医疗寻找靶标？如何在肿瘤组织中发现累积了更多驱动突变的微量细胞群体，为未来精准医疗方案的制订和药物开发争取更长的窗口期？如何更加准确地找到肿瘤基因组中的大尺度结构变异，并且明确它们与肿瘤发生发展之间的关系？随着肿瘤基因组知识库的不断拓展、肿瘤基因组与蛋白质组的联合应用、生物信息学方法的开发、单细胞测序技术的开发、第三代测序技术的发展与应用，将会逐一解决这些问题。肿瘤基因组研究的目的是提供临床肿瘤检测、肿瘤预后判断以及肿瘤药物靶标设计的工具。就目前发展状况而言，肿瘤基因组的应用已经走入临床，但是应用范围还比较局限。如何更加有效地将基因组技术应用于日常的临床工作，是未来肿瘤基因组学致力解决的难题和发展方向。

相对于基因组而言，蛋白质组的技术发展更晚一些。迄今为止，蛋白质组的分析技术尚不能达到基因组分析的规模和速度，其数据的精确度也存在很大的改进空间。因为蛋白质的丰度是描述蛋白质功能的核心指标，发展准确的蛋白质组定量技术是一项紧迫而且棘手的挑战。当今的高精度质谱仪和生物信息分析的发展给这个方向的发展注入了新的活力。

近年来建立在相对定量蛋白质组分析基础上的对肿瘤蛋白质标志物的研究确有显著发展，但是我们也注意到，目前仍没有一项蛋白质组绝对定量技术能够广泛地被接受。在未来几年中，精确灵敏而且常规操作性强的规范化定量蛋白质组技术将是蛋白质组学发展的重要方向。从肿瘤蛋白标志物的研究来讲，蛋白质组检测都希望在体液中进行，这方面的技术革新除了定量测定外，蛋白质的富集显得更为重要。所谓富集有两重含义，一方面要能够将体液中低丰度的蛋白质浓缩起来，另一方面要能够去除体液中广泛存在的高丰度蛋白质，避免它们对低丰度蛋白质信号的干扰。目前蛋白质浓缩技术有所改进，但这些技术还是局限在体积较大溶液的处理，而且浓缩过程中蛋白质丢失太多。未来的蛋白质富集技术很可能从蛋白质高分离度技术和生物亲和层析两个方面实现突破。

代谢组的每种分析技术都有其自身的缺点和

优势。磁共振波谱具有较低的灵敏度，但在代谢物鉴定方面具有巨大的潜力。与磁共振相比，质谱更为敏感；然而，根据所选择的分离技术，质谱会出现不同的局限性。在 LC-MS 的情况下，代谢物的鉴定是最具挑战性的步骤。将测量的 m/z 值与实际代谢物进行匹配时，可以通过分析真实标准品或将获得的 MS/MS 图谱与文献或互联网数据库中的可用图谱进行比较来实现。但是，目前仍缺乏大量代谢物小分子的标准品。通过将获得的 MS/MS 图谱与理论或网上数据库进行匹配往往得到的鉴定结果并不可信，因此，在各个实验室大家都在努力搭建自己的代谢物标准品数据库。这种不可信主要是由于代谢物小分子自身分子量较小，且存在大量同分异构分子或分子量非常接近的其他代谢物小分子，因此在二级 MS/MS 破碎时无法获得足够的碎片离子用于区分分子量接近的分子或同分异构分子。有时，带有不同加合物的带电分子可能会产生不同的碎裂谱，这使得鉴别更具挑战性。因此，在构建标准品库时，通过引入不同分子在 LC 柱分离时的保留时间可以实现精确鉴定。目前还有一个趋势是使用高分辨率、高精度的质谱仪提升分子量差异的检出，从而提升鉴定精准性。然而，代谢组学研究中使用的任何分析平台最重要的局限性是无法测量生物样品中存在的所有代谢产物。因此，多平台方法也被用于研究几种类型的癌症，包括肺癌、乳腺癌、结直肠癌和前列腺癌。

值得关注的是，肠道微生物群的研究在了解癌症等疾病和预测患者对治疗的反应方面变得越来越重要。未来代谢组学和脂质组学的关键研究应用可能是研究肠道微生物群在癌症中的作用，并更好地了解如何使用精准医疗方法定制代谢疗法。了解癌症中的肠道微生物群尤其重要，因为这可以改变药物治疗的代谢反应以及有效的抗癌治疗。

（刘斯奇　张　聚　任　艳　娄晓敏）

二、基于肿瘤高通量数据的生物信息学分析

（一）概述

近年来，第二代高通量测序以其测序通量高、价格便宜、测序时间短等诸多优势在肿瘤研究中得到了越来越广泛的应用，包括全基因组测序（WGS）、全外显子测序（WES）、转录组测序（RNA-Seq）、染色质免疫共沉淀测序（ChIP-Seq）和全基因组重亚硫酸盐测序（WGBS）等在内的多种测序手段，在基因组、转录组、表观遗传组及蛋白质组等组学水平产出了大量肿瘤高通量数据。基于肿瘤高通量数据的生物信息学分析可从多层次系统地揭示肿瘤发生与发展的分子机制，包括鉴定肿瘤驱动基因（突变）、识别肿瘤发生相关通路、探究肿瘤中异常调控机制等，从而为肿瘤诊断和治疗方案选取提供参考。

结合生物信息学和系统生物学的分析方法，高通量组学数据大大促进了我们对疾病，尤其是肿瘤的认识。目前，基于统计学的差异分析、复杂的机器学习理论和不同层次的各种生物学先验信息，研究者可发现肿瘤中的疾病易感位点、筛选肿瘤生物标志物；基于组学数据（如基因表达谱）和诊断标记物特征谱，可以准确区分乳腺癌、肺癌和淋巴瘤等肿瘤亚型，并进一步筛选潜在的肿瘤治疗靶点。更重要的是，肿瘤的分子亚型可以用于建立与宿主肿瘤特性的关联，包括肿瘤转移的倾向性以及对特定治疗方案的敏感度和抗性，甚至肿瘤标志物的基因表达谱特征在一定程度上也可以辅助肿瘤临床的诊断决策。总的来说，高通量测序技术在肿瘤研究中的应用开启了未来个性化医疗的大门，肿瘤高通量数据从各分子水平上反映了肿瘤信号特征，进一步推动了肿瘤的个体化诊断和精准治疗。

（二）生物信息学与肿瘤发生发展分子机制

虽然肿瘤发生发展的分子机制一直是过去 50 年来分子生物学研究的重点，但人们对人类癌症的发生机制还知之甚少。随着后基因组时代的到来，人们了解到，为了全面认识肿瘤发生发展的分子机制，不仅要在基因组水平上进行研究，更要进一步借助转录组、蛋白质组以及表观遗传组等新近衍生出的组学技术与分析手段。近年来，高通量测序技术和生物信息学分析方法的进步极大地推动了肿瘤组学研究，对肿瘤高通量数据的解读正在逐步揭示肿瘤发生发展的分子机制。

1. 肿瘤基因组研究　早在一个多世纪前，Theodor Boveri 就提出癌症是由染色体紊乱引起细胞不受控制地分裂造成的，即癌症是一种基因

组疾病。这种观点直到 70 多年后才被分子生物学家们通过发现突变的癌症驱动基因而证实，这些基因上的突变使之具有促进癌症发生发展的作用。到 20 世纪 80 年代中期，研究人员建立了两种主要的癌症驱动基因类型（致癌基因和肿瘤抑制基因），并定义了这些基因的基因组改变（例如，核苷酸取代、染色体拷贝数改变和 DNA 重排）。随后大量研究表明，肿瘤的发生发展是一个多基因变异累积的过程。癌症研究人员也随即开发了"癌症基因组学"也即"肿瘤基因组学"的领域。肿瘤基因组学就是通过大规模的测序来建立肿瘤基因组图谱，从而阐明各类肿瘤的基因组变异规律及其在肿瘤发生发展过程中的作用。

第二代测序技术（NGS）和处理海量数据的计算分析能力的快速发展使我们能够全面分析癌症基因组谱。例如，全基因组测序（WGS）或者更廉价的全外显子测序技术（WES）可以捕获基因组序列上的各种变异，包括单核苷酸变异（SNP）、插入和缺失（InDel）、拷贝数变异（CNV）、序列反转（inversion）、结构变异（structural variation, SV）等，对于阐明肿瘤发生的分子机制具有重要意义。为了探索癌症基因组改变及其多样性，目前全球已完成 5 万余例肿瘤组织的基因组测序，这其中包括了"癌症基因组图谱（TCGA）"和"国际癌症基因组联盟（ICGC）"这两个项目里的肿瘤例数，预计到 2030 年将有数亿癌症患者基因组被测序。在这些项目中，外显子测序（whole exome sequencing, WES）是癌症基因组测序的主要平台。WES 通过溶液内杂交、微阵列捕获或 PCR 扩增来捕获跨越约 50Mb 的蛋白质编码外显子（占人类基因组的 1%～2%）并进行深度测序，之后对测序数据进行生物信息学分析得到突变基因。已建立的 WES 分析步骤主要包括原始数据质量评估、预处理、比对、后处理和变体分析（检测、注释和发现致病变体等）。WES 已经为所有类型的常见和罕见的人类肿瘤累积了蛋白质编码区域中的大量突变数据，这些癌症基因组数据的系统研究揭示了许多新的癌症驱动基因和途径。同时，对 WES 数据的泛癌分析表明，致癌物暴露的癌症，如黑色素瘤和肺癌，相比常见癌症在编码区域中有更多的体细胞突变；而儿科肿瘤和白血病的突变少得多，整个编码区只存在几个蛋白质改变突变。

WES 已被证明是检测致病变体和发现基因靶标的一种低成本的有效方法。然而，WES 无法检测到跨越 98% 人类基因组的非编码区中的体细胞突变信息，其包括非翻译区（UTR）、内含子、启动子、调节元件、非编码功能 RNA、重复区和线粒体基因组。癌症基因组中的结构变异（SV）如大的缺失 / 插入，倒位，复制，易位和病原体（病毒）整合也仍然未被广泛探索。WGS 方法可以涵盖所有这些未探索的突变，并帮助我们更好地理解癌症基因组的"整体"环境，阐明这些未开发的人类基因组区域的功能。WGS 技术更简单，DNA 通过物理剪切随机分割，对每个患者的肿瘤和正常样本全基因组测序 30～50 倍深度（90～150Gb），其可覆盖整个人类基因组的 99%。癌症 WGS 最具挑战性的问题之一是计算分析，癌症 WGS 需要产生超过 90～150Gb×2（肿瘤和正常 DNA）的序列数据，对应于原始数据的大约 1TB，需要大量的计算机资源来处理 WGS 数据集。鉴于 WGS 在成本和数据分析难度上的劣势，WES 仍是许多肿瘤基因组研究的首选方案。而 Belkadi A 等在比较了六个无关个体的 WES 和 WGS 后发现，虽然 WES 在检测编码区域的单核苷酸变异时表现良好，但 WGS 在鉴定单核苷酸变异、插入和缺失突变时更为稳定；同时 WES 对于检测拷贝数变异是不可靠的，WGS 能更有效地鉴定基因组上的各种类型变异。一般而言，研究者可根据自身研究目的选择合适的测序方案。

2. 肿瘤转录组研究 转录组是特定组织或细胞在某一发育阶段或功能状态下转录出来的所有 RNA 的集合，包括 mRNA 和非编码 RNA 等。遗传学中心法则表明 mRNA 是 DNA 与蛋白质之间遗传信息传递的一个"桥梁"，因此，对特定条件下组织或细胞中的 RNA 进行研究，有助于基因表达调控的研究。转录组研究能够从整体水平研究基因功能以及基因结构，揭示特定生物学过程以及疾病发生过程中的分子机制。在过去的十数年，芯片杂交技术（gene chip 或 microarray）的发展和以标签序列为基础的基因表达系列分析（serial analysis of gene expression, SAGE）的应用，第一次使研究人员对转录组研究领域有了深入的了解。而近年来 RNA-Seq 作为一种新的高效、快捷的转录组研究手段正在改变着人们对转录组的认识。RNA-Seq 利用高通量测序技术对组织或细胞中所有 RNA 反转录而成的 cDNA 文库进行测序，通过统计相关读段（reads）数计算出不同 RNA 的表达量、鉴定等位基因特异性表达、发现新的转录本、捕获融合基因和剪切点及多种形式的非编码 RNA 等更为全面的遗传信息。该技术不受先前技术存在的许多问题的限制，例如阵列技术中探针选择引起的偏差、交叉杂交背景和信号饱和引起的检测动态范围限制。此外，这种高通量技术以单核苷酸分辨率产生大而复杂的数据集，并且其成本不断下降，因此它提供了以更精确和全面的方式广泛研究分子生物学转录组的可能性。

在肿瘤的病理过程中，大量基因的表达都表现为异常的状态，因此肿瘤样本的转录组分析对于更全面地认识肿瘤发生与发展的分子机制至关重要。目前 RNA-Seq 已广泛应用于多种癌症的机制研究，用以鉴定与癌症发生或转移相关的 RNA 变异（包括几乎所有基因的表达量差异、基因融合和选择性剪切等事件），发现肿瘤中失调的功能途径，并进一步应用于临床诊断、治疗与预后等。在前列腺癌的研究中，RNA-Seq 被用于研究前列腺癌组织和正常前列腺组织之间的转录本差异和差异表达的非编码 RNA，有助于发现前列腺癌新的肿瘤标志物和致癌机制；利用 34 名头颈部鳞状细胞癌（HNSCC）患者（包括乙醇饮用者和非乙醇饮用者）的 RNA-seq 数据的差异表达分析鉴定了一组由于饮酒而失调的 lncRNA，这些 lncRNA 可能在 HNSCC 的早期发病机制中起关键作用；使用 RNA-Seq 技术检测到黑色素瘤三种不同发病阶段细胞系中基因的不对称表达，特别是在染色体 9、11、12 和 14 上的表达，表明它们参与黑色素瘤的发生和转移。另外，结肠癌、肺癌、乳腺癌和卵巢癌等研究中也广泛应用 RNA-Seq 技术。

一个典型的 RNA-Seq 流程主要包括三个主要部分：实验生物学、计算生物学和系统生物学。实验部分包括 RNA 提取、RNA 片段化和反转录成 cDNA，之后进行文库构建和测序，从而得到数百万条来自 NGS 测序仪的短读段。RNA-Seq 测序平台已有合成测序方法、半导体技术驱动的离子种源基因组仪器、单分子实时 PCR 仪器以及纳米孔技术驱动的便携式设备等。测序平台得到的原始读段则作为计算生物学部分的起始材料，利用各种生物信息学分析方法和工具，首先对原始读段进行质量控制和预处理，去除技术和生物污染，接着将合格的读段比对到参考基因组或转录组（或直接进行读段的从头组装），将每个样品的比对读段数指定到基因、外显子或转录本水平，以评估每个样本的 RNA 丰度。最后一部分通过差异表达分析得到差异表达基因列表，进行通路富集分析或者共表达网络构建来探究基因表达变化和功能，或鉴定可变剪切事件以及整合表观基因组学 / 蛋白质组学数据来共同探究调节机制。

为了探究在肿瘤发生发展过程中的基因表达变化，一个基本的研究方法即为鉴定肿瘤样本相比正常样本中的差异表达基因，又称差异表达分析。在挑选与肿瘤发生有关的差异表达基因时，早期的分析方法是采用表达均值发生 2 倍变化的基因作为差异变化的基因。后来不断出现基于统计学检验的方法，如 Student-t 检验，F 检验，SAM，PAM 等检验方法。针对高维度数据的多重假设检验，采用严格的统计学方法来校正差异显著性，例如错误发现率（false discovery rate，FDR）。这类统计通常都会给出一个包含很多差异基因的结果列表，即便它会大大分散人们对生物学意义的关注，生物学家仍希望根据这些选取的基因提供一种肿瘤发生机制的解释。因此，结合生物学过程，调控网络和其他注释信息的特征筛选方法被设计出来。这些方法的一个缺陷是容易忽略未通过域值的基因中也存在与肿瘤相关的基因。

在肿瘤机制研究中，我们既可以直接从高通量数据分析得到差异表达基因用于后续研究，也可以将基因的功能信息或相互作用的信息与高通量数据相结合，以获得更加稳健的、针对性更强或更具有生物学意义的结果。通过解析基因表达谱和整合异源的生物学知识来筛选基因集的策略也已经被其他一些算法所采用，例如基因集富集分析（gene signature enrichment analysis，GSEA）。基因集富集分析使用预定义的基因集，将所有基因按照在两类样本中的差异表达程度排序，检验预先设定的基因集合是否在这个排序表的顶端或底端富集。这种方法首先需要定义基因集，也就是基于我们的先验知识（基因注释信息）将基因分类，可以想象成用一堆代表基因功能的箱子（bin）将具有相同或者相似功能的基因封装起来，起到降维的作用，因此分析不是针对单个基因表达的差异，而是不同 bin 之间的差异，得到的结果更具有生物学意义。常用的基因注释信息有基因本体系统（gene ontology, GO）的分类号、京都基因和基因组百科全书（KEGG）中收录的生物过程、疾病、药物和化学物质数据集或 Reactome 生物通路注解。

另外，在基因表达谱的分析中，除了直接的基于注释的方法外，通过相关系数与共表达的概念所建立的基因共表达网络也被应用于肿瘤研究中。共表达是一个以数据归纳为研究模式的概念。数据集的大小、数据的试验背景与相关性度量的选择都会对分析的结果产生明显的影响。基因共表达网络分析特别适用于基于变量之间的成对相关性研究生物网络，它基于基因表达信号值变化之间的相关性，联系临床表型的复杂变化，构建与之对应的作用网络。对不同的样本或者不同实验条件建立基因表达谱后，可以通过查看不同样本间产生相似表达模式的基因对建立基因共表达网络，因为两个共表达基因在不同的样本中应以相同模式变化。共同表达的基因是由同一转录控制程序控制、功能相关、同一通路或蛋白结构的组成，对比差异表达分析，更能分析整体生物学过程的变化，使得同时识别几百个致病基因和治疗靶点成为可能。构建基因共表达网络主要可分为两步：首先是计算共表达指标，然后是选择显著阈值。首先，需要选择一个用于计算每一对基因之间相似分数的共表达指标，常用的有皮尔逊积矩相关系数、互信息、斯皮尔曼等级相关系数和欧几里得距离。之后需要确定阈值，将高于阈值认定为具有显著的共表达关系。常见的基因共表达算法有贝叶斯网络（Bayesian network）、马尔科夫聚类算法（Markov clustering algorithm, MCL）和权重基因共表达网络分析（weighted gene co-expression network analysis, WGCNA）等。其中 WGCNA 方法用软阈值的权系数代替传统方法中的硬阈值，同时引入无尺度分布网络的概念，通过网络对表达矩阵相关系数进行了加权处理，

使得每个网络中基因与基因之间尽量满足一定生物学意义，网络中得出的高连接度枢纽点则有助于解读网络的主要特性与生物机制。WGCNA 技术最早被用于胶质母细胞瘤中，Horvath 等识别出关键基因异常纺锤型小脑畸形相关基因（abnormal spindle-like microcephaly associated, ASPM），并成为目前热门治疗靶点；Plasie 等人通过 WGCNA 与遗传学标记数据结合，识别出家族性高脂血症的相关通路及其成因基因 USF1 和 PADS。

3. 肿瘤蛋白质组研究　肿瘤的发生是在环境和遗传因素相互作用下，机体正常细胞经多因素、多基因、多途径协同作用发生转化，失去原有的生长分化调节而异常增生的结果。在这一过程中，基因的功能活动最终均要靠蛋白质来执行。而由于在 DNA 到 mRNA 再到蛋白质的遗传信息传递过程中存在着转录后剪切和翻译后修饰等多种变化，因此 DNA 或 mRNA 的水平和状态并不能完全代表蛋白质水平，有必要在蛋白质水平上来揭示肿瘤的发生发展机制。应用蛋白质组学研究手段可以大规模地定量分析细胞内的蛋白质表达水平、翻译后修饰等性质以及定义信号网络中的蛋白质间相互作用，从而有希望发现控制肿瘤进程的关键分子，为肿瘤的早期诊断、肿瘤标志物的筛选与鉴定、抗肿瘤药物的筛选及开发出新的治疗靶标，提供新的平台。

1994 年，澳大利亚科学家 Wilkins 和 Wilian 首次提出蛋白质组学的概念，这是研究一个基因组、一种生物或一种细胞/组织中全部蛋白质的表达、结构和功能等的一门新兴学科。蛋白质组学一般分为表达蛋白质组学（expression proteomics）、结构蛋白质组学（structural proteomics）和功能蛋白质组学（functional proteomics）三方面。表达蛋白质组学也叫差异蛋白质组学，主要对正常、疾病或药物处理细胞或亚细胞中的所有蛋白质进行定性或定量研究；结构蛋白质组学以绘制出蛋白复合物的结构或存在于一个特殊细胞器中的蛋白为研究目的，用于建立细胞内信号转导的网络图谱并解释某些特定蛋白的表达对细胞的作用；功能蛋白质组学主要研究在不同生理或病理条件下，细胞中各种蛋白质之间的相互作用关系及其调控网络，以及蛋白质的转录和修饰。随着

蛋白质组学研究的不断深入，现已形成一个"肿瘤蛋白质组学"的分支。肿瘤蛋白质组学可动态、整体、定量地观察肿瘤发生发展中蛋白质种类、数量的改变，已广泛应用于各种肿瘤研究。

肿瘤蛋白质组学研究主要依赖于以下三大技术的进步。

（1）双向凝胶电泳技术（two-dimensional gel electrophoresis, 2-DE）：是蛋白质分离的常用手段。该技术在 20 世纪 80 年代发展起来，原理是在相互垂直的两个方向上，根据蛋白质电荷的差异和分子量的大小分别进行等电聚焦电泳（isoelectric focusing, IFF）和十二烷基硫酸钠 - 聚丙烯酰氨凝胶电泳（SDS-PAGE），从而分离复杂蛋白质的不同异构体。完整的双向凝胶电泳技术包括样品制备、等电聚焦、平衡转移、SDS-PAGE、斑点染色、图像捕获和图谱分析等步骤。但双相凝胶电泳技术难以分离高分子量、小分子量、极酸性、极碱性和强疏水性的蛋白，重复性也不高。因此近年来，通过引入液相色谱技术，弥补了双相电泳存在的缺陷，还可对复杂样品进行预分离，对低丰度蛋白进行富集，大大提高了工作效率。

（2）质谱技术：作为蛋白质组学中最重要的方法，具有高通量、灵敏、准确、自动化等特点，已逐渐取代传统 Edman 降解测序和氨基酸组成分析，成为蛋白质鉴定的核心技术。其基本原理是通过电离源先将样品分子离子化，再根据各离子间质量 / 电荷比（m/z）不同，在静电场和磁场的作用下实现分离，用特定检测器可以记录各种离子的相对强度并形成质谱图，最终进行质谱分析。质谱可提供分子量、分子结构和化合物元素组成等信息。质谱技术依据电离源的不同主要分为电喷雾质谱（electro spray ionization mass spectrometry, ESI-MS）、基质辅助激光解吸 - 电离飞行时间质谱（matrix-assisted laser desorption ionization of flight mass spectrometry, MALDI-TOF-MS）及表面增强激光解吸离子化 - 飞行时间质谱（surface-enhanced laser desorption/ionization-time of flight mass spectrometry, SELDI-TOF-MS）等。

（3）生物信息学技术：由数据库、计算机网络和应用软件组成，运用数学和信息学技术，组织和分析数据；可用于蛋白质的结构预测、数据分析和数据库建立。目前蛋白质组学研究的主要策略之一是利用双向凝胶电泳来分离复杂蛋白质组分，并利用专门计算机软件对所得的图像进行数据采集和分析，然后采用氨基酸组成分析、微量蛋白质序列分析、质谱分析等技术，对从凝胶上回收的蛋白质斑点进行精细鉴定，获得有关蛋白质的等电点、分子量、数量、表达变化及翻译后加工等方面的信息。

目前，肿瘤蛋白质组学研究已经取得了许多的成果。Ahmed 等利用 2-DE 和质谱分析 24 例高级卵巢癌患者和 11 例正常妇女的血清蛋白质组，发现结合珠蛋白 1 前体的异构体（HAP1）只出现在卵巢癌上皮中且表达明显升高，在正常卵巢上皮中则没有发现；血清铁传递蛋白前体（STR）在卵巢良性上皮和卵巢正常上皮中表达无明显变化，但是在卵巢恶性上皮中表达则显著降低。免疫组化分析也证实了上述结果。表明 HAP1 和 STR 有可能成为卵巢癌早期诊断和治疗的肿瘤标志物。为了发现用于早期检测人肺鳞状细胞癌（LSCC）的新型生物标志物并探索 LSCC 癌发生的可能机制，Guqing Zeng 等人对激光捕获显微切割纯化的正常支气管上皮（NBE）、鳞状上皮化生（SM）、不典型增生（AH）、原位癌（CIS）和侵袭性 LSCC 使用 iTRAQ 标记结合二维液相色谱串联 MS 分析来鉴定人支气管上皮致癌过程中差异表达的蛋白质，鉴定出 102 种差异表达的蛋白质，并且通过蛋白质印迹选择性地验证显示致癌过程中逐渐表达变化的三种差异蛋白质（GSTP1、HSPB1 和 CKB）。进一步研究显示，三种蛋白质的组合可以完全区分 NBE 与癌前病变（SM、AH 和 CIS）和侵袭性 LSCC。此外，在永生化人支气管上皮细胞系 16HBE 细胞中敲低了 GSTP1，然后测量了它们对致癌物苯并芘诱导的细胞转化的敏感性。结果显示，GSTP1 敲低显著提高了苯并芘诱导的 16HBE 细胞转化的效率。目前的数据表明，GSTP1、HSPB1 和 CKB 是早期检测 LSCC 的新型潜在生物标志物，GSTP1 下调参与人支气管上皮癌的发生。Fang Peng 等人将 iTRAQ 2D LC-MS/MS 分析用于来自正常结肠、腺瘤、原位癌和浸润癌组织的激光捕获显微切割纯化的结肠上皮细胞，鉴定人结肠上皮致癌过程中的差异表达蛋白（DEP），研究共鉴定出 326 个 DEP，并通过免疫组织化学进一步验证了致癌过程中进行性改变的 4 个 DEP（DMBT1、S100A9、Galectin-10 和 S100A8）。DEP 参与多种生物过程，包括细胞周期、细胞黏附、翻译、mRNA 加工和蛋白质合成。参与细胞过程的一些 DEP（例如"翻译"和"mRNA 剪接"）逐渐上调，而一些涉及其他过程的 DEP（例如"代谢"和"细胞对压力的反应"）逐渐下调。在癌发生的某些阶段上调或下调的其他蛋白质可能在结肠直肠致癌过程的不同阶段发挥各种作用。而由于许多肿瘤通常会对化疗产生抗药性，蛋白质组学鉴定与化学或药物抗性相关的重要蛋白质可能为开发治疗靶点以改善目前的肿瘤治疗效果开辟道路。一些研究已应用蛋白质组学，使用细胞模型来研究胰腺癌对吉西他滨的耐药性。使用 2-DE 和质谱法比较对吉西他滨敏感的细胞系和抗性细胞系的蛋白质组，已经确定了与吉西他滨抗性相关的蛋白质子集，如热休克蛋白 27（HSP27），其过表达与吉西他滨诱导的耐药性相关。另一项使用 2D-DIGE 和 MALDI-TOF 质谱的研究表明，PANC-1 胰腺癌细胞对吉西他滨的耐药性可能涉及肿瘤抑制蛋白 p53。另外，许多抗肿瘤药物作用的分子机制尚未完全阐明，通过双向电泳联合质谱比较分析药物处理（治疗）前后组织或细胞的蛋白质表达图谱，不仅可以快速获得该药物的药效和毒理方面信息，而且可将药物作用的靶蛋白构建成分子药理学模型，用于大量新药筛选和评价其药物效能，为肿瘤早期治疗和新药开发提供理论依据。

4. 肿瘤基因表达调控研究 基因表达是指基因通过转录和翻译产生蛋白质产物或转录后直接产生其 RNA 终产物如 rRNA、tRNA 的过程。在这一过程中，基因的启动和关闭、活性的增加与减弱等都是受到严格的调控的。不同类型的细胞在不同的发育阶段和不同的环境需求而需要表达不同的信息，这就需要基因表达调控。基因表达调控是对生物体内基因表达进行调节控制，使细胞中基因表达的过程在时间、空间上处于有序状态，并对环境条件的变化作出反应的复杂过程。基因表达的调控可在多个层次上进行，包括基因水平、转录水平、转录后水平、翻译水平和翻译后水平的调控。基因表达调控是生物体内细胞分化、形态发生和个体发育的分子基础。肿瘤的发生发展也是多个基因在多水平上的表达调控共

同作用的结果，因此，研究肿瘤发生发展过程中的各种基因表达调控方式也有助于我们深入了解肿瘤形成的分子机制、基于调控机制发现肿瘤靶点、设计抗肿瘤药物以及开发新型疗法等。

真核生物的基因表达受细胞核内、外多层次的调节而呈现多级调节，包括遗传调控（genetic regulation）和表观遗传调控（epigenetic regulation）。遗传调控包括基因转录、转录后加工、翻译以及翻译后修饰等环节，其中转录水平的调控是真核生物遗传信息传递过程中第一个具有高度选择性的环节。在遗传调控过程中，反式作用因子与顺式作用元件间的相互作用是构成基因表达调控网络的基础。表观遗传学（epigenetics）这一术语在 1939 年由 Waddington CH 首先在《现代遗传学导论》中提出，1942 年定义为生物学的分支。表观遗传学是指在不改变 DNA 序列的前提下，通过某些机制引起可遗传的基因表达或细胞表型的变化。与经典遗传学以研究基因序列影响生物学功能为核心相比，表征遗传学主要研究这些"表征遗传现象"建立和维持的机制。其研究内容主要包括两类，一类为基因选择性转录表达的调控，有 DNA 甲基化、基因印记、组蛋白共价修饰和染色质重塑等；另一类为基因转录后的调控，包括基因组中非编码 RNA、微小 RNA、反义 RNA、内含子、核糖开关及 RNA 修饰等。

已有大量研究结果表明表观遗传调控与肿瘤的发生存在密切的关系。早在 1989 年就已报道肺癌细胞中常存在 DNA 甲基化状态的改变，而 DNA 甲基化修饰是一种主要的非基因水平改变的表观遗传调控方式。这种现象不仅可以激活某些原癌基因的表达，而且可抑制一些抑癌基因的转录。研究表明，致癌基因 RRAS、S100P 和黑色素瘤抗原家族 A1（MAGEA1）的启动子区域的低甲基化分别激活了它们在胃癌、胰腺癌和肝细胞癌中的基因表达，而启动子高甲基化触发肿瘤抑制基因 BRCA1、CDKN2A 和 MLH1 的沉默，从而使它们无法控制细胞周期、细胞凋亡和 / 或 DNA 修复。由于许多重大疾病被认为与 DNA 甲基化修饰相关，因此 DNA 甲基化修饰的鉴定成为一个被广泛研究的领域，针对 DNA 上的化学修饰也已开发出了一套完整的鉴定分析系统。根据鉴定方法的原理，可以将 DNA 修饰鉴定方法分

为三大类，即靶向富集方法（targeted enrichment methods）、非靶向富集方法（non-targeted enrichment methods）以及全基因组方法（whole-genome method）。靶向富集方法采用 PCR 扩增、配体捕获、重亚硫酸盐锚定探针捕获以及液相杂交等技术对 DNA 上的甲基化修饰信号进行捕获和定量。其中，PCR 扩增法是最为常用的 DNA 甲基化鉴定技术。该技术通过对样品进行重亚硫酸盐处理，将未甲基化的胞嘧啶转换为尿嘧啶，而甲基化的胞嘧啶保持不变。根据重亚硫酸盐转换后的序列设计针对性的引物，可以对靶向的甲基化位点进行鉴定和定量。最近，利用芯片技术和微液滴 PCR 技术，靶向鉴定已经可以实现同时分析超过 3 500 个甲基化位点，并能保证 99% 的敏感度及 90% 的特异性。非靶向富集方法是另一种常用的 DNA 修饰鉴定技术，它主要分为限制性酶测序方法（restriction enzyme sequencing, MRE-seq）、DNA 甲基化免疫共沉淀测序法（methylation DNA immunoprecipitation sequencing, DIP-seq）和甲基化 CpG 结合蛋白测序法（methyl-CpG-binding domain protein sequencing, MBD-seq）。在这些方法中，发生化学修饰的 DNA 片段首先被特异性的抗体或者结合蛋白所富集，然后通过高通量测序确定其中的 DNA 修饰信号。DNA 修饰的全基因组鉴定方法通常指的是 DNA 甲基化的重亚硫酸盐测序法（bisulphite sequencing, BS-seq）。与靶向富集方法类似，BS-seq 通过使用重亚硫酸盐对样本进行处理，将未甲基化的胞嘧啶转换为尿嘧啶，然后利用二代测序技术来高通量地确定鉴定序列，发现序列中的甲基化位点。该技术直接对胞嘧啶进行分析，可以得到单碱基精度的 DNA 甲基化位点。当前 BS-seq 已经被应用于大部分的 DNA 修饰研究中，是 DNA 修饰鉴定的金标准。一般情况下，全基因组鉴定方法及非靶向鉴定方法可以在整个基因组范围内研究 DNA 修饰的分布特征，主要应用在发育生物学及流行病学研究中。而靶向鉴定方法由于其成本低廉、稳定性强，主要用于一些感兴趣区域的 DNA 修饰研究中，并且特别适合进行大规模样本的 DNA 修饰分子标记鉴定。总的来说，这三大类 DNA 修饰鉴定技术的建立为 DNA 上的表观遗传学研究提供了重要的分子基础，使得近几年来 DNA

修饰的数据得到大量积累，推动了 DNA 修饰的深入研究。

RNA 上的化学修饰也有着与 DNA 修饰类似的调控功能。在分子水平上看，RNA 修饰可以潜在影响所有基因表达的转录后加工过程。其中 N6- 甲基腺苷（N6-methyladenosine，m^{6}A）作为含量最丰富、分布最广泛的 RNA 修饰，已成为现今 RNA 修饰领域的研究热点。m^{6}A 修饰通常由 m^{6}A 甲基转移酶复合物（m^{6}A methyltransferase complex）在 RNA 转录后引入到特定位点上。该复合物主要由 METTL3、METTL14 与 WTAP 构成，也被称为 m^{6}A writer。位于 RNA 上的 m^{6}A 位点可以被特异的蛋白质即 m^{6}A reader 选择性识别，通过结合 m^{6}A 位点这些蛋白质调节着与 m^{6}A 相关的下游生物学功能。甲基化的 RNA 探针实验证实三个来自于人的 YTH 家族蛋白（YTHDF1～3）为主要的 m^{6}A reader。与 DNA 甲基化修饰类似，RNA 上的 m^{6}A 修饰并不是一成不变的。最近的研究发现，在哺乳动物中有两个基因起到了 m^{6}A 去甲基化酶的功能，它们分别是脂肪量和肥胖相关蛋白 FTO（fat mass and obesity-associated protein）以及 RNA 去甲基化酶 ALKBH5（RNA demethylase ALKBH5）。细胞内的 RNA 去甲基化对生命活动至关重要，它可以帮助保持体内 m^{6}A 甲基化的微妙平衡，维持一个动态的 m^{6}A 调控循环。近年来高通量测序技术的发展大大促进了有关 m^{6}A 的研究，Dominissini 和 Meyer 等首次针对 RNA 甲基化的大规模检测提出了一种基于甲基化修饰抗体的免疫共沉淀结合新一代测序技术的检测方法（methylated RNA immunoprecipitation sequencing, MeRIP-seq）。在该方法中，将甲基化 RNA 特异性抗体与被随机打断的 RNA 片段进行孵育，抓取有甲基化修饰的片段进行测序；同时将一个对照样本作平行测序（对照样本用于消除抓取带有甲基化片段过程中的背景），然后将免疫共沉淀（IP）样本和对照样本中的序列片段比对到参考基因组 / 转录组上，检测 RNA 甲基化位点。对照样本测量对应 RNA 的表达量，本质上是 RNA-seq 数据。此方法可以在转录组水平上鉴定到 100～200bp 的 m^{6}A 修饰信号。2015 年，Chen 等人结合光交联技术及 MeRIP-seq 技术，鉴定出高精度的 RNA 甲基化图谱。同年,Linder 等人提出了一种紫外交联 m6A 抗体联合免疫共沉淀的方法——miCLIP,该方法第一次从单碱基精度上对哺乳动物的 m6A 修饰位点进行高通量鉴定。随着有关 m6A 数据的积累和功能研究的深入,近年来 m6A 修饰的调控功能已被逐渐揭示:它可以调控 mRNA 的稳定性、影响 mRNA 剪接、控制 mRNA 翻译速率,同时还参与了前体 microRNA 的加工过程。值得注意的是,m6A 修饰广泛分布在影响机体转录、新陈代谢及分化等重要生命过程的管家基因中,它的异常很可能是某一时刻癌症发生的诱因。随着研究的深入,越来越多的证据表明 RNA 修饰与癌症有着千丝万缕的联系。当前已有相关研究表明,m6A 修饰及其酶系统的功能异常会导致白血病、前列腺癌、乳腺癌、胰腺癌、膀胱癌以及肝癌等多种癌症的发生。因此,RNA 修饰很可能是继 DNA 甲基化之后的一种新的癌症相关分子标记,将在癌症的诊断与治疗中起到重要的作用。

识别蛋白质与 DNA(或 RNA)之间的相互作用也是研究肿瘤基因表达调控机制的重要手段,可帮助研究人员洞察蛋白介导的基因调控机制。染色质免疫共沉淀 - 高通量测序(ChIP-Seq)是全基因组范围内识别 DNA 与蛋白质体内相互作用的标准方法,该方法首先在生理状态下把细胞内的 DNA 与蛋白质交联后裂解细胞,分离染色体,通过超声或酶处理将染色质随机切割,利用抗原抗体的特异性识别将与目的蛋白相结合的 DNA 片段沉淀下来,再通过反交联释放结合蛋白的 DNA 片段,最后测序获得 DNA 片段的序列。ChIP-Seq 主要用于组蛋白修饰、特定转录因子的基因调控作用及其他 DNA 结合蛋白的研究。当研究目标为得到核小体和组蛋白修饰的位置时,不用先交联,而是用超声或 MNase 直接打断。目前 ChIP-Seq 已用于研究可能与基因上游的启动子、增强子以及转录因子的表观调控引起的基因异常表达相关的肿瘤发生发展过程。Koen M.A. Dreijerink 等人研究了在多种癌症中起肿瘤抑制剂作用的多发性内分泌腺瘤 1 型(MEN1)基因在乳腺肿瘤发生中的致癌作用,为了确定 MEN1 基因产物 menin-H3K4me3 甲基转移酶复合物的存在及其与 ER+ 乳腺癌细胞中基因表达的相关性,他们对无激素培养的细胞中的 menin、MLL1、

MLL2 和 H3K4me3 以及 RNA-seq 进行了 ChIP-seq,结果发现 menin 组蛋白甲基转移酶复合物与 ER+ 乳腺癌细胞中的活性基因启动子相关,且在 ER+ 乳腺癌细胞中,menin 复合物主要定位于一组不与 ER- 乳腺癌细胞中的 menin 结合的活性 TSS,表明 menin 在 ER+ 和 ER- 乳腺癌中具有不同的作用。该研究阐明了 MEN1 的细胞类型特异性功能,并为乳腺癌的 menin 定向治疗的发展提供了指导。增强子可通过顺式作用调控转录因子和染色质相关的调控复合物,同时能传递信号给 RNA 聚合酶,从而调控靶基因的表达。2013 年,Richard A. Young 实验室基于当时增强子的研究提出超级增强子(super-enhancers, SEs)的概念。超级增强子是具有转录活性增强子的一个大簇,富集高密度的关键转录因子(master transcription factors)、辅因子(cofactor)和增强子表观修饰标记(histone modification marks)。超级增强子能够驱动控制细胞身份基因的表达,可用于解释细胞类型特异的表达模式,在发育生物学、癌症等疾病致病机制研究中显示出巨大的应用潜力。开展肿瘤相关超级增强子的研究,将有助于深入解开肿瘤发病机制,并且可用于指导抗肿瘤药物的高效研发。目前对增强子鉴定,也主要采用 ChIP-seq 针对活性增强子相关联的因子或组蛋白修饰进行检测,包括转录因子、转录辅激活因子(如 Mediator、p300)、组蛋白修饰 H3K27ac 和 H3K4me1 等。Lin CY 等人对 H3K27ac、BRD4 等蛋白进行 ChIP-Seq,结合组织匹配的 DNA 甲基化数据和转录组数据,揭示了 28 个原发髓母细胞瘤样本的活跃顺式调控模式。他们对不同的调控增强子和超级增强子的分析进一步证实了髓母细胞瘤不同亚群间的异质性。

RNA 结合蛋白(RBPs)也在基因表达调控过程中扮演着重要角色。RBPs 通过识别特殊的 RNA 结合域与 RNA 相互作用,广泛参与 RNA 剪切、转运、稳定性、胞内定位及翻译控制等多种转录后调控过程中,对 RBPs-RNAs 相互作用网络的鉴定和研究具有重要意义。RNA 免疫共沉淀测序技术(RIP-Seq)和紫外交联免疫沉淀结合高通量测序(CLIP-Seq)是目前最常见的研究 RNA- 蛋白质相互作用的技术。RIP-seq 是以 RNA 结合蛋白免疫沉淀(RNA binding protein immunoprecipitation assay，RIP）为基础，采用特异性抗体对 RNA 结合蛋白进行免疫共沉淀。沉淀后，分离 RNA，通过高通量测序，在全转录组范围内对细胞内 RNA 与蛋白结合情况进行分析。CLIP-Seq 则是在免疫沉淀前先使 RNA 分子与 RNA 结合蛋白在紫外照射下发生耦联，与 RIP 相比，CLIP 从活细胞交联开始，反映了体内环境下真实的分子间相互作用，可以鉴定 RBP 和 RNA 之间的直接相互作用，具有比 RIP 更高的信噪比，特别适用于确定 RBP 与 miRNA、lncRNA 等非编码 RNA 的精确结合位点。其他衍生技术还包括 HiTS-CLIP、PAR-CLIP、iCLIP、eCLIP 等，均可在全转录组范围内揭示 RNA 分子与 RBP 相互作用。目前已有许多研究着眼于肿瘤中 RBPs-RNA 相互作用的调控机制。hnRNP 和富含丝氨酸/精氨酸（SR）的蛋白质是剪接体识别剪接位点的主要调节剂。hnRNPs 和 SRs 在多种癌症中都失调，强调了剪接在肿瘤进展中的作用。构成剪接机制核心的蛋白质与额外的 RBP 结合，形成决定组织和肿瘤特异性剪接事件的复合物。基于 RBP 结合位点相对于受调节的外显子的位置，这些蛋白质可以在各种情况下与剪接体活性协同或拮抗。人类胶质母细胞瘤细胞系中 hnRNPA2 的上调表达了许多功能性后果，包括 CFLAR mRNA 外显子 7 的保留、BIN1 mRNA 外显子 12a 的保留和 WWOX mRNA 外显子 6 至 8 剪切，导致这些肿瘤抑制蛋白的抗细胞凋亡同种型的合成；另一方面，hnRNPA1 上调也导致 RON mRNA 外显子 11 跳跃，产生这种酪氨酸激酶受体的致癌剪接同种型，调节肿瘤细胞的侵袭性和运动性。RBP 还负责前体 mRNA 处理的另一个关键步骤——向 3′ 末端添加 poly（A）尾。与剪接相似，选择性多聚腺苷酸化（APA）使单个基因能够编码在其编码序列或 3′ 非翻译区中不同的多个转录物。通过改变编码序列，APA 可能影响由所讨论的基因编码的蛋白质的功能。通过改变 3′-UTR 长度，APA 调节靶 mRNA 的稳定性、亚细胞定位和翻译效率。胞质多聚腺苷酸结合蛋白（CPEB）家族成员 CPEB4 在胰腺癌中表达上调，且可以促进组织纤溶酶原激活物（TPA）mRNA 的 poly（A）尾延伸，导致 mRNA 的非正常翻译和过表达，促进肿瘤生长、侵袭和血管生成。真核生物 mRNA

的稳定性受到多种因素影响，除了 3′poly（A）尾之外，还有 5′ 端的帽子结构（5′cap）可影响 mRNA 的稳定性。位于一些基因 3′-UTR 区的富含 A、U 元件（AREs）也是目前公认的能够在转录后水平调节 mRNA 稳定性的元素之一，致癌基因、生长因子及其受体、细胞周期相关基因和炎症介质一般都富含 ARE。RNA 结合蛋白 HuR 在多种癌症中过表达，它可以增强富含 ARE 的转录本的稳定性，如细胞周期调节子 CCNA1、CCNB1、CCND1 和 CCNE1，因此促进了肿瘤细胞的增殖。另外，RBP 参与调控 mRNA 亚细胞定位和 mRNA 翻译等过程，往往也在肿瘤细胞中被改变，最终导致肿瘤细胞的生存和侵袭。

5. 多组学整合分析 新一代高通量测序技术为从多层次系统地研究肿瘤的致病机制提供了可靠的保障。全基因组测序或者外显子测序技术可以捕获基因组序列上的各种变异；RNA-Seq 不仅可以定量地分析基因的表达水平，而且可以探测新的转录区域、可变剪接、基因融合以及非编码 RNA 和 RNA 编辑等；质谱分析等蛋白质组学研究手段可以大规模地定量分析细胞内的蛋白质表达水平、翻译后修饰等性质，以及定义信号网络中的蛋白质间相互作用；全基因组重亚硫酸盐测序法和 m6A-Seq 等技术可分别定位基因组和转录组上所有甲基化修饰位点，大大促进了肿瘤表观遗传调控研究；染色质免疫沉淀测序可以用于探究蛋白质与 DNA（RNA）的交互作用，绘制蛋白在全基因组或转录组上的结合位点。随着肿瘤研究的深入，对肿瘤发生与发展的复杂机制研究有了重大突破。肿瘤的发生发展涉及了很多组学层面，包括基因组水平、转录组水平、蛋白质水平、表观遗传学水平等，因此仅从单一的基因水平或者 mRNA 水平不足以阐述肿瘤启动与维持的分子机制；多组学方法的应用，可以整合多种水平的信息，对高通量测序产生的海量数据进行降维、归一化、关联性分析和可视化处理，助力发掘特定肿瘤细胞驱动基因、筛选肿瘤发生生物标志物（biomarkers），实现肿瘤早期诊断；鉴定不同亚型肿瘤的关键通路或关键基因，筛选药物靶标，为肿瘤患者提供定制化诊疗方案，实现精准医疗。

目前已有研究整合基因组、表观遗传组、转

录组、蛋白质组等组学中两种或多种来阐明不同肿瘤组织中的异常分子机制。Kelley 等人整合了人乳头瘤病毒相关（HPV⁺）头颈部鳞状细胞癌（HNSCC）样本的患者来源异种移植物的 ChIP-seq 和 RNA-seq 数据，发现 H3K4me3 和 H3K27ac 组蛋白标记与其靶基因（包括 EGFR、FGFR1 和 FOXA1）的肿瘤特异性转录变化相关，对由驱动 HPV 相关肿瘤发生的染色质改变引起的分子变化的复杂网络进行了表征。对于乳腺癌，Philipp Mertins 等人分析了 487 个致癌基因和肿瘤抑制基因的 CNA-mRNA 和 CNA- 蛋白质对，发现这些癌症相关基因在与 CNA-mRNA 和 CNA- 蛋白水平相关的基因子集中更频繁地发生，显示肿瘤促进型 CNA 事件更可能同时对蛋白质和 mRNA 水平产生影响。另外，整合乳腺癌组织的蛋白质组学和磷酸化蛋白质组学分析还鉴定了其他扩增子相关的高度磷酸化的激酶，包括 CDK12、PAK1、PTK2、RIPK2 和 TLK2。该研究证明乳腺癌的蛋白质组学分析阐明了体细胞突变的功能性后果，缩小了大型缺失和扩增区域内驱动基因的候选提名，并确定了治疗靶点。最近由 TCGA 联盟进行的一项研究整合了基因组学、转录组学、表观基因组学和蛋白质组学方法来探究 137 个原发性睾丸生殖细胞肿瘤（TGCT）。综合分析确定了不同的分子模式，其特征在于 TGCT 的主要公认组织学亚型：精原细胞瘤、胚胎癌、卵黄囊肿瘤和畸胎瘤。组织学亚型之间全局 DNA 甲基化和 microRNA 表达的显著差异突出了表观遗传过程在确定 TGCT 组织学命运中的可能作用。他们还鉴定了由 KIT 突变、免疫浸润增加、全局去甲基化 DNA 和降低的 KRAS 拷贝数定义的纯精原细胞瘤的子集。另外还报告了用于风险分层的潜在生物标志物，例如在畸胎瘤中特异性表达的 miRNA，以及具有分子诊断潜力的其他生物标志物，例如鉴定胚胎癌的 CpH（CpA/CpC/CpT）甲基化。

基于创建一个公开可用的癌症细胞分子改变"图谱"的目标，到目前为止，癌症基因组图谱（TCGA）已经对超过 30 种人类肿瘤类型进行了综合分析。TCGA 多组学整合策略涉及基因组学、表观基因组学和转录组学，已成功应用于各种癌症类型的研究，包括睾丸生殖细胞肿瘤、软组织肉瘤、胃肠道腺癌、透明细胞肾癌、前列腺癌、尿路上皮癌、胃腺癌、食管癌、急性髓性白血病、黑色素瘤和肺腺癌。对于结直肠癌、乳腺癌和卵巢癌，基于质谱的蛋白质组学数据已经整合到现有的组学整合策略中。对于胶质母细胞瘤，基于 RPPA 的靶向蛋白质组学被整合到现有的组学数据。总的来说，多组学数据的整合可将基因组 / 表观基因组改变与转录组、蛋白质组和代谢组网络联系起来，使我们能更好地理解系统级的细胞响应过程，但同时也对系统生物学驱动的建模提出了挑战。系统生物学研究的下一阶段将集中于建立能够以动态方式处理数千种 mRNA、蛋白质和代谢物变化的模型。系统生物学方法有可能制订有效的策略来管理个性化的癌症治疗。

（三）生物信息学与肿瘤易感遗传变异

全基因组关联分析（GWAS）是近十年来兴起的一种基于芯片技术发现常见疾病易感基因的有效方法。GWAS 作为一个重要的疾病分析手段，主要是通过在大量人群中发现染色体上导致不同类型疾病的关键区域，这些区域往往包含了引起这些疾病的遗传变异（genetic variant）。GWAS 运用大样本量，从全基因组范围筛查相关变异位点，并进行独立样本的验证，结果重复性高，对肿瘤易感基因的发现起到巨大的推动作用。

1. **GWAS 的概念以及研究策略**　HapMap 计划作为人类基因组计划的自然延伸，构建了人类 DNA 序列中多态位点的常见模式，并采用单体型分型的方法找出了约 50 万个标签 SNP（tag SNP）来代表整个人类的基因图谱中的 SNP 集合。同时，经济高效的高通量基因分型（high-throughput genotyping）技术得到了迅猛发展，现在可以同时检测全基因组上 100 000～500 000 个 SNP。这使得对疾病关联的序列变异的检测和筛选可以更加系统、更加全面。GWAS 就是在这样的一个时代背景下诞生的一种疾病研究的方法。GWAS 不需要在研究之前构建任何假设，这与以往的候选基因研究的策略明显不同。

GWAS 是一种检测基因组上的遗传变异与特定的疾病或者性状是否存在遗传性的关联分析。如果某个遗传变异在患者群中出现的频率明显高于其他的遗传变异，则认为该变异与疾病有关联；该变异所在的染色体区域则被认为是引起疾病或者性状的原因。GWAS 并不需要对敏感等位基因所在的染色体区域有先验知识，因此通过该研究可以鉴定出许多新的未被发现的敏感基因。全基因组关联研究中所检测到的遗传变异为 SNP。

SNP 主要是指在基因组水平上由单个核苷酸的变异所引起的 DNA 序列多态性。它是人类可遗传的变异中最常见的一种。占所有已知多态性的 90% 以上。SNP 在人类基因组中广泛存在，平均每 500～1 000 个碱基对中就有 1 个，估计其总数可达 300 万个甚至更多。SNP 自身的特性决定了它更适合于对复杂性状与疾病的遗传解析以及基于群体的基因识别等方面的研究：① SNP 数量多，分布广泛；② SNP 适于快速、规模化筛查；③ SNP 等位基因频率容易估计；④ 易于基因分型。

GWAS 的设计和数据分析需要多重考虑，比如样本量的问题、统计显著性水平、多重检验的校正、人口分层、遗传标记的密度，以及对独立研究结果的重复问题。表 22-3 中列出了全基因组关联分析中部分常用的统计学方法以及它们的适用范围，以供参考。值得注意的是每种方法都存在它的优势与不足，因此如何选择针对特定数据的最适分析方法成为关键。一般原则是尝试多种分析方案，在不明显影响结果的前提下，选择最简单的分析方法。

2. 单个阶段研究和两个阶段研究　单个阶段研究，即选择了足够的病例和对照样本后，一次性在所有研究对象中对所有选中的 SNP 进行基因分型；然后分析每个 SNP 与疾病的关联，分别计算关联强度和 OR（odds ratio）值。该设计的最大缺陷在于基因分型耗资巨大。为节约基因分型的数量和成本，两阶段研究正在被更多研究者所采用。

两个阶段或多个阶段研究，在第一阶段先在小样本中对全基因组范围选择的所有 SNP 进行基因分型，统计分析后筛选出较少数量的阳性 SNPs；第二阶段在更大的样本中对于在第一阶段得到阳性结果的 SNP 进行基因分型，然后结合两个阶段的结果进行分析。但是，两阶段的研究策略实际应用的时候仍然有一系列问题。

表 22-3　用于全基因组关联分析的统计学方法

分析策略	统计学检验方法	适用数据类型	备注
单位点分析	差异显著性检验[a]	二分类型资料 连续型资料	缺乏对 SNPs 位点加和风险的评估[b]
	Armitage 检验	二分类型资料	假设 SNPs 位点对特征风险的贡献是可以大致加和的[b]
	线形回归分析	连续型资料	要求在各基因型人群中的数据资料均符合一般分布[c]
	多项式回归分析	无序分类型资料	
	比例优势回归分析[d]	有序分类型资料	假设根据分类顺序将数据类别分为任意两组，同一基因型对个体归类于两组的机会比对数的贡献一致；对于前瞻性研究和回溯性研究的分析结果不一致
	相邻级别回归分析[d]	有序分类型资料	假设同一基因型对个体归类于任意两个相邻类别的机会比对数的贡献一致；对于前瞻性研究和回溯性研究的分析结果一致
多位点分析	基于 SNPs 的 logistic 回归分析	所有数据类型	将每个 SNP 位点的不同基因型作为单独的特征风险贡献因素进行分析[e]
	基于单体型的分析	所有数据类型	根据基因组 LDB 内 SNPs 位点的排布方式将其定义为不同的单体型（haplotype），并以单体型为对象、运用以上检验方法进行分析研究；假设数据符合 Hardy-Weinberg 平衡，且 SNP 位点对特征风险的贡献是可以大致加和的[b]

备注：a. 包括 χ^2 检验、Fisher 精确检验和方差分析（ANOVA）等，其中方差分析常用于连续型资料的差异显著性分析；

b. 如果某位点具有两种 SNP 类型（疾病相关的 A 型和无关的 a 型），根据该假设，杂合型个体（Aa）的患病风险应该位于两种纯合型个体（AA 和 aa）之间；但是该假设无法对一些极端例子进行拟合，例如仅有杂合型个体存在患病风险；

c. 所有分析连续型资料的方法都要求数据资料符合一般分布；如果不符合，则应将原始数据进行转换（如取 log 值），使其接近一般分布；

d. 是以 logistic 回归为基础发展的数据分析方法；

e. 该方法也应用于二分类型资料的单位点分析，但是相较其他方法无明显优势，一般只用于打分

3. GWAS 分析流程

（1）芯片质量控制：主要是指对芯片的处理，即将每个探针信号准确地转变成确定的基因型，这个步骤称作基因型评估（genotype calling）。关于基因型评估的算法很多，主要是依据不同芯片平台的不同 SNP 芯片产品发展起来的。根据基因型评估的结果，会将表现不好的芯片或是 SNP 去除；这里主要是依据两个指标，一个是 call rate，另一个为 error rate。

（2）次要等位基因频率检验：次要等位基因频率（minor allele frequency）的检验主要是为了确定单点突变是 SNP。由于 SNP 所表现的多态性只涉及单个碱基的变异，这种变异可由单个碱基的转换或颠换所引起，也可由碱基的插入或缺失所致。一般认为，次要等位基因频率低于 0.5% 时，该点为点突变，而不是可稳定遗传的 SNP；这些探针对应的碱基位点应该移除。

（3）哈迪 - 温伯格平衡定律检验：哈迪 - 温伯格平衡定律（Hardy-Weinberg equilibrium，HWE）对于一个大且随机交配的种群，基因频率和基因型频率在没有迁移、突变和选择的条件下会保持不变。HWE 背离的产生可能是由于某个删除的多态性或是部分片段的重复，这些情况十分重要，因此在舍弃位点前必须首先考虑。通常，在对照组中将 HWE 检验的显著性水平设置为 $\alpha = 10^{-3}$ 或者 10^{-4}。

4. 关联性检验

（1）单个 SNP 的关联分析：根据研究设计不同和研究表型的不同，采用的统计分析方法亦不同。如病例对照研究设计，比较每个 SNP 的等位基因频率在病例和对照组中的差别可采用四格表的卡方检验，计算相对危险度（OR 值）及其 95% 可信区间。此外，还需要调整主要的混杂因素，如年龄、性别。这里采用 logistic 回归分析，以研究对象患病状态为因变量、以基因型和混杂因素作为自变量进行分析。

（2）多个 SNP 的关联分析：在病例对照研究时，某一个基因内或周围有一定数量的 SNP、且这些 SNP 在减数分裂时，几乎不会发生重组现象；或是在基因内部有连锁不平衡片段时，这就要判断该基因是否与对应的疾病有关联。如果认为关联存在，那么就寻找这个区域最近的 SNP。

在两种情况下我们不需要考虑多个 SNP 的关联分析，一是 SNP 在基因组上广泛分布且它们之间没有连锁不平衡；二是当所有 SNP 的基因型被确定，那么所有致病突变的基因型都能被确定。但实际情况并不如此，因此多点的关联分析往往会比单个 SNP 关联分析有更好的表现。

（3）人口分层问题：在采用病例对照研究时，必须考虑人口分层（population stratification）的问题。由于不同地域的人群染色体上的变异也具有特异性，因此特定人群的标志性 SNP 常常会表现出较强的信号；如果在关联分析的过程中没有将这些 SNP 考虑进去，便会出现假阳性结果。除了在样品收集阶段注意随机抽样外，还可以通过在数据分析阶段引入备选遗传变异外的一组无关变异（至少超过 100 个）、计算不同组别间的偏离系数并据此归一化来消除人群分层的影响，称为基因组控制法（genomics control）；或者根据无关变异分析显示的人群分层，在不同遗传亚群中分别进行分析后再进行数据整合，称为结构关联法（structured association method）。除此之外，数据质量与假阳性率控制、遗传变异间的上位效应（epistatic effects）、基因 - 环境间的相互作用、个体单体型的确认和连锁不平衡区段边缘的选择等都是开展全基因组关联研究可能遇到的问题，在此不一一赘述。

5. GWAS 中发现的肿瘤热点区域 GWAS 在肿瘤的研究中取得了显著的成绩，越来越多的疾病敏感位点（susceptibility locus）被发现，尤其是在常见的几种肿瘤，如乳腺癌、肺癌、直肠癌，再次证明这些疾病是多基因导致的复杂疾病。此外，这些敏感位点中有许多是先前没有报道与致癌作用相关的，这预示着许多新的发病机制有待研究。

（1）8q24 区域：8q24 是许多非相关肿瘤的疾病易感位点，它是从着丝粒到致癌基因 MYC 的一段 600kb 的染色体区域，已经不断被发现含有与肿瘤危险有关的一系列非独立的 SNP 位点。MYC 编码的核磷蛋白参与生长调控、细胞分化和凋亡。它的异常扩增和过表达常常导致膀胱瘤和神经母细胞瘤。目前，已经发现前列腺癌、乳腺癌、直肠癌、膀胱癌以及卵巢癌都与这个区域的一些共同的遗传变异有关联。并且在上皮癌中，8q24 区域频繁扩增。虽然这个区域并不包含候选基因，但是它却含有一些功能和活动尚未明确的伪基因（pseudogene）。这些说明了 8q24 作为一个复杂的区域可能调节 MYC 基因或其他区域，并引起肿瘤易感性。

（2）5p15.33 区域：在染色体 5p15.33 区域，TERT-CLPTM1L 位点的常见变异通常会导致脑癌和肺癌的发生。在肺癌中，这个区域呈现出很强的信号与腺癌亚型相关（而不是鳞状或是其他的亚型）。在这个区域存在一个引人注意的候选基因 TERT，它作为端粒酶的反转录酶的组成元件，参与到端粒的复制与稳定。此外，陆续有 GWAS 揭露出该区域与膀胱癌、宫颈癌、皮肤癌等有关。TERT 基因的突变也会出现在先天性肺纤维化患者中，以及患有血液病和严重肝纤维化的家庭中。

（3）15q25 区域：2008 年报道了 3 项在不同人群中进行的肺癌 GWAS，共同发现染色体 15q25 区域存在肺癌易感基因；该染色体区域包含尼古丁乙酰胆碱受体基因 CHRNA3、CHRNB4 和 CHRNA5，提示这些易感基因可能与吸烟引起的肺癌或吸烟行为相关。这个发现在随后的一些独立研究中得到充分的验证。Wu 等的研究表明，上述在高加索人群中鉴定出来的肺癌相关性遗传变异在我国汉族人群中频率极低，其作用可能不大。因此，他们根据国际单体型计划中我国人群的数据库构建了这一区域的单体型域，筛选出标签 SNPs 进行肺癌关联研究。结果显示，在高加索人群中鉴定出来的 SNPs 不是我国人群肺癌的易感位点；但新发现这一区域的其他 4 个 SNPs 即 rs6495309、rs2036534、rs667282 和 rs12910984 是与汉族人群肺癌发病及吸烟行为相关。更重要的是，他们发现 rs6495309 SNP 可能是一个有功能的遗传变异，它通过影响转录因子 Oct-1 的结合能力进而影响 CHRNA3 的表达；体外实验表明香烟浓缩物可增强 CHRNA3 启动子活性，促进报告基因表达。

6. **GWAS 中的缺点及解决办法** GWAS 的飞速发展给疾病研究带来令人振奋的结果同时，也产生了不少新的问题。O'Donnell 等指出：①对多 SNP 检测的关联研究容易得出假阳性结果，因此 GWAS 的关联性结果需要验证性研究（replica-tion study）的证实；② GWAS 中的大多数 SNP 的关联度较弱（相对危险性低于 2.0），需要大样本量的研究进一步发现真正的相关位点；③ GWAS 发现的许多位点并不在蛋白编码基因上或其附近，也不在既往认为与疾病相关的基因的附近；④ GWAS 发现的 SNP 位点并不一定就是致病遗传变异，可能是一个邻近变异的标记；⑤ GWAS 发现的有些位点与几种不同的疾病发生关联，提示基因的多效性；⑥对于 GWAS 发现的 SNP 或基因，目前很少有令人信服的研究来阐明它们的生物学功能或不良作用。随着新一代测序技术的飞速发展及其成本的降低，GWAS 正在逐步被全基因组测序所取代。

（四）生物信息学与肿瘤免疫治疗

随着近年来人体肿瘤免疫机制的深入研究，肿瘤免疫疗法不断取得重大突破，并在与常规疗法的联合使用中起到了十分优异的疗效，越来越多的科学家们和生物制药企业投身于研究肿瘤免疫的原理以及免疫治疗的作用。近年来，以免疫检查点抑制剂（immune-checkpoint blockade，ICB）为代表的免疫治疗在抗肿瘤治疗中取得了一定的进展。目前免疫治疗相关标志物以 PD-L1 为代表，但由于肿瘤组织周围微环境可干扰 PD-L1 的表达，因此其表达阳性暂无明确定义，且 PD-L1 表达只能预测针对 PD-1 的治疗疗效，对其他免疫治疗无预测意义。为了提高肿瘤免疫治疗的适用性和有效性，我们亟需开发新型的标准化生物标志物辅助检测免疫治疗的疗效。第二代测序技术（next-generation sequencing，NGS）的进步为全面解读肿瘤基因组学提供了契机，推动了个性化治疗的发展。随着高通量数据的快速累积以及生物信息学的发展，利用基因组学技术深入分析对 ICB 敏感或耐药的肿瘤组织样本，已成为发现 ICB 疗效相关标志物的重要方法。

1. **肿瘤突变负荷** 肿瘤突变负荷（tumor mutation burden，TMB）是一个可定量的生物标志物，用来反映肿瘤细胞中所含有的突变数目，主要针对单核苷酸的变异（SNV）和小片段的插入/缺失（insertion-deletion mutations，Indel），通常用肿瘤细胞基因组编码区的每百万碱基突变数来衡量。TMB 是最早发现与免疫检查点抑制剂反应相关的生物标志物之一，已有大量研究证实 TMB

与免疫治疗疗效的相关性。Goodman 等对 1 638 名癌症患者进行了全面的基因组分析并进行了 TMB 评估，其中共有 151 例患者接受了免疫治疗，主要为 NSCLC 和黑色素瘤。研究发现，高 TMB 组（≥20 个突变 /Mb）较中低 TMB（中：6～19 个突变 /Mb；低：1～5 个突变 /Mb）组获益明显，有更高的客观缓解率（objective response rate，ORR），且无进展生存期（progression-free survival，PFS）延长 3 倍。CheckMate 026 研究发现，高 TMB 组纳武单抗（Nivolumab）较化疗可显著延长患者 PFS（9.7 个月 vs 5.8 个月，风险比 0.62），而且可以明显提高患者 ORR（47% vs 28%）。同时研究也发现，TMB 和肿瘤组织 PD-L1 表达无显著相关性，提示 TMB 和肿瘤组织 PD-L1 的表达可能是两个相互独立的免疫治疗疗效预测标志物。2017 年，新英格兰杂志上曾发表一篇研究报道，比较了 27 种癌症患者的中位 TMB 与 PD-1 或 PD-L1 抑制剂治疗的 ORR，结果表明 TMB 水平与 55% 肿瘤的 ORR 具有相关性。尽管来自大规模临床研究的数据都表明 TMB 可作为免疫治疗的疗效预测标志物，但是统一检测平台、进行动态监测、避免重复有创的检测仍然是必须解决的问题。基于液体活检技术，Gandara 等首次证实外周血肿瘤突变负荷（blood tumor mutational burden，bTMB）能有效预测免疫治疗药物疗效，并且表明 bTMB 与 PD-L1 表达水平无显著相关性，可以作为两个独立的免疫治疗疗效预测指标。相比常规组织监测，bTMB 不仅可以避免有创取样，同时也在一定程度上克服了肿瘤组织的时空特异性问题；该方法或可实现对 TMB 的动态监测。

目前，针对 TMB 的检测技术包括对肿瘤组织切片或血液标本进行高通量测序，检测项目分为全基因组测序、全外显子组测序和选择性基因测序。同时，全球首个获美国食品药品监督管理局（FDA）批准的基于 NGS 的癌症基因检测（伴随式服务）产品被用于个体化肿瘤医疗，其能够报告基因组信号，包括微卫星不稳定性和 TMB。

TMB 在多项大型临床试验中被证实与免疫治疗疗效相关，与 PD-L1 的检测结果可互补；但目前 TMB 预测仍存在特异性不足及局限性，需要更多前瞻性研究验证。首先，并没有确切的 TMB 阈值可以明确哪些人群可以从 ICB 治疗中获益；其次，引起免疫应答攻击的肿瘤新生抗原可能只是小部分的基因突变产生，在蛋白层面直接检测肿瘤细胞表面抗原呈递情况的肿瘤抗原负荷可能更能准确预测肿瘤对 ICB 的疗效；此外，低 TMB 的肿瘤可能通过表观遗传学修饰提高其肿瘤新生抗原的免疫原性，此时 ICB 的治疗反应反而较好，而具有高 TMB 的癌种其肿瘤免疫微环境中也可能存在其他免疫抑制分子如白细胞介素 10、代谢相关酶 IDO，影响 ICB 的疗效。因此，单一采用 TMB 来预测 ICB 疗效可能存在一定的不足。

2. 微卫星不稳定性 / 错配修复缺陷　DNA 错配修复是保证基因组的完整性和稳定性的重要机制，当 DNA 错配修复基因（主要是 MLH1、PMS2、MSH2 和 MSH6）发生胚系突变或体细胞 MLH1 启动子过度甲基化，导致细胞错配修复功能缺陷（deficient mismatch repair，dMMR）。dMMR 会引起基因组中累积重复几十到上百次的核苷酸碱基短序列的异常，称为微卫星不稳定性（microsatellite instability，MSI），与之相对应的是微卫星稳定（microsatellite stability，MSS）。

目前，临床上主要采用聚合酶链反应（polymerase chain reaction，PCR）和免疫组化（immunohistochemistry，IHC）方法进行 MSI 检测。MSI-PCR 通过比较肿瘤患者的标本组织与正常组织的位点突变情况；其比较的是 1997 年由美国国家癌症研究院推荐的 5 个标准微卫星检查位点，即 BAT25、BAT26、D5S346、D2S123 和 D17S2505。规定有两个或两个以上位点不稳定为高微卫星不稳定（microsatellite instability high，MSI-H），而只有一个位点和没有位点不稳定分别判定为低度微卫星不稳定（microsatellite instability low，MSI-L）和微卫星稳定（microsatellite stability，MSS）。与 MSI-PCR 不同，MMR-IHC 通过检测 MMR 蛋白（MLH1、MSH2、MSH6 和 PMS2）的表达缺失情况，从而判断 MSI 状态。此外，高通量测序技术的发展为鉴定 dMMR 患者提供给了新的途径。Hause 等利用癌症基因组图谱数据库（TCGA）的外显子数据，分析了来自 18 种癌症、5 930 个基因组数据的 MSI 状态。其中，子宫内膜癌（30%）的 MSI-H 频率最高，其次为胃癌（19%）和结肠癌（19%）。与 MSI-PCR 的结果相比，显示出 95.8%

的敏感度和97.6%的特异性。

MSI-H和dMMR可影响细胞内正常的DNA修复，在结直肠癌、子宫内膜癌（endometrial cancer，EC）与胃肠道癌症中最常见。LE等人研究发现，抗PD-1抗体派姆单抗（Pembrolizumab）在dMMR型结直肠癌患者中反应率显著提高，提示dMMR型肿瘤（结直肠癌和非结直肠癌）患者均可从抗PD-1治疗获益。在一项纳入149例具有MSI-H或dMMR特征的实体瘤患者的临床研究中，PD-1单抗派姆单抗治疗的ORR达39.6%，其中78%的患者缓解期达6个月以上。由此，2017年5月，美国FDA快速批准将派姆单抗用于带有MSI-H或dMMR的不可切除或转移性实体瘤的儿童和成年患者，这是FDA有史以来首次基于常见生物标志物而非肿瘤原发部位批准抗癌疗法。然而，在晚期实体瘤中MSI-H的患者仅占4%～5%，这部分患者对治疗的有效率仅为40%左右。因此，在临床实践中迫切需要其他预测性强的免疫治疗标志物来指导治疗。

3. 肿瘤浸润淋巴细胞　肿瘤浸润淋巴细胞（tumor infiltrated lymphocytes，TILs）是指机体在肿瘤新抗原的刺激下迁移并浸润至肿瘤组织周围的淋巴细胞，由Rosenberg研究组于1986年首次从小鼠肿瘤组织中发现并分离。TILs由不同的淋巴细胞亚型组成，其促癌作用和抑癌作用是淋巴细胞亚型之间相互调控的一种综合效应。TILs主要包括CD3＋T淋巴细胞（75%）、CD20＋B淋巴细胞（<20%）、单核细胞（<10%）和NK细胞（<5%），其中T淋巴细胞占主导的适应性免疫是有效且持续的抗肿瘤反应的关键性基础。肿瘤微环境中TILs常用分析手段主要有免疫组织化学染色法（immunohistochemistry，IHC）、实时荧光定量PCR法、流式细胞术分选、血常规淋巴细胞计数等。其中，IHC是研究TILs的最常用方法，其优势在于能区分不同肿瘤组织（间质和瘤内）中TILs的不同亚群，但切片的视野选择受主观影响的程度较高，不同观察者或同一观察者检测结果的可重复性较低。

在肿瘤微环境中，TILs受到不同的细胞活化机制和细胞因子的影响，可产生不同的免疫应答。高度浸润的TILs与多种肿瘤的良性临床结果相关，但肿瘤微环境与TILs之间的相互作用也可导致其功能性损伤，具体表现为转录过程和表型的改变。Jesinghaus等用免疫组化方法评估了125个未接受过治疗的食管鳞癌组中PD-1及PD-L1表达的程度，结果发现PD-L1在大多数患者中有表达，但是PD-L1在肿瘤细胞上的高表达与TILs数量呈正比关系，与改善整体总生存期、肿瘤特异性生存期和无病生存期显著相关。

TILs在宿主抗原特异性肿瘤免疫应答中具有关键的作用，研究TILs及其亚群在肿瘤免疫中的关键作用机制对于肿瘤免疫治疗以及改善机体自身免疫状态具有重要意义。但由于影响因素较多、检测技术差异大，仍需制定进一步标准化的和可重复性的评价体系才能应用于临床。相比免疫组化、流式细胞术等传统微观的TILs的研究方法，基于高通量测序数据的分析能够对转录免疫调节网络进行全面分析，并可以明确入侵肿瘤微环境的不同免疫细胞的类型。因此，改进技术对推进TILs的研究十分重要。

由于肿瘤基因组的复杂性以及宿主免疫系统的可塑性，描述癌细胞和免疫浸润之间的相互作用仍然具有挑战性。近年来，研究人员已经开发了多种基于基因表达谱量化来评估不同类型细胞的构成情况的计算方法。

（1）CIBERSORT（cell-type identification by estimating relative subsets of RNA transcripts）：利用微阵列数据和预先定义的免疫信号矩阵来估计复杂组织中的特定细胞亚型的相对比例，是目前使用最多的肿瘤浸润淋巴细胞分析在线版工具。然而，由于包含高度相关的免疫细胞类型，CIBERSORT估计可能受到统计多因素的影响，从而导致对不确定性的元素的过高估计。

（2）TIMER（tumor immune estimation resource）：利用RNA-Seq表达谱数据，检测肿瘤组织中免疫细胞（B细胞、CD4$^+$T细胞、CD8＋T细胞、巨噬细胞、中性粒细胞和树突细胞）的浸润情况，由此来确定肿瘤细胞-免疫细胞之间的关系。TIMER是首个支持用户对肿瘤免疫、临床数据和基因组特征进行综合分析的方法，并且提供了用户友好的网页界面以及可视化功能，方便研究人员进行交互式分析。

此外，其他可供选择的工具还包括MCP-counter、xCell，EPIC等。

（五）生物信息学与肿瘤分子分型

传统临床上，主要根据组织病理学特征判断肿瘤的分类、分级和分期，并用于指导治疗方案的制订和预测患者的预后。准确的肿瘤分型对于指导临床的诊断和治疗起着至关重要的作用。肿瘤的发生与发展是一个多基因参与的、多步骤的、复杂的生物学过程，传统的以病理特征为基础的肿瘤分型方法对患者预后的判断和治疗的指导并不完全准确，同一分型的患者即使采用相同治疗方案，其预后效果也往往相差很大，已不能适应现代肿瘤精准诊治的需要。近年来，第二代测序技术（next generation sequencing，NGS）迅猛发展加速了肿瘤基因组学研究，积累了大规模的肿瘤基因组、转录组和蛋白质组以及表观遗传组等多组学数据。通过生物信息学方法进行多组学水平的肿瘤分子分型将指导临床靶向药物治疗，为癌症治疗开辟了新的道路。

1. 基于单一组学的分子分型 目前，国内外肿瘤分子分型工作主要基于单一组学数据开展研究。肿瘤样本的基因组数据迅速增长，为基于基因组数据的肿瘤分子分型研究带来可能。Shibata等根据基因组拷贝数变异数据，通过无监督等级聚类分析将55例肺腺癌患者分成3个亚型；研究还发现，根据上皮细胞生长因子受体（epidermal growth factor receptor，EGFR）突变与否将肺腺癌分为EGFR野生型（EGFR-wt）和EGFR突变型（EGFR-mut）两大亚型，后者的无病生存率（disease-free survival，DFS）明显更低。由此可见，基于基因组数据的分子分型，能够有效地识别与临床相关的肿瘤亚型，这对于判断患者预后和指导临床治疗有着十分重要的作用。

转录组数据是分子分型研究中最常采用的数据类型。利用肿瘤组织样本的微阵列芯片或RNA测序（RNA sequencing，RNA-Seq）技术，研究人员得到样本的转录组所有基因的表达信息，通过进一步的数据分析，如无监督聚类，将具有相似表达谱的肿瘤样本聚类在一起，进而得到不同的肿瘤分子亚型。Esehrieh等利用cDNA微阵列技术检测了78个结直肠癌组织样本RNA差异表达情况，发现按临床分期Duke C及Duke D期不能形成很好的聚类效果，同时根据临床分期来判断预后时，Duke C及Duke D期患者之间预后没有显著差异（$p=0.247$）；而通过43个差异表达基因得到的分型结果来判断预后，准确率高达90%（敏感性93%，特异性94%），证明了基于基因表达数据的分子分型比传统分期更加准确。

蛋白质作为执行生物学功能的生物大分子，其变化情况以及翻译后修饰调控情况直接影响到各种生理或病理状态。由于肿瘤的发生发展常常会伴随有某些特定蛋白表达或修饰的异常，这些重要蛋白的不同状态往往对应不同的预后或治疗方式，因此越来越多的肿瘤或恶性疾病的系统生物学研究将目光从基因组和转录组上转移并聚焦到蛋白质组学与翻译后修饰上来，并根据蛋白质表达谱的差异、亚细胞结构蛋白组成的不同或蛋白质翻译后修饰水平进一步细致地对疾病进行分子分型。Yanovich等通过基于质谱的蛋白质组学分析了130多例乳腺癌组织样本，阐述了三种乳腺癌亚型和健康组织之间的肿瘤间异质性。基于蛋白的表达水平，研究人员对其中109个肿瘤样本进行无监督聚类分析，获得了4个肿瘤簇，与TCGA数据库中反向蛋白质阵列（reverse-phase protein arrays，RPPA）数据比较后，在原有三种亚型的基础上鉴定得到新的乳腺癌亚型LumA，该亚型以激活的PI3K信号为特征。

近年来，肿瘤表观遗传学在肿瘤领域快速发展，尤其在DNA甲基化及组蛋白甲基化修饰研究方面取得了一系列具有临床应用价值的研究成果，为肿瘤诊断分型提供了一种可靠、有效的方法。脑胶质瘤可以根据基因组特定区域的表观遗传修饰分为CpG岛甲基化表型（glioma-CpG island methylator phenotype，G-CIMP）和非G-CIMP型。相比于非甲基化型，G-CIMP亚型的脑胶质瘤患者更为年轻、预后相对较好。

基于单个组学的肿瘤分子分型研究已经在多个肿瘤类型中取得了一定的成果，特别是基于转录组的乳腺癌分子分型已经得到了临床的广泛认可。然而，任意单一组学的数据只能从单一视角反映肿瘤的内在分子特征，从多个组学层面全面了解和认识肿瘤成为肿瘤研究的一个新的趋势。

2. 基于整合组学的分子分型 生命体是一个复杂的调控系统，疾病的发生与发展涉及基因变异、表观遗传改变、基因表达异常以及信号通路紊乱等诸多层次的复杂调控机制，利用单一组学数据的肿瘤分子分型的局限性愈发显著。通过对多种层次和来源的高通量组学数据的整合分析，可以同时捕捉到肿瘤在不同组学上的异质性、识别更为准确的肿瘤分子分型，并对疾病的早期诊断、个体化治疗和指导用药等提供新的理论依据。以 TCGA（The Cancer Genome Atlas）为代表的国际大型癌症数据库，已经收集了较为完备的多组学数据，为全方位地了解肿瘤的本质提供了宝贵的资源，同时也为多组学整合分析提供了机遇，奠定了整合多组学数据的肿瘤分子分型研究的数据基础。Archer 等联合蛋白质组学以及修饰组学（磷酸化、乙酰化）分析，对 45 例髓母细胞瘤患者的肿瘤样本进行分子分型，并与其 DNA 甲基化组学以及转录组测序分型结果进行比较，成功地揭示了新的未为人知的髓母细胞瘤分型信息，提供了髓母细胞瘤治疗靶点的新依据。Zhang 等对 512 个卵巢癌样本的基因组、转录组和表观遗传学特征（基因表达、DNA 甲基化、miRNA 表达、拷贝数变异）进行了整合分析，利用 Cox 比例风险模型与贝叶斯信息准则确定了起作用的 37 个风险因子，进一步通过无监督聚类方法找到了卵巢癌的 7 个不同的亚型。此外，一些整合组学分析方法也应运而生，如 Hofree 等首次提出了 NBS（network-based stratification）方法，这是一种整合基因组突变数据和蛋白相互作用网络数据对肿瘤进行分型的方法，它通过网络传播方法将基因突变与生物学网络信息相融合，然后借助非负矩阵分解和保守聚类方法进行分子分型；该方法能够识别出与临床特征（如患者预后、治疗耐药）显著相关的亚型。

（六）人工智能在肿瘤诊断和治疗的应用

1. 概述　人工智能的概念起始于 20 世纪 50 年代，其使机器替代人类完成部分工作成为现实。但彼时机器的计算能力有限，其应用局限于特定场景，机器仅为单纯接受方，不能主动改变逻辑，所有情景均需人类专家考虑周全并以规则化的方式定义。至 20 世纪 80 年代，随着计算能力的不断提升和统计学的发展，机器学习的概念开始浮现。一方面，利用统计学可以将所有的现实问题转换为概率问题；另一方面，计算机可以利用已有资料积累经验，自动提高任务的处理能力。目前应用较多的机器学习模型包括朴素贝叶斯、随机森林、支持向量机、浅层人工神经网络等。21 世纪出现的深度学习技术再次带来人工智能技术的新浪潮。深度学习技术是人工神经网络的发展，其本质是通过构建具有大量隐层的机器学习模型和收集海量的训练数据，通过自动发掘和学习有用特征以提升分类或预测的准确性。与人工构造特征的方法相比，利用大数据学习特征更能刻画数据的丰富的内在信息。其中，卷积神经网络被广泛应用于图像识别；它不仅可降低神经网络的复杂性，并具有更好的鲁棒性。

目前，人工智能技术在医学领域中的应用逐渐深入，包括影像学和病理诊断、疾病管理、药物研发等应用场景。医学影像学的数字化进程为人工智能技术的应用提供了极大便利，基于此，人工智能技术可以识别肉眼无法分辨的图像特征，并在阿尔茨海默病、自闭症等疾病的早期诊断中已有成功应用的报道；利用大数据优势，人工智能技术可应用于肺小结节、乳腺癌的早期筛查，其准确率接近甚至已超过人类专家。病理是目前肿瘤诊断的金标准，人工智能技术在乳腺癌患者淋巴结转移的诊断竞赛中表现优异，最佳算法的曲线下面积可达 0.9 以上，优于病理医师的平均水平。人工智能技术还可以通过提取病理切片的内部特征评估肿瘤患者预后，相关研究已在肺癌、乳腺癌、脑胶质瘤中取得进展。在糖尿病视网膜病变、先天性白内障、皮肤癌、黑色素瘤等疾病的预测、诊断与治疗中，人工智能技术也已经逐步进入肿瘤诊断应用并得到认可。

2. 肿瘤转化医学与人工智能　人工智能在医疗领域的价值越来越高，从发现新药物到诊断疾病，它被应用到医学影像、健康管理和医学研究等方方面面。人工智能诊疗癌症可分三步，第一步是通过深度学习在分子层面认识癌症，第二步进行临床前的药物筛查，第三步学习和建立人口模型。在癌症诊疗的具体应用方向，可大致分为三方面，即早期诊断、个体化治疗方案和新药研发。

（1）人工智能与癌症早期诊断：在尽可能早的阶段检测出体内癌变，能够显著提高患者的治愈率和长期存活率。然而，常规的癌症筛查手段（例如血清学肿瘤标志物、影像检查）面临着难以发现早期癌变或者误诊率较高的难题。科学家们将"液体活检"与表观遗传学、AI结合,研发出一种新的"验血"方法,能够及早地实现癌症检测和分类。此前已有研究证实,甲基化标记是最先能检测到的与肿瘤发生密切相关的恶化指标。在新研究中,研究团队开发了一种分离和检测低水平DNA甲基化的技术——"游离DNA甲基化免疫共沉淀测序";随后,他们利用机器学习,基于大数据创建能够"识别血液样本中癌症DNA的存在"以及"确定癌症类型"的分类器(classifiers),即在早筛的同时以高准确率区分癌症类型。荷兰科学家开发了一种新型肺癌液态活检平台,可通过检测血小板所吸收的肿瘤RNA,从而对肺癌进行诊断。该研究结果表明,这种活检平台早期癌症检测的准确率为81%,对晚期癌症检测的准确率为88%;在对照组中,结合患者的年龄、吸烟状态和血液储存时间,该算法的准确度高达91%。

深圳市南山人民医院在AI医学影像技术的辅助下对早期食管癌进行筛查,筛查准确率达到90%。另外,DeepDiagnos还通过构建AI模型来逐点扫描基因组的每一个位点,从中找出可能存在的肿瘤相关突变,在癌症刚刚发生的阶段就能发出预警,这对癌症早期诊断起到了非常重要的作用。

(2)人工智能与个体化治疗:人工智能利用大数据分析,主要通过对肿瘤病理学研究、预测疾病与基因突变的关系、药物筛选和耐药机制的研究等为患者提供个性化治疗方案,包括更准确的化疗、精准的用药选择和用药调整等诊疗方案,提供最佳治疗策略等。目前已出现借助深度学习技术,理解、分析大量医学专业论文,来帮助医生合理、精准用药,以及为放射肿瘤学提供预测意见和风险分析,帮助辐射肿瘤学家做出更好的化疗方案的人工智能项目。

(3)肿瘤临床预后研究与人工智能:当肿瘤病变最初被发现时,需要根据其预测的临床过程和生物学侵袭性进行区分与分型,以优化治疗方案和治疗强度。计算机断层摄影(CT)和磁共振成像(MRI)的广泛应用促进了对临床意义不明的身体内病变的检测,从而进行一系列观察、进一步检查或经验性干预,包括手术减瘤、放疗直接和间接诱发肿瘤杀伤机制以及药物治疗来杀死肿瘤细胞。但肿瘤细胞可以不断适应治疗而不断进

化和复发;复发时,肿瘤病变显示出与原发肿瘤不同的分子学异常,可能对药物或放疗产生耐受性。由于肿瘤的异质性,常规临床病理取样和分析很难捕捉这些异常的分子学信息。无创成像作为最常用的监测治疗反应和提供肿瘤关键信息的方法,需求从未如此之大。

传统的肿瘤影像学评价主要依赖于定性特征,如肿瘤密度、增强模式、肿瘤内细胞和组织成分(包括血管、坏死和矿化)、肿瘤边缘的规则性、与周围组织的解剖关系以及对肿瘤的影响。这些基于肿瘤大小和形状的测量可以在1维、2维和3维分析中得以量化。相比之下,一个迅速发展的领域称为放射影像学,它使无线电图像的数字解码成为定量特征,包括形状、大小和纹理模式的描述。

人工智能被证明可以自主从样本图像中学习和获取特征,在特定任务的应用中等同其至超过人类的表现。人工智能的自动化功能提供增强临床医师定性专业知识的潜力,包括精确的肿瘤大小随时间变化的体积测量描述、多个病变的平行追踪、将肿瘤内表型细微差别转化为基因型以及通过单个肿瘤信息与数据库中无限可比案例交叉参考来预测临床预后。此外,深度学习方法保证了疾病和成像方式的更广泛、对噪音抵抗的稳健性和错误的减少,最终导致早期干预,诊断以及临床治疗的显著改善。

研究人员通过深度卷积神经网络对肺癌患者组织病理学图像进行肺癌细胞检测,标注癌细胞的中心位置;然后,通过对标注的肺癌细胞进行局部特征和拓扑特征的提取,局部特征提取通过Cellprofiler工具进行,拓扑特征提取通过建立沃罗诺伊图、Delaunay三角形、最小生成树和计算细胞核分布离散程度的方法进行;最后将提取的局部特征和拓扑特征作为生存预测的因素,采用Cox-lasso和随机生存森林的方法进行生存预测。

由伦敦帝国理工学院和墨尔本大学的研究人员创建的人工智能软件能够比现有方法更准确地预测卵巢癌患者的预后。同时,它还可以预测哪些治疗对诊断后的患者最为有效。该研究发表Nature Communications上。研究人员表示,这项新技术可以帮助临床医生更快地为患者制作最佳治疗方案,并为更加个性化的医疗方式铺路。应

用该技术,可以根据 CT 扫描中癌症质地的微妙差异将卵巢癌患者分组。医生通过多种方式诊断卵巢癌,首先通过血液检查,以寻找一种名为 CA125 的物质;然后进行 CT 扫描,使用 X 射线和计算机制作详细的卵巢肿瘤图片。这有助于临床医生了解疾病传播的程度,并确定患者需要接受的治疗类型,如手术和化疗。然而,扫描无法让临床医生详细了解患者可能出现的总体结果或干预治疗可能产生的影响。研究人员使用一种名为 TEXLab 的数学软件工具来识别 2004—2015 年期间来自 364 名卵巢癌患者的 CT 扫描和组织样本中肿瘤的侵袭性。该软件检查了肿瘤的四种生物学特征,包括肿瘤结构、形状、大小和基因组成,这些特征可显著影响患者的总体生存率。该研究通过对这些特征的评估,来确定患者的预后情况,然后给予患者放射性预后载体(RPV)的分数。研究人员将结果与血液检查和医生用于评估生存率的当前预后评分进行了比较。他们发现该软件对于预测卵巢癌患者生存的准确性比标准方法高出四倍。研究小组还发现,5% 具有高 RPV 评分的患者的存活率不到两年。高 RPV 也与化疗耐药性和不良手术结果相关,表明 RPV 可用作预测患者对治疗反应的潜在生物标志物。研究人员将进行更大规模的研究,以了解该软件如何准确预测个体患者的手术或药物治疗结果。

(4)人工智能与抗癌新药研发:药品研发贵,主要是因为药物研发后需要大量及漫长的临床试验,药品的研发失败几率极高。随着深度学习技术的突破,图像识别、神经网络、机器学习等关键技术的快速发展,人工智能技术在新药研发领域的作用越来越突出,能够帮助研究人员快速识别抗癌药物的有效性,从而大幅缩减研发时间,提高新药研发的效率。一些新的算法模型,可以缩小相关蛋白质、药物和临床数据的范围,以便更好地预测哪些基因最有可能让蛋白质和药物结合;还可以利用数字化模型代替部分临床试验和小白鼠的活体实验,使得特效药研发速度更快。另外,利用人工智能提高精准靶向来促进新药研发,也正在成为各国的必争之地。

(七)相关肿瘤研究平台、数据库介绍及应用

1. 概述 到目前为止,大量的生物医学文献已发表,积累了大量的实验信息,这些积累的研究结果为我们进一步研究肿瘤发生发展的原因提供了宝贵的信息。另一方面,测序技术的飞速发展促进了后基因组时代科技的进步,研究人员可以在全面背景下描述癌症发生发展的机制,并获得更多有用的数据进行分析。但这些信息都分散在不同的文章中,因此,文本挖掘在生物信息学的领域中起到一个重要的作用。目前,大量的基于文本挖掘和数据整合的、与生物医学研究相关的数据库不断出现,为生物医学研究提供了重要的信息。*Nucleic Acids Research*、*Genomics, Proteomics & Bioinformatics*、*Bioinformatics* 和 *Cancer Research* 等期刊会发表数据库、医学数据分析工具和网络分析平台等研究文献,为从事生物医学研究的科研人员提供了有用的工具和平台。因此,在生物医学的研究过程中,可以到这些期刊的文献中寻找有助于自己研究的数据库或工具。

2. 肿瘤相关数据库 肿瘤相关的数据库可以按照综合性肿瘤数据库、肿瘤基因组数据库、肿瘤转录组数据库和临床基因组数据库进行分类。

(1)综合性肿瘤数据库

1)TCGA(The Cancer Genome Alias)是一个综合性肿瘤数据库,关注与癌症的发生和发展相关的分子突变图谱,意在解析癌症发生的分子机制、肿瘤的亚型和治疗靶点等。TCGA 是美国国家癌症研究所(National Cancer Institute)和美国国家人类基因组研究所(National Human Genome Research Institute)从 2006 年开始的一个具有里程碑意义的项目,该项目分析了 2 万多例原发性癌症患者的 33 种肿瘤的 7 个不同层面的数据,产生了超过 2.5PB 的基因组、表观基因组、转录组和蛋白质组数据。

TCGA 网站主要提供的是数据的浏览和下载功能。用户可以根据项目、个体、数据类型、肿瘤类型等筛选需要的数据,使用 TCGA 提供的工具下载,进一步分析。

2)ICGC(International Cancer Genome Consortium)是由多个国家多个研究机构组成的癌症研究团体,包含来自亚洲、澳大利亚、欧洲、北美和南美的 88 个研究团队。其目标是获取包括胆道癌、膀胱癌、白血病等多达 50 种肿瘤及其亚型的基因组、转录组和表观遗传的全部信息,并以最快的速度和最少的限制将这些数据提供给研究人员,促进癌症的机制和治疗研究。

ICGC Data Portal 提供了用于可视化、查询和下载 ICGC 已发布数据的工具。

3)UCSC Xena:是由加州大学圣克鲁兹分校(University of Cingifornia Sisha Cruz,UCSC)维护的数据库,其前身是癌症基因组浏览器 Cancer Browser。UCSC Xena 功能基因组浏览器是新一代在线数据分析和可视化平台。UCSC Xena 现有的公共数据集包括了癌症基因组图谱(TCGA)、国际癌症基因组联盟(ICGC)、产生有效治疗策略的治疗应用研究(TARGET)、基因型组织表达项目(GTEx)和癌症细胞系百科全书(CCLE)等,都进行了标准化处理,因此可以组合比较不同的数据集。

此外,UCSC Xena 提供了 ICGC Data Portal 的 Chrome 扩展,可以在 ICGC 的界面加入 XENA 的热图展示。

(2)肿瘤基因组数据库:肿瘤基因组学(oncogenomics)又称癌症基因组学(cancer genomics),主要通过高通量测序技术与生物信息学将基因与癌症关联起来,是基因组学新兴的子学科之一。随着大量的肿瘤基因组学研究工作的展开和随之而来的大量变异数据的积累,许多肿瘤基因组数据库也因此产生,以满足不同的研究需求。以下是比较常用的几个肿瘤基因组数据库。

1)COSMIC:the Catalogue Of Somatic Mutations In Cancer(COSMIC;https://cancer.sanger.ac.uk/cosmic/)是癌症相关体细胞突变位点的最大的数据库之一。COSMIC 整个网站由 COSMIC、Cell Lines Project、COSMIC-3D 和 Cancer Gene Census 这 4 个项目构成,包含多种肿瘤细胞基因组中的 CNA、甲基化、基因融合、SNP 及基因表达信息等。COSMIC 不仅提供了原始数据的下载功能,还整理了许多有重要意义的数据集,可供参考和下载。

2)cBioPortal:cBioPortal for Cancer Genomics(http://www.cbioportal.org/)这个数据库整合了两百多个肿瘤基因组研究的数据,包括 TCGA 和 ICGC 等大型的肿瘤研究项目,涵盖了数万例样本的数据;此外,部分样本还包括了临床预后等表型的信息。cBioPortal 无需注册就能直接使用,还提供研究分析癌症基因数据的可视化工具,可

以促进癌症分子学数据的进一步分析。

3)ArrayMap:ArrayMap(https://arraymap.org/)是由苏黎世大学分子生命科学研究所构建的肿瘤基因组芯片数据库,提供经过预处理的肿瘤基因组芯片数据以及拷贝数变异(Copy number aberration,CNA)图谱。ArrayMap 数据库为高分辨率致癌基因组 CNA 数据的荟萃分析和系统级数据集成提供了切入点。

4)Cancer Hotspots:Cancer Hotspots 数据库(https://www.cancerhotspots.org/)由 Memorial Sloan Kettering 癌症中心的 Kravis 分子肿瘤学中心维护,提供大规模癌症基因组学数据中鉴定到的、具有统计学上显著性的复发突变信息。

5)OncoKB:OncoKB(http://oncokb.org/)是由 Memorial Sloan Kettering 癌症中心(MSK)与 Quest Diagnostics 和 IBM 基因组合作开发和维护的、全面的精准肿瘤学知识库,主要针对关于特定癌症基因变异的影响与治疗意义。OncoKB 包含 595 个癌症基因相关的特定变化的详细信息。这些信息有着不同的来源,如 FDA、NCCN 或 ASCO、ClinicalTrials.gov。

(3)肿瘤转录组数据库:肿瘤的基因表达数据与表观遗传组学数据包含了肿瘤的重要特征,其影响涉及从肿瘤起始到进展的所有关键信号通路,这些信息是肿瘤研究的关键切入点。近年来,肿瘤基因表达与肿瘤表观遗传学研究不断深入,肿瘤转录组数据库为研究提供了重要的参考依据。以下是一些常用的肿瘤转录组数据库。

1)Oncomine:Oncomine(https://www.oncomine.org/resource/login.html)是大型的肿瘤基因芯片数据库,致力于收集、标准化并分析肿瘤样本的基因表达谱芯片数据。目前,Oncomine 已经收集了来自 715 个数据集的 86 733 个样本的基因表达数据,将它们根据肿瘤分期、分级、组织类型等临床信息进行分类,可用于分析基因表达差异、预测共表达基因等。

2)OncomiR:OncomiR 癌症数据库(http://www.oncomir.org/)整合了来源于癌症基因组图谱(TCGA)的 9 500 多名癌症患者组织样品的 miRNA 测序数据。该数据库包括相关肿瘤的临床信息,研究人员可通过与 TCGA 相通的器官专业术语进行检索。

3）CSCD：Cancer-specific circRNA database（CSCD：http://gb.whu.edu.cn/CSCD）是第一个癌症特异性环状 RNA 综合数据库，它收集了 228 个来源于癌症和正常细胞系的总 RNA 或 polyA（－）RNA-seq 样品，并确定了 272 152 个癌症特异性环状 RNA。其中，950 962 种环状 RNA 仅存在于正常组织中，而 170 909 种环状 RNA 在肿瘤和正常样品中均存在，包含环状 RNA 的功能效应和线性剪接等信息。

4）m⁶Avar：m⁶Avar（http://m6avar.renlab.org）是一个包含 m⁶A 修饰与癌症相关变异的全面数据库。m⁶Avar 收集了大量的 m⁶A 测序数据，通过系统的分析找到了不同物种不同细胞系中的 m⁶A 修饰位点，并结合种系突变和体细胞突变数据找到 m⁶A 关联的功能性变异，为 m⁶A 与癌症关系的注释提供了宝贵的资源。用户可以通过不同的搜索模式找到自己感兴趣的基因、基因组区域或肿瘤中存在的 m⁶A 相关突变信息。

5）lnCAR：长链非编码 RNA（lncRNA）已成为肿瘤诊断、治疗和预后的重要生物标志物。lncRNAs from cancer arrays（lnCAR）数据库（https://lncar.renlab.org/）可以提供来自公共微阵列数据重新注释的 lncRNAs 的表达谱和预后情况。目前，lnCAR 包含 10 种癌症类型的 52 300 个差异表达分析样本和 12 883 个生存分析样本，可以让用户交互地探索任何带注释的或新的 lncRNA。

6）lnCaNet：lnCaNet（http://lncanet.bioinfominzhao.org/）是一个人类泛癌 lncRNA 和癌基因的共表达网络数据库。该数据库囊括了 2 922 个已匹配的 TCGA 样品、9 641 个长链非编码 RNA（lncRNA）以及 2 544 种癌基因的 8 494 907 个重要共表达对，并基于得到的 110 个共表达网络确定了 11 种癌症共有的 17 种与细胞外空间相关的调节基因对。它可帮助研究人员探索特定癌症类型的 lncRNA 表达模式、受影响的癌症基因和途径和生物学意义。此外，也对特定类型的 lncRNA-癌基因进行了有效注释。

（4）肿瘤相关研究工具：生物信息学中的肿瘤相关研究工具针对肿瘤信息的特征进行精确的分析，让癌症研究人员和肿瘤学家能够以新颖的方式利用复杂的基因组学数据。这些工具对数据进行深度挖掘，为优化未来的治疗策略提供新的视角。通过简单的操作，即可使用相关研究工具开展复杂的分析，让生物学家和肿瘤学家无需专门的生物信息学技能，也能得到重要的发现。肿瘤生物信息研究工具不仅是肿瘤系统临床医学的一个重要部分，而且是系统临床医学中进行肿瘤相关研究的核心手段，是改善肿瘤患者预后的最为关键和最有效的方法之一。

由于肿瘤的信息特征种类繁多复杂，每一种研究工具基本都只针对一个研究方向进行分析，所以相关的研究工具多种多样。接下来将按照数据分析工具、临床预测工具、检测分析工具这三个类别介绍一些常用的肿瘤相关研究工具。

1）组学数据分析工具：肿瘤研究过程中生成的大量原始数据除了需要一般研究中的基本处理外，还需要一些肿瘤研究中特定分析，例如预后分析、癌症相关基因与通路挖掘、计算免疫浸润等。因此，生物信息学家们针对这些分析需求开发了许多专门用于肿瘤数据的分析工具。下面将介绍几个针对不同分析需求的肿瘤数据分析工具。

The Cancer Genomics Cloud（CGC）是由美国国家癌症研究所（National Cancer Institute）资助的，提供的肿瘤大数据分析的工具。该平台系统旨在探索大规模癌症基因组公共数据集（如 TCGA）的协同化模式，并提供计算资源进行分析。用户可以将自己的数据添加到公共数据集中，使用预定义的分析工作流程或加入自己的工具进行分析。

在癌症特异突变分析中，CRAVAT（The Cancer-Related Analysis of Variants Toolkit）则提供了一整套用于突变解释的分析流程，可以进行突变比对、质量控制、影响预测和广泛注释，可以进行突变比对、质量控制、影响预测、广泛注释以及基因和突变水平的解释，包括对所有非沉默类型的联合优先排序、结构和机制的可视化。CRAVAT（http://www.cravat.us/CRAVAT/）是一个可交互的用户友好型工具，可以在公共门户网站上运行，也可以在云端运行，或者下载下来供本地使用，而且很容易与其他癌症组学分析方法集成。

在表观遗传学与肿瘤相关分析的工具中，MethSurv 是很好的例子。它是一个利用 DNA 甲基化数据进行多变量生存分析的工具，能够研究不同的甲基化修饰标志物与各种类型的癌症患者生存之间的相关性。MethSurv 将无监督层次聚类方法与任何特定基因的主成分分析方法进行结合，可以提供癌症患者之间的甲基化差异以及基因亚区域的图形概述。

另外，在肿瘤与 RNA 甲基化的相关研究中，有一款专门用于识别针对 m⁶A 修饰位点的遗传变异的工具——m⁶ASNP（http://m6asnp.renlab.org/）。在 m⁶ASNP 中，可以用一个随机森林模型来预测 m⁶A 位点的甲基化状态是否会被该位点周围的变异影响而改变。此外，m⁶ASNP 还提供了统计图和基因组浏览器，以可视化特征和注释遗传变异。

TIMER 是一个肿瘤免疫浸润程度计算工具，目的是全面研究肿瘤免疫相互作用的分子特征。对于 32 种癌症类型的 10 897 个肿瘤，TIMER 预先计算了 6 个肿瘤浸润免疫亚群的水平，并提供了 6 个主要的分析模块，允许用户交互地探索免疫浸润与多种因素之间的关系，包括基因表达、临床结果、体细胞突变和体细胞拷贝数变化。TIMER 为这些关联的动态分析和可视化提供了一个用户友好的网站界面（cistrome.shinyapps.io/timer），这对癌症研究人员来说具有广泛的实用价值。

上述是几个研究方向各异的肿瘤研究工具，大家可以从文献中搜索更多针对其他研究方向的肿瘤数据分析工具。另外，Illumina 等测序平台也会提供一些免费的针对肿瘤数据的分析工具与方案。

2）临床预测工具：技术进步催生了大数据时代，先进的数据平台可存储来自不同地区的临床记录、医学影像、测序信息等不同形式的肿瘤数据，迅速而有效地有机整合，并进行及时的计算和分析。这为肿瘤临床预测医学研究工作带来了前所未有的契机。对于个体精准治疗来说，如果能够根据患者的数据预测得到肿瘤的发展和患者的预后等重要参考信息，就可以制订出更加优越的治疗方案，提高治疗质量。目前，好几种类型的肿瘤都有相应的预测工具。例如，PREDICT 是一款可广泛用于早期乳腺癌患者的在线预后预测工具，可以准确评估老年乳腺癌患者的 5 年总生存率；CRISP 工具则专门用来预测结直肠癌患者的风险，可以在初级保健中改进结直肠癌的风险筛查。

肿瘤信息学研究不断发展前行，生物信息学家也将根据不同类型肿瘤的特征研发更多更精确的临床预测工具，大家可以通过搜索最新的研究或综述查找合适的预测工具。

当生物信息学加入到肿瘤的临床检测过程中，便增加了这样一种可能性，即医生可以通过精细的计算模型来分析肿瘤活检结果，预测癌症的发展，从而针对个体患者的癌症就如何改变、采用哪种治疗方法做出更好的临床决策。而肿瘤生物信息学也致力于通过开发新型检测分析工具来帮助预测或鉴定癌症。

例如，在癌细胞特有变异的检测中，工具 Neu-Somatic 通过深度学习的方法检测出了目前最为精准的变异结果，可以加入检测流程中，用于提升检测出变异的准确性和完整性，从而更高效地指导精准用药。

除了序列信息外，深度学习的方法还能针对其余肿瘤检测结果构建模型进行分析。例如，中山大学肿瘤防治中心的孙颖教授团队与香港中文大学计算机科学与工程学系合作，首次利用人工智能（AI）技术在磁共振（MRI）影像上实现了鼻咽肿瘤自动勾画。而来自英国伦敦癌症研究所的 Andrea Sottoriva 与他的团队利用一项Ⅱ期临床试验中使用抗 EGFR 靶向治疗的晚期结直肠癌患者的血液样本，成功构建癌症进化模型，进而实现个体化预测癌症发展时间。

随着生物信息学的日渐发展，尤其是深度学习等人工智能方法的加入，肿瘤生物信息学能够通过更加高效的方法迅速地分析整合临床检测结果，为临床治疗提供重要的参考与指导。

（八）目前存在的问题与展望

近年来，随着高通量测序技术及人工智能技术的发展，应用生物信息学手段研究肿瘤发生发展机制得到了史无前例的关注。在新技术的帮助下，世界各地的研究人员可以快速地确定癌症基因组中的致病变异，并与大部分临床信息进行关联。在临床实践中，目前已有研究尝试将这些新技术应用在癌症患者个体的基因组特征表征之中。而这一尝试可以有效辅助针对癌症患者的治疗决策，从而改善对个体患者的治疗护理。

虽然这些生物信息学新技术在肿瘤的临床治疗中具有广阔前景，但在其发挥核心作用之前还有许多问题需要解决。对于高通量测序技术，将其应用于肿瘤组学的分析中不仅需要软件级别的信息学基础，还需要硬件级别的计算支持。对于大多数高通量测序数据，其数据的存储、传输、计算和访问控制都依赖于高性能的计算设备。随着癌症研究进入大数据时代，针对肿瘤患者的个性化医疗服务需要超级计算机级别的设备支持。然而，由于当前的计算工具大部分都未建立起针对大规模集群运算的环境，其低下的并行效率很难满足在临床实践中的实时分析需求。因此，如何结合主流的并行计算技术，开发针对集群特别是超级计算机的高通量数据分析工具是当前肿瘤学研究需要解决的关键问题。除了计算瓶颈之外，肿瘤学数据的交换共享也是目前面临的难题。由于自不同途径收集到的肿瘤学数据一般具有较大的异质性，它们之间的交换与比较一直存在着较大的困难。因此，针对基因、疾病、序列等信息建立一套完整的语义描述体系尤为重要，它可以帮助我们以标准化的注释来描述肿瘤相关数据，并形成统一的数据格式，为后续数据的交流比较提供便利。目前，为解决这一难题，已有组织开始建立肿瘤数据存储标准。Resource Description Framework（RDF）正是专门为肿瘤数据交换所建立的一种描述、存储与访问标准。虽然当前已存在支持数据交换和链接的技术解决方案，但如何对肿瘤信息的本体进行定义、如何选择适合的本体词条，仍然是肿瘤学研究中亟待解决的一个问题。另外，由于高通量检测技术的不断进步，生物信息学分析工具也在不断更新。面对不断更新的肿瘤学数据分析工具，如何建立具有高扩展性的分析流程也是当前研究的一个挑战。此外，不同的分析工具之间性能差别较大，但是目前缺少标准的方法来整合不同的分析结果，因此在建立分析流程更新分析软件过程中还需要对新的分析算法进行验证，以确保分析结果的可靠性。同时，不同的算法工具都有其最适用的问题场景，选择最有效的工具在实际应用中并非易事，必须通过实际场景来定义哪些算法和参数适用于专用问题，这也是目前针对肿瘤样本高通量数据分析的一个亟需解决的问题。高通量测序手段可以在癌症组学水平上获得大量的变异信号，针对这些异常信号对其作进一步的注释、在细胞调控通路中解释其作用机制至今仍是一大难题。特别是，在大量的潜在变异分子信号中，找到具有临床价值的分子标记物，并探究标志物之间存在的相关关系还需要特别的算法进行筛选。目前，基于机器学习算法的预测手段是解决该问题的有效手段，它可以帮助临床研究者在大量的潜在标志物中找到一些预测规则，并自主地与临床治疗结果相关联，筛选出显著影响预后的标记物。另一方面，由于测序技术的进步，肿瘤中表观遗传学层面的分子变异也越来越被关注，特别是 RNA 水平的表观修饰最近被发现与多种癌症的发生发展密切相关。面对这些丰富的表观遗传学特征，如何将其与其他传统组学特征相结合，在系统生物学水平上揭示癌症调控机制，是当前关注的难点。目前已有的一些大型肿瘤组学数据平台，如TCGA 和 ICGC，为解决这一难题提供了契机。通过利用这些组学数据平台，在基因调控网络、信号转导通路、代谢通路、蛋白质相互作用网络以及蛋白小分子相互作用网络中探究泛癌水平下的系统生物学变异，可以让肿瘤学研究者分析各种异常信号之间的相互作用关系，发现肿瘤治疗的新思路。

对于人工智能技术，目前虽然其正在迅速进入肿瘤学的研究中，但仍需要进行大量的工作将这些研究转化为真实可用的并且具有实际临床意义的应用。其中，在该过程中，最大的障碍之一就是如何利用外部数据来验证人工智能程序在临床中的泛化性。鉴于机器学习算法特别是深度神经网络算法的复杂性，其在训练过程中很有可能发生过拟合从而创建了不能适应不同场景的过拟合模型。此外，由于跨机构的医疗数据存在高度的异质性，因此在构建人工智能模型时往往也需要多个外部验证集来证明模型的性能。然而，由于当前肿瘤学数据的获取及质量限制，导致该问题仍难以解决。人工智能算比其他所有算法都更依赖于原始高质量数据的支持。当试图将人工智能应用于数据支持较少的场景中时，就很有可能在临床应用中造成问题。目前，肿瘤学数据通常分散在各个机构内部，机构之间的数据交换较少，共享机制仍不完善。对患者个人信息的保护、缺乏数据共享的软硬件基础、数据收集的异质性和不完整性以及机构之间的竞争是造成当前肿瘤学数据瓶颈的主要原因。不过随着技术的普及和进步，该问题正在得到解决。目前已经出现了越来越多的数据采集标准及机构间共享协议。通过确立这些数据标准，许多研究小组得以有机会发布自己的研究数据，并获取可利用的重复数据，这必将在一定程度上推广人工智能技术在肿瘤学中的应用。另一个受研究者关注的人工智能学习问题是，在肿瘤学研究中使用人工智能虽然能获得较传统方法更优秀的性能，但是这些模型往往对用户来说是不透明的。例如，深度学习模型可以根据测试者过去两年的 HER 表达情况来预测患上胰腺癌的几率，但我们并不知道算法是如何做出预测的。目前，学界对确定深度学习预测的精确逻辑方面仍缺乏深入研究，对于如何解释深度学习模型的预测机制仍存在瓶颈，这就是人工智能领域的"黑匣子"问题。解决"黑匣子"问题现在已成为人工智能的研究重点。在人工智能分析医学图像算法中，目前已经开发了包括特征可视化（feature visualization）、显著图（saliency maps）、类激活映射（class activation mapping）和灵敏度分析（sensitivity analyses）等方法来打开医学图像识别的"黑匣子"。虽然在过去几年中"黑匣子"问题取得了长足的进展，但当前仍需要开展更多的相关研究工作，以便通过深度神经网络更好地阐明其决策逻辑。

总的来说，生物信息学方法在肿瘤学研究中正扮演着越来越重要的角色。通过引入新的高通量检测方法和人工智能技术，生物信息学手段可以辅助筛选肿瘤临床诊疗靶点、预测患者预后、帮助进行影像学诊断、确定患者用药以及辅助肿瘤治疗决策。生物信息学的引入可以进一步促进癌症患者的个体化医疗，提高患者生存，为肿瘤的临床治疗带来革新。同时，在实际的研究及临床实践中，生物信息学仍存在许多应用瓶颈，未来针对这些瓶颈还需要进行大量的研究工作。可以预见，在未来的肿瘤学发展中，生物信息学应用必将成为其中的一个研究热点。

三、动物模型

动物模型（animal model）是指生物医学科学研究中以动物作为实验对象和材料而建立的各种模拟人类疾病的模型。在使用动物模型时应该遵循 3R 原则：①代替（replacement），即尽可能用无知觉材料替代有知觉的动物、用低级动物替代高级动物；②减少使用动物（reduction），指在保证获取一定数量与精确度的信息的前提下，尽量减少使用动物的数量；③优化（refinement），主要是在使用动物时尽量减少动物的痛苦，优化饲养方式和实验步骤。

（一）肿瘤生物学研究中常用的建模动物简介

1. 啮齿类动物

（1）小鼠（mouse）：小鼠作为人类疾病的模型有其独特的优势。从进化的角度上，在约 6 千万年前，小鼠与人类拥有共同的祖先；从基因的角度上，人类的所有基因都可以在小鼠基因组里找到对应的基因。小鼠全身被毛，尾长约等于身长，成鼠体长 10～15cm。昼伏夜出，其进食、交配、分娩多发生在夜间。小鼠性情性温顺，喜群居；胆小怕惊，对外界环境变化较为敏感，强光或噪声刺激可能会引起母鼠神经紊乱而出现食仔现象。小鼠的性成熟早，雄鼠 35 日龄开始产生精子，雌鼠 37 日龄可发情排卵；雄鼠需 70～80 日龄可达体成熟，雌鼠需要 65～90 日龄。小鼠为全年多发情动物，且有产后发情的特点，利于繁殖；每胎产仔 8～15 只，哺乳期 20～22 天；繁殖力可维持 1 年左右，寿命 2～3 年。目前，小鼠是世界上用量最大、用途最广、品种最多、研究最为彻底的实验动物，已经培育出的品系超过 1 000 种；主要的小鼠品系包括近交系、封闭群小鼠、突变系小鼠、杂交一代小鼠。

近交系，经不少于 20 代的全同胞交配培育而成，品系内任何个体基因组 99% 以上的等位位点为纯合子，如 C57BL/6J 系、BALB/c 系、C3H 系、AKR 系、CBA 系、A 系和 615 系。

封闭群小鼠，以非近亲交配方式繁殖的种群，在不引入外部新血缘的情况下，至少连续繁殖 4 代而建立的动物群体，如 ICR 小鼠。

突变系小鼠包括裸小鼠（nude mouse）、严重联合免疫缺陷（severe combined immune deficiency, SCID）小鼠及 NOD SCID 小鼠。裸小鼠为偶然发现的无毛小鼠，伴先天性胸腺发育不良，经选育后形成突变系裸小鼠（其中"nu"表示裸基因符号）。裸小鼠特殊的表型是由第 11 对染色体突变所致，因先天性胸腺缺失导致胸腺依赖的免疫功能缺陷，T 细胞近似无功能，但 B 细胞的功能基本正常；NK 细胞活性在 3～4 周时低于同龄普通小鼠，而在 6～8 周时高于同龄普通小鼠。裸小鼠因抵抗力差，易患病毒性肝炎和肺炎，必须在屏障系统中饲养。纯合子雌性裸小鼠受孕率低且有食仔习惯，需采用隐性纯合子雄鼠与杂合子雌鼠来繁殖后代。因其免疫系统不全，故人体肿瘤异种移植时无排斥反应；且皮肤裸露没有被毛，利于动态观察肿瘤的生长状态。

SCID 小鼠存在严重的 T、B 细胞联合免疫缺陷，其外观与普通小鼠无差异，但胸腺、淋巴结、脾脏的重量只有正常小鼠的三分之一。小鼠体内的 T、B 细胞数量严重减少，导致体液免疫和细胞免疫功能缺陷；然而，NK 细胞和巨噬细胞的功能正常。在个别 SCID 小鼠中可观测到一定程度的免疫功能恢复，称为 SCID 小鼠渗漏现象。与裸小鼠不同的是，纯合的 SCID 雌鼠和雄鼠可以进行繁殖，每胎可产仔 3～5 只，寿命可达 1 年。然而，由于免疫功能的严重缺陷，SCID 小鼠必须在屏障系统中饲养，以避免其因发生感染而死亡。

NOD SCID 小鼠是一种 T、B、NK 细胞联合缺失小鼠，它是通过 SCID 小鼠与循环补体缺乏、NK 功能缺陷、抗原递呈细胞分化及功能不良的 NOD/Lt 品系回交而育成。与 SCID 小鼠相比，NOD SCID 小鼠免疫力更为低下，因此异种移植人类肿瘤更易成功，也能够更好地模拟肿瘤在人体内中的转移和侵袭过程。

杂交一代小鼠（F1）为根据研究者的目的将两个品系的动物有计划地进行交配所得的第一代动物。从遗传学角度上来说，它不算作一个品种或品系。但由于杂交后的小鼠生存能力强、有着清楚的遗传背景及双亲特性、均一性较好、对实验的重复性较好，所以其应用也较广泛。

（2）大鼠：实验用的大鼠由野生褐色大鼠驯化而成，目前大鼠在生命科学各个领域的用量仅次于小鼠。大鼠的外观与小鼠类似但体形较大，成年大鼠体长超过 18～20cm。大鼠的习性与小鼠类似：对环境中的湿度比较敏感，在低于 40% 的湿度环境时，大鼠易发生环尾症或母鼠食仔现象，故培养室的湿度应保持在 50%～65% 之间。

大鼠的品系主要包括以下几种：① Wistar 大鼠，对环境的适应能力强，繁殖力强，被广泛用于

医学、毒理学、营养学等的研究；② LEW 大鼠，从 Wistar 大鼠培育而来，可移植多种肿瘤；③ Lou/CN 大鼠，为浆细胞瘤高发系；④裸大鼠，此种大鼠体毛稀少、T 细胞缺失、免疫功能低下，但 B 细胞正常、NK 细胞活动高于正常普通大鼠，裸大鼠的很多特性可参照裸小鼠。

（3）其他啮齿类动物：土拨鼠可用来制作肝炎病毒感染后的肝癌模型。在豚鼠（guinea pig）身上可观察到约 30 多种肿瘤，其中白血病和支气管乳头状瘤最多见。地鼠中的金黄地鼠多用于致瘤 DNA 病毒的研究。

2. 水生动物及昆虫类

（1）水生动物：斑马鱼（danio rerio），因体侧由 5 条延伸至尾部的水平蓝褐色条纹因而得名，为一种热带淡水硬骨鱼，成鱼体长 4～5cm。斑马鱼易于在实验室饲养，3 个月左右达到性成熟，雌鱼每次产卵可达 200 枚左右，受精后 24 小时内大部分器官发育成熟。由于斑马鱼的卵透明且整个胚胎发育在体外完成，所以可以直接在显微镜下观察斑马鱼的胚胎发育过程。在肿瘤的研究中，斑马鱼和人类一样能患癌症且可稳定遗传，其体内的抑癌基因、癌基因与人类的一样具有高度的保守性。通过转基因诱变或者移植可以使斑马鱼体内产生高转移性的肿瘤细胞，并将癌症表型遗传给后代。如将与人类淋巴瘤和白血病相关的鼠源性 *c-Myc* 基因与斑马鱼淋巴细胞内的 *Rag2* 基因启动子融合，再将 GFP 报告基因链接于融合基因的末端，最后将融合基因注入斑马鱼受精卵细胞中，可构建白血病模型。目前已经建立的斑马鱼肿瘤模型的瘤种包括白血病、横纹肌肉瘤、黑色素瘤、淋巴瘤、乳腺癌、肝癌等。

其他水生动物模型中，剑尾鱼与新月鱼杂交后易产生黑色素瘤，被广泛应用于黑色素瘤的发病机制及其转录因子的调控等的研究。爪蟾的发育模式和调控机制与人类和其他高等动物非常接近。爪蟾最常用的是非洲爪蟾。与斑马鱼类似，爪蟾胚胎的发育可以全过程在体外观察到并易于进行显微注射等操作。同时，由于爪蟾的很多重要的基因与人类基因具有同源性，因此爪蟾可用来建立恶性肿瘤、遗传病、心血管疾病等多种人类重大疾病的模型。

（2）线虫：线虫家族中除了绦虫、蛔虫外，绝

大多数线虫与人类健康和生活的关系不大。广杆线虫属是一类体长 1mm 左右、生活于土壤中、以细菌为食的小线虫。广杆线虫中的美丽隐杆线虫（caenorhabditis elegans），也叫 C. elegans，是人类第一次完成多细胞动物全基因组测序的动物。2002 年及 2006 年的诺贝尔奖获得者就是以 C. elegans 为模型而发现了细胞凋亡和 RNA 干扰的机制。线虫生命周期短，一般 3.5 天。其体细胞数量少，幼虫 556 个体细胞，2 个生殖细胞。经持续 3 天的 4 次蜕皮发育成熟，发育结束时，如果是雌雄同体，则成虫 959 个体细胞，2 000 个生殖细胞；如雌雄不同体，雄性成虫有 1 031 个体细胞及 1 000 个生殖细胞。线虫的母体和胚胎透明，不需要染色即可在显微镜下看到线虫体内的肠道、生殖腺等器官；如果用高倍相位差显微镜，可达到单一的细胞分辨率。这利于追踪细胞的分裂谱系，并能观察到生殖细胞和体细胞的发生过程；如果在胚胎中注入标记的抗体、荧光物质或报告基因，被注射的细胞和子代细胞都能被标记，包括最终凋亡的细胞。目前以线虫为模型的研究已经在 MAPK 信号转导、TGF-β 信号途径、细胞凋亡、RNA 干扰、脂肪代谢等领域取得重大突破。

3. 其他动物模型

（1）小型猪：小型猪在生理、解剖和疾病的发生机制等方面与人极其相似，被广泛用于肿瘤、口腔、外科、异种移植、代谢和转基因克隆等方面的研究。辛克莱小型猪自发性皮肤黑色素瘤发生率高达 80%，且组织学类型与人类的浅表扩散型黑色素瘤类似，有着典型的皮肤自发性退行性变；在黑色素瘤的病变和演变方式上也与人类完全相同，是研究人类黑色素瘤的较好的动物模型。

（2）非人灵长类：非人灵长类是与人类最为相近的实验动物。在动物园养殖环境下，猕猴的肿瘤自发率约为 1%。在老龄非人灵长类动物中，上皮肿瘤和恶性淋巴瘤最常见，脑肿瘤则很少发生。用质子或中子照射可诱导猕猴产生颗粒细胞性白血病

（3）犬类：犬类是目前已知的除了人类之外唯一的可自然发生前列腺癌的大型动物。与人类类似，犬随着年龄的增加，可出自发出现前列腺非典型增生、前列腺癌高级别上皮内瘤变及侵袭性前列腺癌。犬前列腺癌的病程进展也与人类的

极为类似，并可发生在小鼠等模型所不具备的自发骨转移倾向。在对犬使用一段时间的环孢素 A 抑制免疫系统后，通过在犬的前列腺原位种植肿瘤细胞可制作前列腺癌模型。除此之外，犬还可用来制作甲状腺肿瘤、淋巴肉瘤、血管肿瘤等的动物模型。

（二）肿瘤发病模型

1. 自发肿瘤模型　实验动物不经任何有意识的人工实验干预，在自然生长情况下发生的肿瘤称为自发性肿瘤。动物的自发肿瘤与人类的相似，肿瘤的发生涉及到遗传和环境交互作用的结果。因此，动物自发肿瘤模型既可用于研究和发现遗传因素在肿瘤发生中的作用，也可用于观察和分析环境中的致癌因素，同时还可把实验结果推广到人类。但动物的自发性肿瘤模型也存在影响因素众多、肿瘤均一性差、成瘤时间长、成瘤结果出现时间不定、发病率低、稳定性差、耗资巨大且短时间无法获得大量资料等缺点。

一般在实验动物观察到的自发肿瘤的发病率并不高。如叙利亚仓鼠的恶性肿瘤自发率约为 3.7%；3 岁以下的豚鼠恶性肿瘤发生率为 0.4%～14%，老龄豚鼠为 0.5%～30%；2 岁以下的兔肿瘤发病率约为 1.4%；非人灵长类、雪豹等动物很少观察到有自发肿瘤发生。

小鼠和大鼠是最常见、使用最多的动物模型之一。在正常饲养的小鼠中观察到的淋巴组织和造血组织自发肿瘤的发生率为 1%～2%。然而，经过有选择的近交，可选育出一些特定部位有较高自发肿瘤的动物模型品系。表 22-4 总结了一些常见的具有高自发肿瘤倾向的小 / 大鼠品系。

2. 诱发肿瘤模型　诱发肿瘤模型是指有计划有目的地使用化学、物理、生物等的致癌因素在动物的特定器官诱发肿瘤。在诱发肿瘤动物模型中，不同的动物种类、性别、靶器官等对同一致癌因素的敏感性存在差异。如亚硝胺类致癌物可诱发大鼠食管癌，而在小鼠内只能诱发前胃癌。小鼠是最佳的芳香烃诱发皮肤癌的模型动物，但在大鼠中却很难用芳香烃诱发皮肤癌。一般来说雄性大鼠较雌性大鼠更易诱发肝癌；而诱发卵巢癌、乳腺癌模型时则应选用雌性大鼠。可用来诱发肿瘤的实验动物包括小鼠、大鼠、家兔等，大鼠因体形较大、易于操作且相对经济实惠而在诱发

表 22-4　具有常见肿瘤的自发肿瘤的小／大鼠品系总结

肿瘤类型	品系	鼠龄／月	性别	自发率 /%
乳腺癌	C3H	6～12（经产）	雌	85～100
	DD	7.7	雌	84
	PBA	5	雌	75
	CBA	18	雌	60～65
	Wistar（大鼠）	12（经产）	雌	90
肺癌	A/He	18	/	90
	SWR	18		80
肝癌	C3H	14	雄	72～90
	C3H	14	雌	59（未产）；30（经产）
	VY	12～14	雄	13～24
白血病	AKR	18		90
	C58	12	雌高于雄	95～97
淋巴瘤	PBA	5	/	100
胃肠道肿瘤	I	/	/	100
卵巢癌	R Ⅲ	17	雌	60（经产）；50（未产）
	CBA	18	雌	65
垂体瘤	C57BR/Cd	12	雌	33

肿瘤模型中应用较多。一般选择对致癌因素比较敏感的纯系大鼠，如 Wistar、Fischer344、SD。

（1）化学诱导致癌模型：化学诱导致癌模型是将诱癌剂或促癌剂通过涂抹、吸入、经口给药、注射、穿线法等方法作用于模型动物而诱发癌症。大鼠是最常选择的化学致癌模型动物，因为它们不仅对许多致癌物敏感，而且恶性自发肿瘤的发生率要低于一些小鼠品系。常见的化学诱癌剂诱发的肿瘤动物模型见表 22-5。

（2）物理致瘤模型：物理致瘤模型是通过放射线、紫外线等引起的肿瘤。譬如，^{60}Co γ 射线或者 X 射线能有效地诱发出小鼠胸腺淋巴瘤和白血病，用紫外线可以在剑尾鱼及南美负鼠诱导出黑色素瘤。

（3）生物致癌：生物致癌一般指通过致瘤病毒诱发肿瘤发生。譬如，津 638 病毒诱发昆明小鼠白血病，乳腺肿瘤病毒（murine mammary tumor virus，MMTV）诱发 BALB/c 小鼠乳腺癌，紫外线灭活的巨细胞病毒与巴豆油联合致小鼠宫颈癌，EB 病毒诱发小鼠淋巴瘤。

（4）诱发肿瘤的优缺点：诱发肿瘤模型制作方法相对简单、易实现，因此成为实验室常用的动物模型制作方法之一。诱发产生的肿瘤细胞倍增时间长、增殖率低，在动力学特征上与人类肿瘤类似。相对于自发肿瘤模型，诱发肿瘤模型成功率较高，可严格控制试验条件、复制出适合研究目的需要的动物模型。诱发肿瘤模型可用于筛查可疑致癌因素，也可用于肿瘤治疗、预防等方面的研究。但诱发肿瘤模型通过人为干预方式产生，很多情况下与临床上自然发生的肿瘤存在一定差异；诱发肿瘤的形态学多样性大，对致癌因素的反应、肿瘤发生的潜伏期个体差异大，达不到 100% 成瘤，也难以获得病程和肿瘤大小较均一的动物。因此，诱发肿瘤模型一般不用于药效评价和抗癌药物筛选。此外，动物诱发肿瘤模型的致癌因素同样也能引起人体肿瘤，因此实验操作者应注意个人防护，怀孕女性不应从事诱癌研究。

3. 基因工程改造动物模型　基因工程改造动物模型是通过转基因、基因敲入、基因敲除、基因敲低等生物工程技术改变动物遗传性状而得到的动物模型。通过生物工程技术建立癌基因转入或抑癌基因敲除的动物模型，可以快速地建立大量接近临床的基因修饰动物模型，用于揭示肿瘤发生发展的规律、阐明肿瘤与基因的变化关系。根据基因修饰的范围，可分为全身性基因修饰和

表 22-5　常见的由化学致癌物诱发肿瘤的动物模型

肿瘤类型	诱变物	诱变方式	所需天数	发生率 /%
肺癌	1% 二乙基亚硝胺（DEN）	皮下注射	180	94
	20% 乌拉坦	腹腔注射	90	100
食管癌	0.2% 或 0.005% 甲基苄基亚硝胺	经口灌入	330	53
胃癌	1% 甲基 - 硝基 - 亚硝基胍	加入饮水	520	80
	甲基胆蒽（MC）	穿线法	210～240	85～100
肝癌	二乙基亚硝胺	灌喂 / 腹腔注射	180	70
	对二乙基偶氮苯（控制维生素 B_2 含量≤（1.5～2.0）mg/kg）	拌入饲料	180	60
	2- 醋酸氨基酸	拌入饲料	90～120	80～90
	亚氨基偶氮苯	涂抹皮肤	210	50
	黄曲霉素	拌入饲料	180	80
结直肠癌	二甲基肼（DMH）	腹腔注射	7～14	81～100
	氧化偶氮甲烷（AOM）	腹腔注射	148	100
	AOM 联合葡聚糖硫酸钠（DSS）	第一天腹腔注射 AOM，1 周后 DSS 加入饮水一周，正常饮水两周	42	100
膀胱癌	甲酰胺	拌入饲料	600	100
乳腺癌	甲基亚硝基脲	腹腔注射	35	83
鼻咽癌	MC	滴鼻	180	60
	DEN	滴鼻	180	60
	二亚硝基哌嗪	皮下注射	180	85
皮肤癌	苯并芘	皮肤涂抹	120～200	90
	二甲基苯蒽	皮肤涂抹	90～150	90
纤维肉瘤	苯并芘	皮下注射	90～120	90

器官 / 组织特异性基因修饰两大类模型。对动物胚胎行基因修饰后，如果等到其出生之后再用药物、病毒等诱导剂触发修饰基因表型，则属于可诱导的基因修饰。Cre/LoxP 是经典的条件基因打靶系统，通过特殊的设计可以实现诱导性打靶、条件性打靶或时空特异性打靶。Cre 是大肠埃希菌噬菌体中的一个基因，它的编码蛋白 Cre 重组酶可以特异地识别基因组内的 LoxP 序列。当两个 LoxP 序列在同一条 DNA 链且同一方向时，Cre 重组酶可特异性敲除两个 LoxP 序列之间的 DNA 片段；两个 LoxP 序列在同一条 DNA 链但方向相反，Cre 重组酶能介导两个 LoxP 位点间的序列倒位；如果两个 LoxP 位点分别位于两条不同的 DNA 链或染色体上，Cre 重组酶能介导两条 DNA 链的交换或染色体易位。因此，Cre/LoxP 系统主要有携带 Cre 重组酶基因的转基因小鼠和携带有 LoxP + 目的基因突变的小鼠。筛选两

种小鼠的杂交后代，可以获得同时携带 Cre 重组酶基因和 LoxP 序列的小鼠。再通过条件性表达 Cre 重组酶，即可特异性与细胞内的 LoxP 序列识别，进而敲除相应的基因和片段。为了实现基因敲除的组织器官特异性，往往选择肌浆蛋白启动子、乳清酸性蛋白启动子等具有组织器官特异性的启动子。例如，肾特异性钙黏附蛋白（kidney specific cadherin，KSP-cadherin）只特异表达于肾脏上皮和发育中的泌尿生殖道上皮。通过将 Cre 基因重组于 KSP-cadherin 启动子下构建 *Ksp-Cre* 转基因小鼠，将其与 *Pten*-flox 转基因小鼠杂交，在后代中可筛选出同时具有 *Ksp-Cre* 基因和纯合 *Pten*-flox 等位基因的小鼠（*Ksp-Cre/Pten^{flox/flox}*），进而构建特异性的敲除尿路上皮 *Pten* 基因的小鼠模型。

（三）移植性肿瘤模型

移植性动物模型是将肿瘤患者或者动物的

肿瘤组织标本或者是人或动物的肿瘤细胞，移植到动物体内制作成的肿瘤动物模型。与自发、诱发等方式产生的肿瘤动物模型相比，移植性肿瘤成瘤率接近100%、实验周期短、一致性及重复性好；肿瘤的个体差异小，生长速率一致。因此，移植性肿瘤动物模型是筛选抗癌药物最常用的模型。

移植性动物模型按来源可分为细胞移植模型和组织块移植模型。细胞移植模型是直接将肿瘤细胞接种动物而制备的肿瘤动物模型。细胞可来自离体培养的各种肿瘤细胞系，或者经洗净、剪碎、消化等方式处理临床肿瘤组织或动物体内传代的肿瘤组织而得到的肿瘤细胞悬液。组织块移植是将临床肿瘤组织或动物体内传代的肿瘤组织剪成1～2mm³大小的组织块，然后移植于动物的相应部位。细胞移植模型与组织块移植模型相比，存在一定缺陷：离体的肿瘤细胞系因为连续传代筛选，已经适应了培养皿的环境；肿瘤细胞系与原发肿瘤相比缺少了间质细胞，后者在肿瘤的发展及转移中发挥了重要作用；肿瘤种植的位置往往与原发肿瘤不同，缺乏相应的肿瘤微环境。

移植性动物模型按移植部位可分为皮下移植、肾包膜下移植、原位移植等。皮下移植是最为常见的一种移植方法。一般将肿瘤细胞或组织移植于实验动物的背侧面、腋窝等血供丰富的部位，这些部位的移植瘤也方便观察肿瘤的生长情况及定期测量肿瘤大小。皮下移植瘤的成功率相对较低，肿瘤成团局限于皮下生长，很少向周围组织侵袭或发生远处转移。肾包膜下移植是将肿瘤细胞或组织移植于实验动物的肾包膜下。因为肾包膜下血供丰富，故肿瘤生长快、成功率高。但肾包膜下移植对操作者的要求较高，手术创伤大、感染风险高，容易操作失败；同时也不方便直接观察肿瘤的生长。原位移植是将肿瘤细胞或组织移植于原发肿瘤部位，如将来源于肺组织的肿瘤移植于裸小鼠的肺包膜下。理论上这种移植方式是最理想的，移植瘤生长的微环境更加接近原发肿瘤，肿瘤的侵袭、转移等生物学特征也更加类似原发瘤。但有些部位的肿瘤，如消化道内的肿瘤，原位移植增加了操作的难度和失败率，限制了其的应用。

下面以胃癌原位移植瘤模型为例介绍原位移植的实施方法。

（1）细胞移植模型：将3～5周龄、体重18～20g的小鼠用硫喷妥钠全麻后，开腹、在近前胃处的胃黏膜下接种0.2ml人胃癌细胞SGC-7901悬液（约10⁶个细胞）。

（2）人胃癌组织移植模型：无菌切除人胃癌原发灶组织，用平衡盐溶液多次洗涤以去除血污。将洗净的肿瘤组织浸泡在RPMI 1640培养基中（不加血清）。用手术剪将肿块剪成1mm³大小的组织块备用。将受体裸鼠全麻后实施显微手术操作，在其上腹部做正中切口，于胃窦部沿着胃小弯侧向胃壁内作约2mm长、深达黏膜层的切口，将剪好的组织块置入胃壁黏膜层，然后缝合手术切口。

（3）用皮下移植瘤传代的稳定肿瘤组织进行原位移植：首先准备出在动物皮下稳定传代的肿瘤组织，洗净剪碎肿瘤组织。取6～8周裸小鼠，消毒其颈背部皮肤，用手术剪在小鼠肩胛骨前方的皮肤作一小口，并拢手术剪向前方耳侧方向推进，撑开皮下结缔组织形成长约1cm的小隧道。用直头小镊子将肿瘤组织送入隧道尽头，并轻压皮肤。也可用腰穿针吸取剪碎的肿瘤组织直接从肩胛骨前侧皮肤进针皮下，然后推注1cm左右后退针压迫皮肤。约1周左右可观察到肿瘤组织凸起生长于接种部位。成瘤后反复传代3～4次，待肿瘤直径增大至1～2cm，处死裸鼠，无菌条件下取出皮下瘤。按前述（2）的方法原位接种。

移植性动物模型按移植对象可分为同种移植（allograft）和异种移植（xenograft）。同种移植是将肿瘤细胞或组织移植于同种、同系动物所建立的肿瘤动物模型。异种移植是将人或者某种动物的肿瘤细胞或组织移植到另外一种动物上所建立的动物模型。因异种移植存在免疫排斥，故应使用免疫缺陷动物，如裸鼠、SCID鼠或射线照射免疫功能受损的动物。最近的研究发现，基因敲除的斑马鱼（$prkdc^{-/-}$, $il2rg^{-/-}$）同样可产生T细胞、B细胞和自然杀伤细胞的缺陷，异种移植人的肾细胞癌、黑色素瘤、套细胞淋巴瘤、慢性髓系白血病细胞等16种恶性肿瘤细胞均获得了较高的移植成功率，且与经典的NSG小鼠（NOD.Cg-Prkdcscid Il2rgtm1WjI/SzJ）模型相比，移植到斑马鱼体内的肿瘤细胞在标记基因的表达、生长速率和凋亡水平方面都相似。同时，由于斑马鱼周身透明，使用荧光标记肿瘤细胞后可进行单细胞水平的研究。

人源性肿瘤异种移植模型（patient derived tumor xenograft，PDTX）是将患者新鲜的肿瘤组织移植到免疫缺陷的小鼠上，该模型较好地保持了肿瘤细胞的形态特征、分子特征、结构特点、分化特点等。因为移植过程保留了原发瘤的肿瘤间质细胞，肿瘤的微环境基本未被破坏，所以移植瘤的基质特征、血运特点、坏死情况等与原发瘤基本一致。这使得人源性肿瘤组织异种移植模型成为一个较为精准的体内实验动物模型，增加了抗癌药物评价的可信性，对评估抗肿瘤药物的耐药性及抗肿瘤转移实验具有十分重要的作用；同时也为肿瘤的保持和传代提供了一种行之有效的方法。当然，我们也必须意识到异种移植存在的缺陷：由于异种移植都是使用免疫缺陷小鼠，这不能完全精准地模拟人类肿瘤的状态。在人类肿瘤中，免疫系统对肿瘤细胞进行了初级的筛杀后，剩余的肿瘤细胞会和人的免疫系统达成一个平衡状态。而且，最近的研究显示，免疫系统也有促进肿瘤发展的作用。

（四）转移模型

肿瘤的转移是一个多步骤、多因素的复杂过程，研究肿瘤的转移必须建立一个与临床相近的肿瘤模型。目前肿瘤的转移模型有实验性转移模型（experimental metastasis model）和自发转移模型（spontaneous metastasis model）。因为肿瘤的局部侵袭及在转移灶的增殖是肿瘤转移过程的限速步骤，实验性转移模型是将肿瘤细胞直接注入血液循环以快速建立肿瘤肝、肺等的转移模型。最常用的是小鼠尾静脉注射肿瘤细胞悬液，3～6周后会出现肺脏的转移灶。另一个也比较常用的模型是经脾静脉或者门经脉直接注入大肠癌细胞悬液，可模拟大肠癌肝转移的动物模型。这些模型体现的是癌细胞侵入血液循环后的生物学特征。实验性转移模型虽然成瘤率高，但缺乏肿瘤细胞从原发灶脱落、侵入血管（intravasation）这些关键步骤，因此未能模拟完整的肿瘤转移过程。自发性转移模型是原位或皮下等部位移植的肿瘤自发产生转移灶的模型。如足底种植人类的鼻咽癌细胞之后，对于转移能力较强的癌细胞，会出现腘窝淋巴结转移；脾脏注射肿瘤细胞后，会先在注射部位形成肿瘤，其中转移能力较强的肿瘤细胞

就会进一步发生侵袭转移而发生肝转移灶。前述的人胃癌裸鼠原位移植模式，移植成功后可观察到移植瘤自发的在胃壁内呈侵袭性生长，不仅破坏各层胃壁结构、侵袭到邻近的组织和器官，也会经血道转移到肝、脾、肺等器官或经淋巴道转移至胃周淋巴结。因此，这些自发转移模型往往更优于实验转移模型。

骨转移是临床上常见的危及患者生命的肿瘤恶性行为。但是，建立完全符合人类肿瘤骨转移临床特征的动物模型却非常困难。对于自发肿瘤来说，目前只有犬类可出现自发的前列腺癌等肿瘤的骨转移；诱发的肿瘤动物模型的骨转移发生率较低；基因改造动物模型虽然有较高的转移发生率，但实验动物往往在骨转移前出现其他多发转移，并且往往在骨转移出现前就因严重的基因缺陷或多发转移而死亡。迄今为止，比较可靠的是犬类的前列腺癌骨转移模型；该模型可用来制作前列腺癌骨转移的细胞系，包括犬前列腺癌细胞系 DPC-1、Ace-1、Leo、Probasco 和人前列腺癌细胞系 PC3、LNCaP 及其亚系。鼠类的骨转移模型多是通过向鼠类注射肿瘤细胞的方式完成，注射的方式包括尾静脉注射、心内注射、骨内注射、原位注射。尾静脉注射肿瘤细胞，操作相对简单，但对于多数的细胞系来说，尾静脉注射主要用于肺转移的研究，而骨转移发生率低；个别特殊的细胞系，如乳腺癌的 MDA-MD-231、肺癌的 ACC-LC-319/bone2ke 可产生骨转移模型。左心室注射肿瘤细胞，是一种经典的研究肿瘤细胞的循环动力学、血管侵犯和远处转移的一种方法。心腔内注射也是多种骨转移模型建立的基础，如将荧光素酶标记的肿瘤细胞经左心室注射后，可以观察到骨内 $0.5mm^3$ 的微小转移灶；将前列腺癌细胞 RM1 注入左心室后，在骨组织中分离出肿瘤细胞，重复操作三次可获得高发骨转移的前列腺癌细胞株；将人的骨或肺组织种植于免疫缺陷鼠上，通过心腔内注射人前列腺癌 LNCaP 或 PC-3 细胞，可观察鼠循环内的人肿瘤细胞与人体各组织的相互作用的过程。也可将肿瘤细胞直接注入胫骨或者腓骨来制作骨转移肿瘤模型，用以观测肿瘤细胞与骨组织或骨微环境的相互作用。骨内注射肿瘤细胞的操作相对简单，注射后在骨干形成局限的转移灶；但这不同于临床常见

的干骺端转移。原位注射肿瘤细胞,如将肿瘤细胞注入乳腺脂肪垫内或者前列腺内,可以全面的观察肿瘤整个的转移过程。对大多数原位注射,软组织转移的概率要远大于骨转移的概率;个别细胞系具有较高的骨转移发生率,如人乳腺癌细胞 MDA-MD-231、人前列腺癌 PC3 细胞。

(五)肿瘤导致的恶病质模型

肿瘤恶病质是肿瘤患者的终末阶段,以代谢失衡、肌肉溶解、虚弱、体重减轻(6 个月内体重减少超过 5%)等为特征。恶病质既可由肿瘤细胞自身的代谢生长引起,也可由放、化疗等治疗引起。恶病质不仅使得患者不能接受标准的放化疗,也往往是导致患者死亡的最终原因。因此,研究如何干预患者肿瘤恶病质进程,对延长患者生存、提高生活质量具有十分重要的意义。有多种方法可以制作肿瘤恶病质的模型,如肾透明细胞系 RXF393 经皮下或者肾包膜原位注射,成瘤几周后裸鼠即可出现恶病质症状;通过基因工程把人 IL-6 基因转染鼠的 Lewis 肺癌细胞后,可产生肺癌相关的恶病质模型。

(钱朝南　刘志杰)

四、CRISPR 基因编辑技术在肿瘤研究中的应用

2020 年 10 月,瑞典皇家科学院在斯德哥尔摩宣布,将诺贝尔生理学或医学奖授予 CRISPR 研究,法国生化学家 Emmanuelle Chapentier、美国生物学家 Jennifer A.Doudna 因对新一代基因编辑技术 CRISPR 的贡献,摘得这一奖项。而华人科学家 Feng Zhang 则首次将 CRISPR/Cas9 基因编辑技术应用于哺乳动物和人类细胞。

CRISPR/Cas9 是在原核生物进化中的一种适应性免疫防御系统,其包含核酸外切酶 Cas9、单链向导 RNA(single-stranded guide RNA,sgRNA)和连接 Cas9-sgRNA 的 tracrRNA。sgRNA 以序列特异的方式引导 Cas9 切割双链 DNA。断裂的双链 DNA 主要通过非同源末端连接(non-homologous end-joining,NHEJ)和同源定向修复(homology-directed repair,HDR)两种方式修复。相较之前的基因编辑工具锌指核酸酶(zinc-finger nucleases,ZFNs)和转录激活样效应核酸酶(transcription activator like effector nucleases,TALENs),科学家

利用 CRISPR/Cas9 技术能精确而高效地改造真核生物的基因组。CRISPR/Cas9 是目前发展比较迅速且已经应用于生命科学的各个领域的基因编辑工具,尤以肿瘤研究领域比较集中。CRISPR/Cas9 已深入到癌症研究的各个层面,如肿瘤治疗、肿瘤模型构建、基因功能研究和基因诊断等方面。

(一)CRISPR 技术在基因功能研究中应用

CRISPR/Cas9 基因编辑技术使我们能够高效快速地对生物体进行基因编辑,该技术越来越多地被应用到肿瘤相关的基因功能研究中。

1. 靶标验证　基于 CRISPR/Cas9 的基因编辑技术极大地促进了对小分子药物作用机制的研究。研究者通过构建包含大量 sgRNA 的文库,即 CRISPRres 系统(CRISPR-Cas-based genetic screening system),可以快速高效地发现新的药物靶向的目的基因。在抗肿瘤药物研究中,当药物结合或作用位点被敲除或者发生变异时,肿瘤细胞将获得耐药性;因此,通过对相应 sgRNA 的测序分析可以精确地找到分子靶标。科学家曾使用 CRISPR 技术成功发现了抗肿瘤药物 KPT-9274 作用的靶标烟酰胺磷酸核糖转移酶。目前,有研究团队基于 CRISPR/Cas9 技术建立了一套用于研究药物耐药性机制的系统,称为"DrugTargetseqR",可通过对潜在靶点进行突变寻找耐药性产生的具体靶标。越来越多的研究表明,CRISPR 基因编辑技术和深度测序或细胞生化实验的高度结合可以有效地进行靶标验证及相关研究。

2. 高通量筛选功能基因　基于 CRISPR/Cas9 的高通量筛选技术对于功能相关基因的研究具有极强的优势,有效地简化和促进了肿瘤的研究与治疗。通过 CRISPR 系统进行功能性基因筛选,可以发现在肿瘤治疗后基因表达水平的改变以及与靶向药物耐药性相关的确切基因,从而服务于肿瘤精准治疗的发展。有研究者曾使用 CRISPR-Cas9 调控的功能缺失性筛选技术发现了肿瘤转移相关的基因:通过构建小鼠全基因组敲除(mGeCKO)的 sgRNA 文库,转染到非转移性肺癌细胞系中,将改造后的肿瘤细胞移植入免疫缺陷小鼠体内,六周后,对发生肺癌转移的小鼠进行 sgRNA 测序,最终发现并验证了一些与肺癌转移相关的基因,包括此前已有文献报道的 Pten、miR-152 和 miR-345 以及一些新的基因,如

Nf2、Trim72 和 Fga。CRISPR-Cas9 功能缺失性筛选技术已经越来越多地成功运用到其他肿瘤的相关研究中。此外，有研究团队使用 CRISPR 干扰（CRISPRi）技术筛选到了可以改变细胞生长的功能性 lncRNA：通过构建靶向 lncRNA 转录起始位点（TSS）的 sgRNA 文库，转染入不同的细胞系中，结合测序分析，一共发现了 499 个与细胞生长相关的 lncRNA。CRISPRi 技术可以通过招募 dCas9 复合体和阻遏蛋白到转录起始位点而抑制靶向基因的转录，对于 lncRNA 基因研究具有极强的适用性。基于 CRISPR 的高通量筛选技术可广泛用于肿瘤发生发展的相关研究，譬如用于发现和研究与特定表型相关的和肿瘤发生各种过程中起作用的功能性基因。

（二）CRISPR 技术在肿瘤模型中的应用

1. 细胞模型　CRISPR/Cas9 作为第三代基因组定点编辑技术，具有靶向效率高且载体构建简单的特点。CRISPR/Cas9 能通过导向 RNA 双链（dsDNA）与 RNA、DNA 及蛋白相互结合，因此具有改造细胞的巨大潜力。对目的细胞导入 CRISPR/Cas9 蛋白的 mRNA 和针对特定序列的 sgRNA，理论上可实现单细胞或者生物体内目的基因的失活或者缺陷基因的修复。CRISPR/Cas9 技术已经广泛运用于真核生物体细胞和受精卵中。目前，CRISPR/Cas9 技术运用于某些基因对肿瘤细胞生物学行为的研究也越来越多，此技术对肿瘤细胞进行单个基因或多个基因的编辑，用于建立各种基因编辑后的相关肿瘤小鼠动物模型。

2. 动物模型　CRISPR/Cas9 技术近年来在肿瘤动物模型的构建中广泛应用，研究人员通过此技术研究肿瘤细胞的某个基因或者多个基因与肿瘤生物学行为之间的关系。目前，利用 CRISPR/Cas9 技术已经成功构建了小鼠的肝癌模型、结直肠癌、肺癌、宫颈癌等实体肿瘤模型，为后续实体肿瘤的基础研究及基因治疗奠定了基础。利用 CRISPR/Cas9 技术构建小鼠肿瘤模型主要有三种方式。第一种方法是在体外实验中用 CRISPR/Cas9 技术构建相应的肿瘤细胞，然后将此类细胞通过尾静脉注射、原位移植、腹腔注射及脾静脉注射等注入动物体内，从而模拟人类体内肿瘤细胞生长侵袭转移的过程。Feng Zhang 等人成功通过将转染了目的基因的小鼠肺癌细胞

注入到裸鼠皮下，从而获得特定的小鼠模型。第二，也可以直接利用 CRISPR/Cas9 技术改造动物的受精卵或胚胎，而后将其移植到受体母体中，从而快速获得表型阳性的肿瘤动物模型。第三，研究者也可以在成熟动物中通过 CRISPR/Cas9 技术直接转染病毒或质粒到动物体内，从而获得表型阳性的肿瘤动物模型。Maresch 等人将目的基因装载到表达载体，然后再将其电转到小鼠的胰腺组织中，从而得到小鼠胰腺导管腺癌模型。Torres 等利用 CRISPR/Cas9 技术系统构建了基于染色体易位的、并与人类急性骨髓性白血病高度一致的染色体重排动物模型，此模型为血液系统肿瘤的研究提供了有力的工具。

（三）CRISPR 技术在肿瘤细胞治疗中的应用

嵌合抗原受体修饰的 T 细胞（chimeric antigen receptor T cell，CAR-T）细胞治疗目前在血液系统肿瘤中取得了重大突破，在实体瘤中 T 细胞受体工程化 T 细胞（T cell receptor engineered T cell，TCR-T）的临床研究也在大规模开展。大多数 CAR-T 和 TCR-T 细胞临床试验使用的自体 T 细胞，由于 T 细胞的质量差和数量少以及制造自体 T 细胞产物的时间长和花费大而受到阻碍；这些问题可以通过使用异体 T 细胞来解决。然而，异体 T 细胞的内源性 TCR 可识别受体的同种抗原，导致移植物抗宿主病；此外，HLA 在异体 T 细胞表面的表达会快速引起宿主免疫系统的排斥。因此，对于 T 细胞的多重基因组编辑，需要更简单而有效的方法。CRISPR/Cas9 系统最近已成为诱导定向遗传改变的潜在稳健的替代方法，并作为一种用于多重基因组工程的方法。在最近研究中，利用 CRISPR/Cas9 系统同时破坏多个基因组位点，构建的缺失基因的内源性 TCR 和 HLA-Ⅰ类分子表达的 CAR-T 细胞，可作为缺失基因的异体 CAR-T 细胞或通用型 CAR-T 细胞使用。TCR 和 B2M 基因可以通过编码 cas9 的 gRNA 进行高效敲除。将 CAR 的载体病毒和 CRISPR RNA 通过电穿孔结合在一起，构建出缺失内源性 TCR 和 B2M 基因的异体 CAR-T 细胞。因此，患者将不需要具有相似免疫性的"匹配"受体，而可以使用正常供体的 T 细胞。特别适用于治疗复发性 T 细胞恶性肿瘤的任何患者。

另外，国际团队利用 Cas9 蛋白表达的 RNA

复合物（RNP）和具有同源片段的双链 DNA 模板，采用了电穿孔转染的技术代替了原有的病毒导入，既实现定向插入改造的 TCR，又能够尽量减少以往使用慢病毒载体随机插入造成基因组损伤和突变。更重要的是，这种方法对 T 细胞造成的毒性损伤少、实验步骤少，在增强精准性和安全性的同时，提高了 T 细胞改造效率。因此，CRISPR 联合基因同源修复技术，辅助 T 细胞进行基因编辑，具有安全性和高效性，对肿瘤细胞治疗领域产生广泛影响。

（四）CRISPR 技术在基因诊断中应用

2015 年 Feng Zhang 研究团队在 *Cell* 中发表文章，提出 CRISPR 家族新成员 CRISPR-Cas12a；Cas12a 是与 Cas9 类似的核酸酶，都能在 gRNA 引导下靶向目标 DNA 区域并将其切除。但相比于 Cas9，Cas12a 有自己的独特优势，它在结合并切割目标双链 DNA 后，仍能保持活性，会继续切割任意的单链 DNA。基于 Cas12a 的这一特点，Jennifer A.Doudna 等人在 2018 年开发出了基于 CRISPR-Cas 的新型检测技术 DETECTR（DNA endonuclease targeted CRISPR trans reporter）；研究人员在体系中引入分子荧光标记单链 DNA 与 Cas12a 联用，Cas12a 剪切目标 DNA 后被激活，随后会随机剪切单链 DNA，使得荧光抑制分子和发光分子分离，分子荧光标记激活后发出荧光。Jennifer A.Doudna 等人在研究中为了提高检测的灵敏度，将该技术与等温扩增技术（recombinase polymerase amplification，RPA）结合；在实验中，DETECTR 技术能准确的识别人乳头瘤病毒（human papilloma virus，HPV）的两种高危亚型，即 HPV16 和 HPV18。

值得一提的是，2016 年由 Feng Zhang 研究团队在 *Science* 提出的 CRISPR 的酶 Cas13a，Cas13a 和 Cas12a 特点类似，都是在切割靶向序列后能继续激活，剪切其他非目标的序列，但 Cas13a 针对的是 RNA 序列。Feng Zhang 研究团队 2017 年基于 Cas13a 的特性，开发了第一代 Sherlock（specific high sensitivity enzymatic reporter unlocking），第一代 Sherlock 能识别特定的寨卡和登革热病毒株，并能在 cf DNA（cell-free DNA）中检测低频的肿瘤突变（非小细胞肺癌的 EGFR L858R 和黑色素瘤的 BRAF V600E）。Feng Zhang 研究团

队于 2018 年增加了 Cas 蛋白种类（PsmCas13b、CcaCas13b 和 AsCas12a），这使得 Sherlock 2.0 版本能同时检测多种病毒感染，并引入了 type-Ⅲ 中的 Csm6 酶，放大检测信号，极大地提高了检测的灵敏度。

基于这些研究，我们可以看到 CRISPR 在疾病诊断中展现了巨大潜力。该技术不仅能用于诊断病毒感染，还能检测患者体内导致耐药性或肿瘤发生的相关变异。由于其使用的荧光报告系统以荧光信号作为输出，其检测结果能通过试纸显示，类似于现在广泛使用的验孕棒，这将大大降低疾病诊断的成本，甚至在缺乏先进设备以及训练有素的人员的边远地区也能使用。现基于 CRISPR 的分子诊断技术研究仍在如火如荼地展开，相信在不久的将来，简单轻便、价格低廉又更加灵敏的基因诊断方法将会投入实际使用。

五、存在问题和发展方向

（一）对肿瘤生物学客观规律的认识水平亟待充实和提高

肿瘤细胞可以通过多个细胞的密切协同来实现肿瘤细胞的生存、抗药性、远处转移等各项恶性行为。然而，这些现象背后的分子机制尚未充分揭示。随着分子生物学的进步，人类对肿瘤生物学的认知水平也日益提升，许多概念正在被更新。第一个例子是：近年来人们已发现参与调控肿瘤转移的基因有 300 多种，其编码的产物可以是蛋白质也可以是非编码 RNA，其中至少有 150 个基因负责编码促进肿瘤转移的关键分子；但每个月都有新的促转移或抑制转移的关键分子被不断发现，提示肿瘤转移的极端复杂性，也显示了我们之前的认知相当肤浅。第二个例子是：之前人们认为肿瘤的发生发展依赖于肿瘤所诱导的新生血管系统。然而最新的研究揭示，肿瘤可以诱导瘤外血管生成，继而通过肿瘤细胞的侵袭去"劫持"这些血管来构成肿瘤的主干血管，这个过程被称为血管劫留（vessel co-option）。已发现血管劫留是肿瘤耐受抗血管生成药物、建立远处转移灶的重要机制。第三个例子是：最新的研究发现来自中枢神经系统的神经祖细胞参与前列腺癌的生长和转移。最后，有关肠道菌群、免疫系统、肿瘤发生发展这三者的密切关系我们也知之不

多。所有这些都说明，我们对肿瘤生物学的各种客观规律的认识水平亟待提高。

（二）研究材料/对象有局限性

肿瘤学基础研究所使用的研究材料包括：从临床上获得的各种生物样本（组织、血液、体液、人体排泄物）；从肿瘤样本里分离、传代、建立起来的肿瘤细胞株；患者源性异种移植物（patient-derived xenograft，PDX）；从周围血中分离出来的循环肿瘤细胞以及各种循环生物大分子（外泌体、DNA、RNA）；肿瘤细胞在三维培养条件下形成的类器官（organoid）；以及各种疾病动物模型及其相关生物样本。

临床样本往往可以找到与疾病相关的各种分子特征（molecular signature），但这些发现仅仅揭示各种（或某一类）分子与疾病的相关性，不能证实其因果关系。只有通过各种手段在细胞或者动物水平对肿瘤细胞的目标分子进行干预，才能得到目标分子的存在与否或表达水平高低与疾病发生发展的因果关系。

体外细胞培养的环境与体内大不相同。体内复杂的三维环境往往难以用体外细胞培养加以呈现。动物模型当然比细胞培养更能体现真实的三维场景，但动物的微环境与人体的真实微环境还是有不少差异的。显而易见，各种研究手段都不能完全准确地模拟人体的微环境，尤其是动态变化中的人体微环境。只有把临床生物样本的信息与细胞或动物水平的干预实验相结合，才能较为真实地反映肿瘤发生发展的客观规律。

（三）研究手段需要飞跃性的突破

得益于材料科学和计算机科学的迅猛发展，肿瘤学的研究手段日益多样，诊断水平亦日益精准。各种组学技术的开发加速了肿瘤研究进程，甚至提升了现代医学对疑难病例的鉴别诊断能力、提高了精准医学的水平。然而，随着人们对肿瘤学领域开展更加深入、更为前沿的探索，目前的组学手段就难以胜任了。以蛋白质组学为例，目前的技术仅能识别数千种蛋白质。但由于蛋白质的修饰方式和空间结构的多样性，导致了人体内的蛋白质种类多达数百万种。此外，各种蛋白质浓度的变化范围或差异程度远远大于其他的生物大分子，这进一步加大了蛋白质组学研究的难度。

肿瘤学的一个重要特征就是各种关键分子都存在动态变化的趋势，包括分子总数的变化、空间分布的变化、功能活性的变化等。目前，用来观察各种生物大分子动态变化的研究手段非常有限，人们往往不得不通过各个时间节点的数据来推测变化的趋势，但这样的推断往往不能全面反映动态变化的过程。

目前的发展方向之一旨在提高各种组学分析的广度、深度、准确性和实时性。而各种生物大分子的活体成像技术也颇有应用前景。

（四）提高肿瘤早诊率的技术研发

我国的癌症早诊率比发达国家低很多，主要原因是防癌体检在大部分地区难以纳入医保。针对我国目前人口众多、医务人员不足、医保资源有限的现状，我们亟需研发一系列可以实现居家防癌筛查（at-home cancer screening）的技术方法，尤其是基于自取样技术（self-sampling technology）为主的癌症筛查新方法特别适合我国国情。这些技术可以实现受检者自行收集生物样本，因此受检者在家里即可完成收集生物样本的步骤，免除了医务人员的操作，价格低廉便于普及。目前已经可以实现居家防癌筛查的癌种包括大肠癌和子宫颈癌。正在研发的技术涉及肺癌、上消化道肿瘤等其他常见恶性肿瘤的居家防癌筛查。这必定是我国癌症防治的发展方向，也是未来基础研究需要重点发展的方向。

（五）抗肿瘤转移新药研发迫在眉睫

大部分癌症患者最终死于远处转移。然而，迄今为止临床上可用于防治转移的药物极为缺乏。导致这一困难局面的原因包括以下几个方面：

（1）我们的对癌症转移的分子机制认识不足，因此难以产生高效的针对肿瘤转移关键分子机制的先导化合物；

（2）缺乏稳定的、可用于高通量筛选抗转移先导化合物的体系；

（3）抗转移药物的临床前研究缺乏统一的标准体系。如何建立高效的抗转移先导化合物的遴选体系，如何稳定实施抗转移新药的临床前评估，以及如何提高抗转移新药的临床试验成效，这些都是业界目前正在攻克的难题。

（洪明晃 钱朝南 任 间 娄晓敏

徐 淼 曹 烨 李济宾 刘斯奇

张 聚 任 艳 刘志杰）

参 考 文 献

[1] 武小军. 我国 GCP 与药物临床试验监管研究. 天津大学, 2009: 11-12.

[2] 田少雷, 邵庆翔. 药物临床试验与 GCP 实用指南. 北京: 北京大学医学出版社, 2010.

[3] U.S. Food and Drug Administration. Adaptive Designs for Clinical Trials of Drugs and Biologics: Guidance for Industry (Draft). https://www.fda.gov/media/78495/download.

[4] Mullard A. NCI-MATCH trial pushes cancer umbrella trial paradigm. Nat Rev Drug Discov, 2015, 14(8): 513-515.

[5] L. Brennan. NMR-based metabolomics: from sample preparation to applications in nutrition research. Prog Nucl Magn Reson Spectrosc, 2014, 83: 42-49.

[6] Kumar D, Gupta A, Mandhani A, et al. NMR spectroscopy of filtered serum of prostate cancer: A new frontier in metabolomics. The Prostate, 2016, 76(12): 1106-1119.

[7] Xu X. Identification of bile biomarkers of biliary tract cancer through a liquid chromatography/mass spectrometry-based metabolomic method. Mol Med Rep1, 2015, 1: 2191-2198.

[8] Torok S, Vegvari A, Rezeli M, et al. Localization of sunitinib, its metabolites and its target receptors in tumour-bearing mice: a MALDI-MS imaging study. Br J Pharmacol, 2015, 172(4), 1148-1163.

[9] Boroughs LK, DeBerardinis RJ. Metabolic pathways promoting cancer cell survival and growth. Nat Cell Biol, 2015, 17: 351-359.

[10] Armitage EG, Ciborowski M. Applications of Metabolomics in Cancer Studies. Adv Exp Med Biol, 2017, 965: 209-234.

[11] K. M. Schuler. Antiproliferative and metabolic effects of metformin in a preoperative window clinical trial for endometrial cancer. Cancer Med, 2015, 4: 161-173.

[12] van Asten JJ. Increased levels of choline metabolites are an early marker of docetaxel treatment response in BRCA1-mutated mouse mammary tumors: an assessment by ex vivo proton magnetic resonance spectroscopy. J Transl Med, 2015, 13: 114.

[13] Wettersten HI. Grade-Dependent Metabolic Reprogramming in Kidney Cancer Revealed by Combined Proteomics and Metabolomics Analysis. Cancer Res, 2015, 75: 2541-2552.

[14] Navarrete A. Metabolomic evaluation of Mitomycin C and rapamycin in a personalized treatment of pancreatic cancer. Pharmacol Res Perspect, 2014, 2: e00067.

[15] .Bujak R, Struck-Lewicka W, Markuszewski MJ, et al. Metabolomics for laboratory diagnostics. J Pharm Biomed Anal, 2015, 113: 108-120.

[16] Lynn KS. Metabolite identification for mass spectrometry-based metabolomics using multiple types of correlated ion information. Anal Chem, 2015, 87: 2143-2151.

[17] Zeng J. Metabolomics study of hepatocellular carcinoma: discovery and validation of serum potential biomarkers by using capillary electrophoresis-mass spectrometry. J Proteome Res, 2014, 13: 3420-3431.

[18] Fan Y. Human plasma metabolomics for identifying differential metabolites and predicting molecular subtypes of breast cancer. Oncotarget, 2016, 7: 9925-9938.

[19] Hao D. Temporal characterization of serum metabolite signatures in lung cancer patients undergoing treatment. Metabolomics, 2016, 12: 58.

[20] Vetizou M. Anticancer immunotherapy by CTLA-4 blockade relies on the gut microbiota. Science, 2015, 350: 1079-1084.

[21] Lawrence MS. Mutational heterogeneity in cancer and the search for new cancer-associated genes. Nature, 2013, 499(7457): 214-218.

[22] Berdasco M, Esteller M. Aberrant epigenetic landscape in cancer: how cellular identity goes awry. Dev Cell, 2010, 19(5): 698-711.

[23] Plongthongkum N, Diep DH, Zhang K. Advances in the profiling of DNA modifications: cytosine methylation and beyond. Nat Rev Genet, 2014, 15(10): 647-661.

[24] Linder B. Single-nucleotide-resolution mapping of m6A and m6Am throughout the transcriptome. Nature methods, 2015, 12(8): 767-772.

[25] Lin CY. Active medulloblastoma enhancers reveal subgroup-specific cellular origins. Nature, 2016, 530(7588): 57-62.

[26] Petz M. La enhances IRES-mediated translation of laminin B1 during malignant epithelial to mesenchymal transition. Nucleic Acids Res, 2012, 40(1): 290-302.

[27] Comprehensive and Integrated Genomic Characterization of Adult Soft Tissue Sarcomas. Cell, 2017, 171(4): 950-965.

[28] Ricketts CJ. The Cancer Genome Atlas Comprehensive

Molecular Characterization of Renal Cell Carcinoma. Cell Rep, 2018, 23（1）: 313-326.

[29] 秦川, 魏泓. 实验动物学. 2 版. 北京: 人民卫生出版社, 2015.

[30] Yan C, Brunson DC, Tang Q, et al. Visualizing Engrafted Human Cancer and Therapy Responses in Immunodeficient Zebrafish. Cell, 2019, 177（7）: 1903-1914.

[31] Zheng LS, Yang JP, Cao Y, et al. SPINK6 Promotes Metastasis of Nasopharyngeal Carcinoma via Binding and Activation of Epithelial Growth Factor Receptor. Cancer research, 2017, 77（2）: 579-589.

[32] Simmons JK, Hildreth BE. Animal Models of Bone Metastasis. Veterinary pathology, 2015, 52（5）: 827-841.

[33] Fukawa T, Yan-Jiang BC, Min-Wen JC, et al. Excessive fatty acid oxidation induces muscle atrophy in cancer cachexia. Nature medicine, 2016, 22（6）: 666-671.

[34] Shalem O, Sanjana NE, Zhang F. High-throughput functional genomics using CRISPR-Cas9. Nat Rev Genet, 2015, 16: 299-311.

[35] Kraft K, Geuer S, Will A J, et al. Deletions, Inversions, Duplications: Engineering of Structural Variants using CRISPR/Cas in Mice. Cell Rep, 2015, 10（5）: 833-839.

[36] Torres R, Martin M C, Garcia A, et al. Engineering human tumour-associated chromosomal translocations with the RNA-guided CRISPR-Cas9 system. Nat Commun, 2014, 5: 3964.

[37] Mei Y, Yang JP, Qian CN. For robust big data analyses: a collection of 150 important pro-metastatic genes. Chinese journal of cancer, 2017, 36（1）: 16.

[38] Mauffrey P, Tchitchek N, Barroca V, et al. Progenitors from the central nervous system drive neurogenesis in cancer. Nature, 2019, 569（7758）: 672-678.

[39] Elinav E, Garrett WS, Trinchieri G, et al. The cancer microbiome. Nature reviews Cancer, 2019, 19（7）: 371-375.

[40] Imperiale TF, Ransohoff DF, Itzkowitz SH, et al. Multitarget stool DNA testing for colorectal-cancer screening. The New England journal of medicine, 2014, 370（14）: 1287-1297.

[41] Tranberg M, Bech BH, Blaakaer J, et al. HPV self-sampling in cervical cancer screening: the effect of different invitation strategies in various socioeconomic groups - a randomized controlled trial. Clinical epidemiology, 2018, 10: 1027-1036.

中英文名词对照索引

C

D

G

H

P

Q

R

X

Y

Z

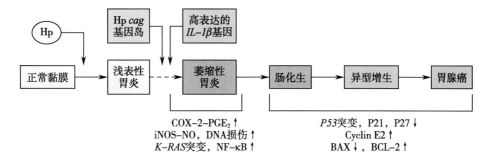

图 2-5　幽门螺杆菌相关性胃癌的发生过程

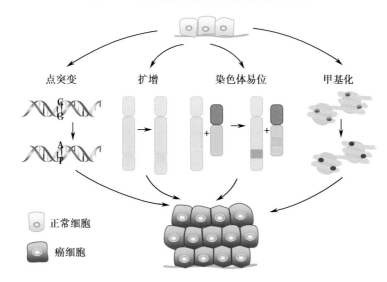

图 3-1　基因变异方式与癌基因活化

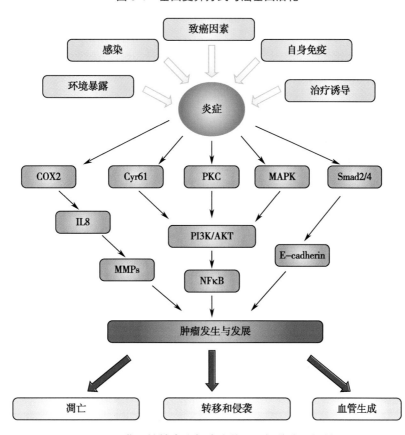

图 3-3　非可控性炎症与癌症关系及相关分子机制

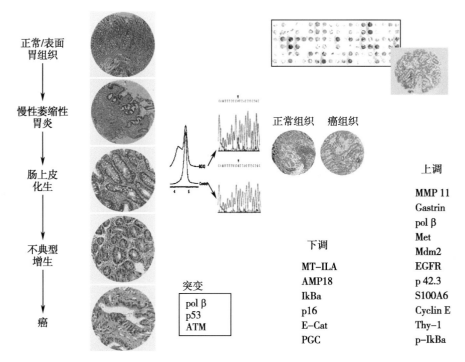

图 3-4　细胞癌变的分子模型与肿瘤相关基因

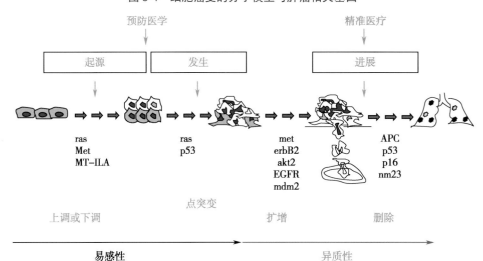

图 3-5　癌基因和抑癌基因与细胞癌变和肿瘤进展及防治策略的关系

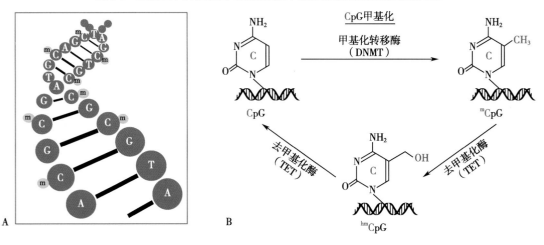

图 4-1　DNA 分子上 CpG 位点的甲基化

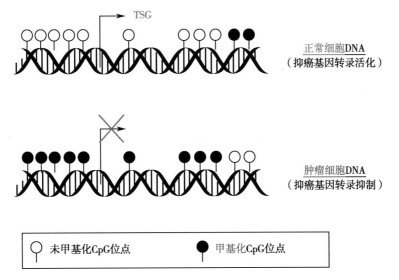

图 4-2　在肿瘤细胞中，抑癌基因（tumor suppressor gene，TSG）启动子高度甲基化导致其转录沉默

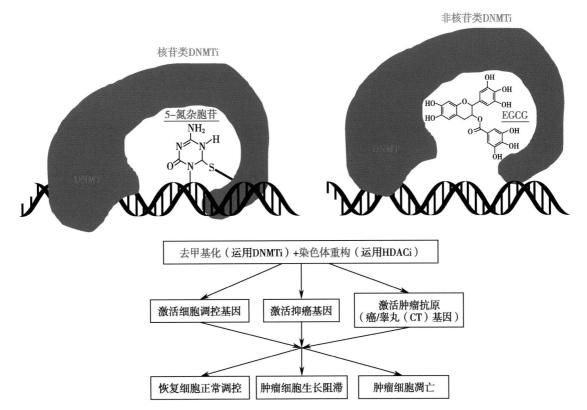

图 4-3　核苷类与非核苷类 DNMTi 药物导致 DNA 甲基转移酶失活机制示意图

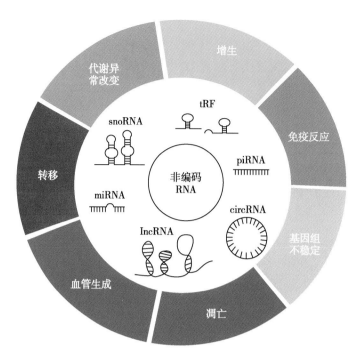

图 5-1 非编码 RNA 在肿瘤发生发展中扮演重要的角色

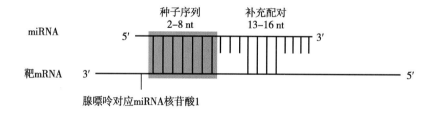

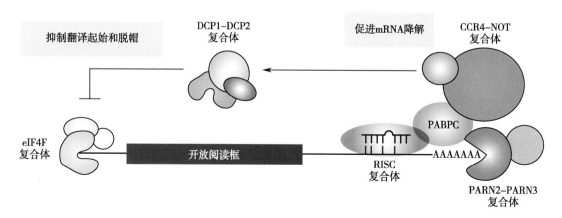

图 5-2 miRNA 与靶基因结合示意图和 miRNA 调控下游基因机制示意图

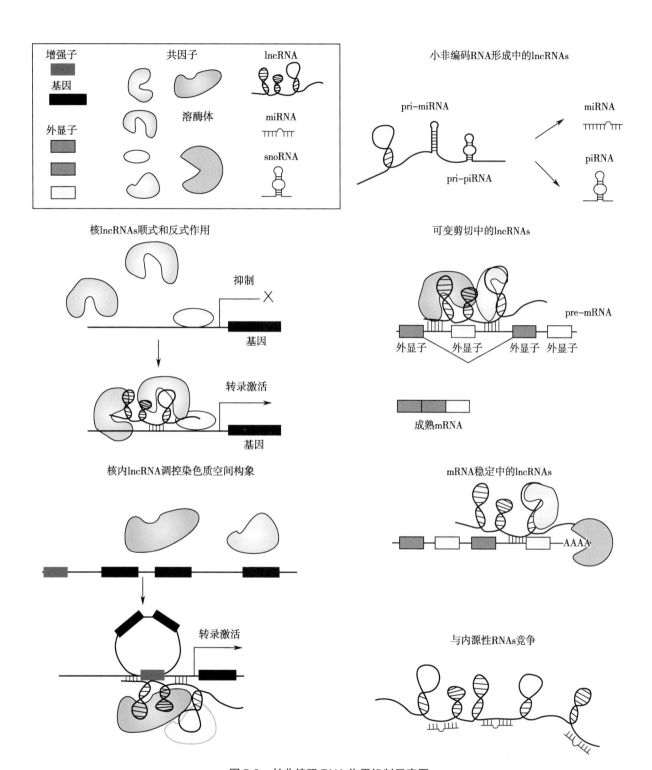

图 5-3　长非编码 RNA 作用机制示意图

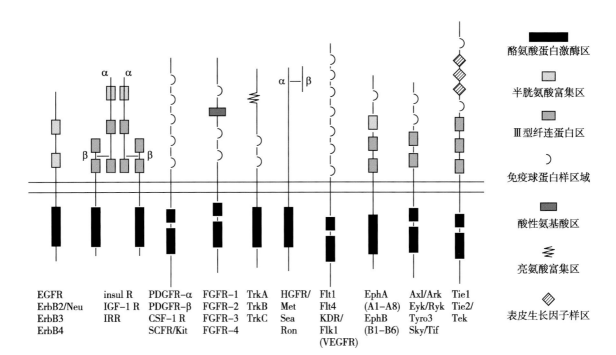

图 6-1 酪氨酸激酶受体

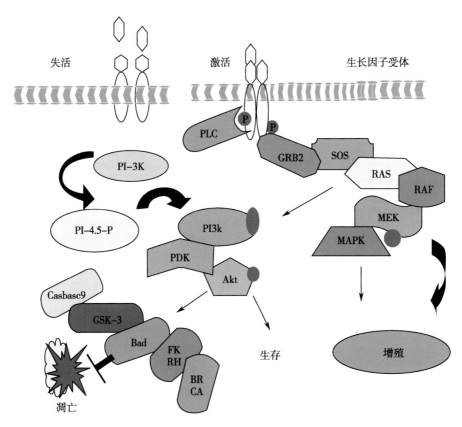

图 6-3 受体酪氨酸激酶通路

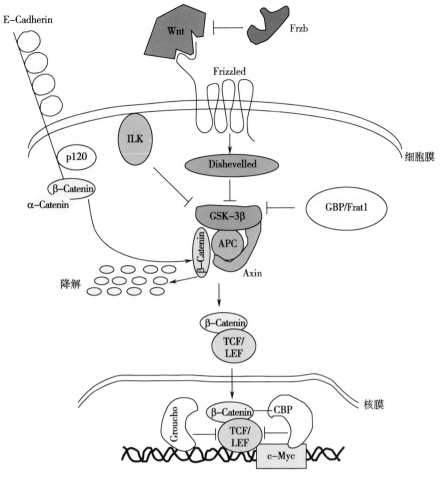

图 6-5　Wnt 信号通路

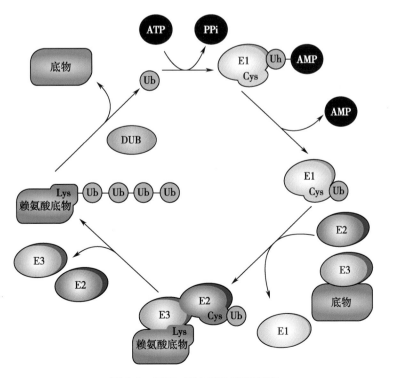

图 6-6　泛素 - 蛋白酶体降解通路

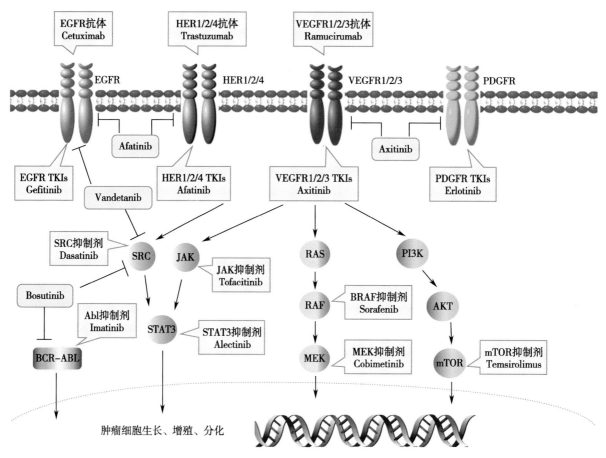

图 6-7 靶向酪氨酸激酶的特异性单克隆抗体或者小分子抑制剂

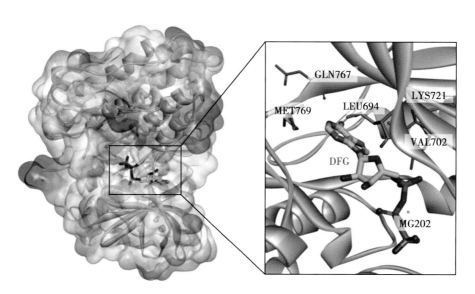

图 6-8 酪氨酸激酶抑制剂（TKI）作用原理

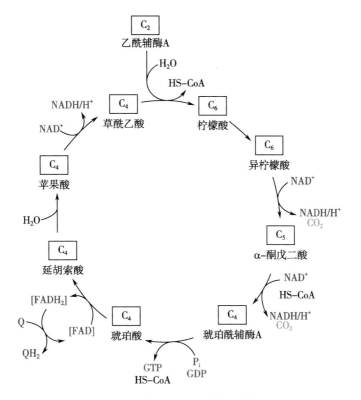

图 9-1 三羧酸(TCA)循环示意图

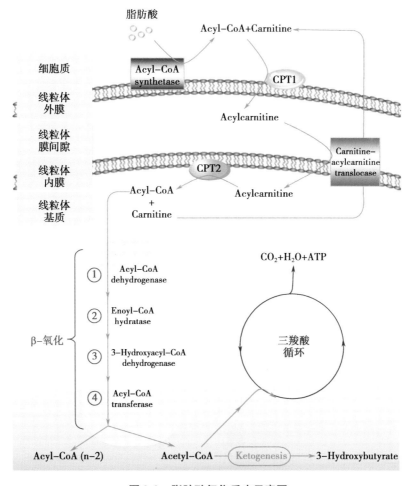

图 9-2 脂肪酸氧化反应示意图

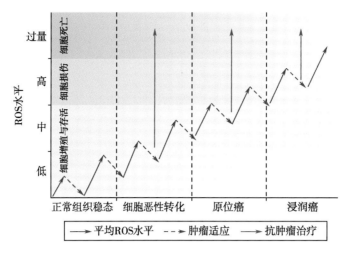

图 9-3　癌变不同时期肿瘤细胞 ROS 水平的调节

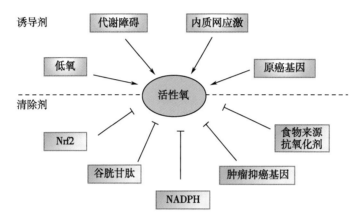

图 9-4　细胞内的氧化还原平衡由 ROS 诱导剂和 ROS 清除剂决定

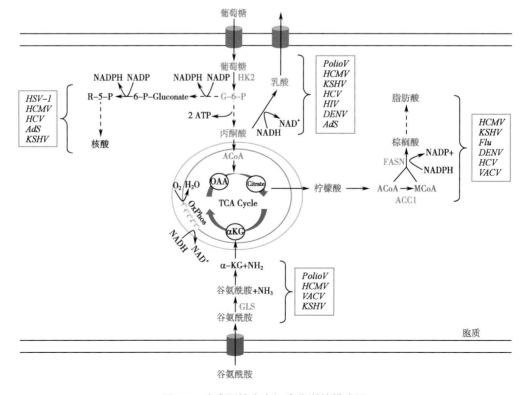

图 9-5　病毒调控宿主细胞代谢的模式图

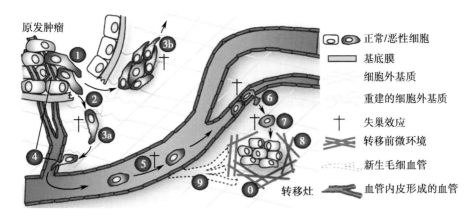

图 11-1　肿瘤转移的基本过程

0: 转移前微环境; 1: 高侵袭能力的原发肿瘤; 2: ECM 的破坏和重建; 3a: 单个肿瘤细胞侵袭; 3b: 肿瘤
细胞聚集后侵袭; 4: 肿瘤细胞侵入血管; 5: 肿瘤细胞经血液循环运输, 绝大部分发生失巢凋亡或被血
液循环清除; 6: 极少数高侵袭能力肿瘤细胞从毛细血管床逸出; 7: 肿瘤细胞进入休眠期可长期存活;
8: 一定条件肿瘤细胞激活增殖, 并破坏重建 ECM 后定植形成转移瘤; 9: 转移灶肿瘤血管生成

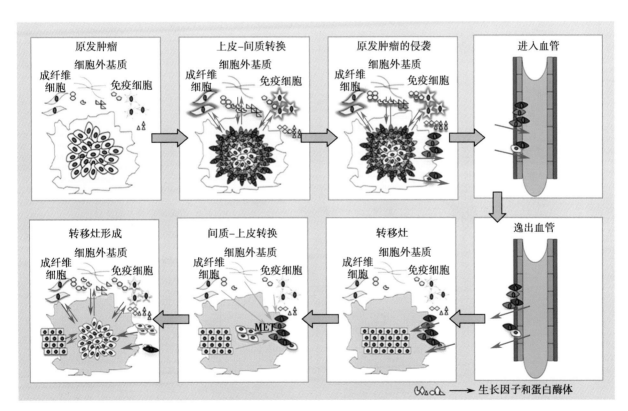

图 11-2　肿瘤侵袭转移过程中肿瘤细胞 EMT 和 MET 的相互转换

在肿瘤细胞形态转换过程中, 肿瘤微环境中 ECM、成纤维细胞及免疫细胞等与肿瘤细胞间不断地进行信息交流, 当
肿瘤细胞从原发肿瘤分离脱落后, 必须穿透原发肿瘤周边宿主结缔组织才能进入脉管系统。这些结构即细胞外基质
(extracellular matrix, ECM), 主要由胶原蛋白、弹性蛋白、糖蛋白和蛋白多糖四种组成分子组成, 由上皮和内皮细胞产
生。这些细胞外基质的重要组分对组成和稳定细胞外基质蛋白与蛋白之间、多糖与蛋白之间结合起关键作用, ECM 的
降解有利于肿瘤细胞的侵袭转移。肿瘤细胞本身可产生多种分解酶, 包括尿激酶型纤溶酶、组织型纤溶酶、组织蛋白
酶、透明质酸酶、Ⅳ型胶原酶和基质溶解素等, 可以分解细胞外基质和基底膜, 此外, 肿瘤细胞的一些代谢产物如多肽、
乳酸等也可溶解小血管基底膜, 有助于肿瘤细胞侵入循环系统

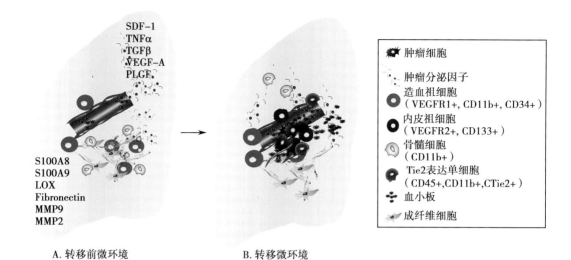

图 11-3　转移前微环境与转移微环境

A. 原发肿瘤分泌 SDF-1、TNFα、TGFβ 及 VEGF-A 等使转移靶点细胞上调表达 S100A8，S100A9，LOX 等因子，这些活性因子可以诱导 HPCs 到达靶器官，改变靶区生理状态，形成转移前微环境；B. 肿瘤细胞到达转移靶点后与各种细胞相互作用，形成转移微环境并定植

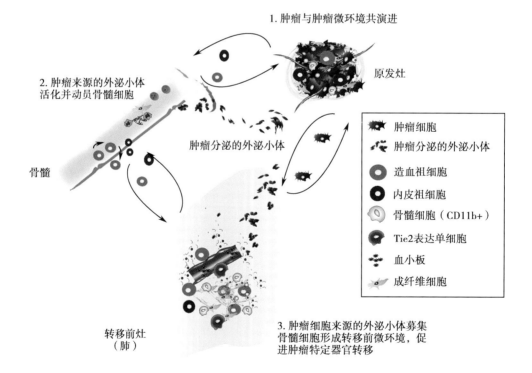

图 11-4　肿瘤来源的化学因子在肿瘤转移中的作用

1. 肿瘤与肿瘤微环境共同演进，原发肿瘤不断分泌外泌小体诱导骨髓细胞和基质细胞到达肿瘤微环境协同转移行为；2. 肿瘤来源的外泌小体通过作用于造血祖细胞增强特定骨髓细胞群活化并转移到原发肿瘤和特定转移器官；3. 肿瘤来源的外泌小体促进骨髓细胞到达特定转移器官，并形成转移前微环境，导致原发肿瘤向特定器官转移

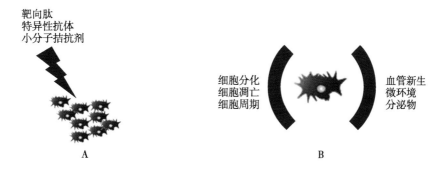

图 11-5　抑制肿瘤转移的策略

A. 清除微小残留病灶；B. 干预肿瘤恶性生物学行为

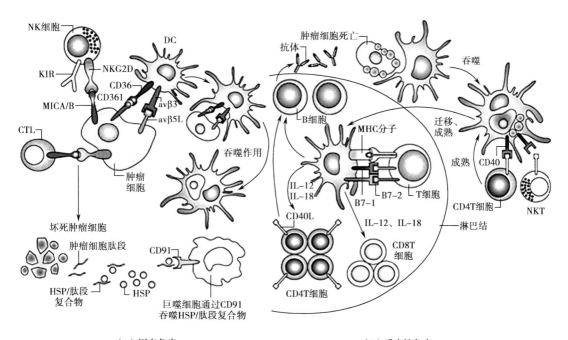

（1）固有免疫　　　　　　　　　　　　　　　（2）适应性免疫

图 12-1　固有与适应性免疫细胞对肿瘤细胞的识别方式

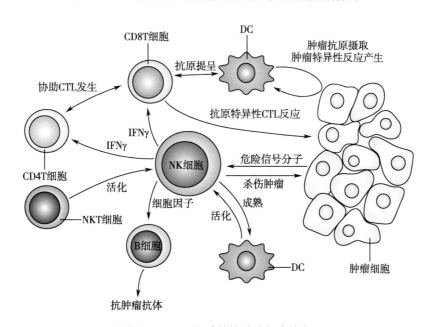

图 12-2　NK 细胞的抗肿瘤免疫效应

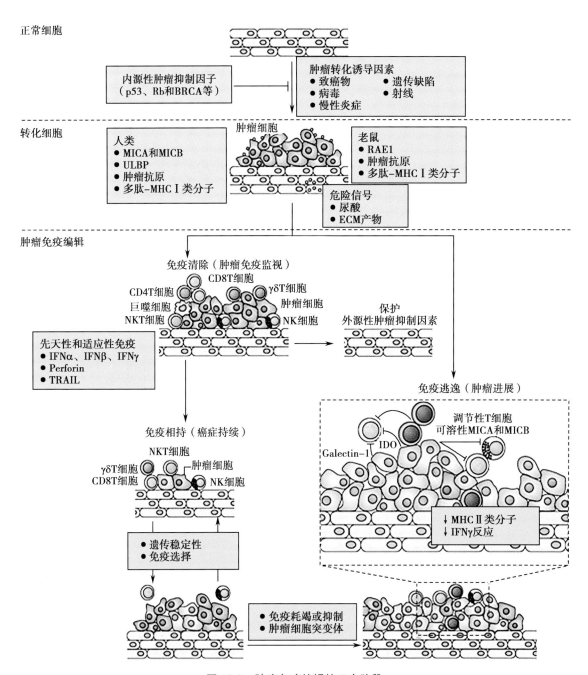

图 12-3　肿瘤免疫编辑的三个阶段

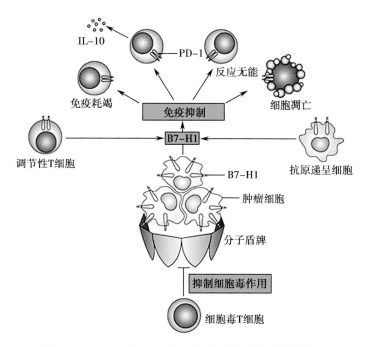

图 12-4 PD-L1(B7-H1)在肿瘤免疫逃逸中的抑制作用

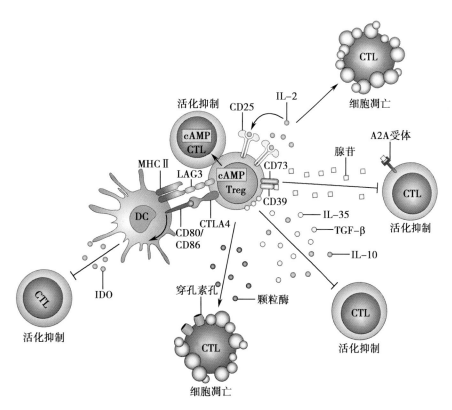

图 12-5 调节性 T 细胞的免疫抑制功能

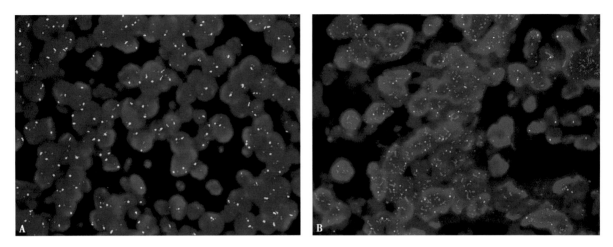

图 13-2 乳腺癌 *Her2* 基因状态 FISH 检测

（红色信号是 *Her2*，绿色信号是 17 号染色体对照），A：*Her2* 阴性；B：*Her2* 成簇扩增

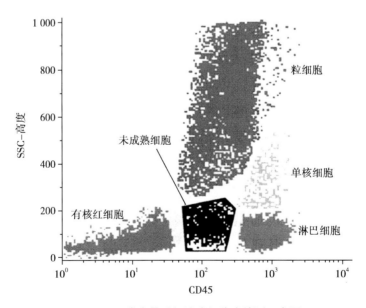

图 13-3 正常人骨髓经流式细胞术检测示意图

（引自：Dongfeng Tan，Henry T.Lynch. 分子诊断与肿瘤个体化治疗原则.
张绪超，刘毅，译. 北京：科学出版社，2018）

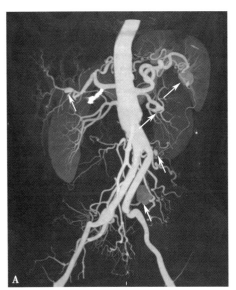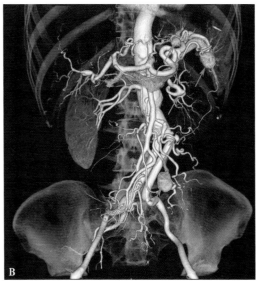

图 14-1　腹主动脉瘤的 CT 检查结果

患者男，32 岁。腹主动脉瘤人工血管置换术后 1 个月。发现腹部肿物及肠梗阻半个月。CTA 发现肠系膜上动脉分支、脾动脉分支多发动脉瘤

A. 最大密度投影（MIP）；B. 容积再现（VR）。MIP 及 VR 图见肠系膜上动脉分支、脾动脉分支多发动脉瘤（箭头示）。腹主动脉至双侧髂总动脉人工血管

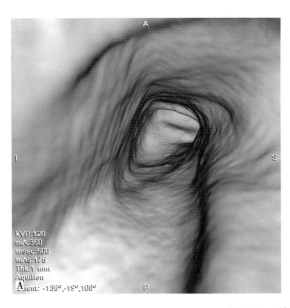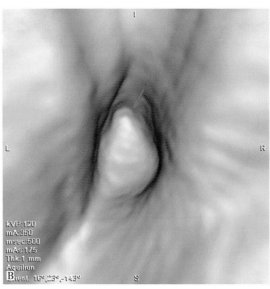

图 14-4　结肠癌 CTVE

A. CTVE 显示类似纤维内镜所见，B. 见肠腔内肿瘤呈菜花样突起（箭头示）

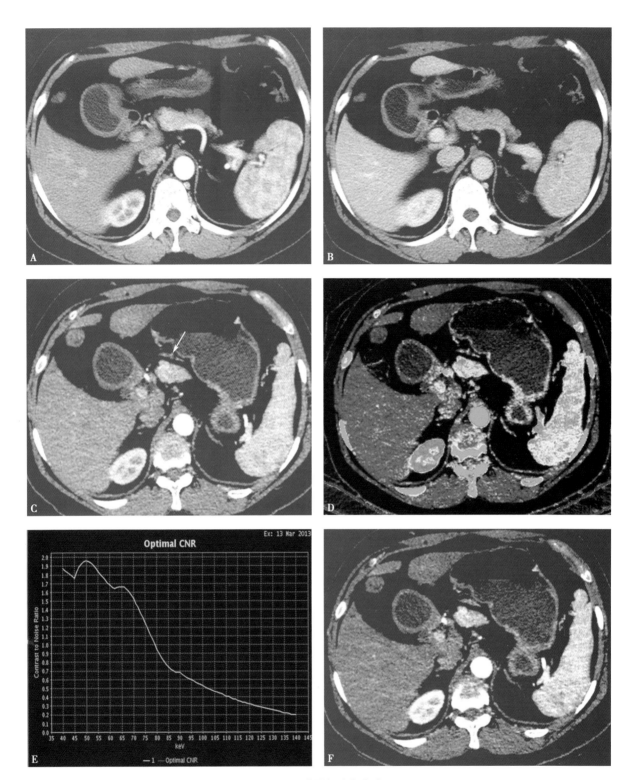

图 14-7　胰颈部胰岛素瘤

A. 常规 CT 动脉期横断面,胰腺未见明显异常密度灶;B. 常规 CT 门脉期横断面,胰腺未见明显异常密度灶;C. 能谱 CT 成像动脉期 68keV 单能量图像,显示胰颈部稍高密度灶(箭头示);D. 能谱 CT 成像动脉期碘基图像与 68keV 单能量融合图像,显示胰颈部稍高密度灶;E. 能谱 CT 成像动脉期最佳 CNR 分析显示该病灶的最佳单能量为 50keV;F. 能谱 CT 成像动脉期 50keV 单能量图像,显示胰颈部高密度灶

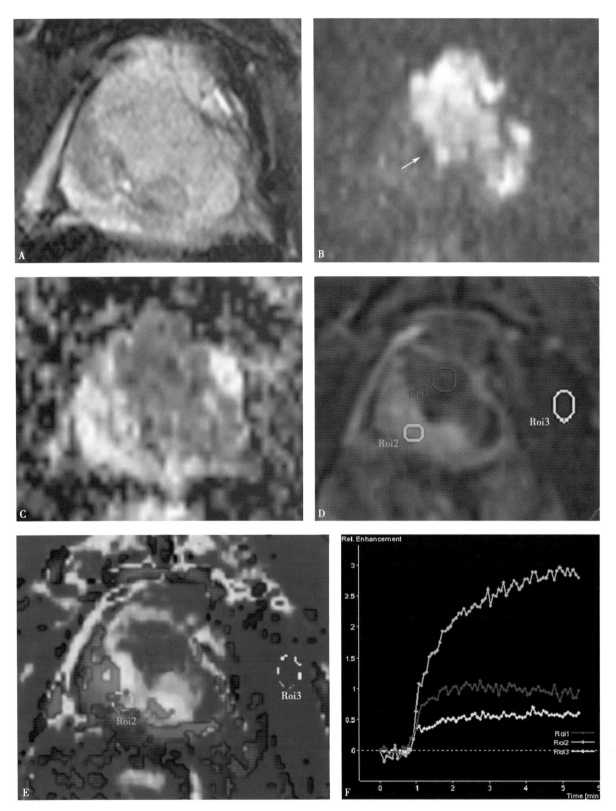

图 14-18 前列腺癌激素治疗后 6 年复查

A. 横断 T_1WI 显示移行带上均匀低信号肿块，轮廓不光整；B. 弥散加权成像（DWI）上肿块呈明显高信号（b = 1 000s/mm²）（箭头示）；C. ADC 图上肿块呈明显低信号；D. 动态增强显示肿块强化不明显，ROI 1 是位于肿块内的用于测量的感兴趣区；E. 灌注成像的 Ktrans 图，显示激素治疗后肿块 Ktrans 值明显减低；F. 灌注曲线显示 ROI 1（红色曲线）为 B 型曲线，灌注成像可以比 DWI 更准确地评估肿瘤抗血管生成治疗后的反应

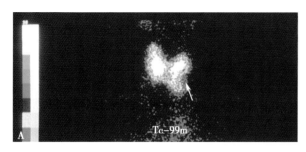
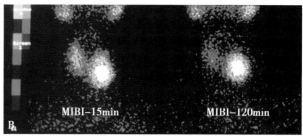

图 14-20　患者女性,左叶甲状腺下极肿物入院术前检查,$^{99m}TcO_4^-$ SPECT 显像

A. 可见左叶甲状腺下极"冷结节",^{99m}Tc-MIBI SPECT 双时相显像;B. 可见明显放射性填充,考虑甲状腺恶性病变可能性大。术后病理证实左叶甲状腺乳头状癌

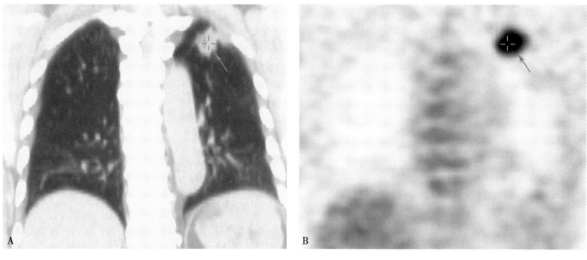

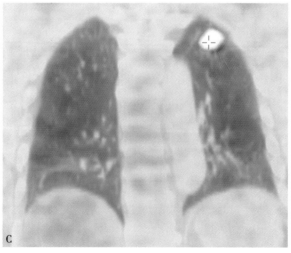

图 14-22　患者男性,65 岁。体检发现左肺占位;PET/CT 示左肺上叶尖后段异常高代谢病灶,病理证实为肺癌

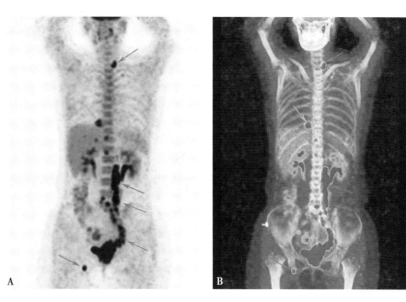

图 14-23 患者女性,43 岁。直肠癌术后 2 年,CEA 升高。PET/CT 示直肠癌术后复发伴淋巴结转移(红色箭头)、肺转移(绿色箭头)

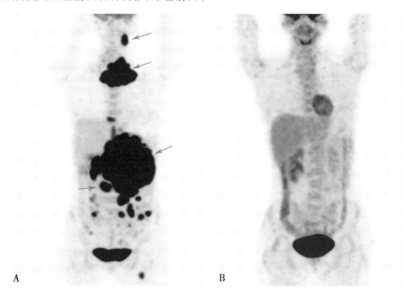

图 14-24 患者男性,鼻咽癌放疗后半年复诊,PET/CT 显示鼻咽癌病灶及转移淋巴结

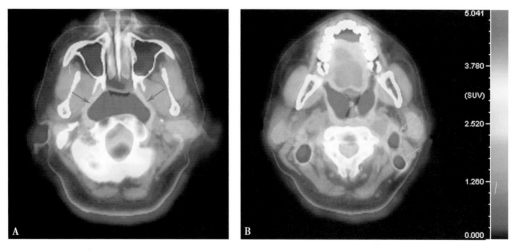

图 14-25 患者女性,35 岁。非霍奇金淋巴瘤
A. 治疗前,全身多处淋巴瘤累及病灶;B. 化疗 4 个疗程后,淋巴瘤病灶消失

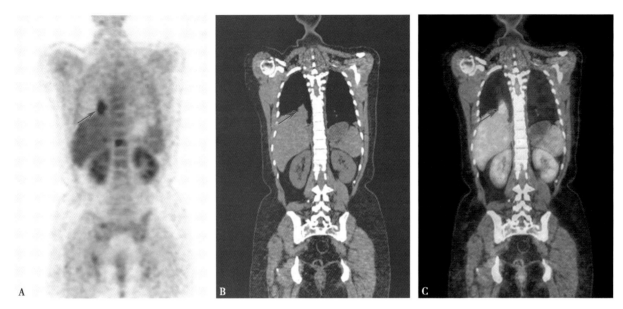

图 14-26　患者女性, 41 岁, 第 1 胸椎活检示转移瘤, PET/CT 发现原发灶位于右肺门(箭头所示)

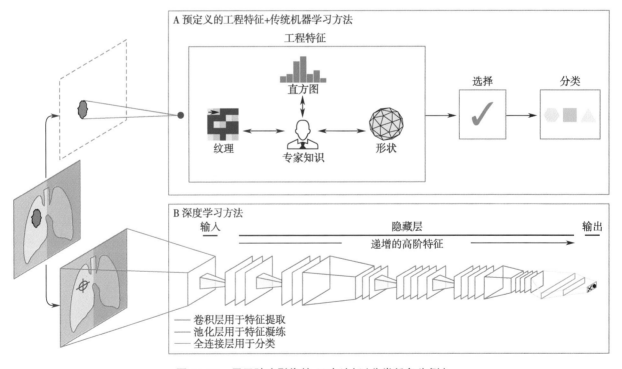

图 14-28　用于肿瘤影像的 AI 方法(以分类任务为例)

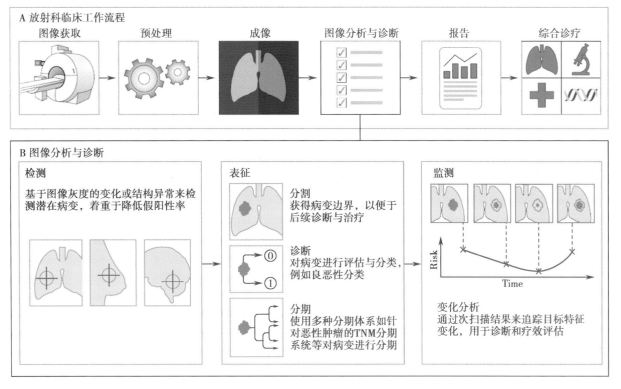

图 14-29　AI 在肿瘤影像中的应用

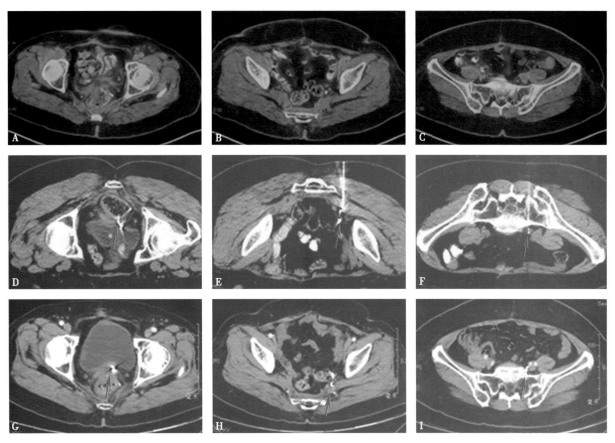

图 14-37　复发性宫颈癌术后化疗后阴道残端及左侧髂血管旁淋巴结转移

女性，59 岁，术前 PET/CT 提示盆底阴道残端，左侧髂血管旁上淋巴结代谢活跃，考虑转移（A、B、C 箭头所示）。行碘 -125 粒子植入术（D、E、F 箭头所示），术后 6 个月增强 CT 示病灶代谢消失，残留粒子影，疗效评价为完全缓解（G、H、I 箭头所示）

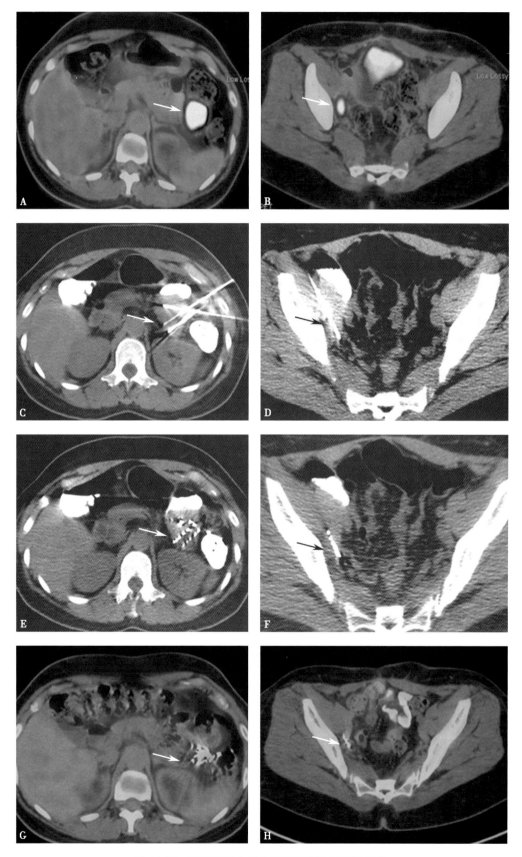

图 14-38 子宫颈癌术后化疗后腹盆腔淋巴结复发

女性，47 岁，术前 PET/CT 提示左上腹腔结肠脾曲内旁肿块代谢活跃，考虑转移；右侧髂血管旁淋巴结代谢活跃，考虑转移（A、B 箭头所示）。行碘-125 粒子植入（C、D、E、F 箭头所示），5 个月后 PET-CT 示病灶代谢活性消失，疗效评价为完全缓解（G、H 箭头所示）

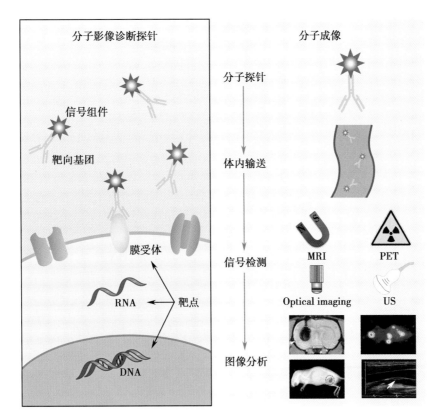

图 14-39　分子影像探针及分子成像诊断模式示意图

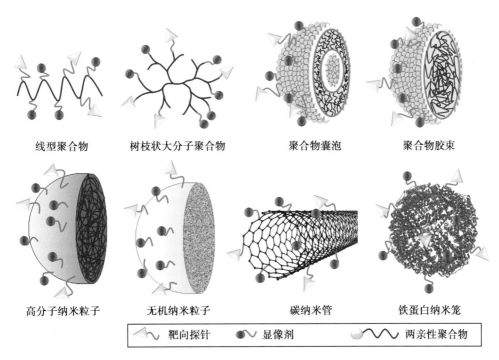

图 14-40　常见的用于构建分子影像探针的纳米载体示意图

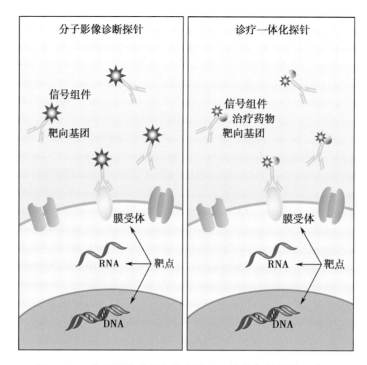

图 14-41 分子影像诊断探针和诊疗一体化探针结构示意图

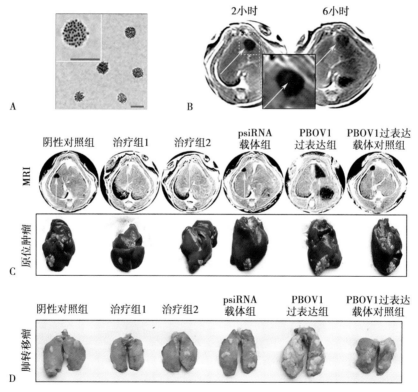

图 14-42 上皮生长因子受体(EGFR)靶向携带 SPION 及 PBOV-siRNA 的纳米胶束用于肝癌 MRI 诊断及联合治疗

A. EGFR 单链抗体修饰的携带 SPION 及 siRNA 的 PEI-PEG 纳米胶束(scAb-EGFR-PEG-g-PEI-SPION)电镜图；B. 探针经静脉注射后 2 小时即可对荷瘤鼠肝原位肿瘤(箭头)进行 MRI 显像；C. MRI 及 D. 体外大体标本显示探针携带的 EGFR 单克隆抗体和 siRNA 联合治疗肝内原位肿瘤(C,箭头)及肺内转移瘤(D)的效果

(阴性对照组：PBS 组；治疗组 1：携带 EGFR 单链抗体、SPION 及 PBOV1-psiRNA1 的 PEI-PEG 纳米胶束组；治疗组 2：携带 EGFR 单链抗体、SPION 及 PBOV1-psiRNA2 的 PEI-PEG 纳米胶束组；psiRNA 载体组：携带 EGFR 单链抗体、SPION 及 psiRNA 载体的 PEI-PEG 纳米胶束组；PBOV1 过表达组：携带 EGFR 单链抗体、SPION 及过表达 PBOV1-pDNA 的 PEI-PEG 纳米胶束组；PBOV1 过表达载体对照组：携带 EGFR 单链抗体、SPION 及 pDNA 载体的 PEI-PEG 纳米胶束组)

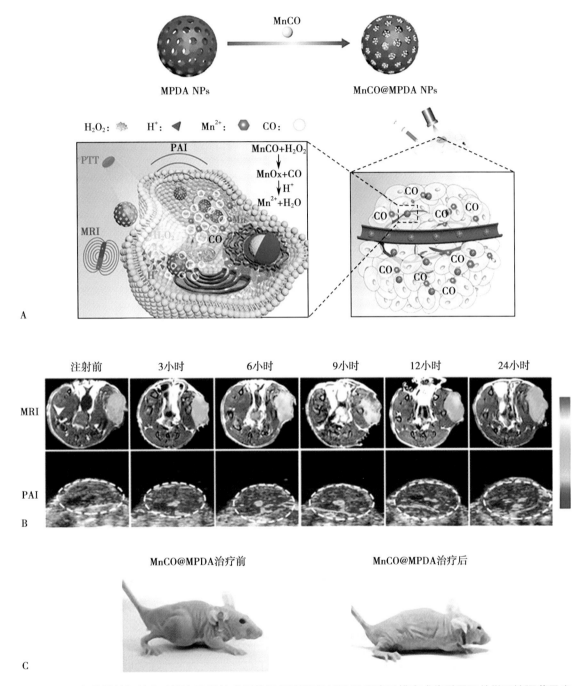

图 14-43　负载羰基锰的介孔聚多巴胺纳米颗粒用于结肠癌 MRI 及光声双模态成像引导下的微环境调节及光动力学协同治疗

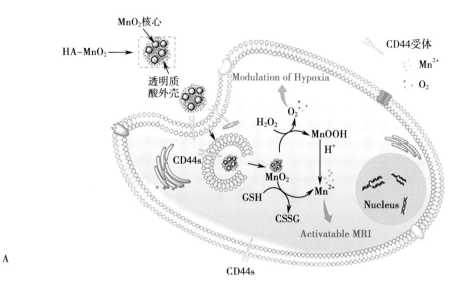

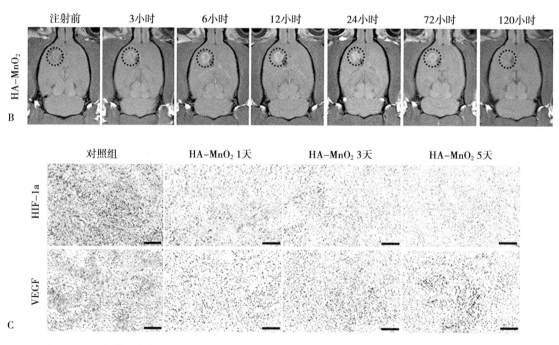

图 14-44 负载二氧化锰的透明质酸纳米颗粒用于胶质瘤的 MRI 诊断及肿瘤乏氧微环境调节

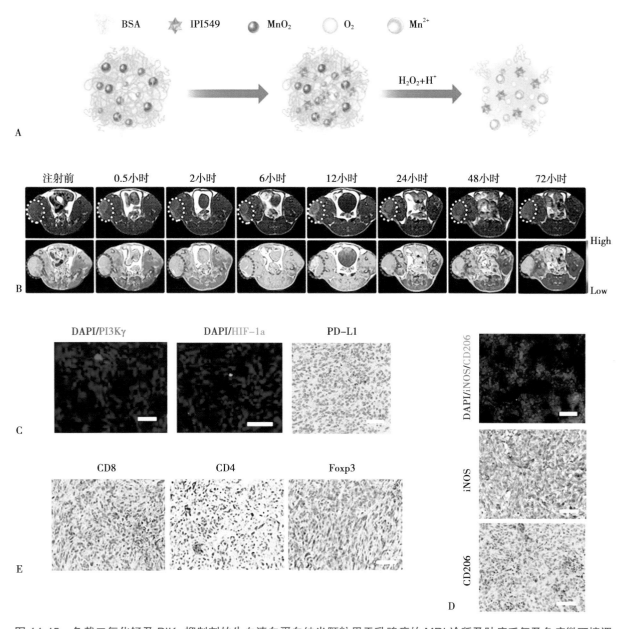

图 14-45 负载二氧化锰及 PIKγ 抑制剂的牛血清白蛋白纳米颗粒用于乳腺癌的 MRI 诊断及肿瘤乏氧及免疫微环境调节协同治疗

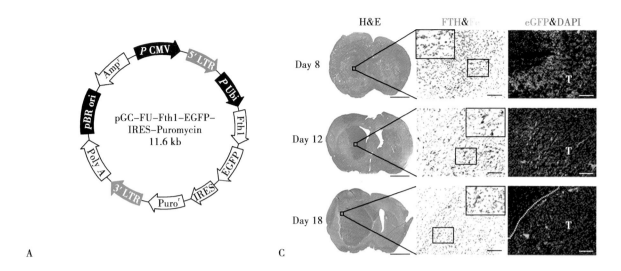

A

C

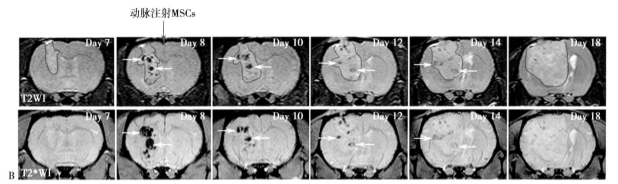

动脉注射MSCs

B

图 14-46　铁蛋白 MRI 报告基因的分子影像诊断

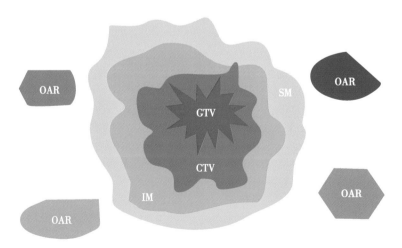

图 18-1　靶区命名图示

GTV = gross tumor volume，肿瘤区；CTV = clinical target volume，临床靶区；
IM = internal margin，内边界；SM = setup margin，摆位误差外放；OAR = organ
at risk，危及器官

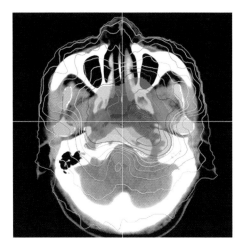

图 18-2　鼻咽癌适形调强放疗的剂量分布图

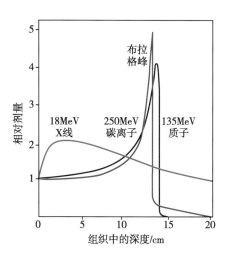

图 18-3　18MeV X 线,135MeV 质子,250MeV 碳离子射线的深度剂量分布

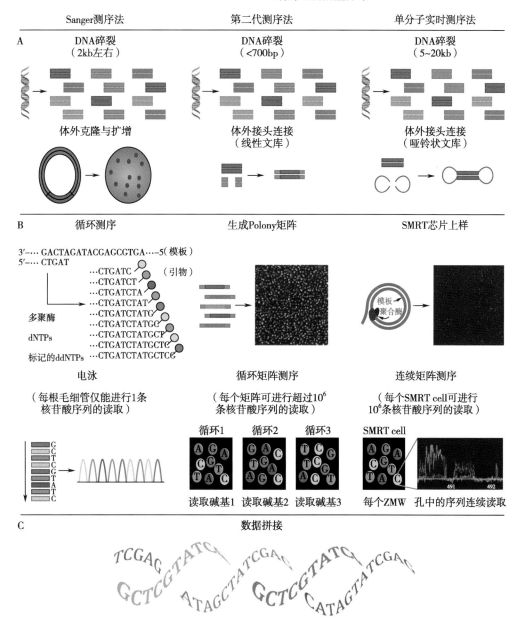

图 22-4　传统测序方法与第二代、第三代测序方法的工作流程图

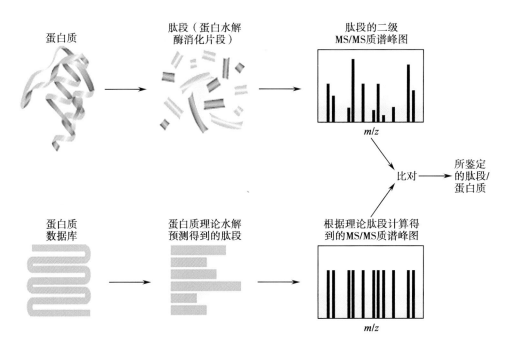

图 22-5 以肽段为中心的 MS 技术用于复杂混合物中蛋白质鉴定的一般方法

（引自 Mark W Duncan，Ruedi Aebersold，Richard M Caprioli. The pros and cons of peptide-centric proteomics. Nat Biotechnol，2010，28（7）：659-664.）

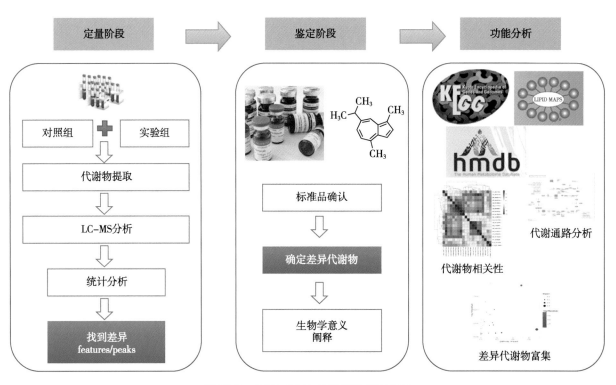

图 22-6 常规 LC-MS 代谢组学研究方案